Geburtshilflich-
perinatologische
Operationen

Vorwort

Das geburtshilfliche Operieren hat im Verlauf dieses Jahrhunderts vielfältige Änderungen erfahren, und zwar sowohl in der Indikationsstellung als auch in der operativen Technik. Über lange Zeit stand das Bemühen um eine Verminderung der seinerzeit noch erheblichen Gefährdung der Schwangeren durch die Schnittentbindung im Vordergrund. Diesem Ziel dienten die vielfältigen Empfehlungen zur Verbesserung der Operation, z. B. in Form der extraperitonealen Gewinnung des Kindes, die schließlich zur transperitonealen suprazervikalen Hysterotomie mit sekundärer Extraperitonealisierung der Uteruswunde führte. Aber auch eine heute nur schwer nachvollziehbare Strenge in der Indikationsstellung zum entbindenden Operieren und das Bemühen um eine Vervollkommnung der vaginalen Entbindungsmethoden einschließlich der Modifikationen der Embryotomien prägten diese Phase der operativen Geburtshilfe. In der Mitte des Jahrhunderts konnten wir die nun zulässige großzügigere Handhabung der Indikationsstellung zur abdominalen Schnittentbindung bei gleichzeitiger weitgehender Beschränkung der vaginalen Operationen auf die Austreibungsperiode miterleben. Die zerstückelnden Operationen wurden innerhalb kurzer Zeit zur Rarität. Die Zangenextraktion erhielt durch die Vakuumextraktion eine Konkurrenz, die an vielen Kliniken sogar zu deren völligem Ersatz durch die Malmström-Entbindungsmethode führte.

Im Verlauf der 60er Jahre hatte der Geburtshelfer neue operative Aufgaben zu übernehmen, die sich ihm im Rahmen der pränatalen Diagnostik und Therapie stellten. Die intrauterine Transfusion kann hier als der Eingriff genannt werden, der die Erreichbarkeit des Fetus zu diagnostischen und therapeutischen Zwecken zeigte. Die Amniozentese, die Chorionbiopsie und in letzter Zeit die operativen Eingriffe am Fetus lassen erkennen, daß diese Entwicklung nicht abgeschlossen ist – ein Aufgabengebiet, dessen Faszination sich der junge, wissenschaftlich interessierte Assistent nicht entziehen sollte.

In den letzten Jahren war die Geburtshilfe durch eine erhebliche Ausweitung der Indikationen zur abdominalen Entbindung gekennzeichnet, eine Tatsache, die wir mit vielfältigen Sorgen, aber auch mit Verständnis begleiten mußten. Der weitgehende Ersatz der vaginalen Beckenendlagenentwicklung durch die Schnittentbindung ist dabei nur eine Ursache der Frequenzzunahme der abdominalen Entbindungen.

Die hier kurz skizzierte Entwicklung der operativen Geburtshilfe konnte nicht ohne Einfluß auf die Lehrbücher unseres Faches bleiben. Es ist möglich, sie in imponierender und für das Verständnis der derzeitigen Situation wesentlichen Form bei der Durchsicht z. B. des „Lehrbuches der operativen Geburtshilfe" von *Georg Winter* und *Josef Halban* (1927), der „Grundzüge der operativen Geburtsleitung" von *August Mayer* (1946), der „Geburtshilflichen Operationslehre" von *Karl Burger* (1951) und auch der 12 Auflagen der von *Heinrich Martius* gegründeten „Geburtshilflichen Operationen" (1933 bis 1978) nachzuvollziehen. Die für das zuletzt genannte Lehrbuch erforderliche Überarbeitung führte jetzt zu dem Entschluß, die 1978 in Anpassung an die Studienreform stark gekürzte 12. Auflage durch ein neues Lehrbuch der „Geburtshilflich-perinatologischen Operationen" zu ersetzen. Hierbei hatten wir das Ziel im Auge, alle Eingriffe zur Diagnostik und Therapie, die heute zu den Aufgaben des Geburtshelfers im Rahmen der Schwangerenvorsorge, der Geburtsleitung und der Wochenbettüberwachung gehören, in ihrer Indikationsstellung und technischen Ausführung detailliert darzustellen. Es ergibt sich daraus, daß das Buch als didaktische Hilfe für den studentischen Unterricht, aber auch als Grundlage für die Facharztausbildung gedacht ist.

Das erste Kapitel umfaßt die **operativen Eingriffe in der Gravidität**. Es werden sowohl die erhaltende Aborttherapie berücksichtigt als auch die instrumentelle Uterusentleerung beim progredienten Abort und bei der Interruptio graviditatis. Die Notwendigkeit einer sorgfältigen Auswahl und damit der Individualisierung des operativen Vorgehens zeigt sich in diesem Kapitel besonders bei der Interruptio, da hierdurch der Erhalt der Fortpflanzungsfähigkeit wesentlich mitbestimmt wird. – Auf die Gefahren einer großzügigen Indikationsstellung zur Hysterektomie als Methode zur Beseitigung einer unerwünschten Gravidität bei erfülltem Kinderwunsch wird hingewiesen. – Für die intrauterine pränatale Diagnostik und Therapie sind die heute klinisch bedeutsamen Eingriffe beschrieben. Die Bedeutung dieser, z. T. erst in jüngster Vergangenheit hinzugekommenen operativen Aufgaben geht schon daraus hervor, daß während der Drucklegung weitere intrauterine Eingriffe am Kind publiziert wurden, die nicht mehr berücksichtigt werden konnten.

Das Kapitel über die Eingriffe in der Gravidität wird mit der Darstellung der Chirurgie genitaler Tumoren und der extragenitalen, in der Gravidität zufällig auftretenden Erkrankung abgeschlossen.

Im zweiten Teil des Buches sind die **entbindenden Operationen** enthalten, und zwar wiederum unter Berücksichtigung der Indikationsstellung und der technisch-operativen Einzelheiten einschließlich der für jeden Eingriff typischen und damit vermeidbaren Fehler. So hat der mit der geburtshilflichen Ausbildung beginnende Assistent die Möglichkeit, sich in das entbindende Operieren einzuarbeiten. Dem Erfahrenen wird zudem die Gelegenheit gegeben, sich vor seltenen operativen Eingriffen nochmals zu orientieren. Besonderen Wert habe ich bei den entbindenden Operationen auf ein geburtsmechanisch adaptiertes Vorgehen gelegt. Mit diesem Ziel werden die einzelnen geburtsmechanischen Dystokien in ihren diagnostischen Besonderheiten und den sich aus ihnen ergebenden operativen Konsequenzen beschrieben und durch Abbildungen ergänzt, die den funktionellen Operationsablauf erkennen lassen. Dies gilt vor allem für die Placierung des Extraktionsinstrumentes am vorangehenden Kindsteil und für die jeweils notwendige Traktionsrichtung, da beide die anzustrebende schonende Entwicklung des Kindes wesentlich beeinflussen. Hieraus ist zugleich erkennbar, daß eine instrumentelle Entwicklung des Kindes ohne ausreichende Kenntnisse des Geburtsmechanismus nicht möglich ist, da

sie nicht in ausreichendem Maße in der Lage ist, die notwendigen Haltungs- und Einstellungskorrekturen vorzunehmen.

Bei der **Entwicklung des Kindes aus Beckenendlage** wurde großer Wert darauf gelegt, die für das vaginale Vorgehen zur Verfügung stehenden Handgriffe einschließlich der Arm- und Kopflösungen in allen Einzelheiten zu beschreiben. Sie müssen vom Kreißsaalarzt gekannt und – evtl. über entsprechende Phantomübungen – manuell beherrscht werden, wenn er sich nicht allein aus operationstechnischen Gründen in eine vermeidbare Ausweitung der Sectio-Indikationen drängen lassen will. Es besteht kein Zweifel daran: Die Methoden der Rumpf-, Arm- und Kopfgewinnung sind erlernbar, und zwar vor allem dann, wenn Übungen am Phantom weiterhin in die Facharztausbildung miteinbezogen werden.

In dem Kapitel über die **abdominale Schnittentbindung** finden alle heute angewandten Operationsverfahren Berücksichtigung, einschließlich des extraperitonealen Vorgehens, der Besonderheiten der Entwicklung des sehr kleinen Frühgeborenen und der „postcesarean hysterectomy". Da eine Ausweitung der Indikationsstellung zur Sectio caesarea nur zulässig ist unter Berücksichtigung der maternen Gefährdung, wird diese anhand der internationalen Literatur unter pathogenetischen Gesichtspunkten erläutert.

Klinische Gesichtspunkte treten in dieser primär methodisch konzipierten Operationslehre in den folgenden Kapiteln in den Vordergrund:

- operative Eingriffe bei Wehenanomalien und Weichteildystokien,
- operatives Vorgehen bei den vorzeitigen Lösungen der Plazenta,
- operatives Vorgehen beim Nabelschnurvorfall,
- operative Leitung der Frühgeburt,
- operative Therapie bei der Mehrlingsschwangerschaft und Mehrlingsgeburt,
- Amnioninfektionssyndrom,
- Eingriffe zur Erweiterung der weichen Geburtswege.

Das für diese Regelwidrigkeiten typische operative Vorgehen wird unter Berücksichtigung der befundabhängigen und zeitlichen Indikationsstellung beschrieben.

Die beiden letzten Kapitel enthalten die **operativen Eingriffe in der Nachgeburtsperiode** sowie die **genitale und extragenitale Chirurgie im Wochenbett.**

Das geburtshilfliche Operieren und ganz besonders die operative Entwicklung des Kindes im Verlauf einer Entbindung hat sich in erster Linie an der jeweiligen geburtsmechanischen Situation zu orientieren. Das technische Vorgehen weist aber zugleich eine Abhängigkeit von der Indikation zur Geburtsbeendigung auf. Die Prognose für das Kind wird dabei von vielfältigen Faktoren bestimmt, und zwar von dem Grad und der Dauer der intrauterinen Beeinträchtigung, von der Aussagekraft und der Beherrschung der subpartualen Überwachungsmethoden, von der aus ihnen abgeleiteten zeitlichen Indikationsstellung und auch vom operativen Können des Geburtshelfers. Hieraus ergibt sich umgekehrt zwangsläufig, daß auch die Beherrschung der operativen Technik und die manuelle Geschicklichkeit des einzelnen mit in die Indikationsstellung einfließen und einfließen müssen. Oftmals ist es gerade das operative Können des Geburtshelfers, das ihm die Möglichkeit zu einem expektativen Verhalten und damit zur Einsparung entbindender Operationen gibt. Die enge Verflechtung von Indikationsstellung und operativer Methodik ist schließlich die Ursache für die an den einzelnen Geburtshelferschulen unterschiedlichen Auffassungen in der Bewertung der subpartualen Gefahren und der Art ihrer therapeutischen Beeinflussung. Es liegt mir an dieser Stelle sehr viel daran, darauf hinzuweisen, daß die in diesem Buch ausgesprochenen operativen Empfehlungen nicht als strenge therapeutische Richtlinien verstanden werden dürfen, und dies schon gar nicht unter juristischen Aspekten! Der heute vielfach und vielfältig geäußerte Wunsch nach „Formulierung klarer Richtlinien" oder auch nach „standards" beinhaltet die Gefahr einer Simplifizierung des ärztlichen Handelns. Den im Einzelfall gegebenen Besonderheiten vermögen sie nur unzureichend Rechnung zu tragen, und zwar vor allem dann, wenn sie auf einer Intoleranz anderen therapeutischen Vorstellungen gegenüber basieren. Nicht zuletzt bin ich aus diesem Grunde Herrn Prof. Dr. *W. Spann* dankbar, daß er die juristischen Probleme unseres Faches in einem gesonderten Beitrag dargestellt hat. So besteht der Wunsch, daß dieses Buch zugleich einen Beitrag dazu zu leisten vermag, die Angst vor juristischen Konsequenzen als mitbestimmenden Faktor bei der Indikationsstellung zu diminuieren und so den Trend zur Defensivmedizin, wie er auch in unserem Fach mit Sorge zu erkennen ist, zumindest zu verlangsamen, wenn nicht sogar umzukehren.

Die Aufgabe der **Reanimation des Neugeborenen** hat der Geburtshelfer zu übernehmen, wenn vitale Störungen in der unmittelbaren postnatalen Phase unvorhersehbar auftreten. Dankenswerterweise haben Herr Priv.-Doz. Dr. *Schachinger* und Herr Priv.-Doz. Dr. *Frank* die heute gültigen therapeutischen Richtlinien in einem weiteren Beitrag dargelegt.

Die jedem Kapitel angefügten ausführlichen **Literaturverzeichnisse** sollen in erster Linie dem wissenschaftlich Arbeitenden eine Hilfe sein.

An dieser Stelle darf der Dank an den Georg-Thieme-Verlag nicht fehlen. Die vielen an der Herstellung dieses Buches beteiligten Mitarbeiter des Verlages haben es dem Herausgeber in jeder Phase der Planung, der Manuskriptabfassung, der Herstellung der zahlreichen, zumeist neuen Abbildungen und der Drucklegung leicht gemacht. Die großzügige Unterstützung war eine Hilfe, die der Freude am Lehrbuchschreiben zugute kam.

Der Churfürstliche Medicinal-Rathe und ordentliche Lehrer der Entbindungskunde an der Julius-Maximilians-Universität zu Würzburg *D. Elias von Siebold* hat im Jahre 1804 in seiner „Vorrede zur Lucina", einer Zeitschrift zur Vervollkommnung der Entbindungskunst, geschrieben:

> „Ich übergebe dem Publikum das erste Heft der Lucina, wovon der Zweck kein anderer ist, als die Entbindungskunst ihrer Vervollkommnung näher zu bringen. Dass sie dieser noch bedarf, dass sie bey weitem das noch nicht ist, was sie seyn soll, muss jeder unbefangene Entbinder eingestehen, so sehr mancher die Fortschritte und Bemühungen rühmet, welche sie gemacht haben soll."

Mit diesen Worten möchte auch ich die neue geburtshilflich-perinatologische Operationslehre den Studenten, den angehenden Fachärzten und den klinisch bereits tätigen Geburtshelfern mit dem Wunsch übergeben, daß das Buch ihnen in der täglichen Arbeit eine didaktische und klinische Hilfe sein kann.

Berlin, im März 1986   *Gerhard Martius*

Inhaltsverzeichnis

1. Operationen in der Gravidität

Eingriffe zur pränatalen Diagnostik

Die pränatale Diagnostik hat das **Ziel**, genetische und intrauterin erworbene Erkrankungen des Kindes vorgeburtlich zu erkennen. Auf diese Weise wird die Möglichkeit zur intrauterinen Therapie geschaffen, wie z. B. beim Morbus haemolyticus. Bei therapeutisch nicht beeinflußbaren schweren Defekten kann die Indikation zur Interruptio graviditatis rechtzeitig gestellt werden.

Die **Auswahl der diagnostischen Methode** muß

aufgrund der erwarteten fetalen Erkrankung getroffen werden: Die Erkrankung muß mit ihrer Hilfe erkennbar sein. Im Rahmen dieser Operationslehre wird die Technik der folgenden Eingriffe besprochen:

- Amniozentese,
- Amniofetographie,
- Fetoskopie,
- Chorionbiopsie.

Amniozentese

Die Amniozentese dient der Gewinnung von Fruchtwasser, in erster Linie aus diagnostischen Gründen (KNÖRR u. Mitarb., HUSSLEIN u. Mitarb., OPRI u. KIRCHNER, SIDIROPOULOS, LANGER u. Mitarb.). Tab. 1 gibt eine Übersicht über die heutigen Möglichkeiten der Fruchtwasserdiagnostik.

Tabelle 1 Diagnostische Möglichkeiten der Fruchtwasseranalyse bei Amniozentese in der Früh- und Spätschwangerschaft

Amniozentese in der Frühschwangerschaft
– Chromosomenanalyse (Chromosomenaberration, Bestimmung des chromosomalen Geschlechtes)
– fluoreszenzmikroskopischer Nachweis von Y-chromatin-positiven Amnionzellen (Geschlechtsbestimmung)
– biochemische bzw. histochemische Analyse von Amnionzellkulturen (angeborene Stoffwechselstörungen)
– α-Fetoprotein-Bestimmung (Rachischisis, Gastroschisis)
– Azetylcholinesterase-Bestimmung (Spaltbildungen)
Amniozentese in der Spätschwangerschaft
– Bilirubinoid-Bestimmung (Blutgruppeninkompatibilität)
– Surfactant-Bestimmung (Lungenreife, RDS)

Als **Voraussetzungen** für die Amniozentese sind zu beachten:

- Schwangerschaftsalter von mindestens 15–16 Wochen p. m. mit einer Fruchtwassermenge von 170–180 ml,
- präoperative Ultraschalluntersuchung zum Nachweis von Vitalitätskriterien, zur exakten Kontrolle des Schwangerschaftsalters, zur Lokalisation der Plazenta und zur Erkennung einer Mehrlingsgravidität,
- Diagnostizierbarkeit der vermuteten fetalen Erkrankung aus dem Fruchtwasser,
- Erwartungsrisiko > 1% für die zu diagnostizierende fetale Erkrankung,
- bei positivem Nachweis der Erkrankung gegebene Möglichkeit zur intrauterinen Therapie bzw. Wunsch der Eltern nach Interruptio graviditatis.

Von der *15.–16. Schwangerschaftswoche p. m.* an ist damit zu rechnen, daß die für die Untersuchung erforderliche Menge an Fruchtwasser gewonnen werden kann und daß genügend lebende fetale Zellen für die Zellkultur vorhanden sind. Zudem ist noch ausreichend Zeit für eine evtl. erforderliche Schwangerschaftsunterbrechung aus genetischer Indikation vorhanden.

Die unmittelbar vor der Punktion ausgeführte *Ultraschalluntersuchung* hat neben der Kontrolle der Vitalität des Fetus und des Schwangerschaftsalters vor allem die *Plazentalokalisation* zum Ziel. Damit gilt sie der Prophylaxe plazentarer Punktionen und Verletzungen, so daß eher die Gewinnung blutiger und evtl. nicht verwertbarer Punktate vermieden wird. Sie verringert vielleicht aber auch die Gefahr punktionsbedingter Einschwemmungen fetaler Erythrozyten in den maternen Kreislauf (ZACH, SCHNEIDER u. a.) (S. 3).

Ist durch die Ultraschalluntersuchung die Einstichstelle bestimmt, so kann mit der Amniozentese begonnen werden. Es hat sich das folgende **technische Vorgehen** bewährt: Nach Entleerung der Harnblase (!) wird die Patientin auf einer Untersuchungsliege gelagert. Die Haut wird zwischen Symphyse und Nabel mit einer Merfen- oder Betaisodonalösung desinfiziert. Es folgt die hygienische Händedesinfektion. Auf das Einhalten steriler Bedingungen ist mit Rücksicht auf die schwerwiegenden infektiösen Komplikationen großer Wert zu legen (s. u.).

Ist die Punktionsstelle anhand des gespeicherten Ultraschallbildes nochmals überprüft, werden die Bauchdecken in Form einer *Lokalanästhesie* mit 2–3 ml z. B. einer Mepivacainlösung infiltriert. Zur Punktion ist die sog.

ultraschallunterstützte Amniozentese

empfehlenswert (SCHLENSKER u. Mitarb.) (Abb. 1). Hierzu wird ein übermäßig beweglicher oder auch retroflektierter Uterus von abdominal bzw. vaginal mit der linken Hand des Operateurs oder von einer Hilfsperson gegen die Bauchdecken fixiert, damit er der Punktion nicht ausweicht und Darmverletzungen eher vermieden werden. Die Einmalspinalnadel mit einem Durchmesser von etwa 0,7 mm wird so geführt, daß sie die Uteruswand möglichst senkrecht passiert. Zur Vermeidung einer Kontamination mit maternen Zellen ist es notwendig, Nadeln mit einem Mandrin zu verwenden und diesen vor Korrekturen des Nadelsitzes jedesmal erneut einzuführen. Die Punktionstiefe kann in etwa aus dem Ultraschallbild ersehen werden, wobei zu beachten ist, daß das Gewebe der Nadel während der Punktion ausweicht. Steigt nach Entfernung des Mandrins klares Fruchtwasser im Nadellumen auf, so werden etwa 10 ml mit einer Einmalspritze aspiriert. Nach der Entfernung der Nadel wird die Punktionsstelle mit einem steri-

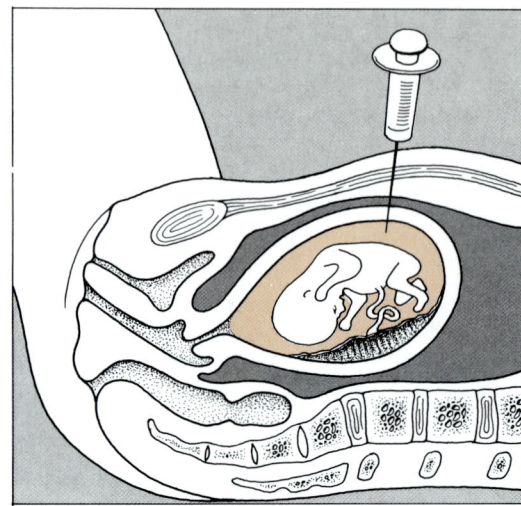

Abb. 1   Amniozentese in der Frühschwangerschaft bei Hinterwandplazenta

len Pflaster versorgt. Die sonographische Kontrolle der fetalen Vitalität beendet die Amniozentese. In Übereinstimmung mit WEISE u. Mitarb. glauben wir, daß durch einen 12- bis 24stündigen *Klinikaufenthalt* mit Bettruhe die Frequenz der Frühkomplikationen verringert bzw. deren sofortige Erkennung gesichert werden kann. Unbedingt anzuraten ist dies Patientinnen mit vorausgegangenen Symptomen eines Abortus imminens bzw. erhöht abortgefährdeten Schwangeren.

Die beschriebene Amniozentesetechnik entspricht dem in den USA als

Freehand needle technic

bezeichneten Vorgehen (SCHLENSKER u. Mitarb., KNÖRR u. Mitarb., WIRTZ u. Mitarb.). Im Gegensatz hierzu wird bei der

Amniozentese unter Ultraschallkontrolle

die Nadel unter ständiger ultrasonographischer Sicht in die Amnionhöhle geführt (JONATHA, JEANTY u. Mitarb.). Beide Methoden sind, wie dies insbesondere die vergleichende Statistik von HOLZGREVE u. HANSMANN gezeigt hat, weitgehend gleichwertig. Lediglich bei stark adipösen Schwangeren hat die Punktion unter Sicht gewisse Vorteile. Zur Vermeidung der Punktionsamnionitis sind besondere Vorkehrungen zu treffen.

Bei einer

Amniozentese bei Mehrlingsschwangerschaft

muß sichergestellt werden, daß Fruchtwasser aus beiden Amnionhöhlen gewonnen wird. Zu diesem Zweck wird zunächst die leicht zugängliche Amnionhöhle punktiert. Nach der Fruchtwasserentnahme werden, sofern nicht beide Amnionhöhlen der Uterusvorderwand anliegen, 3 ml Indigokarmin-Lösung instilliert. Bei der anschließenden Punktion der zweiten Fruchthöhle muß dann farbloses Fruchtwasser gewonnen werden.

Die Erwartungswerte für die nach einer Amniozentese auftretenden *Komplikationen* sind in Tab. 2 aufgrund der Literatur zusammengestellt.

Tabelle 2 Komplikationen der Amniozentese in der Frühgravidität. Erwartungswerte unter Berücksichtigung der folgenden Publikationen: *Burnett* u. *Anderson, Friedrich, Gerlach, Golbus* u. Mitarb., *Hinselmann, Hinselmann* u. *Ramzin, Holzgreve* u. *Hansmann, Husslein* u. Mitarb., *Knörr* u. Mitarb., *Müller-Holve* u. *Martin, Opri* u. *Kirchner, Schlensker* u. Mitarb., *Schmidt* u. Mitarb., *Stengel-Rutkowski* u. *Murken, Turnbull, Weise* u. Mitarb., *Weitzel* u. *Schwinger, Zierler* u. Mitarb.

Abortsymptomatik (Kontraktionen, Blutungen, Fruchtwasserabgang)	1%–3%
Abort	0,5%–0,8%
– bei Blindpunktionen: >2%	
– bei Vorderwandplazenta 2–3%	
sanguinolentes Fruchtwasser	2%–4%
notwendige Mehrfachpunktionen	2%–8%
Fieber, septischer Abort	<0,1%
Verletzungen des Fetus* ⎫	vereinzelte
Hämatom der Bauchdecken ⎬	Berichte
Übertritt fetaler Erythrozyten	2–17%

* Fetale Verletzungen werden vermehrt bei punktionsbedingten Aborten nachgewiesen.

Ein Kausalzusammenhang mit einem nachfolgenden **Abort** bzw. **intrauterinen Fruchttod** ist anzunehmen, wenn dieses Ereignis innerhalb der folgenden 3 Wochen eintritt. Die punktionsbedingte Abortrate beträgt bei einer Frequenz der Spontanaborte von 1–2% nach übereinstimmenden Aussagen 0,3–0,8% (KNÖRR u. Mitarb., WEISE u. Mitarb., SCHMIDT u. Mitarb., HUSSLEIN u. Mitarb. u.a.), wobei die Tatsache

zu berücksichtigen ist, daß es sich um ein Risikokollektiv handelt (GERLACH). Blindpunktionen ohne vorherige sonographische Plazentalokalisation und auch transplazentare Punktionen bei Vorderwandplazenta haben indessen ein deutlich erhöhtes Abortrisiko. Bei letzterer sollte die Indikation zur Amniozentese deshalb streng gestellt werden (SCHLENSKER u. Mitarb., OPRI u. KIRCHNER).

Komplikationen von seiten des Fetus sind vereinzelt als Kasuistiken publiziert worden. Sie beschreiben intraamniale Verblutungen, eine Herztamponade, Haut-, Milz- und Leberpunktionen sowie eine Augenverletzung (LANGER u. Mitarb.).

Bei *rh-negativen Schwangeren* ist die Möglichkeit der Sensibilisierung durch punktionsbedingte Übertritte fetaler, Rh-positiver Erythrozyten zu bedenken. Ihr sollte in jedem Fall durch die

Anti-D-Immunglobulintherapie

begegnet werden. Bei einer zu erwartenden Gesamtblutmenge des Fetus von 12 ml wird eine Dosis vom 50 µg als ausreichend angesehen (BOWMAN).

Mehrfachpunktionen werden in Abhängigkeit von den Erfahrungen des Arztes in 2–8% erforderlich, und zwar bei vergeblicher Punktion (Punctio sicca, dry taps) oder bei der Gewinnung von Blut.

Eine **materne Gefährdung** ist in Form von *Bauchdeckenhämatomen*, vor allem aber durch die am meisten gefürchtete Komplikation in Form der *Amnionitis* mit nachfolgendem septischen Abort gegeben. Letztere entsteht bei Außerachtlassung der aseptischen Kautelen, insbesondere aber nach fundusnahen und seitlichen Punktionen des Uterus durch eine Darmverletzung. Mit gleicher Ursache sind materne Peritonitiden mitgeteilt worden (BURNETT u. ANDERSON, SCHLENSKER u. Mitarb., WEITZEL u. SCHWINGER).

Die Darstellung der Punktionstechnik und der Gefahren der Amniozentese läßt erkennen, daß unter der Voraussetzung einer ausreichenden Aufklärung der Schwangeren, der Beachtung der erforderlichen Vorsichtsmaßnahmen und einer sorgfältigen Indikationsstellung die Amnionpunktion zur pränatalen Diagnostik einen zumutbaren Eingriff darstellt.

Amniofetographie

Bei der Amniofetographie handelt es sich um die röntgenologische Darstellung der Oberfläche und des Gastrointestinaltraktes des Fetus durch die kombinierte intraamniale Gabe von wasser- und fettlöslichen Kontrastmitteln (MENEES u. Mitarb., ERBSLÖH, HALLE u. Mitarb., HISSON u. LANGER, WEISE u. QUENT).

Als **Indikationen** gelten heute vor allem die Sicherung von sonographisch vermuteten Fehlbildungen sowie die Klärung unklarer Ultraschallbilder (AGÜERO u. ZIGHELBOIM, BREZINA, DAW, GREINER u. KRAUSE), früher auch die Darstellung des Kindes vor einer intrauterinen Transfusion bei der Rh-Inkompatibilität (KOPECKY u. Mitarb.). Besondere Bedeutung hat dabei der Ausschluß von Fehlbildungen beim Hydramnion, die in 10–30% gefunden werden (GREINER u. KRAUSE, OPRI u. KIRCHNER).

Die

Amniozentese zur Amniofetographie

ist an die bereits beschriebenen Vorbedingungen geknüpft. Die Punktion muß mit besonderer Beachtung der sicheren intraamnialen Lage der Nadel erfolgen, damit Fettembolien durch das Kontrastmittel vermieden werden. Beim Hydramnion kann die Amniozentese mit einer Volumenentlastung des Uterus verbunden werden. Als *Kontrastmittel* hat sich im Gegensatz zu der früher erforderlichen Injektion sowohl eines fettlöslichen als auch eines wasserlöslichen Medikamentes des Lipiodol Ultra-Fluid in einer Menge von 10 ml bewährt (KOPECKY u. Mitarb.). Es lagert sich bei ausreichend vorhandener Vernix caseosa nach der 28. Schwangerschaftswoche sowohl auf der Oberfläche des Fetus ab, wie es auch in den Intestinaltrakt aufgenommen wird. Die *Röntgenaufnahme* mit Bildverstärker unmittelbar nach der Kontrastmittelgabe läßt gröbere Oberflächenveränderung und Weichteilverdickung wie z. B. Zelenbildungen, die Spätaufnahme nach 18–24 Stunden detailliert die Körperkonturen und die Passagemöglichkeit im Magen-Darm-Trakt erkennen. Das Kind ist postpartual nach einer Amniofetographie hinsichtlich der Stuhlentleerungen zu beobachten, da Darmparalysen beobachtet wurden!

Intrauterine intraperitoneale Transfusion

Zur Behandlung des schweren Morbus haemolyticus fetalis infolge einer Blutgruppeninkompatibilität steht die intrauterine Transfusion zur Verfügung (S. 11). Sie hat das Ziel, die fetale Anämie, die zumeist die Ursache des frühen Fruchttodes ist, bis zur extrauterinen Lebensfähigkeit des Kindes zu bessern. Das intraperitoneal verabfolgte rh-negative Spenderblut wird fast vollständig in die fetale Strombahn aufgenommen (LILEY, FREDA u. ADAMSONS, HOFFBAUER u. Mitarb., HOFMANN u. Mitarb., BOCK, FISCHER u. Mitarb., HINSELMANN u. KUBLI u. a.).

Fetoskopie

Die Fetoskopie erlaubt eine unmittelbare endoskopische Betrachtung des Fetus. Zugleich ist es mit ihr möglich, fetales Blut aus Plazenta- oder Nabelschnurgefäßen oder auch Probeexzisionen aus der Haut zu entnehmen (RAUSKOLB, ZAHN u. Mitarb., BRUSIS, GOLDBERG u. GOLBUS, MATYSEK u. Mitarb.).

Die wichtigsten **Indikationen** sind bis heute:
– schwere erbliche Hauterkrankungen (Epidermolysen, Ichthyosen, ektodermale Dysplasie, okulokutaner Albinismus),
– fetale Blutkrankheiten (insbesondere Hämo-globinopathien wie Thalassämie oder Sichelzellanämie),
– Spaltbildungen (Gesichtsspalten, Rachischisis, Zelenbildungen, die auf andere Weise nicht ausreichend sicher diagnostizierbar sind),
– erbliche Syndrome mit Fehlbildungen an den Fingern bzw. Zehen sowie im Bereich des Gesichtes, der Ohren oder der Nase,
– Verdacht auf Infektion mit Nachweis spezifischer IgM-Antikörper und auf Immundefekte,
– Leberbiopsie (z. B. bei Verdacht auf Ornithin-

karbamyltransferase-Mangel mit späterer geistiger Retardierung).

Relative Kontraindikationen in Form sog. limitierender Faktoren (RAUSKOLB) legen einen strenge Indikationsstellung nahe. Es sind dies vor allem eine Oligohydramnie, eine tiefreichende Vorderwandplazenta, adipöse Bauchdecken und vorausgegangene Abortbestrebungen. Ein Zustand nach Hysterotomie wie auch ein Uterus myomatosus mahnen ebenfalls zur Zurückhaltung, gelten indessen nicht als absolute Kontraindikationen.

Die **Vorbedingungen** für die Fetoskopie entsprechen in vielem denen für die Amniozentese. Als *Anästhesie* wird zumeist der Lokalanästhesie der Vorzug gegeben, zumal sie eher eine Bewertung der Spontanbewegungen des Fetus zuläßt. Für die technisch schwierige Punktion von Plazentagefäßen ist insbesondere bei motorisch unruhigen Schwangeren indessen die Allgemeinanästhesie zu bevorzugen.

Zur *Lagerung* ist eine Untersuchungsliege mit verstellbarem Kopf- und Mittelteil ausreichend. Nach der bimanuellen gynäkologischen Untersuchung erfolgt die *Ultraschalluntersuchung* mit nochmaliger Kontrolle des Gestationsalters, der Lage des Fetus und der Lokalisation der Plazenta. Eine Mehrlingsgravidität muß bekannt, Vitalitätszeichen des Fetus müssen vorhanden sein.

Als weitere Vorbedingungen werden übereinstimmend gefordert:

– Das Risiko für den Fetus hinsichtlich einer äußerlich erkennbaren Fehlbildung an einer Körperregion, die mittels des Fetoskopes darstellbar ist, muß erhöht sein.
– Die Schwere der Fehlbildung muß das Risiko des Eingriffes rechtfertigen.
– Andere, weniger belastende Methoden stehen zur Diagnose der vermuteten Fehlbildung bzw. Erkrankung des Fetus nicht zur Verfügung.
– Die Diagnose der fetalen Erkrankung muß eine intrauterine Therapie ermöglichen (S. 10) bzw. einen Schwangerschaftsabbruch rechtfertigen.

Für die **eigentliche Fetoskopie** wird die Haut im Bereich der Eingriffsstelle sorgfältig desinfiziert. Nach Lokalanästhesie und i. v. Gabe von 10 mg Valium bzw. von 30 mg Pentazocin (Fortral) zur Ruhigstellung der Patientin und Verlangsamung der fetalen Bewegungen (RODECK) erfolgt

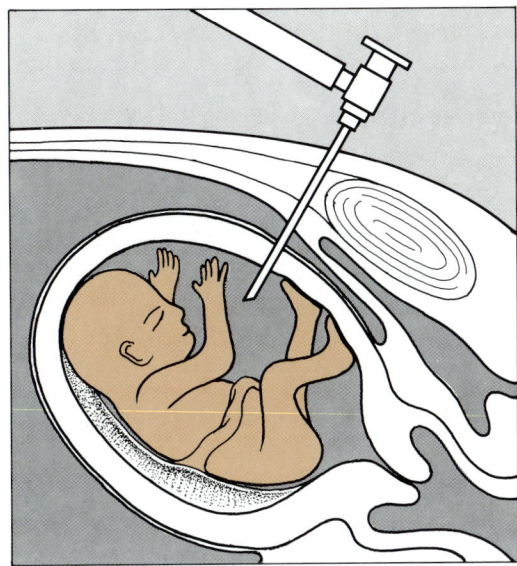

Abb. 2 Prinzip der transabdominalen Fetoskopie nach Rauskolb (aus *Rauskolb, R.*: Fetoskopie. Thieme, Stuttgart 1980).

die *Hautinzision* auf einer Länge von etwa 0,7 cm. Durch sie wird das Fetoskop ultraschallkontrolliert eingeführt. Beim Durchdringen des Myometrium wird eine Vorwölbung der Fruchtblasenwandung erkennbar. Das Erreichen der Amnionhöhle spürt der Operateur an dem plötzlichen Nachlassen des Widerstandes sowie daran, daß sich nach der Entfernung des Troikarts Fruchtwasser entleert. Die jetzt erfolgende *Fruchtwasserentnahme* dient der zytogenetischen und biochemischen Untersuchung (Chromosomenanalyse, AFP-Gehalt, evtl. virologische Untersuchung). Ein zu großer Fruchtwasserverlust wird durch die Injektion der gleichen Menge physiologischer Kochsalzlösung ersetzt.

Es beginnt nun die eigentliche Fetoskopie in Form der *Betrachtung des Fetus* (Abb. 2). Um eine zuverlässige Information zu erhalten, empfiehlt RAUSKOLB ein semiquantitatives Auswertungsschema (Tab. 3), wonach für die Identifizierung und Beurteilung der einzelnen fetalen Körperregionen bis zu 2 Punkte vergeben werden. Die maximal zu erreichende Punktzahl beträgt dabei 11. Beispiele photographisch dokumentierter Fetoskopiebefunde geben Abb. 1–3 auf der Farbtafel wieder.

Tabelle 3   Semiquantitatives Auswertungsschema für die Fetoskopie (aus *Rauskolb, R.*: Fetoskopie. Thieme, Stuttgart 1980)

Mit dem Fetoskop visuell erfaßt	Punktwertung		Gesamt
	1	1	
Kopf	Gesichtsschädel	Hinterkopf	2
Rumpf	ventral	dorsal	2
Obere Extremität	rechts	links	2
Untere Extremität	rechts	links	2
Genitalregion	–	äußeres Genitale	1
Nabelschnur	–	Nabelschnur	1
Plazenta	–	Plazenta	1
Maximal erreichbare Punktzahl (vollständige Inspektion des Feten)			11

Die **Blutentnahme** und eine gewünschte **Biopsie** erfolgen über einen Sondenkanal. Durch ihn können bis zu 0,5 mm starke Punktionskanülen bzw. eine Biopsiezange eingeführt werden. Die Kanülenspitze sollte möglichst tangential in die Gefäßwand eingestochen werden. Bedrohliche Nachblutungen sind dabei nicht zu befürchten.

Als **Instrumentarium** stehen das Fetoskop der Fa. Wolf, Tuttlingen, mit einem Durchmesser von 2,7 mm und das Needlescope der Fa. Dyonics mit einem Außendurchmesser von 2,2 auf 2,7 mm zur Verfügung.

Das **Risiko** der Fetoskopie wird am besten aufgrund von Sammelstatistiken beurteilt. Bei 1000 Fetoskopien in 17 Zentren wurde eine kindliche Verlustrate von 10% ermittelt, von denen 7,4% Spätaborte bis zur 28. Schwangerschaftswoche waren. Diese konnten indessen z. T. mit dem ausgewählten Risikokollektiv erklärt werden und waren keineswegs alle eine Folge des Eingriffes. Als weitere Komplikationen wurden retroplazentare Hämatome, Verletzungen des Fetus bzw. der gegenüberliegenden Uteruswand und auch der vorzeitige Blasensprung beschrieben (BRUSIS, RAUSKOLB). *Summarisch ist das Risiko heute nach den Erfahrungen mehrerer Untersucher mit 8–12% anzunehmen.* Die Verringerung der Gefährdung von Mutter und Kind mit der Erfahrung des Untersuchers legt es nahe, bei der Seltenheit ernsthafter Indikationen die Fetoskopie spezialisierten Zentren zu überlassen.

Chorionbiopsie

Seit Beginn der 70er Jahre wird von verschiedenen Autoren über methodische Versuche berichtet, schon vor der 16. Schwangerschaftswoche embryonales Gewebe durch die direkte Trophoblastbiopsie zur Chromosomenanalyse zu gewinnen (Lit. bei DIEDRICH u. Mitarb. und bei KLAPP). Der **Vorteil** dieser Methode im Rahmen der pränatalen Diagnostik besteht vor allem darin, daß ein Ergebnis bereits vor dem Ende des 1. Trimenons vorliegt und so früher eine Entscheidung über eine evtl. notwendige Schwangerschaftsunterbrechung getroffen werden kann. Abgesehen von der Verminderung der psychologischen Belastung der Schwangeren kommt dies der operativen Uterusentleerung zugute. Zusätzlich entfallen bei der Cho-rionbiopsie die mit der Zellkultivierung einhergehenden Probleme, z. B. in Form von Kulturversagern (s. u.).

Die Chorionbiopsie bietet sich für die pränatale Diagnostik an, da das embryonale Zellmaterial des Chorion frondosum eine hohe proliferative Aktivität und damit eine hohe Mitoserate aufweist. Die Mitosen sind einer unmittelbaren Beurteilung zugänglich (s. u.) und ermöglichen damit die Chromosomenanalyse einschließlich der pränatalen Geschlechtsbestimmung unter Umgehung der Zellkultur. Andererseits kann das gewonnene Choriongewebe auch zur Zellkultur entsprechend dem Vorgehen nach einer Amniozentese herangezogen werden, so daß auch auf diesem Wege chromosomale, biochemische und histochemische Untersuchungen vorgenommen werden können. Chorionbiopsie und Amniozentese sind damit sich ergänzende Methoden mit unterschiedlicher zeitlicher Indikationsstellung: Bis zur 12. Schwangerschaftswoche ist die Chorionbiopsie die Methode der Wahl, die in dieser Zeit jedoch keine zusätzlichen biochemischen Untersuchungen des Fruchtwassers (z. B. AFP-Bestimmung zur Diagnose von Neuralrohr- und Bauchwanddefekten) zuläßt; entsprechende indizierte Kontrollen müßten dann über die AFP-Bestimmung im maternen Blut durchgeführt werden (WEITZEL). Nach der 16. Schwangerschaftswoche muß auf die Amniozentese zurückgegriffen werden, da die inzwischen erfolgte Zottenreduktion eine Choriongewinnung im Bereich des unteren Eipoles nicht mehr zuläßt.

Für die **Gewinnung von Choriongewebe** stehen zwei Methoden zur Verfügung:
– ultraschallkontrollierte Biopsie,
– hysteroskopische Biopsie.

Für beide Methoden ist die ultrasonographische Plazentalokalisation Voraussetzung. Unter den Bedingungen einer vaginalen Operation wird bei sorgfältiger Beachtung der Sterilität für die

ultraschallkontrollierte Aspirationsbiopsie

(Abb. 3) ein Aspirationskatheter mit Mandrin unter Ultraschallsicht bis zum Chorion vorgeschoben. Nun wird der Mandrin entfernt und mittels einer 20-cm³-Einmalspritze ein Vakuum

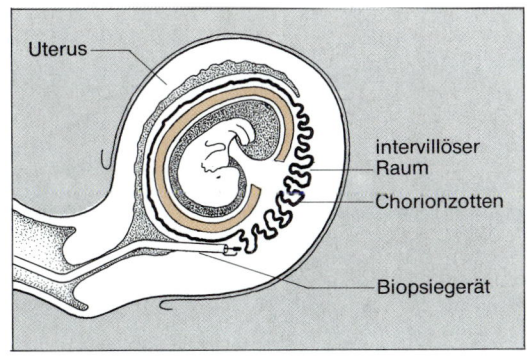

Uterus

intervillöser Raum

Chorionzotten

Biopsiegerät

Abb. 3   Ultraschallkontrollierte Aspirationsbiopsie vom Chorion frondosum. Der mit einem Metallmandrin versehene Aspirationskatheter ist unter Ultraschallsicht bis zum Chorion frondosum vorgeschoben

von 10 cm³ erzeugt. Das gewonnene Material wird auf einem Objektträger ausgespritzt und sofort mikroskopisch auf das Vorhandensein von Choriongewebe beurteilt. Bei entsprechender Übung, die an Graviditäten unmittelbar vor einer Interruptio erreicht werden kann, sind positive und damit verwertbare Punktionen in etwa 95% der Fälle zu erzielen.

Im Gegensatz zur Aspirationsbiopsie bevorzugt RAUSKOLB die

ultraschallkontrollierte Chorionbiopsie

unter Verwendung einer starren *Biopsiezange*, die sich für fetoskopische Hautbiopsien bewährt hat. Die Zange mit einem Durchmesser von 1,7 mm und einer Nutzlänge von 20–25 cm ist ebenfalls sonographisch darstellbar und so unter Sicht in die erforderliche Position zu bringen. Die Erfolgsquote wird ebenfalls mit 90–100% angegeben.

Für die

endoskopische Chorionbiopsie

wird ein Hysteroskop bzw. Fetoskop benutzt. Das Aufsuchen des Chorion geschieht ebenfalls unter Ultraschallkontrolle. Die Biopsie kann dann unter Sicht vorgenommen werden. CHIRARDINI u. Mitarb. haben zur endoskopischen Biopsie ein spezielles *Chorionembryoskop* (Fa. Wolf, Knittlingen) entwickelt.

Die **Komplikationen** der Chorionbiopsie sind aufgrund der jetzt vorliegenden Untersuchungen nur schwer beurteilbar, zumal der Großteil der Eingriffe bisher zur Einübung der Methodik vor geplanten Interruptiones vorgenommen wurde. Bezüglich der Angaben von 7–8% sekundären Aborten hat man zu berücksichtigen, daß die Chorionbiopsie zu einem viel früheren Zeitpunkt als die Amniozentese erfolgt, und zwar in einer Schwangerschaftsphase, in der die Spontanabortrate mit 5–7% anzusetzen ist (BRAMBATI u. SIMONI, KAZY u. Mitarb., WERNER u. Mitarb., KLAPP). Über intrauterine Infektionen oder biopsiebedingte Fehlbildungen wurde bisher nicht berichtet.

Auf die Gefahr eines **Mißbrauches der Chorionbiopsie** hat eindrücklich KLAPP hingewiesen. Bei der frühzeitig gegebenen Möglichkeit der Geschlechtsbestimmung beim Kind kann bei unerwünschtem Geschlecht unter vorgegebener sozialer Indikation die Interruptio beantragt werden. KLAPP schlägt daher vor, auf die Bekanntgabe des Geschlechtes zu verzichten, wenn diese nicht aus medizinischen Gründen – z. B. bei X-chromosomal gebundener Erkrankung – erforderlich ist.

Inzwischen vorliegende **Erfahrungsberichte** bestätigen weitgehend die beschriebenen Vorteile der transzervikalen Trophoblastaspiration zur pränatalen Diagnostik chromosomaler Aberrationen (KLINK u. Mitarb., ZAHN u. WALDMAIER). Der Eingriff wurde zumeist ohne Narkose und ohne Lokalanästhesie vorgenommen. Nach phasenoptischer Kontrolle eines Vaginal- und Zervixabstriches wurde die Vagina mit einer Betaisodona-Lösung desinfiziert. Nach dem Anhaken der vorderen Muttermundlippe mit einer Kugelzange, durch die der Uterus in Streckstellung gebracht werden kann, wurde ein Polyäthylen-Aspirationsspezialkatheter ($\varnothing$ = 1,5 mm) mit Mandrin unter sonographischer Kontrolle transzervikal vorgeschoben. Die Ultraschalluntersuchung orientiert sich dabei an der Nabelschnurinsertion und dem Dottersack, bis die Katheterspitze die Chorionplatte erreicht hat. Nach der Entfernung des Mandrins erfolgte die Aspiration mit einer Einmalspritze (20 ml), in der sich 5 ml Nährlösung befanden, mit einem dosierten Unterdruck von 5–10 mm Hg (0,7–1,3 kPa). Durch die makroskopische und mikroskopische Untersuchung wurde das Vorhandensein von Choriongewebe überprüft. Evtl. wurde ein zweiter Aspirationsversuch sofort angeschlossen. Das gewonnene Gewebe wurde für 12 Stunden bebrütet und dann aufgearbeitet und bewertet. KLINK u. Mitarb. berichten über 74 erfolgreiche Chorionaspirationen. Bei den 128 Fällen von ZAHN u. WALDMAIER waren 11 Punktionen erfolglos, 7mal kam es zum Abort (wobei zwei Fälle eine nicht lebensfähige Aberration zeigten, womit die *Abortrate nach Chorionaspiration* kaum höher als die für diese Schwangerschaftsdauer bekannte Spontanabortrate war!), 8mal konnte eine Chromosomenanomalie nachgewiesen werden. Der *Vorteil* der frühen Chorionaspiration mit nachfolgendem Spontanabort wird besonders von ZAHN u. WALDMAIER hervorgehoben: Das vorliegende Ergebnis der Chorionbiopsie gibt oftmals Aufschluß über die Abortursache und erlaubt damit diagnostische und therapeutische Konsequenzen bei der nachfolgenden Gravidität. Bei rh-negativen Schwangeren ist nach dem Eingriff eine *Anti-D-Prophyla-*

xe angezeigt. Als *Kontraindikationen* werden in den Erfahrungsberichten ein unsicheres Ultraschallbild bzw. eine nicht sicher intakte Gravidität, ein nur geringes Erkrankungsrisiko des Kindes bei Sterilitätspatientinnen und die Mehrlingsgravidität genannt. Die Empfehlung einiger Autoren, die die Chorionbiopsie in Form der transzervikalen Gewebsaspiration bereits heute als Routineverfahren zur frühen Chromosomenanalyse einschließlich der pränatalen Geschlechtsbestimmung einsetzen wollen, steht in einem beachtenswerten Gegensatz zu Beobachtungen *einer nicht immer gegebenen Übereinstimmung des Karyotyps von Embryo und Trophoblastgewebe.* Nach ihrer Bestätigung müßte die klinische Anwendung der Chorionbiopsie erheblich eingeschränkt werden. Es erscheint heute die Aussage erlaubt, daß die zytogenetische Diagnose einer schwerwiegenden Chromosomenanomalie wie z. B. einer Trisomie im Choriongewebe eine Schwangerschaftsunterbrechung rechtfertigt, da eine Übereinstimmung mit dem embryonalen Karyotyp als sicher gelten kann. Weniger schwerwiegende oder unsichere Chromosomenbefunde wie z. B. eine Mosaikbildung machen indessen die Kontrolle durch die Amniozentese erforderlich. In diesen Fällen müssen wir daher bis heute auf die Vorteile der Chorionbiopsie in Form der frühen Interruptio verzichten. – Ein weiteres Problem, das die klinische Anwendung der Chorionbiopsie bis heute beeinträchtigt, ist die noch *eingeschränkte Akzeptierung der Methode durch die Patientinnen* (PERRY u. Mitarb.). Sie ist mit der bisher pathogenetisch nicht eindeutig geklärten erhöhten Abortrate zu begründen.

Literatur

Agüero, O., J. Zighelboim: Intrauterine diagnosis of fetal diaphragmatic hernia by amniography. Amer. J. Obstet. Gynec. 107 (1970) 971

Bock, J. E.: Intrauterine transfusion in severe Rhesus hemolytic disease. Acta obstet. gynec. scand., Suppl. 53 (1976) 3

Bowman, J. M.: The management of Rh-isoimmunization. Obstet. and Gynec. 52 (1978a) 1

Bowman, J. M.: Supression of Rh-isoimmunization. A review. Obstet. and Gynec. 52 (1978b) 385

Brambati, B., G. Simoni: Diagnosis of fetal trisomy 21 in first trimester. Lancet 1983/I, 586

Brezina, K.: Die Röntgendiagnostik in der Geburtshilfe heute. Wien. med. Wschr. 123 (1973) 709

Brusis, E.: Klinische Erfahrungen mit der Fetoskopie. Geburtsh. u. Frauenheilk. 40 (1980) 697

Burnett, R. G., W. R. Anderson: The hazards of amniocentesis. J. Iowa med. Soc. 58 (1968) 130

Chirardini, G., A. M. Foscolu, L. Spreafico, L. Gualerzi:

Vorgeburtliche Diagnose im ersten Trimenon: Chorionembryoskopie. Ber. ges. Gynäk. Geburtsh. 120 (1984) 514

Daw, E.: Fetography. Amer. J. Obstet. Gynec. 115 (1973) 718

Diedrich, K., S. Hepp, H. Welker, D. Krebs, H.-O. Beutler, G. Michal: Die enzymatische Lecithinbestimmung im Fruchtwasser zur Beurteilung der fetalen Lungenreife. Geburtsh. u. Frauenheilk. 39 (1979) 849

Diedrich U., R. Rauskolb, R. Ulbrich, J. Schmidtke: Fetale Geschlechtsdiagnose aus Trophoblast-DNA. Geburtsh. u. Frauenheilk. 44 (1984) 356

Erbslöh, S.: Das intrauterine Fetogramm. Arch. Gynäk. 14 (1942) 28

Fischer, K., A. Poschmann, H. Schultze-Mosgau: Pränatale und postnatale Behandlung der schweren Rh-Erythroblastose. Z. Geburtsch. Perinat. 179 (1975) 319

Freda, V.J., K. Adamsons: Exchange transfusion in utero. Amer. J. Obstet. Gynec. 89 (1964) 817

Friedrich, E.J.: Amniozentese. Gynäk. Prax. 6 (1982) 617

Fuhrmann, W.: Die Alpha-Fetoproteinbestimmung in der pränatalen Diagnostik und Vorsorge. Diagn. u. Intensivther. 8 (1983) 8

Gerlach, H.: Die Amniozentese zur Pränataldiagnostik kann ambulant vorgenommen werden. Gyne 1983, 8

Golbus, M.L., W.D. Loughman, Ch.J. Epstein, G. Halbasch, J.D. Stephens, B.D. Holl: Prenatal genetic diagnosis in 3000 amniocenteses. New Engl. J. Med. 300 (1979) 157

Goldberg, J.D., M.S. Golbus: Fetoscopy. In Iffy, L., D. Charles: Operative Perinatology. Macmillan, New York 1984 (p. 209)

Greiner, U., W. Krause: Die klinische Bedeutung des Hydramnion aus der Sicht der modernen Geburtsmedizin. Zbl. Gynäk. 98 (1976) 736

Halle, H., J. Richter, P. Prenzlau, B. Kunz: Die Amniofetographie in der antenatalen Diagnostik fetaler Mißbildungen. Zbl. Gynäk. 99 (1977) 37

Hinselmann, M.: Die Amniozentese in der Frühschwangerschaft. Gynäkologe 6 (1973) 169

Hinselmann, M., F. Kubli: Rhesussensibilisierung und Morbus haemolyticus fetalis. Gynäkologe 1 (1968) 66

Hinselmann, M., M.S. Ramzin: Die pränatale Mißbildungsdiagnostik. Schweiz. Rdsch. Med. 67 (1978) 1457

Hisson, S.L., A. Langer: Amniography and Fetography. In: Iffy, L., D. Charles: Operative Perinatology. Macmillan, New York 1984 (p. 220)

Holzgreve, W., M. Hansmann: Erfahrungen mit der Free Hand Needle-Technik bei 3215 Amniozentesen im zweiten Trimenon zur pränatalen Diagnostik. Gynäkologe 17 (1984) 77

Husslein, P., W. Schnedl, P. Wagenbichler: Zur pränatalen Diagnostik. Ein Erfahrungsbericht über 180 Fruchtwasserpunktionen. Wien. klin. Wschr. 91 (1979) 803

Jeanty, P., F. Rodesch, R. Romero, I. Venus, J.C. Hobbins: How to improve your amniocentesis technique. Amer. J. Obstet. Gynec. 146 (1983) 593

Jonatha, W.: Amniozentese. Gynäk. Prax. 6 (1982) 617

Kaiser, P., B.J. Hackelöer: Pränataldiagnostik: Methoden und Indikationen. Diagnostik 16 (1983) 21

Kazy, Z., I.S. Rozovsky, V.A. Bakharev: Chorionbiopsy in the early pregnancy: a method for early prenatal diagnosis for inherited disorders. Prenat. Diagn. 2 (1982) 39

Klapp, J.: Die Chorionbiopsie als Mittel zur Chromosomendiagnostik im 1. Trimenon. Geburtsh. u. Frauenheilk. 44 (1984) 400

Klink, F., U. Froster-Iskenius, G. Grzejszczyk, E. Schwinger, F. Oberheuser: Gynäkologische und zytogenetische Aspekte der Pränataldiagnostik im ersten Schwangerschaftstrimenon. Geburts. u. Frauenheilk. 45 (1985) 73

Knörr, K., W.D. Jonatha. H. Knörr-Gärtner: Die genetische Risikoschwangerschaft (Technik der Amniozentese, Indikationen, eigene Ergebnisse). Geburtsh. u. Frauenheilk. 33 (1973) 617

Knörr, K., H. Knörr-Gärtner, F.K. Beller, Ch. Lauritzen: Lehrbuch der Geburtshilfe und Gynäkologie. Springer, Berlin 1982

Kopecky, P., H. Jung, H. Lahmann, R. Lindenfelser: Klinische Erfahrungen mit der Amniographie bei der pränatalen Transfusion und Untersuchungen zur Frage der Kontrastmittelresorption des Feten. Z. Geburtsh. Perinat. 178 (1974) 360

Kunze, G.: Pränataldiagnostik: Chorionbiopsie zukünftig die Methode der ersten Wahl? Gyne 1984, 30

Langer, A., S.L. Hissong, V.T. Mehta, J.G. Thomas: Amniocentesis. In Iffy, L., D. Charles: Operative Perinatology. Macmillan, New York 1984 (p. 194)

Matysek, P., J. Martincik, M. Sladek, J. Buzkova, A. Uhlirova: Unsere ersten Erfahrungen mit der Fetoskopie. Zbl. Gynäk. 102 (1980) 452

Müller-Holve, W., K. Martin: Zum Beitrag K.G. Wurster, V.M. Roemer, K. Decker, H.A. Hirsch: Amnioninfektionssyndrom nach Amniozentese. Ein kasuistischer Beitrag. Geburtsh. u. Frauenheilk. 42 (1982) 676; 43 (1983) 581

Opri, F., H. Kirchner: Die Stellung der Amniozentese in der pränatalen Diagnostik. Amniozentese und Amniografie im Rahmen der pränatalen Diagnostik. Zbl. Gynäk. 102 (1980) 71

Perry, T.B., M.J.J. Vekemans, A. Lippman, E.F. Hamilton, P.J.R. Fournier: Chorionic villi sampling: clinical experience, immediate complications and patients attitudes. Amer. J. Obstet. Gynec. 151 (1985)161

Philip, J., J. Bang: Outcome of pregnancy after amniocentesis for chromosome analysis. Brit. med. J. 1978/II, 1183

Rauskolb, R.: Fetoscopie – klinische Erfahrungen. Geburtsh. u. Frauenheilk. 37 (1977) 304

Rauskolb, R.: Fetoscopy. J. perinat. Med. 11 (1983) 223

Rauskolb, R.: Möglichkeiten und Grenzen der Fetoskopie bei der pränatalen Diagnostik. Geburtsh. u. Frauenheilk. 43 (1983) 336

Rauskolb, R.: Neues zur Fetoskopie als diagnostische Methode. Gynäkologe 17 (1984) 47

Rauskolb, R., W. Fuhrmann: Die Fetoskopie. Z. Geburtsh. Perinat. 182 (1978) 243

Schlensker, K.-H.: Amniozentese (Umfrage). Gynäk. Prax. 6 (1982) 617

Schlensker, K.-H., P. Citroler, A. Bolte: Schwangerschaftsausgang nach Amniozentese zur pränatalen Diagnostik genetisch bedingter Defekte. Geburtsh. u. Frauenheilk. 44 (1984) 137

Schmidt, W., J. Gabelmann, U. Müller, T. Voigtländer, H.D. Hager, T.M. Schroeder, L. Garaff, F. Kubli: Pränatale Diagnostik. Technik und Ergebnisse von 1000 Fruchtwasserpunktionen. Geburtsh. u. Frauenheilk. 40 (1980) 761

Sidiropoulos, D.: Fruchtwasseruntersuchungen zur intrauterinen Abklärung des Fetus. Schweiz. Rdsch. Med. 49 (1975) 1567

Stengel-Rutkowski, S., J. Murken: Pränatale Diagnostik. Ergebnisse aus der Westdeutschen Gemeinschaftsstudie. Gynäk. Prax. 7 (1983) 1

Stengel-Rutkowski, S., J. Murken, J. Stene: Mongolismus. Gynäk. Prax. 6 (1982) 308

Turnbull, A.C.: An assessment of the hazards of amniocentesis. Brit. J. Obstet. Gynec., Suppl. 2 (1978) 85

Weise, W.: Stand der pränatalen Diagnostik mittels direkter Eingriffe am Fetus. Zbl. Gynäk. 107 (1985) 913

Weise, W., P. Quent: Infertilitätsrisiko nach Feto- und Amniofetographie. Zbl. Gynäk. 101 (1979) 1239

Weise, W., P. Quent, G. Hemke: Risiko der Amniozentese in der pränatalen Diagnostik genetischer Defekte. Zbl. Gynäk. 100 (1978) 769

Weitzel, H.-K.: α-Fetoprotein-Diagnostik in der Geburtshilfe. In Martius, G., M. Schmidt-Gollwitzer: Differentialdiagnose in der Geburtshilfe und Gynäkologie. Thieme, Stuttgart 1984

Weitzel, H., E. Schwinger: Pränatale Geschlechtsbestimmung. Med. Klin. 70 (1975) 395

Werner, L., R. Rauskolb, I. Bartels, U. Diedrich: Gewinnung von Trophoblastgewebe für die pränatale Diagnostik. Ber. ges. Gynäk. Geburtsh. 120 (1984) 514

Winter, R.: Pränatale Diagnose fetaler Mißbildungen aus der Sicht des Geburtshelfers. Wien. klin. Wschr. 95 (1983) 67

Wirtz, A., B. Haas, C. Krauss, S. Stengel-Rutkowski, J.D. Murken: Pränatale Diagnostik bei erhöhtem Gebäralter. Geburtsh. u. Frauenheilk. 38 (1978) 422

Zach, H.P., V. Zahn, B. Herzog, M. Stühmer: Über die Einschwemmung fetaler Erythrozyten bei para- und transplazentarer Amniozentese in der Frühschwangerschaft. Geburtsh. u. Frauenheilk. 39 (1979) 378

Zahn, V., M. Jensen, J.U. Walther: Praktische Bedeutung der Fetoskopie. J. perinat. Med. 7 (1979) 117

Zierler, H., W. Rosenkranz, R. Winter, H. Becker: 5 Jahre pränatale Diagnose in Graz. Wien. klin. Wschr. 93 (1981) 75

Intrauterine Therapie des Fetus

Die pränatale intrauterine Behandlung des Kindes darf schon heute als ein neues und bedeutendes Aufgabengebiet der Perinatologie angesehen werden. Wenn es auch zum gegenwärtigen Zeitpunkt kaum eine Chance gibt, die in der Zukunft gegebenen Möglichkeiten mit ausreichender Sicherheit zu erkennen, so sollten wir die pränatale Therapie doch schon heute als eine beachtenswerte Herausforderung unseres Faches begreifen. Dies gilt auch dann, wenn wir uns noch weit von dem Ziel entfernt sehen, die Direktbehandlung des Fetus als klinische Routinemethode in unser praktisches Handeln aufnehmen zu können. Die Perinatalmedizin befindet sich hier vielmehr noch im **experimentellen Stadium**, so daß bei den meisten therapeutischen Konzepten nicht von einer Standardbetreuung gesprochen werden kann (GOLBUS u. Mitarb.). Vieles bedarf vielmehr weiterer Überprüfungen, und zwar zunächst an geeigneten Tiermodellen, Untersuchungen, an denen Geburtshelfer, Pädiater, Kinderchirurgen, Kinderpathologen und Genetiker zu beteiligen sind, wenn ihre Ergebnisse wirksam in die Humanmedizin Eingang finden und uns größere Enttäuschungen erspart bleiben sollen (DUDENHAUSEN, KOWALEWSKI, HANSMANN, GOLBUS u. Mitarb. u.a.).

Voraussetzung für eine effektive Intrauterintherapie ist eine sorgfältige, in der Zukunft weiter zu verbessernde **pränatale Diagnostik** (S. 1). Hier kommt bisher neben den analytischen Fruchtwasserkontrollen der Ultraschalldiagnostik die größte Bedeutung zu (HANSMANN). Sie hat uns Auskunft über das Vorliegen einer fetalen Erkrankung, zugleich aber auch über deren prognostische Bewertung und damit über eine sinnvolle Indikationsstellung für die intrauterine Therapie zu geben. Dies wird besonders deutlich aufgrund der Tatsache, daß nicht selten die einzelne, diagnostisch verifizierte Erkrankung ein Symptom eines Mißbildungskomplexes ist, der die Effektivität einer intrauterintherapeutischen Maßnahme in Frage stellt oder sie sogar sinnlos werden läßt. So ist es interessant zu erkennen, daß die Erfahrungen der mit dem „fetal treatment program" der University of California befaßten Arbeitsgruppe um HARRISON u. GOLBUS zunächst eher zu einer Einengung der Indikationen zur intrauterinen Therapie des Kindes als zu einer therapeutischen Euphorie und damit zu einer Ausweitung des Behandlungskonzeptes geführt haben!

Es kann aber auch nicht ungesagt bleiben, daß die intrauterinen Behandlungsmöglichkeiten des Kindes, die sich in Form der pränatalen Therapie heute abzeichnen, der pränatalen Diagnostik eine zusätzliche Bedeutung und einen neuen, sinnvollen Inhalt gegeben haben. Es waren gerade die mit der Zunahme der diagnostischen Möglichkeiten zunehmend geäußerten Bedenken gegenüber der „vordergründigen Aufgabe der Pränataldiagnostik in Form der Indikationsstellung zur Schwangerschaftsunterbrechung" und damit zur „Existenzvernichtung bei erkannter intrauteriner Erkrankung", die zu kritischen Äußerungen über dieses Aufgabengebiet der Pränatalmedizin geführt haben (WUERMELING). Wir können hoffen, daß die Fortschritte der intrauterinen

Therapie in Zukunft auch zu einer verständnisvolleren Bewertung der pränatalen Diagnostik führen werden.

DUDENHAUSEN hat darauf hingewiesen, daß die intrauterine Therapie des Kindes auf eine ältere Tradition zurückgreifen kann, als dies den meisten von uns bekannt ist. Bereits im Jahre 1928 hat SCHWARCZ auf die Möglichkeit der Verabreichung von Medikamenten über das Fruchtwasser an das Kind bei einer intrauterinen Asphyxie hingewiesen. Als Beginn der modernen Direkttherapie des Fetus kann die **intrauterine Transfusion** zur Behandlung des schweren Morbus haemolyticus bei der Rh-Inkompatibilität angesehen werden (LILEY, QUEENAN u. DOUGLAS, HOFFBAUER u. Mitarb., FISCHER u. Mitarb., KUBLI u. KÄSER, PFLEIDERER u. GOBLIRSCH, SCHNEIDER u. a.).

Die bisherigen klinischen und experimentellen Erfahrungen lassen die folgenden **Möglichkeiten der intrauterinen Fetaltherapie** erkennen:

– indirekte medikamentöse Therapie über die Mutter,
– indirekte medikamentöse Therapie über die Amnionhöhle,
– direkte medikamentöse Therapie und auch die Gabe von Gewebstransplantaten durch Injektion in ein fetales Gefäß,
– intrauterine chirurgische Therapie.

Die

indirekte medikamentöse Therapie über die Mutter

ist seit langem ein bewährtes und unverzichtbares Vorgehen, insbesondere zur Prophylaxe oder Behandlung einer *intrauterinen Infektion*. Die mit hoher Wahrscheinlichkeit durch Antibiotika vermeidbare, unbehandelt indessen mit einer hohen Letalität einhergehende Lues connata ist ein Beispiel für die Effektivität dieser Therapieform. Die Verabfolgung von Glukokortikoiden zur Surfactant-Stimulation ist aus der Behandlung der drohenden Frühgeburt nicht mehr fortzudenken. Als neueres Anwendungsgebiet ist die über die Mutter erfolgende medikamentöse Therapie bei der intrauterinen Notsituation in Form der „intrauterinen Reanimation" des Fetus und von fetalen Herzrhythmusstörungen (fetale Tachykardie und Arrhythmie) zu nennen (WERNICKE u. Mitarb., LILJA u. Mitarb.).

Die

indirekte Therapie über das Fruchtwasser nach Amniozentese

stellt ein neues Aufgabengebiet der Perinatolo-

gie dar, das sich noch am Anfang der klinischen Anwendung befindet. Die folgenden Beispiele lassen die zu erwartende Bedeutung dieser Therapieform für den Fetus erkennen:

– *Hormonstörungen:* Erste Erfahrungsberichte lassen erkennen, daß bei fetalen Schilddrüsenstörungen in Form kongenitalen Hypothyreoidismus Thyroxingaben angezeigt sind, wie ein fetaler Kropf durch intraamniale Gaben von Propylthiouracil erfolgreich behandelt werden konnte (WEINER u. Mitarb., GOLBUS).
– *Fetale Arrhythmien:* Herzrhythmusstörungen in Form von Arrhythmien oder Tachykardien, die sich durch eine Digitalisierung der Mutter nicht beeinflussen lassen, sind evtl. einer intraamnialen Medikation zugänglich.
– *Surfactant-Stimulation:* Bei der Notwendigkeit einer vorzeitigen Schwangerschaftsbeendigung oder einer nicht unterdrückbaren vorzeitigen Wehentätigkeit gelingt die Surfactant-Stimulation durch die intraamniale Gabe von Thyroxin. Von einigen Autoren wird sie für die heute effektivste Methode zur Prophylaxe des RDS angesehen (DUDENHAUSEN, MASHIACH u. Mitarb.).

Es ist zu erwarten, daß die Indikationen zur intrauterinen medikamentösen Behandlung des Kindes unter Umgehung des maternen Kreislaufes eine deutliche Ausweitung erfahren werden, zumal die Fetoskopie die Möglichkeit der

medikamentösen Direkttherapie des Fetus

geschaffen hat. Der venöse Zugang ist in Form der fetoskopischen Gefäßpunktion gegeben (S. 6). Klinische Erfahrungen wurden bisher von RODECK u. NICOLAIDES, HARMON u. Mitarb., GOLBUS u. Mitarb. und von DUDENHAUSEN mitgeteilt. Es sind dies:

– Albumininfusionen in den Fetus beim hypalbuminämischen Hydrops fetus universalis, der wichtigsten Form des fetalen Hydrops nach den Erfolgen der Prophylaxe von Rh-Inkompatibilitäten (diese Behandlung muß evtl. mit einer Thorakozentese zur Verminderung stärkerer Pleuraergüsse kombiniert werden [s. u.]);
– Injektion von hämatopoetischen Stammzellen zur Behandlung fetaler Hämoglobinopathien;
– Kardioversion bei fetaler Arrhythmie;
– Digoxintherapie während einer intrauterinen Austauschtransfusion.

Schließlich dürfen wir in der Zukunft von der

intrauterinen chirurgischen Direkttherapie

eine wirksame Beeinflussung sonst nicht beherrschbarer lebensbedrohlicher Erkrankungen erwarten (HARRISON u. Mitarb., GOLBUS u. Mitarb. u. a.). Die bisher vorliegenden, fast ausschließlich kasuistischen Berichte erlauben diese prospektiv positive Beurteilung, zeigen aber auch mit aller Deutlichkeit die vielfältige Problematik der „Intrauterinchirurgie". Sie beginnt mit der unbedingt notwendigen weiteren Verbesserung der intrauterinen Diagnostik und erstreckt sich über die Forderung nach Beschränkung dieser Eingriffe auf *perinatologische Zentren* mit ausreichenden experimentellen und klinischen Erfahrungen bis hin zu den vielfältigen ethischen und juristischen Problemen, die z. B. die Vornahme einer „intrauterinen Operation ohne Einverständnis des Patienten", aber auch die Beratung der Eltern des ungeborenen Kindes mit sich bringen.

Bisher zeichnen sich aufgrund vorliegender Publikationen die folgenden *Möglichkeiten* für eine wirksame intrauterine Direktchirurgie ab:

– *Intrauterine Dekomprimierung einer Ventrikulomegalie beim Hydrozephalus:* Das Problem beim Anlegen eines ventrikuloamniotischen Shunts ist das Vorkommen von zusätzlichen Strukturanomalien in etwa 50% bzw. das Vorliegen eines isolierten Hydrozephalus in nur einem Drittel der Fälle (BIRNHOLZ u. FRIGOLETTO, CLEWELL u. Mitarb., GLICK u. Mitarb., GOLBUS u. Mitarb. u. a.). Es ist anzunehmen, daß nur etwa 5% aller Ventrikulomegalien für eine Shunttherapie geeignet sind.

– *Dekompression der Blase bei Obstruktion der ableitenden Harnwege:* Eine Möglichkeit zur Schaffung einer ständigen Blasenentleerung und damit zur Vermeidung von Rückstauungen ist mit dem Einlegen eines Permanentblasenkatheters gegeben (HARRISON u. Mitarb., GOLBUS u. Mitarb.).

– *Punktion eines Chylothorax bzw. eines Hydrothorax:* Die intrauterine Entleerung eines Pleuraergusses hat für die Dekompression der Lunge und damit für die Vermeidung lebensbedrohlicher Ateminsuffizienzen post natum erhebliche Bedeutung. Nach ultrasonographischer Diagnose gelingt die Entleerung mittels der Fetoskopie.

– *Verschluß einer kongenitalen Diaphragmahernie:* Diese bisher beim Schaf durchgeführte intrauterine (oder auch nach passagerer extrauteriner Verlagerung des Fetus vorgenommene) Operation hat ihre Grenzen vor allem in der kompressionsbedingten Hypoplasie der Lungen (DESPOSITO, GOLBUS).

Es ist verständlich, daß sich an die durch wenige Beispiele erläuterten Möglichkeiten der intrauterinen Fetalchirurgie große Hoffnungen knüpfen. Es bleibt zu hoffen, daß die klinische Anwendung der bereits zur Verfügung stehenden Eingriffe und die Erarbeitung neuer therapeutischer Maßnahmen zunächst vorhandenen

oder auch in naher Zukunft zu schaffenden perinatologischen Zentren vorbehalten bleibt. Die nicht ausbleibenden therapeutischen Enttäuschungen werden zudem nur dann in Grenzen zu halten sein, wenn die Anwendung der Intrauterinchirurgie auch weiterhin einer strengen Indikationsstellung unterworfen bleibt.

Literatur

Adamson, K., J. Romaguera, C. Wallach: Acceleration of fetal maturation by intraamniotic administration of thyroxine. J. perinat. Med. 12 (1984) 19

Birnholz, J. C., F. D. Frigoletto: Antenatal treatment of hydrocephalus. New Engl. J. Med. 304 (1981) 1021

Clewell, W. H., M. L. Johnson, P. R. Meier, J. B. Newkirk, S. L. Zide, R. W. Hendee, A. W. Bowes jr., F. Hecht, D. O'Keefe, G. P. Henry, R. H. Shikes: A surgical approach to the treatment of fetal hydrocephalus. New Engl. J. Med. 307 (1982) 1320

Desposito, F.: Fetal Surgery. In Iffy, L., D. Charles: Operative Perinatology. Macmillan, New York 1984 (p. 245)

Dudenhausen, J. W.: Concentration of thyroid gland hormones in maternal and fetal serum and in amniotic fluid after intraamnial application of thyroxine. J. perinat. Med. 12 (1984) 24

Dudenhausen, J. W.: Historical and ethical aspects of direct treatment of the fetus. J. perinat. Med. 12 (1984) 17

Dudenhausen, J. W., E. Saling: Versuch der intrauterinen Substitutionstherapie beim mangelentwickelten Feten. Gynäkologe 17 (1984) 72

Fischer, K., A. Poschmann, H. Schultze-Mosgau: Pränatale und postnatale Behandlung der schweren Rh-Erythroblastose. Z. Geburtsh. Perinat. 179 (1975) 319

Glick, P. L., D. K. Nakayama, M. R. Harrison, M. S. Edwards, R. A. Filly, D. R. Chinn, P. W. Callen, S. L. Wilson, M. S. Golbus: Management of the fetus with ventriculomegaly, Cit. by Golbus et al. 1984

Golbus, M. S., M. R. Harrison, R. A. Filly, P. W. Callen, M. Katz: In utero treatment of urinary tract obstruction. Amer. J. Obstet. Gynec. 142 (1982) 383

Golbus, M. S., W. Holzgreve, M. R. Harrison: Intrauterine Direktbehandlung des Feten. Gynäkologe 17 (1984) 62

Hansmann, M.: Ultraschallkontrollierte Therapie des Foeten. Gyne 1984, 8

Hansmann, M., U. Gembruch: Gezielte sonographische Ausschlußdiagnostik fetaler Fehlbildungen in Risikogruppen. Gynäkologe 17 (1984) 19

Harmon, C. R., F. A. Manning, J. M. Bowman, I. R. Lange: Severe Rh disease - poor outcome is not inevitable. Amer. J. Obstet. Gynec. 145 (1983) 823

Harrison, M. R.: Management of the fetus with a correctable defect. J. perinat. Med. 12 (1984) 19

Harrison, M. R., R. A. Filly, M. S. Golbus: Fetal treatment 1982. New Engl. J. Med. 307 (1982) 1651

Harrison, M. R., M. S. Golbus, R. A. Filly, D. K. Nakayama, P. W. Callen, A. A. Lorimier, H. Hricak: Management of the fetus with congenital hydronephrosis. J. pediat. Surg. 17 (1982) 728

Harrison, M. R., M. S. Golbus, R. A. Filly, P. W. Callen, M. Katz, A. A. de Lorimier, M. Rosen: Fetal surgery for congenital hydronephrosis. New Engl. J. Med. 306 (1982) 591

Hoffbauer, H., F. Lübke, R.-D. Meyer, G. Kroh: Beitrag zur intrauterinen Bluttransfusion bei fetaler Erythroblastose. Z. Geburtsh. Gynäk. 166 (1967) 211

Hofmann, D., H.J. Holländer, M. Mast, K. Quasternack, G. Schellong: Erfahrungen mit der intrauterinen Transfusion bei schwerer Rhesus-Erythroblastose. Geburtsh. u. Frauenheilk. 31 (1971) 797

Jones, R.J.: In utero fetal surgery. J. Amer. med. Ass. 250 (1983) 1443

Kowalewski, S.: Pränatale Diagnostik und symptomatische Therapie aus neonatologischer Sicht. Gynäkologe 17 (1984) 56

Kubli, F., O. Käser: Die intrauterine Therapie bei schwerer hämolytischer Fetalerkrankung. Dtsch. med. Wschr. 92 (1967) 489

Lilja, H., K. Lindecrantz, K.G. Sabel: Treatment of intrauterine supraventricular tachycardia with digoxin and verapamil. J. perinat. Med. 12 (1984) 151

Maroni, E., W. E. Schreiner: Erfahrungen mit der intraperitonealen fötalen Transfusion beim schweren Morbus haemolyticus neonatorum. Geburtsh. u. Frauenheilk. 28 (1968) 26

Mashiach, S., G. Barkai, J. Sack, E. Stern, M. Brish, B. Goldman, D. M. Serr: The effect of intraamniotic thyroxine administration on fetal lung maturity in man. J. perinat. Med. 7 (1979) 161

Pfleiderer, A., H. Goblirsch: Die intrauterine Transfusion bei schwerem Morbus haemolyticus neonatorum. Med. Welt 20 (1969) 232

Queenan, J., R.G. Douglas: Intrauterine Transfusion: Eine erste Mitteilung. Gynäk. Rdsch. 1965, 186

Rodeck, C.H., K.H. Nicolaides: Die Anwendung der Fetoskopie bei fetaler Therapie. Gynäkologe 17 (1984) 52

Schneider, J.: Intrauterine Transfusion bei schwerer Rh-Inkompatibilität. Gynäk. Prax. 1 (1977) 589

Schreiner, W.E., E. Maroni: Die intrauterine Bluttransfusion an den Fetus bei der schweren Erythroblastose. Schweiz. med. Wschr. 96 (1966) 456

Schwarcz, R.: Die transuterine Einspritzung in den Fötus. Zbl. Gynäk. 52 (1928) 817

Wernicke, K., F. Kubli, W. Schmidt, R. Boos: Fetale Arrhythmien. Z. Geburtsh. Perinat. 188 (1984) 105

Wuermeling, H.-B.: Ethische Überlegungen zur pränatalen Diagnostik. Kinderarzt 15 (1984) 1585

Operative Behandlung der Zervixinsuffizienz (Zervixverschluß-Operationen)

Zervixverschlußoperationen am graviden Uterus

Seit den Mitteilungen von PALMER u. LACOMME (1948) sowie von LASH u. LASH (1949) ist uns bekannt, daß eine **Insuffizienz des Zervixverschlusses** zur vorzeitigen Schwangerschaftsbeendigung in Form eines Abortus oder einer Frühgeburt führen kann. Die im Bereich des unteren Eipoles ungeschützten Eihäute sind vermehrt zur vorzeitigen Ruptur disponiert, und zwar aufgrund mechanischer Einflüsse in Form intraamnialer Druckerhöhungen, aber auch über die Entstehung einer Chorioamnionitis. Zusätzlich vermag die in die Zervix eingetretene Fruchtblase Wehen auszulösen. Die **Ursache** der Zervixinsuffizienz besteht zumeist in traumatischen Schädigungen des inneren Muttermundes, die durch die Dilatation anläßlich gynäkologisch oder geburtshilflich indizierter Kürettagen, aber auch bei Entbindungen entstehen. Bei Erstgraviden muß sie kausal auf konstitutionelle Faktoren wie eine Bindegewebsschwäche zurückgeführt werden. Die **Diagnose** ergibt sich aufgrund der Anamnese (habituelle Aborte, vorausgegangener Spätabort) und der frühzeitigen Dilatation und Verkürzung der Zervix.

Indikation: Die operative Behandlung der Zervixinsuffizienz (Tab. 1) besteht in dem Bemühen, den Verschluß und damit die Tragfähigkeit der Zervix möglichst im Bereich des inneren Muttermundes zu rekonstruieren (MCDONALD, SHIRODKAR). Auf diese Weise gelingt es heute mit relativ großer Sicherheit, Schwangerschaften bei Frauen zu erhalten, denen bisher infolge einer Infertilität durch habituelle Aborte oder habituelle Frühgeburten Kinder versagt blieben.

Das **methodische Vorgehen** bei der operativen Behandlung der Zervixinsuffizienz hat seit den ersten Publikationen von SZENDI über die „Tracheloplastik" im Jahre 1951 und von SHIRODKAR unter dem Titel „Surgical treatment of habitual abortion" im Jahre 1954 zahlreiche Variationen erfahren (Tab. 1). Es ist notwendig, zu unterscheiden:

– Operationen am graviden Uterus,
– Operationen außerhalb der Schwangerschaft.

Die Entscheidung darüber, welche der Operationsmethoden indiziert ist, muß im Einzelfall aufgrund der Anamnese, vor allem aber auf-

Tabelle 1   Methoden der operativen Behandlung der Zervixinsuffizienz

Operationen in der Gravidität
- Zervixumschlingung ohne Kolpotomie nach McDonald
- Zervixumschlingung mit Kolpotomie nach Shirodkar
- Zervixumschlingung nach Wurm-Hefner
- totaler Muttermundverschluß nach Szendi
- Notfall-Cerclage

Operationen am nichtgraviden Uterus
- Isthmorrhaphie nach Lash
- transabdominale Cerclage nach Ardillo

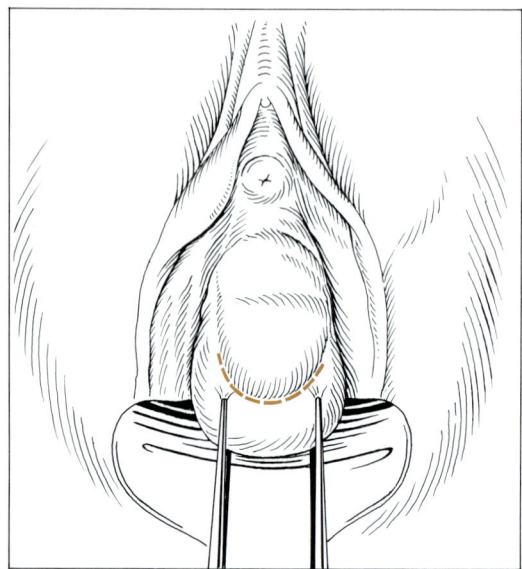

Abb. 1   Operative Zervixumschlingung (I). Die Portio ist mit Kugelzangen vorgezogen. Man erkennt den tiefstehenden Blasenscheitel

grund des Zervixbefundes getroffen werden. Prinzipielle methodische Empfehlungen haben gegenüber einer solchen Individualisierung wesentliche Nachteile.

In der Gravidität gelingt es bei gegebener Notwendigkeit einer Zervixverschlußoperation in den allermeisten Fällen, eine ausreichende Stabilität der Zervix und damit einen Schutz des unteren Eipoles durch die

Zervixumschlingung in Höhe des inneren Muttermundes

unter Verwendung eines kräftigen, nichtresorbierbaren Fadens zu erreichen. Die technisch zumeist einfache Operation beginnt mit der Einstellung der Portio mittels eines gewöhnlichen Rinnenspekulum nach Kristeller (insbesondere bei hoch und kreuzbeinwärts stehender Portio), das erst später durch das breite, flügelartige Blatt des Operationsspekulum nach Scherbak ersetzt wird. Die Portio wird dann beiderseits paramedian im Bereich der vorderen Muttermundslippe mit je einer Kugelzange bzw. einer Museux-Klemme angehakt und vorgezogen, bis die vordere Scheidenwand entfaltet und gut sichtbar ist (Abb. 1). Es kann nun die Grenze zwischen festhaftendem Zervixepithel und beweglicher Vaginalschleimhaut unmittelbar gesehen oder mit einer chirurgischen Pinzette dargestellt werden. Steht diese Grenze ausreichend hoch, so daß eine Verletzung des unteren Poles der Harnblase ausgeschlossen ist, so ist die

Zervixumschlingung ohne Kolpotomie (McDonald-Operation)

möglich (Abb. 2). Als *Nahtmaterial* wird ein Supramidfaden Nr. 4 „extrastark" mit einge-

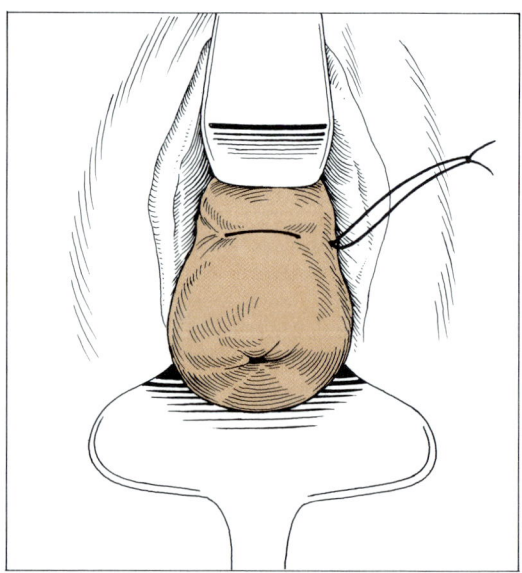

Abb. 2   Operative Zervixumschlingung (II): Cerclage nach Mc Donald. Die hochstehende Blasenumschlagfalte erlaubt die Cerclage ohne vordere Kolpotomie. Der Faden ist in Höhe des inneren Muttermundes durch mehrmaliges Ein- und Ausstechen herumgelegt und auf 3 Uhr geknüpft. Die Portio ist tragfähig formiert

schmolzener Nadel benutzt. Die Verwendung eines Mersilene-Bandes bringt keine Vorteile, wobei zugleich das Legen des Bandes und das Knüpfen eher erschwert sind (HARGER u.a.). Die *Naht* beginnt mit dem Einstechen der Nadel auf etwa 2 Uhr. Unter Mitfassen des Portiokernes (!) (vgl. Shirodkar-Operation) wird sie im umgekehrten Uhrzeigersinn jeweils nach ungefähr 2 cm herausgeführt und dicht daneben erneut eingestochen, bis der Ausgangspunkt wieder erreicht ist. Es ist darauf zu achten, daß der Faden hoch, d.h. möglichst im Bereich des inneren Muttermundes, gelegt wird! Der Faden wird nun unter Vorziehen der Portio fest verknotet, wobei 5–6 Knoten das spätere Auffinden und Durchtrennen zur Entfernung des Fadens erleichtern (S. 20). Aus dem gleichen Grunde ist es ratsam, die Fadenenden in einem Abstand von 5–6 cm vom Knoten entfernt nochmals miteinander zu verknoten. Mit dem Abnehmen der Faßzangen von der Portio und der Entfernung des Spekulum ist die Operation beendet.

Zeigt sich bei der Spekulumeinstellung ein Tiefstand des unteren Harnblasenpoles oder ist die Portio bereits dünnwandig ausgezogen (s.u.), so raten wir zur

Zervixumschlingung mit Kolpotomie (Shirodkar-Operation)

(Abb. 3). Dies hat zwei Gründe: Zum ersten wird auf diese Weise eine Verletzung der Harnblase vermieden. Zum zweiten gelingt es nach Kolpotomie mit größerer Sicherheit, ausreichend Portiogewebe zu fassen, so daß sich der Portiokern nicht aus der Umschlingung retrahieren und so der Faden nach unten abgleiten kann.

Bei der Shirodkar-Operation wird nach dem Anhaken der Portio die vordere Vaginalwand dicht oberhalb ihres festhaftenden Anteiles mit der Schere quer inzidiert. Es folgen die Durchtrennung des Septum vesicovaginale, bis die vordere Zervixwand sichtbar wird, und dann das *Abpräparieren der Blase* bis in Höhe des inneren Muttermundes (Abb. 3). Stärkere arterielle Blutungen, insbesondere im Bereich der Blasenpfeiler, müssen mit einer atraumatischen Naht umstochen werden. Der Faden wird nun in gleicher Weise wie bei der McDonald-Operation auf 2 Uhr durch die Scheidenwand durchgestochen und durch mehrmaliges Ein- und Ausstechen im umgekehrten Uhrzeigersinn um

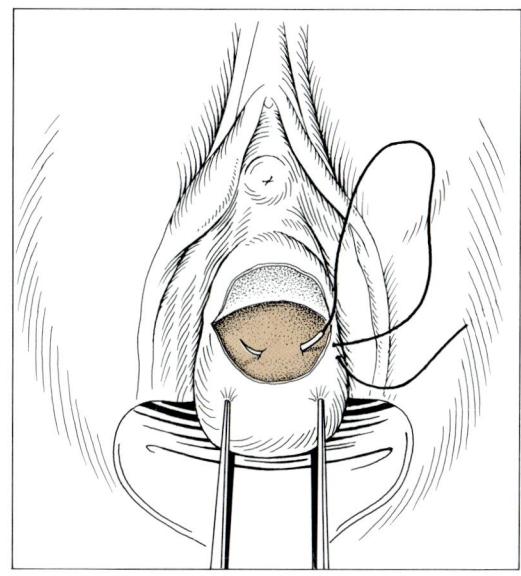

Abb. 3 Operative Zervixumschlingung (III): Cerclage nach Shirodkar. Von einer vorderen Kolpotomie aus ist die zunächst tiefstehende Blase von der vorderen Zervixwand abpräpariert und nach kranial reponiert worden. Der nichtresorbierbare Faden ist auf 2 Uhr eingestochen und faßt den Portiokern (!)

die Portio herumgeführt und am Ausgangspunkt geknüpft. In seltenen Fällen, und zwar bei einer tiefstehenden Douglas-Falte und sehr dünnwandiger Zervix, ist evtl. zusätzlich eine *hintere Kolpotomie* erforderlich. Die Operation endet mit dem Verschluß der Kolpotomie durch adaptierende Knopfnähte.

Eine weitere operative Technik, die die Stabilität des Zervixverschlusses wiederherstellt, ist der

Zervixverschluß nach Wurm-Hefner

(Abb. 4, 5). Bei ihr werden – wiederum möglichst in Höhe des inneren Muttermundes – zwei U-Nähte gelegt. Bei der *ersten Naht* wird der nichtresorbierbare Faden (s.o.) vertikal geführt, und zwar von 5 Uhr nach 1 Uhr und auf der rechten Portioseite zurück von 11 Uhr nach 7 Uhr. Er wird dorsal auf 6 Uhr geknüpft. Die *zweite Naht* verläuft horizontal von 10 Uhr nach 2 Uhr und zurück von 4 Uhr nach 8 Uhr. Der Knoten liegt dann bei 9 Uhr. Bei tiefstehender Blase kann auch hier die Kolpotomie dem Legen der Nähte vorausgeschickt werden.

Es ist nicht geklärt, ob dem Zervixverschluß

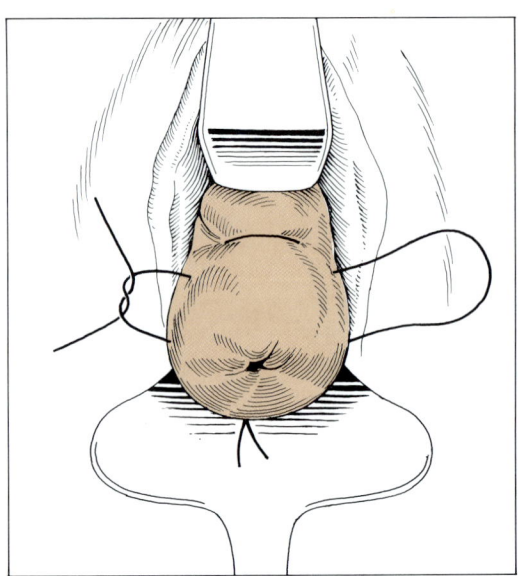

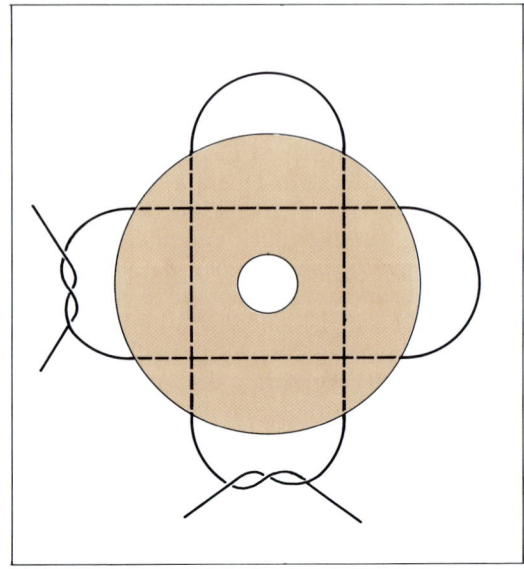

Abb. 4   Operative Zervixumschlingung (III): Operation nach Wurm-Hefner. Der Verschluß des inneren Muttermundes wird mit zwei um 90° gegeneinander versetzten U-Nähten vorgenommen

Abb. 5   Operation nach Wurm-Hefner. Schematische Darstellung der Fadenführung

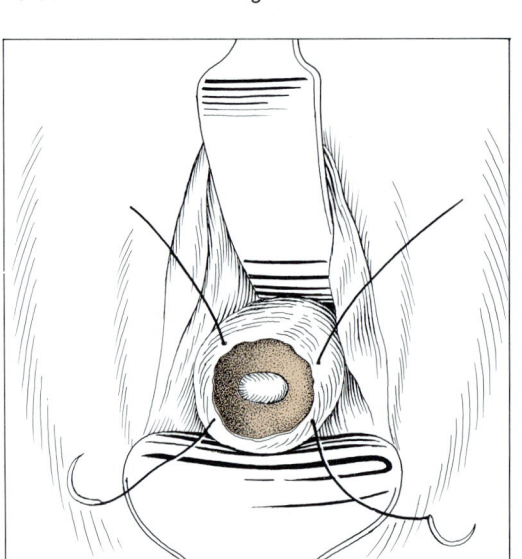

Abb. 6   Totaler Muttermundverschluß nach Szendi. Die dünnwandige und klaffende Zervixoberfläche ist vom Epithel befreit. In dem klaffenden Zervikalkanal ist der tiefstehende untere Eipol zu erkennen. Mit Knopfnähten werden die Wundflächen aufeinandergefügt

nach Wurm-Hefner eine eigene **Indikationsstellung** zuerkannt werden sollte. LOCHMÜLLER u. Mitarb. kamen mit diesem Operationsverfahren zu den gleichen Ergebnissen wie mit der McDonald- bzw. Shirodkar-Technik. Andere verwenden sie vorwiegend bei bereits dilatierter und dünnwandiger Zervix, also in prognostisch ungünstigen Situationen.

Das Prinzip des

totalen Muttermundverschlusses nach Szendi

(Abb. 6) besteht darin, daß zirkulär um den äußeren Muttermund *Wundflächen geschaffen* und diese aufeinandergenäht werden. Zu diesem Zweck wird die Portio beiderseits seitlich mit je einer Kugelzange gefaßt und vorgezogen. Nun wird die Portio mit dem Skalpell in einem Abstand von etwa 1–1,5 cm vom äußeren Muttermund oberflächlich umschnitten und das Portioepithel in dünner Schicht in Richtung auf den äußeren Muttermund abgetragen. Die auf diese Weise geschaffene Wundfläche darf nicht zu schmal sein, damit die Narbe ausreichend tragfähig wird. Es folgt der *Wundverschluß* mit sagittal gestellten Knopfnähten, die in Abständen von etwa 1 cm den Wundrand des Portioepithels und durchgreifend den Portiokern fassen und so die Wundflächen aufeinanderfügen.

Die entstandene Narbe läßt sich bei Wehenbeginn bzw. etwa in der 39. Woche mit der Schere oder einem Skalpell leicht eröffnen. Auf diese Weise kann der Zervikalkanal rekanalisiert werden.

Durch die Szendi-Operation wird, wie dies auch die Abb. 6 erkennen läßt, lediglich ein *Verschluß im Bereich des äußeren Muttermundes* erreicht. Dies bedeutet, daß der zumeist insuffizient verbleibende innere Muttermund der Vorblase das Tiefertreten in die Zervix erlaubt. Somit besteht nach wie vor die Gefahr, daß über den Wehen- bzw. Ferguson-Reflex uterine Kontraktionen ausgelöst werden. *Es ist deshalb ratsam, die Szendi-Operation unter großzügiger Indikationsstellung mit einer hohen Zervixumschlingung zu verbinden.*

Als **Indikation** hat SZENDI für dieses operative Vorgehen fortgeschrittene Fälle von drohendem Spätabort und drohender Frühgeburt und auch die Placenta praevia genannt. Wir glauben, daß die Operation unter den folgenden Indikationen ihre Berechtigung hat:

– bei der sonographisch verifizierten *Placenta praevia* mit leichten zervikalen Blutungen vor Lebensfähigkeit des Kindes;
– bei *dünnwandiger Zervix*, die wegen des Gewebsmangels im Bereich des Portiokernes eine Rekonstruktion des Verschlußapparates nur unzureichend zuläßt (MARTIUS) (ist bei dieser Situation der untere Eipol freiliegend, so ist zur Vermeidung einer evtl. lebensbedrohenden Chorioamnionitis der totale Zervixverschluß mit einer lokalen Vorbehandlung [Betaisodona-Lösung bzw. -Vaginal-Suppositorien] und einer hochdosierten Ampicillin- bzw. Cephalosporintherapie perioperativ zu kombinieren [WAHBEH u. Mitarb.]);
– in Form des „*frühen totalen Muttermundverschlusses*" bei habituellen Spätaborten und Frühgeburten mit früher Entwicklung einer schweren Zervixinsuffizienz, nicht zuletzt zur Vermeidung einer Chorioamnionitis am unteren Eipol (SALING).

Unter dem Begriff der

Notfall-Cerclage

werden die Zervixverschlußoperationen zusammengefaßt, die bei einem dünnsaumigen, erweiterten Muttermund mit Fruchtblasenprolaps ausgeführt werden (ROBRECHT u. Mitarb., CONRADT u. Mitarb.). Zu diesem Zweck wird die Patientin in Intubationsnarkose in extreme Kopftieflagerung gebracht. Die dünnsaumigen Muttermundsränder lassen sich am besten mit anatomischen Klemmen oder den nicht so voluminösen Organfaßzangen bzw. Ovarialfaßzangen nach Heywood-Smith an 3 oder 4 Stellen fassen und vorziehen. Zugleich wird vorsichtig mit Hilfe eines feuchten Kochsalztupfers die Vorblase zurückgedrängt. Für den anzuschließenden Zervixverschluß sind die Technik nach McDonald und die Technik nach Wurm-Hefner, aber auch der totale Muttermundverschluß nach Szendi geeignet. In jedem Fall ist bei einem Vorblasenprolaps wegen der erhöhten Gefahr der Chorioamnionitis eine hochdosierte Antibiotikatherapie perioperativ indiziert. Nach einem totalen Muttermundverschluß ist die Patientin besonders sorgfältig durch regelmäßige Temperatur- und Leukozytenkontrollen auf die Symptome einer intrauterinen Infektion zu kontrollieren, damit bei deren Auftreten das Nahtmaterial sofort entfernt wird (SCHOLTES u. STEINERT).

Die **perioperative medikamentöse Tokolyse** vermag die operative Behandlung der Zervixinsuffizienz wirksam zu unterstützen. Sie hat die Aufgabe, die oftmals präoperativ bestehende Kontraktionsbereitschaft des Uterus als Folge des nach unten drängenden unteren Eipoles zu vermindern, aber auch die Wehen infolge des Zervixreizes durch den straff um die Zervix gelegten Faden zu vermindern. Die Indikation zu dieser Zusatztherapie sollte daher großzügig gestellt werden (SCHMIDT u. HIRDES, KOEPCKE u. SEIDENSCHNUR, JÜRGENS u. Mitarb., KÜNSCH u. HOCHULI). Oftmals vermag auch die *präoperative Tokoloyse* zu einer erneuten Formierung der Portio zu führen, so daß die Operationsbedingungen verbessert werden. Die *Medikation* erfolgt durch die orale, bei stärkerer Wehentätigkeit durch die i. v. Gabe eines Betamimetikum (z. B. Partusisten), evtl. in Kombination mit einem Magnesiumpräparat (z. B. Mg 5-Longoral, 3- bis 4mal 1 Kautablette = 15–20 mmol/die) (CONRADT u. Mitarb., SPÄTLING).

Zervixverschluß-Operationen am nichtgraviden Uterus

Die Korrektur eines insuffizienten Zervixverschlusses wird in Einzelfällen auch bei Patientinnen mit entsprechender Anamnese schon vor Beginn der nächsten Gravidität vorgenommen. Die folgenden *Operationsmethoden* stehen zur Verfügung:

– Isthmorrhaphie nach Lash,
– transabdominale Cerclage nach Ardillo.

Die

Isthmorrhaphie nach Lash

(Abb. 7, 8) hat das Ziel, einen Gewebsdefekt, zumeist in Form einer dünnen Narbe im Bereich der Vorderwand des Isthmus uteri bzw. der Zervix, zu beseitigen.

Die **Diagnose** der auf einem solchen Defekt beruhenden Zervixinsuffizienz gelingt einmal dadurch, daß außerhalb der Gravidität ein Hegar-Stift Nr. 8 ohne Widerstand über den inneren Muttermund hinaus in das Cavum uteri eingeführt werden kann. Zum zweiten läßt sich oftmals die narbige Gewebspartie über dem eingeführten Hegar-Stift tasten. Von anderen Autoren wird die hysterographische Darstellung des Zervixdefektes bevorzugt (KÄSER u. Mitarb.).

Die **Operation** wird über einem in die Zervix eingeführten Hegar-Stift Nr. 8 ausgeführt. Nach der vorderen Kolpotomie (S. 15) und Durchtrennung des Septum vesicovaginale wird die Blase ausreichend, d. h. bis in die Höhe des inneren Muttermundes, abpräpariert, bis die vordere Zervixwand freiliegt (Abb. 7). Jetzt wird der tastbare narbige Defekt mit dem Skalpell so weit exzidiert, bis seitlich normales Zervixgewebe erreicht wird. Der *Verschluß des Defektes* erfolgt zweischichtig mit resorbierbaren Knopfnähten (z. B. Dexon, Stärke 0) über einem kleineren Hegar-Stift Nr. 3. Die Opera-

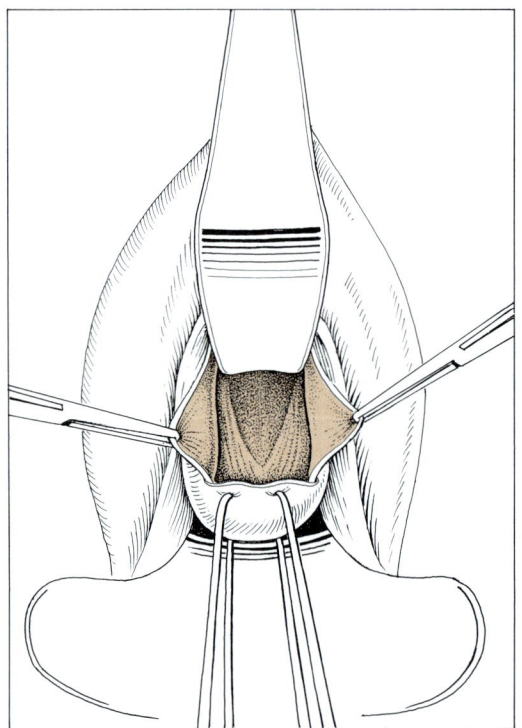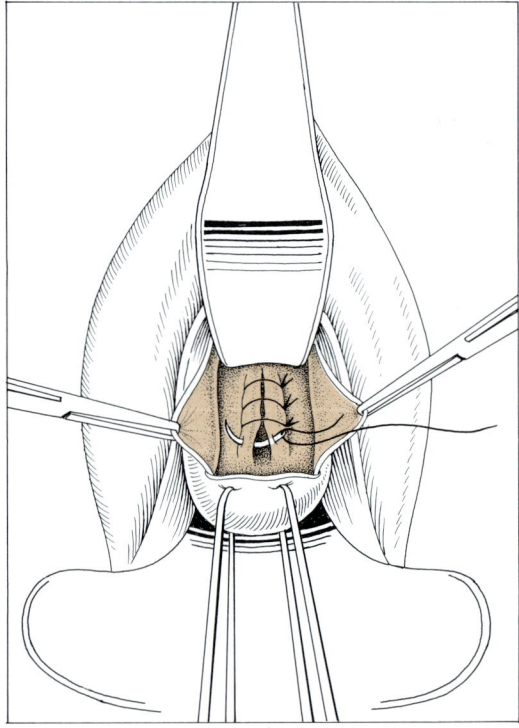

Abb. 7 Isthmorrhaphie nach Lash (I). Nach vorderer Kolpotomie und Abpräparieren der Blase ist in der Mitte der vorderen Zervixwand eine dünne narbige Stelle sichtbar geworden

Abb. 8 Isthmorrhaphie nach Lash (II). Nach dem Ausschneiden der Narbe wird die Wunde mit resorbierbaren Kunststoffnähten verschlossen

tion endet mit dem Verschluß der Kolpotomie durch Knopfnähte.

Zur operativen Behandlung schwerer, mit der vaginalen Zervixumschlingung nicht beherrschbarer Zervixinsuffizienzen steht mit strenger Indikationsstellung die

abdominale Zervixumschlingung nach Ardillo

zur Verfügung (Abb. 9, 10). Es wird zunächst von einem kleinen suprasymphysären Querschnitt aus das Abdomen eröffnet. Die erforderliche straffe Elevation des Uterus läßt sich durch zwei kräftige anatomische Klemmen erreichen, die die Ligg.teretia uteri fassen. Es folgt nun die Eröffnung der Plica vesicouterina mit Abpräparieren der Blase nach kaudal. Ist der Isthmus uteri freigelegt, so werden beiderseits dicht unterhalb der Teilung der Aa.uterinae die Rr.

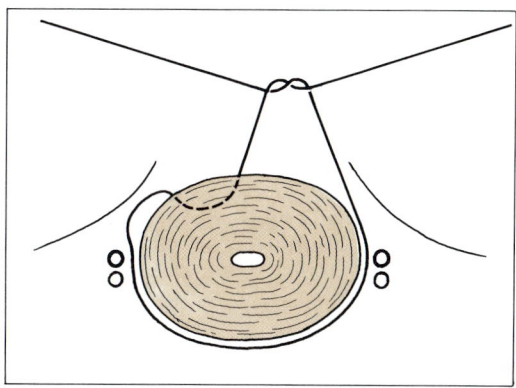

Abb. 10 Abdominale Zervixumschlingung nach Ardillo (II). Schematische Darstellung der Fadenführung

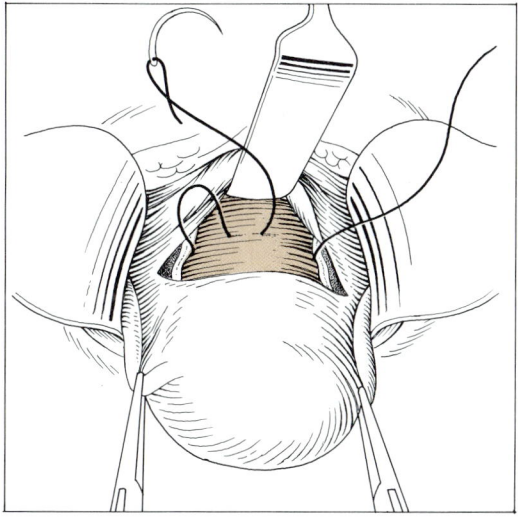

Abb. 9 Abdominale Zervixumschlingung nach Ardillo (I). Durch abdominalen Zugang wird die Harnblase von der vorderen Zervixwand abpräpariert. In Höhe des inneren Muttermundes wird ein kräftiger, nicht resorbierbarer Faden unter den Uterinagefäßen hindurch (!) gelegt und festgeknüpft. Vorn wird ein Stück des Portiokernes mitgefaßt, damit der Faden nicht nach kaudal abgleiten kann

descendentes mit einer stumpfen Nadel bzw. einer Deschamps-Nadel unterfahren und auf diese Weise ein nichtresorbierbarer extrastarker Faden (z. B. Polyamid-6-Faden: Suturamid bzw. Supramid Nr. 3 = metr. 6) um die Portio herumgelegt. Vorn im Bereich des Isthmus muß das Myometrium mitgefaßt werden (Abb. 9), damit der Faden nicht abgleiten kann. Der Faden wird vorn in der Mittellinie geknüpft. Der Verschluß der Plica vesicouterina des Peritoneum und der Bauchdecken beschließt den Eingriff. Die nachfolgende Gravidität muß selbstverständlich durch die Schnittentbindung beendet werden. Bei ihr kann bei fortbestehendem Kinderwunsch der Faden belassen werden (ARDILLO, MARTIUS).

Die **Indikation** zur operativen Behandlung der Zervixinsuffizienz außerhalb der Gravidität ist in den letzten Jahren zugunsten der Verschlußoperationen in der Gravidität stark eingeschränkt worden. Von einigen Geburtshelfern ist die Isthmorrhaphie nach Lash ganz verlassen worden (KÄSER u. Mitarb.). – Für die abdominale Zervixumschlingung nach Ardillo gelten besonders ungünstige Gewebsverhältnisse im Bereich der Zervix, z. B. nach hohen Portioamputationen, als Indikation, und zwar insbesondere dann, wenn vergebliche vaginale Operationsversuche vorausgegangen sind.

Indikationsstellung, Ergebnisse

Die **Indikation** zu einer Zervixverschluß-Operation wird aufgrund der in Tab. 2 aufgeführten Kriterien gestellt. Sie werden in ihrer pathogenetischen Bedeutung für die vorzeitige Schwangerschaftsbeendigung bekanntermaßen von den einzelnen Geburtshelfern sehr unterschiedlich

Tabelle 2   Kriterien für die Indikation zur Zervixverschluß-Operation

1. Anamnese
– vorausgegangener Spätabort
– vorausgegangene Frühgeburt
– stiller Blasensprung (ohne Wehen)
– habituelle Fehl- bzw. Frühgeburten
– vorausgegangene Portiooperationen
  (Emmet-Riß, Konisation)

2. Befund
a) Außerhalb der Gravidität
– narbige, flache Portio
– innerer Muttermund für einen Hegar-Stift Nr. 8
  ohne Widerstand überwindbar
b) In der Gravidität
– Verkürzung der Portio
– innere Dilatation der Zervix (Erstgebärende)
– äußere Dilatation der Zervix (Mehrgebärende)
– zunehmende Verschlechterung des Portiobe-
  fundes
– Mehrlingsgravidität
– Nachweis der Zervixdilatation im Ultraschallbild (*Vaalamo* u. *Kivikoski, Jackson* u. Mitarb.)

bewetet (KIDESS u. Mitarb., HOLZER u. Mitarb., DIENER, LAU, HOHLWEG-MAJERT, REIN-
HOLD u. LACKNER, AVAR u. Mitarb., SLOT u.
TREFFERS, WIDMAIER u. REICHHARDT u.a.). Es
besteht indessen weitgehend Übereinstimmung
darüber, daß sich auch bei strenger Indikationsstellung im Einzelfall die Notwendigkeit ergibt,
bei einem vorausgegangenen Spätabort bzw.
einer Frühgeburt und einer durch kurzfristig
wiederholte Untersuchungen festgestellten Verschlechterung des Zervixbefundes den operativen Zervixverschluß auszuführen.

Für die dargelegte Indikationsstellung sprechen
auch die **Ergebnisse** des operativen Zervixver-
schlusses. Sie werden unter Berücksichtigung
der Tragzeit, der Geburtsgewichte und der
Abortrate bzw. der perinatalen Mortalität kontrolliert. Eine Sammelstatistik unter Berücksichtigung von 5695 Operationen haben RO-
BRECHT u. Mitarb. (1979) publiziert (Tab. 4).
Für die von uns behandelten 435 Patientinnen
mit 619 vorausgegangenen Graviditäten gibt
Tab. 3 die Ergebnisse wieder (MARTIUS u. ZAN-
DER). Neben der deutlichen Verminderung der
Abort- und Frühgeburtenrate war in unserem
Kollektiv die Verschiebung in höhere Gewichts-
gruppen bei den nach Cerclage geborenen Kin-

dern eindrucksvoll. KÜNSCH u. HOCHULI berichten über eine Frequenzzunahme der lebenden Kinder als Folge des operativen Zervixverschlusses von 42 auf 93%.

Als **Komplikationen der Cerclage** werden intrauterine Infektionen, ein vorzeitiger Blasensprung, eine zumeist passagere Zunahme der
Kontraktionen und das Abgleiten des Fadens,
besonders bei gewebearmer Portio, aber auch
bei einer zu tiefen Placierung des Fadens,
angegeben (AARNOUDSE u. HUISJES). Im Einzelfall muß vor allem geklärt werden, inwieweit
z. B. ein Blasensprung nach der Cerclage die
Folge einer bereits präoperativ eingetretenen
Chorioamnionitis des unteren Eipoles ist (WAH-
BEH u. Mitarb.; HÄGELE u. Mitarb.).

Die **Entfernung des Fadens** geschieht in Abhängigkeit von dem Schwangerschaftsalter, dem
Zustand der Portio, den Wehen und dem
intrauterinen Zustand des Kindes. Bei komplikationslosem Verlauf der Gravidität nach der
Cerclage sollte der Faden etwa in der 38. Woche
gezogen werden, damit die Portio die notwendige Wehenbereitschaft erreichen kann. Beim
Auftreten regelmäßiger therapieresistenter Wehen vor diesem Zeitpunkt ist selbstverständlich
ebenfalls eine Indikation zur Fadenentfernung
gegeben. An die Möglichkeit einer „notwendigen Frühgeburt" sollte schließlich ebenfalls
gedacht werden.

Tabelle 3   Ergebnisse der Zervixumschlingung.
435 Schwangerschaften nach operativer Zervixumschlingung sind 619 vorausgegangenen Schwangerschaften bei den gleichen Patientinnen gegen-
übergestellt

	Vor operativer Zervixum- schlingung 619	Nach operativer Zervixum- schlingung 435*
Aborte	33,1%	2,3%
Totgeburten	0,8%	1,4%
Vergebliche Graviditäten	**47,7%**	**5,8%**
Frühgeburten	17,2%	13,3%
Frühgeborenen- Sterblichkeit	75,5%	8,6%
Lebende Kinder	**52,3%**	**94,3%**

* 9 Patientinnen verschollen

Tabelle 4   Aborte, Frühgeburten und überlebende Kinder nach Cerclage. Zusammenstellung der publizierten Ergebnisse aus der deutschsprachigen Literatur seit 1965. Gesamte perinatale Mortalität: 9,7 % (242 Aborte, 2287 überlebende Kinder) aus 2776 Fällen (aus *Robrecht, D., R. Günther, W. Deichsel, H. Steiner, H. G. Hillemans*: Geburtsh. u. Frauenheilk. 39 [1979] 649)

	n	Aborte (%)	Frühgeburten (%)	Überlebende Kinder (%)
Baumgarten (1965)	129	–	–	71,0
Benz (1974)	53	–	–	77,4
Bergner (1977)	85	–	16,5	94,1
Döring (1965)	151	20,5	12,6	72,8
Endl (1974)	159	13,8	19,4	76,7
Gazarek (1969)	420	–	19,5	–
v. Hardenberg (1977)	955	–	13,7	98,7
Hertel (1970)	58	13,8	12,1	82,7
Hohlbein (1973)	66	6,1	15,2	89,4
Hohlweg-Majert (1976)	137	–	23,4	82,3
Jürgens (1976)	59	–	25,4	79,7
Kauppila (1974)	222	5,4	11,7	88,3
Kästner (1971)	65	–	24,6	87,6
Kepp (1965)	25	16,0	24,0	76,0
Kidess (1973)	242	9,5	25,6	76,8
Kubinyi (1976)	178	–	24,7	86,0
Lau (1971)	155	20,0	12,9	72,3
Lochmüller (1971)	161	–	–	86,3
Martius (1973)	435	2,3	13,3	94,3
Mau (1972)	205	8,3	17,0	82,9
Moser (1974)	151	9,9	35,8	71,5
Prenzlau (1967)	30	20,0	30,0	70,0
Rageth (1969)	56	–	–	83,9
Reinold (1975)	304	13,0	19,7	80,9
Robrecht (1978)	400	–	–	85,5
Ross (1976)	79	–	21,5	77,2
Rössner (1966)	54	3,7	22,2	83,3
Salzer, Wagner (1978)	221	4,5	21,3	86,4
Schmidt (1973)	51	5,9	22,5	82,4
Wawryk (1977)	150	2,7	32,7	78,8
Widmaier (1973)	83	7,2	–	80,7
Wimhöfer (1969)	59	–	–	71,2
Zabo (1970)	97	7,2	28,9	82,5
	5695	10,0	21,0	81,6

n = Zahl der Cerclage-Fälle oder auch Zahl der Kinder.
– = keine Angaben oder nicht zu errechnen.
Mehrlingsschwangerschaften wurden teilweise mitberechnet.

Literatur

Aarnoudse, J. G., H. J. Huisjes: Complications of cerclage. Acta obstet. gynec. scand. 58 (1979) 255

Avar, Z., B. Tóth, P. Zacher: Einfluß von Indikationen und Vorbedingungen auf die Resultatsgestaltung der Zervixverschlußoperation nach McDonald. Zbl. Gynäk. 101 (1979) 158

Conradt, A., H. Weidinger, H. Algayer: Die Bedeutung von Betamimetika und Magnesium für den Schwangerschaftsausgang: I. Reduzierung der Mangelgeburt sowie der vorzeitigen Amnionruptur und Frühgeburt nach Magnesium-Zusatztherapie. Z. Geburtsh. Perinat. 187 (1983) 127

Conradt, A., H. Weidinger, J. Bodenstein: Tokolyse bei Notfall-Cerclage. Geburtsh. u. Frauenheilk. 42 (1982) 291

Diener, L.: Die Veränderung des Zervixstatus während der Schwangerschaft. Zbl. Gynäk. 101 (1979) 224

Hägele, D., B. Zahn, D. Berg: Bewirkt die erweiterte prophylaktische Indikationsstellung zur Zervixcerclage eine Erhöhung der Geburtskomplikationen? – Eine statistische Analyse über direkte und indirekte Komplikationen der Cerclage mit Hilfe der Bayerischen Perinatalerhebung von 1978–1980. Z. Geburtsh. Perinat. 189 (1985) 217

von Hardenberg, C.: Über die Indikation zur Zervix-Cerclage-Operation und Beurteilung des Therapieerfolges. Extract. gynaec. 1 (1977) 235

Harger, J. H.: Surgical correction of cervical insufficiency. In Iffy, L., D. Charles: Operative Perinatology. Macmillan, New York 1984 (p. 316).

Hohlweg-Majert, P.: Prophylaktische und therapeutische Zervixcerclage an der Universitäts-Frauenklinik Mannheim in den Jahren 1965–1973. Geburtsh. u. Frauenheilk. 34 (1974) 1047

Holzer, E., R. Kömetter, H. Hofmann: Die Wertigkeit der Cerclage in der Prophylaxe der Frühgeburtlichkeit. Geburtsh. u. Frauenheilk. 41 (1981) 615

Jackson, G., H. J. Pendleton, B. Nichol: Diagnostic ultrasound in the assessment of patients with incompetent cervix. J. Obstet. Gynec Brit. Cwlth. 91 (1984) 232

Jürgens, H., I. Köppe, U. Fricke: Komplikationen von Cerclage und medikamentöser Tokolyse bei der drohenden Frühgeburt. Zbl. Gynäk. 98 (1976) 245

Kidess, E., V. Probst, E. Fiechtner: Indikationsstellung und Erfolg der Zervixcerclage (Shirodkar – McDonald) in der Schwangerschaft. Geburtsh. u. Frauenheilk. 33 (1973) 198

Koepcke, E., G. Seidenschnur: Die Beeinflußbarkeit der Frühgeburtenrate durch Wehenhemmer. Geburtsh. u. Frauenheilk. 34 (1974) 257

Künsch, W., E. Hochuli: Cerclage und Tokolyse bei Zwillingsgraviditäten. Geburtsh. u. Frauenheilk. 44 (1984) 240

Lacomme, M., R. Palmer, G. Lelorier, M. M. Klein, A. Dupay: A propos des avortements et accouchements prématurés habituels. 39 observations d'insuffance cervico-isthmique. Bull. Féd. Soc. Gynéc. Obstét. franç. 11 (1959) 374

Lash, A. F.: Fertility and reproduction following repair of the incompetent internal os of the cervix. Fertil. and Steril. 11 (1960) 531

Lau, H.: „Lohnt sich" die Zervixcerclage? Geburtsh. u. Frauenheilk. 31 (1971) 438

Lochmüller, H., H. Tecklenburg, F. Zimmer: „Wurm-Hefner" versus „Shirodkar-McDonald". Zur Behandlung der Zervixinsuffizienz in graviditate. Geburtsh. u. Frauenheilk. 31 (1971) 431

McDonald, J. A.: Incompetent cervix as a cause of recurrent abortion. J. Obstet. Gynaec. Brit. Cwlth. 70 (1963) 105

Martius, G.: Geburtshilfliche Operationen, 12. Aufl., Thieme, Stuttgart 1978 (S. 120)

Martius, G.: Gynäkologische Operationen. Thieme, Stuttgart 1980

Martius, G., H. Zander: Zur Behandlung der Zervixinsuffizienz. In Dudenhausen, J. W., E. Saling: Perinatale Medizin, Bd. IV. Thieme, Stuttgart 1972 (S. 337)

Moser, R., B. Baur: Zur operativen Behandlung der Zervixinsuffizienz. Geburtsh. u. Frauenheilk. 34 (1974) 1053

Nagel, M., L. Beck: Das akute Abdomen in der Schwangerschaft. Gynäkologe 4 (1971) 44

Palmer, R.: Le rôle de la béance de l'isthme utérin dans l'avortement habituel. Rev. franç. gynéc. 45 (1950) 218

Reinhold, E., G. Lackner: Frequenzzunahme der Zervixverschlußoperationen. Med. Klin. 70 (1975) 551

Robrecht, D., H. G. Hillemanns, W. Deichsel, H. Steiner: Notfall-Cerclage. Geburtsh. u. Frauenheilk. 39 (1979) 869

Robrecht, D., R. Günther, W. Deichsel, H. Steiner, H. G. Hillemanns: Anamnese und Schwangerschaftsverlauf in einem Cerclage-Kollektiv. Geburtsh. u. Frauenheilk. 39 (1979) 649

Robrecht, D., R. Günther, W. Deichsel, H. Steiner, H. G. Hillemanns: Geburt und Wochenbett, kindliches und mütterliches Risiko nach Cerclage. Geburtsh. u. Frauenheilk. 39 (1979) 747

Saling, E.: Der frühe Muttermundverschluß zur Vermeidung habitueller Aborte und Frühgeburten. Z. Geburtsh. Perinat. 185 (1981) 259

Saling, E.: Der frühe totale operative Muttermundverschluß bei anamnestischem Abort- und Frühgeburtsrisiko. Gynäkologe 17 (1984) 225

Schenk, D., H. Rüttgers, F. Kubli: Intrapartale Tokolyse zur Vermeidung der geburtshilflichen Notoperation. Gynäkologe 8 (1975) 28

Schmidt, J., G. Hirdes: Zervixcerclage unter tokolytischer Zusatztherapie. Zbl. Gynäk. 95 (1973) 811

Shirodkar, V. N.: Surgical treatment of habitual abortion. Internat. Congr. Gynécol. Geneva, 1954

Slot, M. A. C., P. E. Treffers: Cervixcerclage een zinvolle ingreep? Ned. T. Geneeskd. 127 (1983) 1813

Spätling, L.: Magnesiumzusatztherapie zur Tokolyse. Klinisch-chemische Überwachungsparameter. Geburtsh. u. Frauenheilk. 44 (1984) 19

Szendi, B.: Mit dem totalen äußeren Muttermundsverschluß (nach Szendi) gewonnene Erfahrungen und Ergebnisse in der Verhütung des habituellen Abortus und Frühgeburten. Zbl. Gynäk. 86 (1964) 1363

Vaalamo, P., A. Kivikoski: The incompetent cervix during pregnancy diagnosed by ultrasound. Acta obstet. gynec. scand. 62 (1983) 19

Wahbeh, C. J., G. B. Hill, R. D. Eden, St. A. Gall: Intraamniotic bacterial colonization in premature labor. Amer. J. Obstet. Gynec. 148 (1984) 739

Wawryk, R., W. Waroński, B. Krupa, M. Sitkiewicz: Zur Effektivität der Zervixcerclage bei der Prophylaxe von Frühgeburten. Zbl. Gynäk. 99 (1977) 1618

Widmaier, G., H. D. Reichardt: Erfahrungen mit einer erweiterten Indikationsstellung zur Zervix-Cerclage in der Schwangerschaft. Zbl. Gynäk. 95 (1973) 16

Retroflexio-Retroversio uteri gravidi

Die Retroflexio-Retroversio uteri ist neben der Sinistropositio die häufigste Lageveränderung des Uterus. Es besteht indessen Übereinstimmung darüber, daß sie nur in Ausnahmefällen für gynäkologische Beschwerden verantwortlich zu machen ist. Die Lagekorrektur des Uterus als isolierte Operation ist damit nur selten indiziert (HOCHULI, MAHRAN, MÜLLER u. DELLENBACH, RICHTER, MARTIUS). Dies hat uneingeschränkt Gültigkeit für die Rückwärtsverlagerung des schwangeren Uterus (Abb. 1). In der Frühgravidität, und zwar bis zur 8. bis 10. Woche, wird sie entsprechend ihrem Vorkommen außerhalb der Gravidität bei etwa 5–10% aller Schwangeren beobachtet, ohne daß diese Patientinnen wegen Beschwerden den Arzt aufsuchen. Es handelt sich demnach so gut wie immer um einen *Zufallsbefund*! Die Größenzunahme führt dann auch zumeist zur **spontanen Lagekorrektur des Organes**.

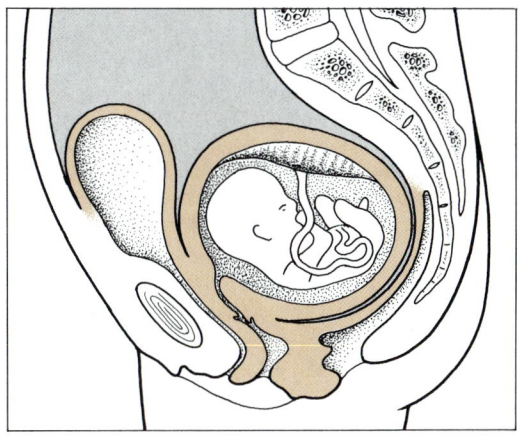

Abb. 1   Retroflexio uteri gravidi. Das Corpus uteri liegt im Douglas-Raum, die Portio steht hoch retrosymphysär. Durch Kompression der Urethra ist es zur Harnretention gekommen

Nur selten treten als Folge der Retroflexio **Symptome des Raummangels** in Form eines Völle- bzw. Spannungsgefühls im Unterleib, Kreuzschmerzen und eines vermehrten Stuhl- und Harndranges auf, bis schließlich als Folge der Urethrakompression eine Harnverhaltung eintritt. Als typisches Symptom der beginnenden Inkarzeration des Uterus (s. u.) wandert die Portio mehr und mehr nach vorn oben, bis sie palpatorisch evtl. nur noch mit Mühe retrosymphysär zu erreichen ist.

Eine **Therapie** der Retroflexio uteri gravidi erübrigt sich mit Rücksicht auf die Neigung zur Spontanaufrichtung in den allermeisten Fällen (FRIEDBERG, KNÖRR u. Mitarb., HELBIN). Eine 8tägige gynäkologische Kontrolluntersuchung ist für die rechtzeitige Erkennung von Inkarzerationserscheinungen ausreichend. Etwa von der 10. Schwangerschaftswoche p. m. an wird die Untersuchung dann mit dem Versuch der

bimanuellen Aufrichtung des Uterus

verbunden. Zu diesem Zweck drängt der Zeigefinger der inneren Hand das in der Excavatio rectouterina liegende Corpus uteri vom hinteren Scheidengewölbe nach kranial. Die weitere Streckung des Uterus gelingt dann dadurch, daß die hinter der Symphyse stehende Portio nach dorsal gedrängt und das Corpus uteri zugleich von außen durch die Bauchdecken

hindurch aufgefangen wird. Zur Stabilisierung der Aufrichtung wird für 2–3 Wochen ein *Hodge-Pessar* eingelegt, dessen größerer Bogen (!) das hintere Scheidengewölbe nach hintenoben drängt und dabei die Portio mitnimmt

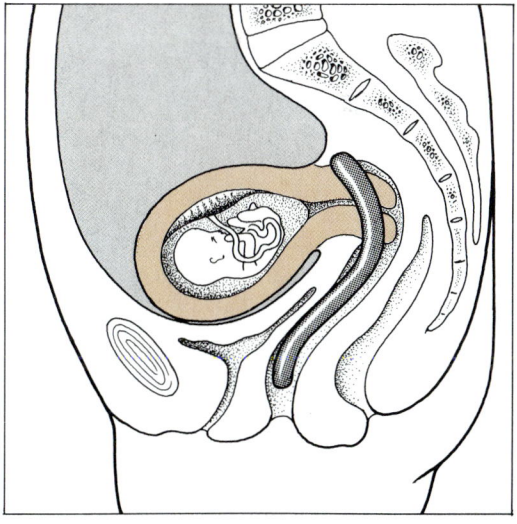

Abb. 2   Korrigierte und mittels eines Hodge-Pessars fixierte Retroflexio uteri gravidi. Der Uterus ist durch die bimanuelle Aufrichtung in die Anteflexio-Anteversio gebracht. Die normale Lage wird durch ein eingelegtes Hodge-Pessar aufrechterhalten

(Abb. 2). Die Konstanz der erreichten Anteflexio-Anteversio muß nach etwa 8 Tagen überprüft werden. Hat der Uterus durch die Größenzunahme das kleine Becken verlassen, so wird das Pessar entfernt.

Die früher ausgesprochene Empfehlung, **bei habituellen Aborten** und Retroflexio uteri schon frühzeitig mit der Pessarbehandlung zu beginnen, ist nicht aufrechtzuerhalten. Die Retroflexio kann nicht für das wiederholte Auftreten von Fehlgeburten verantwortlich gemacht werden. Zudem kann das Pessar als intravaginaler Fremdkörper eher einen erneuten Abort provozieren als verhindern!

Eine **Retroflexio uteri gravidi incarcerata** mit Harnverhaltung und evtl. nachfolgender Ischuria paradoxa habe ich in den letzten Jahren nicht mehr erlebt. Sie ist denkbar, wenn die Schwangere den Arzt zu spät aufsucht oder eine *Retroflexio uteri fixata* die bimanuelle Aufrichtung nicht zuläßt. Wird der Arzt einmal mit dieser Situation konfrontiert, so wird in Laparotomiebereitschaft zunächst die

Aufrichtung des Uterus in Narkose

versucht. Hierzu muß die Blase fraktioniert mit dem Katheter entleert werden. Das weitere Vorgehen entspricht dem bereits beschriebenen bimanuellen Vorgehen. Unterstützend kann die Portio mittels eine Museux-Klemme gefaßt und während der Aufrichtung von einer Hilfsperson vorsichtig nach unten gezogen werden. Führt auch dies nicht zum Erfolg, so ist die **Laparotomie** nicht zu umgehen. Von den zahlreichen operativen Methoden ist der

interfaszialen Bänderkürzung nach Werth,

die die physiologischen Aufhängevorrichtungen des Uterus berücksichtigt, der Vorzug zu geben (s. Martius, Gynäkologische Operationen) (Abb. 3). Nach vorsichtiger Lösung der retrouterinen Adhäsionen wird der Uterus nach vorn gebracht und nach dem Aufsuchen der Ligg. teretia uteri zwischen den Aponeurosen des M. obliquus externus und internus durch Vorziehen und Kürzung dieser Bänder vorn fixiert.

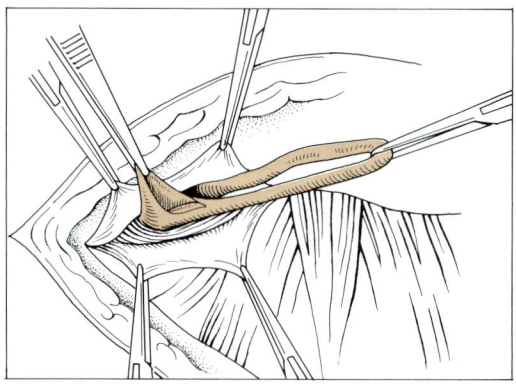

Abb. 3 Interfasziale Bänderkürzung nach Werth. Zur Korrektur einer Retroflexio uteri werden die Ligg. teretia uteri zwischen den Blättern des Leistenkanals aufgesucht. Nach Eröffnung des Peritonealkegels kann das Band vorgezogen und an der Rückseite des vorderen Aponeurosenblattes fixiert werden

Literatur

Friedberg, V.: Erkrankungen in der Schwangerschaft. In Käser, O., V. Friedberg, K. G. Ober, K. Thomsen, J. Zander: Gynäkologie und Geburtshilfe, 2. Aufl., Bd. II/2, Thieme, Stuttgart 1981 (S. 8.1)

Helbin, W.: Pathologie der Frühschwangerschaft. In Schwalm, H., G. Döderlein, H.-K. Wulf: Klinik der Frauenheilkunde und Geburtshilfe, Bd. V. Urban & Schwarzenberg, München 1983 (S. 1)

Hochuli, E.: Lageveränderungen des weiblichen Genitale. Med. Klin. 67 (1972) 360

Knörr, K., H. Knörr-Gärtner, F. K. Beller, Ch. Lauritzen: Lehrbuch der Geburtshilfe und Gynäkologie. Springer, Berlin 1982

Mahran, M.: Effects of bilateral excision of the round ligaments on the position of the uterus after labour. Amer. J. Obstet. Gynec. 105 (1969) 495

Martius, G.: Gynäkologische Operationen. Thieme, Stuttgart 1980 (S. 38)

Müller, P., P. Dellenbach: Erkrankungen des Uterus. In Schwalm, H., G. Döderlein, K.-H. Wulf: Klinik der Frauenkrankheiten und Geburtshilfe. Urban & Schwarzenberg, München 1972

Richter, K.: Lageanomalien. In Käser, O., V. Friedberg, K. G. Ober, K. Thomsen, J. Zander: Gynäkologie und Geburtshilfe, Bd. III. Thieme, Stuttgart 1972

Operative Aborttherapie und Interruptio graviditatis

Die operative Tätigkeit des Assistenten in der Facharztausbildung beginnt an vielen Kliniken mit der gynäkologisch oder geburtshilflich indizierten, operativen Uterusentleerung. Dies ist der Grund dafür, diese Eingriffe an den Anfang dieser Operationslehre zu stellen. Die genannte Regelung darf indessen nicht dazu führen, diese Operationen als technisch einfach anzusehen und ihre Gefahren zu unterschätzen. Ausbildende und Auszubildende müssen sich vielmehr über die vielfältigen und gerade für junge Frauen schwerwiegenden Komplikationsmöglichkeiten im klaren sein und eine ausreichende Zeit die Überwachung der Eingriffe sicherstellen.

Indikation und Methoden

Für die operative Entleerung des graviden Uterus in der ersten Schwangerschaftshälfte sind die beiden folgenden **Indikationen** bekannt:

– Abortus,
– Interruptio graviditatis.

Als **Eingriffe** stehen zur Verfügung:

– Aspirationskürettage (Vakuumaspiration),
– Kürettage mit stumpfer Kürette (heute auch als „klassische" oder „konventionelle Kürettage" bezeichnet),
– Kombination von digitaler und instrumenteller Uterusentleerung,
– Abortinduktion mittels Prostaglandinen mit anschließender instrumenteller Uterusentleerung,
– Abortinduktion mittels intra- bzw. extraamnialer Injektion von hypertonen Lösungen,
– Hysterotomia anterior vaginalis,
– Hysterotomia abdominalis,
– vaginale Hysterektomie,
– abdominale Hysterektomie,
– instrumentelle Uterusentleerung mit Sterilisation.

Die *Auswahl der Operationsmethode* wird in erster Linie von der Schwangerschaftsdauer und damit von der Größe des Uterus bestimmt. Zu diesem Zweck ist es didaktisch empfehlenswert, zu unterscheiden:

– operatives Vorgehen bis zur 12. Schwangerschaftswoche in Form des sog. Frühabortes,
– operatives Vorgehen nach der 12. Schwangerschaftswoche in Form des sog. Spätabortes.

Eine Begründung für diese Differenzierung ergibt sich auch aus der in den beiden Zeiträumen erheblich unterschiedlichen Gefährdung der Schwangeren, da sowohl die Frühkomplikationen als auch die Spätkomplikationen eine deutliche Frequenzabhängigkeit von der Schwangerschaftswoche aufweisen, in der es zum Abort bzw. zur Interruptio kommt (Abb. 1, Tab. 2, S. 41). Weiterhin ist das operative Vorgehen beim Früh- und Spätabort von den beiden folgenden Kriterien abhängig zu machen:

– Weite des Zervikalkanales,
– Stärke der Blutung.

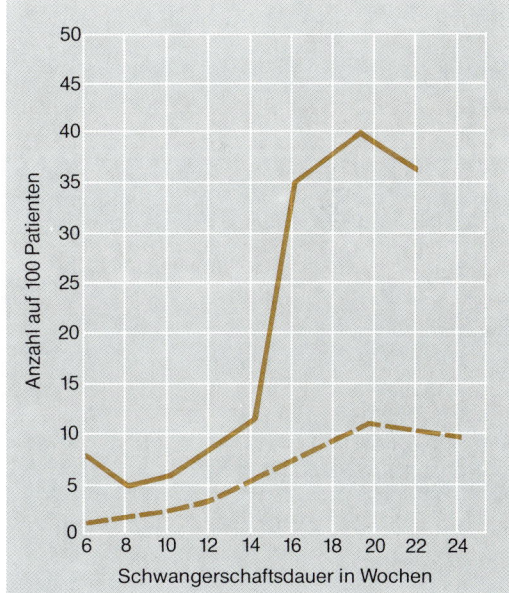

Abb. 1 Frequenz der Komplikationen nach Schwangerschaftsabbruch in Abhängigkeit von der Schwangerschaftsdauer. Durchgezogene Linie: Gesamtzahl der Komplikationen. Unterbrochene Linie: schwere Komplikationen (nach *Bräutigam* u. *Kirchhoff*)

Operative Uterusentleerung bis zur 12. Schwangerschaftswoche

Bei einer operativen Uterusentleerung bis zur 12. Woche findet der Operateur für die von ihm verwendeten Instrumente an der noch relativ gewebereichen und tonisierten Uteruswand einen ausreichenden, d. h. spürbaren Widerstand (Abb. 2, 3). Zugleich hält sich die schwangerschaftsbedingte Hyperämie des Organes in Grenzen. Hieraus ergibt sich, daß die Operation zumeist einzeitig und rein instrumentell vorgenommen werden kann, und zwar durch die folgenden **Eingriffe**:

– Vakuumaspiration (Aspirationskürettage),
– Kürettage mit stumpfer Kürette.

Es besteht heute Übereinstimmung darüber,

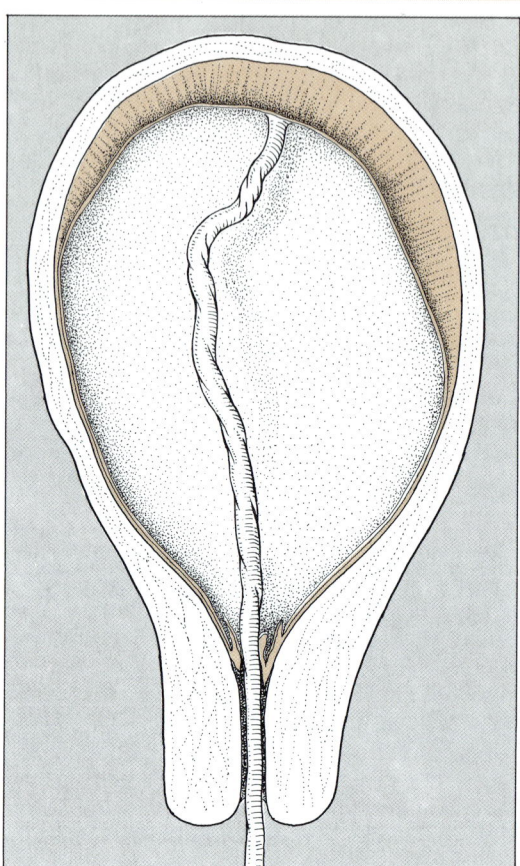

Abb. 3   Abort in der 13. Woche. Die Uteruswand ist bereits dünn ausgezogen. Die Kürette findet bei der Uterusentleerung einen nur geringen Wandwiderstand. Die Perforationsgefahr ist groß!

daß die

Uterusentleerung durch Vakuumaspiration

insbesondere bei jungen Frauen mit der Möglichkeit weiterer Graviditäten zu bevorzugen ist, und zwar wegen der größeren Effektivität hinsichtlich der kompletten Kavumentleerung (LUEKEN u. Mitarb.), der geringeren Endometriumschädigung (S. 40), der geringeren Operationsdauer und des geringeren Blutverlustes (STAMM, BRÄUTIGAM u. GRIMES, BRÄUTIGAM u. KIRCHHOFF u. a.).

Die **Apparatur**, die für die Vakuumaspiration benötigt wird, besteht aus der Vakuumpumpe, dem Auffangbehälter mit einem Inhalt von

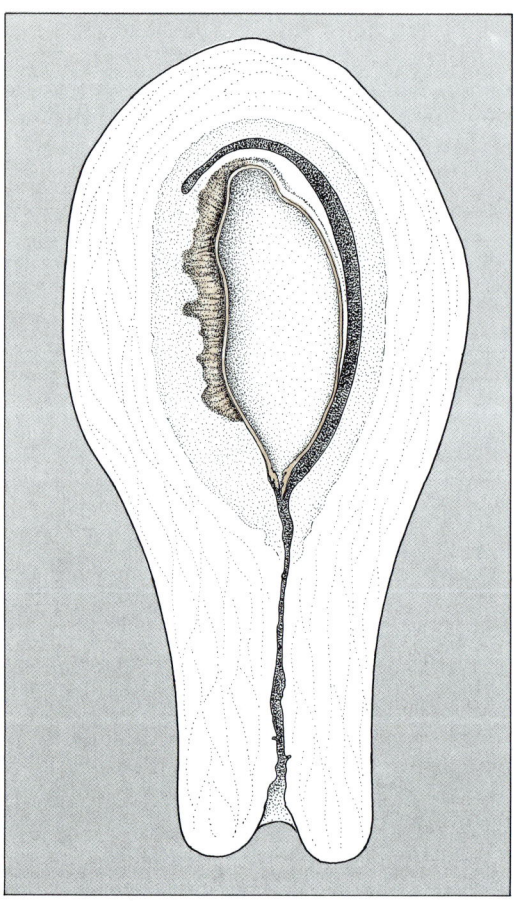

Abb. 2   Abort in der 8. Woche. Die Uteruswand ist gewebereich, die Kürette findet bei der instrumentellen Uterusentleerung ausreichend Widerstand, die Perforationsgefahr ist gering

1–2 l, den verbindenden Gummi- oder Polyvinylschläuchen von 10–15 mm Durchmesser und den Aspirationskanülen bzw. Aspirationskathetern (Abb. 4). Mit Hilfe der *Vakuumpumpe* wird ein Unterdruck von 0,7–0,8 kg/cm² (70–80 kPa) an der Öffnung der Aspirationskanüle erreicht. Die im Handel befindlichen *Vakuumküretten* (Abb. 5) sind wie die Hegar-Stifte leicht gebogen. Sie bestehen aus Metall (Fa. Atmos) oder auch aus Plastik (Fa. Medikonzept); letzteres gilt auch für den sog. Karman-Katheter (Abb. 5) (BERIĆ u. Mitarb., CANZLER u. Mitarb.). Dicht hinter dem stumpfen uterinen Ende findet sich eine runde, elliptische oder auch U-förmige Öffnung mit stumpfen Rändern zur Schonung der Decidua basalis. Schließlich hat SEMM eine doppelläufige Vakuumkürette empfohlen, die ein kontinuierliches Absaugen des Uterusinhaltes ermöglicht (s. u.).

Die **Voraussetzungen** für die Vakuumaspiration sind die gleichen, wie sie seit Jahren für die konventionelle Kürettage Gültigkeit haben (S. 30). Sie bestehen im einzelnen in:
– Festlegung der Anästhesiemethode,
– Desinfektion von Vulva und Vagina,
– präoperative bimanuelle Palpation des inneren Genitale.

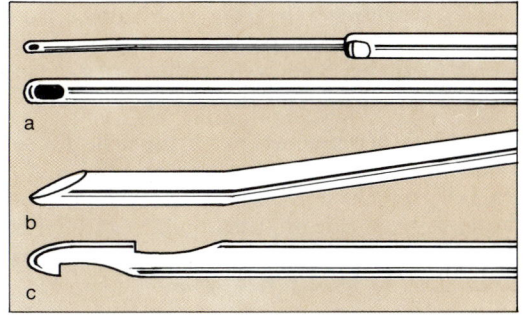

Abb. 5 Küretten für die Vakuumaspiration. a) Metallkürette, b) Plastikkürette, c) Karman-Katheter

Als **Anästhesie** ist die intravenöse Narkose ebenso geeignet wie die intrazervikale bzw. parazervikale Leitungsanästhesie (Abb. 6) (PETERS u. HIRSCH). Die Leitungsanästhesien werden insbesondere für die ambulante Vakuumaspiration bevorzugt. Die Injektionsstellen mit Dosisangabe bei Verwendung von 1%iger Mepivacain-Lösung gibt Abb. 6 wieder. Zu beachten ist, daß vor allem die Zervixdilatation schmerzeffektiv ist.

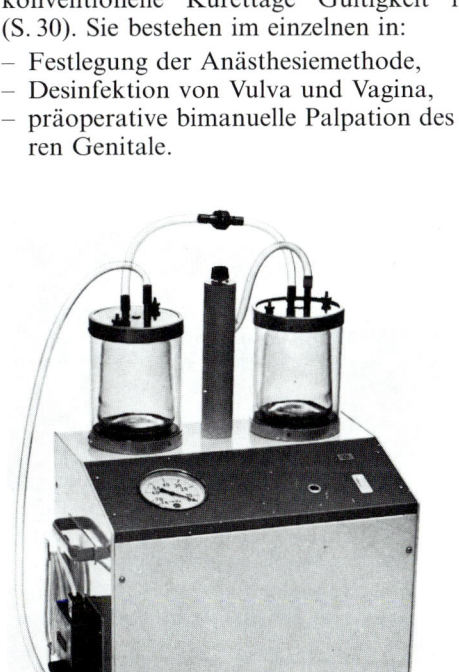

Abb. 4 Gerät zur Vakuumaspiration (nach *Kostić*)

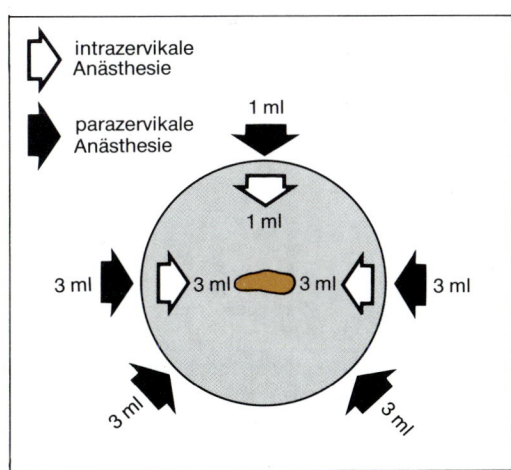

Abb. 6 Intrazervikale und parazervikale Anästhesie zur Vakuumaspiration mit Angabe der Dosis. Die 1%ige Mepivacain-Lösung wird bei der intrazervikalen Anästhesie 3 cm in die Zervix, bei der Parazervikalanästhesie 0,5 cm tief neben die Zervix injiziert (nach *Peters* u. *Hirsch*)

Zur **Desinfektion von Vulva und Vagina** kann eine Betaisodona- oder Merfen-Lösung Verwendung finden, und zwar mittels eines in eine Kornzange eingespannten Tupfers.

Die sorgfältige **präoperative bimanuelle Palpation**, die jedem vaginalen operativen Eingriff vorausgeschickt werden muß, ist eine wichtige Voraussetzung für die Effektivität der Uterusentleerung und die Vermeidung von Uterusverletzungen. Es werden kontrolliert:

– Stellung der Portio,
– Weite des Zervikalkanales,
– Versio und Flexio des Uterus,
– Größe des Uterus,
– Konsistenz des Uterus,
– Zustand der Adnexe.

Vor allem hat die Palpation dem Operateur einen genauen Eindruck von der Stellung, der Größe und der Konsistenz des Uterus zu geben. Er weiß damit, in welcher Richtung die Uterussonde eingeführt werden muß, mit welcher Sondenlänge er zu rechnen hat und in welcher Richtung die Hegar-Stifte vorgeschoben werden müssen. Bei Mißachtung z. B. einer Retroflexio uteri ist die Gefahr der Perforation im Bereich der Vorderwand des Uterus gegeben (Abb. 7).

Die Operation beginnt mit der **Einstellung der Portio** im Spekulum. Hierfür wird z. B. das selbsthaltende Operationsspekulum nach Scherbak verwendet, das eine Assistenz überflüssig werden läßt. Nun wird die sichtbare Portio mit zwei einzinkigen Kugelzangen nach

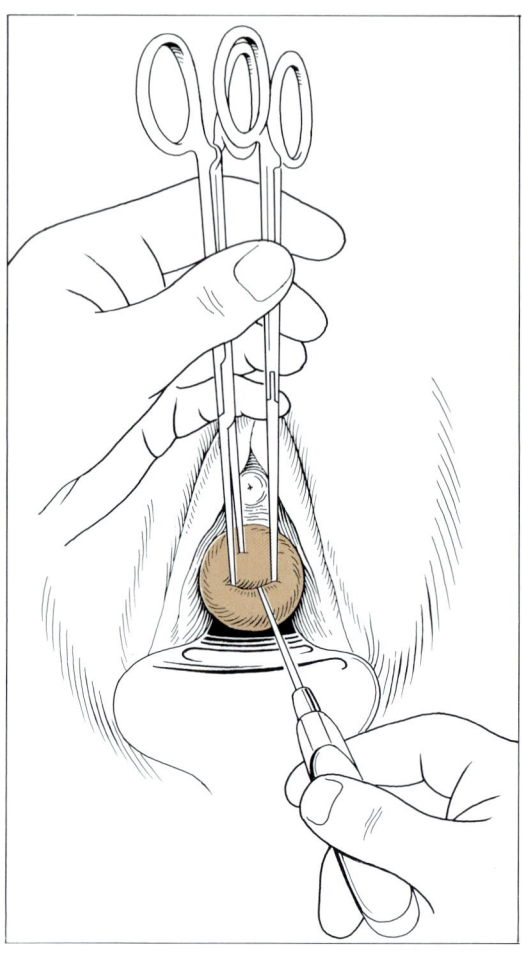

Abb. 8   Anhaken der vorderen Muttermundslippe und Sondierung des Zervikalkanales und des Cavum uteri

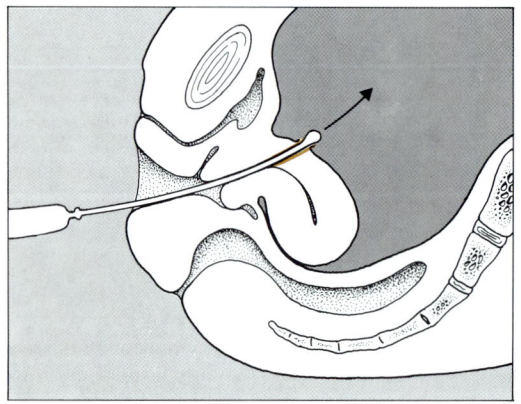

Abb. 7   Perforation der Uterusvorderwand mit der Uterussonde infolge der Mißachtung einer Retroflexio-Retroversio uteri

Schröder angehakt. Es wird mit ihnen die vordere Muttermundslippe auf 11 Uhr und 1 Uhr gefaßt (Abb. 8). Dadurch, daß die Kugelzangen in die Senkrechte geführt werden, wird zugleich die Portio vorgezogen und der Uterus gestreckt. Auch dies kommt der Prophylaxe einer Perforation zugute.

Die **Sondierung des Uterus** (Abb. 8) erfolgt mittels einer Uterussonde (Hysterometer nach Sims bzw. Martin). Sie wird mit leichter Hand eingeführt und dient zur Prüfung des Verlaufs des Zervikalkanales und des Corpus uteri sowie der Organlänge. Beides muß bei der sich anschließenden Zervixdilatation berücksichtigt werden.

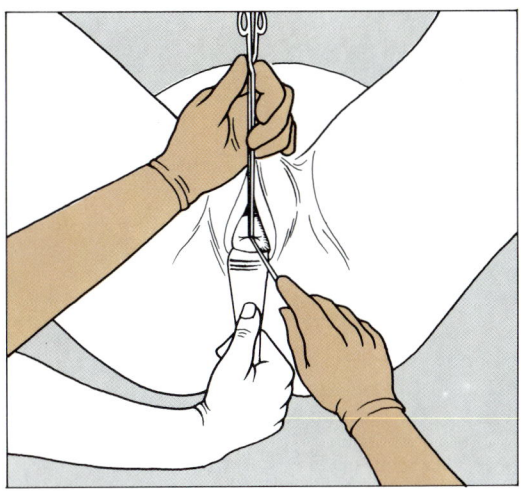

Abb. 9   Richtige Handverteilung zwischen Operateur und Assistent bei der Abrasio. Der Operateur hat durch das Fassen der Kugelzangen Kontakt zum Uterus

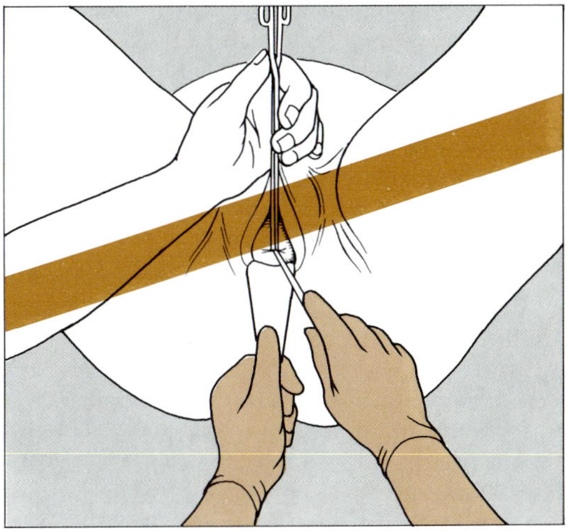

Abb. 10   Falsche Handverteilung zwischen Operateur und Assistent bei der Abrasio. Der Assistent hat die Kugelzangen, der Operateur das Spekulum gefaßt!

Die Verwendung des selbsthaltenden Operationsspekulum nach Scherbak erübrigt bei der operativen Uterusentleerung zumeist eine Assistenz. Wird sie notwendig, so ist auf die richtige **Verteilung der Hände von Operateur und Assistent** zu achten (Abb. 9, 10). Die Kugelzangen muß der Operateur mit der linken Hand führen, damit er mit dem Uterus Kontakt hält, während das hintere Spekulum vom Assistenten dammwärts gezogen wird.

Die **Dilatation der Zervix** als nächster operativer Schritt der Kürettage hat für einen ausreichenden instrumentellen Zugang zum Cavum uteri zu sorgen. Das zur Uterusentleerung verwendete Instrument muß vor allem den inneren Muttermund leicht überwinden können und für die intrauterinen Manipulationen ausreichend beweglich sein. Die Dilatation soll andererseits nur so weit fortgeführt werden, wie dies unbedingt notwendig ist, damit eine zu starke Traumatisierung des inneren Muttermundes (Überdehnungen, Einrisse) und damit spätere Zervixinsuffizienzen vermieden werden (ZWAHR). Die in Anlehnung an TATUM in Tab. 1 wiedergegebenen Werte für die erforderliche Dilatation können als Empfehlung angesehen werden.
Eine Möglichkeit der Prophylaxe von Zervixverletzungen bei der Dilatation, insbesondere für die Interruptio, ist durch die **präoperative Prostaglandinmedikation** gegeben (GSTÖTTNER u. Mitarb., SCHULZ u. Mitarb., NIELSSON u. Mitarb.). Ähnlich wie dies die Freiburger Uni-

versitätsfrauenklinik für die gynäkologische Abrasio empfohlen hat (ZAHRADNIK u. Mitarb.), werden 8–10 Stunden vor der geburtshilflich indizierten Kürettage, also z. B. am Abend vorher, einmal 500 µg Sulproston i. m. gegeben oder auch 25 µg Sulproston in die Zervixwand injiziert. Die hierdurch zu erreichende Zervixerweiterung erleichtert die Dilatation mittels Hegar-Stiften erheblich. Diese Art von *Zervixprotektion* ist vor allem für Interruptiones bei jungen Erstschwangeren empfehlens- und beachtenswert.

Eine weitere Möglichkeit der präoperativen Prostaglandintherapie zur Erleichterung der Zervixdilatation haben POMATE u. Mitarb. angegeben. Bei ihr wird

Tabelle 1   Erforderliche Zervixdilatation und Wahl der Aspirationskürette in Abhängigkeit vom Schwangerschaftsalter (aus *Tatum, H. J.:* Contraception and family planning. In: Current Obstetric and Gynecologic Diagnosis and Treatment, hrsg. von *R. G. Benson.* Lange, Los Altos 1982)

Schwangerschaftswoche (p. m.)	Erforderliche Dilatation	Größe der Vakuumkürette
1– 4	4– 5	4
5– 6	8– 9	8
9–10	10–11	10
11–12	12–13	12
13–14	14–15	14

nach Desinfektion der Vagina ein Foley-Katheter (Charr. 10) *extraamnial* durch den Zervikalkanal vorgeschoben. Über ihn erfolgt die Injektion von 5 mg Minprostin, in 5 ml Tyloseschleim gelöst. Der Katheter wird für etwa 3 Stunden belassen, damit das Gel nicht zurückfließt. Durch vaginale Untersuchungen wird die Zervixweite überprüft, um bei einem Meßwert von 1–2 cm mit Sulproston zu beginnen und schließlich die Uterusentleerung anzuschließen.

Die **Wahl der Vakuumkürette** erfolgt in Abhängigkeit von der Dilatationsweite. Es wird jeweils die nächstkleinere Saugkanüle verwendet, damit diese im Uterus ausreichend beweglich ist (s. o.). Zum Einführen in das Cavum uteri wird sie locker gefaßt und langsam vorgeschoben, bis sie am Fundus uteri auf Widerstand trifft. Zur **Herstellung des Vakuum** wird die Öffnung auf der Kürette mit dem Daumen verschlossen. Bei einem Unterdruck von 0,7–0,8 kg/cm² (70–80 kPa) wird nun das Cavum uteri durch parallel vom Fundus zur Zervix geführte, dachziegelartig übereinandergelegte *Striche* systematisch entleert. Nach jedem Strich muß, abgesehen von der doppelläufigen Kanüle nach Semm, die Öffnung der Aspirationskürette vor den äußeren Muttermund gebracht werden, damit die einströmende Luft das aspirierte Gewebe in den Vakuumtopf ziehen kann. Dieser Vorgang wird so lange wiederholt, bis das Cavum uteri leer ist. Die Gabe von Kontraktionsmitteln ist zumeist unnötig. Zur *Kontraktionsanregung* kann abschließend ein Gazestreifen in den Zervikalkanal eingelegt und mit ihm anschließend die Vagina locker austamponiert werden. Bei unkomplizierten Saugkürettagen verzichten wir jedoch auf diese Maßnahme. Nach den Untersuchungen von SCHWEPPE u. Mitarb. wie auch nach den hysteroskopischen Kontrollen von LUEKEN u. Mitarb. ist die **Effektivität** der Aspirationskürettage hinsichtlich der vollständigen Entleerung des Uterus größer als bei der konventionellen Methode. Zudem lassen sich bei der histologischen Untersuchung des Abradates als Zeichen der größeren Schonung der Decidua basalis nach Saugkürettagen seltener Muskelzellen nachweisen (VUJIĆ). Eine *Nachkürettage* mittels stumpfer Kürette ist daher auch nicht erforderlich.

Alternativ zur Vakuumkürettage steht für die operative Aborttherapie bzw. Interruptio graviditatis die

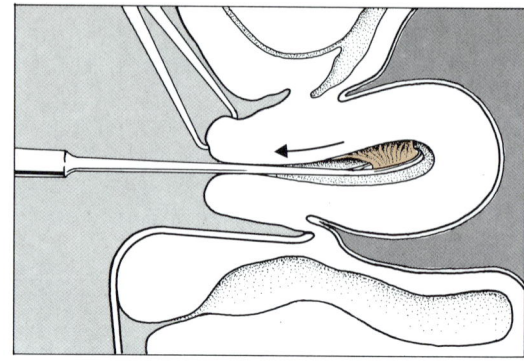

Abb. 11   Operative Aborttherapie mit der stumpfen Kürette. Die Kürette wird vom Fundus uteri unter leichtem Andrücken der Kürettenspitze an die Uteruswand in Richtung auf die Zervix gezogen. Die in der Frühgravidität noch relativ dicke Uteruswand ist zu erkennen

Uterusentleerung mit der stumpfen Kürette

zur Verfügung (Abb. 11). Die **Operationsvorbereitungen** entsprechen in allen Einzelheiten denen bei der Vakuumaspiration (S. 27). Auch hier ist bei der Dilatation der Zervix bzw. der Wahl der Kürette darauf zu achten, daß der innere Muttermund leicht zu überwinden und das Instrument im Cavum uteri gut beweglich ist.

Zur **Kürettage** ist es empfehlenswert, die Kürettenstriche unter leichtem Andrücken der Kürettenspitze an die Uteruswand (Abb. 11) vom Fundus uteri zunächst an allen vier Wänden bis vor die Zervix zu führen. Auf diese Weise werden größere, zusammenhängende Schleimhautstreifen bzw. Plazentaanteile gewonnen, die dem Pathologen die histologische Bewertung erleichtern. Anschließend wird das Cavum uteri durch dachziegelartig übereinandergelegte Kürettenstriche vollständig entleert. Dies erkennt der Operateur daran, daß kein Gewebe mehr gewonnen wird, daß sich die Blutung vermindert und die verbleibende Blutung schaumartigen Charakter annimmt. Ein *Kontraktionsmittel* ist nur bei sehr weicher Uteruswand notwendig. Dadurch wird erreicht, daß diese sich der Kürette besser stellt. Zervix und Vagina werden bei unzureichender Uteruskontraktion abschließend leicht tamponiert.

Operative Uterusentleerung nach der 12. Schwangerschaftswoche

Nach der 12. Schwangerschaftswoche p. m. ist eine operative Uterusentleerung im Rahmen der Aborttherapie oder der Interruptio graviditatis wegen der erhöhten Verletzungsgefahr für Cervix und Corpus uteri und der stärkeren Blutung aus dem hyperämischen Myometrium mit erheblich größeren Gefahren für die Patientin verbunden. Die Problematik ist aus Abb. 2 und 3 sofort zu erkennen. Die **Auswahl der Operationsmethode** hat daher mit besonderer Sorgfalt zu erfolgen. Es stehen zur Verfügung:

– einzeitige instrumentelle Uterusentleerung mittels der Vakuumaspiration bzw. der stumpfen Kürette,
– Kombination von digitaler und instrumenteller Uterusentleerung,
– Abortinduktion mittels Prostaglandinen mit anschließender Kürettage,
– Boero-Methode,
– extraamniale Rivanol-Instillation,
– vaginale bzw. abdominale Hysterotomie,
– vaginale bzw. abdominale Hysterektomie.

Die

einzeitige instrumentelle Uterusentleerung

darf nach der 12. Schwangerschaftswoche p. m. nur bei bereits klaffendem Zervikalkanal, d. h. bei einem Abortus progrediens bzw. Abortus incompletus, vorgenommen werden. Dies bedeutet, daß eine *instrumentelle Zervixdilatation* nicht mehr oder nur noch ergänzend erforderlich sein darf. Zur *Kürettage* stehen sowohl die Vakuumaspiration (S. 26) als auch die stumpfe Kürette (S. 30) zur Verfügung.

Die Operation sollte einem erfahrenen Arzt überlassen werden. Im übrigen entspricht sie in ihrem **technischen Vorgehen** weitgehend dem der frühen Aborttherapie. Das Einführen der Sonde bzw. der Vakuum- oder stumpfen Kürette in den Uterus muß mit besonderer Vorsicht erfolgen, damit nicht die jetzt dünne und weiche Uteruswand im Bereich des Fundus durchstoßen wird. Aus dem gleichen Grunde wird die Kürette nur verhalten gegen die Uteruswand gedrückt. Von der *Injektion eines Kontraktionsmittels* ist großzügig Gebrauch zu machen. Ich halte sie bei der operativen Behandlung von Spätaborten zur Perforationsprophylaxe für obligatorisch.

Ist der Uterus faustgroß oder größer und ist der Zervikalkanal mit dem untersuchenden Zeigefinger überwindbar, so stellt die

Kombination von digitaler und instrumenteller Uterusentleerung

ein schonendes operatives Vorgehen dar (Abb. 12). Die Operation beginnt mit der digitalen Austastung des Cavum uteri, bei der möglichst viel Plazentagewebe von der Uteruswand abgelöst wird. Anschließend kann die

Gewebsentfernung mit der Winter-Abortzange

(Abb. 13) vorgenommen werden. Hierbei soll sich der Operateur allerdings darauf beschränken, nur die bereits gelösten, im Cavum uteri liegenden embryonalen bzw. plazentaren Gewebsanteile zu fassen und transzervikal zu entfernen. Es ist sogar ratsam, daß sich der palpierende Finger und die Abortzange mehr-

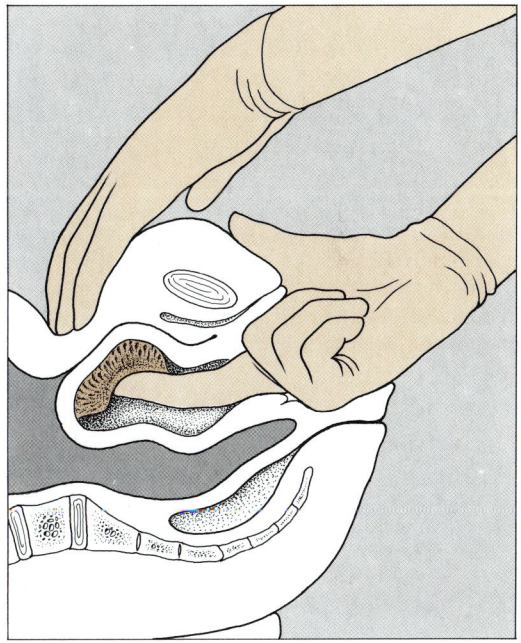

Abb. 12 Kombinierte digitale und instrumentelle Uterusentleerung nach der 12. Schwangerschaftswoche und bereits dilatierter Zervix. Die an der Uteruswand haftenden Fruchtanteile werden mit dem tastenden Finger abgelöst und anschließend mit der Winter-Abortzange transzervikal entfernt

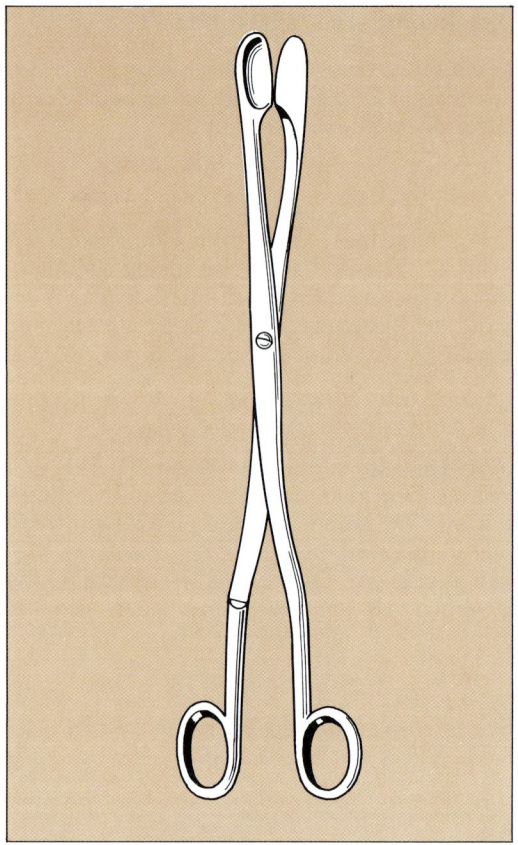

Abb. 13   Winter-Abortzange

fach abwechseln, damit vermieden wird, daß noch festhaftende Abortreste von der Uteruswand abgerissen werden, da dies zu schwerwiegenden Verletzungen führen kann. Die Uterusentleerung wird mit der stumpfen Kürette vollendet.

Bei geschlossener Zervix ist die einzeitige Uterusentleerung nach der 12. Schwangerschaftswoche wegen der erheblich größeren Verletzungsgefahr an den maternen Weichteilen kontraindiziert. Für diese Patientinnen ist heute die

Abortinduktion durch Prostaglandine

das Vorgehen der Wahl. Die wichtigsten *Applikationsformen* sind:

– intra- bzw. extraamniale Injektion von $PGF_{2\alpha}$ bzw. PGE_2 bzw. des Prostaglandin-Derivates 16-Phenoxy-PGE_2-methansulfonamid (Sulproston),

– intrazervikal bzw. durch Portiokappe appliziertes PGE_2-Gel,
– systemische Gabe des PGE_2-Derivates bzw. orale Gabe von PGE_2-Tabletten.

Für die **intraamniale Prostaglandininjektion** unter Verwendung von $PGF_{2\alpha}$ ist die ultrasonographische Plazentalokalisation erforderlich (LICHTENEGGER). Wird bei der anschließenden Amniozentese dennoch blutiges Fruchtwasser gewonnen, so muß die Prostaglandininjektion wegen der Gefahr schwerer Schockzustände unterbleiben. Bei klarem Fruchtwasser wird zunächst eine Testdosis vom 1 ml $PGF_{2\alpha}$ injiziert, um allergische Reaktionen auszuschließen. Nach 5 Min. kann die Gesamtdosis von 40–50 mg gegeben werden. Die Fruchtausstoßung erfolgt zumeist nach 15 Stunden. Abschließend muß mit der großen stumpfen Kürette nachkürettiert werden.

Zur **extraamnialen Prostaglandinbehandlung** hat sich das PGE_2-Derivat in Form des Sulproston (Nalador 100, Fa. Schering) bewährt (GETHMANN u. Mitarb., SCHMIDT-GOLLWITZER u. Mitarb.). Nach Anhaken der Portio wird unter sterilen Kautelen ohne Zervixdilatation über einen transzervikal-extraamnial hochgeführten Einmalkatheter (z. B. Venenkatheter: Art. Nr. 438107, Fa. Braun, Melsungen) in Einzeldosen mit 2–3stündigen Abständen Nalador 100 appliziert. Zumeist ist eine Gesamtdosis von 50–100 µg ausreichend, um innerhalb von 24 Stunden die Fruchtausstoßung zu erreichen. Diese Art der Prostaglandingabe ist sicherer als die mittels eines Prostaglandingels über eine Portiokappe, wie sie z. B. für die Geburtseinleitung angegeben wurde (GRÜNBERGER, SCHMIDT u. Mitarb., GOESCHEN u. SALING). Der extraamnial liegende Katheter wird nach der Injektion mit 1 ml physiologischer Kochsalzlösung nachgespült.

Die **systemische Gabe von Prostaglandinen** kann oral, i. m., am besten steuerbar aber durch die i. v. Infusion vorgenommen werden, und zwar unter Verwendung von Nalador 500 (Fa. Schering) (SCHMIDT-GOLLWITZER u. Mitarb.). Bei vorsichtiger *Dosierung* in Form von z. B. 500 µg/500 ml physiologischer Kochsalzlösung über 5 Stunden bis maximal 500 µg/Std. sind die Nebenwirkungen in Form von Erbrechen, spastischen Oberbauchbeschwerden, Diarrhö, Kopfschmerzen usw. weitgehend in Grenzen zu halten.

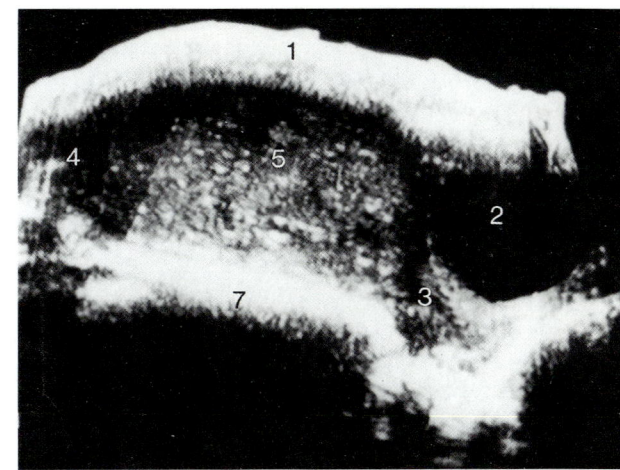

Abb. 14   Schneegestöberbild. Sonographischer Nachweis einer Blasenmole 1 = Bauchdecke, 5 = Blasenmole (aus *Schlensker, K.-H.: Atlas der Ultraschalldiagnostik in Geburtshilfe und Gynäkologie.* Thieme, Stuttgart 1984)

Die zum Schwangerschaftsabbruch verwendete

Boero-Methode

bestand in der *intraamnialen Injektion* von 4 ml einer 40%igen Formalinlösung mit Kürettage im Anschluß an die Fruchtausstoßung. Die ungünstigen Auswirkungen auf die Fertilität waren Veranlassung, die Formalinlösung durch die Injektion von 100, 300 oder sogar 500 ml 20%iger Kochsalzlösung oder auch von 20%iger eisgekühlter Glukoselösung zu ersetzen (LEMBRYCH u. OLBROT, ALPERN u. Mitarb., STAMM). Die Boero-Methode ist heute nicht zuletzt wegen der immer wieder beobachteten schwerwiegenden Komplikationen weitgehend durch die Prostaglandinmedikation abgelöst worden.

Über Schwangerschaftsabbrüche mittels der

transzervikalen extraamnialen Rivanol-Instillation

haben in letzter Zeit BARTHEL u. Mitarb. berichtet. Zur Instillation findet ein Foley-Katheter (Charr. 16–20) Verwendung, der ohne Narkose und ohne Zervixdilatation durch die Zervix hochgeschoben wird, nachdem er mit 10 ml Aqua destillata blockiert wurde. Je nach Gestationsalter werden 60–120 ml einer 0,1%igen Rivanollösung instilliert. Die Autoren fanden den Zervikalkanal nach 20 Stunden entsprechend einem Hegar-Stift der Stärke 12 erweitert, so daß die Vakuumkürette ohne Schwierigkeiten eingeführt und der Uterus schonend entleert werden konnte. Die schonende Zervixdilatation und die nur in 2,5% der Fälle beobachteten fieberhaften Verläufe veranlassen die Autoren zu einer prognostisch günstigen Beurteilung der Methode (KLINTE u. Mitarb.). Eigene Erfahrungen mit der Methode liegen nicht vor.

Die Aborttherapie mit dem Ziel der

Uterusentleerung bei Blasenmole

stellt den Arzt vor besondere technische Probleme. Die *Diagnose* wird präoperativ durch die Übergröße des Uterus, einen evtl. hohen HCG-Titer und das Schneegestöberbild bei der Ultraschalldarstellung des Uterus (Abb. 14) gesichert. Die *operative Gefährdung* der Patientin ist durch die verstärkte Blutung und das erhöhte Risiko der Perforation infolge der starken Auflockerung und Hyperämie der Uteruswand gegeben. Aus diesem Grunde ist die zweizeitige Uterusentleerung durch die systemische Gabe von Prostaglandinen (S. 32) mit der an die Ausstoßung der Blasenmole angeschlossenen Vakuumaspiration die Methode der Wahl. Die Patientin bedarf ständig einer sorgfältigen Beobachtung, um plötzlich auftretende vaginale Blutungen rechtzeitig zu erkennen.

Hysterotomie und Hysterektomie als operative Methoden zum Schwangerschaftsabbruch

In den letzten Jahren sind im Rahmen der Diskussionen über das methodische Vorgehen beim Schwangerschaftsabbruch auch eingreifendere Operationen wie die Hysterotomie und die Hysterektomie vermehrt diskutiert worden. Es ist schon an dieser Stelle zu betonen, daß diese Entwicklung in einem gewissen Widerspruch zu den heute gegebenen Möglichkeiten der schonenden, organerhaltenden Uterusentleerung auch bei fortgeschrittener Schwangerschaft steht und so die teilweise großzügigen Indikationsstellungen unverständlich sind.

Die auf DÜHRSSEN zurückgehende

vaginale Schnittentbindung (Hysterotomia vaginalis anterior)

besteht in der operativen Erweiterung des Zervikalkanales. Da sich operationstechnisch für den geübten Operateur kaum Schwierigkeiten ergeben, hatte sich die vaginale Hysterotomie in den 60er Jahren ein typisches Indikationsgebiet erobert. Sie kam insbesondere bei der seinerzeit noch schwierigen Interruptio der fortgeschrittenen Gravidität zur Anwendung (DÖDERLEIN u. BREITNER, MUTH u. ENGELHARDT, STAMM, MARTIUS). Inzwischen ist sie durch die Prostaglandintherapie aus dieser Indikation weitgehend verdrängt worden. Andererseits ist hier darauf zu verweisen, daß sich für diese Operation gerade die Spätinterruptio mit erschwerter Fruchtausstoßung als Indikation erhalten hat und heute fast ausschließlich aus diesem Grunde noch ausgeführt wird.

Als **Indikationen** zur Beendigung einer Uterusentleerung durch die vaginale Hysterotomie gelten:
- *die starke Blutung*, die im Rahmen einer der besprochenen Interruptioverfahren auftritt und eine unverzügliche Uterusentleerung erforderlich macht;
- *die über längere Zeit ausbleibende Fruchtausstoßung* bei einer medikamentösen Abortinduktion, z. B. mittels Prostaglandinen, infolge einer unzureichenden Zervixerweiterung.

Die **operative Technik** wird detailliert im Kapitel über die Schnittentbindungen dargestellt (S. 202 ff.).

Für die **abdominale Hysterotomie** zur Interruptio bei fortgeschrittener Schwangerschaft gelten die gleichen Indikationen wie für die vaginale Hysterotomie (s. o.). Der abdominale Weg muß gewählt werden, wenn z. B. bei der Erstgraviden eine enge Vagina oder ein Hochstand der Zervix den vaginalen Zugang zum Cavum uteri erheblich erschwert.

Das **operative Vorgehen** entspricht entweder dem bei der Schnittentbindung am Ende der Gravidität in Form der

Sectio caesarea intraperitonealis supracervicalis

(S. 200). Ist der Isthmus uteri bereits ausreichend ausgezogen und damit darstellbar, so kann nach der Blasenpräparation das Cavum uteri durch den *suprazervikalen Querschnitt* eröffnet werden (Abb. 2, 3, S. 202). Ist dies nicht der Fall, so ist der *tiefe korporale* Längsschnitt, die sog.

Low classical cesarean section

(S. 212), vorzuziehen (Abb. 6, S. 204). Auf diese Weise ist es wie beim suprazervikalen Querschnitt möglich, die Hysterotomiewunde mit dem zuvor mobilisierten Blasenperitoneum zu decken und damit zu extraperitonealisieren (S. 212).

Wird von der Patientin mit der Uterusentleerung die **Sterilisation** gewünscht, so ist bei einer erforderlichen abdominalen Hysterotomie die

Sectio caesarea mit fundalem Querschnitt

zu bevorzugen (Abb. 15). Bei ihr wird nach Eröffnung der Bauchdecken die Bauchhöhle zunächst sorgfältig mit feuchten Bauchtüchern um den in der Laparotomiewunde dargestellten Fundus uteri abgestopft. Die Eröffnung des

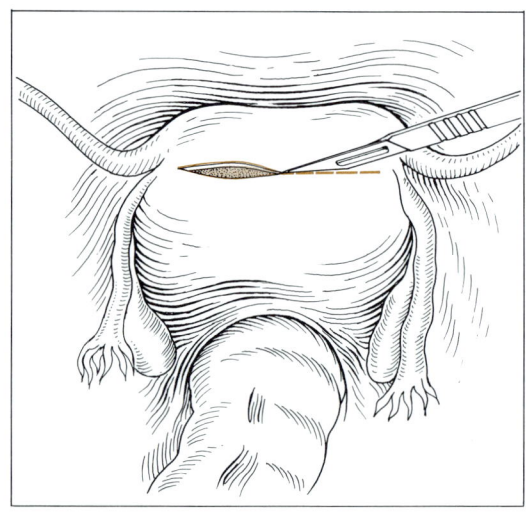

Abb. 15 Fundale Hysterotomie zur Uterusentleerung bei fortgeschrittener Gravidität mit Resektion der Tubenabgänge zur Sterilisation

Cavum uteri erfolgt zwischen den beiden Tubenabgängen durch den fundalen Querschnitt. Jetzt wird das Schwangerschaftsprodukt digital von der Uteruswand abgelöst und mit der Winter-Abortzange entfernt. Die endgültige Entleerung des Uterus erfolgt mit der stumpfen Kürette. Erst jetzt wird der uterine Querschnitt bis zu den Tubenecken erweitert, damit stärkere Blutverluste aus dem R. ascendens der A. uterina und dem R. tubarius der A. ovarica vermieden werden. Nach Resektion der uterusnahen Tubenanteile und nach sorgfältiger Blutstillung, besonders an den seitlichen Wundwinkeln, wird die Hysterotomiewunde zweischichtig vernäht und mit den Ligg.teretia uteri gedeckt und damit peritonealisiert. Über die Problematik der Sterilisation im Rahmen einer Interruptio wird ausführlich auf S. 36 berichtet.
Die Indikation zur

vaginalen Hysterektomie

zur Beendigung einer Schwangerschaft bei zugleich bestehendem Wunsch nach Sterilisation muß, wenn weitere Gründe für die Uterusentfernung nicht gegeben sind (s.u.), mit größter Zurückhaltung gestellt werden (s.u.). Das auf diese Weise ausgeweitete operative Vorgehen ist im Vergleich zur alleinigen Uterusentleerung mit einer deutlichen Erhöhung der Morbidität und der Mortalität verbunden! Nach der 13.–14. Schwangerschaftswoche sollte diese Operation sogar nur in Ausnahmefällen vorgenommen werden (WALZ u. Mitarb.). **Operationstechnisch** wird bis zur 12. Woche in gleicher Weise wie bei der ausschließlich gynäkologisch indizierten vaginalen Uterusexstirpation vorgegangen. Die schwangerschaftsbedingte Gewebsauflockerung erleichtert eher die Präparation in richtiger Schicht. Lediglich die Blutstillung ist etwas aufwendiger (Einzelheiten s. MARTIUS, Gynäkologische Operationen).

Eine **vaginale Hysterektomie nach der 12. Schwangerschaftswoche** kann dadurch ermöglicht werden, daß nach der vorderen Kolpotomie und der Eröffnung der Excavatio vesicouterina des Peritonealraumes (vorderer Douglas-Raum) die Uterusvorderwand mit Kugelzangen in der Peritonealöffnung eingestellt und eröffnet wird. Nach digitaler Entleerung des Cavum uteri kann die Uterusexstirpation angeschlossen werden. Eine andere Möglichkeit ist die nach ausgiebiger Blasenpräparation vorgenommene Längsspaltung der vorderen Zervixwand im Sinne der *Hysterotomia vaginalis* (S. 291 ff.) bis über den inneren Muttermund hinaus, um von hier aus das Cavum uteri zu entleeren.

Nach der 16. Schwangerschaftswoche muß vor der vaginalen Hysterektomie als Methode zur Schwangerschaftsunterbrechung dringend gewarnt werden!

Als **Indikation zur vaginalen Hysterektomie** ist vor allem in den USA wiederholt die Interruptio graviditatis mit Wunsch nach Sterilisation diskutiert worden (ATKINSON u. CHAPPEL, BELLER u. WAGNER, NAGELL u. RODDIK, LAUFE u. KREUTZNER). Die bereits genannten erhöhten Gefahren müssen zur Warnung vor einer leichtfertigen Empfehlung dieses erweiterten operativen Vorgehens führen. Die *wichtigsten, medizinisch begründeten Indikationen* sind:

– Descensus uteri mit Beschwerden, insbesondere in Form der Harninkontinenz, bereits vor dem Eintritt der Gravidität;
– Hyper- und Dysmenorrhöen vor der Gravidität, insbesondere mit mehrfach vorausgegangenen Kürettagen unter gleicher Indikationsstellung;
– Portioveränderungen in Form hyperplastischer Ektopien bzw. Emmet-Rissen mit zervikalem Fluor (?);
– Wunsch nach Sterilisation bei gleichzeitiger Kontraindikation gegen laparoskopische Tubenkoagulation.

Zusätzlich müssen die *Voraussetzungen* in Form einer guten allgemeinen und lokalen Operabilität erfüllt sein. Letztere ist vor Operationsbeginn durch Anhaken der Portio mit Herunterziehen des Uterus zu überprüfen.

Gleiche Überlegungen hinsichtlich der Indikationsstellung haben für die

abdominale Hysterektomie

zu gelten. Als **Rechtfertigung** für die Empfehlung dieses Eingriffes gelten vor allem der Uterus myomatosus und die Hyper- und Dysmenorrhö, insbesondere bei dem Verdacht auf eine Endometriosis uteri interna mit operativer Behandlungsnotwendigkeit. Akut kann sich indessen die Notwendigkeit zur abdominalen Hysterektomie im Rahmen einer Interruptio graviditatis bei einer Perforation mit abdominaler Blutung bzw. schwerwiegender Verletzung des Myometrium ergeben (S. 39).

Die **Operationstechnik** ist durch die Schwangerschaftsveränderungen kaum erschwert (MARTIUS, Gynäkologische Operationen).

Vor allem bei älteren Schwangeren stellt sich die Frage nach der

kombinierten Interruptio und Sterilisation.

Die folgende Übersicht faßt noch einmal die gegebenen operativen Möglichkeiten zusammen:

– laparoskopische Tubenkoagulation im Anschluß an die vaginale Uterusentleerung (s. u.),
– Tubenkoagulation von der hinteren Zöliotomie aus (S. 39),
– vaginale Hysterektomie (S. 219 ff.),
– abdominale Hysterotomie mit fundalem Querschnitt und Tubenresektion (S. 34),
– abdominale Hysterektomie.

Tubenkoagulation

Die

laparoskopische Tubenkoagulation

im Anschluß an die vaginale instrumentelle Uterusentleerung ist das heute am häufigsten angewandte Verfahren zur Sterilisation im Anschluß an eine Interruptio (FRANGENHEIM, HIRSCH, KASTENDIECK u. MESTWERDT, MUTH u. ENGELHARDT, SEMM, ZIELSKE u. a.).

Zur **Anästhesie** wird die Intubationsnarkose bevorzugt; der Eingriff kann aber auch in Lokalanästhesie vorgenommen werden (Infiltration der Bauchdecken bis zum Peritoneum mit 10 ml 1%iger Mepivacainlösung sowie Aufsprühen von 2%iger Lidocainlösung auf die Tuben).

Nach garantiert vollständiger Blasenentleerung (!) wird die Patientin mit dem Kopf um etwa 20° nach unten gelagert. Bauchdecken und Scheide werden desinfiziert. Zur intraoperativen Uteruselevation wird eine mit einem großen Gazetupfer bewehrte gebogene Kornzange in die Vagina oder auch nach Spekulumeinstellung der Portio eine Uterussonde in das Cavum uteri eingelegt.

Zum **Anlegen des Pneumoperitoneum** wird die Haut in Form eines 1 cm langen *subumbilikalen Schnittes* durchtrennt und durch ihn die *Veress-Nadel* in einem Winkel von 45° in Richtung auf das kleine Becken eingeführt. Zur Vermeidung von intraabdominalen Verletzungen müssen dazu die Bauchdecken unterhalb des Nabels breitflächig gefaßt und angehoben werden. Zur *Prüfung der intraabdominalen Lage der Nadelspitze* ist zu prüfen, ob die Spitze der Veress-Nadel nach dem Passieren des Peritoneum vorspringt, ob die Nadel frei beweglich ist und ob injizierte 5 ml physiologische Kochsalzlösung nicht mehr rückläufig aspiriert werden können, da sich die Flüssigkeit intraperitoneal verteilt. Schließlich kann nach Beginn der Gas-

insufflation sehr bald die Leberdämpfung perkutorisch nicht mehr nachgewiesen werden. Zur *Insufflation* wird zumeist Kohlendioxid, bei Laparoskopien in Lokalanästhesie aber auch Lachgas in einer Gesamtmenge von etwa 2 l verwendet. Der intraabdominale Druck kann bis zu 12 mm Hg (1,6 kPa) gesteigert werden.

Zum **Einführen des Troikarts** (Abb. 16) wird die Veress-Nadel entfernt. Die Bauchdecken werden erneut breitflächig angehoben, um dann den Troikart unter leicht bohrenden Bewegungen in gleicher Richtung wie zuvor die Veress-Nadel durch den subumbilikalen Schnitt in die Bauchhöhle vorzuschieben, wobei nach Erreichen des Pneumoperitoneum hörbar Gas entweicht. Es kann jetzt das Laparoskop durch die Troikarthülse hindurch eingeführt werden (Abb. 17).

Die **Inspektion des Unterbauches** sollte systematisch vorgenommen werden. Zur Darstellung

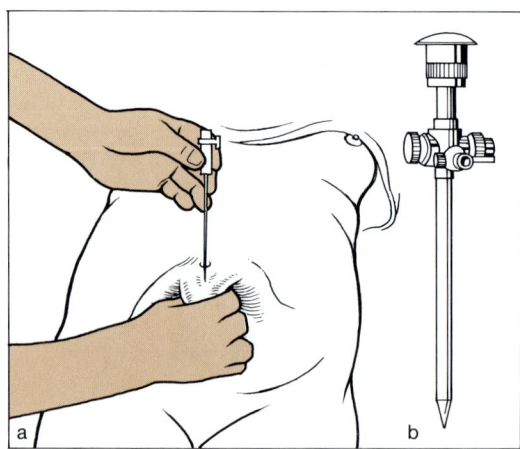

Abb. 16 Laparoskopie. Einführen des Troikarts von einem kleinen subumbilikalen Querschnitt aus nach Anlegen des Pneumoperitoneum unter Anheben der Bauchdecken im Bereich des Unterbauches

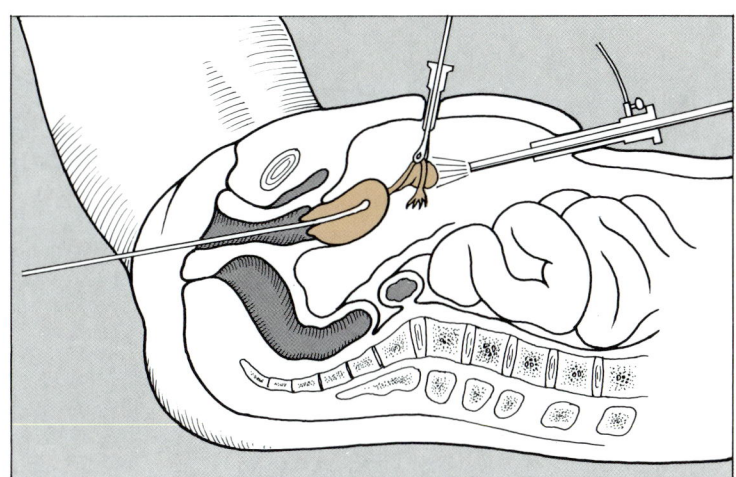

Abb. 17 Laparoskopie. Das Laparoskop ist durch die Troikarthülse in die Bauchhöhle eingeführt. Suprasymphysär ist von einem 2. Einstich aus die Faßzange bis zu den Adnexen vorgeschoben. Der Uterus ist mittels einer Uterussonde eleviert

des Genitale und vor allem der Adnexe wird der Uterus von der Vagina aus eleviert.

Zur **Koagulation der Tube** (Abb. 18) wird der Koagulator entweder durch den Arbeitskanal des Laparoskopes oder durch die Hülse eines zweiten Troikarts eingeführt. Der *Einstich für den zweiten Troikart* wird vorteilhaft in der Medianlinie suprasymphysär, etwa an der Grenze der Schamhaare, gewählt (FRANGENHEIM). Die Harnblase muß zu diesem Zweck sicher entleert sein. Nach Darstellung der Einstichstelle durch die Beleuchtung mittels des

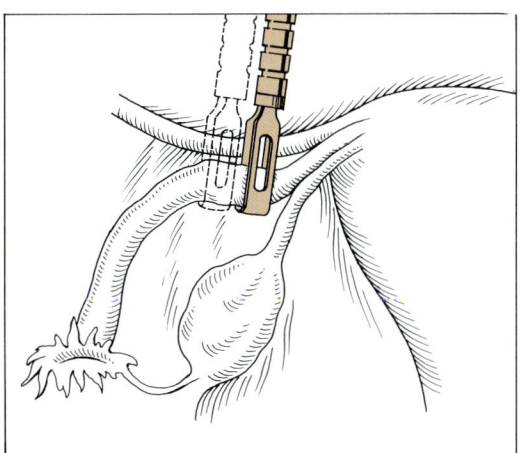

Abb. 18 Bipolare Tubenkoagulation. Die Tube ist auf der Grenze zwischen innerem und mittlerem Drittel mit der Koagulationszange gefaßt. Eine zweite, benachbarte Koagulation erhöht die Sicherheit der Sterilisation

Laparoskopes von innen wird die Haut mit dem Skalpell inzidiert und der Troikart senkrecht nach unten eingestochen. Nach dem Einführen der bipolaren Koagulationsdoppelzange nach Hirsch bzw. der Krokodilklemme nach Semm wird die Tube etwa auf der Grenze zwischen medianem und mittlerem Drittel gefaßt und angehoben. Als *Stromquelle* dient z. B. der Endokoagulator von Semm oder ein entsprechendes, in der Elektrochirurgie verwandtes Gerät, das Temperaturen von 60°–180° an der Koagulationsstelle entstehen läßt. Um eine zu schnelle Verschorfung der Tubenoberfläche zu vermeiden, ist es ratsam, mit niedriger Temperatur zu beginnen und diese langsam zu steigern. Der Koagulationseffekt wird optisch kontrolliert. Zur größeren Sicherheit ist eine zweite, benachbarte Koagulation angezeigt (Abb. 18). Dem gleichen Ziel dient die Durchtrennung der verschorften Tube mit der Schere, wobei die Mesosalpinx zu schonen ist! Die erforderliche Abkühlung des Gewebes wird durch das Hochhalten der Tube für etwa 2 Min., bei offenem Abdomen bzw. bei der Tubenkoagulation von einer hinteren Zöliotomie aus (S. 39) durch das Betupfen mit einem Tupfer mit kalter Kochsalzlösung erreicht.

Das Ablassen des Pneumoperitoneum in horizontaler Lage der Patientin, die Entfernung der Instrumente und die Versorgung der Hautwunden mit einer Klammer beenden den Eingriff. Ergeben sich bei der Laparoskopie beim Anlegen des Pneumoperitoneum oder beim Einstechen des Troikarts Schwierigkeiten, so kann die

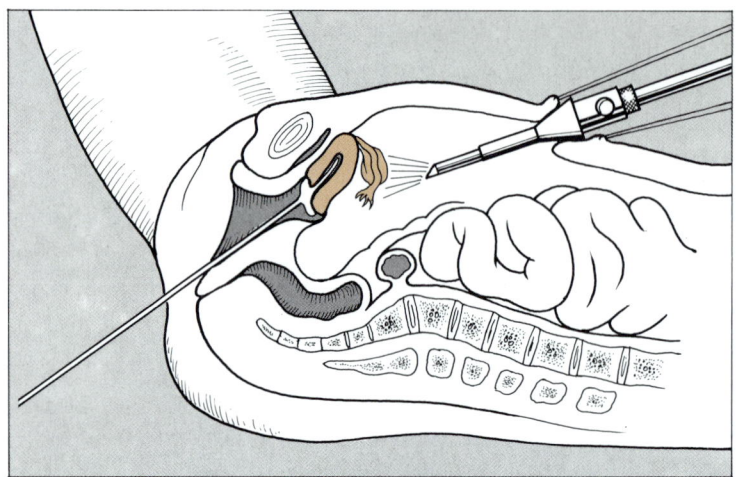

Abb. 19   Open laparoscopy nach Hasson. Die durch subunguale Minilaparotomie dargestellten Faszienränder sind eleviert. Auf diese Weise wird eine ausreichende Abdichtung gegen den konusartigen Ansatz an der Troikarthülse erreicht

Tubenkoagulation durch die von HASSON empfohlene

„open laparoscopy"

in Form einer subumbilikalen Minilaparotomie erreicht werden (KÖNIG) (Abb. 19). Bei dem Verdacht auf Adhäsionen im Bereich der vorderen Bauchwand, z. B. nach wiederholten Laparotomien, kann sie aufch primär indiziert sein (KÄSER u. Mitarb.). Die vermehrte Belastung der Patientin fällt dabei kaum ins Gewicht. Die Eröffnung der Bauchdecken erfolgt von einer gut 2 cm breiten, subumbilikalen Inzision der Haut aus. Nach Darstellung der Faszie, z. B. mittels ein- oder zweizinkiger Häkchen, wird diese ebenfalls etwa 2 cm weit längs inzidiert. Am oberen und unteren Faszienwundwinkel wird ein Haltefaden angebracht. Das Peritoneum wird vorsichtig inzidiert und mit einer stumpfen Klemme durch Spreizen stumpf eröffnet. Als Troikart findet eine Hülse mit abgerundetem, konusartigem Aufsatz Verwendung. Mit den Haltefäden werden die Faszienränder angehoben, so daß die Wunde gegen das Laparoskop abgedichtet wird (Abb. 19). Die Herstellung des Pneumoperitoneum und die laparoskopische Tubenkoagulation können nun wie gewohnt vorgenommen werden. Zum Bauchdeckenverschluß genügt zumeist die Verknotung der Haltefäden und die Versorgung der Haut mit Klammern.

Insbesondere für adipöse Frauen, bei denen die Gefahr der Verletzung intraabdominaler Organe größer ist, haben BURMUCIC u. KÖMETTER das

Anlegen des Pneumoperitoneum durch Douglas-Punktion

empfohlen. Nach Lagerung der Patientin in Steinschnittlage wird die hintere Muttermundslippe mit zwei Kugelzangen angehakt und nach ventral gezogen

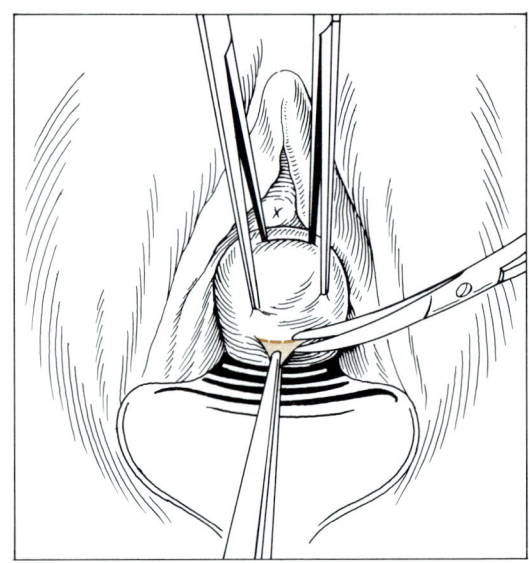

Abb. 20   Colpocoeliotomia posterior zur Darstellung der Tuben. Die Kugelzangen sind auf die hintere Muttermundslippe umgesetzt. Die Portio wird stark symphysenwärts gezogen, so daß die Grenze zwischen festhaftender Portioschleimhaut und beweglicher Scheidenschleimhaut sichtbar wird. Dicht oberhalb dieser Grenze wird die Vaginalschleimhaut mit der Schere inzidiert

(Abb. 20). Die Grenze zwischen festhaftendem Portioepithel und beweglicher Vaginalschleimhaut ist jetzt gut erkennbar. Dicht oberhalb dieser Grenze wird der Douglas-Raum mit der Veress-Nadel punktiert. Von hier aus kann nun unter den üblichen Vorsichtsmaßnahmen das Pneumoperitoneum hergestellt werden, was wiederum am besten perkutorisch überprüft wird. Die Laparoskopie erfolgt dann in üblicher Weise oder aber auch durch die „open laparoscopy" (S. 38).

Selbstverständlich ist die Elektrokoagulation der Tuben nicht an die Laparoskopie gebunden. Der erforderliche **Zugang zu den Tuben** kann auch auf andere Weise geschaffen werden (MARTIUS), und zwar:
– durch die Colpocoeliotomia posterior,
– durch die aus anderem Grunde vorgenommene Laparotomie.

Bei adipösen Patientinnen mit tiefstehender Portio bietet es sich an, nach der Beendigung der instrumentellen Interruptio graviditatis die Tuben durch die

Colpocoeliotomia posterior

darzustellen (Abb. 20). Nach der Kürettage werden die Kugelzangen von der vorderen auf die hintere Muttermundslippe umgesetzt. Die Portio wird stark symphysenwärts gezogen. Die hintere Scheidenwand wird dicht oberhalb der Grenze zwischen ihrem unbeweglichen und ihrem beweglichen Teil mit der Schere eingeschnitten. Ist das Rektum durch Präparation im Septum rectovaginale abgeschoben, kann die sichtbar gewordene Plica rectouterina peritonei inzidiert werden. Die Darstellung der Tuben ist oftmals etwas mühsam, kann aber nach dem Einsetzen von 2 vorderen Spekula nach Kristeller mit möglichst langem Blatt mit Hilfe von Stieltupfern und langen anatomischen Klemmen bzw. einer Ovarialzange nach Heywood-Smith erreicht werden. Die bipolare Koagulation und das Löschen der Koagulationsstelle erfolgen wie bei der laparoskopischen Sterilisation. Abschließend werden das Peritoneum des Douglas-Raums mit einer fortlaufenden Catgut-Naht Nr. 0 (metr. 4), danach die Scheidenwand mit Knopfnähten verschlossen.

Behandlung der Uterusperforation

Vorkommen: Im Verlauf einer Interruptio graviditatis und bei der operativen Aborttherapie kommt es – ohne Zweifel in Abhängigkeit von der Operationstechnik, aber auch bei erfahrenen Operateuren – zur Perforation des Uterus mit einem Erwartungswert von 0,1–0,2 % (BEREK u. STUBBLEFIELD, KISCHMANN, BRÄUTIGAM u. GRIMES, BRÄUTIGAM u. KIRCHHOFF, KÄSER u. Mitarb.). Gefährdet sind vor allem Patientinnen mit einer fortgeschrittenen Gravidität (Abb. 2, 3) sowie Erstgravide nach der 8. SSW bei dem Versuch, die Zervixdilatation einzeitig zu erreichen, und Patientinnen mit einer Blasenmole (S. 33). Die beiden wichtigsten *Verletzungsformen* sind:
– zervikale Perforation im Verlauf der Dilatation,
– fundale Perforation mit der Uterussonde, dem Hegar-Stift oder der Kürette.

Die

Behandlung der Perforation

ist abhängig von deren Lokalisation und der Stärke der Blutung. Bei der fundalen Perforation gleitet das in das Cavum uteri eingeführte Instrument ohne Widerstand und über die vorher mit der Uterussonde festgestellte Sondenlänge hinaus nach kranial. Bei der zervikalen Perforation steht häufig die plötzlich auftretende, anhaltende oder intermittierende vaginale Blutung aus dem R. descendens der A. uterina im Vordergrund. Für das **therapeutische Vorgehen** haben die folgenden Empfehlungen Gültigkeit:

– *Tiefe Zervixverletzung:* Ist eine ausreichende Darstellung der Verletzung und insbesondere des oberen Wundwinkels – evtl. nach vorderer Kolpotomie mit Blasenpräparation – möglich, so kann eine tiefe Zervixverletzung von der Vagina aus mit Knopfnähten versorgt werden.

– *Hohe Zervixverletzungen und fundale Perforationen:* Hoch hinaufreichende Zervixverletzungen und Perforationen im Bereich des Corpus uteri mit der Kürette machen die *Laparotomie* mit Übernähen der Verletzung, bei ausgedehnten Wandschäden mit starker Blutung aber auch die Uterusexstirpation erforderlich. Bei Perforationen mit der Uterussonde bzw. einem kleinen Hegarstift kann sich der Operateur zunächst durch die *Laparoskopie* einen Eindruck von der Schwere der Verletzung und der Stärke der intraabdominalen Blutung verschaffen. In jedem Fall muß das kleine Becken sorgfältig auf *zusätzliche Verletzungen von Nachbarorganen*, insbesondere des Darmes, kontrolliert werden. Bei einer Perforation und fehlendem Kinderwunsch bzw. geplanter Sterilisation kann die *Uterusexstirpation* großzügig indiziert werden.

Prophylaxe der Rh-Inkompatibilität nach Abort bzw. Interruptio graviditatis

Die Gefahr einer fetomaternalen Transfusion mit nachfolgender Sensibilisierung rh-negativer Patientinnen nach einem Abort bzw. einer Interruptio wird unterschiedlich beurteilt (MURRAY SHEILAGH u. Mitarb., HÄHN, KIRCHHOFF, SCHNEIDER). Sicher ist, daß es in 5–10% bei der operativen Aborttherapie, und zwar auch bei der schonenden Vakuumaspiration, zur Einschwemmung fetaler bzw. embryonaler Erythrozyten kommt. Diese Erkenntnisse haben dazu geführt, die postoperative *Anti-D-Behandlung* mit 300 µg für alle rh-negativen Patientinnen zu empfehlen.

Klinische Folgen und Komplikationen der operativen Aborttherapie

Operative Behandlung der nicht intakten Gravidität

Bei der Therapie des Abortus progrediens bzw. Abortus incompletus steht die akute Gefährdung der Schwangeren ganz im Vordergrund. Eine stärkere Blutung macht die Uterusentleerung ohne Zeitverlust erforderlich. Ist die Zervix bereits eröffnet, so entfällt das Problem der dilatationsbedingten Zervixverletzung. Bei der Uterusentleerung ist vor allem bei jungen Frauen mit fortbestehendem Kinderwunsch die

Prophylaxe von Endometriumschäden

im Auge zu behalten. Diesem Ziel dienen die Bevorzugung der Vakuumaspiration vor der klassischen Kürettage bzw. die Verwendung der stumpfen Kürette. Gestaltet sich die instrumentelle Uterusentleerung, z. B. bei festhaftenden Abortresten, mühsam, so halten wir eine *postoperative Östrogentherapie* für angezeigt. Durch eine Medikation in Form von 0,04 mg Äthinylöstradiol (z. B. Progynon C, 2mal 1 Tabl. über 14 Tage) mit anschließender Umwandlung durch ein Östrogen-Gestagen-Präparat (z. B. Primosiston, 3mal 1 Tabl. über 10 Tage) ist ein protektiver Effekt bleibender Endometriumschäden mit nachfolgenden Nidationsstörungen (s. u.) zu erreichen.

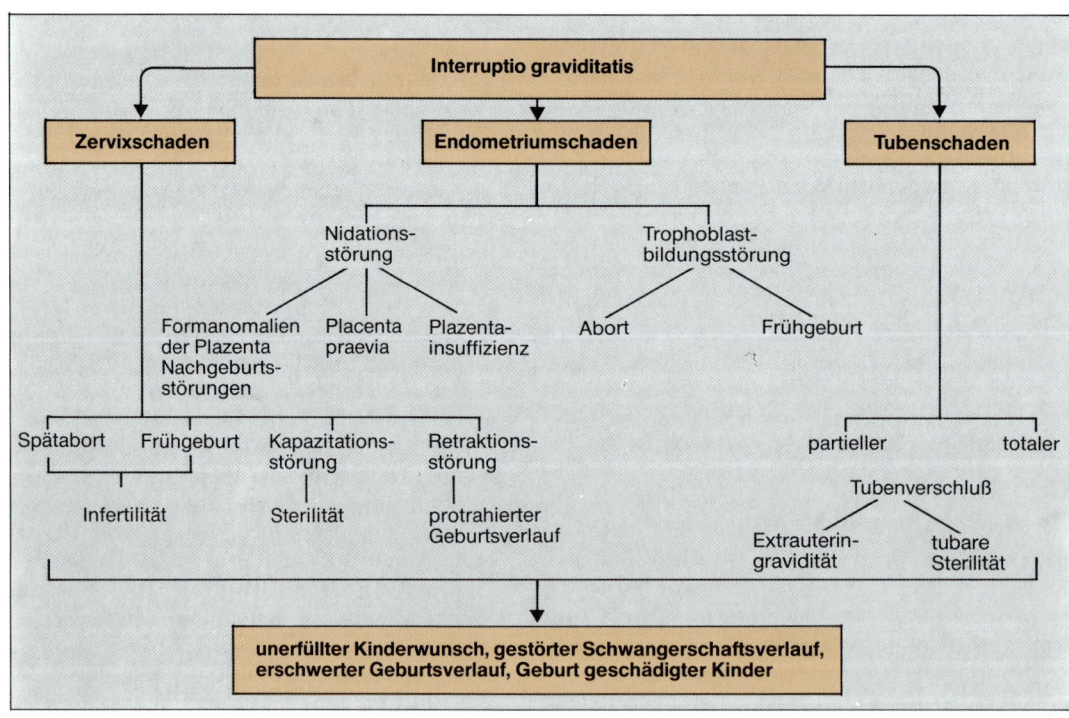

Abb. 21 Schematische Darstellung der möglichen Früh- und Spätkomplikationen nach Interruptio graviditatis

Interruptio graviditatis

(Abb. 21)

Größere Aufmerksamkeit haben wir den Komplikationen der Interruptio graviditatis zu schenken, zumal die zu diesem Zweck vorgenommenen Eingriffe aus „sozialer Indikation" oftmals nicht zuletzt das Ziel verfolgen, die Geburt eines gesunden Kindes auf einen späteren Zeitpunkt zu verschieben. Die zahlreichen in den letzten Jahren erschienenen Statistiken über die Gefährdung der Patientinnen durch den operativen Schwangerschaftsabbruch führen übereinstimmend zu dem Ergebnis, daß wir insbesondere dessen Spätfolgen nicht unterschätzen dürfen.

Tab. 2 versucht, einen Überblick über die **Erwartungswerte für die Früh- und Spätschäden** der Interruptio zu geben, wie sie aus den vorliegenden Publikationen zu entnehmen und für den verantwortungsbewußten Operateur wichtiger sind als statistische Einzelergebnisse.

Von den **Frühkomplikationen nach Interruptio** (Tab. 2, 3) wurden die mit einer Häufigkeit von 0,1–0,2% zu erwartenden *Perforationen* bereits genannt (S. 39). Während der Operation eintretende *Blutungen* sind die Folge einer mangelhaften Kontraktionsfähigkeit des Uterus, aber auch einer noch nicht ausreichenden Entleerung des Kavum. Die infolge einer Endometritis oder Salpingitis auftretenden *fieberhaften postoperativen Verläufe* führen selten zu einer ernsthaften Gefährdung der Patientin, haben jedoch für einen noch bestehenden Kinderwunsch wesentliche Bedeutung (s. u.) (DECKER).

Von den **Spätkomplikationen nach Interruptio**, die mit einer Gesamtfrequenz von 6–10% angegeben werden, sind die negativen Auswirkungen auf die Fortpflanzungsfähigkeit die am meisten bedrückenden. Nachuntersuchungen konnten bei 10–20% der Frauen nach Interruptio einen einseitigen bzw. doppelseitigen *Tubenverschluß* nachweisen (SEEWALD u. Mitarb.). Die Frequenzangaben für die nachfolgende *Sterilität* schwanken mit 0,3–45% zu sehr, um hieraus eine verbindliche Aussage ableiten zu können

Tabelle 2 Früh- und Spätkomplikationen der Interruptio graviditatis. Erwartungswerte aufgrund der Literatur der letzten Jahre

Frühkomplikationen	5–10%
1. Operative Komplikationen	
– Zervixverletzungen	0,2–0,5%
– Perforationen	0,1–0,2%
– Blutungen bis 500 ml	0,5–1,0%
2. Postoperative Komplikationen	
– fieberhafte Verläufe	5,0–10,0%
– Endometritis, Salpingitis	2,0–4,0%
– postoperative Blutungen bei Plazentaretention	1,0–5,0%
Spätkomplikationen	
1. Auswirkungen auf die Fertilität	
– Tubenverschluß	10–20%
– Infertilität ⎱	nicht ausreichend
– Sterilität ⎰	bekannt; Angaben von 0,3–45%
2. Auswirkungen auf spätere Graviditäten	
– Aborte	15%
– Extrauteringravidität	0,5–2,0%
– Blutungen in der Gravidität	15–20%
– Zervixinsuffizienz (notwendige Cerclage)	10–25%
– Endometriuminsuffizienz	?
3. Auswirkungen auf spätere Geburten	
– Frühgeburten	10–20%
– Komplikationen in der Nachgeburtsperiode (Blutungen, Nachtastung, manuelle Lösung)	20–25%
– gehäufte Subinvolutio uteri	?
Gesamtfrequenz der Komplikationen	10–20%
Letalität	3 : 100000

Tabelle 3 Komplikationsarten und Eingriffsmethoden, Schwangerschaftsabbrüche 1979 (je 100 Abbrüche der jeweiligen Methode) (aus *Bräutigam, H.H., D.A. Grimes*: Ärztliche Aspekte des legalen Schwangerschaftsabbruchs in der Bundesrepublik Deutschland und in den USA. Enke, Stuttgart 1984)

Komplikationsart	Klassische Kürettage	Saugabrasio	Vaginale Hysterotomie	Abdominale Hysterotomie	Hysterektomie	Medikamentöser Abbruch	Insgesamt je Komplikationsart
Zervixriß	0,18	0,09	–	–	–	0,07	0,34
Uterusperforation	0,28	0,12	–	–	–	0,03	0,43
Blutverlust unter 500 ml	0,24	0,12	–	0,23	0,12	0,83	1,55
Blutübertragung	0,08	0,04	–	0,15	0,10	0,10	0,47
Nachblutung	0,91	0,55	–	0,77	1,24	0,69	4,16
Allgemeininfektion	0,13	0,06	0,75	0,38	1,45	0,17	2,94
Fieber über 38°C	0,78	0,37	0,75	2,68	4,13	1,18	9,89
Salpingitis	0,32	0,20	0,37	–	–	0,9	1,79
Parametritis und sonstige Komplikationen	0,36	0,08	0,37	0,38	0,41	0,03	1,63
Thromboembolie	0,02	0,03	–	–	0,41	0,21	0,67
Narkosezwischenfall	0,01	0,02	–	–	–	–	0,03
Komplikationen insgesamt	3,3	1,6	2,2	4,6	7,8	4,2	23,9

(BRÄUTIGAM u. GRIMES, BRÄUTIGAM u. KIRCHHOFF, HOGUE).

Bei **späteren Graviditäten** ist mit einer deutlich erhöhten *Aborthäufigkeit* (KREIBICH u. EHRIG), mit einer auf etwa das Doppelte erhöhten Frequenz an *Extrauteringraviditäten* infolge des Tubenschadens (ČERNOCH), in 15–20% mit *Blutungen* in der Gravidität und in 10–25% mit einer *Insuffizienz des inneren Muttermundes* zu rechnen. Die Notwendigkeit zum operativen Zervixverschluß ergibt sich entsprechend häufiger (KNORRE, ZWAHR, SEEWALD u. Mitarb.).

Von den Spätfolgen für weitere Graviditäten finden die Endometriumschäden als unmittelbarer traumatisierender Effekt der Kürettage, aber auch als Residue endometritischer Vorgänge bis heute zu wenig Beachtung. In Hinblick auf die bei weiteren Graviditäten verschlechterten Nidationsbedingungen hat sich in den letzten Jahren der Begriff der traumatischen bzw. infektiösen **Endometriuminsuffizienz** herausgebildet, der auch für die ungenügende Vorbereitung des Nidationsbettes bei der Ovarialinsuffizienz benutzt wird. Die Folge der Endometriuminsuffizienz sind Störungen der Zottenreduktion mit *Formanomalien der Plazenta*, die Ausbildung eines funktionell unzureichenden Trophoblasten mit dem gehäuften Auftreten von *Molengraviditäten* und vorzeitigen *Plazentainsuffizienzen*, aber auch in Form einer regelwidrigen Plazentalokalisation, z.B. in Form der *Placenta praevia* (WULF).

Schließlich sind hier die Auswirkungen der operativen Aborttherapie auf den *Verlauf späterer Geburten* zu erwähnen (Tab. 2, 3; Abb. 21). Die mit 10–20% deutlich erhöhte Frühgeburtenfrequenz ist mit den Endometriumschäden und der Zervixinsuffizienz ausreichend erklärt. Aber auch die vermehrt nach Interruptiones auftretenden Nachgeburtsstörungen (verzögerte bzw. unvollständige Lösung) mit der Notwendigkeit manueller bzw. instrumenteller Eingriffe sind auf die beeinträchtigten Nidationsbedingungen zurückzuführen.

Die Übersicht über die klinischen Folgen der Interruptio graviditatis läßt mit bedrückender Deutlichkeit erkennen, daß alle, die sich verantwortlich fühlen, ihre Bemühungen um eine Reduzierung dieser operativen Eingriffe fortsetzen und intensivieren müssen. Dem Arzt kommt dabei vordergründig die Aufgabe einer effektvollen antikonzeptionellen Beratung, insbesondere junger Frauen, zu.

Literatur

Alpern, W.M., A.G. Charles, E.A. Friedman: Hypertonic solutions for termination of pregnancy. Amer. J. Obstet. Gynec. 100 (1968) 250

Atkinson, S.M., S.M. Chappel: Vaginal hysterectomy for sterilization. Obstet. and Gynec. 39 (1972) 759

Bänninger, U., J. Kurz, W.E. Schreiner: Komplikationen und Zuverlässigkeit der laparoskopischen Elektrokoagulation der Tuben. Geburtsh. u. Frauenheilk. 39 (1979) 393

Barthel, R., P. Stockhammer, B. Stampehl: Erfahrungsbericht über 200 Schwangerschaftsabbrüche. Med. Welt 29 (1978) 20

Beller, F. K., H. Wagner: Vaginale Hysterektomie zur Schwangerschaftsunterbrechung. Geburtsh. u. Frauenheilk. 35 (1975) 263

Berek, J. S., P. G. Stubblefield: Anatomic and clinical correlates of uterine perforation. Amer. J. Obstet. Gynec. 135 (1979) 181

Berić, B., M. Kupresanin: Vacuumaspiration, using pericervical block, for legal abortion as an outpatient procedure up to the 12th week of pregnancy. Lancet 1971, 619

Berić, B., M. Kupresanin, J. F. Hulka: The Karman catheter: A preliminary evaluation as an instrument for termination of pregnancies up to twelve weeks of gestation. Amer. J. Obstet. Gynec. 114 (1972) 273

Birke, R., W. Willgerodt: Zur Technik der vaginalen Schwangerschaftsunterbrechung mittels der Vakuumexhaustion. Zbl. Gynäk. 90 (1968) 243

Bräutigam, H. H., D. A. Grimes: Ärztliche Aspekte des legalen Schwangerschaftsabbruches in der Bundesrepublik Deutschland und den USA. Bücherei des Frauenarztes. Enke, Stuttgart 1984

Bräutigam, H. H., H. Kirchhoff: Die Komplikationen des legalen Schwangerschaftsabbruches in der Bundesrepublik Deutschland. Dtsch. Ärztebl. 79 (1982) 33

Burmucic, R., R. Kömetter: Die Laparoskopie bei der adipösen Frau. Geburtsh. u. Frauenheilk. 40 (1980) 1006

Canzler, E., S. Rabsilber, G. Hemke: Schwangerschaftsabbruch mit dünnen Plastickathetern. Zbl. Gynäk. 97 (1975) 72

Černoch, A.: Künstliche Schwangerschaftsunterbrechung und extrauterine Schwangerschaft. Zbl. Gynäk. 93 (1971) 1784

Decker, K.: Infektionen nach Schwangerschaftsabbruch. Gynäkologe 11 (1978) 201

Döderlein, G., J. Breitner: Die geburtshilflichen Operationen. In Schwalm, H., G. Döderlein: Klinik der Frauenheilkunde und Geburtshilfe. Urban & Schwarzenberg, München 1964

Frangenheim, H.: Die Tubensterilisierung unter Sicht mit dem Laparoskop. Neue Technik und Erfahrungsbericht. Geburtsh. u. Frauenheilk. 31 (1971) 622

Frangenheim, H.: Tubensterilisation unter Sicht mit dem Laparoskop. Neue Techniken und Instrumente zur Tubenligatur und zum Tubenverschluß mittels Tantalum-Clips. Geburtsh. u. Frauenheilk. 33 (1973) 967

Frangenheim, H.: Die Laparoskopie in der Gynäkologie, Chirurgie und Pädiatrie, 3. Aufl. Thieme, Stuttgart 1977

Gethmann, U., E. Schuster, H.-O. Hoppen, F. Oberheuser: Abortinduktion mit Prostaglandin. Fortschr. Med. 96 (1978) 1771

Goeschen, K., E. Saling: Induktion der Zervixreife mit Oxytocin- versus $PGF_{2\alpha}$-Infusion versus PGE_2-Gel-intrazervikal bei Risikoschwangeren mit unreifer Zervix. Geburtsh. u. Frauenheilk. 42 (1982) 777

Grünberger, W.: Lokale Applikation von PGE_2 mittels Portiokappe zur Geburtseinleitung. Wien. klin. Wschr. 94 (1982) 561

Gstöttner, H., H. Richter, K. Rothe: Priming mittels Prostaglandin $F_{2\alpha}$ intrazervikal vor Interruptiones. Zbl. Gynäk. 101 (1979) 404

Gumbrecht, C., R. J. Beißwenger: Die Uterusexstirpation bei Interruptio mit definitiver Sterilisation. Geburtsh. u. Frauenheilk. 32 (1972) 205

Hähn, N.: Schwangerschaftsabbruch und Rhesusprophylaxe. Dtsch. Ärztebl. 74 (1977) 805

Harman, C. R., D. G. Fish, J. E. Tyson: Factors influencing morbidity in termination of pregnancy. Amer. J. Obstet. Gynec. 139 (1981) 333

Hickl, E. J., P. Bandilla, M. Kaether: Therapie mit Prostaglandinen in der Gynäkologie. Dtsch. med. Wschr. 99 (1974) 1566

Hirsch, H. A.: Laparoskopie und Sterilisation. Gynäkologe 7 (1974) 157

Hirsch, H. A.: Derzeitiger Stand der Tubensterilisation. Geburtsh. u. Frauenheilk. 37 (1977) 461

Hirsch, H. A., S. Herbst, K. Decker: Tubensterilisation durch bipolare Elektrokoagulation. Geburtsh. u. Frauenheilk. 37 (1977) 869

Hogue, C. J. R.: An evaluation of studies concerning reproduction after first trimester induced abortion. Int. J. Gynec. Obstet. 15 (1977) 167

Käser, O., F. A. Iklé, H. A. Hirsch: Atlas der gynäkologischen Operationen, 4. Aufl. Thieme, Stuttgart 1983 (S. 2.10)

Kastendieck, E., W. Mestwerdt: Tierexperimentelle und klinische Aspekte zur Technik der laparoskopischen Tubensterilisation. Geburtsh. u. Frauenheilk. 33 (1973) 971

Kirchhoff, H.: Komplikationen beim legalen Schwangerschaftsabbruch. Med. Klin. 68 (1973) 1573

Kirchhoff, H.: Komplikationen bei Schwangerschaftsunterbrechungen. Wien. med. Wschr. 126 (1976) 696

Kischmann, M.: Die Uterusperforation bei der Schwangerschaftsunterbrechung. Frauenarzt 16 (1975) 178

Klinte, I., L. Hamberger, N. Wiqvist: Second trimester abortion by extraamniotic installation of rivanol combined with intravenous administration of oxytocin or prostaglandin $F_{2\alpha}$. Acta obstet. gynec. scand. 62 (1983) 303

Knorre, P.: Über den Einfluß von Aborten und Schwangerschaftsunterbrechungen auf nachfolgende Geburten. Zbl. Gynäk. 98 (1976) 587, 591, 595

König, U. D.: Die offene Pelviskopie. Ein Beitrag zur Erhöhung der Sicherheit bei der Pelviskopie. Gynäkologe 15 (1982) 30

Kreibich, H., E. Ehrig: Der Einfluß der Interruptio auf die spätere Fertilität unter besonderer Berücksichtigung des Abortgeschehens. Zbl. Gynäk. 100 (1978) 1254

Kruschwitz, S.: Interruptio-Morbidität und -Mortalität. Zbl. Gynäk. 95 (1973) 1601

Laufe, L. E., A. K. Kreutzner: Vaginal hysterectomy: a modality for therapeutic abortion and sterilisation. Amer. J. Obstet. Gynec. 110 (1971) 1096

Lembrych, S.: Schwangerschafts-, Geburts- und Wochenbettsverlauf nach künstlicher Unterbrechung der ersten Gravidität. Zbl. Gynäk. 94 (1972) 164

Lembrych, S., Z. Olbrot: Das Problem der Fertilität nach Schwangerschaftsunterbrechung mit der Boero-Methode. Zbl. Gynäk. 103 (1981) 154

Lichtenegger, W.: Abortinduktion mit Prostaglandin $F_{2\alpha}$ und einem neuen Prostaglandin-E_2-Derivat. Wien. med. Wschr. 127 (1977) 536

Lichtenegger, W.: Prostaglandine zur Geburtseinleitung. Wien. klin. Wschr. 94 (1982) 564

Lindemann, H. J., J. Mohr: Ergebnisse von 274 transuterinen Tubensterilisationen per Hysteroskop. Geburtsh. u. Frauenheilk. 34 (1974) 775

Lueken, R. P., A. Gallinat, H.-J. Lindemann: Hysteroskopische Untersuchungen nach Aspirations- und instrumenteller Curettage für den Schwangerschaftsabbruch. Geburtsh. u. Frauenheilk. 37 (1977) 776

Martius, G.: Gynäkologische Operationen. Thieme, Stuttgart 1980

Martius, G.: Lehrbuch der Geburtshilfe, 11. Aufl. Thieme, Stuttgart 1984

Murray Sheilagh, S. L. Barron, A. McNay: Transplacental haemorrhage after abortion. Lancet 1970/I, 631

Muth, H., H. Engelhardt: Schwangerschaftsunterbrechung. Urban & Schwarzenberg, München 1964

Nagell, J.R., J.W. Roddick: Vaginal hysterectomy as a sterilisation procedure. Amer. J. Obstet. Gynec. 111 (1971) 703

Nielsson, S., H. Johnell, J. Langhoff-Roos: Vaginal administration of 15-methyl-PGE$_{2\alpha}$-methylester prior to vacuum aspiration. Acta obstet. gynec. scand 62 (1983) 599

Obel, E.: Pregnancy complications following legally induced abortion with special reference to abortion technique. Acta obstet. gynec. scand. 58 (1979) 147

Peters, F.D., H.A. Hirsch: Vergleich von Intra- und Parazervikal-Anästhesie beim Schwangerschaftsabbruch. Geburtsh. u. Frauenheilk. 38 (1978) 946

Ponnath, H., H. Weitzel, D. Benthin: Kombinierter Einsatz von Minprostin und Sulproston bei der Aborteinleitung im II. Trimenon und bei der Geburtseinleitung beim toten Kind im Vergleich zum alleinigen Sulprostoneinsatz. Geburtsh. u. Frauenheilk. 41 (1981) 849

Sarembe, B., H. Spies: Kritische Bewertung der Schwangerschaftsunterbrechung mit dem Vakuumexhaustor unter besonderer Berücksichtigung des Blutverlustes. Dtsch. Gesundh.-Wes. 22 (1967) 2225

Schmidt, W., G. Widmaier, B. Arabin, S. Ditz, F. Kubli: Die Zervixreifung am Termin – ein Vergleich von drei Methoden: Oxytocin-Infusion, Prostaglandin F$_{2\alpha}$-Gel und Prostaglandin E$_2$-Gel intrazervikal. Geburtsh. u. Frauenheilk. 42 (1982) 6

Schmidt-Gollwitzer, M., K. Schmidt-Gollwitzer, B. Schüssler, R. Koch, J. Nevinny-Stickel: Erste Erfahrungen mit einem neuen Prostaglandin-E$_2$-Derivat. Geburtsh. u. Frauenheilk. 37 (1977) 1030

Schulz, B.O., U. Gethmann, F. Lehmann: Präoperative Zervixdilatation bei der Interruptio im I. Trimenon durch Sulproston. Geburtsh. u. Frauenheilk. 44 (1984) 185

Schulze, G., C. Herold: Komplikationen der Interruptio und ihre Auswirkungen auf nachfolgende Schwangerschaften. Zbl. Gynäk. 100 (1975) 1261

Schweppe, K.W., H. Wagner, F.K. Beller: Schwangerschaftsunterbrechung durch Saugkürettage im Vergleich zur konventionellen Metallkürette. Med. Welt. 1980

Seewald, H.J., R. Holtzhauer, E. Zschoche, M. Kulhavy: Klinische und hysterosalpingographische Befunde nach Interruptio. Zbl. Gynäk. 95 (1973) 710

Semm, K.: Technische Bemerkungen zur Saugkürettage. Geburtsh. u. Frauenheilk. 32 (1972) 547

Semm, K.: Statistischer Überblick über die Bauchspiegelung in der Frauenheilkunde bis 1977 in der Bundesrepublik Deutschland. Geburtsh. u. Frauenheilk. 39 (1979) 537

Semm, K., E. Philipp: Eileiterregeneration post sterilisationem. Geburtsh. u. Frauenheilk. 39 (1979) 14

Stamm, H.: Verfahren zum Schwangerschaftsabbruch. Geburtsh. u. Frauenheilk. 32 (1972) 541

Tatum, H.J.: Contraception and family planning. In Benson, R.G.: Current Obstetric and Gynecologic Diagnosis and Treatment. Lange, Los Altos Cal. 1982

Vujić, J.: Vorteil und Wirkungsmechanismus der Vakuumaspiration als Methode zur Durchführung künstlicher Schwangerschaftsunterbrechungen. Arh. Zaštitu Majke Djeteta 16 (1972) 45

Walz, K.A., W.M. Fischer, H. Ludwig: Die vaginale Hysterektomie zum Schwangerschaftsabbruch. Geburtsh. u. Frauenheilk. 36 (1976) 868

Weise, W., M. Link, E. Bernoth: Kritische Überprüfung ein- und zweizeitiger Methoden der künstlichen Schwangerschaftsunterbrechung. Zbl. Gynäk. 92 (1970) 841

Wenderlein, J.M.: Risiken der Abruptio. Sexualmedizin 7 (1978) 997

Wulf, K.-H.: Die regelwidrige Anlage und Entwicklung des Schwangerschaftsproduktes. In Martius, G.: Lehrbuch der Geburtshilfe, 10. Aufl. Thieme, Stuttgart 1981 (S. 116)

Wulf, K.-H.: Pathologie der Nachgeburtsteile unter der Geburt. In Martius, G.: Lehrbuch der Geburtshilfe, 10. Aufl. Thieme, Stuttgart 1981 (S. 132)

Zahradnik, H.D., J. Beyer, R. Schullfahrt, G. Wimhöfer, E.E. Petersen, J. Offermann, M. Breckwoldt: Sind Hegar-Stifte entbehrlich? Geburtsh. u. Frauenheilk. 39 (1979) 43

Zielske, F.: Sterilisation der Frau durch laparoskopische Elektrokoagulation der Tuben. Gynäkologe 5 (1972) 175

Zwahr, Chr.: Ein Beitrag zum Problem der latenten Morbidität nach Interruptio bei Erstschwangeren – das Ergebnis hysterosalpingographischer Nachuntersuchungen. Zbl. Gynäk. 97 (1975) 78

Operative Behandlung genitaler Tumoren in der Gravidität

Die operative Behandlung genitaler Tumoren verlangt in der Gravidität vom Arzt oftmals schwierige und für die Patientin schwerwiegende Entscheidungen. Dies bedeutet in erster Linie, daß die Indikation vor jeder Operation in der Gravidität unter Ausnutzung aller sinnvollen diagnostischen Möglichkeiten mit größter Vorsicht und Zurückhaltung gestellt werden muß.

Operative Myomtherapie

Vorkommen: Myome (Abb. 1) finden sich in der Gravidität mit einer *Frequenz* von 0,5–2% (STROBEL, DUBRAUSKY, BÖTTCHER u. BELLER, MESTWERDT). Bei Schnittentbindungen lassen sie sich in etwa 7% nachweisen.

Von den **Komplikationen**, die Anlaß zur operati-

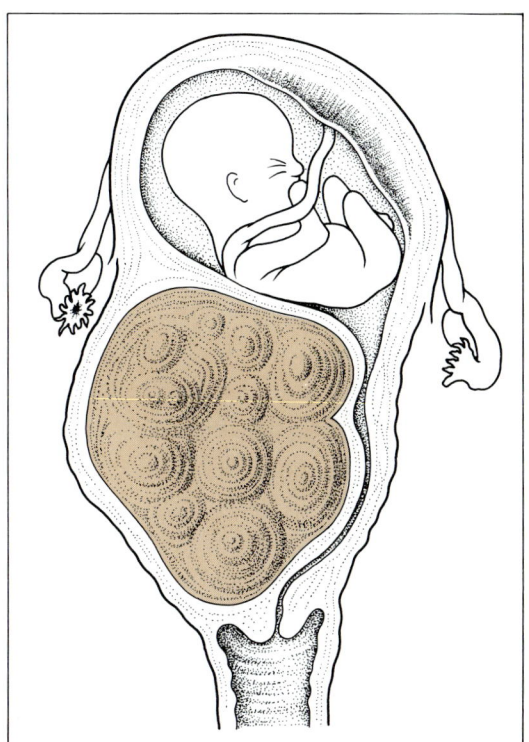

Abb. 1 Schwangerschaft in einem Uterus myomatosus

ven Intervention geben können, sind vor allem die vorzeitige Wehentätigkeit mit der Gefahr der Frühgeburt, die Myomschmerzen, die Anlaß zum Analgetikamißbrauch sein können, und die Myomnekrose bzw. Kapselruptur mit nachfolgendem akuten Abdomen zu nennen (LEDERMAIER, ETTERICH). Eine auffallende Tumorvergrößerung ist so gut wie immer die Folge der schwangerschaftsbedingten Hyperämie, Ödematisierung und der in der Gravidität nicht selten zu beobachtenden Myomwanderung in Richtung auf die Organoberfläche. Eine „sarkomatöse Entartung" stellt indessen, wenn sie überhaupt vorkommt, eine extreme Seltenheit dar, so daß sie die Indikationsstellung nicht beeinflussen kann (HART u. BILLMAN, RUMMEL u. Mitarb.).

Ergibt sich die Notwendigkeit zur **Laparotomie**, so hat diese zunächst die Lokalisation und Größe des Myoms zu berücksichtigen. Vom 2. Trimenon an wird zumeist ein Unterbauchlängsschnitt oder auch ein Pararektalschnitt notwendig werden.

Die bei der Operation anzustrebende

Myomenukleation

unter Erhalt der Gravidität hat sich weitgehend nach den ‚Stielverhältnissen" zu richten:

– *Gestielte subseröse Myome* (Abb. 2) werden im Niveau der Uteruswand, evtl. durch ein flaches Ausschneiden des Stieles, abgetragen.
– *Kleine, flach aufsitzende subseröse Myome* lassen sich zumeist dadurch ohne größeren Substanzverlust abtragen, daß sie nach Durchtrennung der Serosa oberflächlich umschnitten und dann mit einer Kugelzange gefaßt und angehoben werden. Die Exzision ist dann leicht möglich.
– *Größere, tief reichende Myome* (Abb. 3) sollten zunächst im Bereich der sie überziehenden Serosa elliptisch umschnitten werden. Danach wird der Tumor wiederum mit einer Kugelzange oder Museux-Klemme gefaßt. Die weitere *Schnittführung* erfolgt möglichst parallel zu den großen uterinen Gefäßen, um stärkere Blutungen zu vermeiden. Das *Ausschälen* wird myomnahe mit dem Skalpell oder einer Schere so vorgenommen, daß eine Eröffnung des Cavum uteri möglichst vermieden wird. Unter diesem Aspekt ist es besser, einen Teil der Myomkapsel über dem Endo-

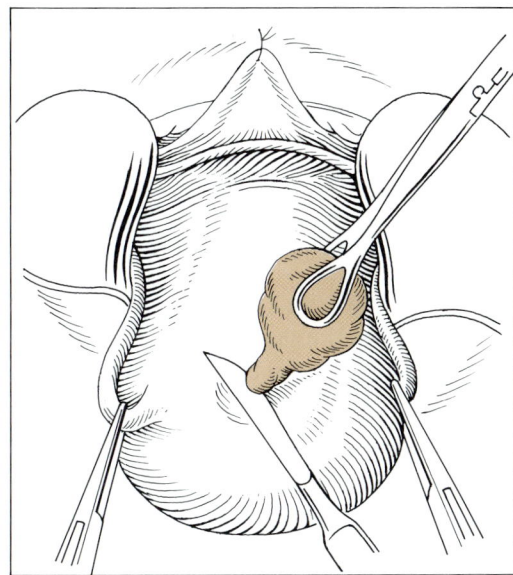

Abb. 2 Abtragung eines gestielten subserösen Myoms in der Gravidität. Der Myomstiel wird im Niveau der Serosa abgetragen

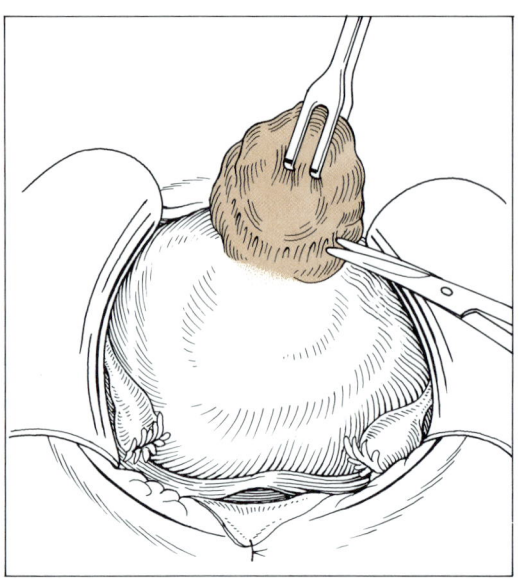

Abb. 3   Ausschälen eines intramuralen Myoms in der Gravidität. Das Myom ist nach elliptischer Umschneidung der Serosa über dem Tumor mit einer zweizinkigen Museux-Klemme gefaßt. Es wird mit ihrer Hilfe während der Präparation eleviert

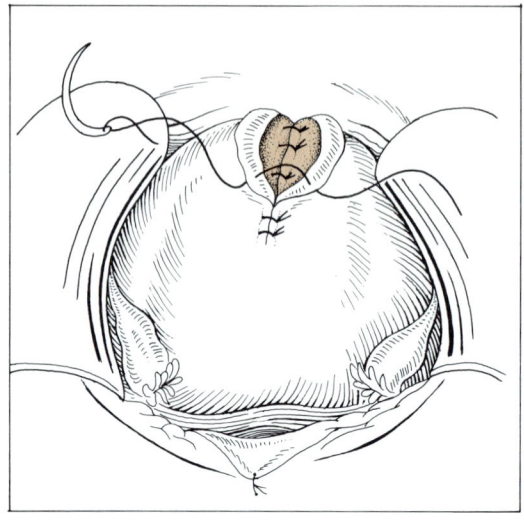

Abb. 4   Versorgung des Wundbettes nach Myomenukleation. Das Myom ist ausgeschält. Die tiefen Wundschichten sind mit Einzelknopfnähten adaptiert. Mit einer zweiten Nahtreihe wird durch sorgfältige Adaption der Serosa die Wunde endgültig verschlossen

metrium zu belassen, als die komplette Myomektomie anzustreben! Andererseits ist bekannt, daß selbst bei einer Kavumeröffnung mit intakten Eihäuten die Schwangerschaft erhalten werden kann (KÄSER u. Mitarb.). Bei fundusnahen Myomen ist die *Schonung der Tubenabgänge* zu beachten: Präparationen in ihrer Nähe sind zu vermeiden, um eine primäre Verletzung oder eine sekundäre Schädigung beim Wundverschluß auszuschalten.

Bei der **Versorgung des Myombettes** (Abb. 4) ist für eine ausreichende Blutstillung Sorge zu tragen. Stark blutende Gefäße werden gesondert gefaßt und umstochen. Es folgt dann die Resektion dünn ausgezogener und ausgefranster Kapselteile. Für die *Naht* ist bei oberflächlichen Wunden ein durchgreifender Verschluß mit z. B. einem eingeschmolzenen Polyglactin-910-Faden (Vicryl) 2-0 (metr. 3,5) ausreichend. Zur Versorgung tieferer Wunden ist ein schichtweiser Verschluß unter Vermeidung von Hohl-

raumbildungen erforderlich. Die zweite seromuskuläre Naht kann dann fortlaufend erfolgen.

Zur **Deckung tieferer Wanddefekte** hat LOUROS das Einstülpen der Myomkapsel zur Tamponade und zur Ergänzung des Substanzverlustes in der Wand empfohlen. Hierzu werden zunächst die äußeren Wundränder miteinander vereinigt. Die zweiten, seitlich der ersten Nahtreihe gelegten Nähte versenken die Kapsel im Myombett. Der Nachteil ist die Verlagerung von Serosa in die Uteruswand.

In der **Frühgravidität** und bei fehlendem Kinderwunsch bzw. bei einer aus anderen Gründen geplanten Interruptio kann die erforderliche Myomoperation in Form der Uterusexstirpation ausgeführt werden.

In der **Spätschwangerschaft** gelingt es häufig auch bei großen Myomen, unter medikamentöser Tokolyse und strenger Überwachung die Lebensfähigkeit des Kindes abzuwarten, um dann – evtl. nach vorheriger Surfactant-Stimulation mit Betamethason – die Myomenukleation oder die Uterusexstirpation mit der vorausgeschickten Uterusentleerung durch die Schnittentbindung zu verbinden.

Operation eines Ovarialtumors

Vorkommen und pathologische Anatomie: Von den genitalen Tumoren, die Anlaß zu einer

operativen Intervention in der Gravidität oder auch sub partu geben, haben die Ovarialtumo-

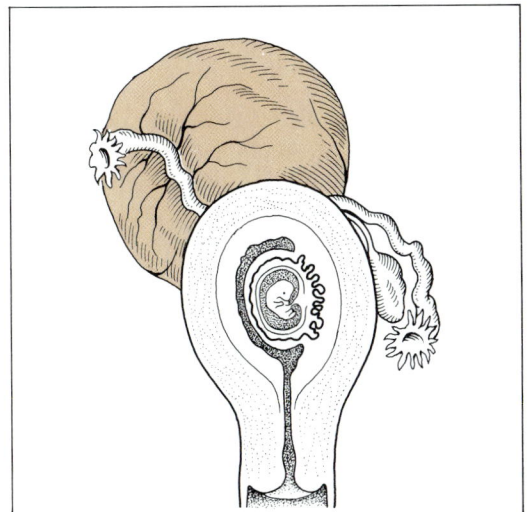

Abb. 5 Rechtsseitige Ovarialzyste in der Frühgravidität

ren im Vergleich zu den Myomen größere Bedeutung (Abb. 5). Dabei darf die Möglichkeit der primären oder sekundären Malignität ebenso wenig außer acht gelassen werden wie die Gefahr der Stieldrehung in der Gravidität und der Zystenruptur sub partu (BOOTH, HAHMANN u. Mitarb., KRONE u. PROBST, RUCKHÄBERLE u. Mitarb.). In etwa 60% handelt es sich um häufig exzentrisch gebaute und damit besonders zur Stieldrehung neigende Dermoide, in 30% um Kystome. In der Frühgravidität muß aber auch immer an die Möglichkeit einer Retentionszyste gedacht werden; bevorzugt wird sie bei der

Blasenmole und der Mehrlingsgravidität beobachtet.

Die **Indikationsstellung** zur operativen Behandlung eines Ovarialtumors in der Gravidität ist uns in den letzten Jahren durch die *Ultraschalldiagnostik* wesentlich erleichtert worden (Abb. 6). Mit ihrer Hilfe ergeben sich folgende Möglichkeiten:

– Exakte Bestimmung der *Größe der Tumors* und metrische Verfolgung von dessen Wachstum. Eine Tumorgröße über 8–10 cm mit gleichzeitiger Größenzunahme spricht für ein echtes Blastom und legt die operative Entfernung nahe.
– Erkennung von *Innenstrukturen*, die wiederum für ein Blastom, und zwar für das zur malignen Entartung neigende Cystoma serosum papillare, sprechen.

So können wir mit einer gewissen Sicherheit echte Neubildungen von Retentionszysten, die einer operativen Therapie so gut wie nie bedürfen, unterscheiden. Unnötige operative Eingriffe können damit der Patientin eher erspart werden (FRANK u. BUTTENBERG). Bei einer Häufigkeit der Ovarialtumoren in der Gravidität von 0,5–1% muß mit einer *Malignitätsrate* von 2–15% gerechnet werden (CHOWDHURY, JUBB, TAWA). Eine *Tumordiagnose im 3. Trimenon* rechtfertigt unter sorgfältiger Kontrolle evtl. ein Abwarten bis zur Lebensfähigkeit des Kindes, um dann den Tumor anläßlich einer Schnittentbindung zu entfernen. Nicht zu verantworten ist es, einen Ovarialtumor während der Entbindung zu belassen oder ihn ins Wochenbett mit hinüberzunehmen zu lassen.

Abb. 6 Ultraschallbild einer großen Ovarialzyste in der 11. Schwangerschaftswoche. Medianer Längsschnitt. Harnblase leer. Im Uterus Fruchthöhle und Embryo. Zyste einkammrig ohne Innenstrukturen. Die operative Entfernung der Zyste war wegen ihrer Größe erforderlich (aus *Schlensker, K.-H.:* Atlas der Ultraschalldiagnostik in Geburtshilfe und Gynäkologie. Thieme, Stuttgart 1984)
1 = Bauchdecke,
3 = Amnionhöhle
4 = Embryo,
5 = Ovarialzyste

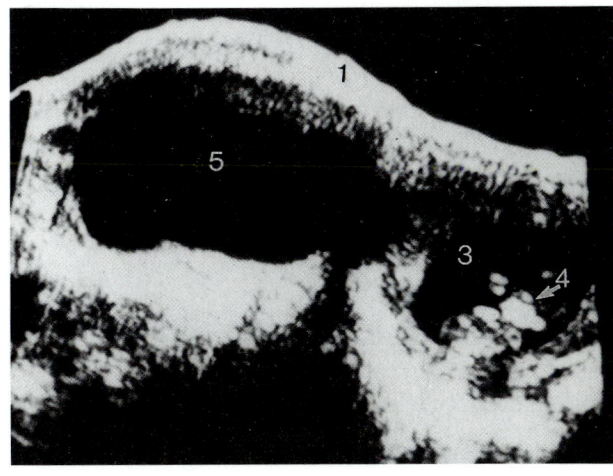

Die **Operation** erfolgt nach den gleichen technischen Prinzipien wie außerhalb der Gravidität. Ausdehnung und Schnittrichtung der Laparotomie richten sich nach der Größe des Tumors und dessen Lokalisation. *Kleinere Ovarialtumoren* werden vor die Bauchdecken gebracht, um zunächst die Stielverhältnisse überprüfen zu können. Ist ein Ovarialrest erkennbar, so muß der

Enukleation der Ovarialzyste

der Vorzug gegeben werden (Abb. 7). Hierzu wird der ovarnahe Tumorpol umschnitten und die Zyste vorsichtig ausgeschält. Das restliche Ovar wird mit einer durchschlungenen fortlaufenden Naht bzw. mit Einzelknopfnähten unter Verwendung von eingeschmolzenen Polyglactin-910-Fäden der Stärke 2-0 (metr.

3,5) neu formiert (Abb. 7). Ist wirklich kein Ovarialrest auszumachen, so wird – je nach dem Zustand der Tube – die

Exstirpation des Ovars

mit primärer Umstechung der Fimbria ovarica bzw. die

Adnexexstirpation

mit primärer Umstechung des Lig. suspensorium ovarii (infundibulopelvicum) und anschließendem Säumen des Lig.latum bis zum Uterus hin erforderlich (Abb. 8). Ist der Tumor auf diese Weise bis zum Uterus gestielt worden, so wird jeweils oberhalb und unterhalb des uterinen Adnexabganges eine Umstechung gelegt, der Tumorstiel exzidiert und die Wunde mit einer Schleife des Lig.teres gedeckt.

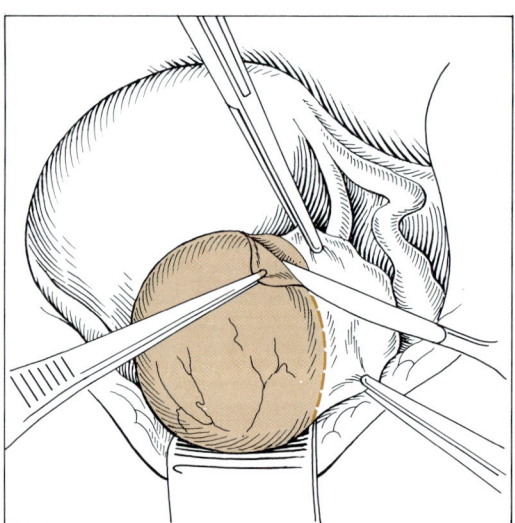

Abb. 7   Enukleation einer Ovarialzyste in der Gravidität. Die Tumorbasis wird mit dem Skalpell vorsichtig umschnitten. Anschließend wird die Zyste dicht an der Tumorkapsel entlang aus dem gesunden Ovargewebe ausgeschält

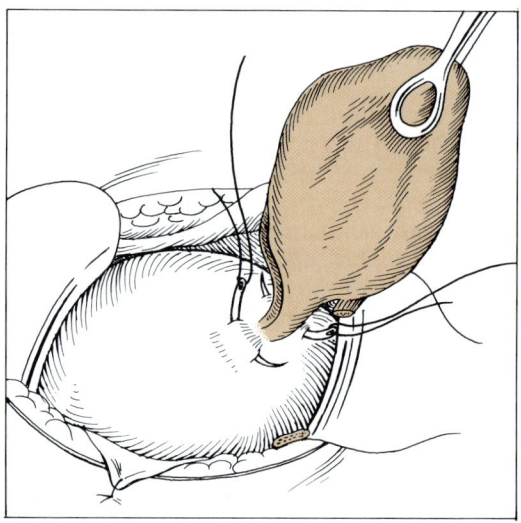

Abb. 8   Adnexexstirpation bei großer Ovarialzyste in der Schwangerschaft. Ein Ovarrest ist nicht zu erkennen. Da auch die Tube starke Veränderungen erkennen ließ, wird die Adnexexstirpation vorgenommen. Das Lig. suspensorium ovarii ist umstochen und durchtrennt. Im Bereich des Tubenabganges und unterhalb des Lig.ovarii proprium wird je eine Umstechung gelegt, so daß anschließend der uterine Adnexabgang oberflächlich (!) abgetragen werden kann

Operative Therapie des Zervixkarzinoms in der Gravidität

Das Zervixkarzinom wird bei Schwangeren heute selten beobachtet. Die Frequenz beträgt 0,005–0,1% (KÄSER u. HOHL, RATHGEN, FRIEDBERG u. Mitarb., SCHUBERT u. a.). Bei knapp 1% aller Zervixkarzinome besteht zugleich eine Gravidität. Für den Geburtshelfer ist es wichtig zu wissen, daß das Tumorwachstum durch die Schwangerschaft nicht gefördert wird (BIKKENBACH u. SOOST). Jeder Versuch einer vaginalen

Entbindung führt indessen zur Traumatisierung des Tumors und damit zu einer beschleunigten Tumorausbreitung auf den entstehenden Wunden, d. h. zu einer Propagation des Karzinoms. Aus diesen Gründen ist er streng kontraindiziert!

Die dringend erforderliche **rechtzeitige Diagnosestellung** ist bei der überwiegenden Zahl der Patientinnen gewährleistet, wenn
– die Schwangerenvorsorge konsequent zur Karzinomfrüherkennung genutzt wird (ISBELL u. GROVER), und zwar vom Hausarzt wie von den geburtshilflichen Kliniken;
– bei allen vaginalen Blutungen in der Gravidität auch an die Möglichkeit des Bestehens eines Zervixkarzinoms gedacht wird und dies zu den entsprechenden diagnostischen Maßnahmen führt;
– bei subpartual beobachteten Zervixdystokien unter dem Bild einer Retraktionsstörung wiederum auch ein Zervixkarzinom in Erwägung gezogen wird.

Die **operative Therapie** hat wie außerhalb der Gravidität in erster Linie das Tumorstadium zu berücksichtigen, wobei zu bedenken ist, daß die hormonelle Gewebsauflockerung die Erkennung parametraner Infiltrationen evtl. erheblich erschwert (SCHUBERT) (s. u.). Im *Stadium I* wird in der Frühgravidität die erweiterte Uterusexstirpation mit Lymphadenektomie im Sinne der

Wertheim-Meigs-Operation

angestrebt. Nach der 28. Schwangerschaftswoche p. m. ist darüber zu entscheiden, ob mit dem Therapiebeginn bis zur Lebensfähigkeit des Kindes gewartet werden kann, um dann – evtl. nach Induktion der Lungenreife – die

Wertheim-Operation in Kombination mit der Schnittentbindung

vorzunehmen. Die Entscheidung kann nur in einem ausführlichen Gespräch mit der Patientin getroffen werden. Hierbei kann weder ein wachstumshemmender noch ein wachstumsfördernder Effekt der Gravidität auf den Tumor unterstellt werden.

Bei einem **höheren Tumorstadium** muß in der Frühgravidität ohne Berücksichtigung der Gravidität mit der Strahlentherapie begonnen werden. Vom 2. Trimenon an ist die

supravaginale Uterusamputation nach Porro

– bei zu erwartender Lebensfähigkeit des Kindes wiederum in Verbindung mit der Schnittentbindung – und die anschließende Strahlentherapie ein sinnvolles Vorgehen (BIKKENBACH u. SOOST, FAUVET, SCHUBERT, PHILIPP, KOFLER u. PHILIPP, SOMMER u. Mitarb., GRUPP u. LEMTIS, SCHWEPPE u. BELLER). Beim supravaginalen Absetzen des Corpus uteri hat der Operateur unbedingt darauf zu achten, daß die Schnittführung ausreichend oberhalb der Zervix und damit genügend vom Tumorgewebe distanziert erfolgt, da andererseits mit einer schnellen Tumorprogression zu rechnen ist.

Die **Prognose** des Zervixkarzinoms in der Gravidität ist, abgesehen vom Tumorstadium, deutlich vom Schwangerschaftsalter abhängig: Sie ist um so günstiger, je jünger die Gravidität zu Beginn der Behandlung ist. Die Behandlungsergebnisse schwanken in der Literatur erheblich (HITTMAIR). Die im Vergleich mit den Heilungsziffern in den einzelnen Tumorstadien außerhalb der Gravidität schlechteren Ergebnisse in der Schwangerschaft dürfen nicht auf eine Beeinflussung des Tumorwachstums durch die Gravidität zurückgeführt werden! Sie sind vielmehr als eine Folge der erschwerten Stadieneinteilung durch die Auflockerung auch parametraner Tumorinfiltrate zu betrachten, die häufig zu einer zu niedrigen Klassifikation Anlaß gibt (SCHUBERT). Bei primär operativer Therapie mit Nachbestrahlung konnten THOMPSON u. Mitarb. bei allerdings nur 38 Patientinnen mit den Stadien I bis II a die bisher wohl einmalige Heilungsziffer von 100% erreichen, ein Ergebnis, das zumindest die Therapieaussichten in entsprechenden Behandlungszentren erkennen läßt.

Die **Operation** des Zervixkarzinoms in der Gravidität in Form der erweiterten Uterusexstirpation mit Lymphadenektomie nach Wertheim-Meigs oder auch in Form der Porro-Operation ist präparatorisch eher erleichtert, da die Gewebsauflockerung eine verbesserte Darstellung der Gewebsschichten garantiert. Die Blutstillung hat sorgfältiger zu erfolgen.

Diagnostisches und therapeutisches Vorgehen bei suspektem Smear bzw. zervikaler intraepithelialer Neoplasie (CIN)

Die **Abklärung pathologischer Zytologiebefunde** stellt den Geburtshelfer vor vielfältige Probleme. Sie bestehen vor allem darin, daß
– zur zytologischen und histologischen Beurteilung die Besonderheiten der Gravidität Beachtung finden müssen (HAMPERL u. Mitarb.),
– bereits diagnostische Eingriffe zu einer Ge-

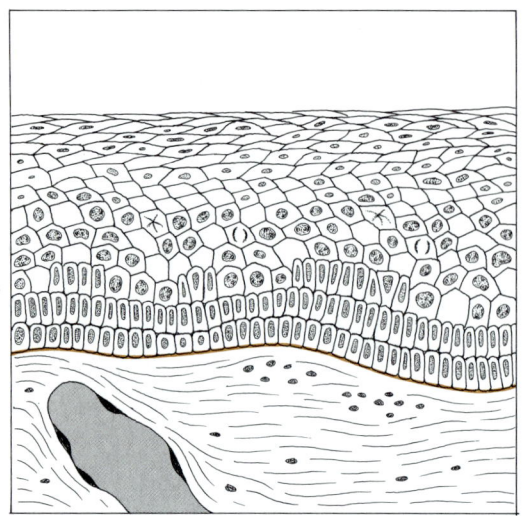

Abb. 9 Leichte bis mittelgradige Dysplasie des zervikalen Plattenepithels (CIN I) (Abb. 9–11 aus *Kern, G.*: Gynäkologie. Thieme, Stuttgart 1977)

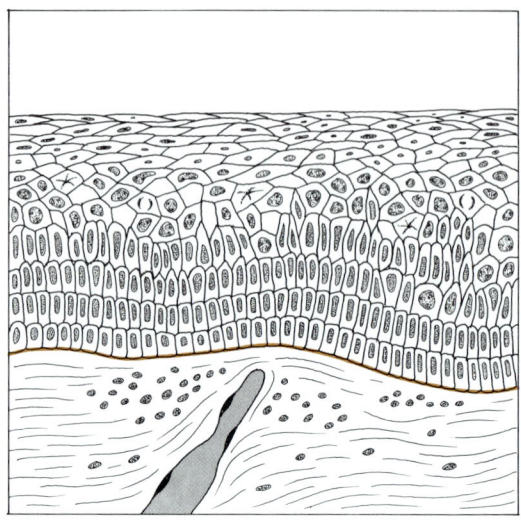

Abb. 10 Mittelgradige Dysplasie des zervikalen Plattenepithels (CIN II)

fährdung der Gravidität führen können, wenn diese auch in der Literatur unterschiedlich hoch bewertet wird. Nach einer Konisation in der Schwangerschaft wird z. B. eine etwa 7mal höhere Abortrate angegeben (KOFLER u. PHILIPP). Schließlich ist darauf hinzuweisen, daß die Frequenzsteigerung der Präkanzerosen bei jüngeren Frauen und die Tatsache, daß in der Schwangerschaft häufiger die Krebsvorsorge vorgenommen wird, den Geburtshelfer in zunehmendem Maße mit der Frage nach dem optimalen diagnostischen und therapeutischen Vorgehen konfrontiert (ISBELL u. GROVER, KOFLER u. PHILIPP).

Wird ein **pathologischer Zytologiebefund** erhoben, so besteht die erste Aufgabe darin, mit Hilfe der Differentialzytologie und der Kolposkopie den Versuch zu unternehmen, ein infiltratives Wachstum auszuschließen. Es ist erfreulich, daß es auf diese Weise in den letzten Jahren gelungen ist, zu einer Abnahme der Konisationen in der Gravidität zu kommen (ZINSER, NAUJOKS). Gelingt dies indessen nicht mit ausreichender Sicherheit, so ist zunächst die

Biopsie der Portio unter kolposkopischer Kontrolle

indiziert. Wird dabei mit ausreichender Sicherheit eine Dysplasie im Sinne einer CIN diagnostiziert, so sind in allen 3 Stadien (Abb. 9-11)

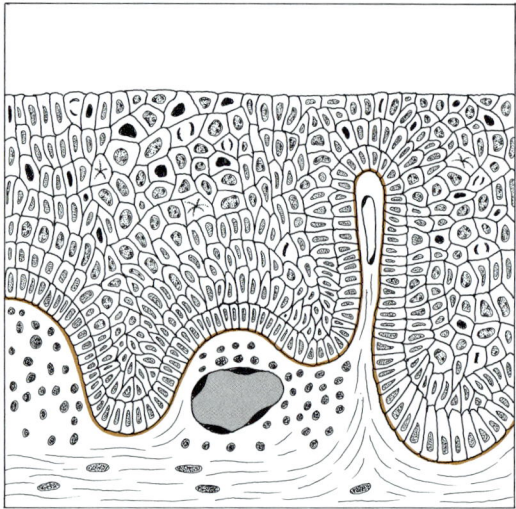

Abb. 11 Schwere Dysplasie des zervikalen Plattenepithels (CIN III; Carcinoma in situ)

(– Stadium I = leichte bis mittelschwere Dysplasie,
– Stadium II = schwere Dysplasie,
– Stadium III = Carcinoma in situ)
ein weiteres Abwarten bis zum Ende der Gravidität und die vaginale Entbindung zulässig. Der Bestand der Gravidität wird durch die Biopsie nicht gefährdet. Beim CIN-Stadium III (Carci-

noma in situ) wird allerdings von vielen Gynäkologen wie bei einem nicht ausreichend sicheren Ausschluß eines infiltrativen Wachstumes die

Konisation in der Gravidität

bevorzugt. Bestätigt diese das Carcinoma in situ, so muß spätestens 3 Monate nach der Entbindung aufgrund der erneuten zytologischen und kolposkopischen Untersuchung die endgültige Therapie festgelegt werden. Es ist bekannt, daß die operative Zurückhaltung bei einer Konisation in der Gravidität dazu führt, daß häufiger als außerhalb der Schwangerschaft später noch Reste des Carcinoma in situ gefunden, die Gewebsentnahmen also nicht ausreichend im Gesunden vorgenommen werden (BOUTSELIS, DUDAN u. Mitarb.). Ist beim Carcinoma in situ aus einem anderen Grunde eine Schnittentbindung indiziert und besteht kein weiterer Kinderwunsch, so empfehlen z.B. SAMA u. GHAFOURI die gleichzeitige Uterusexstirpation im Sinne der

„cesarean hysterectomy"

mit einer nur geringen Zunahme der postoperativen Morbidität (S.222f.). Dieses Vorgehen erscheint vor allem für Frauen angezeigt, bei denen die weitere ausreichende Überwachung nicht gesichert werden kann.

Eine **uneingeschränkte Indikation zur Konisation** in der Gravidität ist gegeben, wenn aufgrund der diagnostischen Maßnahmen ein infiltratives Wachstum nicht ausgeschlossen werden kann (SCHWEPPE u. BELLER, WILLIAM u. TURNBULL, GRUPP u. LEMTIS). Dabei läßt sich die Gefahr der vorzeitigen Schwangerschaftsbeendigung in Form eines Abortus oder einer Frühgeburt durch eine perioperative medikamentöse Tokolyse und die großzügig indizierte

Konisation in Kombination mit der Cerclage

verringern (KOFLER u. PHILIPP). Es wird unmittelbar nach der Entfernung des Konus und dem Wundverschluß je nach dem Stand der Blasenumschlagfalte der nichtresorbierbare Faden mit oder ohne vorherige Kolpotomie und Blasenpräparation möglichst hoch um die Zervix gelegt (S.13). Zugleich wird hierdurch die Gefahr der Blutung aus dem hyperämischen Gewebe verringert.

Weitere Genitalkarzinome in der Gravidität

Das **Korpuskarzinom** wird bei dessen bevorzugtem Auftreten im 6. Lebensjahrzehnt extrem selten in der Gravidität beobachtet, zumal maligne Endometriumveränderungen eine Nidation mit großer Wahrscheinlichkeit verhindern. Die *Therapie* entspricht der außerhalb der Gravidität, wobei bei den relativ jungen Frauen die Hysterektomie als primäre Maßnahme möglich ist.

Das **Ovarialkarzinom** gehört ebenfalls zu den Raritäten unter den Schwangerschaftskomplikationen. Bei einem Vorkommen von Ovarialtumoren in der Gravidität mit einer Frequenz von 0,5–1% (S.46) ist bei etwa 5% der Tumoren mit der Möglichkeit einer Malignität zu rechnen (LUTZ u. Mitarb.). Wenn auch in der Literatur in Einzelfällen eine auffallende Remission des Tumors nach dem Ende der Gravidität beschrieben wurde, so ist doch eher davon auszugehen, daß der Krankheitsverlauf weder durch die Gravidität noch durch eine Schwangerschaftsbeendigung, etwa im Sinne einer Interruptio, beeinflußt wird. In der *Diagnostik* hat die Laparoskopie bei einem palpatorisch erkannten und im Ultraschallbild verifizierten Adnextumor – insbesondere wenn dieser Innenechos erkennen läßt – Bedeutung. Die *Therapie* muß in der Operation mit Entfernung des Uterus und der Adnexe bestehen. Lediglich bei einem Stadium Ia kann nach der Tumorentfernung erwogen werden, weitere therapeutische Maßnahmen bis zur Lebensfähigkeit des Kindes zurückzustellen (LUTZ u. Mitarb.).

Ein **Vulvakarzinom** wurde bisher 23mal in der Gravidität beobachtet (SCHWEPPE u. BELLER). Es ist wichtig, daß bei einer derben Schwellung der Bartholin-Drüse auch an ein Adenokarzinom dieser Drüse gedacht wird. Die *Therapie* besteht in der radikalen Vulvektomie. Die Lymphadenektomie kann evtl. nach der Entbindung nachgeholt werden.

Behandlung des Mammakarzinoms in der Gravidität

Das Mammakarzinom tritt mit einer Frequenz von 0,01 bis 0,3% in der Gravidität auf. An den bösartigen Tumoren in der Gravidität ist es mit 24%, an den extragenitalen Karzinomen mit 46% beteiligt (SCHWEPPE u. BELLER). Die *Therapie* wird hinsichtlich der Indikationsstellung und der operativen Technik so gut wie nicht durch die Schwangerschaft beeinflußt. Die Entscheidung über die Tumorexstirpation in Form einer

Segmentresektion

mit gleichzeitiger axillärer Lymphadenektomie oder der

Ablatio mammae

wird aufgrund der Tumorausdehnung getroffen. Eine perkutane *Nachbestrahlung* ist bei ausreichendem Strahlenschutz für den Unterbauch auch in der Gravidität zulässig. Eine erforderliche **Chemotherapie** würde die Interruptio indizieren, die anderenfalls aus prognostischen Erwägungen nicht erforderlich ist. Für die immer wieder konstatierte „**ungünstige Prognose**" des Mammakarzinoms in der Gravidität sind vielmehr vordergründig die besonders in der 2. Schwangerschaftshälfte zu beobachtenden Verzögerungen der Diagnose des Tumors, wahrscheinlich aber auch das relativ junge Alter der Tumorträgerinnen verantwortlich zu machen (Schweppe u. Beller, Max u. Klamer, Lewis u. Mitarb., Scholz u. Scholz, Berger). Mit der Spätdiagnose ist dann zugleich der häufigere axilläre Lymphknotenbefall erklärt. Sicher scheint zu sein, daß die Prognose des Mammakarzinoms durch eine nach Therapieende eintretende Gravidität nicht negativ, vielleicht sogar günstig beeinflußt wird. Die Frage der *Interruptio* stellt sich damit im Zusammenhang mit einem Mammakarzinom auch aus diesem Grunde nicht, sofern sie nicht aus psychischen Gründen indiziert werden muß.

Literatur

Berger, M.: Mammakarzinom und Gestation. Schweiz. Z. Gynäk. Geburtsh. 3 (1972) 269

Bickenbach, W., H.J. Soost: Das Kollumkarzinom in der Schwangerschaft – neue Gesichtspunkte zur Therapie. Geburtsh. u. Frauenheilk. 20 (1960) 313

Booth, R.T.: Ovarian tumors in pregnancy. Obstet. and Gynec. 21 (1963) 189

Böttcher, H.-D., F.K. Beller: Uterus myomatosus und Schwangerschaft. Z. Geburtsh. Perinat. 181 (1977) 241

Boutselis, J.: Intraepithelial carcinoma of the cervix associated with pregnancy. Obstet. and Gynec. 40 (1972) 657

Burghardt, E.: Zur Frage der sogenannten konservativen Behandlung des atypischen Epithels. Geburtsh. u. Frauenheilk. 41 (1981) 330

Chowdhury, N.N.R.: Ovarian tumors complicating pregnancy. A critical analysis of 24 cases. Amer. J. Obstet. Gynec. 83 (1962) 615

Dietl, J., F. Buchholz, K. Semm: Zur Epidemiologie und Diagnostik der Vor- und Frühformen des Kollumkarzinoms. Eine Analyse von 1194 Konisationen. Geburtsh. u. Frauenheilk. 41 (1981) 173

Dudan, R.C., J.L. Yon, J.H. Ford: Carcinoma of the cervix and pregnancy. Gynec. Oncol. 1 (1973) 283

Fauvet, E.: Zur Frage der Therapie des Kollumkarzinoms in der Schwangerschaft. Geburtsh. u. Frauenheilk. 26 (1966) 123

Frank, G., D. Buttenberg: Ovarialtumor und Schwangerschaft. Zbl. Gynäk. 86 (1964) 1217

Friedberg, V., O. Käser, K.G. Ober, K. Thomsen, J. Zander: Behandlung der Uteruskarzinome. In Käser, O., V. Friedberg, K.G. Ober, K. Thomsen, J. Zander: Gynäkologie und Geburtshilfe, Bd. III. Thieme, Stuttgart, 1972 (S. 523)

Grupp, H.-J., H. Lemtis: Zervixkarzinom und Gravidität. Dtsch. med. Wschr. 99 (1974) 49

Hahmann, K., R. Buchholz, H. Bettzieche: Ovarialtumor und Schwangerschaft. Zbl. Gynäk. 104 (1982) 690

Hamperl, H., C. Kaufmann, K.G. Ober: Histologische Untersuchungen an der Cervix schwangerer Frauen. Arch.Gynäk. 184 (1954) 181

Hart, W.R., J.K. Billman jr.: Nachuntersuchungen von Uterustumoren, die ursprünglich als Leiomyosarkome beurteilt wurden. Cancer (Philad.) 41 (1978) 1902

Hittmair, A.: Zervix-Karzinom und Schwangerschaft. Geburtsh. u. Frauenheilk. 27 (1967) 513

Isbell, N.P., E. Grover: The vaginal smear in pregnant and nonpregnant women. Acta cytol. (Philad.) 10 (1966) 87

Jubb, E.D.: Primary ovarian carcinoma in pregnancy. Amer. J. Obstet. Gynec. 85 (1963) 345

Käser, O., M. Hohl: Verlauf und Leitung der Geburt. In Käser, O., V. Friedberg, K.G. Ober, K. Thomsen, J. Zander: Gynäkologie und Geburtshilfe, 2. Aufl. Bd. II/2, Thieme, Stuttgart 1981 (S. 12.1)

Käser, O., F.A. Iklé, H.A. Hirsch: Atlas der gynäkologischen Operationen, 4. Aufl. Thieme, Stuttgart 1983 (S. 13.14)

Kofler, E., K. Philipp: Zur Frage der Konisation während der Schwangerschaft. Geburtsh. u. Frauenheilk. 38 (1978) 958

Krone, H.A., E. Probst: Ovarialtumor und Schwangerschaft. Zbl. Gynäk. 52 (1967) 1905

Lang, N.: Amnioninfektionssyndrom. Gynäk. Prax. 4 (1980) 37

Larsson, G., H. Grundsell, B. Gullberg, S. Svennerud: Schwangerschaftsverlauf nach Konisation. Extract. Gynaec. 7 (1983) 477

Lewis, G.C., R.A. Baker, Y. Bakri: Malignancies of pelvic organs and breast. In Iffy, L., D. Charles: Operative Perinatology. Macmillan, New York 1984 (p. 1032)

Lutz, M.H., P.B. Underwood, J.C. Rozier, F.W. Putney: Genital malignancy in pregnancy. Amer. J. Obstet. Gynec. 129 (1977) 536

Martius, G.: Gynäkologische Operationen. Thieme, Stuttgart 1980

Max, M.H., T.W. Klamer: Pregnancy and breast cancer. South. med. J. 76 (1983) 1088

Mestwerdt, W.: Erkrankungen des Uterus. In Schwalm, H., G. Döderlein, K.H. Wulf: Klinik der Frauenheilkunde und Geburtshilfe, Bd. VIII. Urban & Schwarzenberg, München 1980 (S. 163)

Naujoks, H.: Der zytologische Verdachtsbefund. Einteilung – Stellenwert – Konsequenzen. In Beller, F.K., K.-W. Schweppe: Gegensätzliche Auffassungen in der Geburtshilfe und Gynäkologie. Braun, Karlsruhe 1982 (S. 170)

Philipp, E.: Das Zervixkarzinom in der Schwangerschaft. Zbl. Gynäk. 102 (1980) 1240

Rathgen, G.H.: Das Kollumkarzinom in der Schwangerschaft. Med. Welt 18 (1967) 409

Ruckhäberle, B., K. Bilek, K.E. Ruckhäberle: Ovarialtumoren und Gravidität. Zbl. Gynäk. 94 (1972) 1729

Rummel, H.H., D. Heberling, H. Höffken, G. Leppien, W.

Kühn: Diagnose und Therapie der uterinen Sarkome. Geburtsh. u. Frauenheilk. 42 (1982) 777

Sama, J.C., I. Ghafouri: Cervical malignancies during pregnancy. In Iffy, L., D. Charles: Operative Perinatology. Macmillan, New York 1984 (p. 1025)

Scholz, A., Ch. Scholz: Brustdrüsenkrebs und Schwangerschaft. Zbl. Gynäk. 99 (1971) 10

Schubert, G.: Behandlung und Ergebnisse beim Kollumkarzinom in der Schwangerschaft. Geburtsh. u. Frauenheilk. 20 (1960) 1124

Schweppe, K.-W., F.K. Beller: Schwangerschaft und maligne gynäkologische Tumoren. In Kyank, H., F.K. Beller: Erkrankungen während der Schwangerschaft. VEB Thieme, Leipzig 1983 (S. 558)

Sommer, J., F. Marzotko, J. Könnecke: Das Zervixkarzinom in der Schwangerschaft. Zbl. Gynäk. 105 (1983) 578

Soost, H.-J., S. Baur: Gynäkologische Zytodiagnostik, 4. Aufl. Thieme, Stuttgart 1980

Tawa, K.: Ovarian tumors in pregnancy. Amer. J. Obstet. Gynec. 90 (1964) 511

Thompson, J.D., T.A. Caputo, E.W. Franklin: The surgical management of invasive cancer of the cervix in pregnancy. Amer. J. Obstet. Gynec. 121 (1975) 853

Torhorst, J.: Histologie der prämalignen Veränderungen der Cervix uteri. Gynäkologe 14 (1981) 199

William, T.J., K.E. Turnbull: Carcinoma in situ and pregnancy. Obstet. and Gynec. 24 (1964) 857

Zinser, H.K.: Vorsorgemethoden des Genitalkarzinoms und lokale Resektionsmethoden. In Beller, F.K., K.-W. Schweppe: Gegensätzliche Auffassungen in der Geburtshilfe und Gynäkologie. Braun, Karlsruhe 1982 (S. 195)

Extragenitale Chirurgie in der Gravidität

Häufigkeit, Problematik und Indikationen

Die verbesserte prägravide Prävention und die großzügigere Handhabung der Interruptio graviditatis aus medizinischer Indikation haben dazu geführt, daß die Häufigkeit chirurgischer Eingriffe in der Gravidität deutlich rückläufig ist (KRATOFIEL u. FERBERS). Dennoch wird der Gynäkologe nicht zuletzt in der Funktion als Konsiliarius immer wieder mit dieser Problematik konfrontiert. Dabei ergeben sich für den Operateur und den Anästhesisten eine Fülle diagnostischer und therapeutischer Probleme, und zwar zum einen aufgrund der gestationsbedingten anatomischen und funktionellen Veränderungen, zum zweiten wegen der erforderlichen Rücksichtnahme auf das Kind (JÜTTING u. JUNG). Die Indikationsstellung muß deshalb mit großer Sorgfalt erfolgen. Im Vordergrund stehen damit *nichtaufschiebbare Operationen*, die der Überwindung einer lebensbedrohlichen Erkrankung oder der Behandlung von Unfallfolgen dienen (SCHULZ).

Die von chirurgischer Seite vorgelegten Statistiken über Frequenz und Art chirurgischer Eingriffe in der Gravidität sind wenig aussagekräftig hinsichtlich der Häufigkeit der behandelten Erkrankungen, da ein Teil der Eingriffe bei akuten chirurgischen Erkrankungen auch in gynäkologischen Kliniken durchgeführt wird. Dies trifft insbesondere für die Appendizitis und den Ileus zu, neben den Unfallfolgen die häufigsten Interventionsgründe in der Gravidität.

Herzchirurgie

Das Bemühen, eine erforderliche Herzoperation vor dem Eintritt einer Gravidität bzw. nach einer vorausgeschickten Interruptio vorzunehmen, hat zu einer Abnahme dieser Eingriffe geführt. Bedeutung haben auch heute

Herzoperationen bei der Mitralstenose

in Form der Kommissurotomie bzw. der Klappensprengung. Nach KRATOFIEL u. FERBERS waren von 67 chirurgischen Eingriffen in der Gravidität 33 Herzoperationen und von ihnen 24 operative Korrekturen einer Mitralstenose. Die Letalität betrug bei ihnen 6,25%. Bei 81,25% war der weitere Schwangerschaftsverlauf komplikationslos. In 6,25% kam es zum Abort. Unter Berücksichtigung einer Letalität von 60–70% der Schwangeren mit einer Mitralstenose vor dem Einsatz moderner Behandlungsmethoden sind diese Ergebnisse beachtenswert. Der optimale Zeitpunkt für die Operation ist das 2. Trimenon (ACTIS DATO u. Mitarb.).

Der

prothetische Klappenersatz

ist ein in der Gravidität wiederholt vorgenommener Eingriff. Die Letalität der Mütter wird mit 2–3%, die der Kinder mit etwa 30% angegeben. Für die hohe Zahl an Kinderverlusten sind die hohe Frühgeburtenfrequenz und Sauerstoffmangelschäden verantwortlich zu machen.

Die

Installation eines Herzschrittmachers

erfolgt in der Gravidität mit gleicher Indikationsstellung wie außerhalb der Schwangerschaft bei AV-Blockierungen mit einer Pulsfrequenz von < 40 Schlägen/min. Die Entbindung muß unter den Bedingungen der Reanimation erfolgen (SCHÄDEL).

Die Indikation zur

offenen Herzchirurgie

muß indessen sehr streng gestellt werden, zumal die Kinderverluste bis zu 50% betragen. Die mütterliche Sterblichkeit ist indessen durch die Schwangerschaft nicht erhöht (SALOMON u. Mitarb.).

Abdominalchirurgie

Die Abdominalchirurgie hat in besonderem Maße die gestationsbedingten anatomischen Veränderungen, aber auch den hormonellen Einfluß auf die Organe mit glatter Muskulatur und nicht zuletzt die Tatsache zu berücksichtigen, daß sich das klinische Bild des „akuten Abdomenes" im 3. Trimenon oft stark kaschiert, unter der Entbindung sogar nicht erkennbar sein kann.

Bei der **Cholelithiasis** und der **Cholezystitis** muß die Indikation zur

Cholezystektomie

bei einer Perforationssymptomatik, einer galligen Peritonitis, bei wiederholten Attacken eines Verschlußikterus und bei Ileussymptomen gestellt werden (NAGEL u. BECK). In der 2. Schwangerschaftshälfte kann die Lageveränderung des Zäkum der differentialdiagnostischen Abgrenzung von einer Appendizitis erhebliche Schwierigkeiten bereiten. Die Diagnostik der Gallenwegserkrankungen wird andererseits heute durch die Ultraschalluntersuchung mit der Nachweismöglichkeit eines Hydrops, eines Empyems und von Steinen mit einer Größe von > 5 mm sehr erleichtert.

Mit einer **akuten Pankreatitis** ist bei etwa 0,01% der Schwangeren zu rechnen (ZASTROW). Die Tonusverminderung der Bauchdecken erschwert die Diagnostik oft erheblich. Eine chirurgische Intervention ist nur bei dem Verdacht auf eine hämorrhagisch-nekrotisierende Pankreatitis angezeigt.

Bei einem **Ileus in der Schwangerschaft** handelt es sich entgegen einer oft geäußerten Meinung in der überwiegenden Zahl der Fälle um einen Bridenileus. Eine bis zum Eintritt der Gravidität unbemerkte Darmadhäsion kann durch die intraperitonealen Lageveränderungen zur Strangulation bzw. bei im kleinen Becken gefesselten Dünndarmschlingen zur Abknickung führen. Wichtige diagnostische Hinweise sind damit vorausgegangene Laparotomien. Klinisch haben „diffuse Wehenschmerzen" bei fehlenden uterinen Kontraktionen, die Stuhlverhaltung und ein im 2. Trimenon auftretendes „Schwangerschaftserbrechen" diagnostische Bedeutung. Die bereits geschilderte erschwerte Diagnostik intraperitonealer Erkrankungen und der hiermit erklärte, oftmals sehr späte Entschluß zur Laparotomie machen die mit fast 30% auch heute noch hohe Letalität verständlich (REMÉ u. BICKENBACH, NAGEL u. BECK). Eine einmalige Abdomenübersichtsaufnahme zur Klärung der Diagnose ist in der Hauptmanifestationszeit, dem 2. Trimenon, zumeist notwendig und dann auch zu vertreten. Die *Therapie* muß bei jeglichem Verdacht auf einen Bridenileus in der

Frühlaparotomie mit Adhäsiolyse

bestehen. Die Notwendigkeit einer Darmresektion verschlechtert die Prognose erheblich. Etwa ab der 35. Woche ist zu überlegen, ob die Ileusoperation mit der Uterusentleerung zu kombinieren ist.

Bei der bekannten Seltenheit von **Magen- und Darmulzera** in der Gravidität (KUHN) und der hohen Remissionsrate bestehender Ulzera stellt sich die Frage einer

Operation eines perforierten Magen-Darm-Ulkus

nur selten (PAUL u. Mitarb., TAYLOR u. SLATE). Die Prognose dieser Komplikation ist in der Gravidität – insbesondere bei primären Versuchen einer internistischen Therapie – und infolge der geringen Symptomatik des akuten Abdomens allerdings sehr ernst!

Die größte Bedeutung kommt unter den intraperitonealen extragenitalen Erkrankungen in der Schwangerschaft der **Appendizitis** zu. Außerhalb der Gravidität ist für sie die akute Schmerzsymptomatik im rechten Unterbauch und die peritoneale Reiz-Schmerz-Symptomatik in Form des akuten Abdomens charakteristisch (Tab. 1). In der Schwangerschaft ist die *Diagnose* der Appendizitis erheblich erschwert, und zwar aus folgenden Gründen (HEIDENREICH, NAGEL u. BECK, BAER u. Mitarb., PFLEIDERER):

– *Veränderte topographische Anatomie:* Die Größenzunahme des Uterus führt zunehmend zu einer Verlagerung des Zäkum nach rechts, hinten oben und außen (Abb. 1). Nicht selten führt dies zu einer Verwechslung mit einer rechtsseitigen Pyelonephritis gravidarum, aber auch einer Cholezystitis bzw. Cholelithiasis.
– *Erschwerte Abkapselung entzündlicher Prozesse:* Für sie ist einmal die gestationsbedingte intraabdominale „Unruhe" infolge der Uteruskontraktionen verantwortlich zu machen. Zusätzlich hat die Hyperämie, möglicherweise aber auch die gesteigerte Fibrinolyse eine kausale Bedeutung.
– *Fehlende bzw. nur angedeutete Défense musculaire* (S. 54): Selbst bei schweren nekrotisierenden oder diffus eitrigen Prozessen im Peritonealraum ist in der Spätschwangerschaft die Abwehrspannung im Sinne des „akuten Abdomens" nur andeutungsweise vorhanden. Unter der Entbindung fehlt sie sogar nicht selten völlig!

Diese diagnostischen und differentialdiagnostischen Schwierigkeiten erklären es, daß in der „Oxford group" von FINCH u. EMANOEL mit der Schwangerschaftsdauer zunehmend schwere Verlaufsformen und im 3. Trimenon bis zu 50% diffuse eitrige Peritonitiden bei der Operation einer Appendizitis beobachtet wurden (PFLEIDERER). Ein weiteres diagnostisches Problem ergibt sich aus der Tatsache, daß sich die Appendi-

Tabelle 1 Akutes Abdomen: Differentialdiagnose unter topographischen Aspekten (aus *Kuhn, W.*: Regelwidrigkeiten des mütterlichen Organismus in der Schwangerschaft. In: Lehrbuch der Geburtshilfe, 11. Aufl., hrsg. von *G. Martius*. Thieme, Stuttgart 1985)

Oberbauch	
Rechts	*Links*
– Cholezystitis-Cholelithiasis (Hydrops, Empyem, Gallenblasenperforation, gallige Peritonitis)	– Hiatushernie – Dysphagia dolorosa (Refluxösophagitis, okkulte Blutung, Anämie?)
– Ulcus penetrans – perforans (gedeckt) (Hämatemesis? Meläna?)	– Inkarzerierte Paraösophagealhernie
– „hochgeschlagene Appendix"-Appendizitis	– Ösophagusvarizen (Hämatemesis-Leberzirrhose?)
– Kopfpankreatitis	– Pankreatitis (Diskrepanz: geringe Bauchdeckenspannung bei schneller Schockentwicklung)

Mittelbauch
– Kolontumoren (mechanischer Ileus)
– Kolitis
– Uterusruptur
– vorzeitige Plazentalösung

Unterbauch		
Rechts	*Mitte*	*Links*
– Appendizitis	– Uterusruptur	– Sigmadivertikulitis („Appendicitis sinistra")
– Meckel-Divertikel	– vorzeitige Plazentalösung	– distale Kolontumoren (Ileus)
– Enteritis regionalis (Morbus Crohn)		– distale Kolontumoren (Blutung)
– extrauterine Gravidität		– extrauterine Gravidität
– frei perforiertes Gastroduodenalulkus (abgesacktes Sekret)		– Rektokolitis
– inkarzerierte Leistenhernie, Schenkelhernie		– Rektumkarzinom

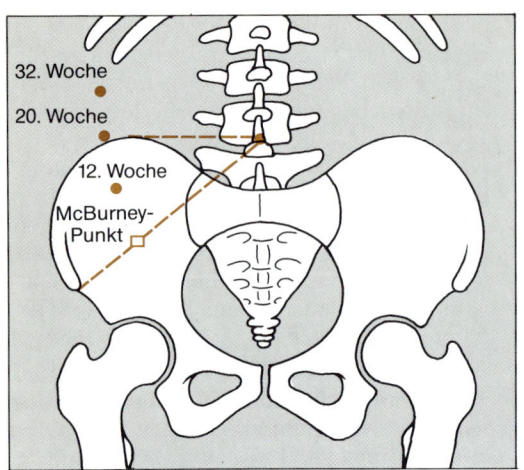

Abb. 1 Lokalisation der Appendix in Abhängigkeit von der Uterusgröße in der Schwangerschaft (nach *Hentschel* u. *Hemsendorf*)

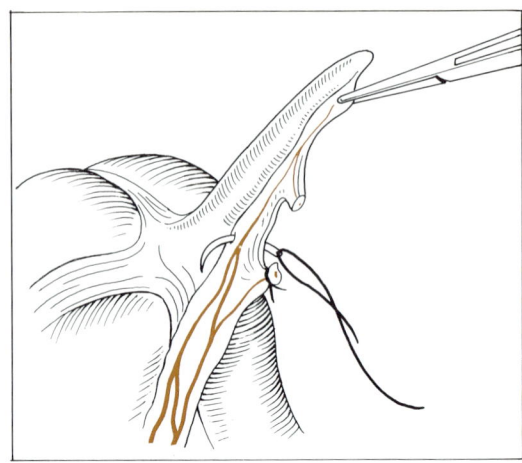

Abb. 2 Appendektomie (I). Umstechung des Mesenteriolum mit der A. ilocolica. Auf diese Weise wird die Appendix mehr und mehr bis zur Basis hin nudiert

zitis unter dem Bild vorzeitiger Wehen manifestieren kann, die *Betamimetika* ihrerseits aber die Symptome der Appendizitis verschleiern (HERCZEG u. Mitarb.).

Als *klinische Konsequenzen* ergeben sich aus der erschwerten Diagnostik der Appendizitis und der deutlich erhöhten Gefährdung der Schwangeren durch diese Erkrankung:
- *Diagnostisch:* Bei jedem Schmerz in der rechten Seite des Abdomens muß in der Schwangerschaft auch an eine Appendizitis gedacht und diese so lange als Ursache angenommen werden, bis sie durch eine andere Schmerzursache ausgeschlossen werden kann.
- *Therapeutisch* ist die Indikation zur Appendektomie insbesondere im 2. und 3. Trimenon großzügig zu stellen (DURST u. Mitarb., PFLEIDERER, BÜNTE u. KEFERSTEIN, TAYLOR u. SLATE, SCHWARZ u. KYANK, RÖSEMANN).

Die

Appendektomie in der Gravidität

wird mit einer von der Schwangerschaftsdauer bestimmten Technik vorgenommen. Im 1. Trimenon ist der Wechselschnitt als Zugang ausreichend. Danach sollte der rechtsseitige Pararektalschnitt bevorzugt werden. Kurz vor dem Termin wird eine Schnittführung gewählt, die zugleich die Uterusentleerung ermöglicht (LOTH). Das Abtragen der Appendix unterscheidet sich technisch nicht von dem Vorgehen

außerhalb der Gravidität (Abb. 2, 3). Nach erfolgter *Perforation mit Abszeßbildung* muß in der Schwangerschaft mit der Abszeßausräumung ebenfalls die Appendektomie verbunden werden, um anschließend den Abszeß und den Douglas-Raum zu drainieren. Eine abschließende peritoneale Spülung mit Betaisodona-Lösung ist indiziert. Der prognostische Wert der

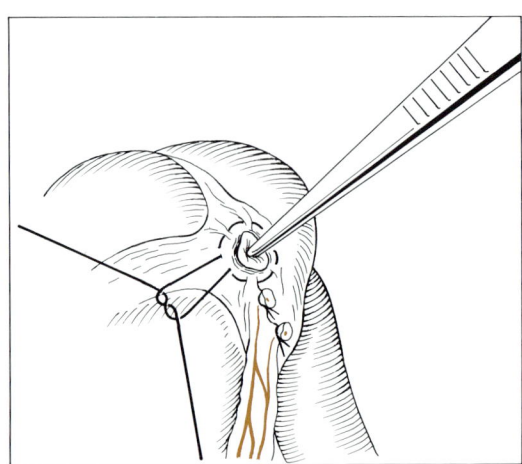

Abb. 3 Appendektomie (II). An der Basis der Appendix ist eine oberflächliche Zirkulärnaht gelegt. Nach dem Abtragen und der Unterbindung der Appendix an deren Basis wird der Stumpf mittels Pinzette in die Tiefe gedrängt und durch Zuziehen der Zirkulärnaht versenkt

gleichzeitigen Uterusentleerung bei einer perforierten Appendizitis am Ende der Schwangerschaft wird bis heute unterschiedlich beurteilt (BÜNTE u. KEFERSTEIN). Da in dieser Phase der Gravidität damit zu rechnen ist, daß sehr bald nach der Operation die Entbindung in Gang kommt, halten wir in diesen Fällen die Kombination mit der Schnittentbindung für angezeigt.

Die Appendektomie stellt sich dem Geburtshelfer aber auch in Form der

Simultanappendektomie

als operative Aufgabe. Die prophylaktische Indikationsstellung erfolgt ähnlich wie bei gynäkologischen Operationen, wobei die Empfehlungen hinsichtlich der Anwendung bei der Schnittentbindung z. T. erheblich differieren (KOLMORGEN u. MARKWARDT, KYANK, LEDERMAIER u. SHAMIYEH, SCHWARZ u. KYANK, SCHMITT). Bei der unkomplizierten, vor allem primären Sectio caesarea führt die Simultanappendektomie zu keiner Erhöhung der Morbidität und Mortalität. Unterlassen werden sollte sie indessen bei Patientinnen, die durch eine weitere genitale bzw. extragenitale Regelwidrigkeit zusätzlich belastet sind (DANFORTH). Da es sich um einen nicht streng indizierten Eingriff handelt, ist für die wirksame Einverständniserklärung ein ausführliches Gespräch mit der Patientin erforderlich.

Die **Colitis ulcerosa** muß während der Gravidität beim Auftreten toxischer Komplikationen und von Hämorrhagien zur chirurgischen Intervention führen. Exazerbationen der Erkrankung sind in der Gravidität erfahrungsgemäß dann zu erwarten, wenn die Konzeption im floriden Stadium erfolgte (WINKLER). Bei den zumeist Schwerkranken empfiehlt sich als chirurgisches Vorgehen das

Anlegen multipler Enterostomien.

Da die Gravidität den Verlauf der Erkrankung wahrscheinlich nicht beeinflußt, ist eine Indikation zur Interruptio nicht gegeben (Tab. 2).

Seltener wird von den chronisch entzündlichen Darmerkrankungen der **Morbus Crohn** in der Gravidität beobachtet, eine Tatsache, die wahrscheinlich auf die eingeschränkte Fertilität zurückzuführen ist. Eine notwendige Behandlung mit Kortikosteroiden und Salazosulfapyridin muß und kann in der Schwangerschaft und während des Stillens ohne Gefahr für das Kind fortgesetzt werden (EWE). Die chirurgische Intervention wird wie außerhalb der Gravidität indiziert. Das Bestehen eines

Ileostoma

beeinflußt den Schwangerschaftsverlauf zumeist nicht. Als *Komplikationen* sind Blutungen, Einrisse und der Ileumprolaps beschrieben. Die Entbindung kann vaginal erfolgen. Es ist ratsam, jede chronisch entzündliche Darmerkrankung *vor* einer geplanten Gravidität ausreichend medikamentös und evtl. auch chirurgisch zu behandeln.

Akute intraabdominale Blutungen aus extragenitaler Ursache sind wiederholt kasuistisch mitgeteilt worden. Als *Blutungsquellen* wurden beobachtet (FARTHMANN u. FIEDLER, TAYLOR u. SLATE, KYANK u. BELLER, MÖDRITSCHER u. ERTL, AZIZ u. Mitarb. u. a.):
– spontane Milzruptur,
– spontane Leberruptur,
– Ruptur eines Aneurysma (z. B. der Milzarterie).

Das *klinische Bild* wird von dem schnell zunehmenden posthämorrhagischen Schock ohne Blutung nach außen geprägt. Die Prognose ist bei den verständlichen diagnostischen Schwierigkeiten ungünstig (TAYLOR u. SLATE). Die *chirurgische Therapie* richtet sich nach der Blutungsursache. Als abdominaler Zugang wird der Oberbauchmittelschnitt oder auch – bei bekannter Seitenlokalisation – der Rippenbogenrandschnitt gewählt. Schwere EPH-Gestosen wie auch die Eklampsie sollen eine gewisse Disposition für eine

Tabelle 2   Bedeutung der Colitis ulcerosa und des Morbus Crohn für den Verlauf der Schwangerschaft. Sammelstatistik aus 18 Publikationen von *Järnerot* (aus *Ewe, K.*: Med. Klin. 79 [1984] 498)

Erkrankung	Zahl der Schwanger-schaften	Normale zeitgerechte und Früh-geburten (%)	Kongenitale Anomalien (%)	Spontan-abort (%)	Schwanger-schafts-abbruch (%)	Totge-burten (%)
Colitis ulcerosa	1155	83,3	1,1	9,1	4,8	1,9
Morbus Crohn	388	83,1	1,2	10,9	2,7	2,4

intraabdominale Blutung aus Leber und Milz schaffen, so daß sie als diagnostischer Hinweis gewertet werden können.

Eine Indikation zu einer

Hernienoperation

ergibt sich in der Gravidität deshalb selten, da der Uterus spätestens gegen Ende des 1. Trimenons für die tiefen Inguinalhernien wie eine Barriere wirkt und so Inkarzerationen verhindert. Bei Adhäsionen im Bereich der Bruchpforte können die Symptome eines Brideileus auftreten (s. o.).

Erhebliche Schwierigkeiten ergeben sich bei der Indikationsstellung zur

Operation einer Diaphragmahernie

in der Gravidität. Infolge des progesteronbedingten Tonusverlustes der Zwerchfellmuskulatur und der intraabdominalen Druckerhöhung treten im 3. Trimenon häufig die charakteristischen Symptome der Hiatushernie in Form retrosternaler Schmerzen und Sodbrennen, insbesondere im Liegen nach einer Mahlzeit, auf (Dysphagia dolorosa). Eine chirurgische Intervention ist indessen nur bei Inkarzerationserscheinungen mit dem sonographischen oder röntgenologischen Nachweis von Darmschlingen im Thoraxraum und von Verdrängungserscheinungen an Herz und Lungen erforderlich. Bei einer Frequenz von 3–13% Hiatushernien in der Gravidität ist in über 90% mit einer Spontanheilung nach Beendigung der Schwangerschaft zu rechnen (UNNERUS).

Versorgung von Traumen

Für die Entstehung von Traumen, die einer chirurgischen Behandlung bedürfen, kommt in der heutigen Zeit in zunehmendem Maße dem **Autounfall** Bedeutung zu. Verletzungen infolge eines Verkehrsunfalles sind heute sogar die wichtigsten Todesursachen bei Schwangeren (TAYLOR u. SLATE). Die

Versorgung kleinerer Verletzungen

erfolgt nach den üblichen chirurgischen Regeln. Die Möglichkeit pharmakogener Fruchtschäden ist zu beachten. Entsprechend der kaum erhöhten Rate an vorzeitigen Schwangerschaftsbeendigungen (Abort, Frühgeburt) ist ein von der Patientin angenommener Kausalzusammenhang, z. B. in gutachterlichen Stellungnahmen, mit größter Zurückhaltung zu bewerten.

Bei der

Versorgung schwerer Traumen

ist mit Rücksicht auf eine ausreichende Sauerstoffversorgung des Kindes der Schockbekämpfung – anfangs mit Plasmaexpandern, sehr bald aber auch durch Bluttransfusionen – besondere Beachtung zu schenken. Soweit wie möglich sollte ferner mit Rücksicht auf eine zusätzliche Gefährdung des Kindes durch das Vena-cava-Kompressionssyndrom eine Lagerung auf dem Rücken vermieden werden.

Das Ausmaß der Verletzungen bei Autounfällen steht in einem umgekehrt proportionalen Verhältnis zur *Größe des Fahrzeuges* und wird zum zweiten durch die Benutzung und vom richtigen Sitz des *Gurtes* bestimmt (TAYLOR u. SLATE, CROSBY u. COSTILLOE): Während früher bei dem alleinigen Gebrauch eines Beckengurtes relativ häufig traumatische Uterusrupturen und auch fetale Schädelfrakturen beobachtet wurden, vermag ein oberhalb des Uterus (!) angelegter Gurt die Schwangere insbesondere ausreichend vor stumpfen Abdominaltraumen zu schützen.

Die vom Geburtshelfer in die differentialdiagnostischen Überlegungen einzubeziehenden **wichtigsten Verletzungsfolgen** sind:

– *Vorzeitige Plazentalösung:* Sie ist in etwa zwei Drittel der Fälle die Ursache des postakzidentellen Fruchttodes. Die Ursachen bestehen in intrauterinen Druckschwankungen, traumatischen Gefäßrupturen, aber auch in Flächenverschiebungen im Bereich der Plazentahaftfläche. Da sich die Plazentalösung protrahiert entwickeln kann, muß eine längerfristige Überwachung des Kindes, z. B. durch ein Langzeit-CTG, sichergestellt sein. Die Schwangere sollte dafür 48 Stunden stationär aufgenommen werden. Ein retroplazentares Hämatom kann evtl. im Ultraschallbild sichtbar gemacht werden.

– *Vorzeitiger Blasensprung:* Er tritt nach schweren Unfällen bei etwa 10% der Schwangeren auf und führt dann mit unterschiedlich langen freien Intervallen zur vorzeitigen Schwangerschaftsbeendigung.

– *Retroperitoneale Blutung:* Diese lebensbedrohende Komplikation ist bei etwa 20% schwerer abdominaler Traumen zu erwarten. Ihr ist daher besondere Aufmerksamkeit zu schenken. Das lockere retroperitoneale Gewebe ist, wie dies auch von der geburtstraumatischen Hypogastrikaruptur bekannt ist, in der Lage, große flächenhafte Hämatome aufzunehmen. Die wichtigsten diagnostischen Hinweise sind in diesen Fällen die zunehmende Schockentwicklung bei fehlender Blutung nach außen und die fehlenden Zeichen einer *intraperitonealen Blutung.* Therapeutisch ist eine Blutstillung am ehesten über die Ligatur der A.iliaca interna zu erreichen (Abb. 29, S. 317).

– *Intraperitoneale Verletzungen:* Bei allen stumpfen abdominalen Traumen muß weiterhin an die Möglichkeit von *Organrupturen* (Milz, Leber, Uterus) mit intraabdominaler Blutung gedacht werden (LEHMANN). Diagnostisch ist wegen der größeren Sicherheit der Douglas-Punktion bzw. der Zöliotomie der Vorzug vor der Punktion durch die Bauchdecken zu geben. Eine laparoskopische Kontrolle ist in der Gravidität nicht kontraindiziert. *Verletzungen des Magens* können durch dessen Sondierung (Aspiration von Blut), *Verletzungen der Harnorgane* an der Gewinnung von blutigem Urin, an dem negativen Aspirationstest nach Instillation von physiologischer Kochsalzlösung oder auch mit Hilfe des Zystogrammes erkannt werden.

– *Fetale Verletzungen:* Sie sind wiederholt als Unfallfolge, aber auch als Schuß- oder Sticheinwirkung kasuistisch mitgeteilt worden. Einen Hinweis vermögen die CTG-Kontrolle, die Ultraschalluntersuchung und ein bei der Amniozentese gewonnenes blutiges Fruchtwasser zu geben.

Therapeutisch stellt sich während der chirurgischen Versorgung einer verletzten Schwangeren oftmals die Frage nach der

simultanen Uterusentleerung durch die Schnittentbindung

anläßlich eines anderweitigen abdominalen Eingriffes. Am Ende der Gravidität ist der Entschluß hierzu nicht schwer, da mit einem lebensfähigen Kind gerechnet werden kann und nach der Uterusentleerung die Versorgung der Verletzung einfacher ist.

Über die **Schnittentbindung an der toten Schwangeren**, mit der der Gynäkologe, aber auch der Chirurg besonders beim akuten Unfalltod konfrontiert werden, wird auf S. 221 f. berichtet.

Literatur

Actis Dato, A., E. Revelli, G.B. Panero: Un consuntivo trentennale su cardiopathie chirurgiche e gravidanze. Minerv. ginec. 35 (1983) 183

Aziz, S., R.C. Merell, J. Collins: Spontaneous hepatic hemorrhage during pregnancy. Amer. J. Surg. 146 (1983) 680

Baer, J.L., R.A. Reis, R.A. Arens: Appendicitis in pregnancy with changes in position and axis of normal appendix in pregnancy. J. Amer. med. Ass. 98 (1932) 1359

Bünte, H., R.-D. Keferstein: Chirurgische Erkrankungen und akutes Abdomen. In Kyank, H., F.K. Beller: Erkrankungen in der Schwangerschaft. VEB Thieme, Leipzig 1983 (S. 598)

Crosby, W.M., J.P. Costilloe: Safety lap-belt restraint for pregnant victims of automobile collisions. New Engl. J. Med. 284 (1971) 632

Danforth, D.N.: Operative delivery. In Benson, R.C.: Current Obstetric and Gynecologic Diagnosis and Treatment. Lange, Los Altos Cal. 1982 (p. 948)

Durst, J., A. Pfleiderer, H. Richter: Appendicitis und Schwangerschaft. Dtsch. med. Wschr. 95 (1970) 323

Ewe, K.: Chronisch-entzündliche Darmerkrankungen in der Schwangerschaft. Med. Klin. 79 (1984) 498

Farthmann, E.H., L. Fiedler: Akute chirurgische Erkrankungen während der Schwangerschaft. Dtsch. Ärztebl. 81 (1984) 3325

Finch, D.R.A., L. Emanoel: Acute appendicitis complicating pregnancy in the Oxford region. Brit. J. Surg. 61 (1974) 129

Heidenreich, W.: Appendizitis in der Schwangerschaft. Med. Klin. 78 (1983) 722

Heinrich, J.: Kardiotokographische Diagnostik in der Schwangerschaft. Zbl. Gynäk. 102 (1980) 1337

Herczeg, J., L. Kovacs, T. Keserü: Premature labor and coincident acute appendicitis not resolved by betamimetic but surgical treatment. Acta obstet. gynec. scand. 62 (1983) 373

Jütting, G., H. Jung: Die Gravidität in der Chirurgie. Chirurg 42 (1971) 529

Kolmorgen, K., M. Markwardt: Die Simultanappendektomie bei gynäkologischen Operationen, klinische und morphologische Gesichtspunkte. Dtsch. Gesundh.-Wes. 27 (1972) 1161

Kratofiel, M., E. Ferbers: Dringliche chirurgische Eingriffe während der Schwangerschaft. Gynäk. Prax. 6 (1982) 221

Kuhn, W.: Regelwidrigkeiten des mütterlichen Organismus in der Schwangerschaft. In Martius, G.: Lehrbuch der Geburtshilfe, 11. Aufl. Thieme, Stuttgart 1985 (S. 183)

Kyank, H.: Prophylaktische Gesichtspunkte bei der Indikationsstellung gynäkologischer Operationen. Zbl. Gynäk. 95 (1973) 833

Ledermaier, O., F. Shamiyeh: Chirurgische Zusatzeingriffe bei gynäkologischen Operationen. Wien. med. Wschr. 120 (1970) 545

Lehmann, F.: Traumatische doppelte Uterusruptur durch Unfall. Zbl. Gynäk. 102 (1980) 418

Loth, R.: Chirurgische Komplikationen in der Schwangerschaft. In Käser, O., V. Friedberg, K.G. Ober, K: Thomson, J. Zander: Gynäkologie und Geburtshilfe, 2. Aufl. Bd. II/2. Thieme, Stuttgart 1981 (S. 8.144)

Mödritscher, A., M. Ertl: Akutes Abdomen durch rupturiertes Milzarterienaneurysma. Chirurg 49 (1978) 406

Nagel, M., L. Beck: Das akute Abdomen in der Schwangerschaft. Gynäkologe 4 (1971) 44

Paul, M., W.L. Tew, R.L. Holliday: Perforated peptic ulcer in pregnancy with survival of mother and child. Case report and review of the literature. Canad. J. Surg. 19 (1976) 427

Pfleiderer, A.: Die Appendizitis während der Schwangerschaft. Dtsch. med. Wschr. 87 (1962) 2072

Plotz, E.J.: Geburtsleitung bei vorausgegangenem Kaiserschnitt. Gynäkologe 7 (1974) 116

Remé, H., R. Bickenbach: Abdominale chirurgische Komplikationen bei Schwangeren und im Wochenbett. Med. Klin. 69 (1974) 2092

Rösemann, G.W.: Acute appendicitis in pregnancy. S. Afr. med. J. 49 (1975) 1459

Salomon, J., R. Yortner, M.J. Levy: Open heart surgery during pregnancy. Case report. Vasc. Surg. 9 (1975) 828

Schädel, H.: Elektrischer Herzschrittmacher und Schwangerschaft. Z. ärztl. Fortbild. 71 (1977) 828

Schmitt, G.: Die Appendektomie als Zusatzoperation bei gynäkologischen Laparotomien. Zbl. Gynäk. 96 (1974) 1274

Schulz, W.: Chirurgie während der Schwangerschaft. In Diebold, O., H. Junghanns, L. Zukschwerdt: Klinische Chirurgie für die Praxis, Bd. I. Thieme, Stuttgart 1961

Schwarz, R., H. Kyank: Prophylaktische Appendektomie – Pro und Contra. Zbl. Gynäk. 106 (1984) 850

Schweppe, K.-W., K.H. Möhlen, F.K. Beller: Mammakarzinom und Schwangerschaft. Geburtsh. u. Frauenheilk. 39 (1979) 1083

Schweppe, K.W., K.H. Möhlen, F.K. Beller: Schwangerschaftsabbruch während und nach der Behandlung eines Mammakarzinoms. Z. Geburtsh. Perinat. 184 (1980) 1

Taylor, H.W., W.G. Slate. Surgery and trauma during pregnancy. In Iffy, L., D. Charles: Operative Perinatology. Macmillan, New York 1984 (p. 411)

Unnerus, C.E.: Hiatus hernia in pregnancy. Ann. Chir. Gynaec. Fenn. 53 (1964) 179

Winkler, R.: Colitis ulcerosa und Schwangerschaft. Dtsch. med. Wschr. 101 (1976) 963

Zastrow, R.: Pankreas. In Kyank, H., F.K. Beller: Erkrankungen in der Schwangerschaft. VEB Thieme, Leipzig 1983 (S. 294)

2. Entbindende Operationen

Indikationsstellung

Risikoabwägung und Einteilung

Jede entbindende Operation hat eine strenge, d. h. eine unter sorgfältiger Beachtung und Bewertung prognostisch wichtiger Daten erfolgende Indikationsstellung zur Voraussetzung!

Eine Begründung für diese Forderung ergibt sich schon aus der Tatsache, daß jede entbindende Operation einen Eingriff in die physiologischen Abläufe der Geburt darstellt und oftmals eine zusätzliche Belastung der Kreißenden und evtl. auch des Kindes mit sich bringt. Die Indikationsstellung muß damit zugleich von einem Abwägen zwischen dem zu erwartenden Nutzen der Operation und den mit dem Eingriff verbundenen Gefahren geprägt sein.

Es ist möglich, die Indikationsstellung zum entbindenden Operieren auf eine einfache, allgemeingültige Formel einzuengen. Sie müßte lauten:

,,Das entbindende Operieren hat das Ziel, eine im Verlauf der Schwangerschaft oder während der Entbindung für Mutter und/oder Kind vermutete oder erkannte Gefahr zu vermeiden oder zu beseitigen. Kann der Geburtshelfer annehmen, daß es ihm mit einer der zur Verfügung stehenden Operationen gelingt, diese Gefahr abzuwenden, so ist eine Indikation zum operativen Eingreifen gegeben".

Für den Erfahrenen faßt diese Formulierung die mannigfaltigen, einzelnen oder in unterschiedlicher Kombination auftretenden Regelwidrigkeiten zusammen, die wegen einer Gefährdung von Mutter oder Kind eine entbindende Operation notwendig machen.

Für den Lernenden hat die klinische Anwendung dieser Formulierung zur Voraussetzung, daß ihm die möglichen Gefahren für Mutter und Kind im Detail bekannt sind und daß es ihm gelingt, sie rechtzeitig und mit ausreichender Sicherheit zu diagnostizieren. Dies bedeutet:

– Der Geburtshelfer muß wissen, welche Gefahren er während der Gravidität und im Verlauf der Entbindung zu beachten hat.
– Der Geburtshelfer muß die für die Diagnostik der Regelwidrigkeiten zur Verfügung stehenden Methoden kennen und in ihrer technischen Anwendung beherrschen.
– Der Geburtshelfer muß in der Lage sein, die gewonnenen Ergebnisse in ihrem klinischen Aussagewert zu beurteilen.

Nur unter Erfüllung dieser Forderungen kann mit ausreichender Sicherheit vermieden werden, daß eine Gefährdung von Mutter oder Kind übersehen oder falsch bewertet wird und somit eine entbindende Operation zu spät ausgeführt oder der Patientin unnötig zugemutet wird. Es wird damit zugleich deutlich, daß das entbindende Operieren in enger Abhängigkeit von ausreichenden Kenntnissen in der geburtshilflichen Diagnostik steht.

Die **Darstellung der Indikationen** macht es aus didaktischen Gründen erforderlich, zu einer übersichtlichen Rubrizierung zu kommen. Hierbei hat sich die Unterteilung in

– Indikationen von seiten des Kindes,
– Indikationen von seiten der Mutter,
– kombinierte (gemischte) Indikationen

bewährt (BURGER, MAYER, MARTIUS, BAILER). Für einige mit einer isolierten Gefährdung der Mutter oder des Kindes einhergehenden Regelwidrigkeiten ist die Zuordnung zu einer dieser Gruppen ohne Schwierigkeiten möglich. Dies gilt insbesondere für die Hypoxie des Kindes als eindeutige Indikation von seiten des Kindes wie z. B. auch für eine Erkrankung der Schwangeren, die ein Mitpressen verbietet, als eindeutige Indikation von seiten der Mutter. Für einen nicht geringen Teil der Regelwidrigkeiten ist indessen eine so klare Trennung nicht möglich. Hierzu sind z. B. die meisten geburtsmechanischen Regelwidrigkeiten zu rechnen, wobei sich oftmals erst im Verlauf der Entbindung zeigt, ob

Tabelle 1   Materne und perinatale Letalität in Abhängigkeit von der Entbindung (ohne einen daraus sich ergebenden unbedingten Kausalzusammenhang)

Entbindungsart	Letalität	
	Mutter	*Kind*
Vaginale Spontangeburt	10–20/100 000 Lebendgeborene	0,5 %
Operative vaginale Entbindung	10–20/100 000 Lebendgeborene	1,0 %
Schnittentbindung	1,0–1,5‰	3–5 %

die Gefährdung der Mutter oder die des Kindes in den Vordergrund tritt. In der überwiegenden Zahl der Fälle wird die fetale Gefährdung das operative Handeln bestimmen, da das Kind schneller an den Rand seiner Belastungsfähigkeit gerät als die Mutter. Dies zeigen schon die im Vergleich zur maternen Mortalität um den Faktor 100 höheren kindlichen Sterblichkeitszahlen (Tab. 1). Es wird damit zugleich deutlich, daß jeder Versuch, die Indikationen zum entbindenden Operieren zu rubrizieren, Kompromisse notwendig macht. Dies führt zwangsläufig zu einer dritten Gruppe von Indikationen, den *„kombinierten oder gemischten Indikationen"*.

Aus Tab. 1 wird zusätzlich erkennbar, daß die Gefährdung von Mutter und Kind durch einen operativ entbindenden Eingriff unterschiedlich groß ist. Insbesondere muß Beachtung finden, daß die materne Letalität bei bzw. nach einer Schnittentbindung mit etwa 1‰ um den Faktor 5–10 gegenüber der bei vaginalen Entbindungen erhöht ist.

Indikationen von seiten des Kindes

Überwachung und Bewertung der Ergebnisse

Eine Indikation von seiten des Kindes zu einer entbindenden Operation zu stellen bedeutet, eine Gefährdung des Kindes zu erkennen und zu versuchen, diese mit dem Eingriff zu überwinden. **Voraussetzung** für diese Indikationsstellung ist damit:

– der rechtzeitige Beginn mit der perinatalen Überwachung des Kindes,
– die sorgfältige Auswahl der diagnostischen Methoden, die mit größter Wahrscheinlichkeit die vermutete Gefährdung des Kindes anzeigen,
– die richtige prognostische Bewertung der gewonnenen Ergebnisse.

Es bleibt zu beachten, daß die klinische Anwendung der perinatalen Überwachungsmethoden den Geburtshelfer bis heute vor vielfältige Probleme stellt. So werden die Möglichkeiten der **rechtzeitigen Erkennung der Hypoxie** als wichtigstes perinatales Gefährdungsereignis unterschiedlich beurteilt, wobei vor allem zwei Fragen beantwortet werden müssen:

– die Frage, inwieweit jeder hypoxische Zustand des Kindes durch die perinatale Überwachung mit ausreichender Sicherheit erkannt werden kann, so daß umgekehrt bei normalen Befunden mit der Geburt eines gesunden Kindes zu rechnen ist;
– die Frage, ob die uns bisher bekannten Gefährdungssymptome, insbesondere aber die als pathologisch angesehenen CTG-Frequenzmuster, mit einer hohen Wahrscheinlichkeit ihr Äquivalent in einer fetalen Notsituation haben.

Ein allzu großer Enthusiasmus in der Ergebnisbewertung wird hier sicherlich nicht hilfreich sein. Ohne Zweifel kommt der Beantwortung der Frage nach der Aussagekraft von fetalen Gefährdungssymptomen für die klinische Tätigkeit die größere Bedeutung zu, zumal in ihr die Sorge vieler Geburtshelfer enthalten ist, die Intensivüberwachung sei eine der Ursachen der erheblichen und nicht mehr vertretbaren Frequenzzunahme der entbindenden Operationen, insbesondere der Schnittentbindung. Es erscheint überflüssig, an dieser Stelle darauf hinzuweisen, daß eine solche Kritik nicht eine Einschränkung der Überwachung oder sogar die Aufgabe einzelner diagnostischer Methoden zur Folge haben darf; vielmehr muß daraus ein intensives Bemühen um eine Verbesserung der Methodik resultieren (BAUMGARTEN, BOLTE, HOCHULI, KUHN, MARTIUS).

Die Indikationsstellung von seiten des Kindes ist in den letzten Jahren neben der Entwicklung der perinatalen Diagnostik aber auch wesentlich durch die **Verminderung des operativen Risikos für die Mutter** beeinflußt worden. Hieran haben die Verbesserungen der prä- und postoperativen Diagnostik und Therapie und der Anästhesiologie, aber auch die Fortentwicklung der Operationstechnik ihren Anteil. Auf diese Weise ist es möglich geworden, das geburtshilflich-operative Handeln stärker als früher durch prophylaktische Überlegungen zugunsten des Kindes bestimmen zu lassen. Diese Entwicklung muß indessen auch in Grenzen gehalten werden. Vor allem gilt dies für die aus fetaler Indikation vorgenommene Schnittentbindung, deren Bagatellisierung vorhersehbare Gefahren mit sich bringen muß (KUHN). Dieser Mahnung entspricht eine zunehmende Zahl an Publikationen, die für eine strengere Indikationsstellung zur Schnittentbindung, z. B. bei der Beckenendlage und den Mehrlingsgraviditäten, eintreten (MUTH, DÖRING u. HOSSFELD, GREEN u. Mitarb., HOCHULI u. KÄCH, EFTHIMIADIS, CHERVENAK u. Mitarb., SACHS u. Mitarb., MARTIUS).

Übersicht über die Indikationen

Eine Übersicht über die wichtigsten Risiken für das Kind, die in der Schwangerschaft oder unter der Geburt Anlaß zu einer entbindenden Operation sind, gibt die nachfolgende Zusammenstellung (Tab. 2):

- *Plazentainsuffizienz*:
- – chronische nutritive Insuffizienz,
- – akute respiratorische Insuffizienz,
- – präplazentare Insuffizienz;
- *vorzeitige Plazentalösungen*;
- *Nabelschnurkomplikationen*;
- *protrahierter Geburtsverlauf*;
- *Wehenanomalien*;

Tabelle 2 Übersicht über die wichtigsten perinatalen Risiken des Kindes mit Angabe der bei ihnen effektiven diagnostischen Verfahren

Perinatale Risiken des Kindes	Diagnostische Möglichkeiten
Plazentainsuffizienz	
1. Chronische nutritive Insuffizienz	– anamnestische Analyse disponierender Faktoren – Ultrasonographie (Fetometrie, Plazentareife, Fruchtwassermenge) – endokrine Funktionsprüfung (HPL, Östriol) – antepartuales CTG einschließlich Belastungsteste – Amnioskopie – fetales EKG
2. Akute respiratorische Insuffizienz (einschließlich der präplazentaren Insuffizienz)	– Kardiotokographie – Amnioskopie – pH-Bestimmung (Mikroblutuntersuchung) – pO_2- und pCO_2-Messung
Vorzeitige Plazentalösungen	
1. Vorzeitige Lösung der normal sitzenden Plazenta (Abruptio placentae) 2. Placenta praevia	– annoncierende Blutungen – Blutungen in der Spätschwangerschaft – ultrasonographische Plazentadiagnostik – Kardiotokographie – Nachweis von HbF
Nabelschnurkomplikationen **Protrahierter Geburtsverlauf** **Wehenanomalien**	– Kardiotokographie – evtl. interne Tokographie – pH-Bestimmung (Mikroblutuntersuchung)
Vena-cava-Kompressionssyndrom	– anamnestische Angaben – Blutdruckkontrollen unter Lagewechsel
Fetale subpartuale Blutung	– Kardiotokographie – vaginale Blutung bei Blasensprung – Nachweis fetaler Erythrozyten bzw. HbF-Nachweis

– *Vena-cava-Kompressionssyndrom*;
– *fetale Blutungen*.

Da ein Teil der in der Übersicht genannten Regelwidrigkeiten gleichzeitig oder sogar vordergründig zu einer Gefährdung der Schwangeren führt, findet sich deren Darstellung unter den „Indikationen von seiten der Mutter" bzw. den „Kombinierten Indikationen".

Plazentainsuffizienz

Es kann als ein medizingeschichtliches Kuriosum angesehen werden, daß die Bedeutung der Plazentafunktionsstörungen für die Gefährdung des Kindes erst spät erkannt wurde (CLIFFORD 1954, MCCLURE BROWNE 1958). Selbst in den Berichten von FRIGYESI (1926) und ZANGEMEISTER (1929) über die erhöhte Sterblichkeit der Kinder bei der Übertragung – das klassische Beispiel der perinatalen Gefährdung des Kindes in Abhängigkeit von der Plazentaleistung – finden sich keine Hinweise auf diese Kausalität.

Heute wissen wir, daß die Plazentainsuffizienz die bedeutendste perinatale Gefährdung des Kindes darstellt (HÖLZL u. LÜTHJE, VOGEL, WULF). Bei 75–80% aller perinatalen Todesfälle sind plazentare Funktionsstörungen nachweisbar. Eine „Indikation von seiten des Kindes" zu einer entbindenden Operation ergibt sich zumeist dann, wenn Symptome der respiratorischen Störung und damit der fetalen Hypoxie auftreten. Hierbei ist zu beachten, daß die Vielfalt der plazentogenen Funktionen und damit der fakultativen Funktionsstörungen den Geburtshelfer vor nicht immer einfach zu lösende diagnostische Probleme stellt, zumal die Störungen in variablen klinischen Manifestationen auftreten. Sie werden ebenso vom *Zeitpunkt* des Auftretens der Organschädigung wie von der vordergründig *insuffizienten Partialfunktion* bestimmt (RUCKHÄBERLE u. Mitarb., STOZ u. Mitarb., WULF).

Unter klinischen Aspekten hat es sich bewährt, die beiden folgenden **Formen der Plazentainsuffizienz** zu unterscheiden:
– nutritive (nutritorische) Plazentainsuffizienz,
– respiratorische Plazentainsuffizienz.

Nutritive Planzentainsuffizienz

Die nutritive Plazentainsuffizienz entspricht von ihrem Verlauf her weitgehend der chronischen Insuffizienzform. Ihr *Beginn* liegt selten vor der 28. Schwangerschaftswoche.

Ausreichende Kenntnisse der **Pathogenese** der Plazentainsuffizienz sind für den Kliniker von großer Bedeutung. Zum einen geben sie ihm

Hinweise auf die von ihm vor allem anamnestisch zu beachtenden Grundleiden (s. u.). Zum zweiten erleichtern sie ihm das Verständnis der fakultativen klinischen Folgeerscheinungen der plazentaren Funktionsstörung (Tab. 3).

Tabelle 3   Pathomechanismen der Plazentainsuffizienz (nach *Wulf*)

1. Hämodynamische Insuffizienz
– uteroplazentare Ischämie
  (reduziertes maternes Plazentaminutenvolumen)
– umbilikoplazentare Ischämie
  (reduziertes fetales Plazentaminutenvolumen
– zirkulatorische Verteilungsstörungen
 	
2. Membraninsuffizienz
– synzytiokapilläre Oberfläche reduziert
– synzytiokapilläre Membran verdickt oder devitalisiert
 	
3. Zellulär-parenchymatöse Insuffizienz
– vitales Zellvolumen reduziert
– O_2-Verbrauch erniedrigt
– Aminosäurentransfer erniedrigt
– Steroidhormon-, Nukleinsäure- und Fettsynthese erniedrigt

Die nutritive Plazentainsuffizienz ist *funktionell* vordergründig durch die Membraninsuffizienz, den zellulär-parenchymatösen Funktionsverlust und die chronische Durchblutungsstörung gekennzeichnet. **Pathomorphologische Kriterien** dieser Insuffizienzform sind die Untergewichtigkeit der Plazenta (< 360 g), die Retardierung der Zottenreifung (Maturitas retardata placentae), die evtl. isoliert auftretend zur eingeschränkten Diffusionskapazität führt, die chronischen Infarkte, die chronischen intervillösen Thromben und die peri- und intervillöse Mikrofibrinvermehrung (KLOOS u. VOGEL, BECKER).

Die **Diagnostik** der nutritiven Plazentainsuffizienz hat bei der Variabilität der Symptomatik alle Möglichkeiten der Früherkennung der unzureichenden bzw. nachlassenden Plazentafunktion auszunutzen, da die Aussagekraft einzelner Parameter oftmals begrenzt ist (Tab. 2).

Einen ersten Hinweis auf eine Plazentafunktionsstörung geben vielfach

anamnestische Hinweise

(Tab. 4). Sie sind dann Veranlassung zur Einleitung gezielter diagnostischer Maßnahmen. Vor allem sind hier *disponierende materne Grundlei-*

den wie die EPH-Gestose, eine präexistente Hypertonie oder Nierenerkrankung, ein Gefäßleiden, ein Diabetes mellitus, aber auch ein Nikotin- bzw. Alkoholabusus zu beachten. Ihr gemeinsames pathogenetisches Prinzip ist der präplazentare (uterine) bzw. plazentare Gefäßschaden. Aber auch *genitale Funktionsstörungen* in der Anamnese in Form von Symptomen einer Ovarialinsuffizienz vor dem Eintritt der Gravidität, wie Zyklusstörungen, Dysmenorrhöen, endokrine Sterilitätsursachen, sowie infektiöse oder operative Endometriumschäden führen gehäuft über eine „*Endometriuminsuffizienz*" zu Störungen der Nidation und damit zu Trophoblastschäden, z. B. über eine Störung der Zottenreduktion (PAVELKA, FOSS u. VOGEL). In der Frühgravidität können *Blutungen,* im weiteren Verlauf der Schwangerschaft eine Placenta praevia oder die Symptome einer EPH-Gestose den Verdacht auf einen Trophoblastschaden lenken.

Unverändert groß sind die diagnostischen Probleme bei den **anamnestisch stummen Trophoblastschäden,** z. B. als Folge einer Trophoblasthypoplasie oder einer Zottenreduktions- bzw. Plazentareifungsstörung. Da die „leere Anamnese" und die zunächst fehlenden oder minimal ausgeprägten Symptome einer plazentaren Funktionsstörung eine Indikation zur Intensivüberwachung nicht erkennen lassen, wird der Geburtshelfer evtl. erst bei Wehenbeginn von der bis dahin „**latenten Plazentainsuffizienz**" überrascht (S. 68).

Weiterhin spielen in der Diagnostik der Plazentainsuffizienz

klinische Hinweissymptome,

z. B. in Form einer nur geringen maternen Gewichtszunahme, aber auch in Form eines flachen Uterus mit niedrigem Fundusstand bei Oligohydramnie, eine Rolle.

Besteht anamnestisch oder klinisch der Verdacht auf eine chronische Plazentafunktionsstörung, so ist zumeist die

ultrasonographische Biometrie (Fetometrie)

die zur weiteren Diagnostik herangezogene Methode. Da sich eine plazentogene Wachstumsretardierung, abgesehen von fetalen Mißbildungen, fast ausnahmslos erst nach der

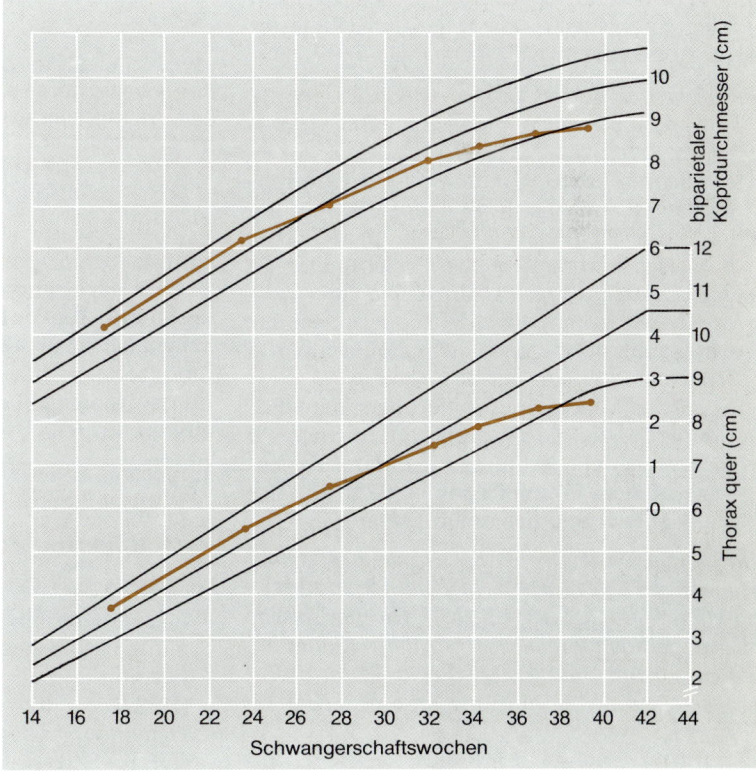

Abb. 1 Ultrasonographische Wachstumskurve des Fetus für den biparietalen (bp) und den thorakalen (th) Durchmesser mit Abflachung nach der 27. Schwangerschaftswoche als Folge einer nutritiven Plazentainsuffizienz (Geburtsgewicht bei der terminierten Entbindung in der 38. Schwangerschaftswoche wegen Hypertonie und abfallender HPL-Werte

28. Woche bemerkbar macht, vermag die *Abflachung der Wachstumskurve* (Abb. 1) in der 2. Schwangerschaftshälfte bei vorliegenden Kopf- und Rumpfmaßen aus der Frühgravidität die nutritive Funktionsstörung der Plazenta schon fast zu beweisen. Ein weiteres Symptom ist der Kopf-Thorax-Index > 1 entsprechend einer relativen Makrozephalie als Folge des verstärkt retardierten Rumpfwachstumes (SCHMIDT u. Mitarb., SCHLENSKER, HANSMANN u. HACKELOER u. a.). Der Nachweis der Wachstumsretardierung bereits im 1. Trimenon sollte indessen den Verdacht auf eine Fehlbildung des Kindes lenken (HANSMANN u. HACKELOER, KIRKINEN u. Mitarb.).

Eine möglicherweise neue diagnostische Methodik zur Bewertung der Plazentafunktion ist in dem

sonographischen Nachweis morphologischer Reifekriterien der Plazenta

gegeben (GRANNUM u. Mitarb., PATTERSON u. Mitarb., WINSBERG, LÜCKERT u. Mitarb., KAZZI u. Mitarb., MARTIUS). Echomorphologisch sind – insbesondere bei der gut zugänglichen Vorderwandplazenta – die folgenden „**Reifestadien**" zu erkennen (Abb. 2):

– *Stadium 0:* scharf begrenzte Chorionplatte ohne Undulationen bei gleichmäßig granulierter Plazenta;
– *Stadium 1:* leichte Undulation der Chorionplatte in Form einer beginnenden Septierung mit unregelmäßig verstreuten, parallel zur Längsachse verlaufenden Verdichtungen in der Plazenta (etwa bis zur 32. Woche);
– *Stadium 2:* kommaförmige Septierungen der Chorionplatte, die noch nicht die Basalplatte erreichen (etwa bis zur 36. Woche);
– *Stadium 3:* echodichte Septierungen der Chorionplatte, die die Basalplatte erreichen, im Plazentagewebe echofreie zirkuläre Zonen, Verlust der Granulierung (etwa ab der 36. Woche = Bild der reifen Plazenta).

Das vorzeitige Auftreten des Stadium 3 ist ein Hinweis auf eine sich verschlechternde Plazentafunktion (QUILAN u. Mitarb.). Hierfür spricht auch die erhöhte Frequenz dystropher Kinder bei diesen Graviditäten (PATTERSON u. Mitarb.).

Das

fetale EKG

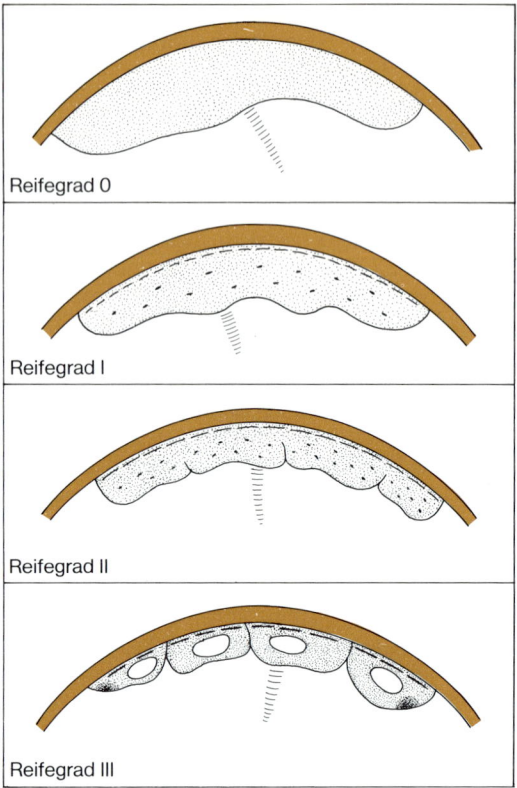

Reifegrad 0

Reifegrad I

Reifegrad II

Reifegrad III

Abb. 2 Echomorphologische Veränderungen der Plazentastrukturen als Ausdruck der Organreifung und evtl. auch einer Funktionsstörung bei vorzeitigem Auftreten des Reifestadium 3

weist die bei der nutritiven Insuffizienz häufig eintretende vorzeitige Verminderung der Vernix caseosa nach, und zwar anhand der Hypervoltage der R-Zacken (BOLTE) (Abb. 3). Ein für die Schwangerschaftsdauer normaler FEKG-Befund vermag indessen eine plazentare Funktionsstörung nicht mit ausreichender Sicherheit auszuschließen.

Weiterhin werden zur Kontrolle der plazentaren Leistungsfähigkeit

endokrine Funktionsprüfungen

herangezogen (KELLER u. GERBER), und zwar
– Plasma-Östriolbestimmung bzw. Bestimmung des Gesamtöstriols im Plasma,
– Bestimmung des Human placental lactogen (HPL),
– Dehydroepiandrosteronsulfat-Belastungstest (DHEAS-Test).

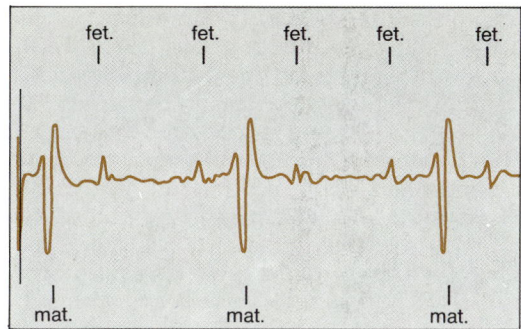

Abb. 3 Fetales EKG mit Hypervoltage in der 37. Schwangerschaftswoche bei schwerer nutritiver Plazentainsuffizienz

Die **Östriolbestimmung** (Abb. 4) im Plasma mit Normalwerten von 10–15 ng (35–42 pmol)/ml bzw. für das Gesamtöstriol von 180 ng (620 pmol)/ml hat sich wegen der geringen Tagesschwankungen zur Beurteilung der fetoplazentaren Einheit bewährt. Östriolwerte < 5 ng (17 pmol)/ml stellen eine Indikation zur stationären Intensivüberwachung – insbesondere der respiratorischen Plazentaleistung mittels des CTG – dar (Breckwoldt u. Reck, Kaiser, Wulf, Leis u. Mitarb., Knapstein u. Melchert).

Die **HPL-Bestimmung** (Abb. 5) eignet sich wegen der kurzen Halbwertszeit ebenfalls zur endokrinen Funktionskontrolle. Hier müssen Werte < 4 ng/ml Anlaß zur Intensivüberwachung des Kindes sein.

Beim **DHEAS-Belastungstest** wird der Plazenta durch i. v. Injektion von 50 mg DHEAS eine hohe Dosis des Östrogenvorläufers angeboten und deren Verstoffwechselung in der Plazenta anhand der Östron- und Östradiolwerte im Plasma überprüft (Dell'Acqua u. Mitarb., Breckwoldt u. Reck).

Die **Ergebnisbewertung** der endokrinen Funktionskontrollen muß mit Zurückhaltung erfolgen. Ihre prospektive Sicherheit wird mit etwa 70% angenommen. Konsequenzen aus pathologischen Werten können daher zunächst nur in der stationären Intensivüberwachung, jedoch nicht in einem aktiven geburtshilflichen Handeln bestehen (Leis u. Mitarb.). Dennoch haben die Untersuchungen ihre Bedeutung in der Diagnostik der **„endokrinen Plazentainsuffizienz"** behalten.

Von der chronischen, vordergründig nutritiven Plazentainsuffizienz wird die **subchronische Insuffizienzform** abgegrenzt (Wulf). Der Beginn der Minderleistung liegt Tage bis wenige Wochen vor dem physiologischen Ende der Gravidität. Es kommt zu einer über das normale Maß hinausgehenden Dehydratation mit Exsikkose und Wachstumsstillstand. Diese Veränderungen

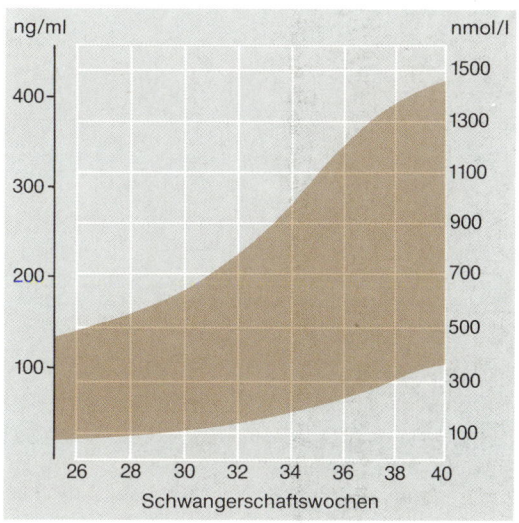

Abb. 4 Gesamtöstriol im Plasma. Normalwerte mit Vertrauensbereich im Verlauf der Gravidität

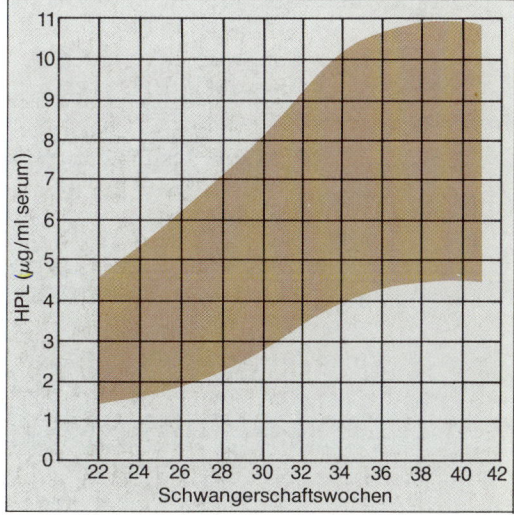

Abb. 5 HPL-Normalwerte mit Vertrauensbereich im Verlauf der Gravidität

sind nicht durch die Ultraschall-Fetometrie nachweisbar. Dies zeigen auch die postpartual zu erhebenden normalen Kopf-, Thorax- und Längenmaße bei deutlich vermindertem Geburtsgewicht. Die *Diagnose* kann damit präpartual erhebliche Schwierigkeiten bereiten. Oftmals wird die Störung erst bei ihrem Übergang in die respiratorische Insuffizienz erkannt (KRAUSE u. Mitarb.), und zwar bevorzugt bei Wehenbeginn! Die sich weder durch anamnestische noch durch klinische oder ultrasonographische Hinweise ankündigende plazentare Funktionsstörung wird daher auch als „**latente Plazentainsuffizienz**" bezeichnet. Mit ihr hat der Geburtshelfer bei 5–10% aller plazentaren Gefährdungen des Kindes zu rechnen (KRAUSE u. Mitarb., RUCKHÄBERLE u. Mitarb.).

Respiratorische Plazentainsuffizienz

Die respiratorische Insuffizienz der Plazenta ist als primäre oder sekundär mit der nutritiven Insuffizienz einhergehende Störung durch die *Hypoxie des Kindes* gekennzeichnet. Sie tritt zumeist relativ kurzfristig vor der Geburt, häufig mit Wehenbeginn bzw. im Verlauf der zunehmenden uterinen Retraktion während der Eröffnungsperiode auf, wenn Anforderung und Leistung der O_2-Versorgung sich nicht mehr entsprechen.

Die **Ursachen** sind vielfältig. Einmal sind hier alle *chronischen Insuffizienzformen* zu nennen, die über die Durchblutungsminderung oder die Membran- bzw. Parenchyminsuffizienz nun auch die respiratorischen Leistungen beeinträchtigen. Bei *Wehenanomalien* sowie bei einem *protrahierten Geburtsverlauf* ist mit einer Verminderung der präplazentaren (uterinen) Durchblutung zu rechnen. Besonders beachtet werden sollten die Polysystolie und die hypertone Form der Wehenhyperkinese (Abb. 6). Bei *maternen Kreislaufstörungen* in Form der Hypotonie (GOESCHEN u. Mitarb., GRÜNBERGER u. Mitarb., RIMBACH u. HEILIGENSTEIN), aber auch in Form des Vena-cava-Kompressionssyndroms ist die uterine Perfusion vermindert (FRIEDBERG u. RATHGEN, KUHN, KÜNZEL). Schließlich kommt es zu einer Verringerung des fetalen intravillösen Minutenvolumens bei allen Einschränkungen des umbilikalen Blutflusses in Form des *Nabelschnurkompressionssyndromes*, bei der *fetomaternalen Transfusion* und der *fetofetalen Transfusion* bei Mehrlingsgraviditäten. Ein typisches Beispiel einer akuten respiratorischen Insuffizienz ist schließlich die *vorzeitige Plazentalösung*, und zwar sowohl bei der normal inserierten Plazenta als auch bei der Placenta praevia.

Die **pathomorphologischen Kriterien** der respiratorischen Insuffizienz sind die vorzeitige Lösung mit retroplazentarem Hämatom, die akuten hämorrhagischen Infarkte sowie die akuten intervillösen Thromben (KLOOS u. VOGEL).

Die **Diagnostik** der respiratorischen Plazentainsuffizienz hat sich auf die *rechtzeitige Erkennung der fetalen Hypoxie* zu konzentrieren (Tab. 2, 5). Die zu beachtenden

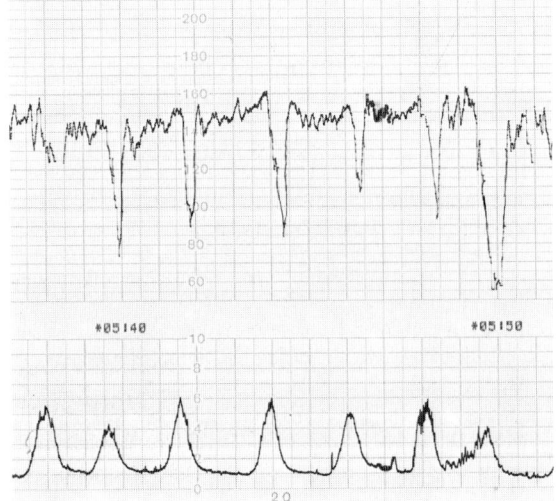

Abb. 6   Hyperkinetische Wehenstörung in Form einer Polysystolie mit wehensynchronen Dezelerationen. Prognostisch günstig sind die spitzen Herztonabsenkungen bei kleiner Dezelerationsfläche und nachfolgend guter Oszillationsbreite

anamnestischen Hinweise

entsprechen zunächst denen der *nutritiven Insuffizienzform*, da der Übergang der nutritiven in die respiratorische Insuffizienz in etwa dem Zeitpunkt der Lebensbedrohung des Kindes entspricht. Alle anamnestischen Daten, die für eine *Endometriuminsuffizienz* zur Zeit der Nidation oder einen frühen Trophoblastschaden sprechen (S. 42), wie auch alle Regelwidrigkeiten, die zu einem *präplazentaren* oder *plazentaren Gefäßschaden* disponieren (Hypertonien, EPH-Gestose, Diabetes mellitus, Nikotinabusus usw.), sind sorgfältig zu registrieren. Nur

Tabelle 4 Anamnestische Hinweise auf die fakultative Entwicklung oder das Bestehen einer Plazentainsuffizienz

1. Extragenitale anamnestische Hinweise:

Gefahr des uterinen und plazentaren Gefäßschadens

- präexistente Hypertonie
- Diabetes mellitus
- Nikotinabusus
- Alkoholabusus
- präexistente Nierenerkrankungen
- präexistente Gefäßerkrankungen

2. Genitale anamnestische Hinweise:

Gefahr der Endometriuminsuffizienz mit Störung der Nidation (nidationsbedingter Trophoblastschaden)

- Spätmenarche
- prägravide Zyklusstörungen
- Dysmenorrhö
- prägravide Hormonbehandlungen
- endokrin bedingte Sterilität
- operative Endometriumschäden (Abrasiones, Interruptiones)
- Endometritiden

3. Schwangerschaftsbedingte anamnestische Hinweise:

Trophoblastschaden infolge einer Schwangerschaftskomplikation

- Blutungen in der Frühgravidität
- Placenta praevia
- EPH-Gestose

4. Anamnestisch stumme primäre Trophoblastschäden:

Primäre oder sekundäre Trophoblaststörung

- primäre Trophoblasthypoplasie
- Störungen der Zottenreduktion
- Reifungsstörungen der Plazenta

dann gelingt es, die anamnestisch belasteten Schwangeren frühzeitig der plazentaren Funktionsdiagnostik zuzuführen (Tab. 4).

Die wichtigste diagnostische Methode bei jeglichem Verdacht auf eine respiratorische Plazentainsuffizienz ist heute die **Kardiotokographie (CTG)**. Ihr Vorteil besteht vor allem in der Möglichkeit der kontinuierlichen Überwachung des Kindes, und zwar schon vor Wehenbeginn und vor Eröffnung der Fruchtblase.

Bei der kardiotokographischen Kontrolle haben wir zu unterscheiden:

- präpartuales CTG einschließlich der Belastungsteste,
- subpartuales CTG.

Das

präpartuale Kardiotokogramm

hat in den letzten Jahren erheblich an Bedeutung gewonnen (HALBERSTADT u. SCHUMANN, HEINRICH, SLOMKA u. PHELAN, FISCHER, HAMMACHER). Die *Indikation* wird vor allem aufgrund anamnestischer und ultrasonographischer Hinweise auf eine nutritiv-plazentogene Gefährdung mit sekundär zu erwartender respiratorischer Störung oder durch eine primäre respiratorische Insuffizienz gestellt. Es sind die beiden folgenden diagnostischen Möglichkeiten gegeben:

- Nonstress-Test,
- Stress-Test.

Beim **Nonstress-Test** werden die fetalen Herzfrequenzmuster in Ruhelage am wehenlosen Uterus überprüft. Die wichtigsten *Gefährdungssymptome* sind (Tab. 5): Einschränkungen der Oszillationsamplitude im Sinne der Oszillationstypen 0 und I, eine Verminderung der Oszillationsfrequenz mit Nulldurchgängen < 5/min bzw. Gipfelpunkten < 2/min, das Fehlen von Akzelerationen bei zugleich registrierten Kindsbewegungen oder Wehen und eine ansteigende oder anhaltende Tachykardie (Abb. 7, 8).

Erweist sich der Nonstress-Test als „reaktiv" und damit als normal, so wird die Wiederholung von dem angenommenen Gefährdungsgrad abhängig gemacht (HAMMACHER, BARRET u. Mitarb., BÁRTFAI u. KOWÁCS). Bei einem nichtreaktiven Nonstress-Test und fortbestehender Annahme einer plazentogenen Gefährdung des Kindes ist der *Stress-Test* angezeigt.

Tabelle 5   Diagnostik der präplazentaren und plazentaren respiratorischen Insuffizienz

1. Anamnestische Hinweise (disponierende Faktoren)

– vorausgegangene Zyklusstörungen (Amenorrhö, Oligomenorrhö, Hormonbehandlungen)
– vorausgegangene Sterilität (Corpus-luteum-Insuffizienz, Anovulation)
– vorausgegangene intrauterine Wachstumsretardierung, notwendige Frühgeburt, Totgeburt
– Hypertonie (EPH-Gestose), Hypotonie in der Gravidität
– Diabetes mellitus
– Nikotinabusus
– Blutungen in der Gravidität

2. Pränatale Kardiotokographie:

a) Nonstress-Test (NST)
– eingeschränkte Oszillationsamplitude (Oszillationstyp I bzw. 0)
– verminderte Oszillationsfrequenz (Nulldurchgänge < 5)
– < 2/10 min registrierte Kindsbewegungen mit fehlenden Akzelerationen bzw. Akzelerationen < 15 Spm
– anhaltende Tachykardie (> 160 Spm) in Kombination mit Oszillationstyp 0 bzw. I
– Fischer-Score < 7

b) Stress-Test bzw. Belastungstest

– Oszillationstyp I bzw. 0
– fehlende Akzeleration bei Wehen
– Spätdezelerationen bzw. variable Dezeleration bei mehreren Wehen

3. Subpartuale Kardiotokographie

a) Kurzfristige FHF-Veränderungen
– Oszillationstyp I bzw. 0
– Nulldurchgänge < 5/min
– Verrundungen der Umkehrpunkte

b) Mittelfristige FHF-Veränderungen
– späte Dezelerationen, insbesondere mit prognostisch ungünstigen Zusatzkriterien
– variable Dezelerationen
– frühe Dezelerationen > 30 Min., evtl. zunehmende Dezelerationsfläche

c) Langfristige FHF-Veränderungen
– Bradykardie < 100 Spm
– Tachykardie > 160 Spm, insbesondere bei Oszillationstyp 0 bzw. I

4. Blutgasanalyse (Mikroblutuntersuchung)
– pH-Wert < 7,20

5. Beschaffenheit des Fruchtwassers (Ultraschall, Amnioskopie, Amniozentese, Blasensprung, Blasensprengung)
– Oligohydramnie
– grünes Fruchtwasser
– blutiges Fruchtwasser

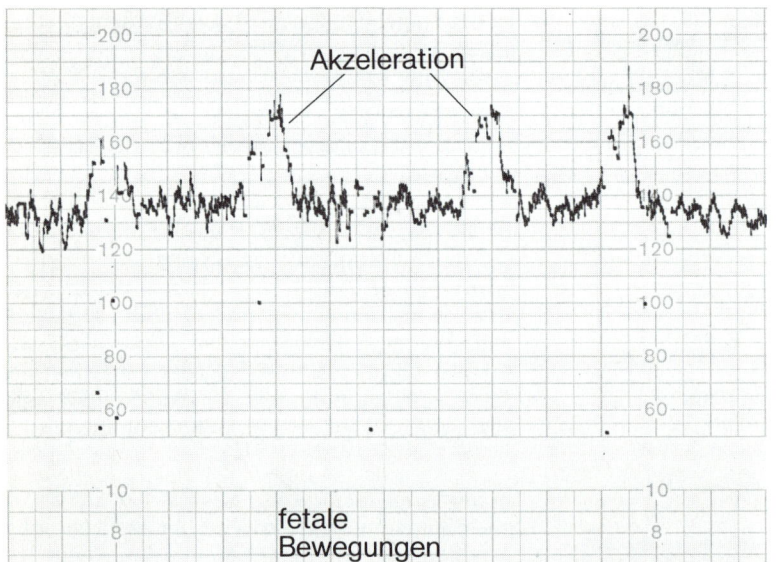

Abb. 7   Normales antepartuales CTG (Nonstress-Test). Basalfrequenz um 140 Spm, breite Oszillation, Auftreten von zeitgleichen Akzelerationen während der in der Tokographiekurve registrierten Kindsbewegungen

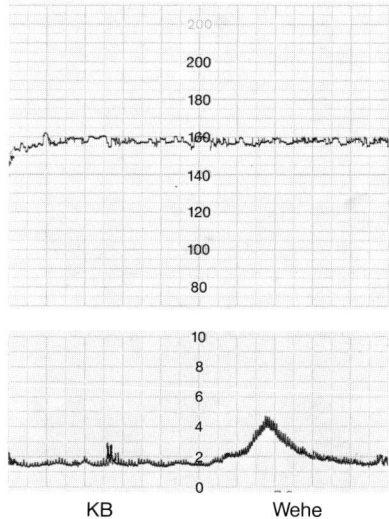

KB   Wehe

Abb. 8 Pathologisches antepartuales CTG (Non-stress-Test) mit einer Tachykardie um 160 Spm, eingeschränkter Oszillationsbreite (< 10 Spm) und fehlender Reaktion der CTG-Kurve auf sicher registrierte fetale Bewegungen (KB) und eine Wehe in der Tokographiekurve

Der **Oxytocin-Belastungstest** (Abb. 9) hat vor allen anderen Stress-Testen (s. u.) den Vorteil der besseren Objektivierbarkeit der Belastung. Nach einem Ruhe-CTG ohne bereits erkennbare uterine Kontraktionen erfolgt eine medikamentöse Weheninduktion durch eine i. v. Oxytocin-Infusion (1 IE/250 ml physiologische Kochsalzlösung), beginnend mit 0,4 mE Oxytocin. Die Infusionsgeschwindigkeit wird alle 10 Min. um 0,4 mE bis zum Auftreten von Kontraktionen gesteigert. 30 Min. danach wird die Oxytocin-Infusion und nach dem Sistieren der Wehen die CTG-Kontrolle beendet. Die Beurteilung des Belastungs-CTG erfolgt durch Zuordnung zu den folgenden 4 Gruppen:

– *normaler OBT:* Basalfrequenz zwischen 120 und 160 Spm (2,00–2,67 Hz), undulatorische Oszillation, sporadische oder auch mit uterinen Kontraktionen bzw. Kindsbewegungen synchrone Akzelerationen;

– *suspekter OBT:* Basalfrequenz > 160 Spm (2,67 Hz) oder < 120 Spm (2,00 HZ), vereinzelte, sich aber nicht wiederholende Spät- bzw. variable Dezelerationen mit prognostisch günstigen Zusatzkriterien;

Abb. 9 Oxytocin-Belastungstest mit eingeschränkter Oszillationsamplitude und einer breiten Spätdezeleration (pathologischer Stress-Test)

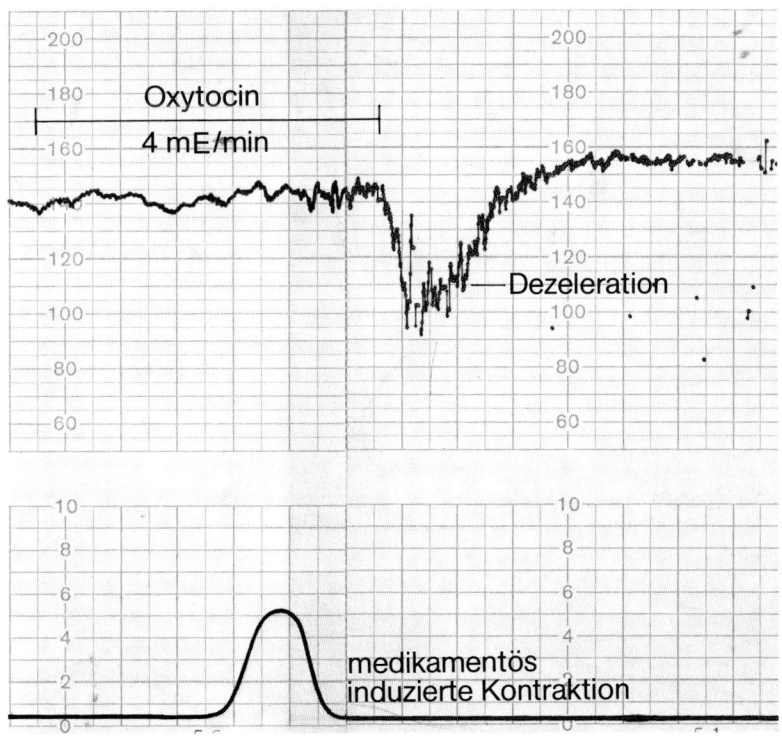

– *pathologischer OBT:* eingeschränkte bzw. silente Oszillation, fehlende Akzelerationen bei Kindsbewegungen oder Wehen, bei mehreren bzw. der überwiegenden Zahl der Wehen Spätdezelerationen bzw. variable Dezelerationen, evtl. mit prognostisch ungünstigen Zusatzkriterien (Abb. 9);
– *nicht beurteilbarer OBT:* Wehenüberstimulierung z. B. mit variablen Dezelerationen, bzw. technische Mängel.

Als **weitere Belastungsteste** kommen zur Anwendung:
– Exercise-Test nach Hon,
– Step-Test nach Stembera,
– Kniebeugen-Belastungstest nach Saling.

Als **klinische Konsequenz** eines pathologischen Belastungstestes sind je nach dem anzunehmenden Gefährdungsgrad eine kontinuierliche oder nach einem kurzen Intervall wiederholte CTG-Kontrolle, bei geburtsbereiter Zervix und reifem Kind die Weheninduktion, bei niedrigem Zervixscore die medikamentöse Zervixreifung bzw. bei ausgesprochener Risikogravidität die sofortige abdominale Schnittentbindung in Erwägung zu ziehen.

Bei der

subpartualen Kardiotokographie,

der apparativen Herztonkontrolle nach Wehenbeginn, werden zur Ergebnisbeurteilung herangezogen:
– kurzfristige FHF-Veränderungen,
– mittelfristige FHF-Veränderungen,
– langfristige FHF-Veränderungen.

Von den **kurzfristigen FHF-Veränderungen** (Tab. 5) hat die Einschränkung der Oszillationsamplitude und -frequenz (Abb. 10) zunächst die Bedeutung eines diagnostischen Hinweises auf eine mögliche hypoxische Gefährdung des Kindes. Pharmakogene Beeinträchtigungen der fetalen Reaktionen (z. B. nach Dolantin- oder Psychorelaxantiengabe) oder auch ein Schlafzustand sind z. B. durch den palpatorischen Weckversuch auszuschließen.

Mittelfristige FHF-Veränderungen treten in Form wehensynchroner *Frühdezelerationen* bei einer vermehrten Kopfkompression, aber auch infolge einer uterinen Polysystolie auf (Abb. 6). Diese Ursachen können durch die vaginale Untersuchung (tiefstehender Kopf mit straff anliegender Zervix), die Beobachtung der Tokographiekurve und vor allem den Fortfall der Dezelerationen nach einer Betamimetikagabe

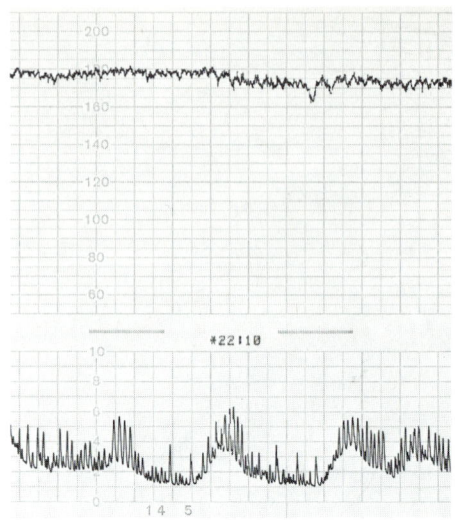

Abb. 10 Subpartuales CTG mit silentem FHF-Muster (Oszillationsamplitude < 10 Spm), Tachykardie zwischen 180 und 190 Spm und fehlender Reaktion auf die uterinen Kontraktionen

bzw. einer gut wirksamen Analgesie (z. B. als Periduralanästhesie) ausgeschlossen bzw. verifiziert werden. Bestehen Frühdezelerationen über einen Zeitraum von > 30 Min. und nehmen sie in Form einer Verbreiterung der Dezelerationsfläche an Schwere zu, so müssen sie als Hypoxiesymptom gewertet und evtl. zur pH-Wert-Kontrolle Anlaß geben. Dieses Ergebnis führt bei Frühdezelerationen oftmals zur Entscheidung über das weitere geburtshilfliche Vorgehen (s. u.).

Die *variablen Dezelerationen* sind als mittelfristige FHF-Veränderungen in Form und Zuordnung zu uterinen Kontraktionen unterschiedlich. Ihre Amplitude ist relativ groß. Häufig folgt ihnen eine Akzeleration. Pathogenetisch werden sie mit Nabelschnurkompressionen in Verbindung gebracht. Bevorzugt treten sie in der Preßperiode auf. Bei einem Frequenzabfall unter 70 Spm (1,17 Hz) und einer Dauer von > 60 s sind sie mit einem signifikanten pH-Abfall verbunden.

Das Auftreten von *Spätdezelerationen* (Abb. 11) ist in jedem Fall als ein bedeutendes Symptom einer respiratorischen Insuffizienz zu werten. Die FHF-Veränderungen sind dadurch gekennzeichnet, daß der Herzfrequenzabfall mit der Wehenakme beginnt und erst nach Wehenende

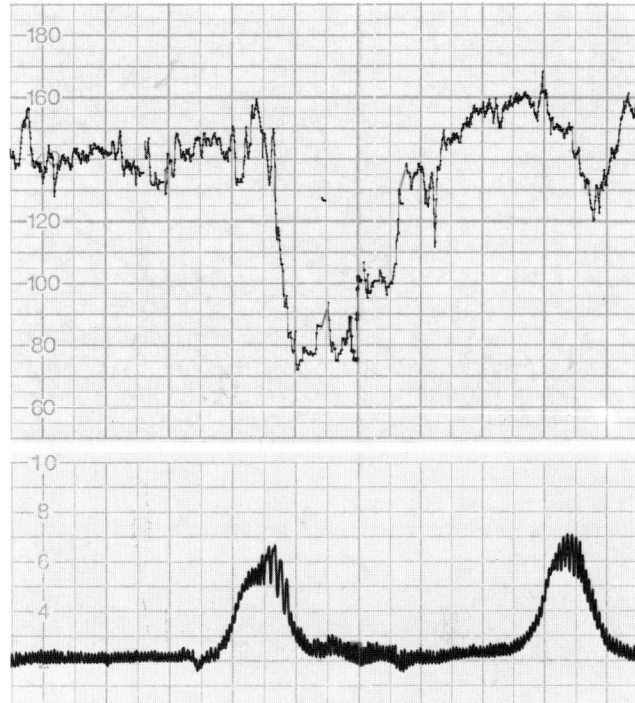

Abb. 11 Spätdezeleration (Dip II). Relativ breite Dezelerationsfläche mit verzögerter Rückkehr zur Basalfrequenz ohne kompensatorische Akzeleration

zur Basalfrequenz zurückkehrt (sog. Restbradykardie). Die *prognostische Beurteilung* der Spätdezeleration erfolgt unter Berücksichtigung sog. *Zusatzkriterien*. Es sind dies:

– Ausmaß des FHF-Abfalles:
– – leichte Spätdezeleration: < 15 Spm,
– – mittelgradige Spätdezeleration: 15–45 Spm,
– – schwere Spätdezeleration: > 45 Spm;
– Dauer der Dezeleration (Dezelerationsfläche);
– Oszillationsamplitude in der Dezeleration;
– Steilheit (Dauer) der Rückkehr zur Basalfrequenz;
– Auftreten einer kompensatorischen Akzeleration;
– Dezeleration-Kontraktion-Quotient = Verhältnis der Dezelerationen zur Zahl der Kontraktionen; eine Annäherung an einen Quotienten 1 entspricht einer Verschlechterung der fetalen Prognose.

Von den **langfristigen FHF-Veränderungen** kommen den beiden Symptomen
– anhaltende Tachykardie,
– anhaltende Bradykardie

diagnostische Bedeutung zu. Es handelt sich um FHF-Veränderungen über einen längeren Zeitraum in Form von Abweichungen von der normalen Basalfrequenz. Definitionsgemäß unterscheiden wir:

– *Tachykardie:*
  – leichte Tachykardie: FHF 160–180 Spm (2,67–3,00 Hz),
  – schwere Tachykardie: FHF > 180 Spm (3,00 Hz) bei einer Dauer der Frequenzerhöhung von > 10 Min.
– *Bradykardie:*
  – leichte Bradykardie: FHF 100–120 Spm (1,67–2,00 Hz),
  – schwere Bradykardie: FHF < 100 Spm (< 1,67 Hz) bei einer Dauer der Frequenzerniedrigung von > 3 Min.

Zur *prognostischen Beurteilung* sollten auch hier *Zusatzkriterien* herangezogen werden, wobei als prognostisch ungünstige Tachykardien solche mit zusätzlichen kurz- oder mittelfristigen FHF-Veränderungen (s. o.), als prognostisch ungünstige Bradykardien solche mit einem Frequenzverlust von < 100 Spm (1,67 Hz) nach vorausgegangenen mittel- bzw. kurzfristigen

FHF-Veränderungen (sog. terminale Bradykardie) zu werten sind.

Ein

CTG-Score

stellt den Versuch einer summarischen Beurteilung der CTG-Symptomatik dar. Für die klinische Anwendung stehen zur Verfügung:

– **Fischer-Score** (Tab. 6): Er berücksichtigt als CTG-Kriterien die Basalfrequenz, die Oszillationsbreite, die Oszillationsfrequenz sowie Akzelerationen und Dezelerationen, wobei als zusätzliches Kriterium ein Zeitfaktor aufgenommen wurde: Bei einer Registrierdauer von 30 Min. wird die zu vergebende Punktzahl durch Veränderungen der Basalfrequenz, der Bandbreite und der Oszillationsfrequenz bei einer Mindestdauer von 10 Min. bestimmt. Die Ergebnisbewertung erfolgt nach den Kriterien:
– Punktzahl 8–10: physiologischer fetaler Zustand,
– Punktzahl 5–7: prognostisch fraglich,
– Punktzahl 4 und weniger: Notsituation des Fetus.

Der Fischer-Score dient der Bewertung des präpartualen CTG.

– **Kubli-Score** (Tab. 7): Ebenfalls zur präpartualen CTG-Bewertung berücksichtigt der Kubli-Score das Auftreten von Spätdezeleratio-

Tabelle 6 Fischer-Score zur Beurteilung des präpartualen Kardiotachogramms. Registrierdauer 30 Min. Berücksichtigung des jeweils ungünstigsten Musters. Zusätzliches Zeitkriterium für basale FHF: 10 Min. Mindestdauer

		0	1	2	Σ
Basale FHF	Niveau (Spm bzw. Hz)	< 100 (< 1,67) > 180 (> 3,00)	100–120 (1,67–2,00) 160–180 (2,67–3,00)	120–160 (2,00–2,67)	
	Bandbreite (Spm bzw. Hz)	< 5 (< 0,08)	5–10 (0,08–0,17) > 30 (> 0,50)	10–30 (0,17–0,50)	
	Nulldurchgänge (n/min)	< 2	2–6	> 6	
FHF-Alterationen	Akzelerationen	keine	periodische	sporadische	
	Dezelerationen	späte, variable mit prognostisch ungünstigen Zusatzkriterien	variable	keine, sporadisch auftretende Dip 0	
	Zustandsindex				

Tabelle 7 Kubli-Score zur semiquantitativen präpartualen CTG-Bewertung (30 Min. Registrierdauer)

Antepartual	Parameter	Häufigkeit		
		≧ 25%	≧ 50%	≧ 75%
mit Wehen	Spätdezeleration	+	+ +	+ + +
	Bandbreite < 5 Spm	+	+ +	+ + +
	Bandbreite < 10 Spm	−	+	+
ohne Wehen	Bandbreite < 5 Spm	+	+ + +	+ + + + +
	Bandbreite < 10 Spm	−	+	+ +

nen und die Oszillationsamplitude bei einer Registrierdauer von 30 Min. Ist eines dieser Kriterien in einer CTG-Phase von 25, 50 oder 75% der Gesamtregistrierdauer vorhanden, so wird dies mit +, ++ bzw. +++ bewertet. Eine subpartuale Anwendung des Score „mit Wehen" bzw. die Auswertung während eines Oxytocin-Belastungstestes ist möglich. Die Ergebnisse können lauten:
– ohne Wehen: 0–5 Kreuze,
– mit Wehen: 0–6 Kreuze.

Die Anzahl der Kreuze zeigt den fetalen Gefährdungsgrad an.
– **Hammacher-Score** (Tab. 8): Bei einer 30minütigen Registrierdauer wird das CTG sowohl antepartual als auch subpartual summarisch bewertet. Berücksichtigung finden die Basalfrequenz und mit ihr anhaltende Tachy- und Bradykardien, alle drei Formen von Dezelerationen (Floating-line) und die Oszillationsamplitude bei unterschiedlicher Oszillationsfrequenz. Die Ergebnisbewer-

Tabelle 8 Hammacher-Score mit der Möglichkeit der summarischen CTG-Bewertung prä- und subpartual (30 Min. Registrierdauer)

Punkte	Baseline (BL)		Floating-line (FL)		Fluktuation – Oszillationstyp (OT)	
	*		*		*	
6	61	> 90% BL kongruent mit FL bei 100% Oa (kein Atropin usw.)	63	und/oder 100% FL kongruent mit 100% Oa–IIIa	67	
5	51	< 80 > 10'	53	100% Dip II	57	> 90% Oa–IIIa (Weckversuch neg.)
4	41	< 80 > 3'	43	> 2 schwere variable Dezelerationen	47	> 60% Oa–IIIa
3	31	> 180 > 30'	35	≧ 5 variable Dezelerationen	38	OT nicht auswertbar
			34	1 schwere variable Dezeleration	37	> 30% Oa–IIIa
			33	Dip II (?)		
2	22	> 180 > 10'	25	≧ 5 Dip 0	28	> 50% IIIb–IIIc
	21	< 100 > 10'	24	≧ 5 Dip I	27	> 90% Ob–Oc
			23	≧ 2 variable Dezelerationen		
1	12	> 160 > 10'	16	≧ 3 Dip 0	17	< 50% IIb
	11	< 120 > 10'	15	≧ 3 Dip I		
			14	1 variable Dezeleration		
			13	Vena-cava-Syndrom		
0	01	120–160	04	≦ 2 Dip 0	07	> 50% IIb
			03	≦ 2 Dip I		

(* = Identifikationszahl für jedes Merkmal)

Normal	Suspekt	Präpathologisch	Pathologisch
0	3	5	8
1	4	6	9
2		7	10
			11
			≧ 12

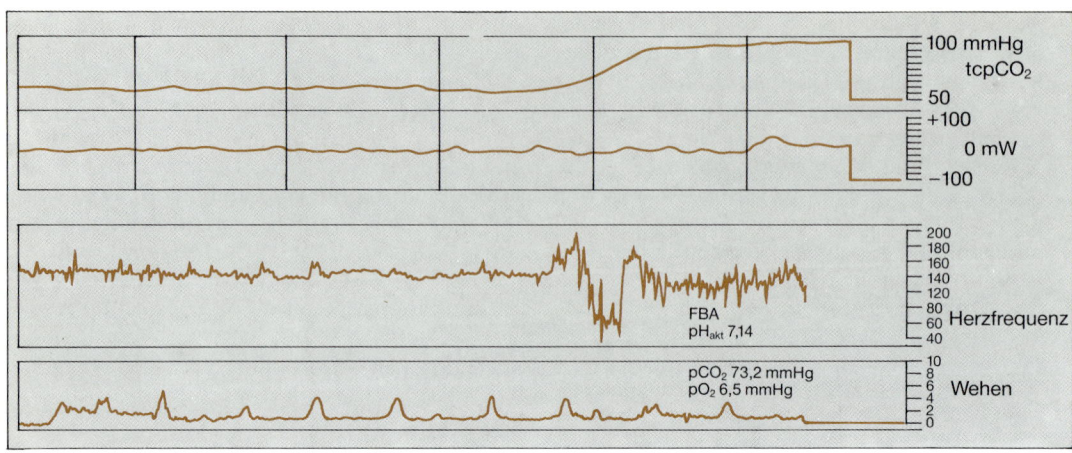

Abb. 12   Transkutane pCO_2-Messung bei einer Meßtemperatur von 44 °C während einer akuten intrauterinen Komplikation. Kurz vor Beginn der Registrierung kann ein normaler pH-Wert von 7,32 gemessen werden. Nach der deutlichen Akzeleration einsetzender und schnell fortschreitender Anstieg des Kohlendioxidpartialdruckes. pH-Wert jetzt 7,14. Das Kind kann durch Schnellsectio lebensfrisch gewonnen werden (die Abb. wurde mir freundlicherweise von Prof. *E. Saling* zur Verfügung gestellt)

tung wird immer auf die Basalfrequenz bezogen (Tab. 8).

Der **Vorteil der CTG-Score** besteht neben der summarischen Bewertung der FHF nicht zuletzt darin, daß sie den Geburtshelfer zu einer systematischen Analyse der einzelnen Herzfrequenzmuster verpflichten (GOESCHEN u. Mitarb.).

Die **fortlaufende subpartuale pO_2- und pCO_2-Messung** (Abb. 12) mit Hilfe einer auf den vorangehenden Kindsteil aufgesetzten Spezialelektrode befindet sich z. Z. noch in der wissenschaftlichen Erprobung. Es ist zu hoffen, daß mit ihr eine *kontinuierliche* Registrierung der fetalen Blutgaswerte gelingt. Zur Anwendung kommen die von HUCH bzw. von SEVERINGHAUS entwickelten Klebeelektroden. Eine $tcpO_2$-Kurve bei gleichzeitiger intrauteriner Druckmessung unter dem Auftreten von Frühdezelerationen gibt Abb. 15 wieder. Abgesehen von dem zu erwartenden klinischen Wert dieser nichtinvasiven Registriermethode, ist zu hoffen, daß die subpartuale pO_2- und pCO_2-Messung auch zur Verbesserung des Verständnisses der Zusammenhänge zwischen fetaler Oxygenisierung und FHF-Alterationen beitragen kann (HUCH u. Mitarb., KURZ u. Mitarb., SCHMIDT u. Mitarb.).

Die

fetale Blutgasanalyse (FBA)

unter Verwendung der Mikroblutuntersuchung (MBU) nach Probenentnahme aus dem vorangehenden Kindsteil dient der Bestimmung des *momentanen* Säure-Basen-Status des Fetus (Abb. 13). Dieser Untersuchungsmethode fehlt damit die Möglichkeit der kontinuierlichen Überwachung, wie wir sie bei der Kardiotokographie und evtl. bald in Form der pO_2- und pCO_2-Messung zur Verfügung haben. Die Anwendung der FBA ist an bestimmte **Indikationen** gebunden (Tab. 9). Besondere Bedeutung kommt dabei dem prognostisch nicht sicher zu

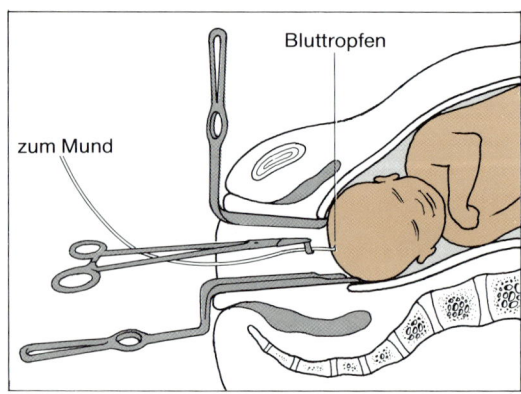

Abb. 13   Fetale Blutgasanalyse (FBA) mit Darstellung der Technik der Blutentnahme aus dem vorangehenden fetalen Kopf (nach *Saling*)

Tabelle 9   Indikationen zur fetalen Blutgasanalyse (FBA) (erweiterte Empfehlung von *Saling* u. *Baumgarten*)

1. Kardiotokographische Symptome
– ausgeprägte Tachykardie > 15 Min.
– ausgeprägte Bradykardie > 10 Min.
– silente Herzfrequenz > 30 Min.
  (nach Ausschluß eines Schlafzustandes bzw. einer Medikamenteneinwirkung)
– 5 Alarmdezelerationen innerhalb von 30 Min.
– 5 Alarmdezelerationen hintereinander
– alle prognostisch unsicheren FHF-Muster

2. Klinische Symptome im Geburtsverlauf
– mekoniumhaltiges Fruchtwasser
– protrahierter   ⎫ FBA zu Beginn der
  Geburtsverlauf   ⎬ Austreibungs-
– Risikograviditäten ⎭ periode

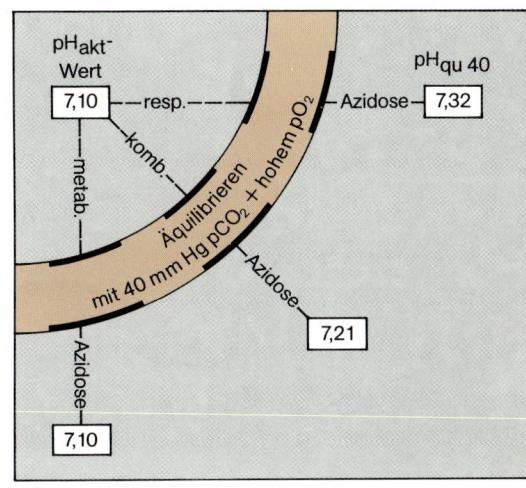

Abb. 14   Differenzierung des Azidosetyps durch Vergleich der aktuellen pH-Werte mit den pH_{qu40}-Werten

beurteilenden Herzfrequenzmuster im CTG sowie den leichten bis mittelgradigen FHF-Veränderungen in der späten Eröffnungsperiode bzw. in der Austreibungsperiode bei noch nicht vakuum- oder zangengerecht stehendem Kopf zu. Der pH-Wert ist in diesen Fällen dem Geburtshelfer eine wichtige Hilfe bei der Entscheidung über die Notwendigkeit einer entbindenden Operation (BAUMGARTEN). GOESCHEN u. Mitarb. konnten bei pathologischen CTG-Mustern mit Hilfe der FBA in 85% eine fetale Gefährdung ausschließen und auf diese Weise entbindende Operationen einsparen.

Bei der **differentialdiagnostischen Ergebnisbewertung** unterscheiden wir bei der FBA (DUDENHAUSEN):

1. Aktueller pH-Wert:
– Präazidose: 7,24–7,20
– leichte Azidose: 7,19–7,15
– mittelschwere Azidose: 7,14–7,10
– fortgeschrittene Azidose: 7,09–7,00
– schwere Azidose: < 6,99

2. Äquilibrierter pH-Wert (Äquilibrierung mittels eines Gases mit einem pCO_2 von 40 mm Hg (5,3 kPa):

– Ausschluß des Anteils der respiratorischen Azidose
– Zunahme des metabolischen Anteiles im Verlauf des O_2-Mangels
– Beurteilung der Progredienz der Störung (Abb. 14).

Die

Untersuchung des Fruchtwassers

gibt dem Geburtshelfer eine weitere diagnostische Möglichkeit, die Plazentafunktion zu beurteilen, und zwar sowohl in ihrem nutritiven als auch in ihrem respiratorischen Funktionsanteil.

Die **ultrasonographische Fruchtwasserkontrolle** vermag einen Hinweis auf das Bestehen einer *Oligohydramnie* als fakultatives Symptom der nutritiven Plazentainsuffizienz zu geben. Ein Fruchtwassersaum über dem Rücken des Kindes von 1 cm und weniger sollte neben dem Allgemeineindruck von der Menge der Amnionflüssigkeit entsprechend bewertet werden.

Die **Amnioskopie** (Abb. 15) bemüht sich um eine qualitative Beurteilung des Fruchtwassers. Hierbei wird vor allem auf das seit langem bekannte Symptom der vorausgegangenen fetalen Hypoxie in Form des *„mekoniumhaltigen grünen Fruchtwassers"* geachtet. Im einzelnen können die folgenden *Befunde* erhoben werden:

– *Normales amnioskopisches Bild* (Farbtafel Abb. 4): Klares bzw. leicht getrübtes bzw. flockiges, farbloses Fruchtwasser. Ein aufgrund des Gehaltes an Vernix caseosa deutlich weiß-flockiges Fruchtwasser wird dabei als Hinweis auf die Reife des Kindes gewertet (JOŽE u. ŽABKAR).
– *Grünliches bis erbsbreiartig grünes Fruchtwasser:* Mekoniumbeimischung zum Fruchtwasser in unterschiedlicher Menge infolge einer

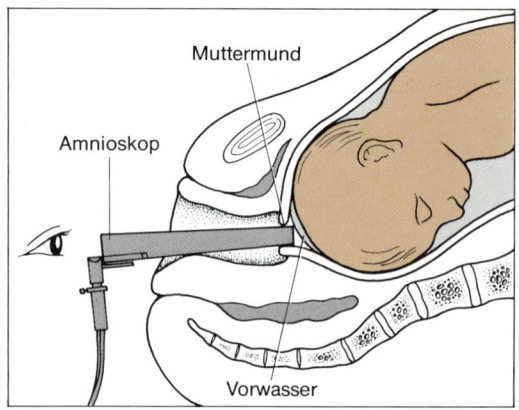

Abb. 15   Amnioskopie

frühzeitigen, hypoxisch bedingten Anregung der fetalen Darmperistaltik. Zeitpunkt und Dauer, vor allem aber auch der Fortbestand der hypoxischen Gefährdung sind nur unzuverlässig beurteilbar.
– *Gelblich-bräunliches Fruchtwasser:* Hinweis auf eine fetale Hämolyse, am häufigsten im Rahmen einer Blutgruppeninkompatibilität.
– *Bräunliches bzw. fleischwasserfarbenes Fruchtwasser:* Fruchtwasserveränderung beim intrauterinen Fruchttod.

Die wichtigste *Indikation* zur Amnioskopie ist der Verdacht auf eine Plazentainsuffizienz mit respiratorischer Störung. Bei normalem amnioskopischen Bild gewährleisten nach SALING Intervalle von 48 Stunden zwischen den Untersuchungen eine ausreichende Sicherheit.

Die *Aufnahmeamnioskopie* wird mit dem Ziel ausgeführt, im Rahmen der Aufnahmeuntersuchung bei sonst fehlenden Gefährdungssymptomen ein mekoniumhaltiges Fruchtwasser zu erkennen. Auf diese Weise werden nach unauffälligem Schwangerschaftsverlauf immerhin in 5% pathologische Befunde und damit hypoxische Gefährdungen erkannt. Dies entspricht in etwa der bereits genannten Frequenz an „latenten Plazentainsuffizienzen" (S. 68) (NÖSCHEL u. Mitarb.).

Die *Fehlerquote* der Amnioskopie ist mit etwa 15% anzusetzen. Hierin sind Fehlbeurteilungen, Unterschiede zwischen Vor- und Nachwasser, vor allem aber der Befund eines klaren Fruchtwassers bei bereits vorausgegangener hypoxischer Schädigung des Kindes bzw. manifester Plazentainsuffizienz enthalten (MARTIUS).

Die **Amniozentese**, ausschließlich mit dem Ziel der makroskopischen Beurteilung des Fruchtwassers – etwa bei geschlossener Zervix mit der Unmöglichkeit

einer amnioskopischen Untersuchung –, erscheint uns unter den heutigen Bedingungen der kardiotokographischen Überwachung des Kindes nicht mehr gerechtfertigt, zumal der Befund eines „grünen Fruchtwassers" eine prognostische Beurteilung nur mit weit größerer Unsicherheit erlaubt als die mit Hilfe des CTG aufgezeichneten Herzfrequenzmuster.

Der **Blasensprung** und eine aus geburtshilflicher Indikation ausgeführte **Blasensprengung** müssen zur Beurteilung des Fruchtwassers in jedem Fall genutzt werden. Unter diesem Aspekt ist auch der Begriff der „*diagnostischen Blasensprengung*" verständlich und akzeptabel.

Protrahierter Geburtsverlauf

Die Bewertung des protrahierten Geburtsverlaufes als vordergründige fetale Gefährdung und damit als eine „Indikation von seiten des Kindes", die unter bestimmten Bedingungen eine entbindende Operation erforderlich macht, basiert auf der bekannten *Abhängigkeit der fetalen Hypoxie von der Dauer der Geburt* (HELLMAN u. PRYSTOWSKY, DÖRING u. KRAUSS). **Pathogenetisch** ist die mit der Geburtsdauer zunehmende hypoxische und azidotische Gefährdung des Kindes mit der Abhängigkeit des uterinen und plazentaren Durchblutungsvolumens von der Retraktion des Fruchthalters ohne weiteres erklärt. Klinisch-statistische Untersuchungen haben gezeigt, daß die CTG-Herzfrequenzmuster, der subpartuale und postpartuale Säure-Basen-Status, die Apgar-Werte und die perinatale Mortalität bei einer *Dauer der Eröffnungsperiode*
– bei der Erstgebärenden von > 12 Stunden,
– bei der Mehrgebärenden von > 8 Stunden
eine zunehmende Verschlechterung aufweisen. Die von diesen Zeitwerten an zu erwartende erhöhte Hypoxiegefahr läßt diese Entbindungen zu „*Risikogeburten*" werden.

Das **geburtshilfliche Vorgehen**, insbesondere das entbindende Operieren, orientiert sich heute unter den gegebenen Möglichkeiten der kontinuierlichen Überwachung des Kindes beim protrahierten Geburtsverlauf nicht mehr allein an den genannten Zeitwerten. Der Geburtshelfer hat vielmehr zunächst zu prüfen, ob ein weiteres Abwarten gerechtfertigt ist. Voraussetzungen hierfür sind ein normales CTG, ein durch die Blutgasanalyse ermittelter normaler pH-Wert und nicht zuletzt ein Portiobefund, der ein weiteres Abwarten sinnvoll erscheinen läßt. Bereits mäßige Gefährdungskriterien wie ein grünes Fruchtwasser, dezente CTG-Veränderungen und ein pH-Wert von < 7,2 mit sinkender Tendenz sollten bei vollständig erweitertem Muttermund und „Zangengerechtstand" des Kopfes Veranlassung zur operativen vaginalen Geburtsbeendigung sein. Bei unvollständiger Zervixretraktion und eindeutiger fetaler Gefährdung ist die Schnittentbindung angezeigt (vgl. auch „Relative Indikationen", S. 84). Zwischen der leichten Zangen- oder Vakuumextraktion und der Schnittentbindung ist hinsichtlich der Indikation die Perfusion toulousaine anzusiedeln.

Ein **protrahierter Verlauf der Austreibungsperiode** stellt bei der inzwischen eingetretenen starken Retraktion des Fruchthalters mit verminderter uteriner Durchblutung eine ernste hypoxische Gefährdung des Kindes dar. Innerhalb dieser Geburtsphase hat die **Dauer der Preßperiode** besondere Beachtung zu finden, und zwar wegen der während des Pressens unterbrochenen uteroplazentaren Durchblutung und des damit absinkenden arteriovenösen Perfusionsdruckes (KÜNZEL u. Mitarb., FENDEL u. Mitarb.). Für eine gewisse Zeit gelingt es zwar, die entstehende Sauerstoffschuld in ausreichend langen Wehenpausen auszugleichen (KLÖCK u. LAMBERTI, ROEMER u. Mitarb., VON SCHWENZEL u. KOPECKY, KASTENDIECK u. JENSEN). Über längere Zeit kommt es aber zunehmend zu Hypoxie und Azidose, deren chronische Entwicklung prognostisch sogar ernster zu bewerten ist als eine akute respiratorische Störung. Die fetale Gefährdung nimmt dann schnell zu, wenn zugleich eine *Hyperaktivität der Wehen* mit mehr als 4 Preßwehen pro 10 Min. besteht. Vor allen anderen Maßnahmen muß sie mit Hilfe einer Betamimetikagabe korrigiert werden (SCHENK u. Mitarb.).

Aus dem Gesagten ergibt sich die *Empfehlung für eine zumutbare Dauer der Preßperiode* unter den Bedingungen einer physiologischen Uterusaktivität

– für die Erstgebärende von 30 Min.,
– für die Mehrgebärende von 20 Min.

Auch wenn zu diesem Zeitpunkt Symptome der fetalen Gefährdung fehlen, ist beim „Zangengerechtstand" eine Indikation zu der jetzt leichten Vakuum- oder Zangenextraktion gegeben.

Andere Ursachen der fetalen Gefährdung

Neben den wichtigsten Regelwidrigkeiten in Form der plazentogenen Versorgungsstörungen und der Hypoxie infolge eines protrahierten Verlaufes der Preßperiode können weitere Störungen im Verlauf der Schwangerschaft und während der Entbindung den intrauterinen Zustand des Kindes beeinträchtigen und damit zur Indikation zu einer operativen Geburtsbeendigung werden. Die wichtigsten sind:

– Nabelschnurkomplikationen (S. 232 ff.),
– vorzeitige Lösungen der Plazenta (S. 243 ff.),
– fetale Blutungen (S. 233 ff.),
– fetofetale bzw. fetomaternale Transfusionen (S. 234 f.),
– Wehenanomalien, Weichteilsdystokien (S. 193),
– Amnioninfektionssyndrom (S. 274 ff.).

Die bei diesen Regelwidrigkeiten eintretende fetale Gefährdung ist mit Hilfe der besprochenen diagnostischen Maßnahmen zu erkennen. Es kann somit auf die vorstehende Darstellung der „Indikationen von seiten des Kindes" verwiesen werden. Die für die Komplikation spezifisch erforderlichen diagnostischen Maßnahmen finden sich in den jeweiligen Kapiteln dieses Buches.

Indikationen von seiten der Mutter

Regelwidrigkeiten mit ausschließlicher Bedrohung von Gesundheit oder Leben der Schwangeren bzw. der Kreißenden haben dank der heutigen Therapiemöglichkeiten für die geburtshilfliche Indikationsstellung an Bedeutung verloren. Zumeist handelt es sich um *extragenitale Erkrankungen*, für die eine Gefährdung des Kindes auszuschließen ist. Nehmen sie in der Gravidität einen prognostisch ungünstigen Verlauf oder führen sie zu einer Einschränkung der Belastbarkeit der Patientin, so ist eine Indika-

tion zur Therapie evtl. auch in Form einer chirurgischen Intervention gegeben. *Genitale Erkrankungen* oder *Schwangerschaftskomplikationen* sowie *Geburtsstörungen* (Dystokien), die allein die Mutter bedrohen, gehören zu den Seltenheiten. Dies gilt auch für die akute Blutung der Schwangeren bzw. Kreißenden.

Akute Blutung der Schwangeren bzw. Kreißenden

Durch sie kann es zu einer lebensbedrohlichen

Situation der Mutter kommen, die eine sofortige operative Schwangerschaftsbeendigung allein aus materner Indikation verlangt. Zumeist ist jedoch zugleich das Kind in Gefahr, so daß eine kombinierte (gemischte) Indikation gegeben ist (RENAER u. Mitarb.) (S. 83).

Bei einer akuten vaginalen Blutung müssen die folgenden **Blutungsursachen** in Erwägung gezogen und durch entsprechende diagnostische Maßnahmen verifiziert bzw. ausgeschlossen werden:

– *Vulva- und Scheidenvarikosis:* Einen Hinweis auf diese Blutungsursache geben extragenitale Varizenbildungen, vor allem an den Beinen und hier wieder an der Innenseite der Oberschenkel, aber auch ein Blutungsbeginn nach einer Kohabitation, einer Defäkation oder einem Trauma. Bei entsprechendem Verdacht ist der geplanten Schnittentbindung die *Spekulumeinstellung von Zervix und Vagina* voranzustellen, um bei einer Varizenblutung diese sofort durch Umstechung zu versorgen.
– *Vorzeitige Lösung der normal sitzenden Plazenta* (S. 243 ff.): Sie wird bevorzugt bei Erstgebärenden aufgrund eines Gefäßschadens an der Plazentahaftstelle (H-Gestose), aber auch nach einem stumpfen abdominalen Trauma beobachtet. Diagnostisch ist heute die sonographische Darstellung des retroplazentaren Hämatoms eine Hilfe.
– *Placenta praevia mit vorzeitiger Lösung* (S. 246 ff.): Hier handelt es sich zumeist um Patientinnen mit vorausgegangenen Aborten bzw. Interruptiones bzw. um Mehr- und Vielgebärende, bei denen die pathogenetische Gemeinsamkeit in der Endometriumschädigung mit nachfolgender Implantationsanomalie besteht. Zur Verifizierung steht vordergründig die sonographische Plazentalokalisation zur Verfügung.
– *Episiotomieblutung* (S. 307 ff.): Eine starke, evtl. für die Kreißende bedrohliche Blutung kann auch aus einer Episiotomie auftreten, und zwar auf dem Boden einer tiefen Vulvavarikosis. Verzögert sich bei ihr der spontane Durchtritt des Kindes, so kann sie eine operative Geburtsbeendigung erforderlich machen.
– *Fetale Blutungen* (S. 233 ff.): Blutungen des Kindes können in der Gravidität oder unter der Geburt isoliert oder in Verbindung mit einer maternen vaginalen Blutung auftreten (HICKL, WENTWORTH). Ein wichtiger diagnostischer Hinweis sind die mit Blutungsbeginn eintretenden pathologischen Herzfrequenzmuster. Die Therapie kann nur in der sofortigen operativen Geburtsbeendigung und zur Überwindung des posthämorrhagischen Schocks des Neugeborenen in der Bluttransfusion, z. B. in die Umbilikalvene, bestehen.

Als **allgemeingültige Regel** kann bei allen akuten Blutungen aus der Vagina in der Gravidität und unter der Geburt Anerkennung finden, daß die therapeutischen Entscheidungen im Einzelfall vor allem durch die *Stärke der Blutung* bestimmt werden. Zusätzlich haben die folgenden Befunde Berücksichtigung zu finden:

– intrauteriner Zustand des Kindes,
– Schwangerschaftsdauer bzw. Reife des Kindes,
– Stand der Zervixretraktion,
– geburtsmechanische Situation.

Einzelheiten des operativen Vorgehens werden bei der jeweiligen Regelwidrigkeit besprochen.

Extragenitale Erkrankungen

Zu den extragenitalen Erkrankungen, die der Mehrbelastung durch die Gravidität und in noch stärkerem Maße durch die Wehentätigkeit Grenzen setzen, gehören die

Herzerkrankungen

in Form rheumatischer (95%) und kongenitaler Vitien (3%), aber auch in Form von Koronarerkrankungen bzw. einer Endo-, Myo- oder Perikarditis (KUHN, KÄSER u. HOHL). Die Bewertung des Schweregrades im Sinne der Klassifizierung der „New York Heart Association" und damit die prognostische Beurteilung sollten frühzeitig in der Gravidität gemeinsam mit dem Internisten erfolgen (Tab. 10):

Tabelle 10 Prognostische Klassifizierung der Herzerkrankungen durch die „New York Heart Association"

Gruppe I: Herzerkrankungen ohne Symptome und ohne Einschränkung der Arbeitsfähigkeit

Gruppe II: Herzerkrankungen mit Symptomen bei gesteigerter Belastung

Gruppe III: Herzerkrankungen mit Symptomen bei geringer Belastung

Gruppe IV: Herzerkrankungen mit Symptomen ohne Belastung in Ruhe

Bei **Herzerkrankungen der Gruppen I und II** ist beim Fehlen anderer Regelwidrigkeiten die vaginale Entbindung anzustreben. Größere Volumenschwankungen im intravasalen Raum und damit vor allem größere Blutverluste müssen vermieden werden. Die *operative Abkürzung der Austreibungsperiode* durch die bei vollständiger Zervixretraktion und Tiefstand des Kopfes ausgeführte Vakuum- oder Zangenextraktion ist indiziert. Dabei stellt die Entbindung einer Herzkranken bis heute eine der wenigen Anzeigen für eine Durchtrittsnarkose dar (KUHN, JUST).

Bei **Herzerkrankungen der Gruppen III und IV** sollte das geburtshilfliche Vorgehen rechtzeitig mit dem Internisten und dem Anästhesisten diskutiert werden. Ein prognostisch günstiger Portiobefund bei fehlender geburtsmechanischer Regelwidrigkeit läßt evtl. ein vaginales Vorgehen zu. Nicht selten ist die vorzeitige Schwangerschaftsbeendigung bei niedrigem Zervixscore notwendig. Sie erfolgt dann durch die Schnittentbindung mit blutsparender Technik. Auch die Gabe von Kontraktionsmitteln ist wegen der durch sie eintretenden akuten Volumenvermehrung im maternen Kreislauf kontraindiziert. Die durch die Volumenschwankungen erhöhte Gefahr der *Dekompensation im frühen Wochenbett* bedarf der sorgfältigen Beachtung!

Unter den

Lungenerkrankungen

sind es vor allem die akute **Pneumonie** und die **Lungentuberkulose**, mit denen der Geburtshelfer konfrontiert wird (KUHN, JENTGENS). Für die Entscheidung über die Geburtsleitung sind von Bedeutung:

– *Das Vorliegen und der Schweregrad einer respiratorischen Insuffizienz.* Die sich ergebenden anästhesiologischen Probleme müssen rechtzeitig geklärt werden. Nach vollständiger Zervixretraktion sind sie Anlaß zur entbindenden Operation mittels der Vakuum- bzw. Zangenextraktion.

– Die mögliche *Gefährdung durch einen Pneumothorax,* die wiederum jede respiratorische Belastung, z.B. beim Pressen, ausschließt.

– Eine bestehende *Infektiosität,* die entsprechende Sicherheitsmaßnahmen (abgeschlossener Entbindungsraum, separate Unterbringung auf der Wochenstation, Frage des Stillens und der Isolierung des Neugeborenen) notwendig macht.

Die Notwendigkeit zur operativen Geburtsbeendigung ergibt sich schließlich bei einem **Asthma bronchiale** (RÜEGGER u. MEDICI).

Die als Folge präexistenter Erkrankungen oder auch im Rahmen der EPH-Gestose auftretende

Hypertonie

mit unter der Entbindung ansteigenden Blutdruckwerten ist ebenfalls nach einer schonenden Leitung der Eröffnungsperiode oftmals Veranlassung zu einem operativ entbindenden Vorgehen, um der Kreißenden die Belastung der Preßperiode abzunehmen. Antihypertensiva müssen mit Rücksicht auf die plazentare Durchblutung und damit auf das Kind mit Zurückhaltung dosiert werden. Bei den Symptomen der plazentogenen fetalen Gefährdung ergibt sich evtl. schon vor Wehenbeginn oder sekundär während der Eröffnungsperiode eine Indikation zur Schnittentbindung.

Als weitere typische extragenitale Erkrankungen, die nicht selten Anlaß zur operativen Geburtsbeendigung sein müssen, sind die

schwere Myopie bzw. die Ablatio retinae

zu nennen. Bei ihnen ist ein Mitpressen der Kreißenden kontraindiziert, so daß bei vollständiger Zervixretraktion und tiefem Geradstand die Entbindung durch die Vakuum- bzw. Zangenextraktion zu beenden ist.

Die Notwendigkeit zu einer operativen Geburtsbeendigung ergibt sich – z.B. nach einem protrahierten Geburtsverlauf – weiterhin aufgrund eines

physischen und psychischen Erschöpfungszustandes der Kreißenden.

Ist ihr aus diesem Grunde die Preßperiode nicht mehr zuzumuten, so kann bei vollständiger Zervixretraktion und tiefem Geradstand des Kopfes die Indikation zur Vakuum- bzw. Zangenextraktion großzügig gestellt werden. Die entbindende Operation ist dabei ein Teil der geburtserleichternden Maßnahmen.

Diese Empfehlung hat auch Gültigkeit für die

materne Hyperästhesie,

mit der die Geburtshelfer als eine der unglücklichen Folgeerscheinungen einer „verängstigenden publizistischen Aufklärung" heute wieder mehr konfrontiert werden. Bei einer herabgesetzten Schmerzschwelle und bei Ablehnung geburtserleichternder Maßnahmen kommt es im Verlauf der Eröffnungsperiode zunehmend zu Wehenschmerzen, die gegen Ende der Eröffnungsperiode oder in der Austreibungsperiode zu extremen Schmerzzuständen und evtl. zu einem *psychotischen Zustand* mit motorischer Unruhe führen. Ist die Situation nicht doch noch mit einer Leitungsanästhesie zu beherrschen, so sollte mit einer leichten entbindenden Operation nicht gezögert werden. Als Analgesie bietet sich die i. v. Durchtrittsnarkose an.

Für einige

Erkrankungen des Zentralnervensystems

ist charakteristisch, daß sie bereits in der Eröffnungsperiode zu medikamentös schwer beeinflußbaren Koordinationsstörungen der Wehen führen (MARTIUS). Eindrucksvoll kann dies z. B. bei Kreißenden nach einer evtl. längere Zeit zurückliegenden **Commotio cerebri** beobachtet werden. Die Austreibungsperiode ist durch ein unzureichendes und damit ineffektives Mitpressen gekennzeichnet (JANZEN). Die für **Epileptikerinnen** angegebene erhöhte Operationsfrequenz ist indessen eher mit dem bei ihnen zu beobachtenden gehäuften Auftreten von Früh- und Mangelgeburten zu erklären (BRUN DEL RE u. Mitarb., BJERKEDAL u. BALMA).

Vor erhebliche diagnostische und operationstechnische Probleme sieht sich der Geburtshelfer immer wieder beim Auftreten extragenitaler Erkrankungen gestellt, die eine chirurgische Therapie während der Gravidität oder unter der Entbindung erforderlich machen (LOTH). Hierbei hat er unterschiedliche

Aufgaben

zu erfüllen und damit die folgenden Rollen zu übernehmen:

– **Diagnostiker:** *Erkennung der extragenitalen Erkrankung und deren differentialdiagnostische Abgrenzung von einer Regelwidrigkeit in der Gravidität bzw während der Entbindung.* So hat er eine Hyperemesis von einem mit unstillbarem Erbrechen einhergehenden Hirntumor ebenso wie eine H-Gestose von einem Phäochromozytom wie auch eine hy-potone Wehenstörung bzw. Retraktionsanomalie von einer akuten Peritonitis unter der Geburt abzugrenzen. Bei den abdominalen extragenitalen Erkrankungen ist die differentialdiagnostische Beurteilung dadurch erheblich erschwert, daß sich ein *„akutes Abdomen"* als sonst charakteristisches Syndrom in der Gravidität nur unzulänglich entwickelt und sub partu auch bei schwerer eitriger Peritonitis völlig fehlen kann (HEIDENREICH, NAGEL u. BECK, FINCH u. EMANOEL, KOLMORGEN u. MARKWARDT, PFLEIDERER, MARTIUS) (S. 55).

– **Konsiliarius:** *Beratung des Chirurgen bei einem in der Gravidität erforderlichen operativen Eingriff.* Zumeist kommt dem Geburtshelfer die Aufgabe der prognostischen Bewertung durch das gleichzeitige Bestehen von Gravidität und extragenitaler Erkrankung, aber auch die der Vermeidung pharmakogener und hypoxischer Schäden des Kindes zu.

– **Operateur:** *Operationstechnische Bewältigung extragenitaler chirurgischer Eingriffe.* Der Geburtshelfer kann sich vor die Aufgabe gestellt sehen, z. B. eine Appendektomie oder auch eine Darmresektion, deren Notwendigkeit sich u. a. bei einer Schnittentbindung – evtl. auch aufgrund eines Zufallsbefundes – ergibt, auszuführen. Hierbei darf er sich unter keinen Umständen von einem falschen operativen Ehrgeiz leiten lassen, da die Prognose nicht nur von ausreichenden technischen Kenntnissen, sondern auch von ausreichenden Erfahrungen mit dem Eingriff bestimmt wird (SCHMITT).

Einzelheiten des chirurgischen Vorgehens werden, soweit sie für den Geburtshelfer von Interesse sind, bei den jeweiligen extragenitalen Erkrankungen besprochen (S. 53 ff.).

Genitale Erkrankungen

Eine Reihe genitaler Erkrankungen kann in der Gravidität, seltener unter der Geburt Anlaß zu einer operativen Intervention sein. Die wichtigsten sind (BOOTH, HAHMANN u. Mitarb., KRONE u. PROBST):

– Uterus myomatosus (S. 44),
– Ovarialtumoren (S. 46),
– Portiokarzinom (S. 48),
– Descensus uteri et vaginae (S. 321 ff.).

Die Indikationsstellung zur Operation und die Technik des chirurgischen Vorgehens sind in den jeweiligen Kapiteln dieses Buches beschrieben.

Kombinierte Indikationen

Bei etwa einem Drittel aller entbindenden Operationen erfolgt die Indikationsstellung aufgrund einer für die Mutter *und* für das Kind anzunehmenden Gefährdung. Dies ist schon deshalb verständlich, da materne Regelwidrigkeiten in der Gravidität oder sub partu häufig zugleich den fetalen Zustand beeinträchtigen.

Geburtsmechanische Anomalien (mechanische Dystokien)

Eine „kombinierte Indikation" zu einer entbindenden Operation hat der Geburtshelfer am häufigsten aufgrund der Diagnose einer geburtsmechanischen Anomalie zu stellen. Infolge der Dystokie kommt es zum protrahierten Geburtsverlauf, bei einem unüberwindlichen Hindernis wie z. B. bei einer Querlage schließlich zur Überdehnungsruptur des Uterus und damit zu einer *Gefährdung der Mutter*. Erfahrungsgemäß treten jedoch diese maternen Komplikationen deutlich später auf als die *fetale Gefährdung*. Sie ist bei einer geburtsmechanischen Anomalie zumeist die Folge der langen Geburtsdauer und damit der eingeschränkten präplazentaren Durchblutung und zwingt somit über das Auftreten einer Hypoxie eher zum operativen Eingreifen, als dies der Zustand der Mutter erforderlich macht.

Der Geburtshelfer hat bei einer geburtsmechanischen Dystokie aber auch daran zu denken, daß es sich bei ihr häufig um einen **adaptiven Vorgang** – z. B. um eine Anpassung des Geburtsobjektes an formale Besonderheiten des Fruchthalters oder des Geburtskanales, aber auch eines abnorm gestalteten Geburtsobjektes an einen regelrechten Geburtskanal – handelt. Hiermit wird bereits deutlich, daß geburtsmechanische Korrekturen in Form von „*Umwandlungsoperationen*", prophylaktisch in der Gravidität oder im Verlauf einer operativen Entbindung ausgeführt, sinnlos, ja gefährlich sein können, da sie im Vergleich zur Ausgangssituation zu ungünstigeren geburtsmechanischen Bedingungen führen können (vgl. regelwidrige Schädellagen, S. 99 ff.).

Für das therapeutische Vorgehen bei geburtsmechanischen Anomalien hat die **Regel** Allgemeingültigkeit, daß die Entscheidungen um so einfacher zu treffen sind, je schwerer die Dystokie ist.

Bei der heute nur noch in etwa 0,5% aller Entbindungen auftretenden *Lageanomalie* in Form der

Querlage

(S. 183) besteht eine absolut ungünstige Kindslage, die eine Entbindung auf normalem Wege unmöglich macht. Da die zur Überwindung der Dystokie früher verwendete innere Wendung auf den Fuß mit anschließender Extraktion mit einem hohen Risiko für Mutter und Kind verbunden ist, wird die Querlage bei reifem Kind und Einlingsgravidität heute als absolute Indikation zur Schnittentbindung angesehen.

Nicht abgeschlossen ist indessen die Diskussion über die Indikation zum geburtshilflichen Vorgehen bei den *Poleinstellungsanomalien* in Form der

Beckenendlagen

(BERG u. LINDBERG, DÖRING u. HOSSFELD, EFTHIMIADIS, GREEN u. Mitarb., HIELSCHER u. Mitarb., HOCHULI u. KÄCH, KUBLI, MANZKE, MUTH u. a.) (S. 147). Die vor allem von KUBLI dargelegte vermehrte hypoxische Gefährdung des Kindes hat zu einer starken Ausweitung der Indikation zur abdominalen Schnittentbindung geführt. Es wird in der Zukunft zu prüfen sein, welche diagnostischen Verfahren uns die Grenzen zwischen dem therapeutisch Zumutbaren für das Kind und der vermeidbaren operativen Belastung der Mutter aufzuzeigen vermögen.

Stellt die *Querlage* nach dem Gesagten heute weitgehend eine absolute Indikation zur operativen Geburtsbeendigung dar und wird bei den *Beckenendlagen* die Entscheidung über das geburtshilfliche Vorgehen von zusätzlichen Kriterien abhängig gemacht, so bedürfen die

regelwidrigen Schädellagen

in Form der Haltungs- und Einstellungsanomalien einer völlig andersartigen Bewertung. Sie treten häufig schon deshalb auf, da sich eine besondere Kopfform des Kindes zur günstigen Raumausnutzung an den Geburtskanal anzupassen versucht. Regelwidrige Schädellagen müssen daher immer auch unter dem Aspekt eines *möglichen geburtsmechanischen Anpassungsversuches* betrachtet werden. Als Beispiel ist hier die dorsoposteriore Scheitellage beim Turmschädel zu nennen: Bei ihr entsprechen die regelwidrige Haltung (ausgebliebene Beugung) und die regelwidrige Einstellung (Drehung zur dorsoposterioren Position) der für diese Kopfform erforderlichen Formanpassung und Abbiegungsübereinstimmung. Hieraus ist zu erkennen, daß die prognostische Beurteilung der regelwidrigen Schädellagen an genaue Kenntnisse der geburtsmechanischen Vorgänge gebunden ist, und zwar in gleicher Weise wie der Erfolg eines erforderlichen operativen Eingriffes. Einzelheiten der Indikationsstellung und des operativen Vorgehens finden sich bei der Besprechung der jeweiligen Regelwidrigkeit.

Die geburtsmechanischen Schwierigkeiten und die sich aus ihnen ergebenden therapeutischen Konsequenzen sind für das

enge Becken

lange Jahre überschätzt worden. Nur bei etwa 0,5% aller Entbindungen ist damit zu rechnen, daß eine Form- oder Maßanomalie des knöchernen Beckens zur mechanischen Dystokie wird (MARTIUS). Bei der Gleichartigkeit der klinischen Symptomatik kommt es zudem immer wieder dazu, daß Weichteildystokien, z.B. in Form eines spastischen unteren Uterinsegmentes mit hoch über dem Beckeneingang verharrendem Kopf, mit einem engen Becken verwechselt werden. Ohne Zweifel ist das enge Becken primär und ausschließlich eine materne Anomalie. Da der „Geburtsverlauf beim engen Becken" jedoch früher als die die Mutter bedrohende Uterusruptur über eine präplazentare Insuffizienz zur fetalen Gefährdung führt, müssen die Beckendystokien ebenfalls zu den „kombinierten Indikationen" gerechnet werden.

In der **Diagnostik des engen Beckens** ist zwischen der vor allem in der Schwangerschaftsvorsorge zur Anwendung kommenden *„anatomischen Beckendiagnostik"* und der während des Geburtsverlaufes praktizierten *„funktionellen Beckendiagnostik"* zu unterscheiden. Die dem Geburtshelfer zur Verfügung stehenden diagnostischen Maßnahmen sind in Tab. 11 zusammengestellt (Einzelheiten: MARTIUS, Lehrbuch der Geburtshilfe).

Tabelle 11   Diagnostische Möglichkeiten beim engen Becken

1. Anatomische Beckendiagnostik
– Beurteilung der Michaelis-Raute
– Austastung des Beckens
– sonographische Bestimmung der Conjugata vera
– röntgenologische Beckenmessung
– Baumm-Handgriff

2. Funktionelle Beckendiagnostik
– 4. Leopold-Handgriff
– Zangemeister-Handgriff
– gleichzeitige innere und äußere Untersuchung

Eine endgültige Beurteilung des dem Geburtsobjekt im kleinen Becken zur Verfügung stehenden Raumes ist erst nach vollständiger Zervixretraktion möglich. Zudem wird die Passagemöglichkeit des Geburtsobjektes von dessen Fähigkeit zur geburtsmechanischen Adaptation bestimmt. Dennoch muß die Entscheidung über eine notwendige Geburtsbeendigung durch die Schnittentbindung häufig früher, und zwar aufgrund fetaler Gefährdungssymptome, getroffen werden. Auch hieraus wird wiederum deutlich, daß geburtsmechanische Dystokien zu den „kombinierten Indikationen" gerechnet werden müssen.

Die vorstehenden Bemerkungen über das enge Becken als Indikation zum entbindenden Operieren haben in gleicher Weise Gültigkeit für die

Weichteildystokien

(S. 193). In Form funktioneller oder anatomischer Veränderungen des Fruchthalters bzw. des Weichteilrohres stellen sie eine materne Regelwidrigkeit dar. Der sich als klinische Konsequenz ergebende protrahierte Geburtsverlauf gefährdet indessen vordergründig das Kind, so daß operative Maßnahmen zumeist unter diesem Aspekt indiziert werden müssen. Das operative Vorgehen bei Weichteildystokien ist auf S. 193 beschrieben worden.

Absolute und relative Indikationen

Mit der bisherigen Darstellung der Indikationslehre wurden diejenigen Regelwidrigkeiten beschrieben, die bei ihrem isolierten Auftreten zu einer Gefährdung von Mutter oder Kind und damit zu der Notwendigkeit der operativen Intervention führen. So sind die Hypoxie, der

Nabelschnurvorfall oder die fetale Blutung als

absolute Indikationen von seiten des Kindes

einzuordnen. Eine lebensbedrohende vaginale Blutung, eine akute extragenitale Erkrankung oder auch eine Uterusruptur sind als eine

absolute Indikation von seiten der Mutter

anzusehen. Das Gemeinsame dieser „absoluten Indikationen" besteht damit in der Tatsache, daß sie dem Arzt keine andere Wahl als die des operativen Eingreifens lassen.

Die Lehre von der geburtshilflichen Indikationsstellung bliebe indessen unvollständig, würden nicht die diagnostischen Befunde Berücksichtigung finden, die eine Gefährdung von Mutter oder Kind wahrscheinlich machen, jedoch „nur unter bestimmten Umständen" ein therapeutisches Handeln verlangen. Vor allem sind hier **Risikofaktoren** zu nennen, die die Belastbarkeit der Mutter während der Entbindung oder auch des Kindes sub partu begrenzen. Sie ergeben sich aus der Anamnese in Form von Erkrankungen vor Eintritt der Gravidität oder auch in Form von Besonderheiten im Schwangerschaftsverlauf, können aber auch im Verlauf der Entbindung auftreten (KYANK). So wird eine vorausgegangene Sterilitätsbehandlung Anlaß sein, bereits präpathologische CTG-Veränderungen ernster zu bewerten, wie auch ein protrahierter Geburtsverlauf bei gleichzeitigem Vorliegen einer auch nur leichten Herzerkrankung eher zu therapeutischen Konsequenzen führen wird, als dies bei einer anamnestisch unbelasteten bzw. gesunden Schwangeren der Fall ist. Kein Geburtshelfer kann sich einer solchen

relativen Indikationsstellung

versagen. Bei ihr stehen selbstverständlich wiederum die Regelwidrigkeiten im Vordergrund, die eine Gefährdung des Kindes bedingen. Zu nennen sind hier die leichten Formen der Plazentainsuffizienz, z. B. bei der alten Erstgebärenden oder bei Schwangeren mit einem präplazentaren Gefäßschaden. Aber auch bei einer Beckenendlage oder einer protrahiert verlaufenden hinteren Hinterhauptslage wird sich der Geburtshelfer z. B. durch ein fortgeschrittenes Gebäralter oder eine vorausgegangene Sterilitätsbehandlung in seinen therapeutischen

Entscheidungen beeinflussen lassen. Er wäre ein schlechter Arzt, würde er entsprechende Besonderheiten unberücksichtigt lassen.

Die „relative Indikationsstellung" läßt damit erkennen, daß wir unser therapeutisches Handeln im Verlauf der Entbindung nur dann von einzelnen diagnostischen Parametern bestimmen lassen können, wenn diese bereits mit eindeutigen prognostischen Aussagen korrelieren. Weit häufiger ist es unsere Aufgabe, erkannte Besonderheiten bzw. Regelwidrigkeiten vor dem Hintergrund der individuellen Gegebenheiten zu bewerten, um sie auf diese Weise in einen Zusammenhang mit der Situation der jeweiligen Gravidität zu bringen. Daß sich eine solche *Individualisierung der Entscheidungen* nicht selten auf einem nur schmalen Terrain zwischen einer streng sachlichen, aufgrund diagnostischer Befunde klar objektivierbaren Indikationsstellung und einem therapeutischen Handeln, das sich von zusätzlichen prognostischen Kriterien bestimmen läßt, bewegt, ist leicht verständlich. Die Gefahr der Überbewertung von Einzelbefunden ist damit ebenso aufgezeigt wie die der unsachlichen, unkritischen, evtl. durch eine übertriebene Angst vor Komplikationen geleiteten Indikationsstellung.

Der geburtshilflich tätige Arzt muß schließlich beachten, daß die Indikation zum entbindenden Operieren nicht nur von erkannten Regelwidrigkeiten, sondern auch von der **operativen Technik** mitbestimmt wird. *Technik und Indikation stellen zwei nicht voneinander zu trennende Teile der operativen geburtshilflichen Tätigkeit dar.* Sie beeinflussen sich sogar gegenseitig in Form einer „Güterabwägung", indem eine voraussichtliche Gefahrlosigkeit eines geplanten Eingriffes – nicht zuletzt auch aufgrund umfangreicher Erfahrungen und einer hohen manuellen Geschicklichkeit des Operateurs (!) – ein großzügigeres Handeln, etwa schon unter prophylaktischen Aspekten, zuläßt als eine zu erwartende operative Belastung von Mutter oder Kind. So wissen wir alle, daß die Indikation zu einer vaginal entbindenden Operation bei tiefstehendem, gedrehten und flektierten Kopf leichter gestellt wird, da sie eine kaum ins Gewicht fallende Belastung für Mutter und Kind bedeutet, als die Indikation zu einer vaginal entbindenden Operation vor Vollendung der Haltungs- und Einstellungsänderung. In noch stärkerem Maße gilt dies für die Schnittentbindung, die nicht ohne Berücksichtigung des allein durch die Operation gegebenen maternen Risikos indiziert werden darf. *Die dem Arzt zufallende Verantwortung bei der von ihm verlangten Individualisierung der Indikationsstellung kann ihm von keinem erleichtert oder sogar abgenommen werden!* In letzter Konsequenz ist sie damit auch oft nur schwer objektivierbar oder mit juristischen Maßstäben meßbar (S. 347 ff.).

Literatur

Bailer, P.: Die geburtshilflichen Operationen. In Schwalm, H., G. Döderlein, K.-H. Wulf: Klinik der Frauenheilkunde und Geburtshilfe, Bd. I. Urban & Schwarzenberg, München 1984 (S. 519)

Barret, J. M., F. H. Boehm: Comparison of aggressive and conservative management of premature rupture of fetal membranes. Amer. J. Obstet. Gynec. 144 (1982) 12

Barret, J. M., S. L. Salyer, F. H. Boehm: The nonstress test: an evaluation of 1000 patients. Amer. J. Obstet. Gynec. 141 (1981) 153

Bártfai, G., L. Kovács: Ein „Nonstress-Test" für die antenatale Diagnostik. Zbl. Gynäk. 104 (1982) 427

Baumgarten, K.: Mikroblutgasanalyse. Gynäk. Prax. 5 (1981) 29

Baumgarten, K.: Vorteile und Risiken fetomaterneller Geburtsüberwachung. Geburtsh. u. Frauenheilk. 42 (1982) 572

Bayer, H.: Zur derzeitigen Wertigkeit, Technik und Indikationsstellung geburtshilflicher Operationen. Zbl. Gynäk. 105 (1983) 401

Berg, T., B. S. Lindberg: Cesarean section in premature delivery. Gynec. obstet. Invest. 11 (1980) 95

Bjerkedal, T., S. L. Balma: The course and outcome of pregnancy in women with epilepsy. Acta obstet. gynec. scand. 52 (1973) 245

Bolte, A.: Zur Selektion gefährdeter Kinder bei verlängerter Schwangerschaftsdauer durch fetale Elektrokardiographie. Arch. Gynäk. 104 (1967) 269

Bolte, A., J. Kessler, I. Winkhaus: Zur Reifegradbestimmung in der Schwangerschaft. Geburtsh. u. Frauenheilk. 30 (1970) 616

Booth, R. T.: Ovarian tumors in pregnancy. Obstet. and Gynec. 21 (1963) 189

Breckwoldt, M., G. Reck: Untersuchungen der fetoplazentaren Einheit als geburtshilfliche Entscheidungshilfe. Gynäkologe 16 (1983) 124

Brun del Re, R., O. Käser, V. Friedberg, G. K. Ober, K. Thomson, J. Zander: Die geburtshilflichen Operationen. In Käser, O., V. Friedberg, K.G. Ober, K. Thomsen, J. Zander: Gynäkologie und Geburtshilfe, 2. Aufl., Bd. II/2. Thieme, Stuttgart 1981 (S. 18.1)

Burger, K.: Geburtshilfliche Operationslehre. Springer, Berlin 1952

Chervenak, F. A., R. E. Johnson, R. L. Berkowitz, P. Grannum, J. C. Hobbins: Is routine cesarean section necessary for vertex-breech and vertex-transverse twin gestations? Amer. J. Obstet. Gynec. 148 (1984) 1

Clifford, S. H.: Postmaturity – with placental dysfunction. J. Pediat. 44 (1954) 1

Clifford, S. H.: Spätgeburt mit Dysfunktion der Placenta. Klinisches Syndrom und pathologische Befunde. J. Pediat. 44 (1954) 1; Dtsch. med. Wschr. 79 (1954) 648

Dell'Acqua, S., E. Parlati, A. Lucisano, G. Plotti, F. Serri, A. Bompiani: Evaluation of the feto-placental function by means of intraamniotic administration of dehydroepiandrosterone-sulphate. J. perinat. Med. 7 (1979) 149

Döring, G. K., C. G. Hoßfeld: Ergebnisse der prospektiven Geburtsleitung bei 500 Einlingsgeburten aus Beckenendlage. Geburtsh. u. Frauenheilk. 34 (1974) 436

Dudenhausen, J. W.: Niedriger pH-Wert bei der Fetalblutanalyse. In Martius, G., M. Schmidt-Gollwitzer: Differentialdiagnose in Geburtshilfe und Gynäkologie. Thieme, Stuttgart 1984

Efthimiadis: Steißlage und vertretbare Sektiofrequenz. Geburtsh. u. Frauenheilk. 36 (1976) 661

Finch, D. R. A., L. Emanoel: Acute appendicitis complicating pregnancy in the Oxford region. Brit. J. Surg. 61 (1974) 129

Fischer, W. M.: Kardiotokographie, 3. Aufl. Thieme, Stuttgart 1981

Foss, I., M. Vogel: Über Beziehungen zwischen Implantationsschäden der Plazenta und Plazentationsstörungen. Z. Geburtsh. Perinat. 176 (1972) 36

Friedberg, V., G. H. Rathgen: Physiologie der Schwangerschaft. Thieme, Stuttgart 1980

Friedberg, V., O. Käser, K. G. Ober, K. Thomsen, J. Zander: Behandlung der Uteruskarzinome. In Käser, O., V. Friedberg, K.G. Ober, K. Thomsen, J. Zander: Gynäkologie und Geburtshilfe, Bd. III. Thieme, Stuttgart 1972 (S. 523)

Goeschen, K., A. Kersting, E. Saling: Kann in der Austreibungsperiode auf die Fetalblutanalyse verzichtet werden? Z. Geburtsh. Perinat. 188 (1984) 74

Goeschen, K., M. Pluta, M. Meyer-Wilmes, E. Saling: Hypotonie in der Schwangerschaft. Krankheitswert, Differentialdiagnose, Konsequenzen. Geburtsh. u. Frauenheilk. 42 (1982) 84

Goeschen, K., M. Pluta, G. Train, E. Saling: Geburtsleitung nach vorausgegangener Sectio; wie gefährlich ist ein vaginaler Entbindungsversuch? Z. Geburtsh. Perinat. 186 (1982) 291

Grannum, P. A. T., R. L. Berkowitz, J. C. Hobbins: The ultrasonic changes in the maturing placenta and their relation to fetal pulmonic maturity. Amer. J. Obstet. Gynec. 133 (1975) 915

Green, J. E., F. McLean, L. P. Smith, R. Usher: Has an increased cesarean section rate for term breech delivery reduced the incidence of birth asphyxia, trauma and death? Amer. J. Obstet. Gynec. 142 (1982) 643

Grünberger, W., S. Leopolter, O. Parschalk: Schwangerschafts-Hypotonie und „Fetal outcome". Fortschr. Med. 37 (1979) 143

Hahmann, K., R. Buchholz, H. Bettzieche: Ovarialtumor und Schwangerschaft. Zbl. Gynäk. 104 (1982) 690

Halberstadt, E., R. Schuhmann: Problems of antepartal cardiotocography. J. perinat. Med. 10 (1982) 63

Hansmann, M., B. J. Hackeloer: Ultraschall in der Geburtshilfe. Dtsch. Ärztebl. 81 (1984) 907

Heidenreich, W.: Appendizitis in der Schwangerschaft. Med. Klin. 78 (1983) 722

Heinrich, J.: Kardiotokographische Diagnostik in der Schwangerschaft. Geburtsh. u. Frauenheilk. 102 (1980) 1337

Hickl, E. J.: Untersuchungen über den fetalen Anteil bei Blutungen in der Spätschwangerschaft. Gynaecologia (Basel) 157 (1964) 351

Hielscher, K., K. Müller, M. Auerbach, H. Eggers: Der Einfluß der selektiven Sectio caesarea bei Beckenendlagen auf die Morbidität neonatal überlebender Kinder. Zbl. Gynäk. 102 (1980) 1312

Hochuli, E.: Die apparativ überwachte Geburt. Ther. Umsch. 38 (1981) 1032

Hochuli, E., O. Käch: Die Beckenendlage. Geburtsh. u. Frauenheilk. 41 (1981) 23

Hölzl, M., D. Lüthje: Die Bedeutung pathologischer Plazentabefunde bei intrauterinem Fruchttod. Zbl. Gynäk. 95 (1973) 1481

Huch, A., R. Huch, H. Schneider, J. Peabody: Experience with transcutaneous PO_2-(tcPO_2-)monitoring of mother, fetus and newborn. J. perinat. Med. 8 (1980) 51

Janzen, R.: Organische Nervenleiden und Schwangerschaft. In Käser, O., V. Friedberg, K.G. Ober, K. Thomson, J. Zander: Gynäkologie und Geburtshilfe, 2. Aufl., Bd. II/2. Thieme, Stuttgart 1981 (S. 8.67)

Jentgens, H.: Lungenerkrankungen bei Schwangeren. In Käser, O., V. Friedberg, K.G. Ober, K. Thomson, J. Zander: Gynäkologie und Geburtshilfe, 2. Aufl., Bd. II/2. Thieme, Stuttgart 1981 (S. 8.2)

Just, H.: Herzerkrankungen während der Schwangerschaft. In Käser, O., V. Friedberg, K.G. Ober, K. Thomsen, J. Zander: Gynäkologie und Geburtshilfe, 2. Aufl., Bd. II/2, Thieme, Stuttgart 1981 (S. 8.155)

Kaiser, R.: Endokrinologie und Immunologie der Plazenta. In G. Martius: Lehrbuch der Geburtshilfe, 11. Aufl. Thieme, Stuttgart 1985

Käser, O., M. Hohl: Verlauf und Leitung der Geburt. In Käser, O., V. Friedberg, K.G. Ober, K. Thomsen, J. Zander: Gyäkologie und Geburtshilfe, 2. Aufl., Bd. II/2, Thieme, Stuttgart 1981 (S. 12.1)

Kastendieck, E.: Veränderungen der fetalen Herzfrequenz. In Martius, G., M. Schmidt-Gollwitzer: Differentialdiagnose in Geburtshilfe und Gynäkologie, Thieme, Stuttgart 1984 (S. 290)

Kastendieck, E., A. Jensen: Ist die intrauterine Reanimation auch während der Preßperiode indiziert? 87. Tagung der Nordwestdeutschen Gesellschaft für Gynäkologie, Hamburg 1979

Kazzi, G.M., T.L. Gross, R.J. Sokol, N.J. Kazzi: Detection of intrauterine growth retardation: A new use for sonographic placental grading. Amer. J. Obstet. Gynec. 145 (1983) 733

Keller, P.J., C. Gerber: Die hormonale Früherkennung der fetalen Gefährdung in der Schwangerschaft. Geburtsh. u. Frauenheilk. 31 (1971) 973

Kirkinen, P., P. Jouppila, R. Herva: Intrauterine growth and fatal fetal abnormality. Acta. obstet. gynec. scand. 62 (1983) 43

Klöck, F.K., G. Lamberti: Die Leitung der Austreibungsperiode, Indikationen zur Geburtsbeendigung. Gynäkologe 8 (1975) 2

Kloos, K., M. Vogel: Pathologie der Perinatalperiode. Thieme, Stuttgart 1974

Knapstein, P., F. Melchert: Biochemische Überwachung der Risikoschwangerschaft. Gynäkologe 11 (1978) 151

Kolmorgen, K., M. Markwardt: Die Simultanappendektomie bei gynäkologischen Operationen, klinische und morphologische Gesichtspunkte. Dtsch. Gesundh.-Wes. 27 (1972) 1161

Krause, W., H.J. Seewald, H. Volkmer: Kardiotokographische Untersuchungen bei „small for date infants". Zbl. Gynäk. 95 (1973) 87

Krone, H.A., E. Probst: Ovarialtumor und Schwangerschaft. Zbl. Gynäk. 52 (1967) 1905

Kubli, F.: Geburtsleitung bei Beckenendlage. Gynäkologe 8 (1975) 48

Kuhn, W.: Die menschliche Geburt – ein chirurgisches Problem? Dtsch. med. Wschr. 105 (1980) 1435

Kuhn, W.: Die physiologischen Veränderungen des mütterlichen Organismus. In Martius G.: Lehrbuch der Geburtshilfe, 11. Aufl. Thieme, Stuttgart 1985

Künzel, W.: Hypotone Blutdruckstörungen als Ursache von Komplikationen in der Geburtshilfe. Z. Geburtsh. Perinat. 185 (1981) 249

Künzel, W.: Hypotone Blutdruckstörungen als Ursache von Komplikationen in der Geburtshilfe. Münch. med. Wschr. 124 (1982) 56

Kurz, C.S., H. Schneider, R. Huch, A. Huch: Der Effekt der subpartalen Tokolyse auf den transkutanen Sauerstoffdruck (tcPO_2) des Feten. In Ludwig, H., L. Heilmann: Wehenhemmung. Springer, Berlin 1982 (S. 80)

Kyank, H.: Prophylaktische Gesichtspunkte bei der Indikationsstellung gynäkologischer Operationen. Zbl. Gynäk. 95 (1973) 833

Leis, D., W. Engelhardt, W. Vogt, O. Baamann: Östriol und HPL im Serum bei stationär überwachten Schwangeren mit gefährdetem Fötus. Gynäk. Prax. 3 (1979) 601

Loth, R.: Chirurgische Komplikationen in der Schwangerschaft. In Käser, O., V. Friedberg, K.G. Ober, K. Thomsen, J. Zander: Gynäkologie und Geburtshilfe, 2. Aufl. Bd. II/2 Thieme, Stuttgart 1981 (S. 8.144)

Lückert, J., F. Löffler, G. Kamin: Sonographisch nachweisbare Veränderungen plazentarer Strukturen während der Schwangerschaft. Zbl. Gynäk. 105 (1983) 997

McClure Browne, J.C.: Das Insuffizienz-Syndrom der Plazenta. Geburtsh. u. Frauenheilk. 18 (1958) 1085

Manzke, H.: Morbidity among infants born in breech presentation. J. perinat. Med. 6 (1978) 127

Martius, G.: Gynäkologische Operationen. Thieme, Stuttgart 1980

Martius, G.: Blutung unter der Geburt. In Martius, G., M. Schmidt-Gollwitzer: Differentialdiagnose in Geburtshilfe und Gynäkologie. Thieme, Stuttgart 1984

Martius, G.: Lehrbuch der Geburtshilfe, 11. Aufl. Thieme, Stuttgart 1985

Martius, G., W. Loock: Blutungen in der zweiten Schwangerschaftshälfte. In Martius, G., M. Schmidt-Gollwitzer: Differentialdiagnose in Geburtshilfe und Gynäkologie. Thieme, Stuttgart 1984

Martius, G., A. Pannike: Neue Möglichkeiten der Geburtsprognostik mit Hilfe der Untersuchung feinmotorischer Tonussteuerungen. Arch. Gynäk. 196 (1961) 373

Martius, G., M. Schmidt-Gollwitzer: Differentialdiagnose in Geburtshilfe und Gynäkologie. Thieme, Stuttgart 1984

Martius, H.: Die geburtshilflichen Operationen. Thieme, Leipzig 1934

Mayer, A.: Grundzüge der operativen Geburtsleitung. Enke, Stuttgart 1946

Muth, H.: Zur Frage der erweiterten Indikation der Schnittentbindung bei untergewichtigen Kindern. Geburtsh. u. Frauenheilk. 44 (1984) 252

Muth, H., H. Hannemann, H. Kropshofer: Zur Frage der optimalen Entbindungsmethode bei der Beckenendlage. Geburtsh. u. Frauenheilk. 36 (1976) 163

Nagel, M., L. Beck: Das akute Abdomen in der Schwangerschaft. Gynäkologe 4 (1971) 44

Nöschel, H., D. Stech, J. Zenner: Bedeutung von mekoniumhaltigem Fruchtwasser zu Geburtsbeginn bei normalem Schwangerschaftsverlauf. Zbl. Gynäk. 97 (1975) 590

Patterson, R.M., R.H. Hayashi, D. Cavazos: Ultrasonographically observed early placental maturation and perinatal outcome. Amer. J. Obstet. Gynec. 147 (1983) 773

Pavelka, R.: Einfluß der Dauer einer Sterilität auf Schwangerschaftsverlauf und -ausgang. Wien. med. Wschr. 130 (1980) 31

Pfleiderer, A.: Die Appendizitis während der Schwangerschaft. Dtsch. med. Wschr. 87 (1962) 2072

Quilan, R.W., A.C. Gruz, W.C. Buhi: Changes in placental

ultrasonic appearance. II. Pathologic significance of grade III placental changes. Amer. J. Obstet. Gynec. 144 (1982) 471

Renaer, M., I. van de Putte, C. Vermylen: Massive feto-maternal hemorrhage as a cause of perinatal mortality and morbidity. Europ. J. Obstet. Gynec. reprod. Biol. 6 (1976) 125

Rimbach, E., E. Heiligenstein: Die klinische Bedeutung der Hypotonie in der Schwangerschaft und während der Geburt. Med. Welt 18 (1967) 1950

Roemer, V. M., H. Buess, K. Harms: Zum Problem der Leitung der Austreibungs- und Preßperiode. Arch. Gynäk. 222 (1977) 29

Ruckhäberle, B., K. Bilek, K. E. Ruckhäberle: Ovarialtumoren und Gravidität. Zbl. Gynäk. 94 (1972) 1729

Ruckhäberle, K.-E., C. Vogtmann, B. Viehweg: Risiko und Nutzen intravenöser Tokolyse bei drohender Frühgeburt mit vorzeitigem Blasensprung. Zbl. Gynäk. 103 (1981) 1417

Ruckhäberle, K.-E., K. Bilek. Ch. Vogtmann, B. Viehweg, L. Schlegel: Frühgeburtlichkeit und Plazentainsuffizienz. Zbl. Gynäk. 103 (1981) 1057

Ruckhäberle, K.-E., B. Viehweg, Ch. Schlegel, Ch. Vogtmann, H. Böttcher, K. Schürer, B. Ruckhäberle, R. Weißbach, Ch. Wolff: Art der Geburtsbeendigung, Zustandsdiagnostik und kindlicher Ausgang bei Frühgeburt. Zbl. Gynäk. 101 (1979) 532

Rüegger, M., T. C. Medici: Asthmatherapie und Schwangerschaft. Dtsch. med. Wschr. 109 (1984) 753

Sachs, B. P., B. J. McCarthy, G. Rubin, A. Burton, J. Terry, C. W. Tyler: Sectio caesarea – risk and benefits for mother und fetus. J. Amer. med. Ass. 250 (1983) 2157

Saling, E., W. Müller-Holve: External cephalic version under tocolysis. J. perinat. Med. 3 (1975) 115

Slomka, C., J. P. Phelan: Pregnancy outcome in the patient with a nonreactive nonstress test and a positive contraction stress test. Amer. J. Obstet. Gynec. 139 (1981) 11

Schenk, D., H. Rüttgers, F. Kubli: Intrapartale Tokolyse zur Vermeidung der geburtshilflichen Notoperation. Gynäkologe 8 (1975) 28

Schlensker, K.-H.: Atlas der Ultraschalldiagnostik in Geburtshilfe und Gynäkologie. Thieme, Stuttgart 1984

Schlensker, K.-H., G. Enderer-Steinfort, A. Bolte: Die äußere Wendung des Feten aus Beckenendlage in Schädellage am Schwangerschaftsende. Geburtsh. u. Frauenheilk. 38 (1978) 744

Schmidt, S., K. Langer, J. Gesche, J. W. Dudenhausen, E. Saling: Der transkutan gemessene Kohlendioxydpartialdruck beim nichthypoxischen Feten während der Geburt. Geburtsh. u. Frauenheilk. 43 (1983) 538

Schmidt, S., K. Langer, E. Saling: A new combined non-invasive electrode for tcPCO$_2$-measurement and fetal heart rate recording. J. perinat. Med. 10 (1982) 297

Schmidt, W., J. Hendrik, J. Gauwerky, H. Junkermann, W. Leucht, F. Kubli: Diagnose der intrauterinen Wachstumsretardierung durch die erweiterte Ultraschallbiometrie. Geburtsh. u. Frauenheilk. 42 (1982) 543

Schmitt, G.: Die Appendektomie als Zusatzoperation bei gynäkologischen Laparotomien. Zbl. Gynäk. 96 (1974) 1274

Schneider, J.: Blutgruppenunverträglichkeiten (Blutgruppendifferenz, positiver Antikörpertest). In Martius, G., M. Schmidt-Gollwitzer: Differentialdiagnose in der Geburtshilfe und Gynäkologie. Thieme, Stuttgart 1984

Schwenzel, W., D. Kopecky: Überlegungen zur Leitung der Austreibungsperiode. Gynäk. Prax. 6 (1982) 31

Stoz, F., R. A. Schumann, E. J. Noack: Morphometrische Untersuchungen an Plazenten reifer Mangelgeborener. Z. Geburtsh. Perinat. 187 (1983) 142

Wentworth, P.: A placental lesion to account for fetal hemorrhage into the maternal circulation. J. Obstet. Gynaec. Brit. Cwlth 71 (1964) 379

Wulf, K.-H.: Das Plazentainsuffizienzsyndrom (Ein klinisches Konzept). Z. Geburtsh. Perinat. 185 (1981) 2

Wulf, K.-H.: Die regelwidrige Anlage und Entwicklung des Schwangerschaftsproduktes. In Martius, G.: Lehrbuch der Geburtshilfe, 11. Aufl. Thieme, Stuttgart 1985

Wulf, K.-H.: Pathologie der Nachgeburtsteile unter der Geburt. In Martius, G.: Lehrbuch der Geburtshilfe, 11. Aufl. Thieme, Stuttgart 1985

Zilliacus, H.: The detection of fetal blood in hemorrhage of late pregnancy. Gynaecologia (Basel) 157 (1964) 157

Vakuumextraktion

Geschichtliches

Die Geschichte der Vakuumextraktion beginnt im Jahre 1705 mit einem Bericht von DE YONGE über den Versuch, eine verzögert verlaufende Geburt mit Hilfe eines „Schröpfkopfes" zu beenden. Über diese neue Möglichkeit, ein Extraktionsinstrument am vorangehenden Teil durch Schaffung eines Unterdruckes zu befestigen, sind seither zahlreiche Publikationen erschienen (JALÚVKA, KARPÁTHY, MALMSTRÖM u. JANSSON). Sie lassen die immer wieder aufgetretenen technischen Schwierigkeiten erkennen.

1794 beschrieb zunächst SAEMANN in einer Traumdarstellung eine Luftpumpe aus Messing mit einem Ansatz aus elastischem Gummi. Von SIMPSON wurde 1849 eine Kautschukkappe als „Air tractor" entwickelt und mit ihr wohl erstmalig eine Entbindung erfolgreich beendet. Weitere Vorschläge waren der „Pneumatic tractor" von ARNOTT (1829) und von JAMES (1894), der „Saughelm" von KUNTZSCH (1912), die „Ventouse eutocique" von COUZIGOU (1947), das „Vakuumhorn" von FINDERLE (1952) und die „Rotationsglocke" von RUIZ (1953). Erst mit der Konstruktion des „Vakuumextraktors" durch MALMSTRÖM u. UDDENBERG im Jahre 1954 konnte eine ausreichende Haftfähigkeit des Instrumentes bei gleichzeitig nur geringem traumatisierenden Effekt erreicht werden, und zwar in erster Linie über die Verminderung der Glockenhöhe und die seitliche Ausweitung der Glocke dicht oberhalb der Öffnungsebene

(Abb. 2). Damit wurde die klinische Verwendung der Vakuumextraktion möglich. Die Einführung dieser Operationsmethode in die deutschsprachige Geburtshilfe verdanken wir vor allem EVELBAUER. In den USA findet bevorzugt eine von BIRD u. PAUL modifizierte Vakuumglocke Verwendung, die das Prinzip des Malmström-Modelles indessen nicht verlassen hat.

Instrumentarium

Der **Vakuumextraktor** besteht aus den Saugglocken, der Vakuumflasche und der Vakuumpumpe zur Erzeugung des Unterdruckes (Abb. 1).

Die **Saugglocken** (Abb. 2) stehen in drei verschiedenen Größen mit unterschiedlichem Öffnungsdurchmesser von 30 cm, 40 cm und 50 cm zur Verfügung. Die Haftfähigkeit der Glocke, die die zur operativen Geburtsbeendigung notwendigen Traktionen am vorangehenden Kindsteil zuläßt, wird dadurch erreicht, daß die Glocke durch den Aufbau eines Vakuums angesaugt wird. Ist das Glockenvolumen durch die kindlichen Weichteile völlig ausgefüllt, so bildet die Glocke mit der artifiziellen Geburtsgeschwulst eine mechanische Einheit. Nicht weniger wichtig ist es, daß die größte Glockenweite nicht wie bei einem Trichter in der Öffnungsebene, sondern auf halber Glockenhöhe liegt. Auf diese Weise wird die Dichtigkeit des Systems unter Zugbedingungen eher erhöht. MALMSTRÖM hat aus diesem Grunde die Vakuumglocke mit einer Greifschale verglichen, die die Geburtsgeschwulst umfaßt. Eindrucksvoll wird dies am *Caput succedaneum* unmittelbar nach

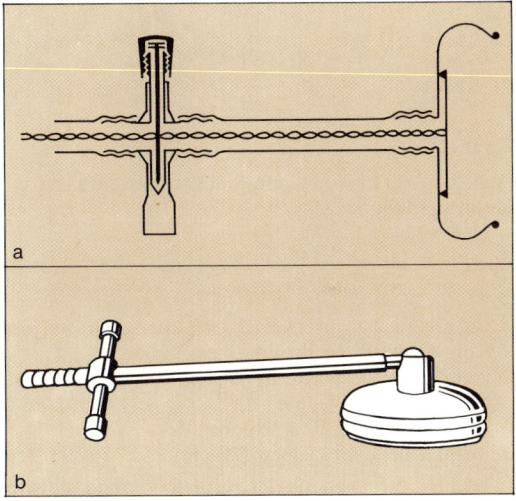

Abb. 2 Vakuumglocken.
a) Modifikation nach Malmström. Der Querschnitt zeigt die mit einer Metallplatte an der Glocke fixierte Zugkette und den an ihr befestigten Kreuz- oder Zuggriff
Abb. 2b) Modifikation nach Saling u. Rothe mit starrem Stiel und Kugelgelenk

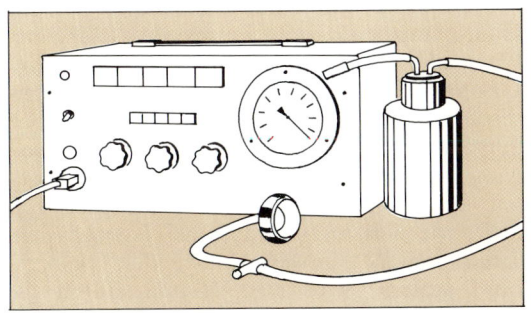

Abb. 1 Vakuumextraktor. Er besteht aus der elektrischen Vakuumpumpe, der Vakuumflasche, dem Schlauchsystem und der Saugglocke

dem Abnehmen der Glocke erkennbar, da dieses wie ein Ausguß der Glocke imponiert (Abb. 3), Veränderungen, die sich innerhalb weniger Stunden zurückbilden. Einzelheiten der Traktionswirkung und des traumatisierenden Effektes der Vakuumglocke werden auf S. 110 besprochen.

Eine *Saugglocke mit tieferer Pelotte* haben NOWOSAD u. Mitarb. entwickelt. Sie soll mehr als die Malmström-Glocke ein Abreißen des Instrumentes vermeiden lassen. Eine *Vakuumglocke mit starrem Stiel und Kugelgelenk* wird von SALING u. ROTHE empfohlen (Abb. 2b). Die wesentlichen von den Autoren angegebenen *Vorteile* sollen sein (THIERY):

– vereinfachtes Einführen der Glocke in die Vagina, wenn sie um fast 90° angewinkelt ist (Abb. 2b);

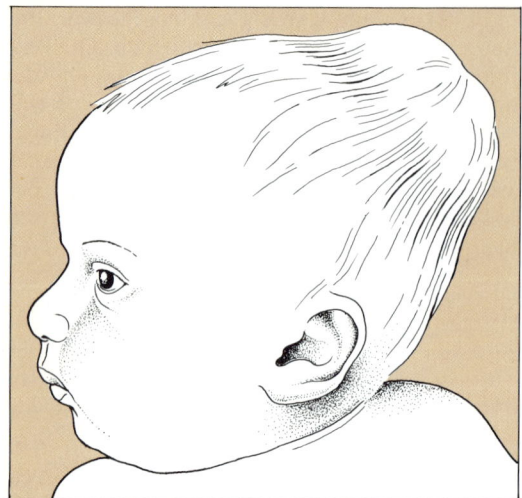

Abb. 3 Artifizielles Caput succedaneum nach Vakuumextraktion

– bessere Placierung der Glocke über dem Teil des Kopfes, der die Führung übernehmen soll;
– verbesserte Korrekturmöglichkeit der Haltung und Einstellung des Kopfes;
– bei Spätsectio Herausschieben des zuvor gefaßten Kopfes aus dem kleinen Becken.

Eigene Erfahrungen mit der gestielten Vakuumglocke liegen nicht vor.

Der auf der Oberfläche der Glocke angebrachte **Knopf** soll dem Geburtshelfer die Möglichkeit geben, die Drehbewegungen der Glocke und damit des vorangehenden Teiles während der Traktionen zu kontrollieren. Die Glocke sollte deshalb im Geburtskanal so placiert werden, daß der Knopf auf 12 Uhr steht. Der aufmerksame Geburtshelfer kann allerdings beobachten, daß sich die artifizielle Geburtsgeschwulst nicht selten wie ein Gelenkkopf in einer Gelenkpfanne in der Glocke dreht, die Glocke also durch die Rotationsbewegung des Geburtsobjektes nicht mitgenommen wird. Eine *Kontrolle der Einstellungsänderungen* anhand des Glockenknopfes ist damit nur mit Einschränkung möglich.

Für die **Wahl der Glocke** vor Operationsbeginn gelten die folgenden Regeln: Es wird jeweils die größtmögliche Glocke verwendet, deren große Angriffsfläche eine feste Haftung am vorange-

henden Teil garantiert und so ein Abreißen der Glocke mit größerer Wahrscheinlichkeit vermeiden läßt. Im einzelnen hat sich bei der Glockenwahl das folgende bewährt:

– *Bei Schädellage:* Es ist die große Glocke ($\varnothing = 50$ mm) zu bevorzugen. Lediglich bei einer notwendigen stärkeren Haltungskorrektur gelingt diese evtl. dann leichter, wenn die mittlere Glocke ($\varnothing = 40$ mm) gewählt wird, da sie sich in stärkerem Maße exzentrisch placieren läßt.
– *Bei Beckenendlage:* Für die Vakuumextraktion am Beckenende wird am besten die mittlere Glocke ($\varnothing = 40$ mm) benutzt. Für das „Halten des Steißes mit dem Vakuumextraktor" ist eine ausreichende Haftfähigkeit mit der kleinen Glocke ($\varnothing = 30$ mm) zu erreichen, da nicht an ihr gezogen wird (S. 155).
– *Bei Schnittentbindung:* Zur Elevation des vorangehenden Kindsteiles durch die Hysterotomiewunde und die Bauchdecken hindurch ist die mittlere Glocke ($\varnothing = 40$ mm) geeignet.

Das **Schlauchsystem**, das die Glocke mit der Vakuumflasche verbindet, besteht aus Polyvinyl- oder Gummischläuchen. In dem Verbindungsschlauch zwischen Glocke und Kreuzgriff (Abb. 2a) befindet sich eine *Kette*, die die Aufgabe hat, die Zugkraft unmittelbar auf die Glocke zu übertragen. So wird verhindert, daß am Schlauch gezogen und dessen Ablösung von der Glocke mit Aufhebung des Vakuum provoziert wird. Die Kette ist mittels einer dünnen Metallplatte im Glockendach an der Glocke fixiert.

Als **Vakuumpumpe** (Abb. 1) finden heute nach der zunächst von MALMSTRÖM angegebenen Handpumpe elektrische Pumpen verschiedener Firmen Verwendung (z. B. E. Richter, Bremen). Das Vakuum kann mittels eines Reglers unterschiedlich schnell und unterschiedlich hoch aufgebaut werden. Während der Extraktion wird es über die Vakuumflasche konstant gehalten. Bei einem kurzfristigen Einströmen von Luft, wie dies insbesondere bei exzentrischen Traktionen an dem sich abhebenden Glockenrand auftritt, wird das Vakuum durch die ständig laufende Pumpe sofort wiederhergestellt. Ein Abgleiten der Glocke wird damit mit größerer Sicherheit als früher vermieden.

Anlegen der Glocke

Das Anlegen der Glocke am vorangehenden Kindsteil erfolgt in den folgenden **Etappen**:
– vaginale Untersuchung zur Kontrolle der geburtsmechanischen Situation,
– Einführen der Glocke in die Vagina,
– Aufsetzen der Glocke auf den vorangehenden Teil,
– Ansaugen der Glocke,
– Nachtastung zur Kontrolle des Glockensitzes,
– Erhöhung des Vakuum,
– Probezug.

Die **vaginale Untersuchung** vor Operationsbeginn hat mit besonderer Sorgfalt zu erfolgen. Sie dient der *Feststellung der geburtsmechanischen Situation*, ohne die eine richtige Placierung der Glocke und damit eine schonende Extraktion nicht möglich sind. Die folgenden *Befunde* haben bei der vaginalen Untersuchung Beachtung zu finden:
– *Stand der Zervixretraktion:* Der Muttermund muß vor Traktionsbeginn vollständig erweitert sein. Ist dies nicht der Fall und besteht eine zwingende Indikation zur operativen Geburtsbeendigung, so wird ein straffer, dem vorangehenden Teil fest anliegender Muttermundsaum *vor* dem Anlegen der Glocke

digital gedehnt und zurückgeschoben, ein schlaffer Muttermundsaum *nach* dem Anlegen der Glocke unter Zugbedingungen vollständig gedehnt.
– *Höhenstand des vorangehenden Teiles:* Instrumentelle Extraktionen sollten, wenn dies irgend möglich ist, erst dann begonnen werden, wenn der vorangehende Kindsteil den Beckenboden erreicht hat. Ein Operationsbeginn bei einem Höhenstand oberhalb des Beckenbodens auch nach dem Passieren der Interspinalebene (= 0 cm) (Abb. 4, 5) bedeutet bereits eine wesentliche Erschwerung der Traktionsbedingungen und damit eine vermehrte Gefährdung des Kindes! Das Anlegen der Glocke kann sich der Geburtshelfer in dieser Situation dadurch erleichtern, daß er die Patientin auffordert zu pressen oder daß er sich den vorangehenden Teil durch den Kristeller-Handgriff entgegendrängen läßt. Beides hat zudem den Vorteil, daß mit dem Tiefertreten des vorangehenden Teiles auch die noch fehlende Haltungs- und Einstellungsänderung fortgeführt und so die geburtsmechanische Situation zusätzlich verbessert wird (vgl. Vakuumextraktion beim tiefen Querstand, S. 97).

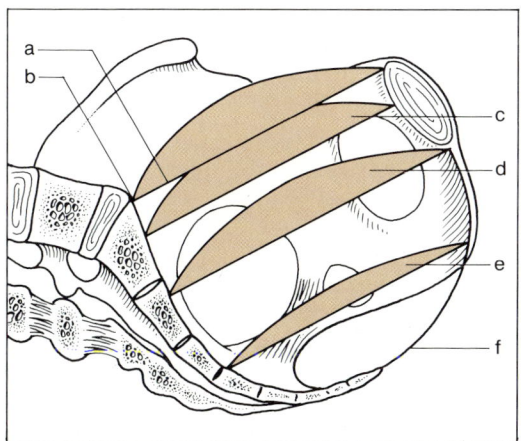

Abb. 4 Parallele Beckenebenen zur Höhenstandsdiagnose
a = obere Schoßfugenrandebene
b = Promontorium
c = Terminalebene
d = untere Schoßfugenrandebene
c = Interspinalebene (= 0 cm)
f = Beckenboden

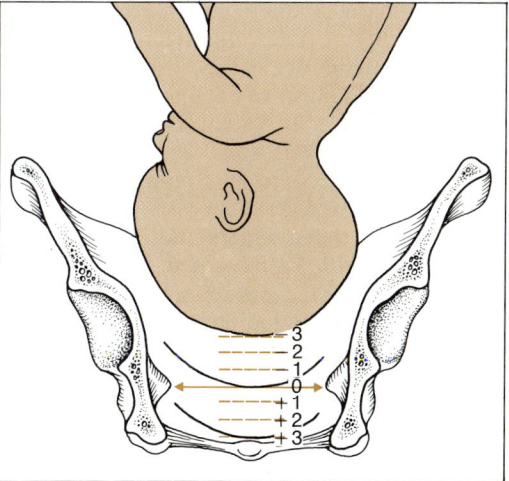

Abb. 5 Höhenstandsdiagnose durch Angabe in cm-Abständen von der Interspinalebene (*Delee*)

– *Einstellung des Geburtsobjektes:* Die Kontrolle der Einstellung des Geburtsobjektes erfolgt bei der Schädellage anhand des Pfeilnahtverlaufes, bei der Beckenendlage anhand des Standes der Hüftbreite bzw. der Analfalte. Ein bei der Schädellage noch nicht erreichter tiefer Geradstand hat zur Deutung der geburtsmechanischen Situation zugleich eine genaue Fontanellendiagnostik und die Klärung der Stellung des Kindes zur Voraussetzung (s. u.).

– *Haltung des Geburtsobjektes:* Die Kontrolle der Haltung des Geburtsobjektes gelingt durch die Feststellung des *Fontanellenstandes.* Die folgenden Befunde können mit den sich aus ihnen ergebenden Haltungsdiagnosen erhoben werden:

   – Fontanellenstand auf gleicher Höhe: indifferente Haltung des Kopfes,
   – kleine Fontanelle in der Führungslinie stehend: Beugehaltung des Kopfes,
   – große Fontanelle in der Führungslinie stehend bzw. Stirnnaht, Margines supraorbitales oder Kinn tastbar: Streckhaltung des Kopfes.

– *Stellungsdiagnose:* Bei der Geburtsleitung findet oftmals die *rechtzeitige exakte Festlegung der Stellung des Geburtsobjektes* zu wenig Beachtung. Dies ist deshalb nicht verständlich, da die Stellungsdiagnose Voraussetzung für die richtige Lagerung der Kreißenden und für ein entbindendes Operieren ist, mit dem zur Schonung des Kindes der bestehende Geburtsmechanismus nachgeahmt bzw. korrigiert werden soll. So kann z. B. beim tiefen Querstand (S. 97) die Glocke nur dann richtig über der kleinen Fontanelle angelegt werden, wenn bekannt ist, ob es sich um einen 1. oder 2. tiefen Querstand handelt. Das gleiche gilt für die bei einem tiefen Schrägstand notwendige präoperative Differenzierung einer rechten hinteren Hinterhauptslage (S. 106) von einer 1. oder linken vorderen Hinterhauptslage.

Für die *Stellungsdiagnose* steht einmal der 2. Leopold-Handgriff zur Verfügung (Abb. 6). Bei der vaginalen Untersuchung erfolgt sie mit Hilfe der Fontanellendifferenzierung, wobei der Stand der kleinen Fontanelle auf der linken Seite die 1. Stellung, auf der rechten Seite eine 2. Stellung anzeigt. Zu wenig genutzt wird bisher indessen die sonographische Stellungsdiagnose über die Darstellung der fetalen Wirbelsäule.

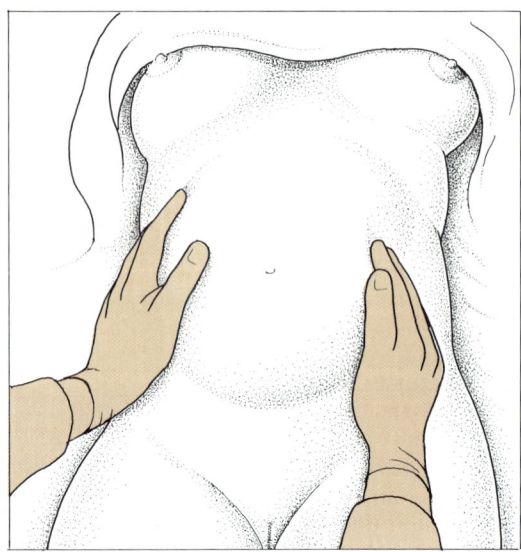

Abb. 6   2. Leopold-Handgriff

Bei der Aufnahme in den Kreißsaal sollten diese Befunde vorliegen bzw. sehr bald vervollständigt werden, da die Stellungsdiagnose gerade bei einer akut notwendig werdenden entbindenden Operation des technische Vorgehen wesentlich zu bestimmen vermag.

Für die jeweiligen geburtsmechanischen Situationen werden die Einzelheiten der Befunderhebung und die sich aus ihr ergebenden Konsequenzen für das Anlegen der Glocke und die zu wählende Traktionsrichtung im weiteren Verlauf dieses Kapitels besprochen.

Die eigentliche entbindende Operation in Form der Vakuumextraktion beginnt mit dem

Einführen der Vakuumglocke in die Vagina

(Abb. 7). Hierzu wird zunächst der Introitus vaginae durch Spreizen der kleinen Labien mit der linken Hand dargestellt. Die Glocke wird dann wie ein Pessar „über die Kante" zunächst in die Vagina gebracht. Klitoris und Urethramündung werden dadurch geschont, daß der Damm mit der Glocke steißbeinwärts heruntergedrückt wird. In der Vagina wird die Glocke um 90° gewendet und damit ihre Öffnung vor den vorangehenden Teil gebracht.

Für den Ablauf der späteren Extraktion ist von wesentlicher Bedeutung die

Wahl des Ansatzpunktes der Glocke

am vorangehenden Kindsteil. Die folgenden Placierungsmöglichkeiten sind gegeben:

– *Glockenansatz beim tiefen Geradstand:* Hat der vorangehende Teil die geburtsmechanische Adaptation in Form der Beugung und Drehung bereits vollständig absolviert, so erübrigen sich bei der Extraktion geburtsmechanische Korrekturen. Die Vakuumglocke kann deshalb in der Führungslinie über der kleinen Fontanelle angelegt werden (Abb. 14). Bei den *Streckhaltungen im tiefen Geradstand* gelten die folgenden Regeln für das Anlegen der Glocke (S. 101):
  – *bei der Scheitellage:* führendes Scheitelbein,
  – *bei der Vorderhauptslage:* große Fontanelle,
  – *bei der Stirnlage:* über der Mitte der Stirn.

– *Glockenansatz bei nicht vollendeter Haltungs- und Einstellungsänderung:* Wurden vom vorangehenden Teil bei Operationsbeginn die für den Austritt des Kopfes erforderlichen Haltungs- und Einstellungsänderungen noch nicht vollständig absolviert, so kommt dem Geburtshelfer die wichtige Aufgabe zu, die geburtsmechanische Korrektur durch das

exzentrische Anlegen der Vakuumglocke

einzuleiten. Die zu beachtende **allgemeingültige Regel** lautet:
„*Die Vakuumglocke wird über dem Teil des Kopfes angelegt, der durch Beugung oder Streckung die Führung übernehmen und der sich symphysenwärts drehen soll.*"

– *Glockenansatz bei der vaginalen Beckenendlagengeburt:* Für das „Halten des Steißes mit dem Vakuumextraktor" (S. 155) und für die „Vakuumextraktion am Steiß" (S. 156) muß die Glocke am Beckenende des Kindes fixiert werden. Als Ansatzpunkt wird dabei die vordere, unter der Symphyse stehende Gesäßhälfte gewählt. Zur Vermeidung von Verletzungen ist ein ausreichender Abstand zum Anus und zu den Genitalorganen einzuhalten.

– *Glockenansatz bei der Schnittentbindung:* Bei der Schädellage kann sich der Operateur die Elevation des Kopfes durch die Hysterotomiewunde und die Bauchdecken mit dem Vakuumextraktor erleichtern (S. 205). Die mittlere Glocke ($\varnothing$ = 40 mm) wird dabei am günstigsten am Hinterhaupt fixiert, nachdem

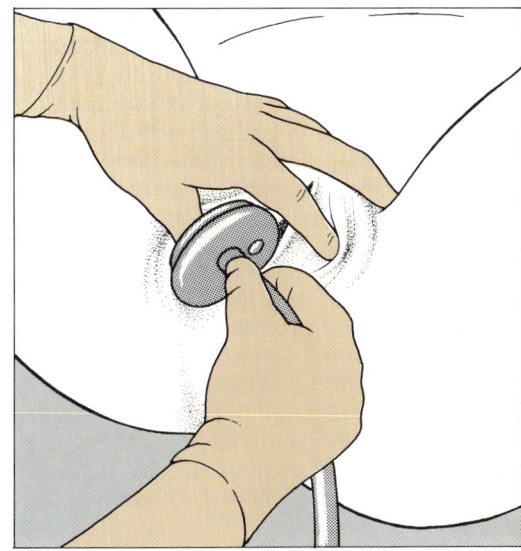

Abb. 7 Einführen der Vakuumglocke. Nach dem Spreizen der Labien wird die Glocke „über die Kante" in die Vagina eingeführt

dieses manuell in die Wunde gedreht wurde. Bei der Beckenendlage kann die nach ventral gerichtete Gesäßhälfte als Fixationspunkt gewählt werden.

Es sei an dieser Stelle nochmals betont, daß die sorgfältige präoperative Befunderhebung ein wesentlicher Teil jeder entbindenden Operation ist. Bei der Vakuumextraktion wird durch sie die Glockenplacierung am vorangehenden Kindsteil, aber auch die Traktionsrichtung bestimmt. Die ungenügende Beachtung der geburtsmechanischen Situation kann zu einer Verlängerung der Operationsdauer (s. auch „E-E-Zeit", S. 337) und damit zu einer unnötigen Belastung des Kindes führen!

Ist der für die geburtsmechanische Situation richtige Ansatzpunkt gefunden, so erfolgt an dieser Stelle die

Fixierung der Vakuumglocke

durch Einschalten der Vakuumpumpe. Sofern dies mit dem zur Verfügung stehenden Gerät möglich ist, wird zunächst ein Vakuum von 0,2 kg/cm² (20 kPa) hergestellt. Es folgt die Nachtastung, wodurch nochmals der richtige Sitz der Glocke überprüft, aber auch ausgeschlossen wird, daß Weichteile in Form der Vaginalwand oder eines Muttermundsaumes mitgefaßt wurden. Ist dies der Fall, so können eingeklemmte Weichteile bei dieser Vakuumstärke leicht mit dem Finger unter dem Glokkenrand herausgestreift werden. Nun wird das Vakuum zur endgültigen Fixierung der Glocke auf die notwendige Stärke von 0,7–0,8 kg/cm² (70–80 kPa) gebracht, und zwar in Abhängig-

keit von der Dringlichkeit der Gewinnung des Kindes etwa innerhalb von 1–2 Min.
Das Anlegen der Vakuumglocke wird durch den

Probezug

beendet. Dadurch wird geprüft, ob der vorangehende Kindsteil bei der Traktion folgt.

Ausführung der Traktionen

Für die Extraktion faßt der Geburtshelfer den Kreuzgriff mit der rechten Hand. Die linke Hand prüft als sog. *Kontakthand* das mit der jeweiligen Traktion erreichte Tiefertreten des vorangehenden Teiles und verfolgt zugleich den Erfolg der angestrebten Haltungs- und Einstellungskorrektur. Bei sichtbarem Kopf kann diese Aufgabe von den Augen des Geburtshelfers übernommen werden.
Für ein möglichst spannungsfreies Hindurchführen des vorangehenden Kindsteiles ist es von großer Wichtigkeit, die

Traktionsrichtung

der jeweiligen geburtsmechanischen Situation anzupassen. Der Operateur erreicht dies über eine entsprechende Führung des Zuggriffes. Wir unterscheiden die folgenden Positionen, die – falls notwendig – während der Extraktion übergangslos gewechselt werden (Abb. 8–10):
– *Position A:* Traktionsrichtung in der Horizontalen,
– *Position B:* Traktionsrichtung um 45° schräg nach ventral,
– *Position C:* Traktionsrichtung der Senkrechten nach ventral genähert.

Es wurde bereits darauf hingewiesen, daß bei allen **exzentrischen Traktionen** die Haftfähigkeit der Glocke vermindert ist. Die angewandten Zugkräfte müssen also eingeschränkt werden, wenn ein Abreißen der Glocke vermieden werden soll.
Zur Schonung des Kindes tragen weiterhin die

wehensynchronen Traktionen

bei. Auf diese Weise werden sie durch die intrauterine Druckerhöhung unterstützt, womit

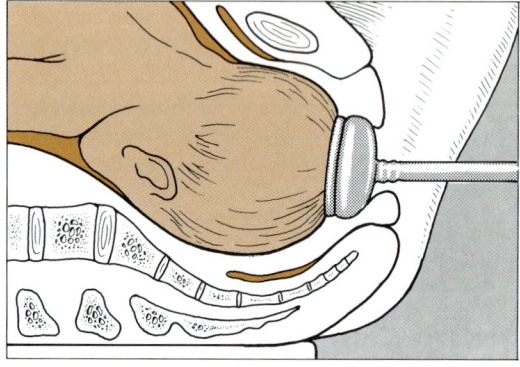

Abb. 8   Traktionsrichtung A bei der Vakuumextraktion

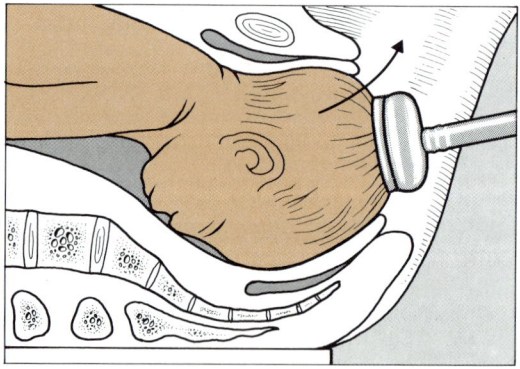

Abb. 9   Traktionsrichtung B bei der Vakuumextraktion

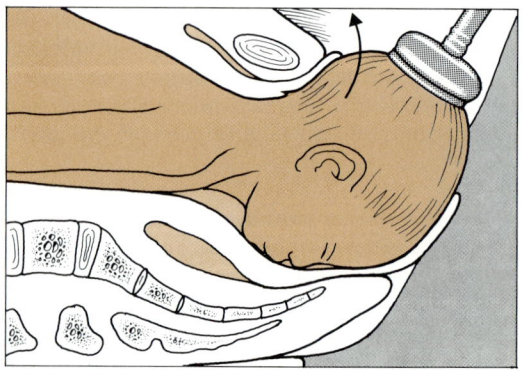

Abb. 10   Traktionsrichtung C bei der Vakuumextraktion

wiederum eine Begrenzung der Traktionskräfte möglich wird. Zusätzlich läßt sich dieses Ziel durch die Unterstützung der Extraktion durch den

Kristeller-Handgriff

(S. 191) erreichen. Es ist zu beachten, daß die Expressionsrichtung eine geburtsmechanische Wirkung hat, die sich der Geburtshelfer durch entsprechende Anweisungen, z. B. an die exprimierende Hebamme, zunutze machen sollte (S. 191).

Von der

Episiotomie

(S. 295) ist bei der Vakuumextraktion großzügig Gebrauch zu machen. Sie schützt die maternen Weichteile bei ihrer relativ schnellen Dehnung durch die operative Geburtsbeendigung vor unkontrollierten Verletzungen, aber auch vor Überdehnungen. Sie erleichtert aber auch dem Kind die Überwindung des Weichteilansatzrohres, was bei einer Asphyxie des Kindes, aber auch bei unreifen Kindern besondere Bedeutung hat. Die Episiotomie sollte möglichst immer *nach dem Anlegen der Glocke* geschnitten werden, da anderenfalls das zwischen Glocke und vorangehenden Teil eintretende Blut die Haftfähigkeit der Glocke vermindert.

Der

Dammschutz

(Abb. 11) beginnt während des Durchschneidens des vorangehenden Teiles. Er wird vom Rechtshänder am besten mit der linken Hand ausgeführt. Der Geburtshelfer tritt dazu etwas zur linken Seite der Kreißenden hinüber. Die

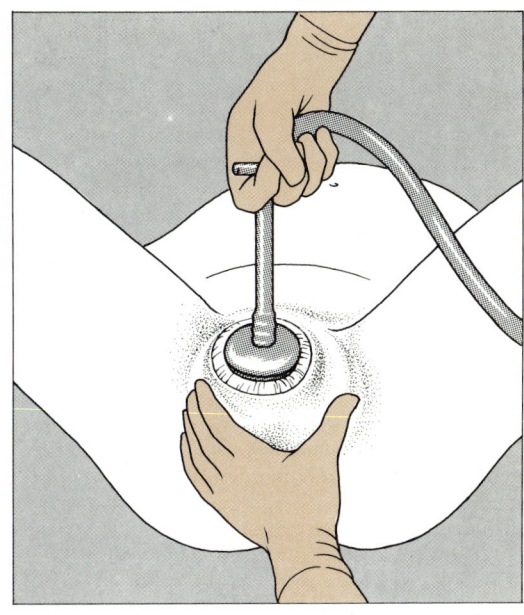

Abb. 11 Dammschutz bei der Vakuumextraktion. Die rechte Hand führt den Zugriff in fast vertikaler Richtung. Die linke Hand sucht durch das Dammgewebe die Stirnhöcker des Kindes und schiebt an ihnen den Kopf der extrahierenden Hand entgegen

rechte Hand führt den Zuggriff in der Position C. Die Finger der linken Hand suchen durch das Dammgewebe oder auch durch den Hinterdamm die Stirnhöcker des Kopfes und schieben an ihnen den Kopf der extrahierenden Hand entgegen. Im Moment des Durchschneidens kann mit der gleichen Hand der Kopf aufgefangen werden. Dem Dammschutz kommt damit auch hier in erster Linie eine *temporegulierende Wirkung* zu.

Tiefer Geradstand einer vorderen Hinterhauptslage

Als **„vordere"** Hinterhauptslage (Abb. 12) bezeichnen wir den geburtsmechanischen Ablauf, bei dem sich der flektierte Kopf während des Durchtrittes durch das kleine Becken mit dem Hinterhaupt symphysenwärts (nach vorn) dreht, um auf diese Weise die Abbiegungsübereinstimmung zu erreichen. Diese Nomenklatur zeigt damit zugleich den Gegensatz zu der Einstellungsanomalie in Form der „hinteren" Hinterhauptslage (S. 99).

Bei der vorderen Hinterhauptslage ist der **tiefe Geradstand** erreicht, wenn der Kopf auf dem Beckenboden steht, die Pfeilnaht im geraden Durchmesser des Beckenausganges verläuft

und die kleine Fontanelle die Führung übernommen hat. Beugung und Drehung des Kopfes sind also abgeschlossen (Abb. 13).

Ergibt sich bei dieser geburtsmechanischen Situation die Notwendigkeit, die Entbindung durch die Vakuumextraktion zu beenden, so hat der

Glockenansatz über der kleinen Fontanelle

und damit in der Führungslinie zu erfolgen (Abb. 14). Nach der Fixierung der Glocke durch

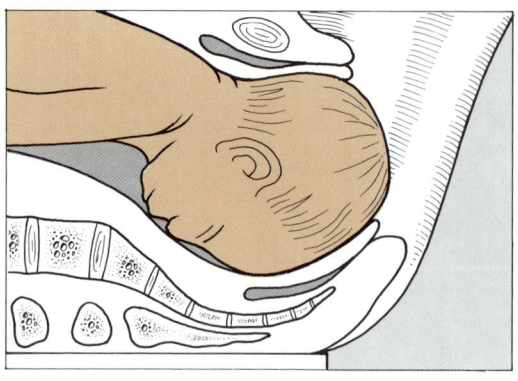

Abb. 12   Vordere Hinterhauptslage. Der Kopf steht mit dem führenden Hinterhaupt am Beckenboden, das Hinterhaupt bzw. der Nacken des Kindes haben sich symphysenwärts (nach vorn!) gedreht

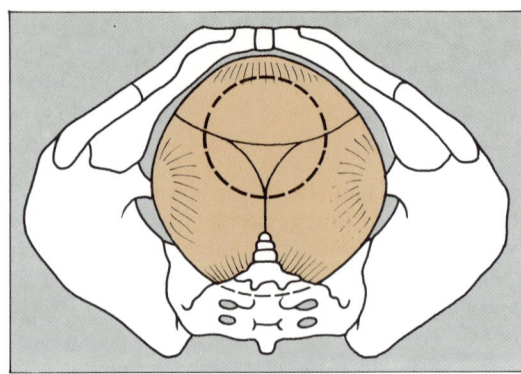

Abb. 14   Ansatzpunkt der Vakuumglocke bei vorderer Hinterhauptslage im tiefen Geradstand

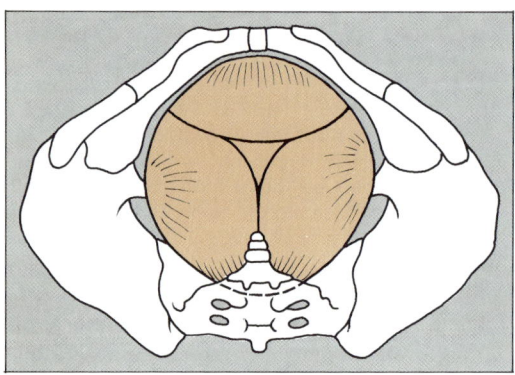

Abb. 13   Vordere Hinterhauptslage. Palpationsbefund bei der vaginalen Untersuchung in der Austreibungsperiode nach vollständiger Beugung und Drehung des Kopfes

gewählt (Abb. 8–10, S. 94). Bis zum Erreichen des Stemmpunktes wird also zunächst in der Horizontalen (= Position A) gezogen. Ist der Kopf zur Abbiegung bereit, so wird der Zuggriff mehr und mehr in die Position B und weiter bis fast zur Senkrechten in die Position C geführt. Evtl. muß zwischendurch der Zuggriff nochmals gesenkt werden, wenn der Operateur bemerkt, daß sich der Kopf noch nicht ausreichend günstig mit der Nacken-Haar-Grenze am unteren Symphysenrand angestemmt hat. Das *Durchschneiden des Kopfes* erfolgt schließlich durch Traktionen in der Position C. Es ist darauf zu achten, daß das Dammgewebe über das Kinn des Kindes zurückweicht; evtl. muß es mit dem Finger zurückgestreift werden.

Nach der vollständigen Entwicklung des Kopfes folgt das

Abnehmen der Glocke

Aufbau des Vakuum und dem Probezug beginnt die **Extraktion**. Da bei der vorderen Hinterhauptslage im tiefen Geradstand eine geburtsmechanische Korrektur nicht mehr erforderlich ist, wird die

Traktionsrichtung in der Führungslinie

Tiefer Schrägstand

Definition: Der tiefe Schrägstand bei der vorderen Hinterhauptslage entsteht zumeist dadurch, daß der Kopf die erforderliche vollständige Beugung noch nicht absolviert hat und dadurch

ohne Hast, um nicht noch jetzt Verletzungen der Haut im Bereich des Glockenansatzes zu setzen. Es ist ratsam, zunächst durch Auseinanderziehen des Verbindungsschlauches das Vakuum aufzulösen, um dann die Entwicklung der Schultern und des Rumpfes in aller Ruhe fortzusetzen. Danach kann die Glocke leicht vom Kopf abgenommen werden.

auch die Drehung zum tiefen Geradstand ausgeblieben ist. *Palpatorisch* (Abb. 15) ist damit der tiefe Schrägstand bei vorderer Hinterhauptslage durch den Verlauf der Pfeilnaht im schrägen

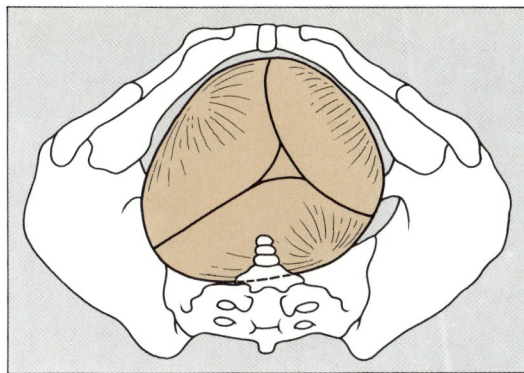

Abb. 15 1. tiefer Schrägstand bei vorderer Hinterhauptslage. Bei 1. vorderer Hinterhauptslage (Rükken links) hat sich der Kopf noch nicht vollständig
zum tiefen Geradstand gedreht: Die kleine Fontanelle führt, die Pfeilnaht steht aber noch im
1. schrägen Durchmesser

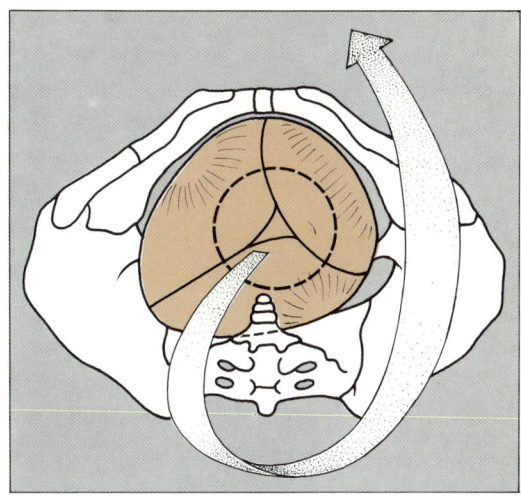

Abb. 16 Vakuumextraktion beim tiefen Schrägstand. Die Vakuumglocke wird beim 1. tiefen
Schrägstand links vorn über der kleinen Fontanelle
angelegt. Die Traktion hat zur Herstellung eines
tiefen Geradstandes nach rechts dorsal zu erfolgen

Durchmesser, und zwar
- beim 1. tiefen Schrägstand im 1. schrägen
  Durchmesser,
- beim 2. tiefen Schrägstand im 2. schrägen
  Durchmesser,

gekennzeichnet, wobei zugleich die kleine Fontanelle links bzw. rechts vorn und damit noch
nicht in der Führungslinie steht.

Die erforderliche **Differentialdiagnose** zur Abgrenzung des tiefen Schrägstandes bei vorderer Hinterhauptslage von einem tiefen Schrägstand bei hinterer
Hinterhauptslage (S. 99) und bei den Streckhaltungen (S. 101) gelingt anhand der Position der großen
Fontanelle!

Für die Vakuumextraktion ist nach der sorgfältigen Befunderhebung beim tiefen Schrägstand
der

exzentrische Glockenansatz über der kleinen Fontanelle

eine wichtige Voraussetzung (Abb. 16). Dies

heißt, daß beim 1. tiefen Schrägstand die Glocke
links vorn, beim 2. tiefen Schrägstand rechts
vorn placiert werden muß, ehe das Vakuum
aufgebaut wird. Die auf diese Weise während
der Traktionen zu erreichende Haltungskorrektur findet ihre Unterstützung durch die entsprechende Wahl der

Traktionsrichtung:

- **beim 1. tiefen Schrägstand nach rechts dorsal,**
- **beim 2. tiefen Schrägstand nach links dorsal**

(Abb. 16). Die Traktionen werden also zunächst
in Richtung auf das Vorderhaupt geführt. Ist
der tiefe Geradstand mit vollendeter Beugung
hergestellt, so kann der Zuggriff zunehmend aus
der Position A in die Positionen B und C bis zur
vollständigen Entwicklung des Kopfes geführt
werden.

Tiefer Querstand

Definition: Beim tiefen Querstand (Abb. 17) ist
die erforderliche Formanpassung des Langkop-
fes an den längsovalen Beckenausgang ausgeblieben. Für alle Arten von instrumenteller
Geburtsbeendigung ist zu beachten, daß es sich
beim tiefen Querstand nicht nur um eine *Einstellungsanomalie*, sondern in Form der zugleich
fehlenden Beugung auch um eine *Haltungsan-

omalie* handelt. Pathogenetisch ist dabei die
fehlende Rotation von der ausgebliebenen Beugung abhängig (MARTIUS, Lehrbuch der Geburtshilfe).

Auch der **Palpationsbefund** läßt präoperativ die
fehlende Beugung und Drehung des Kopfes
erkennen: Der Kopf hat den Beckenboden

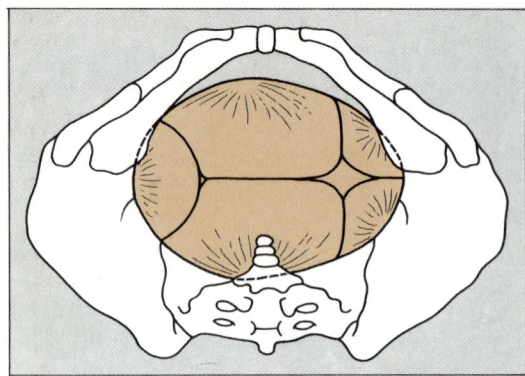

Abb. 17   2. tiefer Querstand. Der Kopf steht am Beckenboden, die Pfeilnaht verläuft als Ausdruck der fehlenden Drehung im queren Durchmesser, die Fontanellen stehen infolge der fehlenden Beugung auf gleicher Höhe

erreicht, die Pfeilnaht steht im queren Durchmesser, die Fontanellen finden sich auf gleicher Höhe (Abb. 17). Es sind also sowohl die noch fehlende Drehung als auch die noch fehlende Beugung bei der vaginalen Untersuchung erkennbar!

Ist beim tiefen Querstand, z.B. wegen eines Geburtsstillstandes bzw. einer Gefährdung von Mutter und Kind, eine Indikation zur **operativen Geburtsbeendigung** gegeben, so ist entsprechend der Pathogenese dieser geburtsmechanischen Regelwidrigkeit (s. o.) zunächst die Haltungskorrektur anzustreben, auf die die erforderliche Drehung des Kopfes in den tiefen Geradstand ohne weiteres Zutun folgt. Diesem Ziel dient in erster Linie der

exzentrische Glockenansatz über der kleinen Fontanelle

(Abb. 18). Das heißt, daß die Vakuumglocke
– beim 1. tiefen Querstand links seitlich,
– beim 2. tiefen Querstand rechts seitlich
placiert werden muß, ehe sie am kindlichen Kopf durch Herstellung des Vakuum fixiert wird. Der Operateur kann sich das Ansetzen der Glocke über der kleinen Fontanelle oftmals dadurch erleichtern, daß er die Patientin zuvor zum Mitpressen auffordert oder daß er sich den Kopf durch eine Hilfsperson mittels des Kristeller-Handgriffes entgegendrängen läßt, da hierdurch bereits ein Tiefertreten des Hinterhauptes erreicht wird.

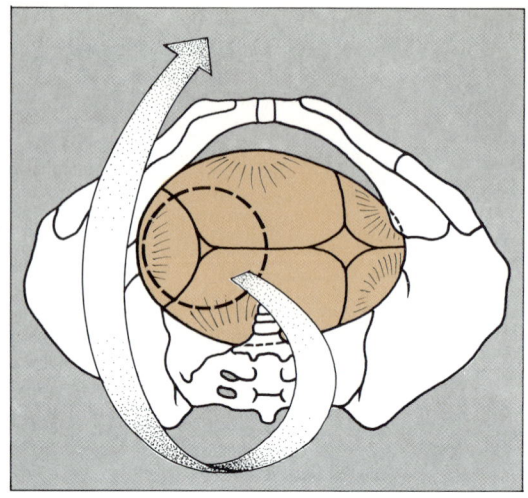

Abb. 18   Vakuumextraktion beim 2. tiefen Querstand. Die Vakuumglocke wird rechts seitlich über der kleinen Fontanelle angesaugt. Die Traktion erfolgen nach links dorsal, bis der tiefe Geradstand hergestellt ist

Zum zweiten wird die Haltungs- und Einstellungskorrektur beim tiefen Querstand über die Wahl der Traktionsrichtung erreicht. Es ist notwendig, die

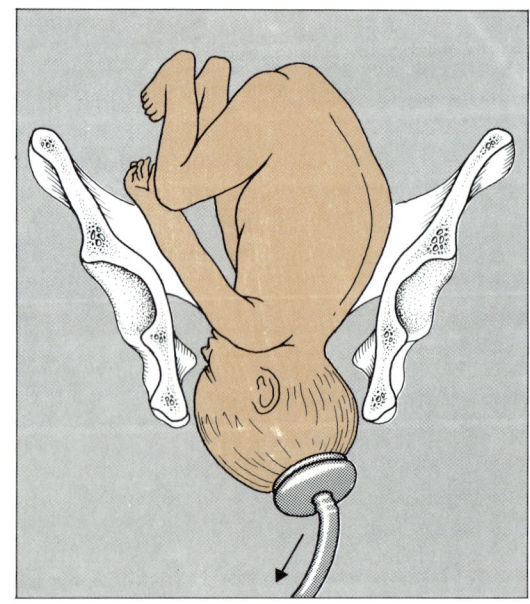

Abb. 19   Vakuumextraktion bei einem 1. tiefen Querstand. Durch die Fixierung der Glocke links über der kleinen Fontanelle und die exzentrische Traktionsrichtung nach rechts dorsal ist die Beugung des Kopfes erreicht worden

Traktionsrichtung

– beim 1. tiefen Querstand nach rechts dorsal,
– beim 2. tiefen Querstand nach links dorsal

zu wählen (Abb. 18, 19). Die dabei eintretende Beugung des Kopfes kann daran erkannt werden, daß die Vakuumglocke mehr und mehr in die Führungslinie des Beckens tritt, die Drehung des Kopfes daran, daß sich der Knopf auf dem Glockendach von links oder rechts seitlich der Symphysenunterkante nähert. Ist der tiefe Geradstand erreicht, so wird die Extraktion in der Position A weitergeführt, bis sich die Nacken-Haar-Grenze im Schambogen anstemmt. Die Entbindung wird dann wie beim tiefen Geradstand beendet (S. 96).

Hintere Hinterhauptslage

Definition: Bei der hinteren Hinterhauptslage (h.H.H.L.) (Abb. 20) handelt es sich um eine Einstellungsanomalie. Der gebeugte Kopf hat sich mit dem Nacken kreuzbeinwärts gedreht. Diese *Drehungsanomalie* führt dazu, daß sich der Kopf aus dieser Einstellung zum Austritt aus dem Geburtskanal weiterbeugen, d.h. in Richtung des Biegungsdiffizillimum abbiegen muß. Hiermit ist die für die h.H.H.L. charakteristische Geburtsverzögerung in der Austreibungsperiode erklärt. Zusätzlich wird der Verlauf dieser Geburtsphase durch den breiten Stemmpunkt in Form der großen Fontanelle und das erhöhte durchschnittliche Geburtsgewicht der Kinder bei h.H.H.L. erschwert. Die Notwendigkeit einer operativen Geburtsbeendigung ist damit gehäuft gegeben. Ist das Hinterhaupt durch die extreme Beugung über den Damm geboren, so folgen durch eine große Streckung Stirn, Gesicht und Kinn unter der Symphyse (Tab. 1).

Die **präoperative Palpation** (Abb. 21, Tab. 1) mit der die h.H.H.L. zu erkennen bzw. der Verdacht

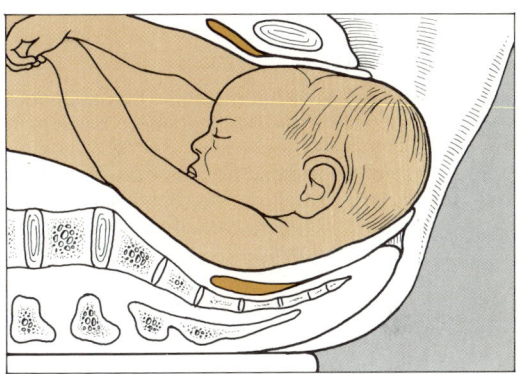

Abb. 20 Hintere Hinterhauptslage. Der gebeugte Kopf hat sich mit dem Nacken nach dorsal gedreht

zu bestätigen ist und die spätestens zu diesem Zeitpunkt zu einer genauen *Stellungsdiagnose* (S. 92) führen muß, ergibt den folgenden typischen Befund: Am Beckenboden, also bei tiefstehendem Kopf, verläuft die *Pfeilnaht* entweder bereits im geraden Durchmesser (= tiefer

Tabelle 1 Geburtsmechanische Besonderheiten und Möglichkeiten der subpartualen Erkennung der hinteren Hinterhauptslage (h.H.H.L.)

Geburtsmechanismus		Subpartuale Diagnostik
Besonderheit:	dorsoposteriore Beugehaltung	Pfeilnahtverlauf
		– bei 1. Stellung im 2. schrägen Durchmesser
Vorangehender Teil:	kleine Fontanelle	– bei 2. Stellung im 1. schrägen Durchmesser
Kopfumfang:	Circumferentia suboccipito-bregmatica	(Pfeilnahtverlauf im „entgegengesetzten" schrägen Durchmesser)
Hypomochlion:	große Fontanelle	Kleine Fontanelle in der Führungslinie zu tasten
Abbiegung:	kleine Beugung große Streckung	Große Fontanelle symphysenwärts gerichtet
		Dorsoposteriorer Austritt des Kopfes
Typische Kopfform:	Hyperdolichozephalie	Caput succedaneum*
	Hypsidolichozephalie	– bei 1. h.H.H.L.: rechts über dem Hinterhaupt
		– bei 2. h.H.H.L.: links über dem Hinterhaupt

* Die Lokalisation des Caput succedaneum, post partum am Kind kontrolliert, gibt zusätzlich die Möglichkeit, den vorausgegangenen Geburtsmechanismus zu rekonstruieren und damit zu bestätigen oder auch zu korrigieren! Dies gilt in gleicher Weise für Tab. 2-4.

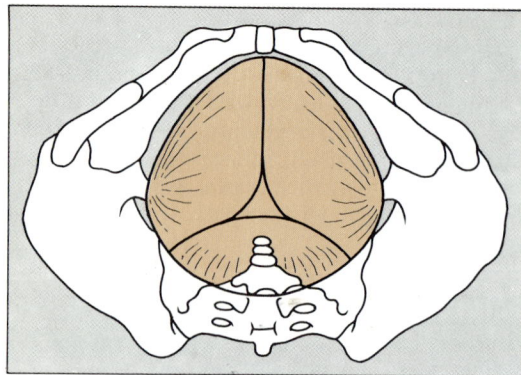

Abb. 21 Hintere Hinterhauptslage – Palpationsbefund. Der Kopf steht am Beckenboden, die kleine Fontanelle steht als Ausdruck der vollendeten Beugung in der Führungslinie, das Hinterhaupt ist nach dorsal gerichtet, die große Fontanelle ist als Folge der starken Beugung des Kopfes hinter der Symphyse verschwunden

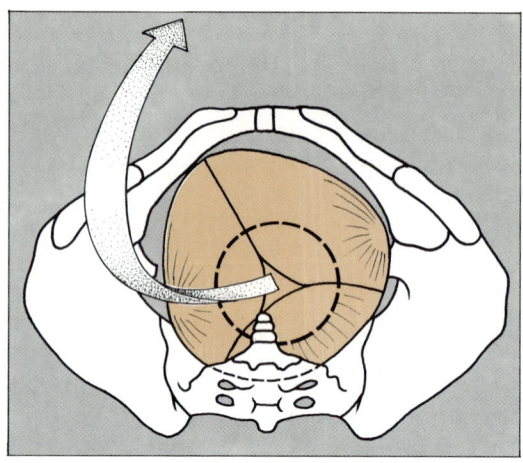

Abb. 22 Vakuumextraktion bei 1. hinterer Hinterhauptslage. Der Kopf hat sich nocht nicht vollständig zum tiefen Geradstand gedreht. Die Glocke wird deshalb links hinten über der kleinen Fontanelle angelegt. Die Traktionen erfolgen nach rechts ventral, bis das Hinterhaupt über den Damm entwickelt ist

Geradstand bei h.H.H.L.) oder – häufiger – wegen der erschwerten Drehung des Kopfes im schrägen Durchmesser, und zwar charakteristischerweise in dem zur Stellung des Rückens *„entgegengesetzten schrägen Durchmesser"*, d. h.:

– bei **1**. h.H.H.L. Pfeilnahtverlauf im **2**. schrägen Durchmesser,
– bei **2**. h.H.H.L. Pfeilnahtverlauf im **1**. schrägen Durchmesser.

Da jedoch der Pfeilnahtverlauf im entgegengesetzten schrägen Durchmesser auch für die dorsoposterioren Streckhaltungen typisch ist (S. 101), bedarf dieser Befund der differentialdiagnostischen Klärung (MARTIUS): Zur **Sicherung der Diagnose einer h.H.H.L.** müssen nun zusätzlich herangezogen werden:

– ultrasonographischer Nachweis der Stellung des Rückens (S. 92),
– Fontanellendiagnostik (Abb. 21): Bei der h.H.H.L. ist die kleine Fontanelle beim tiefstehenden Kopf in oder zumindest nahe der Führungslinie zu tasten. Die große Fontanelle findet sich ventral der kleinen Fontanelle hinter der Symphyse.

Eine **Indikation zur Vakuumextraktion** ergibt sich bei der h.H.H.L. relativ häufig. Dies ist mit dem verzögerten Verlauf der Austreibungsperiode (s. o.), aber auch mit der sekundär gehäuft

auftretenden hypoxischen Gefährdung des Kindes erklärt.

Die **Vakuumextraktion bei h.H.H.L.** (H. MARTIUS, CHALMERS u. FOTHERGILL, RUTHERFORD) hat häufig zunächst die Aufgabe, die noch nicht vollendete Beugung des Kopfes zu vervollständigen. Dies ist besonders bei noch nicht beendeter Drehung des Kopfes, also bei einem tiefen Schrägstand bei h.H.H.L., der Fall. Hier ergibt sich die Notwendigkeit eines

exzentrischen Glockenansatzes über der dorsal stehenden kleinen Fontanelle

(Abb. 22). Beim 1. tiefen Schrägstand mit rechts stehendem Rücken und rechts hinten zu tastender kleiner Fontanelle wird die Glocke rechts hinten, beim 2. tiefen Schrägstand (Rücken links, kleine Fontanelle links hinten) links hinten angelegt. Die Vollendung der Beugung und damit die Drehung des Kopfes zum tiefen Geradstand können dann durch exzentrische, d. h. aus der Führungslinie hinausgehende Traktionen erreicht werden. Hieraus ergibt sich eine

Traktionsrichtung mit frühem Übergang in die Position B

– **bei 1. h.H.H.L. nach rechts ventral,**
– **bei 2. h.H.H.L. nach links ventral**

(Abb. 22). Mit dieser Extraktionstechnik lassen sich etwa zwei Drittel aller Kinder aus h.H.H.L. gewinnen. In einem Drittel der Entbindungen kommt es jedoch dazu, daß sich der Kopf beim tiefen Geradstand um 180° bzw. beim tiefen Schrägstand um 135°über den tiefen Querstand mit dem Hinterhaupt nach vorn dreht. Diese ohne weitere operative Maßnahmen erfolgende, traktionsabhängige

Umwandlung einer h.H.H.L. in eine v.H.H.L.

(Abb. 23) (H. MARTIUS, RUTHERFORD) führt zu geburtsmechanisch günstigeren Bedingungen: Die operative Gewinnung des Kindes kann nun leicht aus v.H.H.L. beendet werden.

Bleibt die Drehung des Kopfes zur dorsoanterioren H.H.L. aus, so muß der Operateur durch steil nach ventral gerichtete Traktionen zunächst das Hinterhaupt über den Damm leiten, um dann durch Senken des Zuggriffes das Vorderhaupt, die Stirn und schließlich das Gesicht unter der Symphyse zu entwickeln.

Die

Episiotomie

muß bei der h.H.H.L. frühzeitig und ausrei-

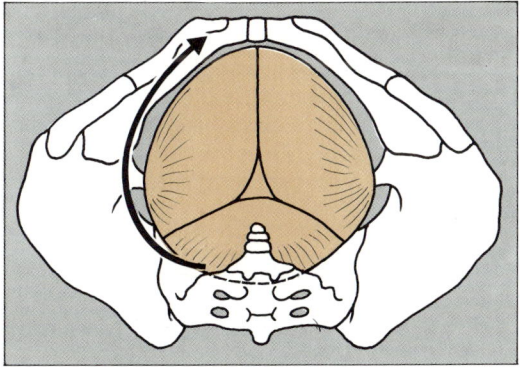

Abb. 23 Umwandlung einer hinteren Hinterhauptslage durch die Traktionen während der Vakuumextraktion zur vorderen Hinterhauptslage. Während der Traktionen dreht sich das Hinterhaupt bei 2. Stellung rechts herum, so daß der Kopf über den 2. tiefen Querstand die vordere Hinterhauptslage erreicht

chend groß geschnitten werden, da der zumeist große Kopf vermehrt Raum im Weichteilansatzrohr beansprucht und zudem durch das breite Hypomochlion (große Fontanelle!) stärker als bei der v.H.H.L. nach dorsal gedrängt wird. Das schmale Hinterhaupt ist dann die Ursache der gehäuft zu beobachtenden Sphinkterverletzungen!

Die bei der h.H.H.L. erschwerten Traktionen werden durch den

Kristeller-Handgriff

wirksam unterstützt. Die Expression wird dabei entlang der Rumpfachse des Kindes in Richtung auf das Hinterhaupt geführt (S. 191). Der Steiß des Kindes bzw. der Fundus uteri wird zu diesem Zweck vor Beginn der Expression bei 1. Stellung etwas nach rechts, bei 2. Stellung etwas nach links hinübergenommen.

Das Auftreten der dorsoposterioren Einstellung bei Beugehaltung des Kopfes in Form der h.H.H.L. wird überraschenderweise auch heute noch von einigen Geburtshelfern bestritten (BURGER, KREMER, DYROFF u. a.). Aus diesem Grunde sei hier auf die Möglichkeit der **Verifizierung der h.H.H.L. post partum** am Kind, und zwar anhand der Lokalisation des Caput succedaneum, hingewiesen. Findet sich nach einer dorsoposterioren Schädellagengeburt die Geburtsgeschwulst über der kleinen Fontanelle, so ist damit der Geburtsablauf in Form der h.H.H.L. bewiesen!

Aber auch der **Verlauf der Vakuumextraktion** vermag dem aufmerksamen Operateur bereits die h.H.H.L. zu bestätigen: Wird die Vakuumglocke ausreichend dorsal am kindlichen Kopf placiert, so erscheint zuerst das Hinterhaupt im Weichteilansatzrohr, während Scheitel oder Vorderhaupt (große Fontanelle) erst sekundär nach dem Senken des Zuggriffes unter der Symphyse sichtbar werden. Wird die Glocke nicht ausreichend zum Hinterhaupt hin verschoben und statt dessen fälschlicherweise über dem Scheitel fixiert, so verläuft die Extraktion wegen des jetzt geburtsmechanisch wirksam werdenden, relativ großen Kopfumfanges deutlich erschwert. Sie gelingt erst, wenn die Traktionen extrem stark nach ventral geführt werden, wobei die Glocke nun typischerweise nicht in der Führungslinie, sondern dicht unter der Symphyse austritt. Die Gefahr geburtstraumatischer Schädigungen des Kindes ist übrigens bei dieser Art eines nicht an den Geburtsmechanismus adaptierten Operierens vergrößert!

Streckhaltungen des Kopfes

Von den vier verschiedenen Möglichkeiten einer **Streckhaltung des Kopfes,**

- Scheitellage,
- Vorderhauptslage,

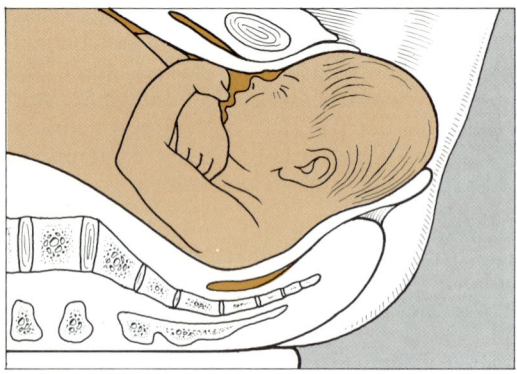

Abb. 24   Scheitellage. Die Hypsizephalie (Turm-schädel) als Ursache der Streckhaltung ist zu erkennen

– Stirnlage,
– Gesichtslage,

eignen sich nur die drei ersten für eine vaginal entbindende Operation unter Verwendung des Vakuumextraktors.

Bei der **Gesichtslage** ist die Fixierung der Vakuum-glocke am führenden Gesicht nicht zulässig. Die Gesichtslage stellt damit eine *Kontraindikation gegen die Vakuumextraktion* dar. Die operative Behandlung dieser Haltungsanomalie wird daher bei der Zangen-extraktion besprochen (S. 136).

Scheitellage

Definition: Die Scheitellage (Abb. 24) entspricht der Geburt des Kopfes in indifferenter Haltung zwischen Beugung und Streckung. Sie erfolgt fast ausschließlich in dorsoposteriorer Einstel-lung (Tab. 2).

Pathogenetisch handelt es sich zumeist um einen durch die Kopfform bestimmten und somit notwendigen geburtsmechanischen Adapta-tionsvorgang: Ein zur Geburt mitgebrachter *Turmschädel* (Hypsizephalie, Turrizephalie, Pyrgozephalie), der zumeist mit einem *Kurzkopf* zusammen auftritt (Hypsibrachyzephalie), ein alleiniger Kurzkopf (Brachyzephalie) oder auch der nicht ausdifferenzierte Kopf des unreifen Kindes, etwa in Form eines *Rundkopfes*, ma-chen eine Haltungsänderung zur Formanpas-sung an den Geburtskanal unnötig bzw. verbie-ten diese sogar, da die indifferente Haltung den Durchtritt mit dem kleinsten Kopfumfang be-reits garantiert. – Die für alle Streckhaltungen charakteristische *dorsoposteriore Einstellung* durch Drehung des Kopfes mit dem Hinter-haupt sakralwärts erlaubt es dem Kopf bei Scheitellage, die zur Geburt des Hinterhauptes notwendige Beugung in Richtung des Biegungs-fazillimum auszuführen. Damit ist zugleich erklärt, daß es bei den nur selten vorkommen-den **dorsoanterioren Scheitellagen**, die besonders bei großen Kindern beobachtet werden (!), zu erheblichen geburtsmechanischen Schwierig-keiten beim Austritt des Kopfes und damit auch bei der *Vakuumextraktion* kommen kann.

Bei der **Geburt des Kopfes in Scheitellage** (Tab. 2) erscheint als erstes im Introitus vaginae der Scheitel des Kindes bzw. der Anteil der Pfeil-naht zwischen kleiner und großer Fontanelle. Der Austritt wird durch die zunächst erfolgende Beugung mit der Geburt des Hinterhauptes über den Damm und einer anschließenden, etwa gleich großen Streckung erreicht, die dann zur

Tabelle 2   Geburtsmechanische Besonderheiten und Möglichkeiten der subpartualen Erkennung der Scheitellage

Geburtsmechanismus		**Subpartuale Diagnostik**
Besonderheit:	indifferente Haltung des Kopfes bei dorsoposteriorer Einstellung	Pfeilnahtverlauf – bei 1. Stellung im 2. schrägen Durchmesser – bei 2. Stellung im 1. schrägen Durchmesser
Vorangehender Teil:	Pfeilnaht zwischen großer und kleiner Fontanelle	(Pfeilnahtverlauf im „entgegengesetzten" schrä-gen Durchmesser)
Kopfumfang:	Circumferentia frontoocci-pitalis	Fontanellen auf gleicher Höhe stehend Dorsoposteriorer Austritt des Kopfes
Hypomochlion:	Stirn-Haar-Grenze	Caput succedaneum
Abbiegung:	Beugung mit nachfolgender Streckung	– bei 1. Scheitellage: rechtes Scheitelbein – bei 2. Scheitellage: linkes Scheitelbein
Typische Kopfform:	Brachyzephalie (Kurzkopf) Hypsizephalie (Turmschä-del)	

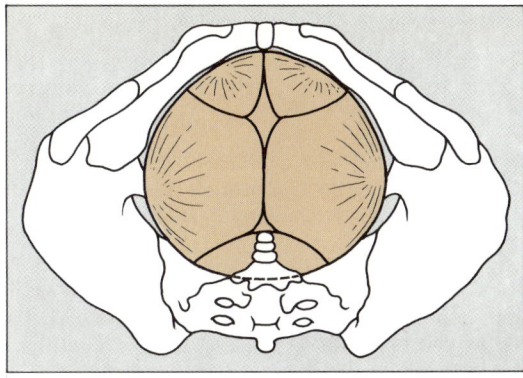

Abb. 25 Scheitellage – Palpationsbefund. Der Kopf steht am Beckenboden bei einem Pfeilnahtverlauf im geraden Durchmesser. Die große und die kleine Fontanelle stehen als Ausdruck der ausgebliebenen Haltungsänderung auf gleicher Höhe. Dabei ist die kleine Fontanelle im Vergleich zur großen Fontanelle als Zeichen der dorsoposterioren Einstellung nach dorsal gerichtet

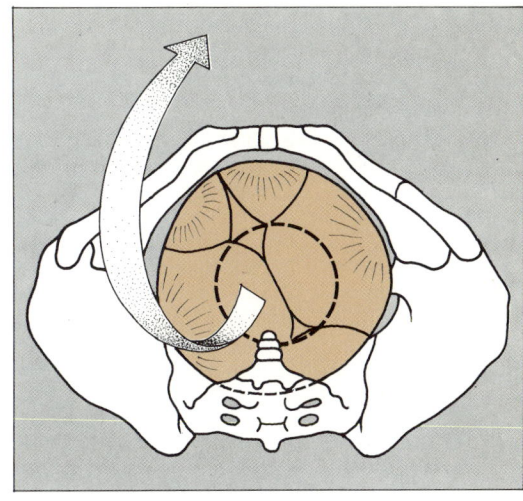

Abb. 26 Vakuumextraktion bei 1. Scheitellage. Die Glocke ist bei dem noch nicht vollständig gedrehten Kopf über dem Scheitel zwischen großer und kleiner Fontanelle angelegt. Die Traktionen haben nach rechts vorn zu erfolgen

Geburt der Stirn und des Gesichtes unter der Symphyse führt.

Die **präoperative vaginale Untersuchung** (Abb. 25, Tab. 2) zeigt die Pfeilnaht im geraden Durchmesser bei höhengleichem Fontanellenstand, wobei die kleine Fontanelle im Vergleich zur großen Fontanelle dorsalwärts gerichtet ist. Bei noch nicht vollständiger Drehung des Kopfes ist der „Pfeilnahtverlauf im entgegengesetzten schrägen Durchmesser" charakteristisch:

– Bei **1.** Scheitellage (Rücken links) verläuft die Pfeilnaht im **2.** schrägen Durchmesser;
– bei **2.** Scheitellage (Rücken rechts) verläuft die Pfeilnaht im **1.** schrägen Durchmesser.

Dieser Pfeilnahtverlauf im entgegengesetzten schrägen Durchmesser findet sich während der Eröffnungsperiode und muß bereits in dieser Geburtsphase Beachtung finden, da er oftmals der erste Hinweis auf eine Haltungsanomalie, in diesem Fall auf die Scheitellage ist.

Die **Vakuumextraktion bei der Scheitellage** (Abb. 26) hat den vorgesehenen Geburtsmechanismus (s. o.) nachzuahmen. Die Notwendigkeit einer Haltungskorrektur ergibt sich nicht. Aus diesem Grunde erfolgt der

Glockenansatz über dem Scheitel

(Abb. 26), d. h. in der Führungslinie zwischen

großer und kleiner Fontanelle. Während der eigentlichen Extraktion hat der Operateur nach Erreichen des Stemmpunktes im Bereich der großen Fontanelle einen

frühzeitigen Wechsel in die Traktionsrichtung B

vorzunehmen, bis das Hinterhaupt über den Damm geboren ist. Anschließend wird der Zuggriff gesenkt, um Stirn und Gesicht unter der Symphyse herauszuleiten. Die *Kristeller-Expressionshilfe* kann in der Führungslinie erfolgen.

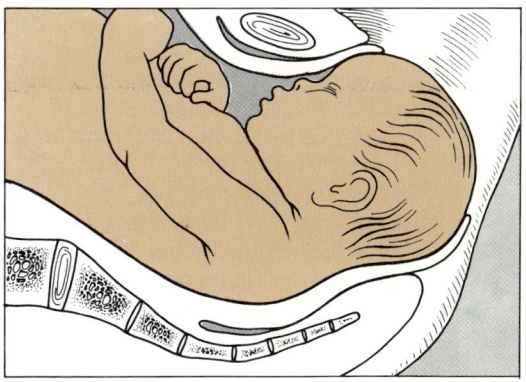

Abb. 27 Geburt in Vorderhauptslage. Als Ursache der Streckhaltung ist der Kurzkopf zu erkennen

Tabelle 3   Geburtsmechanische Besonderheiten und Möglichkeiten der subpartualen Erkennung der Vorderhauptslage

Geburtsmechanismus		Subpartuale Diagnostik
Besonderheit:	leichte Streckhaltung des Kopfes bei dorsoposteriorer Einstellung	Pfeilnahtverlauf – bei 1. Stellung im 2. schrägen Durchmesser – bei 2. Stellung im 1. schrägen Durchmesser
Vorangehender Teil:	große Fontanelle	(Pfeilnahtverlauf im „entgegengesetzten" schrägen Durchmesser)
Kopfumfang:	Circumferentia frontooccipitalis	Große Fontanelle in der Führungslinie
Hypomochlion:	Stirn	Kleine Fontanelle dorsalwärts gerichtet
Abbiegung:	Beugung mit nachfolgender Streckung	Dorsoposteriorer Austritt des Kopfes Caput succedaneum
Typische Kopfform:	Brachyzephalie (Kurzkopf)	– bei 1. Vorderhauptslage: rechts der großen Fontanelle – bei 2. Vorderhauptslage: links der großen Fontanelle

Bei **großen Kindern** mit großen Maßen bei der sonographischen Fetometrie bzw. einem hohen geschätzten Geburtsgewicht verläuft die Scheitellagengeburt oft erschwert! Diese Tatsache ist bei der Indikation zur operativen Geburtsbeendigung zu beachten. Wenn es der Zustand des Kindes erlaubt, so wird mit dem Extraktionsbeginn bis zum Erreichen eines tiefen Geradstandes gewartet.

Vorderhauptslage

Die Vorderhauptslage (Abb. 27) stellt nach der Scheitellage den nächststärkeren Grad einer Streckhaltung dar. **Ursächlich** handelt es sich zumeist um einen Adaptationsmechanismus bei konstitutionell bedingter *Brachyzephalie* (Abb. 27) bzw. bei einem Rundkopf des unreifen Kindes (Tab. 3). Die Streckhaltung des Kopfes bei großem Kind führt demgegenüber immer wieder zu erheblichen geburtsmechanischen Schwierigkeiten. Sie verlangen eine zurückhaltende Indikation zur operativen Geburtsbeendigung!

Die für die Vorderhauptslage typische **dorsoposteriore Einstellung** ist mit der erforderlichen Beugung des Kopfes in Richtung des Biegungsfazillimum beim Austritt aus dem Geburtskanal zu erklären. Hierbei geht die große Fontanelle voraus (Abb. 28); das Hinterhaupt wird durch die primär einsetzende Beugung über den Damm geboren. Stirn und Gesicht folgen durch die anschließende Streckung unter der Symphyse. Der Geburtsmechanismus entspricht damit in etwa dem bei der Scheitellage.

Die **Vakuumextraktion bei der Vorderhauptslage** entspricht weitgehend dem operativen Vorgehen, das für die Scheitellage beschrieben wurde.

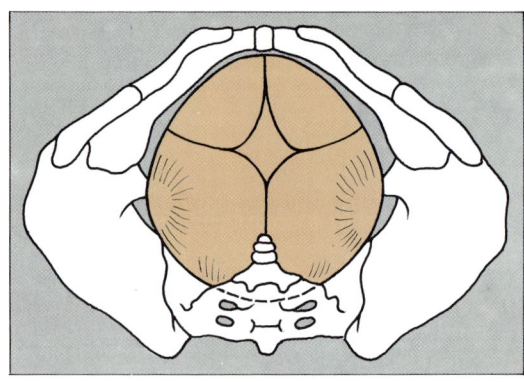

Abb. 28   Vorderhauptslage – Palpationsbefund. Der Kopf steht am Beckenboden, die Pfeilnaht hat sich in den geraden Durchmesser gedreht. Die große Fontanelle steht als Ausdruck der Streckung des Kopfes in der Führungslinie. Das Hinterhaupt ist nach dorsal gerichtet

Der vorangehende Teil erfordert einen

Glockenansatz über der großen Fontanelle

(Abb. 29). Hat die große Fontanelle noch nicht die Führungslinie erreicht, so ist eine entsprechende exzentrische Placierung der Glocke im kleinen Becken erforderlich. Um die Geburt des Hinterhauptes über den Damm zu erreichen, ist auch bei der Vorderhauptslage bei den Traktionen ein

frühzeitiger Wechsel in die Position B

angezeigt. Danach werden Stirn und Gesicht

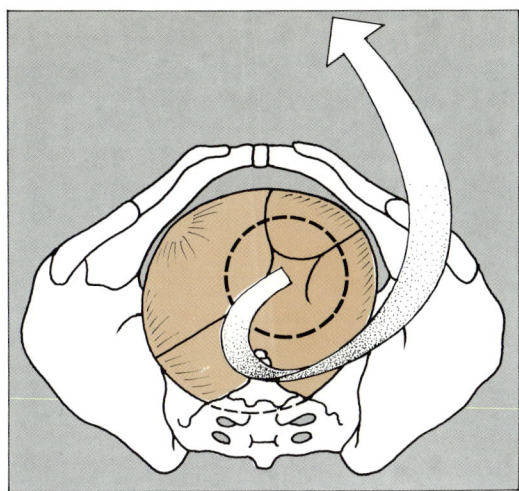

Abb. 29 Vakuumextraktion bei 2. Vorderhauptslage. Die Glocke ist über der großen Fontanelle fixiert. Die Traktionen haben zur Herstellung eines tiefen Geradstandes nach links vorn zu erfolgen

durch Senken des Zuggriffes unter der Sympyse gewonnen. Eine erschwerte Extraktion ist wie bei der Scheitellage vor allem bei großen Kindern zu erwarten (S. 104).

Präoperative Differentialdiagnose bei Streckhaltungen und hinterer Hinterhauptslage

Ein bei dorsoposteriorer Schädellage immer wieder zu bewältigendes differentialdiagnostisches Problem ist die Unterscheidung einer Streckhaltung in Form der Scheitel- bzw. Vorderhauptslage von der hinteren Hinterhauptslage. Den Streckhaltungen und der hinteren Hinterhauptslage ist die *dorsoposteriore Einstellung* gemeinsam (Abb. 21, 25, 28). Im Verlauf des Durchtrittes des Kopfes durch das kleine Becken dreht sich damit auch bei der hinteren Hinterhauptslage und den Streckhaltungen die Pfeilnaht durch den entgegengesetzten schrägen Durchmesser (S. 100). Sind also bei Erreichen des Beckenbodens Haltungsänderung und Drehung nicht abgeschlossen, so ergibt sich ein identischer **Palpationsbefund** mit folgenden Kriterien:

– Pfeilnahtverlauf im entgegengesetzten schrägen Durchmesser,
– Fontanellen in etwa auf gleicher Höhe stehend,
– kleine Fontanelle dorsalwärts gerichtet.

Bei dieser Situation des Kopfes sind dann für die weitere geburtsmechanische Entwicklung **drei Möglichkeiten** gegeben (Abb. 30):

– Der Kopf kann die indifferente Haltung während der Drehung im kleinen Becken beibehalten, so daß eine

Scheitellage

resultiert (Abb. 30 b). Eine jetzt erforderliche Vakuumextraktion macht die Placierung der Glocke zwischen großer und kleiner Fontanelle erforderlich mit kleiner Beugung und anschließender Streckung bei den Traktionen. Bei einem Turmschädel oder Rundkopf würde diese Entwicklung dem günstigsten Geburtsmechanismus entsprechen.

– Es kann sich um einen Kurzkopf handeln, der sich zur Adaptation an den Geburtskanal leicht strecken muß, damit er günstig in

Vorderhauptslage

geboren wird (Abb. 30 a). In diesem Fall muß zur operativen Geburtsbeendigung die Glokke über der großen Fontanelle angelegt und durch die Traktionen zunächst die weitere Streckung hergestellt werden.

– Die dorsoposteriore Einstellung kann aber auch bedeuten, daß sich der Kopf auf dem Wege zur

hinteren Hinterhauptslage

befindet (Abb. 30 c), und zwar z. B. bei bestehender Dolichozephalie. In diesem Fall wäre, abgesehen von der Drehung des Kopfes, auch dessen Beugung ausgeblieben; die kleine Fontanelle müßte in die Führungslinie treten. Die Vakuumextraktion verlangt in diesem Fall einen Glockenansatz dorsal über der kleinen Fontanelle mit anzustrebender frühzeitiger Traktion nach ventral zur Entwicklung des Hinterhauptes über den Damm.

Es ist zu erkennen, daß ein präoperativ erhobener Palpationsbefund in Form eines tiefen Schrägstandes mit indifferenter Haltung und dorsoposteriorer Einstellung hinsichtlich des zu erwartenden Geburtsmechanismus nicht ohne weiteres gedeutet werden kann. Ein diagnostisches und damit geburtsmechanisch-prognostisches Hilfsmittel wäre die bis heute nicht mögliche subpartuale Bestimmung der fetalen Kopfform. Einen diagnostischen Hinweis vermag uns indessen die

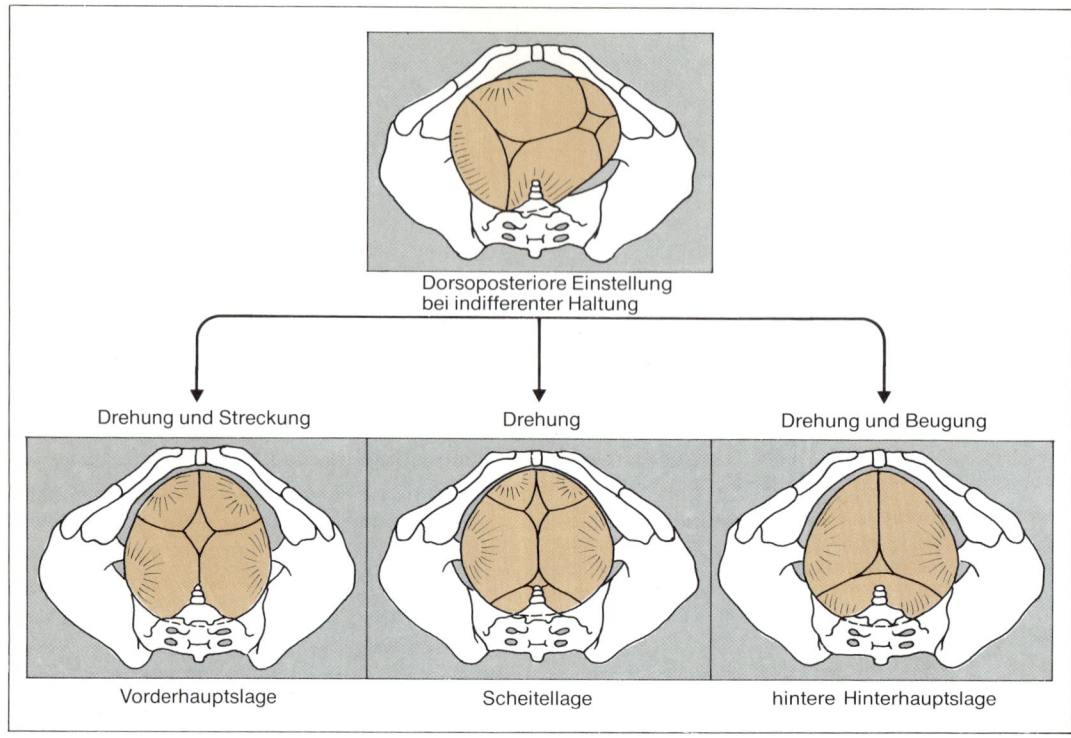

Abb. 30 Die möglichen geburtsmechanischen Entwicklungen bei dorsoposteriorer Einstellung des Kopfes in indifferenter Haltung

Überprüfung der Haltungsänderung unter Weheneinfluß

zu geben. Sie ist damit zu erreichen, daß der Geburtshelfer während der vaginalen Befundkontrolle eine Wehe abwartet und während dieser Wehe eine Hilfsperson bittet, zusätzlich den vorangehenden Teil durch die Kristeller-Expression nach unten zu drängen. Die kräftige intrauterine Druckerhöhung bewirkt eine **Änderung des Fontanellenstandes**, die wie folgt zu deuten ist (Abb. 30):

– Bleibt unter dem Einfluß der Wehe eine Haltungsänderung aus, verharren also trotz des Tiefertretens des Kopfes die Fontanellen auf gleicher Höhe, so ist eine *Scheitellage* anzunehmen. Der Glockenansatz erfolgt zwischen großer und kleiner Fontanelle.

– Kommt es während der Propulsion des Kopfes zu einer Streckung, tritt also die große Fontanelle in die Führungslinie, so handelt es sich um eine *Vorderhauptslage*. Bei der Vakuumextraktion muß die Glocke über der großen Fontanelle angelegt werden.

– Tritt während des Preßversuches die kleine Fontanelle tiefer, so befindet sich der Kopf auf dem Wege zur *hinteren Hinterhauptslage*. Die Glocke wird zur Vollendung der Beugung des Kopfes über der kleinen Fontanelle angelegt und das Kind aus hinterer Hinterhauptslage entwickelt.

Bei einer *nicht dringenden Indikation* zur operativen Geburtsbeendigung wie etwa bei einem Geburtsstillstand in der Austreibungsperiode ist es ratsam, bei der geschilderten geburtsmechanischen Situation in Form der dorsoposterioren Einstellung mit indifferenter Haltung unter sorgfältiger CTG-Kontrolle abzuwarten, bis die sich entwickelnde Haltungsänderung den endgültigen Geburtsmechanismus erkennen läßt.

Bei *dringender Indikation* zur operativen Intervention muß sich der Operateur daran erinnern, daß die hintere Hinterhauptslage die bei weitem häufigste Form der dorsoposterioren Kopfeinstellung ist. Dies gilt insbesondere für eine Entbindung am Ende der Schwangerschaft! Es

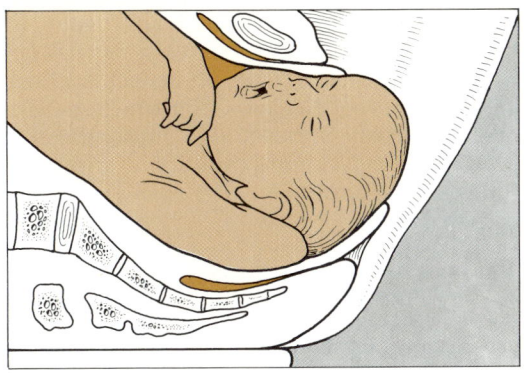

Abb. 31   Stirnlage

ist dann ratsam, dem operativen Vorgehen diesen Geburtsmechanismus zugrunde zu legen.

Stirnlage

Definition: Die Stirnlage ist die geburtsmechanisch ungünstigste Form der Streckhaltungen (Abb. 31). Dies ist mit dem breiten Stemmpunkt (Oberkiefer, Jochbein) und dem großen Durchtrittsplanum in Form der Circumferentia maxilloparietalis von 36–38 cm zu erklären. Die Geburt auf vaginalem Wege ist von einer hohen Morbiditäts- und Letalitätsrate begleitet (HUSSLEIN, DÖRR).

An der **Entstehung** der Stirnlage sind vielfältige materne und fetale Faktoren beteiligt (MARTIUS, Lehrbuch der Geburtshilfe). Von den konstitutionell bestimmten Kopfformen ist die Hyperdolichozephalie

bevorzugt anzutreffen. Die im Verlauf der Passage des kleinen Beckens ausbleibende Streckung des Kopfes zur geburtsmechanisch günstigeren Gesichtslage hat der Stirnlage auch die Bezeichnung *„unvollkommene Gesichtslage"* eingetragen.

Die **geburtsmechanischen und diagnostischen Besonderheiten**, die bei einer operativen Geburtsbeendigung aus Stirnlage Beachtung finden müssen, sind in Tab. 4 zusammengestellt. Vor allem ist dabei zu berücksichtigen, daß der große Kopfumfang den Kopf zur intensiven Raumausnutzung zwingt und aus diesem Grunde oftmals als Hypomochlion anstelle des breiten Oberkiefers das schmalere Jochbein wählt: Der Kopf vermag dann in stärkerem Maße symphysenwärts auszuweichen. Der Austritt des Kopfes erfolgt in diesen Fällen mit schräg verlaufender Pfeilnaht (Abb. 31).

Diagnostische Hinweise auf eine Stirnlage ergeben sich evtl. bereits bei der *äußeren Untersuchung* in Form eines tastbaren, tiefen Einschnittes zwischen dem nach hinten geschlagenen Hinterhaupt und dem Rücken. Das Punctum maximum der Herztöne findet sich über der Thoraxseite. Bei der *inneren Untersuchung* (Tab. 4) sollten schon frühzeitig der „Stirnnahtverlauf im entgegengesetzten schrägen Durchmesser" bei dorsaler Position der großen Fontanelle und später die tastbaren Margines supraorbitales auffallen (Abb. 32).

Indikation: Die Vakuumextraktion ist bei der Stirnlage mit Zurückhaltung zu indizieren. Dies gilt einmal aus geburtsmechanischen Gründen

Tabelle 4   Geburtsmechanische Besonderheiten und Möglichkeiten der subpartualen Erkennung der Stirnlage

Geburtsmechanismus		Subpartuale Diagnostik
Besonderheit:	Streckhaltung des Kopfes mit extrem ungünstigem Durchtrittsplanum („unvollkommene" Gesichtslage)	Stirnnahtverlauf – bei 1. Stellung im 2. schrägen Durchmesser – bei 2. Stellung im 1. schrägen Durchmesser (Stirnnahtverlauf im „entgegengesetzten" schrägen Durchmesser)
Vorangehender Teil:	Stirn	
Kopfumfang:	Circumferentia maxilloparietalis bzw. zygomaticoparietalis	Hinterhaupt seitlich über der Linea terminalis von außen tastbar Stirn in Führung
Hypomochlion:	Oberkiefer Jochbein	Große Fontanelle dorsalwärts (dorsoposteriore Einstellung)
Abbiegung:	große Beugung mit nachfolgender kleiner Streckung	Tastbare Margines supraorbitales bzw. Nasenwurzel Caput succedaneum
Typische Kopfform:	Hyperdolichozephalie (sekundäre Verformung: Pyramidenform)	– bei 1. Stellung rechts über der Stirn – bei 2. Stellung links über der Stirn

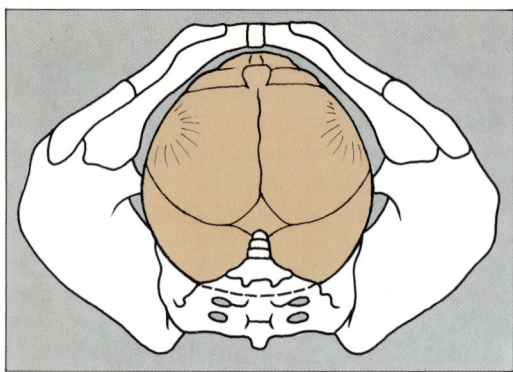

Abb. 32   Stirnlage – Palpationsbefund

keit der Glocke beeinträchtigt und damit die Gefahr der Entstehung von Verletzungen mit Bildung bleibender Narben im Bereich der Stirn vergrößert. Von einigen Geburtshelfern wird deshalb auch die Stirnlage als Kontraindikation gegen die Vakuumextraktion angesehen (GITSCH u. REINOLD).

Der

Glockenansatz über der Stirn

(Abb. 33) erfolgt auch bei noch nicht vollständiger Drehung in der Führungslinie, d. h. exzentrisch, da der Austritt mit schräg verlaufender Pfeilnaht – wie beschrieben wurde – geburtsmechanisch günstiger ist. Die

Traktionsrichtung in der Führungslinie mit frühem Übergang in die Positionen B und C

führt den Kopf in Form einer großen Beugung zunächst mit dem Hinterhaupt über den Damm. Die Kopfentwicklung wird durch Senken des Zuggriffes mit der Geburt des Gesichtes unter der Symphyse beendet.

Es ist abschließend nochmals davor zu warnen, vaginal entbindende Operationen bei der Stirnlage frühzeitig und damit leichtfertig zu indizieren! Bei Erstgebärenden, bei einem nach Fetometrie hoch geschätzten Geburtsgewicht, bei einem bereits vorausgegangenen protrahierten Geburtsverlauf und bei auch nur diskreten Symptomen der hypoxischen Gefährdung des Kindes im CTG ist die abdominale Schnittentbindung einem schwierigen vaginalen Vorgehen vorzuziehen!

und dann auch für die Zangenextraktion (S. 135): Die vaginal entbindende Operation darf nur bei erreichtem tiefen Geradstand vorgenommen werden. In allen anderen Fällen ist der Schnittentbindung der Vorzug zu geben. Es ist aber auch zu beachten, daß die zumeist stark ausgebildete Geburtsgeschwulst die Haftfähig-

Kontraindikation bei Gesichtslage

Die Gesichtslage als stärkster Grad der Streckhaltungen stellt eine Kontraindikation gegen die Vakuumextraktion dar. Die Fixierung der Glocke am Gesicht ist wegen der Gefahr der Weichteilverletzungen nicht möglich. Die operative Geburtsbeendigung einer Entbindung bei Gesichtslage bleibt deshalb der Zangenextraktion vorbehalten (S. 136).

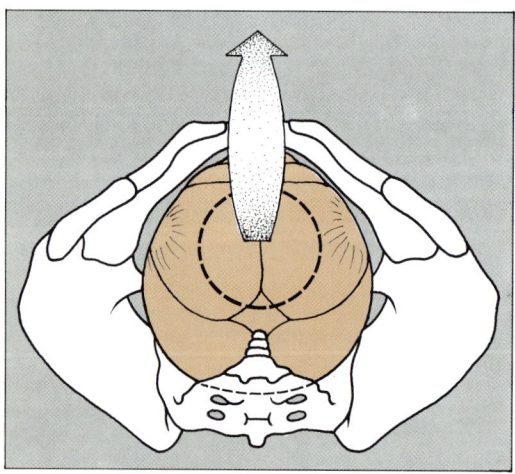

Abb. 33   Vakuumextraktion bei Stirnlage

Vakuumextraktion aus Beckenmitte (einschließlich „Trial vacuum")

Die höhere Gefährdung des Kindes bei vaginal entbindenden Eingriffen, die oberhalb des Beckenbodens begonnen werden, ist eine bekannte Tatsache (ALBRECHT u. Mitarb., DISTLER u. Mitarb.). Sie läßt sich mit Hilfe des Azidose-Index jederzeit belegen. Dennoch kennt jeder

Geburtshelfer Situationen, in denen bei einer anzustrebenden operativen Geburtsbeendigung die Schnittentbindung als größerer, vor allem die Mutter belastender Eingriff noch nicht in Erwägung gezogen werden muß. Für die endgültige **Entscheidung** über das operative Vorgehen müssen zusätzliche Kriterien Beachtung finden, die die prognostische Bewertung erleichtern. Es ist ratsam, dazu materne, fetale und geburtsmechanische Befunde heranzuziehen:

– *Von seiten der Mutter* spricht eine schnelle Zervixretraktion für die Möglichkeit der vaginalen Gewinnung des Kindes. Bei einem protrahierten Geburtsverlauf muß zwischen der prognostisch günstigen spastischen und der prognostisch ungünstigen echten Retraktionsstörung unterschieden werden. Bei der spastischen Zervixdystokie kann die operative Geburtsbeendigung aus Beckenmitte evtl. sogar mit gutem Erfolg mit der „Perfusion toulousaine" kombiniert werden (S. 289). Alle größeren zusätzlichen Risiken (Sterilitätsbehandlung, EPH-Gestose, fortgeschrittenes Gebäralter usw.) sprechen eher für die Geburtsbeendigung durch die Schnittentbindung (WULF u. LINK).

– *Von seiten des Kindes* sind eindeutige Symptome der intrauterinen Gefährdung als Kontraindikation gegen die Vakuumextraktion aus Beckenmitte anzusehen. Neben der vermehrten mechanischen Belastung spricht die unsichere Voraussage der benötigten E-E-Zeit gegen dieses Vorgehen.

– *Die geburtsmechanischen Befunde* zur Zeit der vorgesehenen Geburtsbeendigung sind für die prognostische Bewertung von wesentlicher Bedeutung. Der Kopf sollte die zu diesem Zeitpunkt zu erwartende geburtsmechanische Adaptation vollzogen und zugleich beim

Probepressen mit Kristeller-Expression

erkennen lassen, daß von ihm die noch ausstehende Propulsion und die fehlende Einstellungs- und Haltungsänderung unter dem Einfluß der uterinen Druckerhöhung leicht nachgeholt werden können.

Vor allem aus den zuletzt genannten Vorbedingungen ist zu erkennen, daß für den Erfolg der

Vakuumextraktion aus Beckenmitte

die Vakuumglocke am vorangehenden Kopf den noch ausstehenden geburtsmechanischen Adaptationsvorgängen entsprechend placiert werden muß. Eine sorgfältige Haltungs- und Einstellungsdiagnose unter gleichzeitiger Berücksichtigung des sonographischen Stellungsbefundes (S. 92) muß deshalb vorausgeschickt werden. Die Extraktion folgt den für die einzelnen geburtsmechanischen Situationen bereits ausführlich dargestellten Regeln.

In einigen Fällen mit erschwerter Beurteilung der geburtsmechanischen Bedingungen ist die Vakuumextraktion aus Beckenmitte dem

Trial vacuum

gleichzusetzen. Die Kreißende wird wie zur Schnittentbindung vorbereitet, wonach man unter Sectio-Bereitschaft die Vakuumextraktion beginnt. Kann diese nicht leicht, d. h. ohne Gefährdung vor allem des Kindes durch ungünstige geburtsmechanische Bedingungen, zu Ende geführt werden, so wird die Schnittentbindung ohne wesentliche Verlängerung der E-E-Zeit sofort angeschlossen.

Es ist zu beachten, daß im amerikanischen Schrifttum als „midforceps" z. T. auch Zangenentbindungen vom Beckenboden bei noch nicht vollendeter Rotation bezeichnet werden (DUNLOP).

Für die vaginal entbindenden Eingriffe vom Beckenboden besteht weitgehende Übereinstimmung darüber, daß bei gleichen operativen Erfahrungen des Geburtshelfers Vakuum- und Zangenextraktion prognostisch für das Kind weitgehend als gleichwertig anzusehen sind. Bei der operativen Entbindung aus Beckenmitte sollte indessen der Vakuumextraktion wegen der leichteren Handhabung und der verbesserten Einflußnahme auf den noch ausstehenden Geburtsmechanismus der Vorzug gegeben werden (WULF u. LINK).

Weitere Anwendungsgebiete der Vakuumextraktion

Bei der **Beckenendlagengeburt** kommt die Vakuumextraktion mit drei verschiedenen Indikationen zur Anwendung, und zwar:

– in Form des *Haltens des Steißes* zur zeitsparenden Überwindung der starken Spannung im Bereich des Rumpfes während der Lateralflexion bei hochgeschlagenen Beinen (S. 155);

– bei der *Vakuumextraktion am Steiß*, einer zu indizierenden operativen Beendigung der vaginalen Beckenendlagengeburt (S. 156);

– bei der *Schnittentbindung bei Beckenendlage* zur Elevation des Steißes durch die Hysterotomie- und Bauchdeckenwunde (S. 205).

Bei der **Schnittentbindung** ist es möglich, den Kopf und das Beckenende des Kindes raumsparend mittels des Vakuumextraktors durch die Hysterotomie- und Bauchdeckenwunde zu entwickeln.

Bei der **operativen Behandlung von Adnextumoren** wird von einigen Operateuren zur Elevation beweglicher Tumoren und damit zur Darstellung der Stielverhältnisse das Anlegen der mittleren oder großen Glocke auf dem in der Laparotomiewunde sichtbaren Tumorpol empfohlen. Hierbei ist die Gefahr der Tumorruptur zu beachten!

Vor- und Nachteile der klinischen Anwendung der Vakuumextraktion

Die bis heute unterschiedliche Bewertung der Vakuumextraktion als entbindende Operation in der Austreibungsperiode wird an den z. T. stark voneinander abweichenden Anwendungsfrequenzen deutlich (Tab. 5). Während in den USA an den meisten Kliniken die Zangenextraktion bevorzugt wird, nimmt im deutschsprachigen Raum zur operativen Geburtsbeendigung in der 3. Geburtsphase bei reifem Kind bei über der Hälfte der Kliniken die Vakuumextraktion die erste Stelle ein (RÜTTGERS, GUMBRECHT). Für diese Entscheidung werden die folgenden **Vorteile der Vakuumextraktion** als Begründung angeführt (EARN, DÖMÖTÖRI u. Mitarb., BERNHART, BAILER, SJÖSTEDT, IFFY u. Mitarb.):

– Der Vakuumextraktor ist technisch einfacher zu handhaben als die Zange und seine Anwendung damit leichter zu erlernen. Dies gilt insbesondere für die Placierung des Instrumentes am vorangehenden Kindsteil.
– Die Vakuumextraktion erlaubt dem Geburtsobjekt während der Traktionen mehr, als dies bei der Zangenextraktion der Fall ist, eine selbständige Suche nach der jeweils günstigen Adaptation an den Geburtskanal, da der vorangehende Teil bei angelegtem Extraktionsinstrument in ihm besser beweglich bleibt, als dies innerhalb der starren Zangenlöffel der Fall ist.
– Die Vakuumglocke beansprucht im Vergleich zur Zange weniger Raum im Geburtskanal, da sie dem Geburtsobjekt vorangeht.
– Die auf den fetalen Kopf ausgeübten Kräfte werden bei der Zangenextraktion etwa 20fach höher eingeschätzt als bei der Vakuumextraktion (IFFY u. Mitarb.).
– Durch Zug am vorangehenden Teil wird die raumsparende Konfiguration des Geburtsobjektes während der Traktionen eher verstärkt (EVELBAUER).

Vielfach sind **postoperative Kontrollen der Kinder** vorgenommen worden, um durch sie Aufschluß über die *traumatisierende Wirkung der Vakuumextraktion* zu bekommen (ANDREAS, KARKUT, EARN, BACHMANN u. Mitarb., HICKL u. Mitarb. u.a.). Ihre Ergebnisse sind vor allem dann nicht immer problemlos zu deuten, wenn die Indikation zur Extraktion außer acht gelassen wird. Die groben Parameter wie die *perinatale Letalität* und die *Frühmorbidität* (Apgar-Wert, pH-Wert der Nabelarterie) zeigen bei ausschließlich materner Operationsindikation keine zusätzliche fetale Gefährdung an (HICKL, MARTIUS). Der wiederholte Nachweis von vermehrt und verstärkt auftretenden *Retinablutungen* läßt bis heute eine sichere pathogenetische Deutung nicht zu (EGGE u. Mitarb., KRAUER-MAYER, BACHMANN u. Mitarb., NOWOSAD u. Mitarb.). Ebenso finden die *Hyperbilirubinämien* bei Neugeborenen nach Vakuumextraktion eine unterschiedliche Erklärung (BEYER, CHELIUS, EARN, GLEISS, MICHAELIS u. Mitarb., WEILAND u. LANGER, MARTIUS). *Neurologische Spätschäden* werden kausal zumeist mit präoperativ eingetretenen Hypoxien, die auch die entbindende Operation indiziert haben, in Verbindung gebracht (GLATTHAAR u. WEBER). Auf das verstärkte Auftreten des *Caput succedaneum* – beim Glockenabriß mit Hautverletzungen und evtl. narbenbedingten Alopezien einhergehend – und ihre psychologische Wirkung auf die Eltern hat u.a. ORCUTT aufmerksam gemacht. Die Angaben über die Frequenz des *Kephalhämatoms* sind in der Literatur sehr unterschiedlich, ohne daß ihnen eine wesentliche pathogenetische Bedeutung zugemessen wird (EARN, MALMSTRÖM, ROLOFF u.a.). Die überwiegende Zahl der Autoren, die sich mit den Auswirkungen der Vakuumextraktion auf das Kind beschäftigt haben, kommen zu der *Überzeugung, daß die beim tiefen Geradstand, d.h. am tiefstehenden, vollständig gedrehten und vollständig gebeugten Kopf, ausgeführte Vakuumextraktion für ein bis zum Operationsbeginn ungeschädigtes Kind keine beachtenswerte zusätzliche Belastung mit sich bringt* (BERNHART, EGGERS u. Mitarb., GLATTHAAR u. WEBER, NOWOSAD u. Mitarb.), so daß der gesundheitliche Zustand des Neugebo-

Tabelle 5 Frequenz der Vakuumextraktion an einigen städtischen Frauenkliniken und Universitätsfrauenkliniken (Zusammenstellung unter bevorzugter Berücksichtigung vorliegender Jahresberichte)

	Geburtenzahl (n)	Vakuumfrequenz (%)
Staatliche Frauenklinik Bamberg (1978–1982)	9828	3,23
Städtische Frauenklinik Darmstadt (1973–1982)	13073	10,8
Städtische Frauenklinik Kassel (1961–1977) (1970–1977)	36399 14904	3,0 (Vakuum- und Zangenextraktion) 2,62
Städtische Frauenklinik Berlin-Neukölln (1980–1982)	8765	10,56
Maternité Inselhof Zürich (1976–1982)	7928	3,77
Universitätsfrauenklinik Kiel (1981–1982)	4824	4,15
Universitätsfrauenklinik Mannheim (1979–1982)	4160	7,54
Südstadtkrankenhaus Rostock (1980–1983)	11212	0,95
Martin-Luther-Krankenhaus Berlin (1975–1984)	18266	19,28
Perinatologische Studie Hessen (1. Halbjahr 1984)	6335	5,4
Perinatologische Studie Bayern (1983)	87349	7,7

renen nach Vakuumextraktion dem des Kindes nach normaler Geburt vergleichbar ist.

Einer vorsichtigeren Bewertung bedarf die **Vakuumextraktion bei noch nicht vollendetem Geburtsmechanismus** in Form des tiefen Geradstandes. Dies gilt insbesondere für Extraktionsversuche vor Erreichen des Beckenbodens. Diese Operationen gehen mit einer deutlichen Verlängerung der Extraktionsdauer und einer Erhöhung der Zugkräfte einher (SALING u. HARTUNG). Zugleich ist zu beachten, daß *exzentrische Traktionen*, wie sie zur Haltungs- und Einstellungskorrektur erforderlich sind, die

Haftfähigkeit der Glocke deutlich vermindern. Die Gefahr des **Abreißens der Glocke** vom vorangehenden Kindsteil, bei dem an der Haftstelle kurzfristige Druckschwankungen bis zu 50 mm Hg (7 kPa) auftreten, ist damit erhöht (BREHM). Die plötzliche Konfiguration kann vor allem bei hypoxisch vorgeschädigten Kindern zu Gefäßläsionen mit nachfolgender Hirnblutung führen. Zugleich zeigt sich damit, daß die operative Gefährdung des Kindes nicht zuletzt durch dessen präoperativen Zustand und damit durch die **Indikation zur entbindenden Operation** bestimmt wird. Es kann kein Zweifel daran bestehen, daß Kinder im Verlauf einer

Hypoxie, die die operative Geburtsbeendigung erforderlich macht, vermehrt durch die Extraktion gefährdet sind als Kinder mit unbeeinträchtigter intrauteriner Situation. Technisch schwierige Vakuumextraktionen sollten deshalb bei gleichzeitiger intrauteriner Notsituation des Kindes eher durch die sekundäre Schnittentbindung ersetzt werden! Diese Einschränkungen in der Indikationsstellung gelten im übrigen in gleicher Weise für die Zangenextraktion und die vaginale Beckenendlagengeburt.

Es hat in der Vergangenheit nicht an Versuchen gefehlt, die Effizienz der verschiedenen vaginalen Entbindungsverfahren miteinander zu vergleichen, um z. B. zu einer **spezifischen Indikation für die Vakuum- und Zangenextraktion** zu kommen. Von einigen Geburtshelfern wird die *Bevorzugung der Zangenextraktion* in folgenden Fällen empfohlen:

– bei akuter intrauteriner Asphyxie des Kindes in der Austreibungsperiode, und zwar wegen der mit der Zange zu erreichenden kürzeren Extraktionsdauer (Abkürzung der E-E-Zeit, S. 335) (CAPELLO, GUMBRECHT, BÜTTGERS, KARPÁTHY), wobei allerdings das schneller mögliche Anlegen des Vakuumextraktors und die in der Preßphase oftmals zeitsparende Extraktion im Längsbett Berücksichtigung finden sollten;
– bei unreifen Kindern bei Frühgeburt (VUJIĆ u. Mitarb.), da die Zange, und zwar vor allem die Parallel- und Divergenzzange, den stärker konfigurierbaren Kopf vermehrt zu schützen vermag (S. 119);
– bei der Gesichtslage (S. 136).

Die Bevorzugung der Zangenextraktion vor der Vakuumextraktion bei fetaler Hypoxie bzw. Azidose wird durch Untersuchungen von GUMBRECHT gestützt, der eine stärkere Zunahme pathologischer CTG-Muster bei Verwendung des Vakuumextraktors (um 62,5%) im Vergleich zur Zangenextraktion des Kindes (um nur 33,3%) nachweisen konnte.

Abgesehen von diesen wenigen, sicherlich in der Zukunft noch weiterhin zu diskutierenden spezifischen Indikationen ist es unserer Meinung nach nicht gerechtfertigt, die Vakuum- und die Zangenextraktion in ihrer Anwendung als entbindende Methoden während der Austreibungsperiode als differente oder sogar konkurrierende Operationsverfahren anzusehen (RÜTTGERS).

Die **Vorbedingungen** für ein vaginal entbindendes Operieren in der Austreibungsperiode, d. h.

sowohl für die Vakuum- als auch für die Zangenextraktion, sind aus der klinischen Anwendung abzuleiten (S. 110). Im einzelnen handelt es sich um die folgenden Bedingungen, die für das Anlegen des Extraktionsinstrumentes am vorangehenden Teil erfüllt sein müssen:

– vollständige Erweiterung des Muttermundes;
– Höhenstand des vorangehenden Teiles unterhalb der Interspinalebene (0 cm);
– Ausschluß eines Mißverhältnisses zwischen Geburtsobjekt und Beckenausgang;
– Möglichkeit, das extrahierende Instrument am vorangehenden Teil zu fixieren;
– offene Fruchtblase (Blasensprung bzw. Blasensprengung).

Mit dieser Angabe der zu beachtenden Vorbedingungen sind zugleich die **Kontraindikationen gegen die Vakuumextraktion** aufgezeigt. Die *Gesichtslage* mit der Unmöglichkeit der Glockenfixierung am vorangehenden Teil wurde bereits genannt (S. 108). Ein *Mißverhältnis zwischen Geburtsobjekt und Becken* kann bei bereits in das Becken eingetretenem vorangehenden Teil (siehe 2. Vorbedingung) nur im Bereich des Beckenausganges gesucht werden. Hier sind einspringende Spinae ischiadicae, ein enger Schambogen, ein verminderter Abstand der Tubera ischiadica und ein einspringendes ankylotisches Os coccygis beachtenswerte Symptome. Eine noch erhaltene *Fruchtblase* kann durch die Blasensprengung leicht überwunden werden. Die Eihäute sollten danach ausreichend digital zurückgeschoben werden, um ihr Mitfassen und damit eine verminderte Haftfähigkeit der Glocke zu vermeiden.

Über die klinische Anwendung des Vakuumextraktors bei anderen geburtsmechanischen Regelwidrigkeiten bzw. im Rahmen anderer operativer Entbindungsmethoden wie z. B.

– bei der Beckenendlage (S. 156),
– bei der Schnittentbindung (S. 205)

wird an anderen Stellen dieses Buches berichtet.

Literatur

Altmann, P., A. Schaller, R. Naske, F. Poustka, O. Pressling, H. Schubert, J. H. Zapotoczky: Zerebralschädigung im Gefolge vaginal-operativer Geburtsbeendigung. Arch. Gynäk. 212 (1977) 250
Andreas, H.: Das Schicksal der Kinder nach operativer Geburt. Gynaecologia (Basel) 146 (1958) 116
Bachmann, K. D., G. Friedmann, H. Weiden, L. Springmann, E. Schmidt, A. Bolte: Pathologische Befunde bei Neugeborenen nach Entbindung durch Vakuumextraktion. Geburtsh. u. Frauenheilk. 28 (1968) 1089

Bachmann, K. D., G. Friedmann, H. Weiden, L. Springmann, E. Schmidt, A. Bolte: Zur Gefährdung des Neugeborenen durch Vakuumextraktion. Dtsch. med. Wschr. 94 (1969) 199

Bailer, P.: Die geburtshilflichen Operationen. In Schwalm, H., G. Döderlein, K.-H. Wulf: Klinik der Frauenheilkunde und Geburtshilfe, Bd. I. Urban & Schwarzenberg, München 1984 (S. 519)

Bernhart, W.: Ergebnisse der Vakuumextraktion unter Berücksichtigung der Auswirkungen auf das Kind. Wien. med. Wschr. 120 (1970) 944

Beyer, E.: Hyperbilirubinämien nach Vakuumextraktion und Spontangeburten. Geburtsh. u. Frauenheilk. 27 (1967) 59

Brand, M.: Beitrag zum Podiumgespräch „Intracranielle Blutungen". In Dudenhausen, J. W., E. Saling: Perinatale Medizin, Bd. X. Thieme, Stuttgart 1984

Brehm, H.: Vergleichende Kopfinnendruckmessungen bei Anwendung der Zange bzw. des Vakuumextraktors. Arch. Gynäk. 198 (1963) 579

Brehm, H., K. Meyhoeffer, W. Schneider: Experimente mit dem Vakuumextraktor. Med. Welt 1966, 597, 643

Capello, F.: Rilievi e confronti sul grado di sofferenza fetale dopo l'uso del vacuum extrattore o del fòrcipe. Arch. Ostet. Ginec. 73 (1968) 359

Chalmers, J. A., R. J. Fothergill: Use of vacuum extractor (ventouse) in obstetrics. Brit. med. J. 1960/II, 1684

Chelius, H. H.: Vergleichende Bilirubinbestimmungen bei Neugeborenen. Geburtsh. u. Frauenheilk. 27 (1967) 705

Dömötöri, J., S. Csömör, S. Treit: Indikationen für operative Eingriffe, wenn Zange und Vakuumextraktor zur Verfügung stehen. Zbl. Gynäk. 87 (165) 332

Dörr, H.: Stirnlage. Zbl. Gynäk. 87 (1965) 1626

Earn, A. A.: An appraisal of Malmström's vacuum-tractor (vacuum-extractor). Obstetric and pediatric results. Amer. J. Obstet. Gynec. 99 (1967) 732

Egge, K., G. Lyng, M. Maltau: Effect of instrumental delivery on the frequency and severity of retinal hemorrhages in the newborn. Act. obstet. gynec. scand. 60 (1981) 153

Eggers, H., G. Seidenschnur, K. D. Wagner, J. Külz: Klinische, psychologische, röntgenologische und elektroencephalographische Spätbefunde nach Vakuumextraktion. Geburtsh. u. Frauenheilk. 3 (1956) 223

Evelbauer, K.: Die geburtshilfliche Anwendung der Saugglocke. Ther. d. Gegenw. 97 (1958) 9

Evelbauer, K.: Vakuum-Extraktion. Arch. Gynäk. 198 (1963) 523

Georgiades, E., H. Janisch, A. H. Palmrich, E. Reinhold: Über den Wert der Exzentergriffzange. Mit Indikationsabgrenzung zur Vakuumextraktion. Geburtsh. u. Frauenheilk. 30 (1970) 813

Gitsch, E., E. Reinold: Indikation und Technik der operativen vaginalen Geburtsbeendigung bei Schädellagen. Zbl. Gynäk. 106 (1984) 653

Glatthaar, E., M. Weber: Über Früh- und Spätschäden beim Kind nach Vakuum-Extraktion. Gynaecologia (Basel) 162 (1966) 335

Gleiss, J.: Vakuumextraktion und Icterus neonatorum. Dtsch. med. Wschr. 93 (1968) 1248

Gumbrecht, C.: Vakuum oder Forceps? Beide Verfahren besitzen eine unterschiedliche Indikation. Dtsch. Ärztebl. 68 (1971) 1031

Hickl, E. J., G. Grässel, J. Kugler, F. Fröschl, H. Fendel: Neurologische, ophthalmologische und radiologische Untersuchungen bei Neugeborenen nach Vakuumextraktion. Arch. Gynäk. 207 (1969) 41

Hickl, E. J.: Indikation und Risiko von Zangen- und Vakuumextraktion heute. Gynäkologe 8 (1975) 13

Husslein, H.: Die regelwidrige Geburt. In Schwalm, H., G. Döderlein: Klinik der Frauenheilkunde und Geburtshilfe, Bd. II. Urban & Schwarzenberg, München 1964

Iffy, L., M. Lancet, I. Kessler: The vacuum extractor. In Iffy, L., D. Charles: Operative Perinatology. Macmillan, New York 1984 (p. 582)

Jalúvka, V.: Die Frage der Auswirkung der Vakuumextraktion auf das Kind. Zbl. Gynäk. 88 (1966) 1489

Jalúvka, V.: Die historische Entwicklung der geburtshilflichen Saugglocke bis zum Entstehen des „Vakuum-Extraktor" nach Malmström. Zbl. Gynäk. 91 (1969) 102

Karkut, G.: Nachuntersuchungen bei durch Vakuumextraktion entwickelten Kindern. Geburtsh. u. Frauenheilk. 39 (1979) 514

Karpáthy, L.: Über unsere Erfahrungen mit dem Vakuum-Extraktor. Zbl. Gynäk. 87 (1965) 501

Krauer, F.: Über die Häufigkeit von Retinahämorrhagien beim Neugeborenen nach Forcepsentbindung und Vakuumextraktion. Gynaecologia (Basel) 160 (1965) 56

Krauer-Mayer, B.: Retinahämorrhagien beim Neugeborenen. Gynaecologia (Basel) 160 (1965) 61

Krauer-Mayer, B.: Sur les hémorrhagies rétiniennes du nouveau-né. Une étude comparative après accouchement spontané, par extracteur pneumatique ou par forceps. Gynéc. et Obstét. 65 (1966) 77

Malmström, T.: The vacuum-extractor. Indications and results. Acta obstet. gynec. scand. 43, Suppl. 1, 1964

Malmström, T., I. Jansson: Use of the vacuum extractor. Clin. Obstet. Gynec. 8 (1965) 893

Martius G.: Die perinatale Betreuung frühgeborener Kinder durch den Geburtshelfer. Dtsch. med. Wschr. 79 (1954) 1188

Martius, G.: Pathogenese und Behandlung des Belastungsikterus bei Frühgeborenen und operativ entwickelten Neugeborenen. Dtsch. med. Wschr. 83 (1958) 1681

Martius, G.: Lehrbuch der Geburtshilfe, 11. Aufl. Thieme, Stuttgart 1985

Martius, G., M. Schmidt-Gollwitzer: Differentialdiagnose in Geburtshilfe und Gynäkologie. Thieme, Stuttgart 1984

Martius, G., H. Ludwig, G. Freischütz: Klinische und experimentelle Beobachtungen bei Vakuumextraktionen. Arch. Gynäk. 198 (1963) 573

Martius, H.: Vakuumextraktion in Lehre und Praxis. Dtsch. med. Wschr. 86 (1961) 1637

Martius, H.: Hintere Hinterhauptslage und Vakuumextraktion. Geburtsh. u. Frauenheilk. 22 (1962) 493

Michaelis, R., M. Weber, H. P. Bötzelen: Vakuumextraktion und Icterus neonatorum. Dtsch. med. Wschr. 93 (1968) 295

Nowosad, K., A. Reszczyński, L. Weinbrenner, S. Krzaklewski: Erfahrungen mit der Anwendung eines eigenen Modelles des Vakuumextraktors. Zbl. Gynäk. 92 (1970) 185

Orcutt, R. E.: Vacuum extraction. Amer. J. Obstet. Gynec. 98 (1967) 638

Roloff, H. E.: Bericht über 132 „Vakuumgeburten". Geburtsh. u. Frauenheilk. 19 (1959) 274

Rüttgers, H.: Operative Geburtsbeendigung. In Dudenhausen, J. W., Praxis der Perinatalmedizin. Thieme, Stuttgart 1984

Saling, E., M. Hartung: Analyses of tractive forces during application of vacuum extraction. J. perinat. Med. 1 (1973) 245

Saling, E., J. Rothe: Modifikation der Vakuumextraktionsvorrichtung. Z. Geburtsh. Perinat. 182 (1978) 93

Sjöstedt, J. E.: The vacuum extractor and forceps on obstetrics. Acta obstet. gynec. scand., Suppl. 10 (1967) 1

Spielmann, W.: Indikation und Technik der hohen Saugglocke. Zbl. Gynäk. 87 (1965) 1137

Thiery, M.: Vacuum extraction: what's new? T. Geneesk. 40 (1984) 659

Vujić, J., V. Dürrigl, V. Cupić, N. Cuturić: Vakuum-Extraktion bei Frühgeburt. Arch. Gynäk. 207 (1969) 39

Weiland, A., H. Langer: Hyperbilirubinämien bei Neugeborenen nach Vakuumextraktion. Geburtsh. u. Frauenheilk. 25 (1965) 320

Wille, P.: Spekulumentbindung und Vakuumextraktion im Rahmen der klassischen Geburtshilfe. Zbl. Gynäk. 86 (1964) 1065

Wolfram, E.: Die Spekulumentbindung nach A. Bauereisen. Landarzt 33 (1957) 630

Wulf, K.-H., C. Link: Geburt aus Beckenmitte: Vaginale oder abdominale Entbindung? Gyne int. 3 (1985) 21

Zangenextraktion

Geschichtliches, Zangenmodelle

Es ist davon auszugehen, daß bereits in der Römerzeit Versuche unternommen wurden, Instrumente zur Extraktion des Kindes zu konstruieren. Die erste Entwicklung eines lebenden Kindes mit der Zange wird AVICENNA (980–1037) zugeschrieben (SHUTE). Als Erfinder der auch heute gebräuchlichen geburtshilflichen Zange wird die englische Arztfamilie CHAMBERLEN[1] angenommen, und zwar um das Jahr 1600. Nach DÖDERLEIN wurde das Instrument während des 17. und 18. Jahrhunderts durch mehrere Generationen in der Familie vererbt, ohne daß es der Allgemeinheit zugänglich gemacht wurde. Die Vorteile der Zangenextraktion wurden damit allein den Familienmitgliedern zuteil. Im Jahre 1670 versuchte dann HUGH CHAMBERLEN[2], der Großneffe des als Konstrukteur des Instrumentes angenommenen PETER CHAMBERLEN DES ÄLTEREN, die Zange für 10 000 Taler nach Paris zu verkaufen. Er vermochte jedoch die ihm gestellte Aufgabe, eine von dem französischen Geburtshelfer MAURICEAU zur Demonstrationsperson ausgewählte rachitische Zwergin zu entbinden, nicht zu lösen. Die Patientin stand bereits seit 8 Tagen unter der Geburt, ohne daß es MAURICEAU gelungen war, die Entbindung zu beenden. Die Patientin starb, nachdem CHAMBERLEN 3 Stunden versucht hatte, die Zangenextraktion zu beenden. Im Jahre 1688 soll derselbe CHAMBERLEN das Geheimnis der Zangenextraktion an den Amsterdamer Chirurgen ROGIER VAN ROONHUYSEN weitergegeben haben. Aber auch von diesem ging das Instrument nur durch Kauf von Hand zu Hand, wobei es vorgekommen sein soll, daß nur ein Löffel verkauft wurde, der dann sogar als geburtshilflicher Hebel Verwendung fand (MAYER, WINTER u. HALBAN). Die ersten Veröffentlichungen über die **Chamberlen-Zange** werden RATHLOW (1732) und SCHLICHTUNG (1747) zugeschrieben.

Daß die Chamberlen-Zange nicht den Anspruch auf Priorität erheben kann, geht daraus hervor, daß PALFYN[1], der Bader und spätere Chirurg aus Gent, bereits im Jahre 1721 ein eigenes Instrument entwickelte und der Öffentlichkeit bekannt gab. Es erhielt die Bezeichnung „tire-tête" oder „mains de Palfyn". Seine Verdienste sind durch ein Denkmal in Courtrai (Kortryk) in Flandern, das heute noch auf dem Marktplatz zu sehen ist, gewürdigt worden. Das dem Instrument noch fehlende Schloß wurde dadurch ersetzt, daß die Hebel mit einem Tuch umwickelt wurden. Die Verbesserung der Zange durch das Anbringen eines Schlosses wird dem deutschen Chirurgen HEISTER (gest. 1758) zugeschrieben.

Die weitere Entwicklung ist dadurch gekennzeichnet, daß immer wieder versucht wurde, die Chamberlen- bzw. Palfyn-Zange durch Änderungen den geburtshilflichen Gegebenheiten vermehrt anzupassen. Auf diese Weise sind im Laufe der folgenden Jahrzehnte mehrere hundert Modifikationen bzw. Neukonstruktionen entstanden. Eine historische Sammlung der wichtigsten Zangenmodelle besitzt die Universitätsfrauenklinik Göttingen. Der an dieser Klinik in den Jahren 1792–1822 lehrende Geburtshelfer OSIANDER[2] hatte während seiner Amtszeit

---

[1] PETER CHAMBERLEN DER ÄLTERE, 1560–1631.
[2] HUGH CHAMBERLEN, 1630–1705 (?).

[1] JOHANN PALFYN, Bader und Chirurg in Gent.
[2] JOHANN FRIEDRICH BENJAMIN OSIANDER, Ordinarius für Geburtshilfe in Göttingen, 1787–1855.

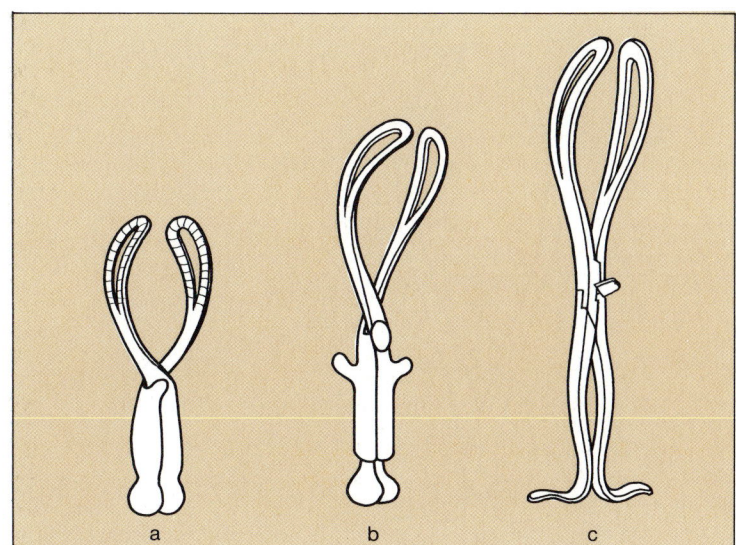

Abb. 1 Drei der geschichtlich bedeutsamen Zangenmodelle.
a) Englische Zange von Smellie, b) Zangenmodell von Naegele, c) französische Zange von Levret

die Anwendung der Zangenextraktion stark propagiert. Bereits 1799 hatte OSIANDER die „Bekanntgabe der unschädlichen Zange durch PALFYN" als den Beginn einer neuen historischen Epoche der Geburtshilfe bezeichnet. Unter OSIANDER wurden an der Göttinger Klinik bis zu 40% aller Entbindungen durch die Zangenextraktion beendet. Mit dieser Auffassung stand er indessen im Gegensatz zu vielen anderen Geburtshelfern seiner Zeit, insbesondere aber zu der streng konservativen Wiener geburtshilflichen Schule unter BOER[1] (LESKY). OSIANDER unterlag schließlich in dem langdauernden Streit. Dennoch kommt ihm das Verdienst zu, die Zangenextraktion bereits damals zu hoher Vollkommenheit entwickelt zu haben. Unter den vielen im Laufe der Zeit konstruierten Instrumenten können die auf den französischen Geburtshelfer LEVRET[2] zurückgehende Zange und die englische Zange nach SMELLIE[3] als Extreme angesehen werden. Die Levret-

Zange ist entsprechend der seinerzeit aktiven Geburtshilfe in Frankreich kräftig gebaut, während das englische Modell eher die konservative Geburtshilfe erkennen läßt (Abb. 1). Das für die Levret-Zange charakteristische Schloß **„Junctura per axim"** und das englische Schloß der Smellie-Zange **„Junctura per contabulationem"** wurden später durch BRÜNNINGHAUSEN[4] zu einer Verbindungsmöglichkeit der Zangenlöffel (= **Junctura per axim et contabulationem**) vereinigt, eine Konstruktion, die auch die Bezeichnung „Deutsches Schloß" erhalten hat (Abb. 2).

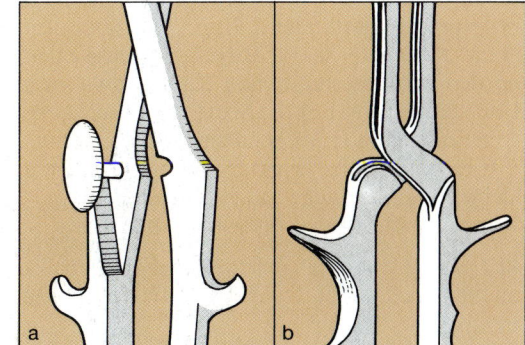

Abb. 2 Die beiden wichtigsten Schloßkonstruktionen der geburtshilflichen Zange.
a) Junctura per axim et contabulationem, b) Junctura per contabulationem

---

[1] JOHANN LUKAS BOER, Geburtshelfer in Wien, 1751–1835.
[2] ANDRÉ LEVRET, Geburtshelfer in Paris, 1703–1780.
[3] WILLIAM SMELLIE, Geburtshelfer in London, 1697–1763.
[4] JOSEPH HERMANN BRÜNNINGHAUSEN, Professor für Chirurgie in Würzburg, 1761–1834.

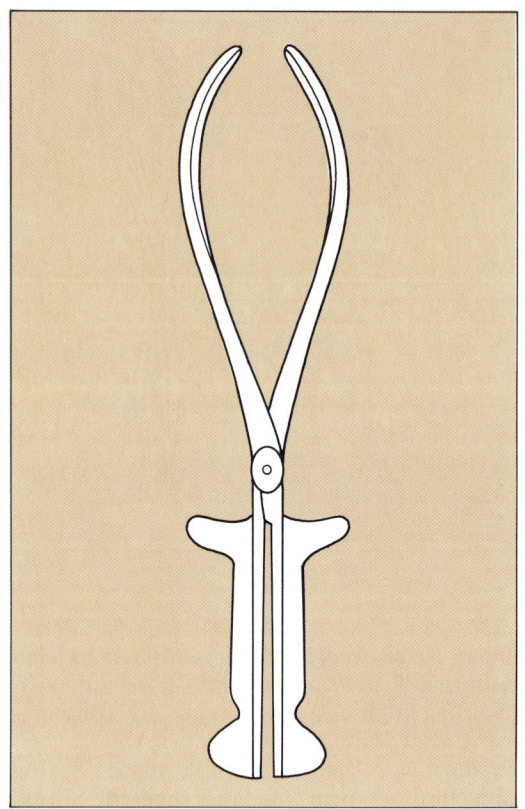

Abb. 3   Naegele-Zange

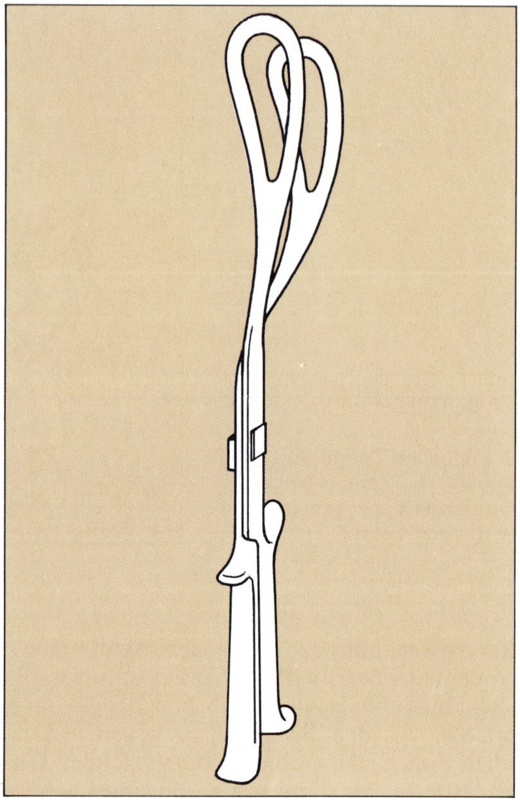

Abb. 4   Kjelland-Zange

Eine wesentliche technische Verbesserung bedeutete die **Naegele-Zange**[1] (Abb. 1, 3). So hat sie auch lange Zeit in der Verwendung bei vaginal entbindenden Operationen in der Geburtshilfe der deutschsprachigen Länder im Vordergrund gestanden. Ihre Konstruktion nimmt zwischen der kräftigen französischen und der zarteren englischen Zange etwa eine Mittelstellung ein. Für die heute fast ausschließlich zu indizierende Beckenausgangszange (outlet forceps) ist die leichter zu handhabende **„kleine Naegele-Zange"** nach Bickenbach[2] als weiterer wesentlicher Fortschritt anzusehen.

Zur Erleichterung der instrumentellen Extraktion bei noch nicht vollendeter Drehung des Kopfes hat Kjelland[3] 1916 eine Zange ohne Beckenkrümmung mit einem in der Längsrichtung verschieblichen Schloß (Junctura per contabulationem) als sog. **Kjelland-Rotationszange** (Abb. 4) konstruiert. Bei dieser „geraden Zange" läßt die Längsachse der Zange die Zugrichtung besser erkennen, weshalb sie auch als „Achsenzugzange" bezeichnet wurde.

Eine ganz neue Entwicklung wurde schließlich von Shute[4] mit der Konstruktion der **Parallelzange** im Jahre 1959 eingeleitet (Abb. 5) (Evelbauer, Quasthoff). Die nicht mehr im Schloß gekreuzten, sondern parallel nebeneinander verlaufenden Löffel bewirken bei Druck auf die Zangengriffe ein Öffnen des Instrumentes, so

---

[1] Franz Karl Naegele, Ordinarius in Heidelberg, 1777–1851.
[2] Werner Bickenbach, Ordinarius in Münster, Tübingen und München, 1900–1974.
[3] Christian Kjelland, Geburtshelfer in Oslo, 1871–1941.
[4] Wallace B. Shute, Geburtshelfer in Ottawa (Kanada).

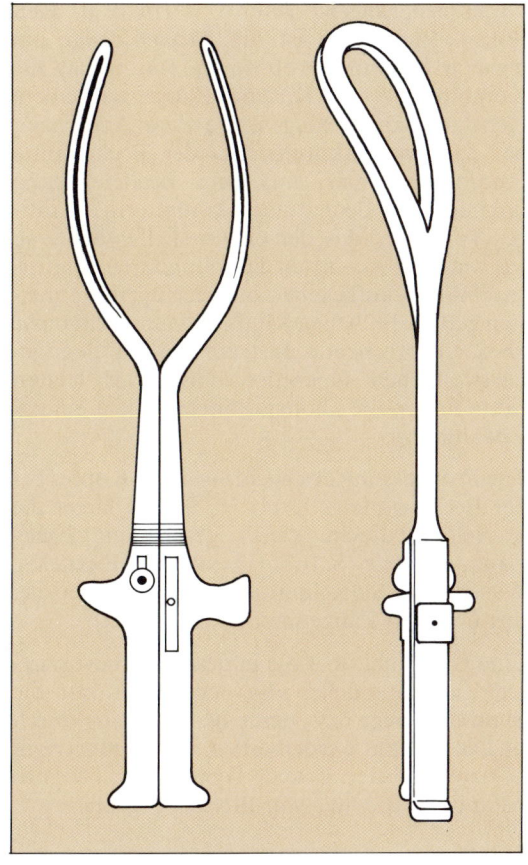

Abb. 5   Shute-Zange

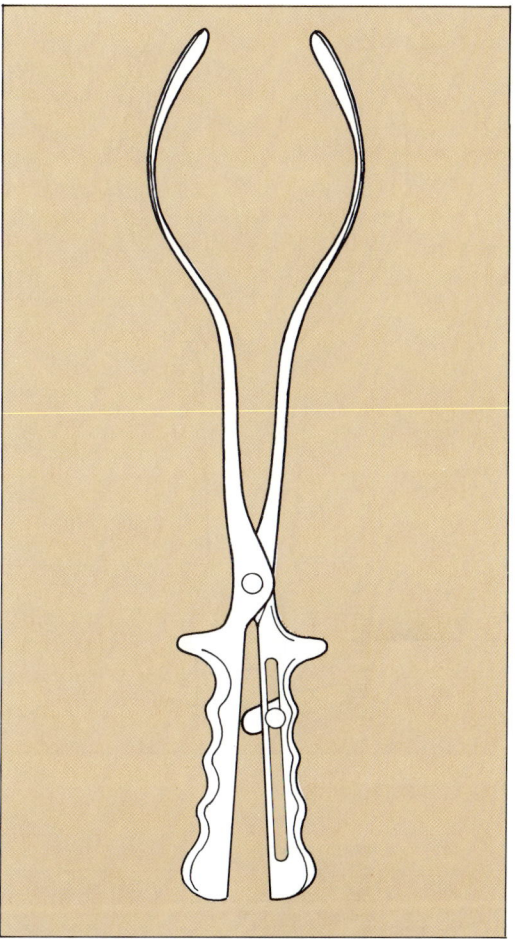

Abb. 6   Modifizierte Bamberger Divergenzzange mit veränderter Kopf- und Beckenkrümmung, mit geschlossenen und teflonbeschichteten Blättern (nach *Krieglsteiner* u. Mitarb.)

daß eine zu intensive Druckeinwirkung auf den kindlichen Kopf vermieden wird (sog. Divergenzzange). Als eine glückliche Verbesserung der Shute-Zange ist die leichtere und einfacher zu verwendende, von SIPLI u. KRONE 1976 publizierte und 1984 von KRIEGLSTEINER u. Mitarb. modifizierte **„Bamberger Divergenzzange"** anzusehen (Abb. 6). Die Schloßkonstruktion sowie die Möglichkeit der Arretierung des Griffabstandes erlauben ein schonendes Operieren, ermöglichen aber zugleich Extraktionen unter Zugbedingungen. Bei der 1980 von QUASTHOFF angegebenen **„Divergenzzange mit Gleitschloß"** wird versucht, die Vorteile der Kjelland-Zange mit denen der Parallelzange zu vereinen.

Die von LAUFE 1967 vorgestellte Parallelzange, die sog. **Laufe-Zange** (Abb. 7), weist bei hinten liegendem Schloß eine V-förmige Anordnung der Zangenlöffel auf. Sie macht eine Kompression des kindlichen Kopfes unmöglich (QUAKERNACK u. BELLER), da die Löffel unter Zugbedingungen auseinanderweichen. Die Laufe-Zange ist damit weder einer Zug- noch eine Rotationszange.

Das Bestreben, bei der den meisten Zangenmodellen eigenen Beckenkrümmung zunächst Traktionen in Richtung auf die Kreuzbeinaushöhlung an der Hinterwand der Symphyse vorbei zu erreichen, hat zur Konstruktion der

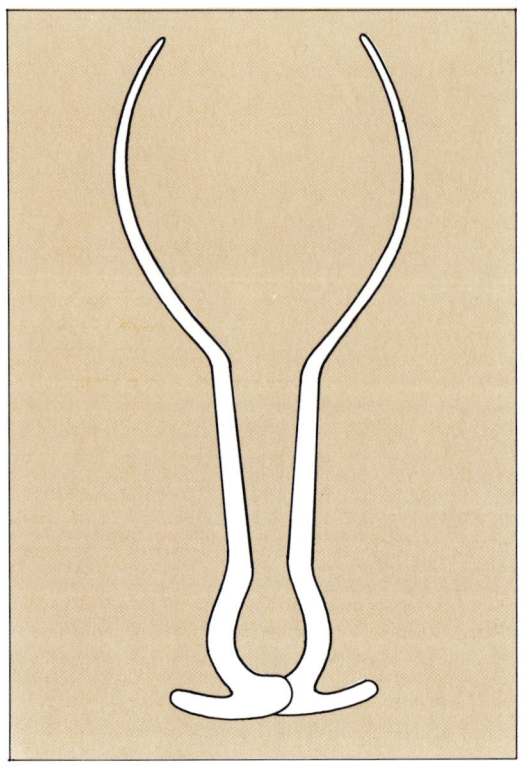

Abb. 7   Laufe-Zange

„**Achsenzugzangen**" geführt (GITSCH u. REINOLD). Von ihnen ist die *Tarnier-Zange* am meisten bekannt (Abb. 8). PALMRICH hat die Kombination der Kjelland-Zange mit einem Hebelzug vorgeschlagen. Da dem Achsenzug bei Zangenextraktionen aus der Beckenmitte (midforceps) bzw. aus dem Beckeneingang (high forceps) Bedeutung zukommt, ein operatives Vorgehen, das der Geburtshelfer heute so gut wie ganz zugunsten der sekundären Schnittentbindung aufgegeben hat, verfügen die meisten geburtshilflichen Kliniken heute nicht mehr über entsprechende Instrumente (in den geburtshilflichen Operationslehren der letzten Jahre finden die „hohen Zangen" nicht einmal Erwähnung).

Zur Entwicklung des nachfolgenden Kopfes bei der Beckenendlage (Abb. 30, S. 167) bietet die speziell zu diesem Zweck geschaffene **Piper-Zange** Vorteile (S. 167) (DANFORTH, EASTMAN, WEINGOLD). Sie gelingt aber auch mit den bei uns üblichen Zangenmodellen (BAILER).

Eine Übersicht über die in den USA bevorzugten Zangenmodelle, von denen hier nur die **Simpson-Zange** bzw. deren Modifikation durch DE LEE genannt werden sollen, hat DANFORTH in „Current Obstetrics auch Gynecologic Diagnosis and Treatment" von BENSON gegeben.

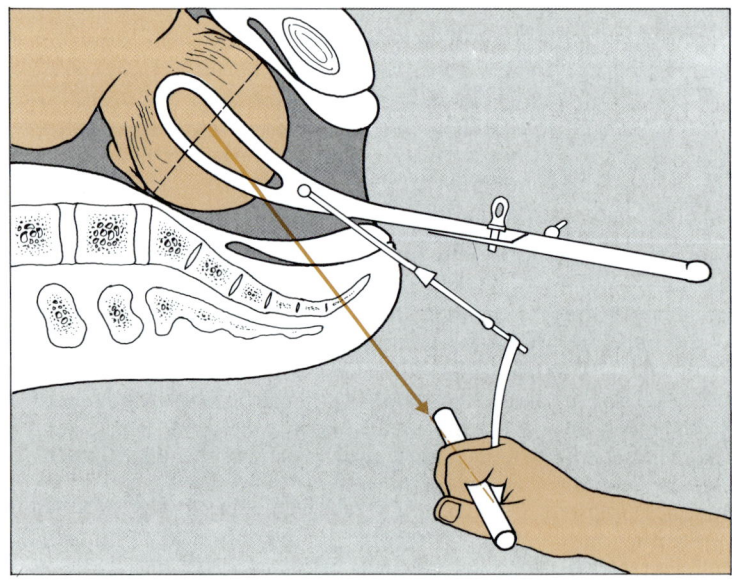

Abb. 8   Achsenzugzange nach Tarnier. Extraktion des Kopfes aus dem Beckeneingang

Instrumentarium

Von den zahlreichen für die Zangenextraktion zur Verfügung stehenden Instrumenten haben – abgesehen von wenigen, z. T. traditionell erklärbaren und damit auch klinikspezifischen Ausnahmen – im wesentlichen die folgenden Modelle Eingang in die klinische Routinearbeit gefunden. Sie sind damit gleichsam zu **Standardmodellen** für die Zangenextraktion geworden:

– kleine Naegele-Zange,
– Bamberger Divergenzzange,
– Shute-Zange,
– Kjelland-Zange,
– Laufe-Zange,
– Saling-Löffel.

Bei der von BICKENBACH empfohlenen

kleinen Naegele-Zange

(Abb. 9) handelt es sich um eine verkleinerte Nachbildung der Naegele-Zange. Das Instrument kann damit leichter und deshalb auch für

Tabelle 1 Länge und Gewicht einiger wichtiger geburtshilflicher Zangen

	Länge	Gewicht
Große Naegele-Zange	40 cm	710 g
Kleine Naegele-Zange	35 cm	620 g
Bamberger Divergenzzange	36,5 cm	550 g
Shute-Zange	40 cm	840 g
Saling-Löffel	31 cm	480 g
Kjelland-Zange	42 cm	520 g

Mutter und Kind schonender gehandhabt werden (Tab. 1). Bei dieser „*Kreuzzange*" sind die beiden *Blätter* im Schloß gekreuzt zusammengefügt. Jedes Blatt besteht aus dem Löffel, dem Halsteil und dem Zangengriff. Die *Löffel* weisen eine Kopfkrümmung, die den kindlichen Schädel zu umfassen hat, und eine Beckenkrümmung auf, mit der sich das Instrument der Beckenkrümmung bzw. dem Verlauf der Führungslinie anpaßt. Mit der Fensterung der Löffel und deren Begrenzung durch die Rippen (Costae) wird die Fähigkeit erhöht, den vorangehenden Teil wirkungsvoll zu fassen. Das *Schloß*, das dem Verschluß des Instrumentes dient, ist als „Junctura per axim et contabulationem" ausgebildet (Abb. 2a). Es stellt damit eine Kombination aus dem französischen Achsenschloß (Junctura per axim) und dem platten- bzw. bajonettartigen englischen Schloß (Junctura per contabulationem) dar. Die Griffe tragen dicht hinter dem Schloß die seitlich angesetzten *Zughaken*, die die Extraktion ohne zu intensive Kompressionswirkung ermöglichen, aber auch für den Ausgleich lateraler Verwerfungen des Instrumentes Bedeutung haben (S. 125). Wir unterscheiden:

– *das erste oder linke Blatt*, das mit der linken Hand des Geburtshelfers gefaßt, als erstes eingeführt und auf der linken Seite des Geburtskanales placiert wird;
– *das zweite oder rechte Blatt*, das mit der rechten Hand des Geburtshelfers gefaßt, als zweites eingeführt und auf der rechten Seite des Geburtskanales angelegt wird.

Die von SIPLI konstruierte

Bamberger Divergenzzange

(Abb. 10) weist eine der Shute-Zange vergleichbare technische Ausführung auf. Es handelt sich

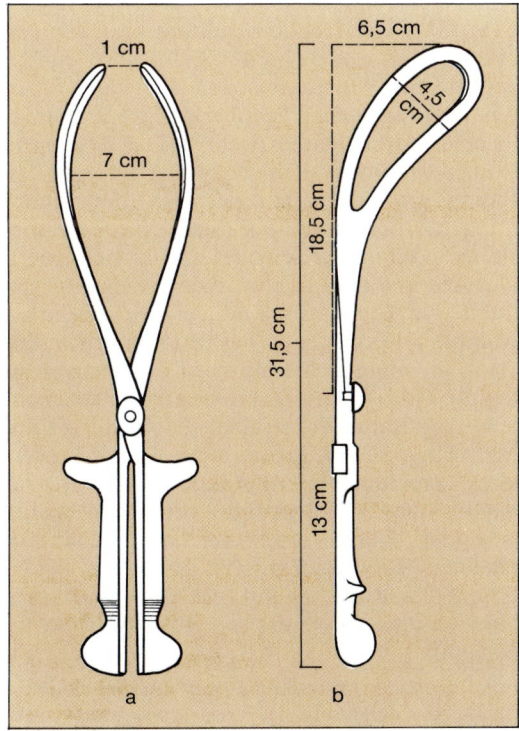

Abb. 9 Kleine Naegele-Zange (nach Bickenbach).
a) Aufsicht mit Darstellung der Kopfkrümmung,
b) Seitenansicht mit Darstellung der Beckenkrümmung

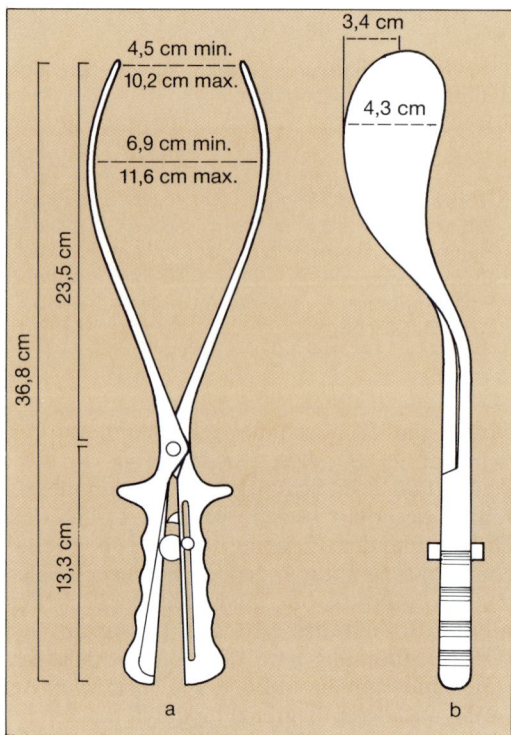

Abb. 10 Bamberger Divergenzzange, Modifikation von Krieglsteiner u. Mitarb.
a) Aufsicht, b) Seitenansicht

um eine Fortentwicklung der von SHUTE empfohlenen *Parallelzange*: Die im Schloß nicht gekreuzten, sondern parallel laufenden Blätter erlauben eine bessere Anpassung an den kindlichen Kopf und garantieren durch die konstante Fixierung der Blätter mit Hilfe des Schiebers im rechten Griff eine „kontrollierte Kopfkompression". Die Zange wirkt damit wie die Shute-Zange im geschlossenen Zustand bis zu einem gewissen Grade wie ein schützender Käfig, der den kindlichen Kopf umgibt.

Die *Maße* (Tab. 1) der Bamberger Divergenzzange lassen im Vergleich zur Naegele-Zange die stärkere seitliche Ausladung der Kopfkrümmung sowie die etwas geringere Beckenkrümmung erkennen. Das Instrument kann sowohl mit gefensterten *Löffeln* als auch mit geschlossenen Löffeln bezogen werden. Die *Junctura per axim* besteht aus einem Zapfen im linken Blatt, der beim Schließen in das entsprechende Loch im rechten Blatt eingefügt wird. Wichtig ist, daß der nach dem Anlegen der Zange hergestellte,

durch die Kopfgröße bestimmte Löffelabstand mit einem longitudinal im Griff des linken Löffels laufenden Schieber eingestellt und fixiert werden kann. Im Vergleich zur Shute-Parallelzange ist das Instrument kürzer und leichter (Tab. 1) und deshalb schonender zu handhaben.

Mit einer weiteren Neukonstruktion in Form der

Divergenzzange mit Gleitschloß

hat QUASTHOFF versucht, die Vorteile der Parallelzange mit denen einer Kreuzzange mit Gleitschloß zu vereinigen. Die vorhandenen Gleitflächen erlauben ein Schließen des Instruments bei longitudinaler Verwerfung (S. 125), wie sie bei nicht abgeschlossener Rotation des Kopfes gehäuft auftritt. Nach dem Schließen der Zange wird das Schloß und damit der Öffnungswinkel mittels einer Arretierungsscheibe fixiert, wodurch wie bei der Shute-Zange eine instrumentelle Kopfkompression vermieden wird. Die Gestaltung der Löffel entspricht der bei der Kjelland-Zange.

Die erste **Parallelzange** ist die im Jahre 1962 publizierte

Shute-Zange

(Abb. 5). Diese Neukonstruktion brachte nach übereinstimmender Meinung für das vaginal entbindende Operieren nach den zahlreichen Abänderungen der Chamberlen-Zange erstmalig einen wirklichen Fortschritt. Das technische Prinzip entspricht dem der bereits dargestellten Bamberger Divergenzzange. Bei der Shute-Zange werden die Blätter durch eine Gewindestange miteinander vereinigt und danach fixiert. Der Abstand der Löffel wird nach dem Anlegen durch die Breite des kindlichen Schädels bestimmt. So ergibt sich bei geschlossenem Zustand die angestrebte Starrheit des Instrumentes, die während der Traktionen eine instrumentelle Kopfkompression über die Griffe verhindert. Hierauf beruht die auch als „Käfigwirkung" beschriebene Schutzfunktion des Instrumentes, die die Verwendung bei Frühgeburten besonders sinnvoll erscheinen läßt (S. 254). Ein Nachteil der Shute-Zange ist das hohe Gewicht (Tab. 1) und die damit erklärte erschwerte Handhabung (EVELBAUER, SEIDENSCHNUR u. Mitarb.).

Eine ähnliche Entwicklung wie die Shute- bzw. Bamberger Zange mit der Vermeidung traktionsabhängiger Kopfkompressionen finden wir bei der

Elliot-Zange

in den USA. Eine Rändelschraube am hinteren Ende

des Griffes fixiert die Blätter nach dem Anlegen des Instrumentes.

Eine **Kreuzzange** mit nur angedeuteter Beckenkrümmung zur Erleichterung notwendiger Kopfrotationen stellt die 1916 von KJELLAND konstruierte

Kjelland-Rotationszange

(Abb. 4) dar. Das Instrument wurde lange Zeit vor allem für Extraktionen aus der Beckenmitte empfohlen (GITSCH u. REINOLD, CARDOZO u. Mitarb.). Dabei kommt dem als Junctura per contabulationem ausgebildeten *Schloß* Bedeutung zu: Die Kjelland-Zange erleichtert durch die Möglichkeit der Verschiebung der Blätter in der Längsrichtung das bei diesen geburtshilflichen Situationen erschwerte Anlegen und Schließen der Zange am schräg bzw. quer stehenden Kopf im biparietalen Durchmesser (BAILER, BELLER u. QUAKERNACK, TRAUB u. Mitarb. u. a.). Die wichtigsten Maße sind ebenfalls in Tab. 1 enthalten.

Die geringe Beckenkrümmung der Kjelland-Zange erlaubt es dem Operateur, das Instrument beim **tiefen Querstand** biparietal und damit für das Fassen des Kopfes optimal anzulegen (S. 130). Das von KJELLAND empfohlene Vorgehen (Abb. 11) beginnt mit dem Einführen des vorderen Blattes. Dabei wird das Blatt entlang den zwei vorn in der Vagina liegenden Fingern mit der Konkavität der Kopfkrümmung nach vorn zur Symphyse, also bezüglich des Kopfes in verkehrter Zangenstellung, zwischen Symphysenhinterwand und Kopf eingeführt, und zwar so weit kranial, daß der Übergang vom Löffel zum Griff hinter der Symphyse steht. Auf diese Weise gelangt der Löffel ausreichend hoch in das Cavum uteri. Jetzt muß das eingeführte Blatt um seine Längsachse um 180° zur Seite der Schloßmarke hin gedreht werden, so daß nun

die Kopfkrümmung dem Kopf anliegt und die Beckenkrümmung zum Hinterhaupt weist (MAYER, KOLLER). Während der Drehung des hoch eingeführten Blattes liegt lediglich der flächenarme Zangenhals zwischen Kopf und Symphyse. Das hintere Blatt wird mit der Konkavität der Löffel zum Kopf hin in der Mittellinie, also über den Damm, zwischen Kreuzbein und Kopf an der dorsal stehenden Kopfseite angelegt. Diese Entwicklungstechnik des Kopfes beim tiefen Querstand ist weitgehend verlassen und auch bei der Verwendung der Kjelland-Zange durch das „Anlegen im entgegengesetzten schrägen Durchmesser" ersetzt worden (S. 131). Die Gefahr der Uterusruptur ist besonders bei einer Überdehnung des unteren Uterinsegmentes gegeben (KOLLER).

Nach einem historischen, 1907 angegebenen Zangenmodell, der Boerma-Zange, hat LAUFE 1968 ein von ihm als Divergenzzange bezeichnetes Instrument konstruiert, und zwar unter Zugrundelegung computer-errechneter Vektordiagramme, die sog.

Laufe-Zange

(Abb. 7). Das leichte und kurze Instrument ist durch eine V-förmige Anordnung der Blätter ausgezeichnet. Die stark gerundeten Löffel sind ungefenstert. Die Griffe weisen eine nach dorsal konkave perineale Krümmung auf. Von besonderer Wichtigkeit ist, daß die Zange nur 31,5 cm lang ist. Das *Schloß* befindet sich am hinteren Ende der Griffe (!) und läßt sich nur zur Seite hin öffnen. Bei stärkerem Zug weichen die Blätter auseinander, so daß eine traktionsabhängige Kompression des Schädels mit Sicherheit vermieden wird, sofern nicht fälschlicherweise die Schenkel der Zange für die Traktionen gefaßt werden. Aus diesem Grunde ist die Laufe-Zange auch weder eine Zug- noch eine Rotationszan-

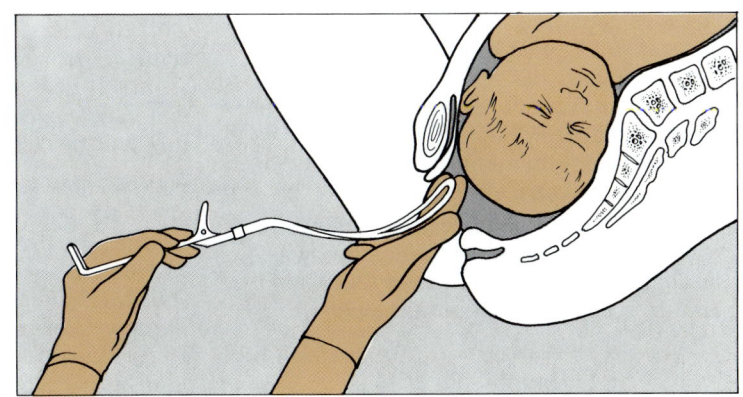

Abb. 11 Zangenextraktion beim 2. tiefen Querstand unter Verwendung der Kjelland-Zange. Placierung des vorderen Blattes, das mit der Konkavität der Kopfkrümmung nach ventral eingeführt und anschließend um 180° zum biparietalen Anlegen des Löffels am Kopf gedreht wird

ge. Sie vermag vielmehr ausschließlich beim tiefen Geradstand die physiologische Deflexion des Kopfes zu unterstützen (QUAKERNACK u. BELLER, BELLER u. QUAKERNACK).

Das Bestreben, die didaktischen und technischen Vorteile der Vakuumextraktion mit den Vorteilen der Zangenextraktion zu kombinieren, war für SALING Veranlassung, ein leicht zu handhabendes und ungefährliches entbindendes Instrument in Form des

Saling-Geburtslöffels

(Abb. 12) zu konstruieren. In der Form hat er gewisse Ähnlichkeiten mit der Laufe-Zange: Die Blätter sind V-förmig angeordnet. Das *Schloß*, als Gleitschloß konzipiert, findet sich am hinteren Ende der Griffe. Durch die ungefensterten Löffel werden selbst bei nicht exaktem biparietalem Sitz ernstere fetale Läsionen vermieden. Die eingeschränkte Zug- und Rotationsmöglichkeit erlaubt im wesentlichen eine Verwendung des Instrumentes für die operative Geburtsbeendigung beim tiefen Geradstand.

Bei erschwerter Extraktion kann der Geburtslöffel mit dem Vakuumextraktor kombiniert werden (SALING).

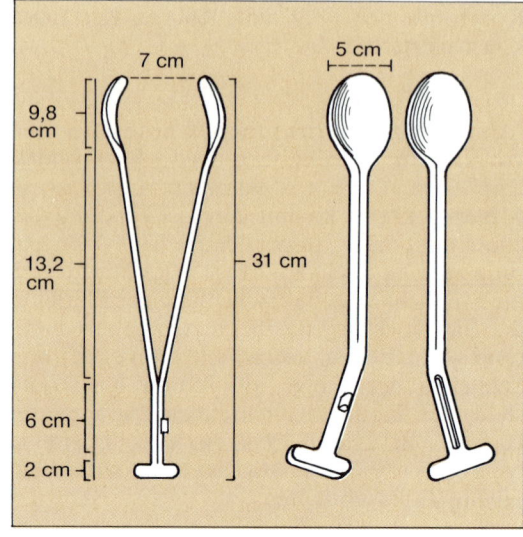

Abb. 12   Geburtslöffel nach Saling

Anlegen der Zange

Jede vaginal entbindende Operation und damit auch jede Zangenextraktion hat eine Reihe von Voraussetzungen zu erfüllen, wenn sie als therapeutische Hilfe wirksam werden soll, d. h. wenn die für Mutter und Kind gegebene Gefahr mit einem Minimum an Zeitverlust überwunden werden soll und zusätzliche, insbesondere traumatische Schädigungen vermieden werden sollen. Die wichtigsten **operativen Voraussetzungen** sind:

– ausreichende Kenntnisse in der Handhabung des verwendeten Instrumentes;
– Festlegung der momentanen geburtsmechanischen Situation, vor allem durch die präoperative vaginale Untersuchung (S. 91);
– Nachahmung des noch ausstehenden Geburtsverlaufes mit dem Instrument unter Berücksichtigung der Form- und Abbiegungsübereinstimmung von Geburtsobjekt und Geburtskanal.

Ist insbesondere die im Einzelfall zu bewältigende geburtsmechanische Situation unmittelbar vor Operationsbeginn festgelegt (S. 91), so beginnt die Zangenextraktion mit dem

präoperativen Zusammensetzen des Instrumentes.

Auch der geübte Operateur sollte diese vorbereitende Maßnahme in der täglichen Praxis beibehalten, zumal sie ihm die Intaktheit des Instrumentariums demonstriert.
Es folgt nun das

Hinhalten der Zange

(Abb. 13). Bei ihm wird das zusammengesetzte und geschlossene Instrument vor der Vulva in die Position gebracht, in der es zur Bewältigung der gegebenen geburtsmechanischen Situation am kindlichen Kopf bzw. im Geburtskanal angelegt werden muß. Die Konkavität der Beckenkrümmung der Zange ist dabei symphysenwärts bzw. nach links oder rechts vorn zu richten. Mit dem „Hinhalten der Zange" werden Fehler beim Anlegen des Instrumentes mit größerer Sicherheit vermieden!

Hat sich der Geburtshelfer durch das Hinhalten der Zange Klarheit über die erforderliche Position des Instrumentes geschaffen, so wird das Instrument im Schloß geöffnet. Der rechte (zweite) Löffel wird vorübergehend auf den sterilen Instrumententisch abgelegt. Die auf diese Weise frei gewordene rechte Hand kann jetzt beim

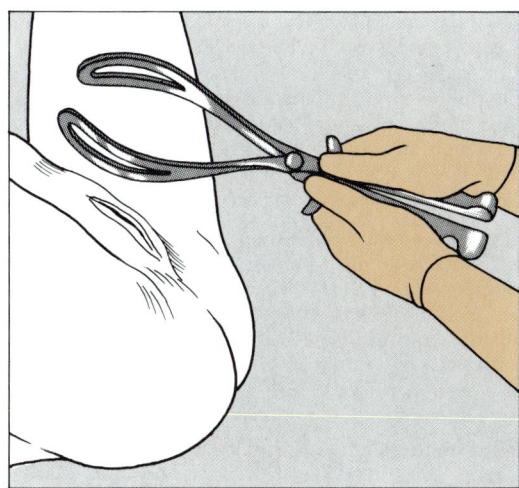

Abb. 13 Hinhalten der Zange. Es ist das Hinhalten der Zange für die Entwicklung des Kopfes aus dem 2. tiefen Querstand gezeichnet. Die Zange muß im 1. schrägen Durchmesser des kleinen Beckens angelegt werden. Dies bedeutet, daß der 1. oder linke Löffel nach ventral wandern muß

Einführen des linken (ersten) Löffels

(Abb. 14) als Gleitschiene helfen. Zu diesem Zweck werden bei leichter Supinationsstellung der rechten Hand Zeige- und Mittelfinger in die Vagina eingeführt und zwischen Vaginalwand und kindlichem Kopf vorgeschoben. Die linke Hand faßt inzwischen das linke Blatt im Bereich des Griffes locker und setzt dessen Spitze, von der rechten Leistenbeuge kommend, senkrecht auf die Rille zwischen den beiden eingeführten Fingern der rechten Hand auf. Wird nun der Griff des linken Blattes langsam gesenkt, so gleitet der Zangenlöffel auf den Fingern in der vorgebahnten Richtung in den Geburtskanal. Der Löffel folgt dabei der Beckenkrümmung des Instrumentes. Der aufgestellte Daumen der rechten Hand liegt während des Einführens des Löffels dessen Unterkante an und dient zusätzlich als Gleitschiene.

Für das nun folgende

Einführen des rechten (zweiten) Löffels

(Abb. 15) muß der Operateur zunächst die linke Hand freibekommen. Zu diesem Zweck wird der Griff des bereits liegenden linken Zangenblattes der rechten Hand übergeben. Nun kön-

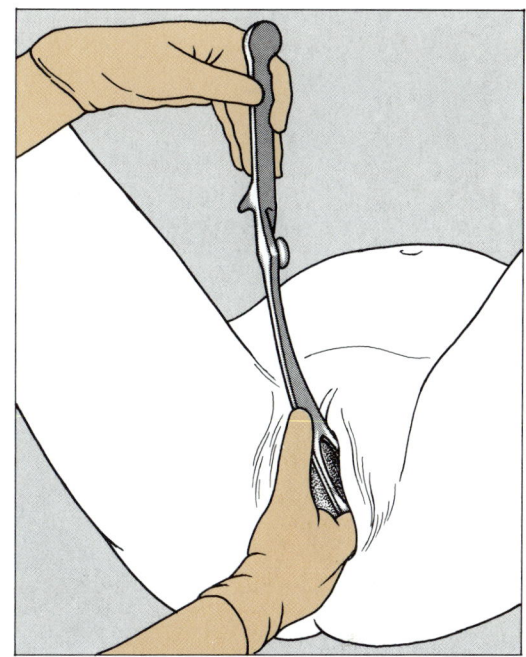

Abb. 14 Einführen des 1. oder linken Zangenlöffels. Zeige- und Mittelfinger der rechten Hand sind in die Vagina eingeführt, der Daumen ist aufgestellt. Das linke Zangenblatt gleitet aus der Senkrechten durch Senken des Griffes entlang der eingeführten Finger in den Geburtskanal

nen Zeige- und Mittelfinger der linken Hand bei leichter Supinationsstellung in gleicher Weise wie auf der Gegenseite auf der rechten Seite des Geburtskanales zwischen Vaginalwand und Kopf eingeführt werden. Ist damit der Weg auch für den rechten Löffel gebahnt, so wird das eingeführte linke Blatt erneut der linken Hand übergeben, indem es auf den abgespreizten kleinen Finger abgelegt wird. Somit ist die rechte Hand frei geworden, um das abgelegte rechte Blatt locker am Griff zu fassen. Aus der Senkrechten, und zwar jetzt von der linken Leistenbeuge her kommend, wird die Löffelspitze auf den Fingern der linken Hand aufgesetzt. Der aufgestellte Daumen muß wiederum der Unterkante des Blattes angelegt werden. Durch Senken des Griffes gleitet auch dieser Löffel leicht zwischen Vaginalwand und Kopf nach oben.

Ein typischer, immer wieder zu beobachtender **Fehler bei Einführen des rechten (zweiten) Löffels** (Abb. 16) besteht darin, daß das linke, bereits liegende Zangenblatt nicht mit dem kleinen Finger, sondern mit dem

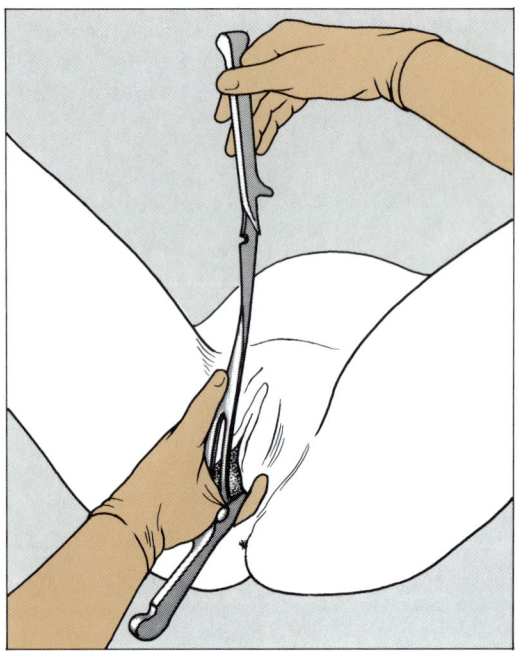

Abb. 15   Einführen des 2. oder rechten Zangenlöffels. Das bereits eingeführte linke Blatt wird mit dem kleinen Finger der linken Hand gehalten. Zeigefinger, Mittelfinger und Daumen der linken Hand dienen als Gleitschiene. Der Löffel gleitet durch Senken des Griffes nach kranial zwischen Kopf und Beckenwand

Daumen der linken Hand gehalten wird. Die linke Hand befindet sich dabei fälschlicherweise in Pronationsstellung! Die Placierung des 2. Löffels ist dabei deshalb erschwert, da der Daumen nicht als Widerpart fungieren kann. Dieser Fehler macht sich besonders dann bemerkbar, wenn der 2. Löffel über die 9-Uhr-Position hinaus symphysenwärts gebracht werden muß, d.h. nach ventral wandern muß (S. 129).

Ein **zweiter Fehler** beim Anlegen der Zange ist darin zu erkennen, daß das linke (erste) Blatt nicht von dem abgespreizten kleinen Finger der linken Hand gehalten wird, sondern einer Hilfsperson zum Halten übergeben wird. Diese Hilfeleistung ist unnötig; auch sollte sich der Anfänger gar nicht erst daran gewöhnen, da in der Praxis nicht immer eine Hilfsperson zur Verfügung steht.

Sind beide Zangenlöffel in die Vagina eingeführt, so ist das

Schließen der Zange

die nächste Aufgabe des Geburtshelfers (Abb. 17). Zu diesem Zweck werden beide Griffe mit den ihnen entsprechenden Händen voll gefaßt. Die Daumen werden nebeneinander auf die seitlichen Zughaken gelegt. Auf diese Weise kann – evtl. nach leichten Korrekturen in lateraler oder longitudinaler Richtung – das Schloß ineinandergefügt und geschlossen werden.

Im Vorstehenden wurde sowohl im Text als auch

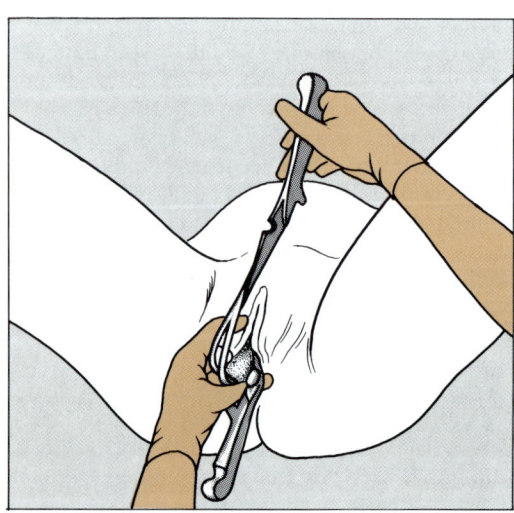

Abb. 16   Falsches Halten des linken Zangenblattes beim Einführen des rechten Löffels. Das linke Blatt ist auf dem Daumen der in Pronation stehenden Hand abgelegt

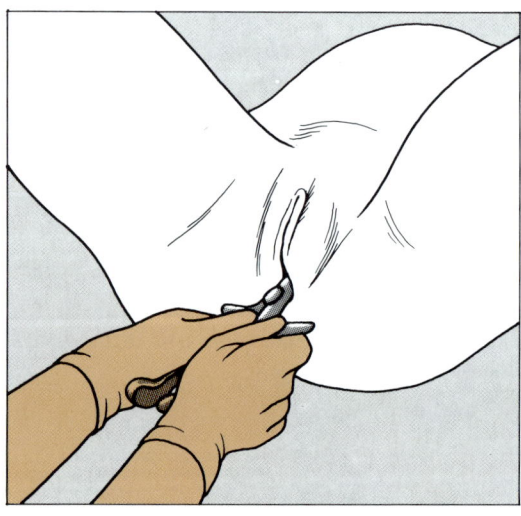

Abb. 17   Schließen der Zange. Die Hände haben die korrespondierenden Griffe gefaßt. Die Daumen liegen nebeneinander auf den Zughaken. Das Schloß wird ohne Kraft zusammengefügt

in den Abbildungen dem operationstechnischen Vorgehen die Anwendung der kleinen Naegele-Zange und damit eine Kreuzzange zugrunde gelegt. Wird ein anderes Instrument für die Extraktion verwendet, so ergeben sich keine wesentlichen technischen Abweichungen. Es ist lediglich notwendig, daß sich der Operateur vorher mit dem **Mechanismus des Schlosses** vertraut macht, damit beim Schließen der Zange Zeitverluste vermieden werden.

Von einem

Verwerfen der Zange

sprechen wir, wenn sich die Zangenblätter so gegeneinander verschieben, daß ohne Korrektur das Schließen der Zange nicht gelingt. Wir haben zu unterscheiden:

– *Verwerfen in longitudinaler Richtung* (Abb. 18): Die Zangenblätter sind in der Längsrichtung gegeneinander verschoben. Die Schloßanteile stehen auf unterschiedlicher Höhe.

– *Verwerfen in lateraler Richtung* (Abb. 19): Die Zangenblätter sind in der Längsrichtung gegeneinander verdreht. Die Schloßanteile sind zur Seite hin gekippt.

In beiden Fällen ist es notwendig, vor dem Schließen der Zange das Verwerfen auszugleichen. Dies geschieht durch Druck mit den auf

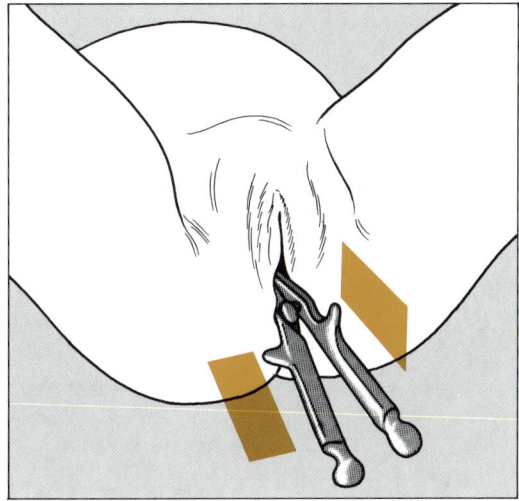

Abb. 19   Verwerfen in lateraler Richtung. Das zweite Blatt hat sich gegenüber dem ersten Blatt um seine Längsachse verdreht

den Zughaken aufgelegten Daumen in Längs- bzw. seitlicher Richtung. Bei einem stärkeren Verwerfen, wie dies besonders beim Anlegen der Zange am noch nicht vollständig rotierten Kopf auftritt, ist es evtl. notwendig, das „Wandernlassen des symphysenwärts angelegten Blattes" zu vervollständigen (S. 129).

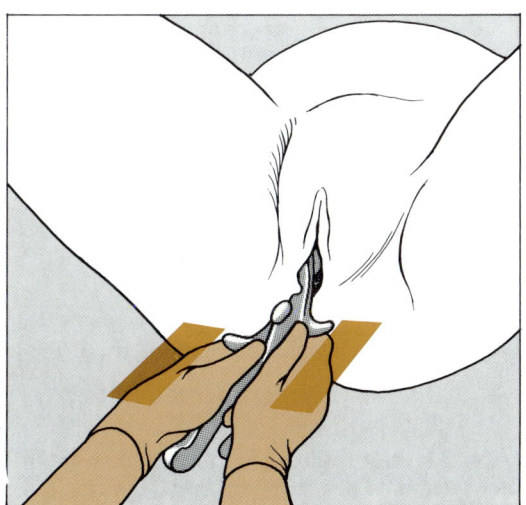

Abb. 18   Verwerfen der Zange in longitudinaler Richtung. Die Blätter haben sich in der Längsrichtung gegeneinander verschoben. Die Schloßanteile stehen auf unterschiedlicher Höhe

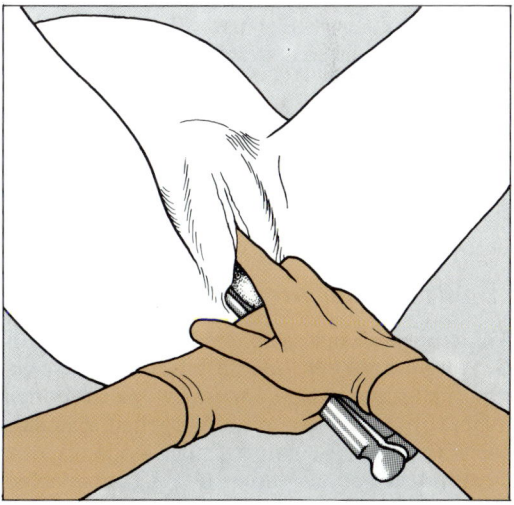

Abb. 20   Probezug nach dem Anlegen der Zange. Die linke Hand faßt die Zange über dem Schloß und führt kurze Traktionen aus. Der Zeigefinger der rechten Hand prüft das Tiefertreten des Kopfes

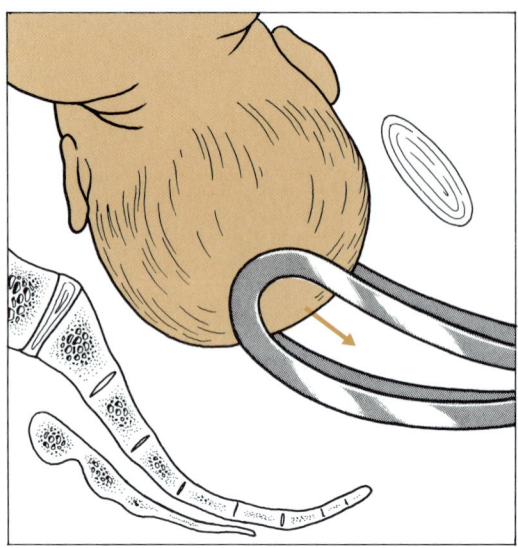

Abb. 21 Abgleiten der Zange in horizontaler Richtung

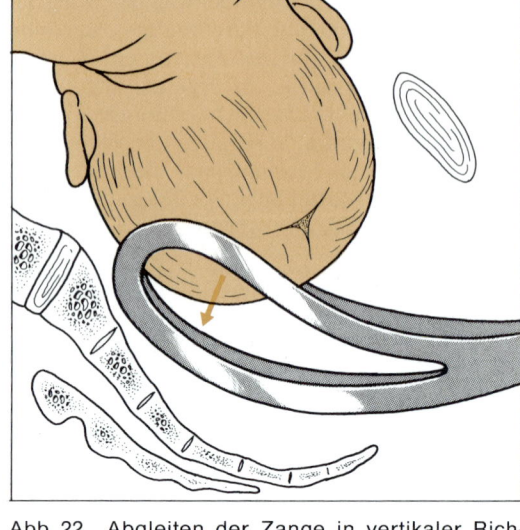

Abb. 22 Abgleiten der Zange in vertikaler Richtung

Das Anlegen der Zange am vorangehenden Kindsteil wird wie bei der Vakuumextraktion (S. 93) durch

das Nachtouchieren und den Probezug

abgeschlossen. Der Operateur überzeugt sich davon, daß das Instrument am kindlichen Kopf anliegt bzw. daß Weichteile nicht mitgefaßt wurden. Der Probezug (Abb. 20) erfolgt mit der linken Hand, die das geschlossene Instrument über dem Schloß faßt und kurze Traktionen ausführt. Zur gleichen Zeit wird die rechte Hand locker aufgelegt, wobei sie mit dem ausgestreckten Zeigefinger Kontakt mit dem vorangehenden Kindsteil aufnimmt. So ist leicht zu erkennen, ob die Traktionen zu einem Tiefertreten des

Geburtsobjektes führen. Anderenfalls besteht die Gefahr, daß das Instrument während der Traktionen vom vorangehenden Teil abgleitet und dabei zu maternen oder auch fetalen Verletzungen führt. Beim **Abgleiten der Zange** werden unterschieden:

– *Abgleiten in horizontaler Richtung* (Abb. 21): Das Instrument rutscht in Richtung der Führungslinie vom kindlichen Kopf ab.
– *Abgleiten in vertikaler Richtung* (Abb. 22): Das Instrument gleitet in Richtung auf das Kreuzbein vom vorangehenden Teil ab.

Erkennt der Operateur die Gefahr des Abgleitens, so muß er das Instrument abnehmen, die geburtsmechanische Situation erneut überprüfen und dann das Anlegen der Zange situationsgerecht wiederholen.

Vordere Hinterhauptslage

Am häufigsten sieht sich der Geburtshelfer vor die Aufgabe gestellt, eine Entbindung bei vorderer Hinterhauptslage operativ zu beenden (Abb. 12). Das technische Vorgehen hat sich danach zu richten, inwieweit der Kopf bis zum Operationsbeginn die adaptiven geburtsmechanischen Vorgänge im kleinen Becken absolviert hat.

Ergibt sich die Notwendigkeit, die Zangenextraktion nach vollendeter Rotation des Kopfes

und nach Erreichen des Beckenbodens, d. h., die

Zangenextraktion beim tiefen Geradstand

(Abb. 23) auszuführen, so muß mit dem Instrument lediglich der Kopf aus der Beugung in die Streckung übergeleitet und damit durch das Weichteilansatzrohr hindurchgeführt werden.

Nach dem Zusammensetzen und dem Hinhalten des Instrumentes im queren Durchmesser folgt das

Anlegen der Zange im biparietalen Durchmesser

am Kopf bzw. im queren Durchmesser des kleinen Beckens (Abb. 23). Die Löffel gleiten dabei, wenn das jeweilige Blatt locker am Griff gefaßt und aus der Senkrechten zunehmend in die Waagerechte geführt wird, mühelos zwischen Vaginalwand und Kopf nach oben und gelangen so wie von selbst in die richtige biparietale Position (Abb. 24). Jetzt wird das Instrument nach dem Fassen beider Griffe und unter Auflegen der Daumen auf die seitlichen Zughaken wiederum mit leichter Hand im Schloß zusammengefügt. Das Nachtasten und der Probezug bestätigen den richtigen Sitz der Löffel. Bei Zangen mit einer Schloßarretierung muß diese jetzt geschlossen bzw. dem biparietalen Kopfdurchmesser entsprechend fixiert werden.

Für die **Extraktion** wird die Zange vom Operateur so gefaßt, daß die rechte Hand das Instrument über dem Schloß, die linke Hand unmittelbar anschließend im Bereich der Zangengriffe, von der Seite kommend, umgreift (Abb. 25). Dieses relativ vulvanahe Fassen der Zange hat den Vorteil, daß die biparietale Kopfkompression in Grenzen gehalten wird, aber auch, daß die geringe Distanz zum Kopf eine bessere Führung des Geburtsobjektes ermöglicht. Die beim tiefen Geradstand bei vorderer Hinterhauptslage notwendigen

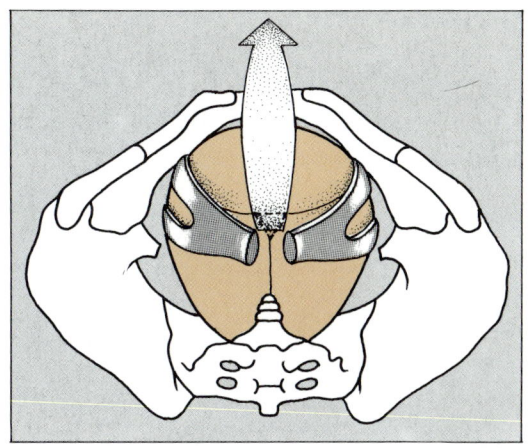

Abb. 23   Zangenextraktion beim tiefen Geradstand einer vorderen Hinterhauptslage. Die Zangenlöffel sind im queren Durchmesser des kleinen Beckens biparietal am Kopf angelegt

Traktionen in der Führungslinie

(Abb. 26) werden periodisch entsprechend dem Wechsel von Wehe und Wehenpause ausgeführt. Dabei sind nur langsame und begrenzte seitliche Bewegungen der Griffe erlaubt, die die Überwindung des Weichteilwiderstandes erleichtern. Vertikale und kreisförmige Bewegungen sind indessen wegen der mit ihnen verbundenen Gefahren, insbesondere für das Kind, zu unterlassen.

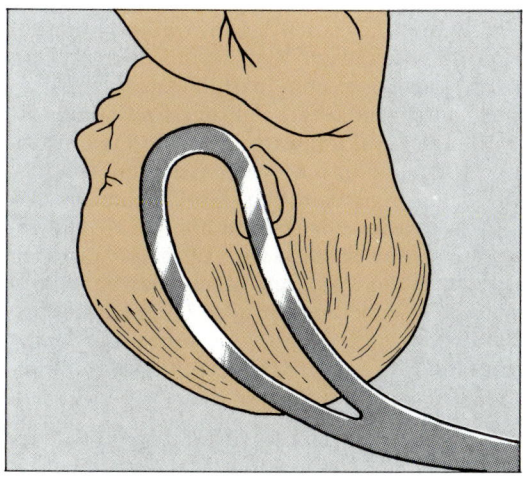

Abb. 24   Position der Zangenlöffel am kindlichen Kopf beim tiefen Geradstand

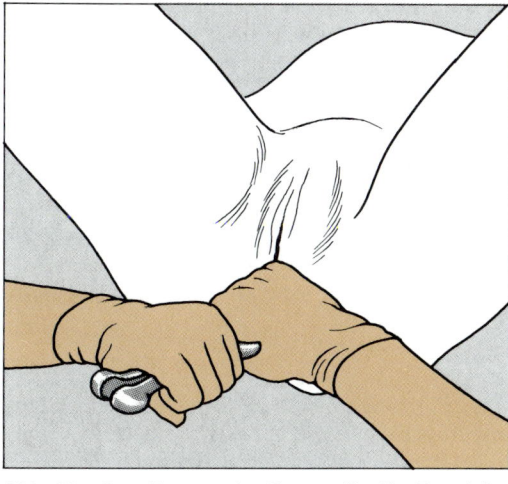

Abb. 25   Das Fassen der Zange für die Extraktion

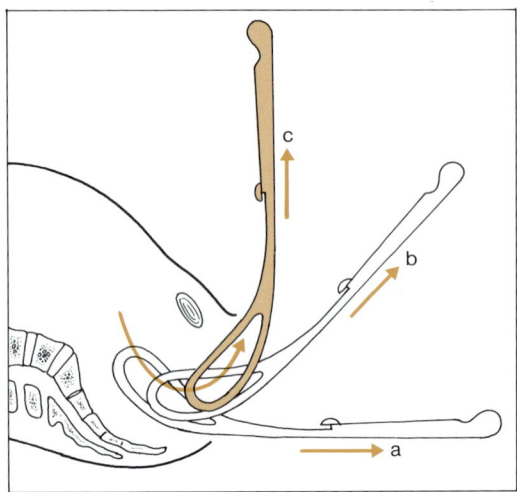

Abb. 26 Traktionsrichtungen bei der Zangenextraktion (nach Döderlein)

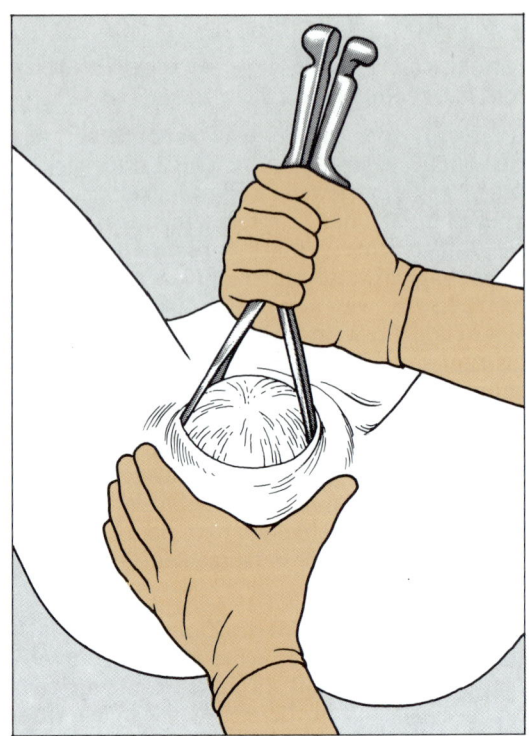

Abb. 27 Dammschutz bei der Zangenextraktion. Die rechte, über dem Schloß liegende Hand führt das Instrument zunehmend in die Traktionsrichtung c. Die linke Hand drückt den Kopf der Zange entgegen

– **Die Traktionsrichtung a** = Traktion in der Horizontalen muß so lange beibehalten werden, bis sich der Nacken im Arcus pubis angestemmt hat. Nur dann ist sichergestellt, daß der Kopf mit der geburtsmechanisch günstigen Circumferentia suboccipitobregmatica durchtritt, während jedes vorzeitige Übergehen in die Traktionsrichtung b einen breiteren Stemmpunkt und damit einen größeren Kopfumfang wirksam werden läßt.
– **Die Traktionsrichtung b** = Traktion in einem Winkel von etwa 45° zur Horizontalen nach ventral führt zur Entwicklung des Kopfes bis etwa zur Stirn-Haar-Grenze. Bemerkt der Operateur, daß das Hinterhaupt nicht ausreichend unter dem Arcus pubis hervorgetreten ist, so muß er die Zangengriffe nochmals senken.
– **Die Traktionsrichtung c** = Traktion mit fast senkrecht stehenden Zangengriffen vollendet die Entwicklung des vorangehenden Teiles. Es ist darauf zu achten, daß das Kinn vollständig über den Damm tritt.

Der auch bei der operativen Geburtsbeendigung notwendige

Dammschutz

(Abb. 27) wird am besten vom Operateur selbst ausgeführt. Zu diesem Zweck tritt er während der letzten Traktionen, die zum Durchschneiden des vorangehenden Teiles führen, zur Seite hinüber, und zwar auf die linke Seite der

Kreißenden, sofern er die Zange über dem Schloß mit der rechten Hand gefaßt hat. Er überläßt nun die Führung der Zange der über dem Schloß liegenden Hand, während die frei gewordene Hand den Kopf an den Stirnhöckern symphysenwärts dem extrahierenden Instrument entgegendrängt. Von der **Episiotomie** ist wie bei der Vakuumextraktion (S. 95) großzügig Gebrauch zu machen, da sie den Weg des kindlichen Kopfes durch das Weichteilansatzrohr wesentlich abzukürzen und die Kopfkompression zu vermindern vermag. Zugleich schützt sie die maternen Weichteile vor unkontrollierten Verletzungen oder Überdehnungen. Die Episiotomie kann im Gegensatz zur Vakuumextraktion schon vor dem Anlegen des Instrumentes geschnitten werden.

Die Zangenextraktion wird mit dem Öffnen des Schlosses, dem Abnehmen des Instrumentes und der Schulter- und Rumpfentwicklung beendet.

Vordere Hinterhauptslage mit nicht vollendeter Drehung und Beugung

Die Notwendigkeit der exakten präoperativen Befunderhebung für die Zangenextraktion wird besonders deutlich, wenn der vorangehende Teil die zweite Phase des Geburtsmechanismus noch nicht vollständig absolviert hat. Da die Haltungs- und Einstellungsänderung synchron verlaufende Vorgänge darstellen, sind in diesen Fällen auch Drehung *und* Beugung des Kopfes nicht abgeschlossen. Dem Operateur kommt damit die Aufgabe zu, den noch ausstehenden geburtsmechanischen Adaptationsvorgang mit dem Instrument nachzuholen. Bei der vorderen Hinterhauptslage kann sich damit die Notwendigkeit einer Zangenextraktion

– beim tiefen Schrägstand des Kopfes,
– beim tiefen Querstand des Kopfes

ergeben. Das Gemeinsame dieser entbindenden Operationen ist, daß die Zange nicht im queren Durchmesser des kleinen Beckens angelegt werden kann, sondern während des Anlegens in den schrägen Durchmesser gebracht werden muß. Dies geschieht dadurch, daß der eine Löffel in den hinteren und seitlichen Beckenabschnitten verbleibt, während der andere Löffel am vorangehenden Teil vorbei symphysenwärts verschoben werden muß (Abb. 29). Dieses operationstechnische Vorgehen wird als das

Wandernlassen des Zangenlöffels

bezeichnet (Abb. 28). Im einzelnen wird folgendermaßen vorgegangen: Die Entscheidung darüber, welcher Zangenlöffel „wandern" muß, d. h. während des Anlegens des Instrumentes symphysenwärts placiert werden soll, wird durch das *Hinhalten der Zange* (S. 122) getroffen. Hierbei kann es sich je nach der geburtsmechanischen Situation sowohl um den ersten (linken) als auch um den zweiten (rechten) Löffel handeln. Unabhängig von dieser Entscheidung wird immer der linke Löffel zuerst eingeführt! *Für den symphysenwärts zu bringenden Löffel* beginnt das Anlegen zunächst in gleicher Weise, wie es beim tiefen Geradstand beschrieben wurde: Das Blatt wird locker am Griff gefaßt, senkrecht gehalten und mit der Löffelspitze zwischen dem eingeführten Zeige- und Mittelfinger aufgesetzt. Durch das nun folgende Senken des Griffes bis zur Horizontalen gleitet der Löffel am Kopf entlang links bzw. rechts hinten in die Scheide bzw. in das kleine Becken. Für das nun folgende Wandernlassen

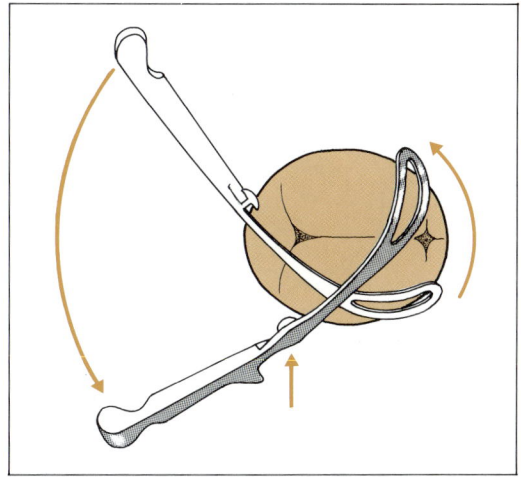

Abb. 28   Wandernlassen des Zangenlöffels. Beim 2. tiefen Querstand wurde der 1. (linke) Löffel links hinten eingeführt. Durch Senken des Griffes über die Horizontale hinaus wandert der Löffel über das Vorderhaupt hinaus nach links vorn. Der Pfeil zeigt den Drehpunkt, der durch den aufgestellten Daumen der inneren Hand geschaffen wird

des Löffels wird der Zangengriff, von oben kommend, mit der vollen Hand gefaßt und über die Horizontale hinaus nach dorsal geführt (Abb. 28). Hierbei spielt der aufgestellte Daumen der inneren Hand, der das Zangenblatt oberhalb des Schlosses abstützt, als Drehpunkt eine große Rolle: Er garantiert, daß das Senken des Zangengriffes in eine Aufwärtsbewegung des Löffels umgesetzt wird. Die Kopfkrümmung des Instrumentes sorgt zugleich dafür, daß der Löffel dicht am Kopf entlang gleitet, und zwar etwa so, wie man sich mit der flachen Hand über den Kopf streicht. Die bogenförmige Bewegung am Kopf entlang sorgt zugleich dafür, daß Verletzungen der maternen Weichteile durch die Löffelspitze vermieden werden.

Den geringsten Grad der Rotationsstörung stellt der **tiefe Schrägstand** dar (Abb. 29). Er kommt vor als

– *1. tiefer Schrägstand:* Pfeilnahtverlauf im 1. schrägen Durchmesser, kleine Fontanelle links vorn stehend;
– *2. tiefer Schrägstand:* Pfeilnahtverlauf im 2. schrägen Durchmesser, kleine Fontanelle rechts vorn stehend

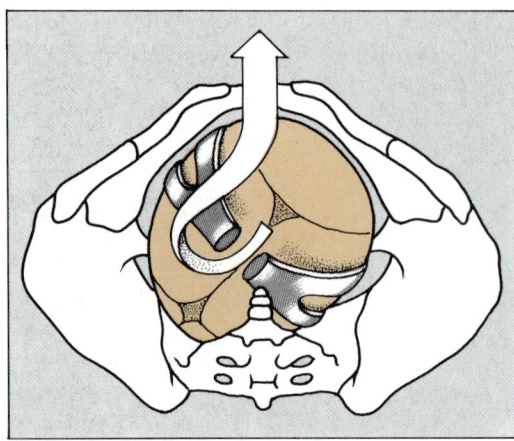

Abb. 29   Zangenextraktion beim 1. tiefen Schrägstand. Die Pfeilnaht verläuft bei tiefstehendem Kopf
im 1. schrägen Durchmesser, der Kopf ist noch nicht
vollständig gebeugt. Die Zange ist im 2. schrägen
Durchmesser angelegt: Der 2. Löffel muß nach
rechts vorn wandern

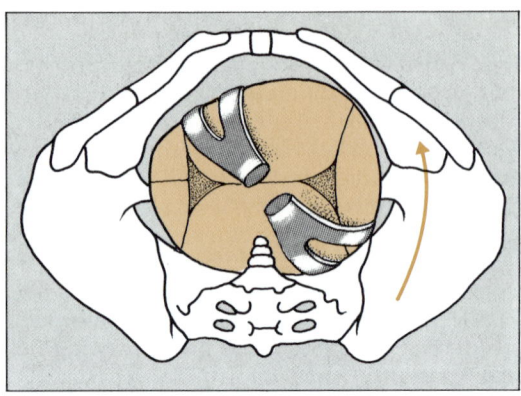

Abb. 30   Zangenextraktion beim 1. tiefen Querstand. Die Pfeilnaht verläuft bei tiefstehendem Kopf
im queren Durchmesser, die Fontanellen stehen auf
gleicher Höhe bei links stehender kleiner Fontanelle. Die Zange ist im 2. schrägen Durchmesser
angelegt. Der 2. Löffel mußte nach rechts vorn
wandern. Der Pfeil zeigt die erforderliche Drehung
des Kopfes

Die

Zangenextraktion beim tiefen Schrägstand

hat das Rotationsdefizit von 45° zugleich aber
auch die zumeist noch nicht vollendete Beugung
des Kopfes auszugleichen. Der Kopf wird mit
der Zange biparietal gefaßt (Abb. 29). Zu diesem Zweck wird die Zange
– beim 1. tiefen Schrägstand im 2. schrägen
  Durchmesser mit der Konkavität der Beckenkrümmung des Instrumentes nach links vorn,
– beim 2. tiefen Schrägstand im 1. schrägen
  Durchmesser mit der Konkavität der Beckenkrümmung nach rechts vorn
im kleinen Becken angelegt. Im einzelnen wird
so vorgegangen, daß beim **1. tiefen Schrägstand**
(Abb. 29) der 1. (linke) Löffel in typischer Weise
in die Vagina eingeführt wird. Dadurch, daß der
Griff aus der Senkrechten jedoch nur um etwa
45° gesenkt wird, verbleibt der Löffel links hinten
im kleinen Becken und damit seitlich am Kopf.
Der 2. (rechte) Löffel wird anschließend eingeführt. Hat das Blatt die Horizontale erreicht,
wird der Griff mit der ganzen Hand gefaßt und
nach dorsal geführt. Dadurch wandert der
Löffel, den Daumen als Drehpunkt benutzend,
am Kopf entlang nach vorn. Die Zange liegt nun
im 2. schrägen Durchmesser biparietal am
kindlichen Kopf.

Bei der Extraktion aus dem 1. tiefen Schrägstand ist zu bedenken, daß zunächst die noch
fehlende Beugung und Drehung des Kopfes
nachgeholt werden müssen. Aus diesem Grunde
wird das Instrument, nachdem es im Bereich des
Schlosses mit beiden, von der Seite kommenden
Händen gefaßt wurde (Abb. 25), während der
ersten Traktionen nach rechts dorsal geführt. Ist
der tiefe Geradstand hergestellt, so wird die
Extraktion in Richtung der Positionen a, b und
c fortgeführt und beendet (Abb. 29).

Für die **Zangenextraktion beim 2. tiefen Schrägstand** gelten die operationstechnischen Regeln
entsprechend. Die erforderliche Position der
Zange im 1. schrägen Durchmesser wird dadurch erreicht, daß das 1. Blatt durch das
Wandernlassen nach vorn gebracht wird. Das 2.
Blatt bleibt nach dem Einführen rechts dorsal.
Die Traktionen werden nach links dorsal geführt, bis wiederum der tiefe Geradstand erreicht ist.
Für die

Zangenextraktion beim tiefen Querstand

(Abb. 30) sollte sich der Operateur die **Pathogenese** dieser Einstellungsanomalie vor Augen
halten: *Die Drehung des Kopfes ist ausgeblieben,
da sich der Kopf nicht gebeugt hat. Die fehlende
Rotation ist damit die Folge der noch ausstehenden Haltungsänderung (S. 97)!* Bei der operati-

ven Therapie hat daher die Korrektur der Haltungsanomalie im Vordergrund zu stehen (vgl. Vakuumextraktion beim tiefen Querstand, S. 97).

Das **Anlegen der Zange** beginnt auch hier mit dem Hinhalten des Instruments mit der Konkavität der Löffel beim 1. tiefen Querstand nach links vorn, beim 2. tiefen Querstand nach rechts vorn. Dies bedeutet, daß das Instrument wie beim tiefen Schrägstand
– beim 1. tiefen Querstand im 2. schrägen Durchmesser,
– beim 2. tiefen Querstand im 1. schrägen Durchmesser
des kleinen Beckens angelegt wird. Auf diese Weise wird der Kopf des Kindes nicht biparietal, sondern schräg gefaßt, wobei der ventrale Löffel seitlich über dem Gesicht des Kindes zu liegen kommt (Abb. 30). Es wird auf diese Weise also gleichsam ein Kompromiß geschlossen, indem die Zange halbgünstig am kindlichen Kopf und halbgünstig, nämlich im schrägen Durchmesser, im Becken placiert wird (Abb. 31). Die *Technik des Anlegens der Zange* entspricht dabei dem Vorgehen beim tiefen Schrägstand (S. 130):
– *Beim 1. tiefen Querstand* bleibt der 1. (linke) Löffel links hinten im kleinen Becken, womit er dem kindlichen Kopf links des Hinterhauptes, etwa im Bereich der linken Lambdanaht, anliegt. Der 2. (rechte) Löffel muß über den

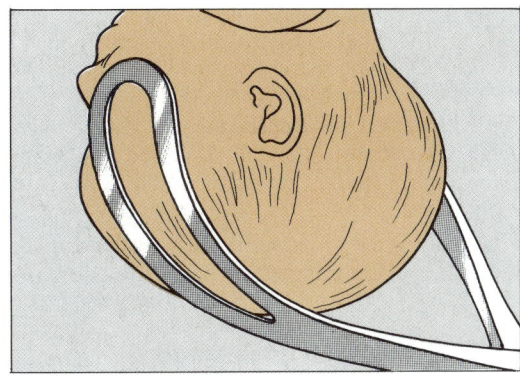

Abb. 31 Anlegen der Zange am kindlichen Kopf beim ersten tiefen Querstand

queren Durchmesser des Beckens hinaus nach rechts vorn wandern, womit er den Kopf über der rechten Gesichtshälfte erreicht (Abb. 30).
– *Beim 2. tiefen Querstand* muß der 1. Löffel symphysenwärts wandern. Er liegt dann über der linken Gesichtshälfte des Kindes. Der 2. Löffel verbleibt rechts hinten im kleinen Becken und wird damit im Bereich des rechten Schenkels der Lambdanaht am Kopf placiert (Abb. 32).

In dieser Phase der Zangenextraktion beim tiefen Querstand kann der Operateur nicht selten beobachten, daß bereits während des Anlegens des Instrumentes eine **Spontanrotation des Kopfes** in das Instrument

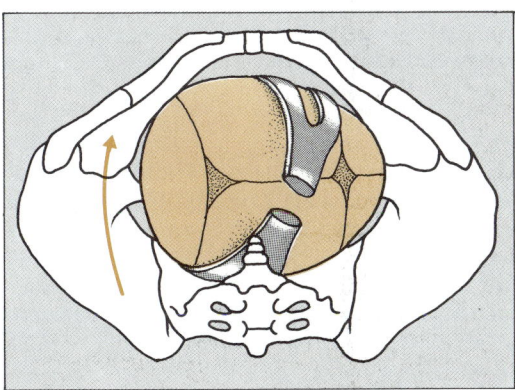

Abb. 32 Zangenextraktion beim 2. tiefen Querstand. Die Pfeilnaht verläuft bei tiefstehendem Kopf im queren Durchmesser, die kleine Fontanelle steht rechts. Die Zange ist im 1. schrägen Durchmesser angelegt. Der 1. Löffel mußte nach links vorn wandern. Der Pfeil zeigt die erforderliche Drehung des Kopfes

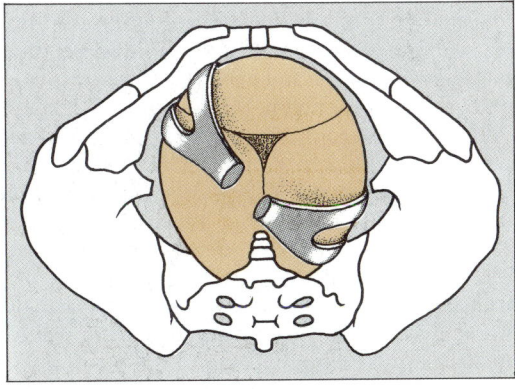

Abb. 33 Zangenextraktion beim 2. tiefen Querstand nach Herstellung des tiefen Geradstandes. Durch die ersten Traktionen wurde der Kopf vollständig gebeugt; die kleine Fontanelle steht in Führung. Die gleichzeitige Drehung hat zum tiefen Geradstand geführt. Die Zange ist durch die Drehung um 90° in den 2. schrägen Durchmesser geraten

hinein zum entsprechenden tiefen Schrägstand eintritt. Dies führt dazu, daß die Zange dann biparietal am Kopf liegt und die instrumentelle Drehung nur noch um 45°erfolgen muß (Abb. 29).

Die Extraktion des Kopfes mit der Zange beim tiefen Querstand (Abb. 30, 32) wird wie beim tiefen Schrägstand zunächst nach dorsal in Richtung des Gesichtes, d.h.

– beim 1. tiefen Querstand nach rechts dorsal,
– beim 2. tiefen Querstand nach links dorsal

geführt, bis die vollständige Beugung und damit auch die Drehung erreicht sind. Die letztere muß im ganzen um 90° fortgeführt werden, wodurch das Instrument in den im Vergleich zum Anlegen entgegengesetzten schrägen Durchmesser gerät (Abb. 33). Die kleine Fontanelle steht dann in der Führungslinie; die Pfeilnaht hat den geraden Durchmesser erreicht. Die Entwicklung des Kindes wird aus dem tiefen Geradstand vollendet (S. 127).

Hintere Hinterhauptslage

Zur operativen Beendigung einer Entbindung bei hinterer Hinterhauptslage (h.H.H.L.) wird von den meisten Geburtshelfern heute die Vakuumextraktion bevorzugt, da diese dem Kopf die Möglichkeit zur spontanen intraoperativen Drehung gibt (S. 101) (H. MARTIUS, CHALMERS u. FOTHERGILL). Zur operativen Geburtsbeendigung mit der Zange stehen zur Verfügung:

– Zangenextraktion in h.H.H.L.,
– Scanzoni-Drehzange.

Einzelheiten der geburtsmechanischen Besonderheiten der h.H.H.L. wurden auf S. 99 besprochen (Abb. 20–23, Tab. 1).

Bei der

Zangenextraktion in hinterer Hinterhauptslage

(Abb. 34) erfolgt die operative Gewinnung des Kindes zunächst ohne vorherigen Ausgleich der fehlerhaften dorsoposterioren Rotation. Hat der Kopf bei führender kleiner Fontanelle und unter der Symphyse stehender großer Fontanelle bereits den tiefen Geradstand erreicht (Abb. 34), so wird die Zange im kleinen Becken quer, am kindlichen Kopf biparietal angelegt, d.h., das **Anlegen der Zange** entspricht dem bei vorderer Hinterhauptslage im tiefen Geradstand (Abb. 23, S. 127). Nach dem Schließen des Instrumentes und dem Probezug werden die **Traktionen** in der Position a so lange fortgesetzt, bis sich die große Fontanelle als Stemmpunkt im Arcus pubis eingestellt hat. Nun werden die Griffe über die Position b zunehmend in die Position c und evtl. darüber hinaus in die Senkrechte geführt, bis das Hinterhaupt über den Damm getreten ist. Zur Erleichterung dieses Operationsabschnittes ist frühzeitig eine ausreichende *Episiotomie* anzulegen, da die breite große Fontanelle den zumeist großen (hypsidolichozephalen!) Kopf stark damm-

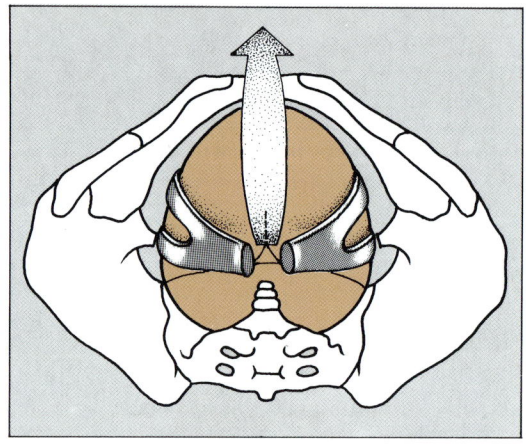

Abb. 34 Zangenextraktion bei hinterer Hinterhauptslage. Der Kopf steht am Beckenboden, die Pfeilnaht verläuft im geraden Durchmesser, die kleine Fontanelle führt, das Hinterhaupt ist kreuzbeinwärts gerichtet. Die Zange ist im queren Durchmesser des kleinen Beckens und biparietal am Kopf angelegt

wärts austreten läßt. Ist das Hinterhaupt entwickelt, so werden die Zangengriffe gesenkt, bis Stirn und Gesicht unter der Symphyse ausgetreten sind.

Die zur operativen Entwicklung eines Kindes bei h.H.H.L. außerdem zur Verfügung stehende

Scanzoni-Drehzange[1]

(Abb. 35–37) kommt sekundär zur Anwendung, und zwar in den Fällen, bei denen sich der Zangenextraktion in h.H.H.L. stärkere Widerstände entgegenstellen. In diesem Fall muß der Operateur kontrollieren, ob die Drehung des

---

[1] FRIEDRICH W. VON SCANZONI, Ordinarius für Geburtshilfe in Prag und Würzburg, 1821–1891.

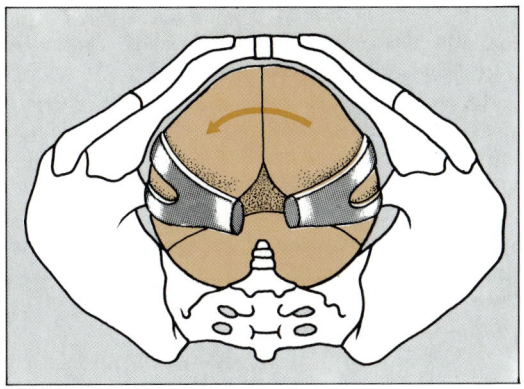

Abb. 35 Zangenextraktion bei hinterer Hinterhauptslage in Form der Scanzoni-Drehzange (I). Die Zange ist bei hinterer Hinterhauptslage im queren Durchmesser angelegt. Der Kopf wird entsprechend der leichteren Drehungsmöglichkeit zum 1. tiefen Querstand gedreht

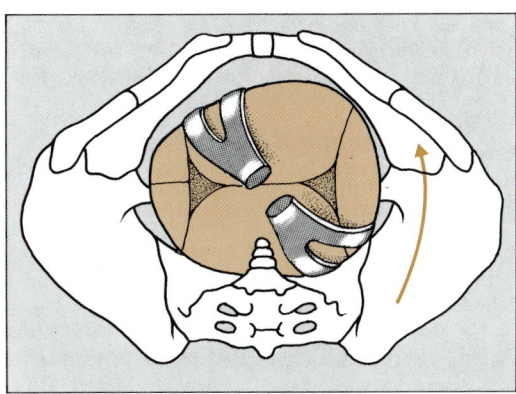

Abb. 37 Zangenextraktion bei hinterer Hinterhauptslage in Form der Scanzoni-Drehzange (III). Die Zange ist für die Entwicklung des Kopfes aus dem 1. tiefen Querstand im 2. schrägen Durchmesser des kleinen Beckens angelegt. Die Entwicklung erfolgt aus dem 1. tiefen Querstand

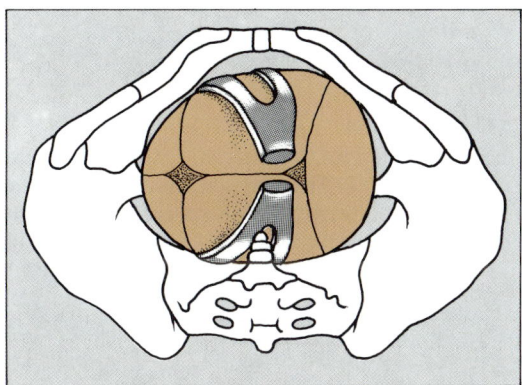

Abb. 36 Zangenextraktion bei hinterer Hinterhauptslage in Form der Scanzoni-Drehzange (II). Der 1. tiefe Querstand ist hergestellt. Die Zange steht im geraden Durchmesser mit der Konkavität der Beckenkrümmung in Richtung zum Vorderhaupt. Das Instrument wird abgenommen

Kopfes nicht leichter gelingt als die Fortsetzung der Extraktion in h.H.H.L. Dies ist deshalb nicht selten zu beobachten, da durch die Drehung des Kopfes die Abbiegungsübereinstimmung hergestellt und damit die Gewebsspannung im Bereich der Kopf-Hals-Verbindung vermindert wird.

Im einzelnen wird bei der Scanzoni-Drehzange technisch wie folgt vorgegangen. Ist die Zange biparietal am kindlichen Kopf angelegt und

stellen sich der Extraktion in h.H.H.L. stärkere Widerstände entgegen, so wird jetzt der Kopf zum tiefen Querstand gedreht (Abb. 35). Die *Rotationsrichtung* läßt sich der Operateur von der Drehtendenz des kindlichen Kopfes zeigen: Er dreht den Kopf in der Richtung, in der es leicht geht: zumeist ist dies die stellungsabhängige Rotationsrichtung, d. h., daß bei 1. Stellung (Rücken links) das Hinterhaupt leichter nach links, bei 2. Stellung (Rücken rechts) das Hinterhaupt leichter nach rechts zu drehen ist. Es wird damit erneut erkennbar, welche Bedeutung der schon zu Geburtsbeginn festgelegten Stellungsdiagnose zukommt (S. 92).

Ist durch die instrumentelle Rotation der tiefe Querstand erreicht (Abb. 36), so kann bei Verwendung der Kjelland-Zange wegen der nur angedeuteten Beckenkrümmung die Drehung bis zur vorderen Hinterhauptslage fortgeführt werden (S. 121). Anderenfalls wird das Instrument abgenommen und – um 135° rückläufig gedreht – für den entsprechenden tiefen Querstand erneut angelegt (Abb. 37) (S. 131). Für die Drehung muß sich der Operateur Zeit nehmen, da bei allen Rotationszangen die entstehenden zirkulären Gewebsspannungen erhebliche Scheidenverletzungen bewirken können.

Die **Zangenextraktion in h.H.H.L. und die Methode mit der Scanzoni-Drehzange** unterscheiden sich also dadurch, daß mit der ersten Methode der kürzere, aber spannungsreichere Weg gewählt wird, während

durch die Scanzoni-Drehzange zunächst die Abbiegungsübereinstimmung hergestellt wird, um dann das
Kind leichter aus vorderer Hinterhauptslage ent-

wickeln zu können. Die **Wahl des Vorgehens** wird
durch die Gewebswiderstände und die Drehtendenz
des kindlichen Kopfes entschieden.

Streckhaltung des Kopfes

Die Streckhaltungen wurden einschießlich ihrer
jeweiligen geburtsmechanischen Besonderheiten bereits auf S. 101 ff. bei der Vakuumextraktion besprochen. Für die Zangenextraktion ist
hier nochmals daran zu erinnern, daß sich bei
den Streckhaltungen der Kopf des Kindes zum
Zweck der Abbiegungsübereinstimmung mit
dem Hinterhaupt kreuzbeinwärts dreht. Die
dorsoposteriore Einstellung ist damit ein geburtsmechanisch notwendiges Charakteristi-
kum der Streckhaltungen. Das *Anlegen der
Zange* muß deshalb dazu führen, daß die
Konkavität der Beckenkrümmung der Zange
und damit die Spitzen der Zangenlöffel dem
Gesicht des Kindes zugewandt sind. Die *Traktionen* haben den Austrittsmechanismus der
jeweiligen Haltungsanomalie nachzuahmen.

Bei der

Zangenextraktion bei Scheitellage

(Abb. 24, S. 102, und Abb. 38) wird die **Zange
folgendermaßen angelegt**:
- beim tiefen Geradstand quer im Becken und
  biparietal am kindlichen Kopf,
- beim 2. tiefen Schrägstand (1. Scheitellage) im
  1. schrägen Durchmesser des Beckens,

- beim 1. tiefen Schrägstand (2. Scheitellage) im
  2. schrägen Durchmesser.

Die **Traktionen** werden in der Position a (in der
Horizontalen) fortgeführt, bis sich die Stirn-
Haar-Grenze im Arcus pubis angestemmt hat.
Durch das zunehmende Anheben der Griffe
über die Position b in die Position c wird
zunächst das Hinterhaupt über den Damm,
durch das anschließende Senken der Griffe
werden Stirn und Gesicht unter der Symphyse
entwickelt. Die Zangenextraktion bei Scheitellage verläuft zumeist leicht, da es sich bei dieser
Haltungsanomalie um einen geburtsmechanischen Vorgang der Adaptation an einen runden
Kopf kleiner Kinder oder an einen Turmschädel
handelt.

Die

Zangenextraktion bei Vorderhauptslage

(Abb. 27, S. 104, und Abb. 39) unterscheidet
sich nicht von dem operativen Vorgehen bei der
Scheitellage. Das Anlegen des Instrumentes und
die Traktionen werden in entsprechender Weise
ausgeführt. Lediglich der Weg, den die Zange
durch das Anheben der Griffe zur Entwicklung

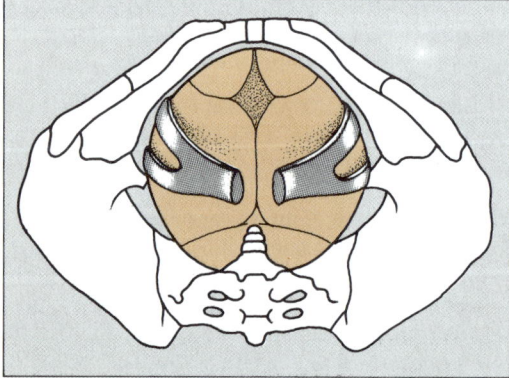

Abb. 38 Zangenextraktion bei Scheitellage. Der
Kopf steht am Beckenboden, die Pfeilnaht verläuft
im geraden Durchmesser, die kleine und die große
Fontanelle stehen auf gleicher Höhe, das Hinterhaupt ist nach dorsal gerichtet. Die Zange ist im
queren Durchmesser des kleinen Beckens und
biparietal am Kopf angelegt

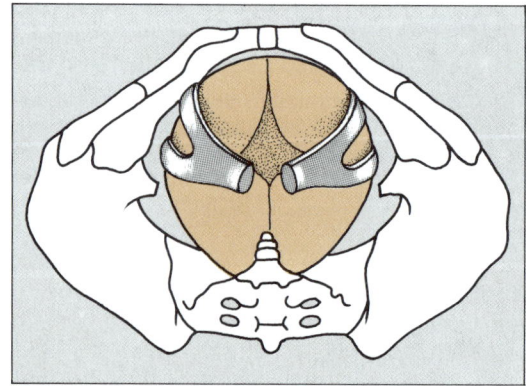

Abb. 39 Zangenextraktion bei Vorderhauptslage.
Der Kopf steht am Beckenboden, die Pfeilnaht
verläuft im geraden Durchmesser, die große Fontanelle führt, das Hinterhaupt ist nach dorsal gerichtet. Die Zange ist im queren Durchmesser des
kleinen Beckens und biparietal am Kopf angelegt

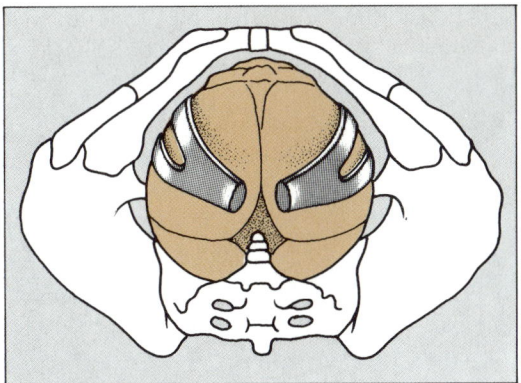

Abb. 40   Zangenextraktion bei Stirnlage. Der Kopf hat den Beckenboden erreicht und sich in den tiefen Geradstand gedreht. Die Stirn führt, die Margines supraorbitales sind tastbar. Die Zange ist im queren Durchmesser des kleinen Beckens und biparietal am Kopf angelegt

Zangenextraktion bei Stirnlage

(Abb. 31, S. 107, und Abb. 40). Sie ist nur gerechtfertigt, wenn der in Stirnlage eingestellte Kopf auch unter Berücksichtigung der zumeist stark ausgebildeten Geburtsgeschwulst wirklich den *tiefen* Geradstand erreicht hat. Das *Anlegen der Zange* erfolgt – mit der Konkavität des Instrumentes zum Gesicht des Kindes – biparietal. Die *Traktionen* entwickeln nach Erreichen des Stemmpunktes im Bereich des Oberkiefers bzw. des Jochbeines zunächst durch einen frühen Übergang in die Position c das Hinterhaupt über den Damm. Beim anschließenden Senken der Griffe muß dann nur noch das Gesicht unter der Symphyse durchtreten. Der Operateur hat daran zu denken, daß der Kopf bei der Stirnlage dazu neigt, mit schräg verlaufender Stirnnaht auszutreten (S. 107). Diesem Bestreben des Geburtsobjektes muß er auch während der Zangenextraktion folgen, um die sowieso schon

des Hinterhauptes über den Damm zurückzulegen hat, ist im Vergleich zur Kopfentwicklung bei der Scheitellage etwas weiter, während zur Entwicklung der Stirn und des Gesichtes die Griffe weniger stark gesenkt werden müssen.

Eine sichere postoperative Differenzierung der Scheitellage und der Vorderhauptslage gelingt anhand der für den jeweiligen Geburtsmechanismus typischen Kopfform sowie anhand der Lokalisation des Caput succedaneum.

Für die Stirnlage wurde bereits bei der Vakuumextraktion zur Zurückhaltung geraten, da die ungünstigen Raumverhältnisse eine erhebliche Erschwerung aller vaginal entbindenden Operationen bedingen. Dies gilt somit auch für die

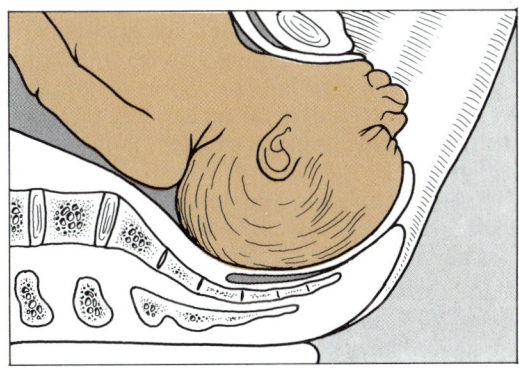

Abb. 41   Dorsoposteriore Gesichtslage

Tabelle 2   Geburtsmechanische Besonderheiten und Möglichkeiten der subpartualen Erkennung der Gesichtslage

Geburtsmechanismus		Subpartuale Diagnostik
Besonderheit:	extreme Streckhaltung des Kopfes mit dorsoposteriorer Einstellung	Äußere Untersuchung – tiefe Furche über dem Nacken des Kindes – Punctum maximum der fetalen Herztöne über der Brustseite
Vorangehender Teil:	Gesicht (Kinn muß bei der vaginalen Untersuchung tastbar sein)	Unregelmäßiger vorangehender Teil Tastbare Margines supraorbitales
Kopfumfang:	Circumferentia trachelopa-rietalis	Kinn unter der Symphyse tastbar Große Fontanelle kreuzbeinwärts gerichtet
Hypomochlion:	Hals im Bereich des Kehlkopfes	Caput succedaneum – bei 1. Stellung rechte Wange
Abbiegung:	große Beugung	– bei 2. Stellung linke Wange
Typische Kopfform:	Hyperdolichozephalie	

schwierige Extraktion nicht noch mehr zu erschweren (H. MARTIUS).

Die **Gesichtslage** stellt den stärksten Grad der Streckhaltungen dar (Abb. 41, Tab. 2). Wegen der im kindlichen Körper infolge der extremen Streckung des Kopfes auftretenden starken Gewebsspannungen ist damit zu rechnen, daß vaginale Extraktionsversuche mit erheblichen Schwierigkeiten verbunden sind. Die instrumentelle Extraktion sollte deshalb nur bei vollendetem *tiefen* Geradstand gewagt werden. Zugleich sei daran erinnert, daß zur vaginalen operativen Extraktion bei der Gesichtslage nur die Zangenextraktion zur Verfügung steht, da eine Placierung der Vakuumglocke im Bereich des Gesichtes nicht zulässig ist.

Ist eine Indikation zur

Zangenextraktion bei Gesichtslage

(Abb. 42, Tab. 2) gegeben, so erfolgt das **Anlegen des Instrumentes** auch hier mit der Konkavität der Beckenkrümmung symphysenwärts beim tiefen Geradstand des Kopfes (Gesichtlinie im geraden Durchmesser, Kinn symphysenwärts gerichtet) bipariatal am Kopf. Die Spitzen der Zangenlöffel sind also zum Hinterhaupt gerichtet. Als *Besonderheit* ist zu beachten, daß die Zangengriffe vor dem Schließen des Instrumentes angehoben werden müssen, damit mit den Löffeln auch wirklich das in der Kreuzbeinaushöhlung stehende Hinterhaupt gefaßt wird. Anderenfalls würde die Gefahr des longitudinalen Abgleitens der Zange, aber auch die der Verletzung des Kindes im Bereich des Halses

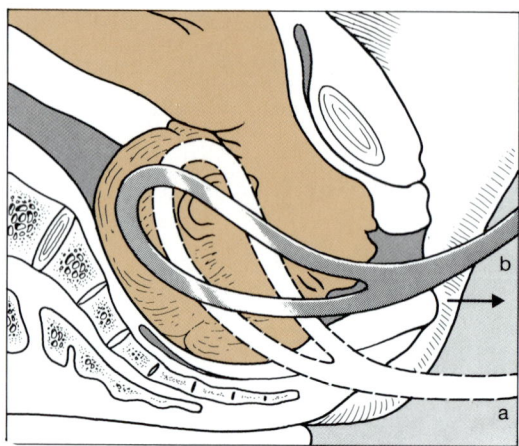

Abb. 42 Zangenextraktion bei Gesichtslage. Die Zange ist bipariatal am Kopf angelegt. Vor dem Schließen des Instrumentes (a) müssen die Griffe angehoben werden, damit die Löffel das in der Kreuzbeinaushöhlung stehende Hinterhaupt fassen (b)

gegeben sein (Abb. 42). Ist die Zange geschlossen, so werden die **Traktionen** zunächst unter Senken der Griffe in der Horizontalen (Position a) ausgeführt, bis das Kinn unter der Symphyse erscheint und sich die vordere Halsseite als Hypomochlion in den Arcus pubis hineinlegt. Erst danach kann die eigentliche Entwicklung des Kopfes durch das Übergehen in die Positionen b und c vorgenommen werden. Der extrem gestreckte Kopf wird dabei zunehmend in die Beugung geführt, bis das Hinterhaupt den Damm passiert hat.

Beckenendlage

Über die Zangenextraktion bei Beckenendlage wird bei der operativen Geburtsleitung bei den Poleinstellungsanomalien berichtet (S. 159).

Vor- und Nachteile der klinischen Anwendung der Zangenextraktion

Die bis heute unterschiedliche Bewertung der Zangenextraktion als Operationsmethode zur Beendigung einer Entbindung auf vaginalem Wege läßt sich ohne zusätzliche Erklärungen an ihrer **stark differierenden Frequenz** erkennen (Tab. 3). In vielen Kliniken der USA und in einigen wenigen deutschsprachigen geburtshilflichen Kliniken nimmt die Zangenextraktion nach wie vor die erste Stelle ein. In anderen wurde sie mit einer z.T. unter 1% liegenden

Frequenz weitgehend von der Vakuumextraktion verdrängt. Sichere Erkenntnisse darüber, daß die Zangenextraktion unter gleichen klinischen und geburtsmechanischen Bedingungen eine höhere operative Belastung von Mutter und Kind bewirkt als die Vakuumextraktion, die eine „beinahe völlige Aufgabe des Forceps zugunsten des Vakuumextraktors weitgehend rechtfertigt" (SCHALLER u. SCHRAMM), liegen bis heute nicht vor. Es ist vielmehr davon auszuge-

Tabelle 3   Frequenz der Zangenextraktionen an einigen städtischen Frauenkliniken und Universitätsfrauenkliniken (Zusammenstellung unter bevorzugter Berücksichtigung vorliegender Jahresberichte)

	Geburtenzahl	Frequenz der Zangenextraktionen
	(n)	(%)
Staatliche Frauenklinik Bamberg (1978–1982)	9828	2,71
Städtische Frauenklinik Darmstadt (1973–1982)	13073	1,2
Städtische Frauenklinik Kassel (1970–1977)	14904	0,53
Städtische Frauenklinik Berlin-Neukölln (1980–1982)	8765	5,01 (Löffelgeburten)
Maternité Inselhof Zürich (1976–1982)	7928	0,61
Universitätsfrauenklinik Kiel (1981–1982)	4824	0
Universitätsfrauenklinik Mannheim (1979–1982)	4160	5,93
Südstadtkrankenhaus Rostock (1980–1983)	11212	13,8
Martin-Luther-Krankenhaus Berlin (1975–1984)	18266	3,76
Perinatologische Studie Hessen (1. Halbjahr 1984)	6335	1,6
Perinatologische Studie Bayern (1983)	87349	1,5

hen, *daß bei beiden operativen Methoden die Indikationsstellung und damit der Zustand vor allem des Kindes bei Operationsbeginn und die Extraktionstechnik unabhängig von der Wahl der Methode den Erfolg bestimmen* (ISSEL, GUMBRECHT, GITSCH u. REINOLD, HICKL, MARTIUS). Für diese Auffassung spricht nicht zuletzt das große klinische Experiment, das sich aus der Empfehlung der *„prophylactic forceps"* durch DE LEE im Jahre 1920, vor allem in den USA, ergeben hat. Die Zangenextraktionen bei Kindern mit intrauterinem Wohlbefinden bis zum Operationsbeginn haben zu keiner Zunahme der momentanen oder bleibenden Beeinträchti-

gungen geführt, so daß NISWANDER u. GORDON aufgrund der Nachuntersuchung von 30000 spontan und durch „prophylactic low forceps" entwickelten Kindern bis zum 4. Lebensjahr zu der Aussage kamen: „Die Daten zeigen, daß bei der prophylaktischen Zangenextraktion die Neugeborenenmortalitätsrate oder die Fälle neurologischer Schädigung bei den auf diese Weise entwickelten Kindern nicht erhöht werden. Ob die Operation ein für das Kind besonders schonendes Verfahren ist, ist weniger sicher, obwohl die vorliegenden Daten dafür sprechen." Dem entsprechen die Kontrollen der Frühmorbidität bei vaginal entbindenden Operationen ohne Indikation von seiten des Kindes (HICKL, NYIRJESY u. PIERCE, MARTIUS).

Die operative Belastung des Kindes bei der Zangenextraktion ist mit größerer Vorsicht zu bewerten, wenn die Haltungsänderung und Rotation des Kopfes nicht abgeschlossen und insbesondere wenn der vorangehende Teil den Beckenboden noch nicht erreicht hat. Zum einen hat vor allem der weniger erfahrene Operateur bei diesen „**Midforceps-Operationen**" mit größeren technischen Schwierigkeiten zu rechnen. Besteht zugleich eine „Indikation von seiten des Kindes" zur operativen Geburtsbeendigung, so ist die verminderte operative Belastbarkeit des evtl. vorgeschädigten Kindes mit in die Überlegungen einzubeziehen. Die erhöhte fetale Gefährdung bei Rotationszangenextraktionen war für DUNLOP sogar Veranlassung, diese auch dann zu den Midforceps-Operationen zu rechnen, wenn sie bei tiefstehendem Kopf ausgeführt wurden!

Hohe Zangenextraktionen werden wegen der erheblichen Gefährdung des Kindes heute nicht mehr ausgeführt. Aber auch die „**trial forceps**", der unter Sectiobereitschaft ausgeführte Zangenversuch, wird mit größter Zurückhaltung beurteilt.

Die bei der Vakuumextraktion bereits diskutierten **spezifischen Zangenextraktionsindikationen** werden nachstehend noch einmal genannt (S. 112):
– *akute schwere Asphyxie* unter dem Hinweis, daß die Zangenextraktion die E-E-Zeit abzukürzen vermag, was nicht in allen Fällen zutrifft;
– *Frühgeburten* wegen der protektiven Käfigwirkung der Parallel- bzw. Divergenzzangen für den vermehrt konfigurablen Kopf;
– *Gesichtslage*, für die bei gegebener Indikation zur operativen Entbindung die Zangenextraktion als typisches Operationsverfahren erhalten bleiben wird, da die Vakuumglocke nicht am vorangehenden Teil placiert werden darf.

Nach diesen und ähnlichen Versuchen in der Vergangenheit, eine spezifische Indikation für die Zangenextraktion zu erarbeiten, kommen entsprechende Publikationen der letzten Jahre eher zu dem Ergebnis, daß Zangen- und Vakuumextraktion in der Hand des Geübten und unter gleichen klinischen Bedingungen, d. h. insbesondere unter identischer Indikationsstellung, zu sich entsprechenden Ergebnissen führen (BERNHART, EGGERS u. Mitarb., GLATTHAAR u. WEBER, VACCA u. Mitarb., NOWOSAD u. Mitarb., EGGE u. Mitarb., IFFY u. Mitarb., HICKL u. a.). Es dürfen indessen auch **didaktische Gesichtspunkte** nicht außer acht gelassen werden. Es besteht wohl weitgehende Übereinstimmung mit SALING darüber, daß die Vakuumextraktion in der Hand des Anfängers das gefahrlosere Entbindungsverfahren ist, da sie leichter zu erlernen ist. Andererseits dürfen wir gerade in der Facharztausbildung nicht darauf verzichten, die Zangenextraktion frühzeitig und ausreichend zu lehren, damit sie bei gegebener Indikation zur Verfügung steht.

Literatur

Bailer, P.: Die geburtshilflichen Operationen. In: Schwalm, H., G. Döderlein, K.-H. Wulf: Klinik der Frauenheilkunde und Geburtshilfe, Bd. I. Urban & Schwarzenberg, München 1984 (S. 519)

Beller, F. K., K. Quakernack: Geburtsunterstützung durch die Beckenausgangszange. Med. Welt. 28 (1977) 1665

Bernhart, W.: Ergebnisse der Vakuumextraktion unter Berücksichtigung der Auswirkungen auf das Kind. Wien. med. Wschr. 120 (1970) 944

Boer, L., in Kilian, F. K.: Armamentarium Lucinae novum. Weber, Bonn 1856

Burger, K.: Geburtshilfliche Operationslehre. Springer, Berlin 1952

Cardozo, L. D., D. M. F. Gibb, J. W. W. Studd: Should we abandon Kjelland's forceps? Brit. med. J. 287, 1983, 315

Chalmers, J. A., R. J. Fothergill: Use of vacuum extractor (ventouse) in obstetrics. Brit. med. J. 1960/II, 1684

Danforth, D. N.: Operative delivery. In Benson, R. C.: Current Obstetric and Gynecologic Diagnosis and Treatment, 4th ed. Lange, Los Altos/Cal. 1982 (p. 909)

De Lee, J. B.: The prophylactic forceps operation. Amer. J. Obstet. Gynec. 1 (1920) 34

Döderlein, G., J. Breitner. Die geburtshilflichen Operationen. In Schwalm, H., G. Döderlein, K.-H. Wulf: Klinik der Frauenheilkunde und Geburtshilfe, Bd. I. Urban & Schwarzenberg, München 1975 (S. 558)

Dunlop, D. L.: Midforceps operations at the University of Alberta Hospital (1965–1967). Amer. J. Obstet. Gynec. 103 (1969) 471

Eastman, N. J.: William's Obstetrics, 10th ed. Appleton-Century-Crofts, New York 1950

Egge, K., G. Lyng, M. Maltau: Effect of instrumental delivery on the frequency and severity of retinal hemorrhages in the newborn. Acta. obstet. gynec. scand. 60 (1981) 153

Eggers, H., G. Seidenschnur, K. D. Wagner, J. Külz: Klinische, psychologische, röntgenologische und elektroencephalographische Spätbefunde nach Vakuumextraktion. Geburtsh. u. Frauenheilk. 3 (1956) 223

Evelbauer, K.: Zangenentbindung heute. Geburtsh. u. Frauenheilk. 28 (1968) 941

Georgiades, E., H. Janisch, A. H. Palmrich, E. Reinold: Über den Wert der Exzentergriffzange. Geburtsh. u. Frauenheilk. 30 (1970) 813

Gitsch, E., E. Reinhold: Indikation und Technik der operativen vaginalen Geburtsbeendigung bei Schädellagen. Zbl. Gynäk. 106 (1984) 653

Glatthaar, E., M. Weber: Über Früh- und Spätschäden beim Kind nach Vakuum-Extraktion. Gynaecologia (Basel) 162 (1966) 335

Gumbrecht, C.: Vakuum oder Forceps? Dtsch. Ärztebl. 68 (1971) 1013

Hickl, E.-J.: Indikation und Risiko von Zangen- und Vakuumextraktion heute. Gynäkologe 8 (1975) 13

Iffy, L., M. Lancet, I. Kessler: The vacuum extractor. In Iffy, L., D. Charles: Operative Perinatology. Macmillan, New York 1984 (p. 582)

Issel, E. P.: Zur mechanischen Einwirkung der geburtshilflichen Zange auf den fetalen Schädel. Zbl. Gynäk. 99 (1977) 487

Kjelland, Chr.: Über die Anlegung der Zange am nicht rotierten Kopf mit Beschreibung eines neuen Zangenmodells und einer neuen Anlegungsmethode. Mschr. Geburtsh. 43 (1916) 48

Klöck, F. K., H. Chantraine: Möglichkeiten der Behandlung einer drohenden Frühgeburt. Gynäkologe 8 (1975) 206

Koller, Th.: Die Vorteile der Naegeleschen Zange. Schweiz. med. Wschr. 73 (1943) 1198

Krieglsteiner, P., H. A. Krone, D. v. Zeppelin: Die weiterentwickelte Bamberger Divergenzzange. Modifikationen zur Vermeidung pelviner Weichteilverletzungen. Geburtsh. u. Frauenheilk. 44 (1984) 821

Laufe, L. E.: A new divergent outlet forceps. Amer. J. Obstet. Gynec. 101 (1968) 509

Martius, H.: Die geburtshilflichen Operationen, 6. Aufl., Thieme, Stuttgart 1948 (S. 112)

Martius, H.: Hintere Hinterhauptslage und Vakuumextraktion. Geburtsh. u. Frauenheilk. 22 (1962) 493

Mayer, A.: Grundzüge der operativen Geburtsleitung. Enke, Stuttgart 1946

Möbius, W.: Die operative Geburtshilfe in Vergangenheit und Gegenwart. Zbl. Gynäk. 101 (1979) 209

Naegele, K., in Kilian, H. F.: Armamentarium Lucinae novum, Weber, Bonn 1856

Niswander, K. R., M. Gordon: Safety of the low-forceps operation. Amer. J. Obstet. Gynec. 117 (1973) 619

Nowosad, M. A., A. Reszczyński, L. Weinbrenner, S. Krzaklewski: Erfahrungen mit der Anwendung eines eigenen Modelles des Vakuumextraktors. Zbl. Gynäk. 92 (1970) 185

Nyirjesy, I., W. E. Pierce: Perinatal mortality and maternal morbidity in spontaneous and forceps vaginal deliveries. Amer. J. Obstet. Gynec. 89 (1964) 568

Osiander, F. B., in Kilian, H. F.: Armamentarium Lucinae novum, Weber, Bonn 1856

Palmrich, A. H.: Kjellandzange und Hebelzug. Z. Geburtsh. Gynäk. 132 (1950) 355

Quakernack, K., F. K. Beller: Die Laufe-Zange. Geburtsh. u. Frauenheilk. 35 (1975) 295

Quasthoff, H.: Eine neue Divergenz-Geburtszange. Geburtsh. u. Frauenheilk. 40 (1980) 466

Rovinsky, J. J.: Forceps delivery. In Iffy, L., D. Charles: Operative Perinatology. Macmillan, New York 1984 (p. 562)

Saling, E.: Geburtshilfliche Löffel. Z. Geburtsh. Perinat. 184 (1980) 310

Schaller, A., M. Schramm: Zange und Saugglocke aus geburtshilflich-traumatologischer Sicht (aufgrund von ca. 500 Fällen). Wien. Klin. Wschr. 86 (1974) 41

Seidenschnur, G., J. Heinrich, E. Koepcke, H. Hopp: Erfahrungen mit der Parallelzange nach Shute. Zbl. Gynäk. 94 (1972) 1297

Seidenschnur, G., J. Heinrich, E. Koepcke, H. Hopp, H. Hamann, U. König: Zur Frage des Schädigungsrisikos bei Entbindungen durch Shute-Forceps. Zbl. Gynäk. 99 (1977) 1286

Shute, W. B.: An obstetrical forceps using a new principle of parallelism. Chicago Gynaecologic Society, 1958

Shute, W. B.: An obstetrical forceps using a new principle of parallelism. Amer. J. Obstet. Gynec. 77 (1959) 442

Shute, W. B.: Eine neue Methode zur Zangenentbindung. Med. Techn. 80 (1960) 68

Shute, W. B.: Management of shoulder dystocia with the Shute parallel forceps. Amer. J. Obstet. Gynec. 84 (1962) 936

Sipli, W., H. A. Krone: Ein neues Zangenmodell. Geburtsh. u. Frauenheilk. 36 (1976) 592

Smith, E. C.: A new obstetric forceps. Amer. J. Obstet. Gynec. 94 (1966) 931

Traub, A. I., R. J. Morrow, W. K. Ritchie, K. Dornan: A continuing use for Kjelland's forceps? Brit. J. Obstet. Gynaec. 91 (1984) 894

Vacca, A., A. Grant, G. Wyatt: Portsmouth operative delivery trial: a comparison vacuum extraction and forceps delivery. Brit. J. Obstet. Gynaec. 90 (1983) 1107

Weingold, A. B.: The management of breech presentation. In Iffy, L., D. Charles: Operative Perinatology. Macmillan, New York 1984 (p. 537)

Winter, G., J. Halban: Lehrbuch der operativen Geburtshilfe, 2. Aufl. Urban & Schwarzenberg, Berlin 1934

Spekulumentbindung

Definition: Zur operativen Geburtserleichterung hat BAUEREISEN 1947 die Spekulumentbindung (Spiegelgeburt) eingeführt. Sie dient der Verminderung des Weichteilwiderstandes im Bereich des Dammes und zugleich der Streckung der Führungslinie. Bereits daraus ist zu erkennen, daß die Spekulumentbindung vor allem mit dem Ziel der Schonung des Kindes zur Anwendung kommt.

Als

Instrument

(Abb. 1) findet das von GAUSS angegebene Entbindungsspekulum Verwendung. Es trägt ein kurzes, breites hinteres Spekulumblatt mit Fensterung in der Mittellinie, durch die evtl. die Episiotomie geschnitten oder erweitert werden kann. Die Schrägstellung des Griffes ermöglicht die Anwendung der Spekulumentbindung auch im Längsbett.

Die

Technik

(Abb. 2) ist sehr einfach. Bei vollständig erweitertem Muttermund, offener Fruchtblase und tiefstehendem Kopf wird das Blatt entlang der hinteren Scheidenwand in die Vagina eingeführt. Durch Zug an dem Griff in dorsaler Richtung wird der Damm weggedrückt. Die Beendigung der Austreibungsperiode erfolgt dann durch das Mitpressen der Patientin bzw. durch wehensynchrone Unterstützung mittels des Kristeller-Handgriffes. Auf diese Weise kann der vorangehende Teil mit wenigen Preßwehen durchgeleitet werden.

Zur

Schmerzlinderung

ist jede Leitungsanästhesie geeignet. Bei fehlender Periduralanästhesie bzw. Pudendusblockade ist die alleinige Damminfiltration durch strahlenförmig nach dorsal gerichtete Unterspritzung der Dammhaut eine gute Hilfe.

Die **Indikationsstellung** kann bei der Einfachheit der Technik und der Gefahrlosigkeit der Methode für Mutter und Kind großzügig erfolgen. Im wesentlichen sind es *Weichteilschwierigkeiten* im Bereich des Dammes, ein *protrahierter Verlauf der Austreibungsperiode* und das Ziel der Schonung des unreifen Kindes bei der *vaginalen*

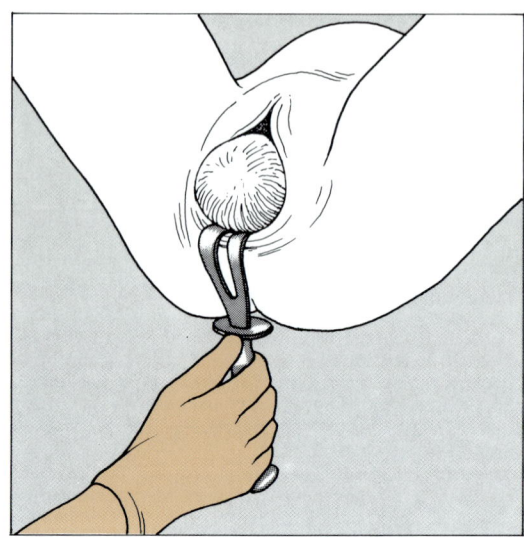

Abb. 2   Spekulumentbindung nach Bauereisen

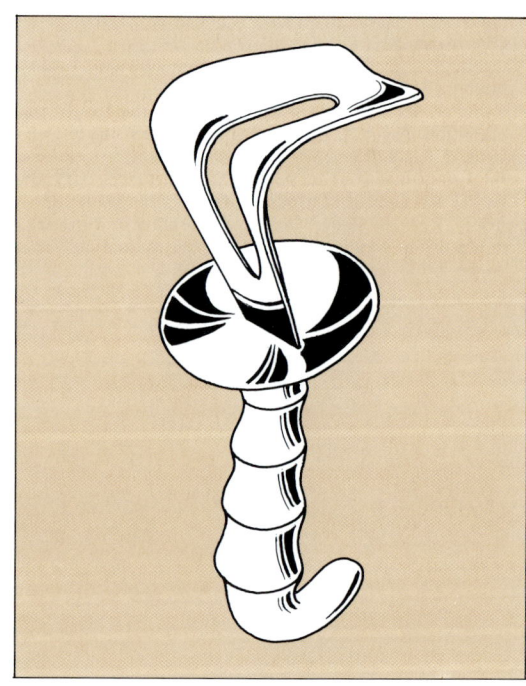

Abb. 1   Entbindungsspekulum nach Gauss für die Spekulumgeburt nach Bauereisen

Frühgeburt, bei denen die Spekulumentbindung auch heute noch indiziert sein kann (WOLFFRAM, WILLE, BAILER, MARTIUS).

Literatur

Bailer, P.: Die geburtshilflichen Operationen. In Schwalm, H., G. Döderlein, K.-H. Wulf: Klinik der Frauenheilkunde und Geburtshilfe, Bd. I. Urban & Schwarzenberg, München 1984 (S. 519)

Bauereisen, J. A.: Erfahrungen mit der Speculumentbindung als Ersatz der Beckenausgangszange. Zbl. Gynäk. 73 (1951) 134

Martius, G.: Die perinatale Betreuung frühgeborener Kinder durch den Geburtshelfer. Dtsch. med. Wschr. 79 (1954) 1188

Martius, G.: Die geburtshilfliche Pädiatrie des frühgeborenen Kindes. Münch. med. Wschr. 99 (1957) 841

Wille, P.: Spekulumentbindung und Vakuumextraktion im Rahmen der klassischen Geburtshilfe. Zbl. Gynäk. 86 (1964) 1065

Wollffram, E.: Die Spekulumentbindung nach A. Bauereisen. Landarzt 33 (1957) 630

Operatives Vorgehen bei den Schulterdystokien

Definition, Häufigkeit und Pathogenese

Definition: Bei den Schulterdystokien handelt es sich um Komplikationen, die bei Schädellagengeburten nach der Entwicklung des Kopfes plötzlich, d.h. zumeist unerwartet, auftreten. Da das Kind akut in eine Notsituation gerät, muß der Geburtshelfer die ihm zur Überwindung der Gefahr zur Verfügung stehenden operativen Maßnahmen beherrschen.

Die **Häufigkeit** fehlerhafter Schultereinstellungen wird in der Literatur mit erheblichen Differenzen, und zwar mit Werten zwischen 0,15% und 0,38%, angegeben. Bei normalgewichtigen Kindern ist sie in 0,2%, bei Kindern mit Geburtsgewichten > 4000 g in 3%, > 4500 g in 11% und > 5000 g in 40% zu beobachten (BELLMANN u. NIESEN, BENEDETTI u. GABBE, QUIEL u. GLASER, MAZZANTI, NATHANSON, POSNER u. FRIEDMAN, SCHWARTZ u. McDIXON).

Die pathogenetische Deutung der Schulterdystokie hat von der **physiologischen Schulterrotation** auszugehen. Es handelt sich bei ihr, wie bei allen geburtsmechanischen Adaptationsvorgängen, um einen passiven, wehenabhängigen Vorgang, der in 2 Phasen abläuft:

– *Eintritt der Schulterbreite im hohen Querstand:* Die unmittelbar über oder sogar erst im Beckeneingang erfolgende Drehung der Schulterbreite aus dem sagittalen in den queren Durchmesser des Beckeneingangs hat das Ziel der Formanpassung an die querovale Form des Beckeneingangsraumes. Sie wird durch die innere Rotation des Kopfes im kleinen Becken aus dem hohen Querstand in den tiefen Geradstand bestimmt.

– *Rotation zum tiefen Schultergeradstand:* Die Drehung der Schulterbreite in der Beckenhöhle erfolgt relativ spät, und zwar in deren unteren Anteilen. Sie ist die Folge der Thoraxrotation in das Queroval des unteren Uterinsegmentes bzw. des Beckeneinganges, die sich über die Kopf-Hals-Verbindung auch auf den Kopf überträgt und dessen äußere Drehung bewirkt (BORELL u. FERNSTRÖM).

Bereits hieraus ist zu ersehen, daß die Einstellungsanomalien in Form der Schulterdystokie die folgende **Differenzierung** erforderlich machen:

– hoher Schultergeradstand,
– tiefer Schulterquerstand

(BEECHAM, BELLMANN u. NIESEN, BENSON, DANFORD, DEREK, DEWHURST, HELLER, HOCHULI, KÄSER u. PALLASKE, KERR, KYANK u. Mitarb., KNÖRR u. Mitarb., MAZZANTI, ROMNEY, SCHWARTZ u. McDIXON, MARTIUS). Diese nicht nur didaktisch wichtige Forderung wird von vielen Autoren, und zwar auch in den Lehrbüchern unseres Faches, vernachlässigt, eine Tatsache, die die z. T. stark voneinander abweichenden klinischen und statistischen Angaben, aber auch die unterschiedlichen therapeutischen Vorschläge zu erklären vermag.

Hoher Schultergeradstand

Beim hohen Schultergeradstand (Abb. 1) hat die Schulterbreite nicht die für die endgültige Rumpfgeburt erforderliche Formübereinstimmung mit dem Queroval des Beckeneinganges

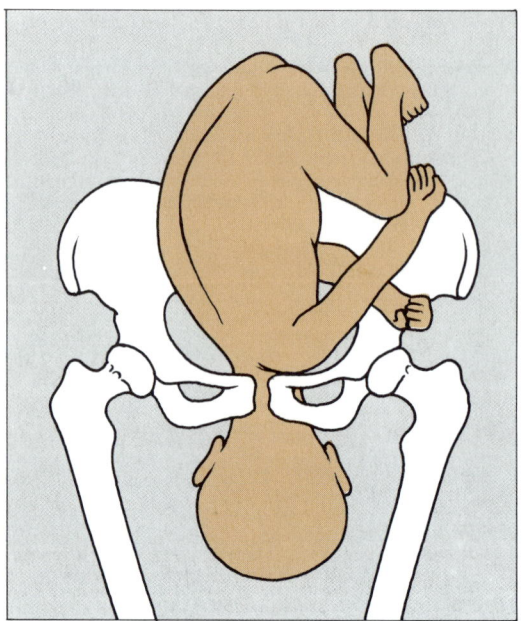

Abb. 1   Hoher Schultergeradstand. Die Schulter-breite steht im geraden Durchmesser über dem Beckeneingang

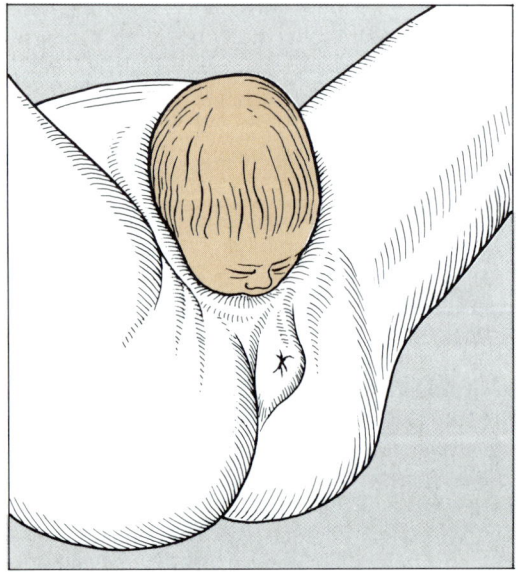

Abb. 2   Symptomatik des hohen Schultergerad-standes. Der geborene Kopf dreht sich nach seiner Geburt nicht spontan in den queren Durchmesser (äußere Drehung des Kopfes). Zudem erscheint er wie auf die Vulva aufgepreßt bzw. in sie hineingezo-gen

gefunden. Während die hintere Schulter häufig eine raumsparende Position lateral des Promontorium findet, bleibt die vordere Schulter oberhalb der Symphyse hängen.

Die **Symptomatik** (Abb. 2) ist so charakteristisch, daß die Erkennung des hohen Schultergeradstandes fast immer ohne Mühe gelingt: Nach dem Durchschneiden des Kopfes durch das Weichteilansatzrohr bereiten der Hebamme bzw. dem operierenden Arzt das vollständige Freibekommen des Kopfes mit ausreichender Distanz von der Vulva sowie die Entwicklung des Kinnes über den Damm Schwierigkeiten. Die äußere Drehung des Kopfes erfolgt selten spontan oder kann nur mühsam manuell erreicht werden. Der Kopf erscheint der Vulva aufgepreßt bzw. in sie hineingezogen. Die in diesem Stadium der Geburt erforderliche Entwicklung der vorderen Schulter unter der Symphyse gelingt nicht.

Das **Kind** befindet sich in einer akuten Notsituation. Sie ist vordergründig mit der *Hypoxie* als Folge der verzögerten bzw. ausbleibenden vollständigen Rumpfentwicklung zu erklären. Eine sekundäre Gefährdung des Kindes ist durch die nicht seltenen traumatischen Schädigungen durch forcierte und evtl. unsachgemäße Entwicklungsversuche gegeben (s. u.). Aus dem gleichen Grunde ist aber auch die **materne Morbidität** beim hohen Schultergeradstand erhöht, wobei Weichteilverletzungen in Form von Vaginalrissen, insbesondere aber traumatischen Uterusrupturen die größte Bedeutung zukommt.

Für die **Therapie** des hohen Schultergeradstandes finden sich in der Literatur eine Fülle unterschiedlichster Vorschläge. Sie sind durch das nur schwer vereinbare Streben nach schneller Befreiung des Kindes aus der akuten Gefährdung und nach der Verwendung weitgehend atraumatischer operativer Verfahren gekennzeichnet. An dieser Stelle sollen nur die Behandlungsvorschläge angeführt werden, die sich nach exakter Differenzierung der hohen und tiefen Schulterdystokie die Überwindung des hohen Schultergeradstandes zum Ziel gesetzt haben. Die erforderlichen Maßnahmen müssen unverzüglich eingeleitet, dann aber mit größter Besonnenheit ausgeführt werden. Im einzelnen wird wie folgt vorgegangen:

Am Anfang der Behandlung hat die Sorge für eine gute Entspannung im Bereich des Beckenbodens bzw. des Weichteilansatzrohres zu stehen, da hierdurch die vaginalen Handgriffe erleichtert werden. Ist eine ausreichend analgesierende Periduralanästhesie nicht vorhanden, so wird unverzüglich eine

Narkose mit guter Relaxierung

eingeleitet.

Um einen ausreichenden Zugang zum Kind zu bekommen und den Weichteilwiderstand auf ein Minimum zu reduzieren, wird eine bereits vorhandene Episiotomie zum

tiefen Scheiden-Damm-Beckenboden-Schnitt

in Form des Schuchardt-Schnittes erweitert.

Ein weiteres wichtiges therapeutisches Prinzip ist bei der Überwindung des hohen Schultergeradstandes der

Verzicht auf jegliche Traktionen am geborenen Kopf.

Es ist nur zu verständlich, daß sich der Operateur häufig dazu verleiten läßt, am geborenen Kopf zu ziehen, um die oberhalb der Symphyse stehende Schulter in das kleine Becken hineinzuleiten. Dies geschieht zumeist durch kräftiges Senken des mit den flachen Händen gefaßten Kopfes. Die sich dadurch aber verstärkende Arretierung der Schulter erschwert zusätzlich die erforderliche Rotation! Zugleich ist zu bedenken, daß forcierte Traktions- und Rotationsversuche zu traumatischen Schädigungen im Bereich der Halswirbelsäule, des Plexus brachialis und der Klavikula führen können, Verletzungen, die beim hohen Schultergeradstand immer wieder beobachtet werden (BELLMANN u. NIESEN, SCHWARTZ u. McDIXON).

Die aus den Untersuchungen von BORELL u. FERNSTRÖM bekannte Stellungsänderung der Symphyse im Verlauf von Bewegungen der Beine in den Hüftgelenken (Abb. 3) wird beim hohen Schultergeradstand dazu genutzt, die Arretierung der vorderen Schulter an der Symphysenoberkante aufzuheben. Aus diesem Grunde werden die Beine aus den Beinhaltern herausgenommen, um eine

Streckung und Beugung der Beine in den Hüftgelenken

passiv auszuführen: Zunächst werden die Beine im Sinne einer Überstreckung über die Horizon-

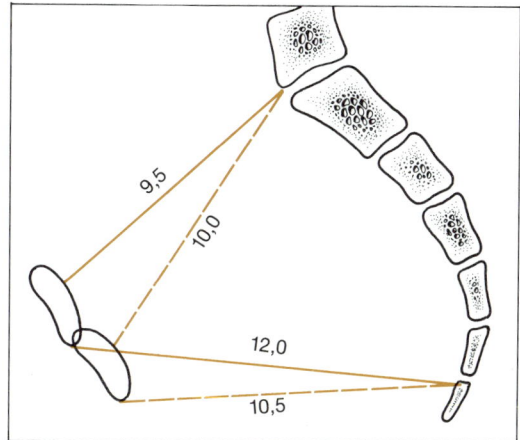

Abb. 3 Stellungsänderung der Symphyse durch Beugung bzw. Streckung der Beine in den Hüftgelenken (nach *Borell* u. *Fernström*). Durch eine Beugung der Beine in den Hüftgelenken tritt die Symphyse nach kranial (———). Der Beckeneingang verengt sich, der Beckenausgang wird weiter. Durch Streckung der Beine in den Hüftgelenken tritt die Symphyse nach kaudal (- - - -). Der Beckeneingang wird weiter, der Beckenausgang verkürzt sich im geraden Durchmesser

tale hinaus nach dorsal geführt, um sie anschließend in den Hüftgelenken zu beugen.

Das weitere Vorgehen hat vom Rotationsdefizit des Schultergürtels unter gleichzeitiger Berücksichtigung der erforderlichen Rotationsrichtung auszugehen. Hierzu muß dem Operateur die **Stellung des Rückens** bekannt sein:

– *Bei 1. Stellung* (Rücken links) hat die ausgebliebene Rotation des Rückens von links kommend nach vorn den hohen Schultergeradstand bewirkt. Die Drehung des geborenen Kopfes muß also nach rechts hinüber vorgenommen werden.

– *Bei 2. Stellung* (Rücken rechts) fehlt die intrauterine Drehung der Schulterbreite aus dem geraden Durchmesser nach links hinüber. Dies muß durch die Drehung des Kopfes mit dem Hinterhaupt nach links nachgeholt werden.

Dies bedeutet, daß der Kopf mit den flachen Händen gefaßt wird, um auf diese Weise die Rotation des Schultergürtels aus dem hohen Querstand durch die

äußere Überdrehung des Kopfes

(Abb. 4) zu erreichen. Das Vorgehen führt

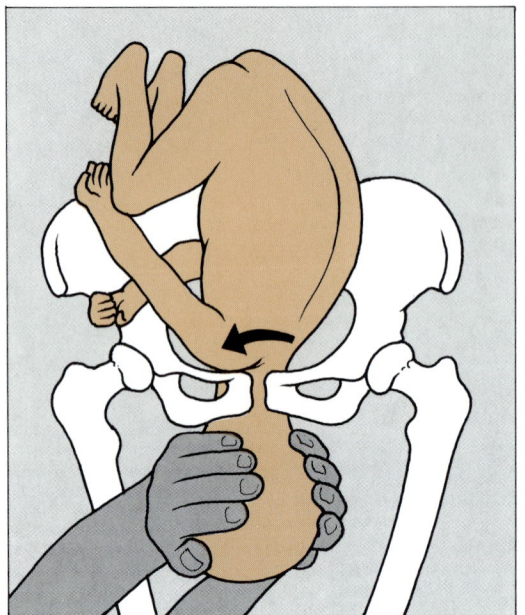

Abb. 4   Behandlung des hohen Schultergeradstandes durch äußere Überdrehung. Der mit den flachen Händen gefaßte Kopf wird bei 1. Stellung nach rechts gedreht

zumeist ohne weitere Maßnahmen zum Ziel. Die Rotation mit anschließendem Eintritt der Schulterbreite in das kleine Becken ist bereits am Tiefertreten des Kopfes zu erkennen, wird sicherheitshalber aber durch die vaginale Palpation der Schultern bestätigt. Ist die Schulterbreite quer in den Beckeneingang eingetreten, so muß die äußere Drehung des Kopfes rückläufig wiederholt werden, bis der tiefe Schultergeradstand hergestellt ist. Seltener gelingt dies durch die Fortführung der äußeren Drehung in der begonnenen Richtung. Keine Seltenheit stellt die **Kombination des hohen Schultergeradstandes mit dem tiefen Schulterquerstand** dar, so daß der Überwindung des hohen Schultergeradstandes die Behandlung des tiefen Schulterquerstandes unverzüglich angeschlossen werden muß (S. 145).

Die dargestellte Behandlungsmethode verwenden wir seit etwa 3 Jahren mit gutem Erfolg. Bisher hat sie weitere operative Maßnahmen überflüssig gemacht.

Sollte die äußere Überdrehung einmal nicht zu dem gewünschten Erfolg führen, so müssen dem Operateur **weitere therapeutische Empfehlungen**

bekannt sein, mit denen er das Kind evtl. dennoch aus der Notsituation befreien kann. Die wichtigsten von ihnen werden nachfolgend besprochen.

Der Versuch, die im hohen Geradstand stehende Schulterbreite durch

digitale Rotation der Schultern

in den queren Durchmesser zu drängen, ist seit langem bekannt. Allerdings sind die Empfehlungen unterschiedlich. Zum einen wird die Rotation dadurch angestrebt, daß zwei Finger über die Seite des kindlichen Rückens eingeführt werden und die *vordere Schulter* aufsuchen. Sie wird dann durch Druck auf die Skapula von dorsal in den queren Durchmesser gedrängt. In dieser Zeit darf weder an dem geborenen Kopf gezogen noch eine Kristeller-Expression ausgeübt werden! Gelingt dies nicht, so wird die Rotation durch Druck auf die *hintere Schulter* versucht. Eine Variation der digitalen Schulterrotation haben 1942 Woods u. Westbury publiziert. Bei ihr wird *primär die hintere Schulter* mit zwei Fingern aufgesucht, um mit ihnen eine Rückdrehung (!), d.h. bei 2. Stellung im Uhrzeigersinn und umgekehrt, unter gleichzeitigem suprasymphysären Druck mit der äußeren Hand auf die vorn stehende Schulter zu erreichen. Besonderer Wert wird dabei darauf gelegt, daß die inneren und äußeren Manipulationen vom Operateur selbst und synchron ausgeführt werden.

Gelingt die digitale Drehung der Schulterbreite zum hohen Querstand auf diese Weise nicht, so kann jetzt die

Entwicklung des hinteren Armes

aus der Kreuzbeinaushöhlung versucht werden. Dabei wird die rechte Hand über den Damm in die Vagina eingeführt, um mit ihr den Ellbogen des dorsal stehenden Armes aufzusuchen. Er wird im Ellbogengelenk flektiert und entwickelt. Gelingt dies nicht, so muß auf der ventralen Thoraxseite die entsprechende Hand aufgesucht und heruntergeholt werden (Barnum). Die auf diese Weise zu erreichende Entwicklung der hinteren Schulter verringert den Schulterumfang, so daß nun die vordere Schulter unter der Symphyse gewonnen oder durch Rotation des Kopfes um 180° nach hinten gebracht und hier entwickelt werden kann. Es ist verständlich, daß die Gefahr der Oberarmfraktur bei diesem Vorgehen erheblich ist.

Eine weitere Möglichkeit zur Überwindung des hohen Schultergeradstandes hat SHUTE in Form der

Rotation der Schulterbreite mit der Parallelzange

angegeben. Das Instrument wird a.-p. über dem Thorax angelegt, ein Vorgehen, das bei dem auf die Vulva aufgepreßten Kopf nicht einfach ist. Die instrumentelle Drehung des Thorax und damit der Schulterbreite in den queren Durchmesser wird in Richtung der erleichterten Rotation ausgeführt. Anschließend kann die Rumpfentwicklung durch intensives Senken des geborenen Kopfes und gleichzeitige Kristeller-Expression beendet werden.

Als Ultima ratio bleibt dem Operateur die

Frakturierung der vorderen Klavikula (Kleidotomie)

wozu meist ein Druck mit dem ventral eingeführten Finger ausreichend ist (S. 282). Anderenfalls wird hinter der Symphyse eine Gefäßklemme eingeführt und flach auf die Klavikula aufgelegt (KINCH). Die Verminderung des Schulterumfanges soll die Möglichkeit, die vordere Schulter hinter der Symphyse hindurchzuführen, erleichtern.

Ist das Kind vor dem Eintritt des hohen Schultergeradstandes oder im Verlauf der Entwicklungsversuche abgestorben, so hat der Geburtshelfer jetzt den Empfehlungen für die

Schulterentwicklung bei abgestorbenem Kind

zu folgen. Zur sicheren Vermeidung ernster materner Weichteilverletzungen muß auf alle forcierten Eingriffe zur Rumpfgewinnung verzichtet werden. Auch die Kleidotomie sollte unterbleiben. Das zu empfehlende Vorgehen besteht in der *Dekapitation des geborenen Kopfes* mit Herunterholen der Arme und Extraktion des Rumpfes an den gewonnenen Armen (S. 283).

Tiefer Schulterquerstand

Beim tiefen Schulterquerstand (Abb. 5) wird die Rumpfentwicklung dadurch behindert, daß die Schulterbreite im queren Durchmesser über dem längsovalen Beckenausgang stehenbleibt. Wie beim hohen Schultergeradstand bleibt die äußere Drehung des Kopfes aus; im Gegensatz zu diesem fehlt aber das Symptom des aufgepreßten bzw. in die Vulva hineingezogenen Kopfes.

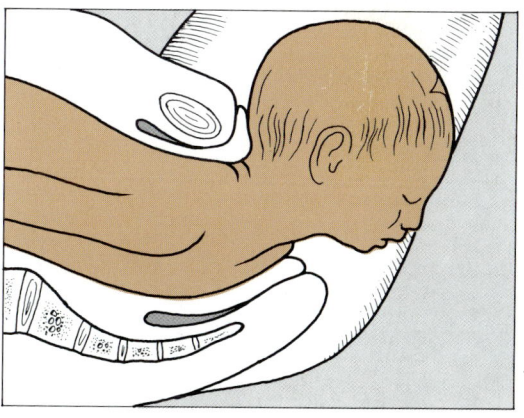

Abb. 5 Tiefer Schulterquerstand. Der Kopf ist geboren. Die Schulterbreite verharrt im tiefen Querstand

Die **Vorbereitungen** zur operativen Überwindung des tiefen Schulterquerstandes entsprechen denen beim hohen Schultergeradstand. Bei unzureichender Entspannung wird ohne Zeitverlust eine tiefe Narkose eingeleitet. Es wird eine ausgiebige Episiotomie geschnitten bzw. eine vorhandene Episiotomie erweitert. Die Beine werden aus den Beinhaltern herausgenommen und nach einer ausgiebigen Streckung in den Hüftgelenken stark gebeugt. Auf diese Weise wird die erforderliche Erweiterung des Beckenausganges erreicht (Abb. 3).

Das **operative Vorgehen** folgt wiederum primär der physiologischen Schulterdrehung. Es wird der geborene Kopf mit beiden Händen flach gefaßt und nun im Sinne der

äußeren Rückdrehung

bei 1. Stellung nach links, bei 2. Stellung nach rechts gedreht. Ist dies ausreichend, d. h. eher über 90° hinausgehend, geschehen, so wird die

Entwicklung der vorderen Schulter

durch synchrone Anwendung der Kristeller-Expression und das Senken des kindlichen Kopfes erreicht. Es ist zu beachten, daß jede zu früh begonnene Expression und jedes zu frühe

Senken des geborenen Kopfes die Schultern auf dem Beckenboden arretiert und so die primär notwendige Drehung behindert.

Führt dieses Vorgehen nicht unverzüglich zum Ziel, so kommt zusätzlich die

digitale Rotation durch eine Hilfsperson

zur Anwendung. Die Hebamme oder ein anwesender zweiter Arzt streift sich einen Handschuh über und geht mit zwei Fingern auf der Rückenseite des Kindes in die Scheide ein. Mit ihnen drängt er während des Zuges am Kopf nach dorsal die vordere Schulter des Kindes zu dessen Bauchseite und damit die Schulterbreite in den queren Durchmesser. Ist auf diese Weise die vordere Schulter unter der Symphyse entwickelt worden, so kann jetzt die hintere Schulter leicht über den Damm gehoben und damit die Rumpfgeburt beendet werden.

Die präpartuale sonographische *Fetometrie* vermag in einigen Fällen aufgrund einer ermittelten Makrosomie des Kindes den Geburtshelfer frühzeitig auf die Gefahr einer Schulterdystokie hinzuweisen. Vielleicht gelingt es auf diese Weise, einem Teil dieser für das Kind gefährlichen Komplikationen mit Hilfe der Schnittentbindung aus dem Wege zu gehen (QUIEL u. GLASER). Größere Bedeutung hat in Hinblick auf die erforderliche **Prophylaxe** die Vermeidung vaginal entbindender Operationen aus Beckenmitte bzw. bei im Beckeneingang stehendem Kopf.

Literatur

Barnum, Ch.G.: Dystocia due to the shoulders. Amer. J. Obstet. Gynec. 50 (1945) 439

Bellmann, O., M. Niesen: Die Schulterdystokie. Gynäkologe 7 (1974) 95

Benedetti, Th.J., St.G. Gabbe: Shoulder dystocia. Obstet. and Gynec. 52 (1978) 526

Benson, R.C.: Obstetric and Gynecologic Diagnosis and Treatment, 4th ed. Lange, Los Altos/Cal. 1982

Borell, U., I. Fernström: Radiographic studies of the rotation of the foetal shoulders during labour. Acta obstet. gynec. scand. 37 (1954) 54

Derek, L.J.: Fundamentals of obstetrics and gynaecology 3rd ed., vol. I. British Library, London 1982

Dewhurst, C.J.: Integrated Obstetrics and Gynaecology for Postgraduates. Blackwell, Oxford 1972

Golditch, I.M., K. Kirkman: The large fetus. Obstet. and Gynec. 52 (1978) 26

Hibbard, L.T.: Shoulder dystocia. Obstet. and Gynec. 34 (1969) 424

Käser, O., H.J. Pallaske: Geburt. In Käser, O., V. Friedberg, K.G. Ober, K. Thomsen, J. Zander: Gynäkologie und Geburtshilfe. Thieme, Stuttgart 1967 (S. 744)

Käser, O., R. Richter: Geburt aus Kopflage. In Käser, O., V. Friedberg, K.G. Ober, K. Thomsen, J. Zander: Gynäkologie und Geburtshilfe, 2. Aufl., Thieme, Stuttgart 1981 (S. 12.38)

Kerr, M.: Operative Obstetrics, 10th ed. London 1977

Kinch, A.H.R.: Shoulder girdle dystocia. Clin. Obstet. Gynec. 5 (1962) 1031

Knörr, K., H. Knörr-Gärtner, F.K. Beller, Ch. Lauritzen: Lehrbuch der Geburtshilfe und Gynäkologie. Springer, Berlin 1982

Kyank, H., K.H. Sommer, R. Schwarz: Lehrbuch der Geburtshilfe. VEB Thieme, Leipzig 1976

Martius, G.: Lehrbuch der Geburtshilfe, 10. Aufl. Thieme, Stuttgart 1981

Martius, G.: Geburtshilfliche Operationen, 12. Aufl. Thieme, Stuttgart 1978

Mazzanti, G.A.: Delivery of the anterior shoulder. Obstet. and Gynec. 13 (1959) 603

Nathanson, J.N.: Excessively large fetus as an obstetric problem. Amer. J. Obstet. Gynec. 60 (1950) 54

Posner, A.C., S. Friedman: The large fetus: A study of 547 cases. Obstet. and Gynec. 5 (1955) 3

Quiel, V., A. Glaser: Die Schulterdystokie als geburtshilfliche Komplikation. Zbl. Gynäk. 107 (1985) 98

Resnik, R.: Management of shoulder girdle dystocia. Clin. Obstet. Gynec. 23 (1980) 556

Schwartz, B.C., D. McDixon: Shoulder dystocia. Obstet. and Gynec. 11 (1958) 468

Shute, W.B.: Management of shoulder dystocia with the Shute parallel forceps. Amer. J. Obstet. Gynec. 84 (1962) 936

Swartz, D.P.: Shoulder girdle dystocia in vertex delivery. Obstet. and Gynec. 15 (1960) 194

Woods, C.E., N.Y. Westbury: A principle of physics as applicable to shoulder delivery. Amer. J. Obstet. Gynec. 45 (1943) 796

Entwicklung des Kindes bei Beckenendlage

Definition, Häufigkeit, Geburtsverlauf und allgemeine therapeutische Überlegungen

Die Beckenendlage (Abb. 1) ist die häufigste geburtsmechanische Regelwidrigkeit. Ihre **Frequenz** beträgt 4–6%. Der in den letzten Jahren zu erkennende Frequenzanstieg kann mit der relativen Zunahme der Erstgebärenden und dem Anstieg des Gebäralters erklärt werden

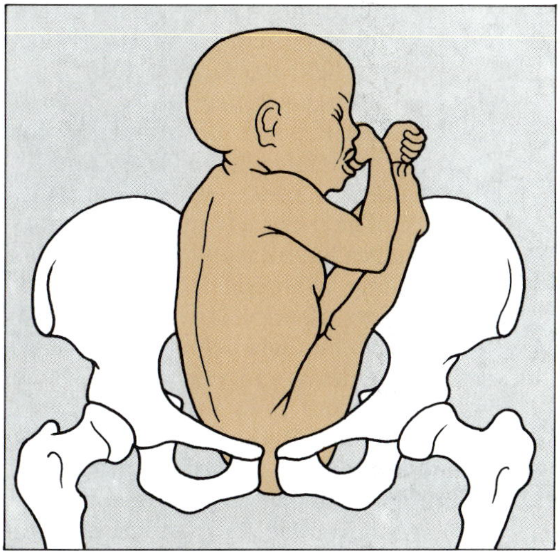

Abb. 1 Zweite einfache Steißlage. Der Rücken steht rechts. Die Beine sind an der Bauchseite hochgeschlagen („extended legs")

(MARTIUS). Die Häufigkeit wird weiterhin durch die Frühgeburtenrate (10–15% Beckenendlagen) und das Vorkommen von Mehrlingen (25% Beckenendlagen) in einem Kollektiv bestimmt.

Die Beckenendlage stellt eine **Poleinstellungsanomalie** dar. In Abhängigkeit von der Art des vorangehenden Teiles sind 7 verschiedene Beckenendlagen zu unterscheiden. Sie sind mit Angabe des jeweils führenden Kindsteiles und des für den Geburtsverlauf wichtigen Umfanges des vorangehenden Teiles in Tab. 1 zusammengestellt. Im Gegensatz zur Schädellage ist diejenige Beckenendlagenform geburtsmechanisch als die günstigste anzusehen, bei der der Umfang des vorangehenden Teiles groß ist, da durch ihn die Weichteile für den nachfolgenden Kopf am besten gedehnt werden.

Für die Entscheidung über das geburtshilfliche Vorgehen ist es wichtig, daß sich der Geburtshelfer über die mit der Beckenendlage einhergehenden und die durch sie bewirkten **Gefährdungen des Kindes** im klaren ist. Wiederum aus therapeutischen Gründen ist dabei eine Unterscheidung zwischen ante- und subpartualen fetalen Schädigungsmöglichkeiten notwendig:

– *Antepartuale Schädigungsmöglichkeiten des Kindes bei Beckenendlage:*

Tabelle 1   Die möglichen Beckenendlagen. Angabe des Anteiles an den Beckenendlagen, der Art des vorangehenden Teiles und des geburtsmechanisch wirksamen Umfanges

	% der BEL	Vorangehender Teil	Umfang des vorangehenden Teiles
Einfache Steißlage	66	Steiß	28 cm
Fußlagen	18		
– unvollkommene Fußlage		ein Fuß ausgestreckt	27 cm
– vollkommene Fußlage		beide Füße ausgestreckt	25 cm
Steiß-Fuß-Lagen	15		
– unvollkommene Steiß-Fuß-Lage		ein Fuß neben dem Steiß	30 cm
– vollkommene Steiß-Fuß-Lage		beide Füße neben dem Steiß	33 cm
Knielagen	1		
– unvollkommene Knielage		ein Knie führt	27 cm
– vollkommene Knielage		beide Knie führen	25 cm

— *gehäuftes Auftreten von genitalen und extragenitalen Schwangerschaftskomplikationen:* Hier sind die auffallende Häufung von EPH-Gestosen, aber auch von genitalen Hypoplasien, von Uterusdoppelbildungen und von (plazentogenen?) Oligohydramnien für die prognostische Beurteilung von Bedeutung (FABER-NIJHOLT, KRAUSE u. Mitarb., KÄSER u. PALLASKE, HOCHULI u. KÄCH). Unter pathogenetischen und prognostischen Aspekten hat die *Plazentainsuffizienz* besondere Beachtung zu finden. Sie kann über die Untermaßigkeit, die verminderte Beweglichkeit infolge der Fruchtwasserverminderung und über die eingeschränkte fetale Dynamik infolge einer Hypoxie zur Beckenendlage, aber auch bereits präpartual zu bleibenden neurologischen Ausfällen führen!

— *Subpartuale Schädigungsmöglichkeiten des Kindes bei Beckenendlage:*

— *Häufung des Nabelschnurvorfalles:* Der zumeist über den Wehenbeginn hinaus hochstehende vorangehende Teil und die unzureichende Abdichtung des Geburtskanales führen beim Nabelschnurvorfall zu einer Frequenzerhöhung auf etwa 6%.

— *Protrahierter Geburtsverlauf:* Diese bei Beckenendlagengeburten gehäuft auftretende Regelwidrigkeit erhöht die Gefährdung des Kindes durch die retraktionsbedingte präplazentare Insuffizienz infolge der Reduktion der uterinen Durchblutung.

— *Frühzeitige Kompression der Nabelvene:* Die mit 9,4 cm deutlich geringere Distanz des Nabels vom vorangehenden Steiß als vom Kopf mit 28 cm läßt nach dem Eintritt des Rumpfes in das kleine Becken früher, als dies bei Schädellagen der Fall ist, Nabelschnurkompressionen mit einer Verminderung der umbilikalen Durchblutung auftreten (KURZ u. KÜNZEL).

— *Kompression und Dekompression des Schädels:* Der geburtsmechanisch erklärbare und zur Hypoxieprophylaxe notwendige, relativ schnelle Durchtritt und Austritt des Kopfes bei der Beckenendlage ist immer wieder Anlaß gewesen, auf die erhöhte Gefährdung des Kindes durch traumatische Hirnblutungen hinzuweisen (KUBLI). Es ist jedoch darauf hinzuweisen, daß nach pädiatrischer und geburtshilflicher Übereinstimmung die überwiegende Zahl der

Hirnblutungen hypoxischer Natur ist. Frühgeburten mit ihrer erhöhten Verletzlichkeit (s. u.), aber auch mit ihrer erhöhten hypoxischen Gefährdung (!) machen somit bei der Geburtsleitung vermehrt protektive Maßnahmen erforderlich.

— *Häufung unreifer und dystropher Kinder:* Der seit langem bekannte hohe Anteil von Frühgeburten und Small-for-date-Babys an Beckenendlagengeburten läßt sowohl die erhöhte Gefährdung der Kinder durch die verstärkte mechanische Vulnerabilität als auch aufgrund plazentarer Versorgungsstörungen erkennen. Dabei können beide pathogenetische Faktoren einen Summationseffekt am Kind haben!

— *Vorzeitige Plazentalösung in der Preßperiode:* Die von KÜNZEL u. Mitarb. hervorgehobene unterschiedliche Distanz der fetalen Nabelschnurinsertion vom vorangehenden Teil bei Schädel- und Beckenendlage läßt zugleich die unterschiedliche „Massenverteilung" während der vaginalen Entwicklung des Kindes erkennen (Abb. 2). Während bei der Schädellagengeburt nach der Geburt des vorangehenden Teiles der Uterusinhalt nur etwa um $\frac{1}{3}$ vermindert ist, beträgt diese Reduzierung bei der Beckenendlagengeburt nach der Entwicklung des Rumpfes etwa $\frac{2}{3}$. Die damit einhergehende *Verkleinerung der Plazentahaftfläche* führt häufiger zu einer subpartualen und damit *vorzeitigen Plazentalösung.* Der aufmerksame Geburtshelfer erkennt dies daran, daß bei etwa 20% aller vaginalen Beckenendlagenentwicklungen die Plazenta unmittelbar dem Kopf vollständig gelöst folgt.

Die hier aufgezeigten, sehr unterschiedlichen Gefährdungen des Kindes bei der Poleinstellungsanomalie müssen **unter therapeutischen Aspekten zu zwei Überlegungen** führen:

— Jede Gravidität mit einer Beckenendlage ist in den letzten Wochen bei Persistenz der Poleinstellungsanomalie als *Risikogravidität* anzusehen, da die ausbleibende Fruchtdrehung die Folge einer zusätzlichen, vor allem aber plazentaren Störung sein kann. Eine anzunehmende oder sogar verifizierte plazentogene Gefährdung des Kindes sollte Anlaß für eine großzügige Indikation zur Schnittentbindung sein, zumal diese Kinder auch geburtsmechanischen Einwirkungen gegenüber

Abb. 2 Unterschiedliche Massenverteilung in der Preßperiode bei der Schädellagen- und Beckenendlagengeburt

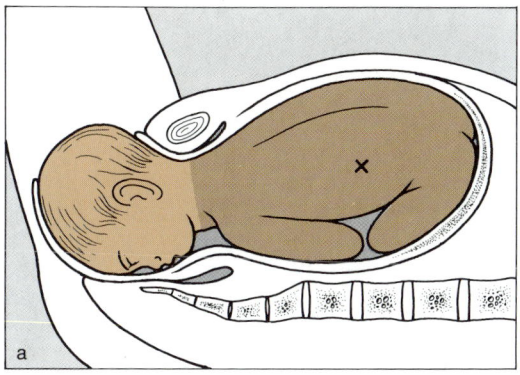 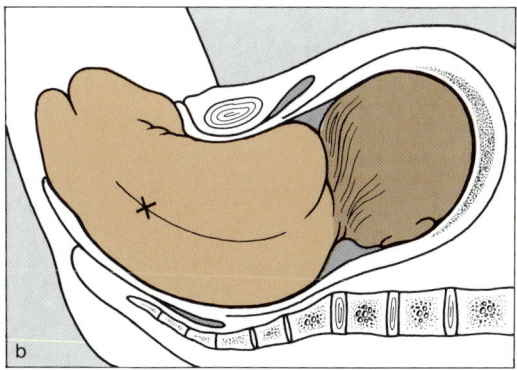

Abb. 2a Geburt in Schädellage. Während des Durchtrittes des Kopfes befindet sich die Hauptmasse des Geburtsobjektes noch im Uterus, die Volumenverminderung ist damit gering. Der Nabelschnuransatz ist zudem vom vorangehenden Teil weit distanziert, so daß eine Kompression des Nabelschnuransatzes (x) während der Preßperiode nicht zu erwarten ist

Abb. 2b Geburt in Beckenendlage. Durch das Austreten des Rumpfes bei Beckenendlage wird der Uterus etwa zu zwei Drittel entleert, bis der Kopf des Kindes durchtritt. Die starke Volumenverminderung schafft eine Disposition zur vorzeitigen Plazentalösung aufgrund der Verkleinerung der Plazentahaftfläche. Der Nabelschnuransatz ist nur etwa 10 cm vom vorangehenden Steiß entfernt; eine Kompression des Nabelschnuransatzes (x) tritt daher viel früher als bei der Schädellage auf

empfindlicher sind. *Es ist aber auch zu erkennen, daß eine großzügige oder absolute Indikation zur Schnittentbindung* nicht in der Lage sein kann, alle Gefahren und damit alle perinatalen und vor allem präpartualen Schäden zu verhindern (FABER-NIJHOLT, GREEN u. Mitarb., HOCHULI u. KÄCH, BERNASCHEK u. Mitarb.) (S. 169).

– Sowohl die bereits präpartual vorhandene erhöhte Hypoxiegefährdung des Beckenendlagenkindes als auch die besonderen geburtsmechanischen Bedingungen führen dazu, daß sich die O_2-*Unterversorgung bevorzugt in der Preßperiode manifestiert. Der Geburtshelfer muß deshalb als logische Konsequenz darum bemüht sein, diese Phase der Entbindung abzukürzen* (HOCHULI u. Mitarb.), damit sich nicht die in der Preßperiode deutlich verminderte uterine Durchblutung, die Hypoxie als Folge der Verkleinerung der Plazentahaftfläche bzw. als Folge einer vorzeitigen Lösung und die umbilikale Durchströmungsminderung summieren!

Es ergibt sich aus dem Gesagten wie von selbst, daß jede Beckenendlagengeburt einer **kontinuierlichen kardiotokographischen Überwachung** bedarf. Antenatal und in der frühen Eröffnungsperiode erfolgt sie durch externe Ableitung. Später wird die interne Elektrode am besten unter amnioskopischer Sicht angelegt. In der Preßperiode ist eine lückenlose Überwachung dann wieder nur mit Hilfe einer zusätzlichen externen Elektrode möglich (MEYER-MENK u. Mitarb.).

Die dargestellten, sehr unterschiedlichen Gefährdungsmöglichkeiten des Kindes bedürfen einer besonders kritischen Beachtung durch den **Sachverständigen bei gutachterlichen Stellungnahmen** in Haftpflichtprozessen bzw. bei strafrechtlichen Auseinandersetzungen. Dies gilt insbesondere für die Bewertung pathogenetischer Zusammenhänge zwischen der Geburtsleitung und kindlichen Hirnschäden. Die Ex-post-Beurteilung einer CTG-Kurve ist dabei nicht selten Anlaß zu einer unkritischen Inanspruchnahme pathologischer Frequenzänderungen als Hypoxie- und damit als Gefährdungssymptome (PANETH u. STARK). Zumindest ergibt sich für den Sachverständigen die Notwendigkeit, auf Hinweise einer präpartualen intrauterinen Schädigung zu achten und sie als fakultativ pathogenetische Faktoren in Erwägung zu ziehen.

Der **Geburtsverlauf** wird bei der Beckenendlage durch drei Besonderheiten bestimmt:

– *Starke Haltungsspannung im Rumpf:* Sie ist

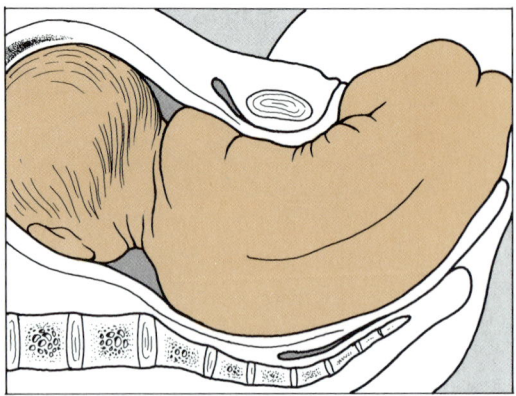

Abb. 3   Haltungsspannung im Rumpf während des Durchtrittes des Kindes in 2. einfacher Steißlage durch die Lateralflexion im Bereich der Lendenwirbelsäule

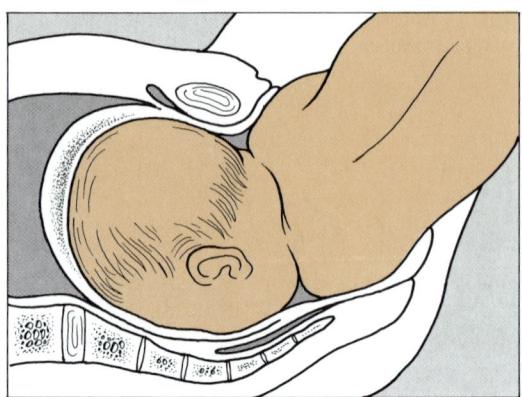

Abb. 4   Schultergeburt bei 2. Beckenendlage mit erfolgter Drehung der Schulterbreite zum tiefen Geradstand. Der nachfolgende Kopf ist in das kleine Becken eingetreten und steht im 2. schrägen Durchmesser

mit der erschwerten Abbiegung des Rumpfes im Bereich der Lenden- und Brustwirbelsäule erklärt (Abb. 3). Besonders macht sie sich bei der erforderlichen Lateralflexion der Lendenwirbelsäule in der Austreibungsperiode bemerkbar, wird aber auch schon bei der Dorsalflexion des Rückens während des Eintrittes der Hüftbreite in den Beckeneingang wirksam. Die Abbiegung des Rumpfes wird bei der einfachen Steißlage zusätzlich durch die in Form der **Extended legs** am Rumpf hochgeschlagenen Beine erschwert (THIESSEN, KNAUS, NARIK). Dies führt insbesondere in der Preßperiode immer wieder dazu, daß·sich nach der Wehe die entstandene Haltungsspannung auflöst, so daß der vorangehende Teil in der Wehenpause zurückfedert. Wir bezeichnen das frustrane Tiefertreten des vorangehenden Teiles mit anschließendem Zurückgleiten in der Wehenpause auch als den „toten Gang des Geburtsobjektes". Er ist bedeutungsvoll, da er zu einer Verzögerung der Austreibungsperiode führt.

– *Unregelmäßigkeit und Weichheit des vorangehenden Kindsteiles:* Mit diesen besonderen Eigenschaften des vorangehenden Teiles bei allen Formen der Beckenendlage sind die oft unzureichende Wehenregulation, die unzureichende Zervixdilatation und die evtl. ungenügende Weichteildehnung für den zuletzt durchtretenden, *größten* Kindsteil erklärt. Protrahierte Geburtsverläufe und auch ein Hängenbleiben des nachfolgenden Kopfes finden so ihre kausale Erklärung.

– *Für den Geburtsmechanismus typischer dreifacher Schraubenmechanismus:* Im Gegensatz zur Schädellagengeburt, bei der die Hüftbreite zumeist ohne geburtsmechanische Adaptation austritt, bestimmt diese primär den Geburtsmechanismus bei der Beckenendlagengeburt. Der Drehung der Hüftbreite aus dem hohen Querstand in den tiefen Geradstand folgt der Eintritt der Schulterbreite quer in den Beckeneingang mit nachfolgen-

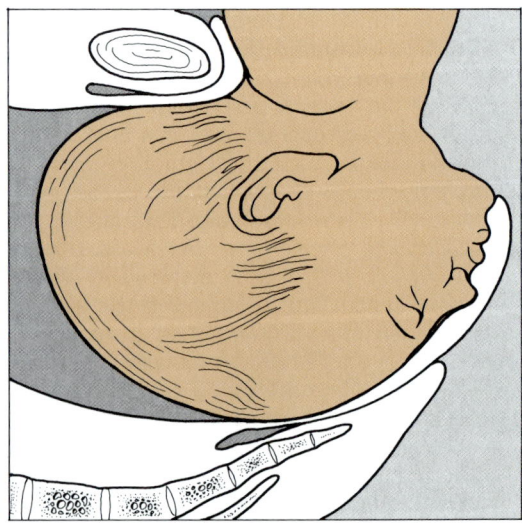

Abb. 5   Geburt des nachfolgenden Kopfes bei Beckenendlage. Der Kopf hat sich mit dem Nacken am unteren Symphysenrand angestemmt; das Kinn wird über den Damm geboren

der Drehung in den tiefen Schultergeradstand. Zur gleichen Zeit tritt der Kopf im hohen Querstand in den Beckeneingang ein, um seinerseits nach Drehung und Beugung den tiefen Geradstand zu erreichen. Der *Austritt des nachfolgenden Kopfes* erfolgt nach dessen Anstemmen am unteren Symphysenrand mit der Circumferentia suboccipitobregmatica, wobei nacheinander Kinn, Gesicht, Stirn, Scheitel und zuletzt das Hinterhaupt über den Damm geboren werden (Abb. 4, 5).

Vaginale Entwicklung des Kindes

Die dem Geburtshelfer für die Beendigung einer Beckenendlagengeburt **zur Verfügung stehenden Handgriffe bzw. entbindenden Operationen** sind in Tab. 2 zusammengestellt. Es ist zu erkennen, daß neben den Eingriffen, die der *operativen und damit indizierten Geburtsbeendigung* in Form der Zangen- oder Vakuumextraktion und der Schnittentbindung bei Schädellage entsprechen, auch Handgriffe genannt werden, die in Form der *„Manualhilfe"* einer Hilfeleistung bei der Entwicklung des Kindes ohne Indikationsstellung und damit den Handgriffen in Form des Dammschutzes bzw. Ritgen-Hinterdammgriffes bei der Schädellagengeburt gleichwertig entsprechen. Es bleibt zu beachten, daß sowohl bei der Manualhilfe als auch bei den indizierten operativen Geburtsbeendigungen im Anschluß an die Gewinnung des Rumpfes *Zusatzhandgriffe zur Entwicklung der Schultern, Arme und des nachfolgenden Kopfes* notwendig werden können (Tab. 4 u. 5). Ihre Anwendung ist damit nicht unbedingt an das Vorgehen bei der Rumpfentwicklung gebunden!

Jede Beckenendlagengeburt bedarf der manuellen Hilfe durch den Geburtshelfer! Nach dem Durchschneiden des Steißes durch das Weichteilansatzrohr ist das Kind aufgrund der besonderen geburtsmechanischen Gegebenheiten akut hypoxisch gefährdet, und zwar durch die retraktionsbedingte uterine Minderdurchblutung, die Nabelschnurkompression und die Möglichkeit der vorzeitigen Plazentalösung (S. 148). Bei der Auswahl des methodischen Vorgehens ist deshalb darauf zu achten, daß Verzögerungen der Preßperiode vermieden werden (S. 149).

Tabelle 2 Die für die Entwicklung des Kindes bei Beckenendlage zur Verfügung stehenden Handgriffe

| Handgriff nach Bracht |
| Herausleiten des Steißes nach Thiessen |
| Halten des Steißes mit dem Vakuumextraktor |

Eine Abgrenzung der Manualhilfe von der **Spontangeburt bei Beckenendlage**, wie sie von einigen Klinikern vorgenommen wird, ist nicht gerechtfertigt, da es sich nicht um Gegensätze handelt. Die ohne Indikationsstellung auszuführende Manualhilfe ist vielmehr bei der Schädellagengeburt dem Vorgehen in Form des Dammschutzes bzw. dem Ritgen-Hinterdammgriff gleichzusetzen.

Der Begriff der **„halben Extraktion"** ist aus einer Zeit, in der die Manualhilfen noch nicht zur Verfügung standen, ebenfalls von einigen Geburtshelfern bis heute beibehalten worden. Es wurde darunter die Beendigung der Beckenendlagengeburt nach dem spontanen Durchtritt des Steißes durch das Weichteilansatzrohr mit Hilfe der Arm- und Kopflösung verstanden (WINTER u. HALBAN). Da die halbe Extraktion durch die Manualhilfen ersetzt wurde, sollte dieser Begriff nicht mehr Verwendung finden.

Die vaginale Entwicklung des Kindes aus Beckenendlage wird bei komplikationslosem Verlauf der Eröffnungs- und Austreibungsperiode in den meisten deutschsprachigen Kliniken heute durch die

Manualhilfe nach Bracht[1]

vorgenommen (Abb. 6, 7). Die Technik der Manualhilfe wurde von BRACHT 1936 publiziert und unabhängig von ihm von dem russischen Geburtshelfer COVJANOV empfohlen. Sie hat das Ziel, das Kind nach dem spontanen Durchschneiden des Steißes möglichst einzeitig und damit ohne Zeitverlust und ohne zusätzliche Handgriffe zu entwickeln. Im einzelnen hat sich das folgende **Vorgehen** bewährt:

Spätestens in der zweiten Hälfte der Eröffnungsperiode ist für eine gut sitzende *Leitungsanästhesie* – am besten in Form einer Katheter-Periduralanästhesie, bei Mehrgebärenden evtl. auch in Form der Parazervikal-Pudendus-Anästhesie – Sorge zu tragen. Eine ausreichende Analgesie trägt dazu bei, spastische Zervixdystokien nach der Entwicklung der Schultern, durch die der nachfolgende Kopf zurückgehal-

---

[1] ERICH BRACHT, Chefarzt der Städtischen Frauenklinik Berlin-Neukölln, 1882–1969.

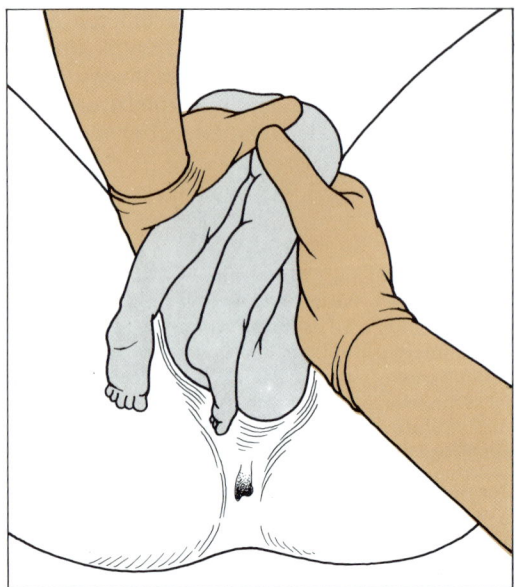

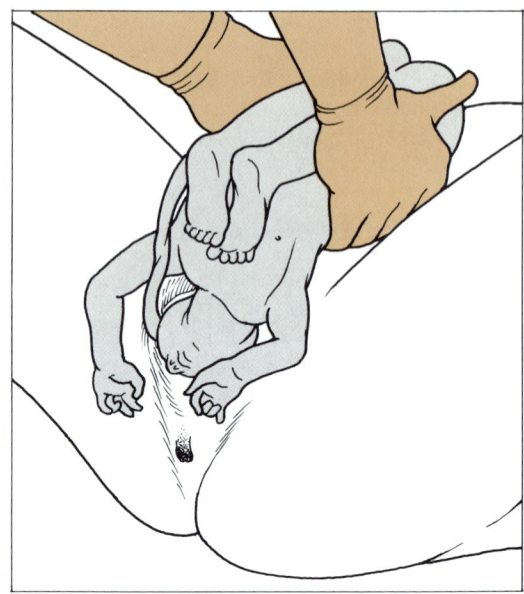

Abb. 6   Manualhilfe nach Bracht (I). Der bis zum unteren Winkel des vorderen Schulterblattes geborene Steiß ist mit beiden Händen gefaßt, die Daumen liegen auf den Oberschenkeln. Durch ulnare Abduktion wird der Rumpf in Richtung zur Symphyse geführt

Abb. 7   Manualhilfe nach Bracht (II). Der Rumpf wird durch die ulnare Abduktion der Geburtshelferhände aus der Führungslinie heraus in Richtung auf das Abdomen der Mutter gedrückt. Die Arme sind herausgefallen; das Kinn erscheint über dem Damm

ten wird, mit ausreichender Sicherheit zu vermeiden. Die *intravenöse Durchtrittsnarkose* mit ihrem Beginn beim Durchschneiden des Steißes sollte heute die Ausnahme darstellen und den Beckenendlagengeburten vorbehalten bleiben, bei denen eine Periduralanästhesie nicht gelingt oder aufgrund anatomischer Besonderheiten nicht möglich ist. Die *Wehenregulation* erfolgt über eine i. v. Oxytocin-Infusion.

Die *Steinschnittlage* gewährt einen ausreichenden Zugang zu den Geburtswegen und garantiert zugleich das unverzügliche Übergehen von der Manualhilfe zu operativ entbindenden Maßnahmen.

Nachdem der Geburtshelfer das Durchschneiden des Steißes den natürlichen Geburtskräften überlassen hat, *beginnt die Manualhilfe* mit dem Erscheinen des unteren Winkels des vorderen Schulterblattes des Kindes unter der Symphyse (Abb. 6). Der Operateur umfaßt jetzt den Rumpf des Kindes, der sich infolge des Schultereintrittes in den Beckeneingang mit dem Rücken symphysenwärts gedreht hat, mit beiden Händen, und zwar so, daß die Finger auf dem Rücken des Kindes, die Daumen in etwa

parallel auf den Oberschenkeln liegen. Auf diese Weise wird sichergestellt, daß die ulnare Abduktion der Hände die Fruchtwalze in Richtung zur Symphyse führt und nicht am Kind gezogen wird (s. u.). Ein *fehlerhaftes Fassen der Frucht*, das nicht selten zu beobachten ist und den Erfolg der Manualhilfe in Frage stellt, wird dadurch vermieden, daß der Geburtshelfer mit etwa in Kinnhöhe aufgestellten Händen mit nach innen gerichteten Handflächen und zum Geburtshelfer zeigenden, abgespreizten Daumen auf die Fruchtwalze zugeht (Abb. 8).

Ist der geborene Rumpf mit den flachen Händen voll gefaßt, so wird die nächste Kontraktion abgewartet. Es ist ratsam, zu diesem Zeitpunkt zur Vermeidung geburtsverzögernder Wehenschwächen die *Oxytocin-Infusion* (6 IE auf 500 ml Infusionsflüssigkeit) mit einer Tropfenfolge von 20–30 Tropfen/min anzustellen.

Mit dem Einsetzen der nächsten Wehe wird die Kreißende zum intensiven Pressen aufgefordert. Zusätzlich wird die Expression des Kindes durch den mit der flachen Hand ausgeführten Kristeller-Handgriff unterstützt (S. 191). Gleichzeitig führt der Geburtshelfer durch ulna-

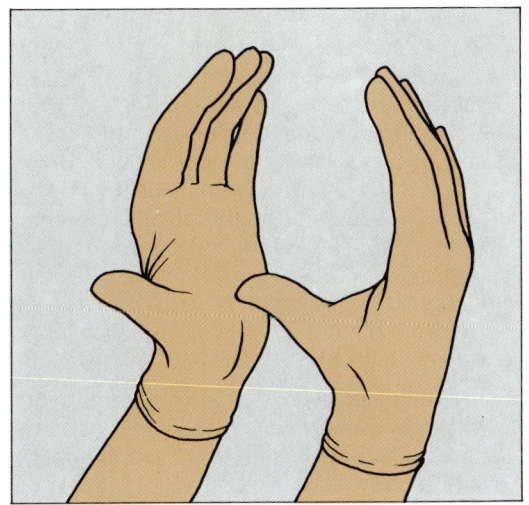

Abb. 8 Stellung der Hände des Operateurs, die dazu führt, daß der Rumpf des Kindes beim Handgriff nach Bracht richtig gefaßt wird

re Abduktion der Hände und damit durch den Druck der Daumen auf die Oberschenkel das Beckenende des Kindes aus der Führungslinie heraus (!) in Richtung auf die Bauchdecken der Mutter (Abb. 7). Hierbei darf nicht an der Frucht gezogen werden, damit die auf der Brust des Kindes liegenden Arme diese Position nicht verlassen und sich hochschlagen, d. h. neben den nachfolgenden Kopf geraten. Sind die Arme über den Damm geboren, so wird die Abwinkelung des Rumpfes so lange fortgesetzt, bis auch der nachfolgende Kopf geboren ist. Dabei treten nacheinander Kinn, Gesicht, Stirn und schließlich das Hinterhaupt über den Damm. Gelingt die Manualhilfe nach Bracht, so ist eine gesonderte Arm- oder Kopflösung nicht erforderlich.

Wir verwenden seit Jahren die Manualhilfe nach Bracht nur noch für die Beendigung der vaginalen Beckenendlagengeburt, wenn das Durchschneiden des Rumpfes leicht, mit wenigen Preßwehen erfolgt, d. h. in erster Linie bei Mehr- und Vielgebärenden (HESPE u. Mitarb., MARTIUS). Bei Erstgebärenden bedeutet das für das Gelingen des Bracht-Handgriffes notwendige Abwarten bis zur Geburt des unteren Winkels des vorderen Schulterblattes, insbesondere bei „extended legs", eine erhebliche Verzögerung der für das Kind gefahrvollen Preßperiode (S. 148). In noch stärkerem Maße ist dies bei dem

Herausleiten des Steißes nach Thiessen[1]

der Fall (KUBLI, BAILER) (Abb. 9, 10). Als wesentlicher Unterschied und Vorteil wird von THIESSEN im Vergleich zur „zweizeitigen Entwicklung des Kindes" mit der Manualhilfe nach Bracht die durch das Zurückhalten des Steißes zu erreichende „einzeitige Gewinnung des Kindes" angesehen. Das Zurückhalten erfolgt dabei zu einem Zeitpunkt, zu dem nach Ansicht des Autors eine Nabelschnurkompression noch nicht eingetreten ist. Die hypoxische Gefährdung des Kindes durch die Beeinträchtigung des Umbilikalkreislaufes wird hierbei also ganz in den Vordergrund gestellt. THIESSEN empfiehlt, wie folgt vorzugehen:

Nach Lagerung der Kreißenden wird die Episiotomie am besten in Leitungsanästhesie während des Durchschneidens des Steißes geschnitten. Ist der Steiß vor der Vulva sichtbar, so wird die Patientin zum Veratmen der nächsten Wehe aufgefordert und der Steiß mit der flachen Hand mittels eines Dammschutzlappens zurückgehalten (Abb. 9). In der folgenden Wehenpause werden 2 IE Oxytocin i. v. gegeben. Ist der Steiß bis zum Nabel geboren bzw. so weit, daß die Leistenbeugen ausreichend frei sind, so daß der Operateur mit den Zeigefingern in die Leisten eingehen kann, so wird bei der nächsten Preßwehe das Zurückhalten des vorangehenden Teiles aufgegeben und die Patientin zum kräftigen Mitpressen aufgefordert. In dieser Zeit stützt der Operateur mit der flach unter den Steiß gehaltenen Hand die Fruchtwalze, damit diese nicht heruntersinkt. Gelingt auf diese Weise nicht die vollständige Geburt des Kindes in Form einer „Spontangeburt", so gehen die Zeigefinger in die Leistenbeuge, die drei übrigen Finger werden auf dem Rücken, die Daumen auf dem Oberschenkel placiert, um nun die Arme und den nachfolgenden Kopf durch Anheben des Rumpfes über den Damm zu entwickeln (Abb. 10).

Sowohl bei der Manualhilfe nach Bracht als auch nach dem Herausleiten des Steißes nach Thiessen kann das **spontane Herausfallen der Arme** ausbleiben. In diesen Fällen müssen die Arme und zumeist dann auch der nachfolgende Kopf durch gesonderte Handgriffe entwickelt werden. Über die zur Verfügung stehenden Methoden wird auf S. 159 und 164 berichtet.

[1] PETER THIESSEN, Chefarzt der Städtischen Frauenklinik Karlsruhe, 1905–1984.

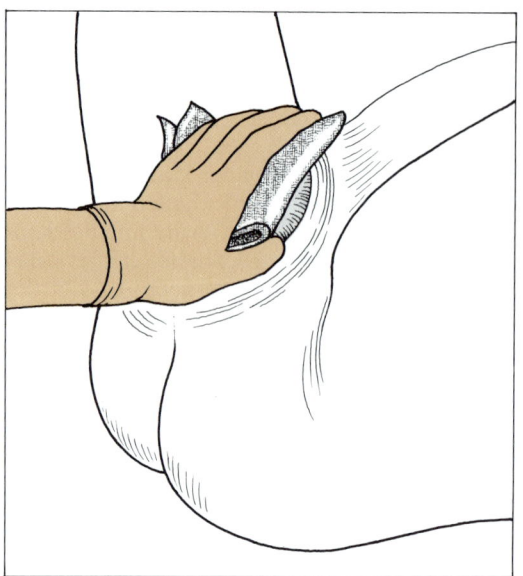

Abb. 9   Herausleiten des Steißes nach Thiessen (I). Der sichtbare Steiß wird während einer Wehe mit einem Dammschutzlappen zurückgehalten; die Kreißende veratmet die Wehe

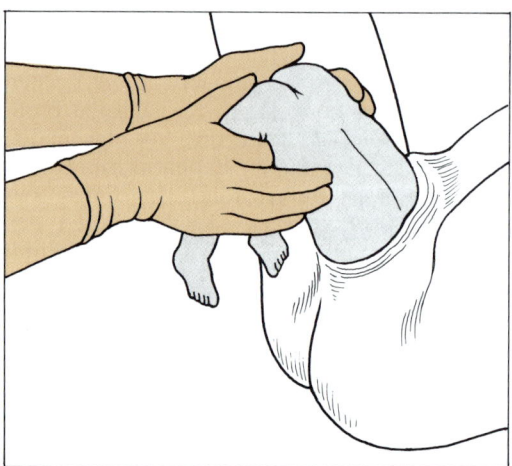

Abb. 10   Herausleiten des Steißes nach Thiessen (II). Die Zeigefinger sind in die Leistenbeugen eingegangen. Das Kind wird durch Anheben des Rumpfes herausgeleitet

Die **deutlich überhöhte hypoxische Gefährdung des Kindes während der Preßperiode** ist eine in den letzten Jahren immer wieder betonte und von den meisten Geburtshelfern akzeptierte, typische Komplikation der Beckenendlagengeburt. Belege hierfür sind die 3fach höhere

Azidosemorbidität (KRAUSE u. Mitarb., KUBLI), die in den letzten 30 Min. (!) vor der Geburt des Kindes schnelle Zunahme der Dezelerationsfläche im CTG (KURZ u. KÜNZEL), die unabhängig vom Dezelerationstyp mit der Änderung des „base excess" des fetalen Blutes korreliert ist (KASTENDIECK u. Mitarb.), und die bei der Beckenendlage auffallende Differenz zwischen dem pH-Wert im Nabelvenenblut und dem pH-Wert im Nabelarterienblut post partum. Hierfür können *pathogenetisch* die folgenden Besonderheiten der Beckenendlagengeburt verantwortlich gemacht werden:

– die früher als bei der Schädellage eintretende *Nabelschnurkompression* (KÜNZEL u. Mitarb.), die sich zu Beginn der Austreibungsperiode manifestiert, womit z. B. THIESSEN die günstige Wirkung des Zurückhaltens des Steißes expressis verbis rechtfertigt (s. o.);
– die *uterine Durchblutungsminderung*, die nach KURZ u. KÜNZEL bis zur vollständigen Zervixretraktion bei unbeeinträchtigter Plazentafunktion für die Hypoxieentwicklung ohne Bedeutung ist, bei einem protrahierten Geburtsverlauf während der Austreibungsperiode aber das Kind erheblich zusätzlich gefährdet;
– die *vorzeitige Plazentalösung* während des Durchtrittes des Steißes als Folge der im Vergleich zur Schädellagengeburt früher und intensiver einsetzenden Verkleinerung der Plazentahaftfläche (S. 148).

Halten wir uns diese für die erhöhte Hypoxiegefährdung des Beckenendlagenkindes kausalen Faktoren und den Zeitpunkt ihrer Manifestation vor Augen und akzeptieren wir die Aussage KUBLIS, daß die Risikofaktoren für das Beckenendlagenkind in der Eröffnungsperiode mit der intrapartualen Intensivüberwachung heute weitgehend eliminierbar sind, *so muß das Ziel des Geburtshelfers vordergründig in einer Abkürzung der Preßperiode bei der vaginalen Beckenendlagengeburt bestehen.* Diese Überlegungen haben uns davon überzeugt, daß diese Forderung gerade bei Erstgebärenden, oftmals aber auch bei Mehrgebärenden durch die konservative Leitung der Austreibungsperiode mit Hilfe des Bracht-Handgriffes bzw. des Herausleitens des Steißes nach Thiessen nicht erfüllt wird (HESPE u. Mitarb.). Ist zu erkennen, daß der Steiß nicht bereits mit den ersten ein oder zwei Preßwehen im Weichteilansatzrohr hochsteigt und in der Wehenpause infolge der Auflösung der Gewebsspannung im fetalen Rumpf wieder zurücksinkt, so verzichten wir auf die beschriebenen Möglichkeiten der Manualhilfe und gehen auf das

Halten des Steißes mit dem Vakuumextraktor

über (MARTIUS) (Abb. 11). Es handelt sich hierbei nicht um ein entbindendes Operationsverfahren, sondern wie bei dem Vorgehen nach Bracht bzw. Thiessen um eine **assistierende Unterstützung** der Geburt des Kindes in Abhängigkeit von den natürlichen Geburtskräften. Hierbei findet vor allem die erschwerte Abbiegung des Rumpfes nach lateral bzw. dorsal infolge der überhöhten Haltungsspannung, wie sie in besonders ausgeprägter Weise bei den „extended legs" zu finden ist, Berücksichtigung. Damit ist zugleich erklärt, daß die Hilfeleistung in Form des „Haltens des Steißes" früher als die Manualhilfe beginnen muß. Das Fassen des vorangehenden Steißes mit der Vakuumglocke ermöglicht es dem Geburtshelfer, *ohne Zug* die jeweils vom Geburtsobjekt erreichte Position zu halten und damit ein Zurückweichen des Steißes in der Wehenpause durch Auflösung der Gewebsspannung im Kind zu vermeiden. Die Erfahrung zeigt, daß damit die Preßperiode deutlich abgekürzt werden kann, ohne daß

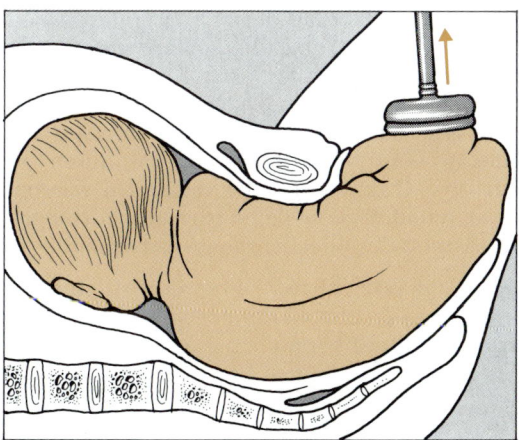

Abb. 11 Halten des Steißes mit dem Vakuumextraktor. Die kleine Vakuumglocke ist auf der vorderen Gesäßbacke des Kindes angelegt. In der Wehenpause wird der Steiß in der durch die Propulsion erreichten Stellung gehalten, um ein Zurückgleiten zu vermeiden. Die erhebliche Haltungsspannung im Rumpf als Folge der Lateralflexion ist deutlich zu erkennen

zusätzliche geburtsmechanische Komplikationen wie etwa Erschwerungen bei der Arm- oder Kopfgewinnung auftreten.

Das **technische Vorgehen** (Abb. 11) ist einfach: Nach vollständiger Erweiterung des Muttermundes und bei auf dem Beckenboden stehendem Steiß wird die Kreißende in Steinschnittlage gebracht. Die *Stellungsdiagnose* wird palpatorisch anhand der Crista sacralis mediana bzw. der Beine nochmals überprüft (S. 92). Wird der Steiß bei der nachfolgenden Wehe im Weichteilansatzrohr sichtbar, so wird auf der Höhe der Wehe die kleine Vakuumglocke ($\varnothing = 3$ cm) eingeführt und links oder rechts vorn auf der vorderen Gesäßhälfte mit 0,6 kg/cm² (60 kPa) fixiert. Es ist darauf zu achten, daß Anus und Genitalorgane von der Glocke nicht mitgefaßt werden! Die erforderliche ausgiebige mediolaterale *Episiotomie* darf erst jetzt geschnitten werden, da das Eindringen von Blut zwischen Glocke und vorangehenden Teil die Haftfähigkeit mindert und durch ein Abgleiten der Glocke die Ursache von Hautverletzungen sein kann.

Das eigentliche *Halten des Steißes* hat die Aufgabe, den Steiß während der Preßwehe in der Führungslinie zu führen und ihn beim Abklingen der Wehe durch Straffung der Zugkette in der erreichten Position zu halten, d.h. ein Zurückgleiten des Steißes zu verhindern. Es wird während der Wehe nicht an der Glocke gezogen! Auf diese Weise wird fast ausnahmslos in der nächsten bzw. übernächsten Preßwehe unter gleichzeitiger wehensynchroner Kristeller-Expression das Durchschneiden des Steißes und damit die Geburt des Rumpfes bis zum unteren Winkel des vorderen Schulterblattes erreicht. Da bei diesem Vorgehen die Arme die Position auf der Brust nicht verlassen, kann die Entwicklung des Kindes sogar mittels der Bracht-Manualhilfe vollendet werden. Das Vakuum wird nach dem Durchschneiden des Steißes aufgelöst und die Glocke erst nach Beendigung der Manualhilfe zur Schonung der Haut abgenommen.

Zur Schonung des Kindes und zur Vermeidung von Zeitverlusten hat es sich zusätzlich bewährt, an die Rumpfentwicklung unabhängig von dem bis dahin gewählten Vorgehen, also auch im Anschluß an das Halten des Steißes mit dem Vakuumextraktor, großzügig die **Lösung der Arme und des nachfolgenden Kopfes** anzuschließen. Über die Begründung für dieses Vorgehen und die Technik wird auf S. 162 berichtet.

Extraktion des Kindes

Die Extraktion des Kindes am vorangehenden Beckenende stellt im Gegensatz zu den verschiedenen Methoden in Form der Manualhilfe eine *entbindende Operation* dar. Sie bedarf einer besonderen Indikationsstellung. Zur operativen Beendigung einer vaginalen Beckenendlagengeburt stehen die in Tab. 3 zusammengestellten entbindenden Operationen zur Verfügung.

Indikation: *Die operative Extraktion des Beckenendlagenkindes stellt in jedem Fall dann für das Kind eine gefährliche Operation dar, wenn diese vor dem Erreichen des Beckenbodens begonnen wird.* Aus diesem Grunde wird sie heute mit wenigen Ausnahmen nur bei sichtbarem Steiß, beim 2. Zwilling und beim intrauterinen Fruchttod praktiziert, während in allen anderen Fällen, insbesondere bei Erstgebärenden, der Schnittentbindung der Vorzug gegeben wird.

Bei der einfachen Steißlage ist die operative Gewinnung des Steißes am schonendsten mit der

Vakuumextraktion des Steißes

(Abb. 12) zu erreichen (EVELBAUER, FINKBEINER, H. MARTIUS, BAILER). Zu diesem Zweck wird die vordere Gesäßhälfte durch Spreizen der kleinen Labien sichtbar gemacht und die kleine oder mittlere Vakuumglocke

– bei 1. Stellung links vorn,
– bei 2. Stellung rechts vorn

unter Schonung von Anus und Genitale angelegt und mit einem Vakuum von 0,6 kg/cm² (60 kPa) fixiert. Die Darstellung der richtigen Placierungsstelle kann, falls notwendig, mit flachen Spekula erfolgen. Nach dem Nachtasten und dem Probezug (S. 94) werden die *Traktionen* wehensynchron in der Führungslinie ausgeführt. Das Schneiden einer ausgiebigen Episiotomie nach (!) dem Anlegen der Glocke (S. 95) und die ebenfalls wehensynchrone Kri-

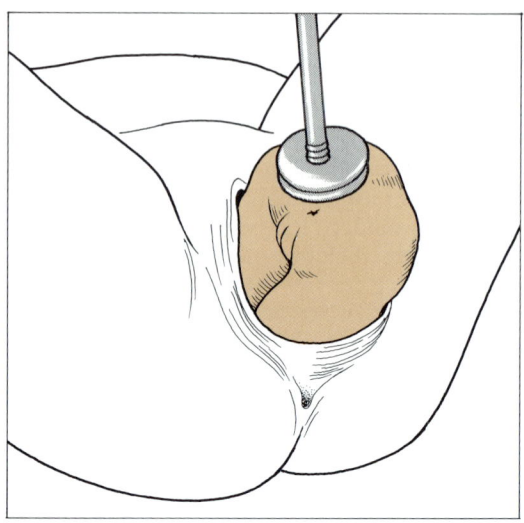

Abb. 12 Vakuumextraktion bei 1. einfacher Steißlage. Die mittlere Glocke ist über der vorne stehenden Gesäßhälfte angelegt. Die Traktionen erfolgen wehensynchron. Gleichzeitige Kristeller-Expression in der Führungslinie

steller-Expression (S. 95) erleichtern den Durchtritt des Steißes. Die Extraktion wird bis zum Erscheinen des unteren Winkels des vorderen Schulterblattes unter der Symphyse fortgesetzt. Jetzt wird die Glocke abgenommen und die Arm- und Kopflösung – am sichersten in Form der Armlösung nach Lövset und der Kopflösung nach Veit-Smellie (S. 162) – angeschlossen. Das Abgleiten oder Abreißen der Glocke vom vorangehenden Teil durch zu intensive Traktionen sollte vermieden werden, da anderenfalls erhebliche Hautabschürfungen am Ansatz des Glockenrandes entstehen.

Bei leicht erreichbarer vorderer Leistenbeuge sowie bei der unvollkommenen und vollkommenen Fußlage kann auch die

manuelle Extraktion des Steißes

(Abb. 13) Verwendung finden. Sie verzichtet auf jegliches Instrumentarium. Die *Technik* der Extraktion wird von der Art des vorangehenden Teiles bestimmt:

Bei der **einfachen Steißlage** (Abb. 13) mit bereits durchgeschnittenem Steiß ist es dem Operateur leicht möglich, mit beiden Zeigefingern die Leistenbeugen zu erreichen, und zwar so, daß

Tabelle 3 Operationsmethoden zur Extraktion des Kindes bei Beckenendlage

Vakuumextraktion am Steiß
manuelle Extraktion bei einfacher Steißlage
manuelle Extraktion bei Fußlage
Herunterholen eines Beines und Extraktion am Fuß
Zangenextraktion am Steiß

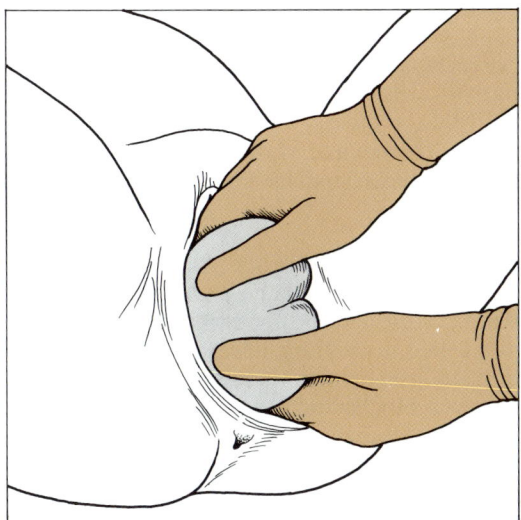

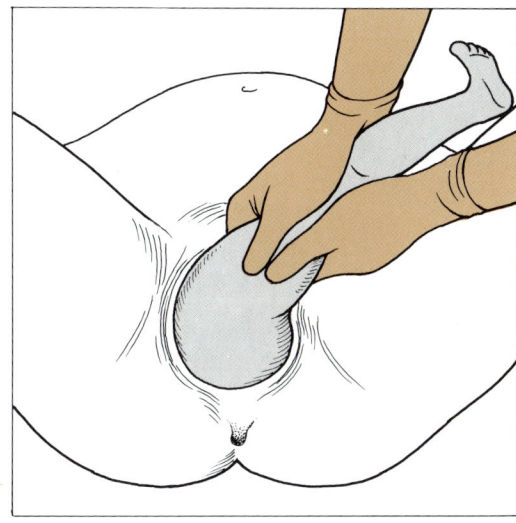

Abb. 13 Manuelle Extraktion am Steiß bei 2. einfacher Steißlage. Die Zeigefinger beider Hände sind in die Leistenbeugen eingeführt, und zwar so, daß die Daumen über dem Kreuzbein des Kindes liegen. Die Traktionen erfolgen wehensynchron in der Führungslinie

Abb. 14 Manuelle Extraktion bei Fußlage (I). Der vorangehende Fuß wird mit einer oder beiden Händen möglichst rumpfnahe gefaßt. An ihm wird der Rumpf in der Führungslinie extrahiert

die Daumen auf dem Kreuzbein des Kindes liegen. Auf diese Weise hat er ausreichend Angriffsfläche, um die Extraktion in Richtung der Führungslinie auszuführen. Er muß dabei darauf achten, daß er den *Drehtendenzen des Kindes* folgt bzw. diese nachahmt, und zwar:

– nach dem Durchschneiden des Steißes mit der Hüftbreite im tiefen Geradstand mit dem Rücken nach vorn für den Eintritt der Schulterbreite im hohen Querstand;
– im Verlauf der weiteren Extraktion mit dem Rücken zur Seite, und zwar bei 1. Stellung mit dem Rücken nach links, bei 2. Stellung mit dem Rücken nach rechts, für die innere Drehung der Schultern zum tiefen Geradstand.

Ist durch die Extraktion der untere Winkel des vorderen Schulterblattes unter der Symphyse sichtbar geworden, so wird das Ziehen am Rumpf beendet. Es wird jetzt die *Armlösung* angeschlossen (S. 159).

Als manuelle Extraktion muß auch das Vorgehen bezeichnet werden, wenn im Verlauf einer Manualhilfe (Handgriff nach Bracht oder auch Thiessen) der Steiß nicht allein wehenabhängig bis zum unteren Schulterblattwinkel durchtritt, so daß an der Frucht gezogen werden muß. Jedes Ziehen am Kind beinhal-

tet die Möglichkeit des Hochschlagens der Arme und erfordert das Übergehen auf eine Armlösung!

Bei den **Fußlagen** findet der Operateur leichter als bei der einfachen Steißlage eine manuelle Angriffsfläche am vorangehenden Teil für die manuelle Extraktion. Sie kann deshalb als

Extraktion am vorangehenden Fuß

ausgeführt werden (Abb. 14, 15). Zu diesem Zweck wird der Fuß bzw. das vorangehende Bein mit der vollen Hand gefaßt, und zwar möglichst nahe am Rumpf, damit die Gelenke durch die Extraktion nicht geschädigt werden. Aus dem gleichen Grunde wird während der Extraktion bei unvollkommener Fußlage immer wieder aufsteigend nachgefaßt, bis es schließlich möglich ist, mit einem Zeigefinger in die freiwerdende, zumeist hintere Leistenbeuge einzugehen und hier unter Schonung der Hüftgelenke einen zusätzlichen Angriffspunkt am Steiß zu finden (Abb. 15). Ist der Steiß schließlich, wie aus Abb. 13 erkennbar, mit beiden Händen gefaßt, so wird die Extraktion wie bei der einfachen Steißlage bis zum unteren Winkel des vorderen Schulterblattes fortgesetzt, um dann die Armlösung anzuschließen (S. 159).

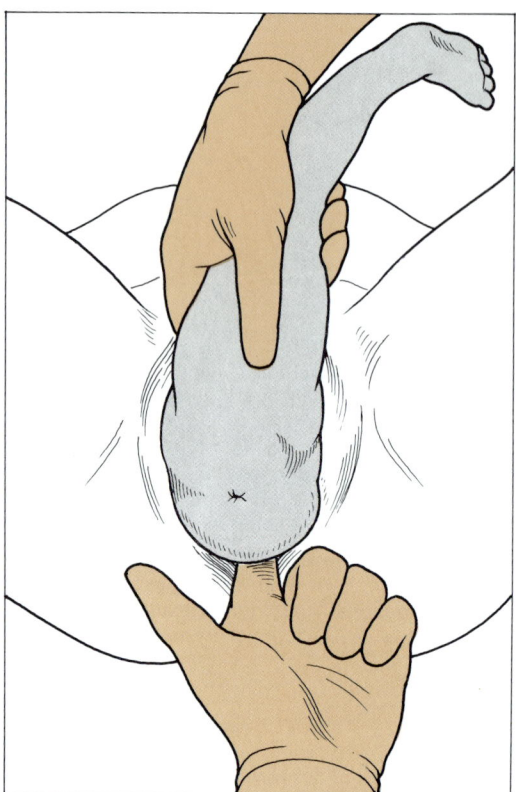

Abb. 15 Manuelle Extraktion bei Fußlage (II). Ist die hintere Leistenbeuge erreichbar, so wird hier mit dem Zeigefinger eingegangen, um auf diese Weise die Angriffsfläche am Kind zu vergrößern

In seltenen Fällen führt bei der unvollkommenen Fußlage das **hintere Bein**. Die Seltenheit ist mit der in diesen Fällen erschwerten Abbiegung des fetalen Rumpfes zur geschienten Seite, d. h. zur Seite des hochgeschlagenen Beines, erklärt. Beim Zug am dorsal stehenden vorangehenden Fuß erlebt der Operateur sogar häufig, daß eine Rotation des Rumpfes um 180° eintritt, die den vorangehenden hinteren Fuß zum vorderen werden läßt.

Muß an dem hinten stehenden vorangehenden Fuß extrahiert werden, so hat der Operateur zu beachten, daß die ersten Traktionen nach dorsal geführt werden, bis die vordere Hüfte von der Symphysenoberkante freigegegen wurde und sie die hintere Symphysenfläche passiert hat. Erst dann kann die Extraktion in der Führungslinie fortgesetzt werden.

Es gibt einen wichtigen Grund, die **Indikation zur Extraktion bei Fußlage** zurückhaltend zu stellen. Es ist dies die relative Kleinheit des vorangehenden Kindsteiles. Er beträgt (Tab. 1):
– bei unvollkommener Fußlage: 27 cm,
– bei vollkommener Fußlage: 25 cm.

Die Folge ist, daß Zervix und Weichteilansatzrohr durch den vorangehenden Teil relativ ungenügend für den nachfolgenden Kopf gedehnt und gehäuft *Schwierigkeiten bei der Kopfentwicklung* beobachtet werden (S. 164).

Eine vorbereitende Maßnahme für die Extraktion bei Beckenendlage stellt das

Herunterholen eines Beines

bei einfacher Steißlage dar (Abb. 16). Die Maßnahme hat den Zweck, einen Angriffspunkt am Kind für die Extraktion zu schaffen, wenn die manuelle Entwicklung oder die Vakuumextraktion aus irgendeinem Grunde – z. B. wegen eines relativen Hochstandes des vorangehenden Teiles – nicht möglich ist. *Voraussetzung* für den Eingriff ist die vollständige Erweiterung des Muttermundes. Es ist indessen darauf zu verweisen, daß die Indikation zur operativen Geburtsbeendigung bei noch nicht am Beckenboden stehendem Steiß heute mit großer Zurückhaltung gestellt werden muß! Bei einer Gefähr-

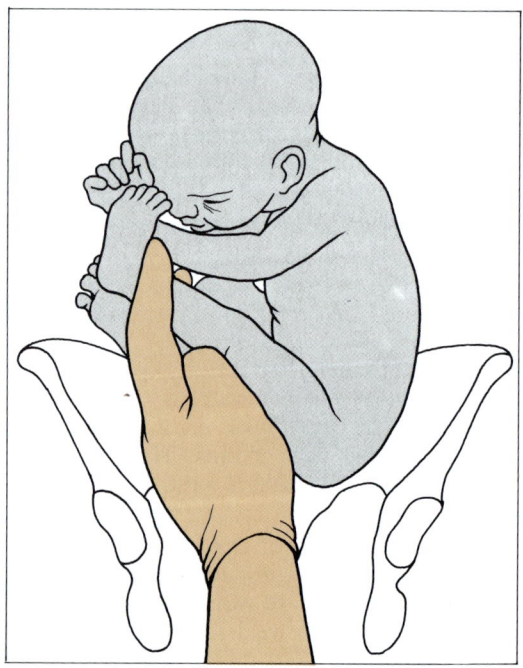

Abb. 16 Herunterholen eines Beines für die Extraktion bei Beckenendlage. Bei 1. einfacher Steißlage ist die linke Hand in den Uterus eingeführt, nachdem der Steiß nach oben gedrängt wurde. Das vorn stehende Bein wird mit Zeige- und Mittelfinger gefaßt und aus der Vagina herausgeleitet

dung von Kind oder Mutter wird der Schnittentbindung der Vorzug gegeben.

Die **Operation** (Abb. 16) beginnt mit dem Herausschieben des Steißes aus dem kleinen Bekken. Auf diese Weise wird dem herunterzuholenden Beine eine ausreichende Beweglichkeit gegeben. Zudem lassen sich hierdurch Weichteilverletzungen in Form von Zervix- und Vaginalrissen mit ausreichender Sicherheit vermeiden. Der Operateur geht dabei mit der der Bauchseite des Kindes entsprechenden Hand zunächst ganz in den Geburtskanal ein, drängt den Steiß nach oben über den Beckeneingang und sucht – zumeist mit zwei Fingern – den vorderen Fuß, um ihn dann aus der Vagina herauszuleiten. Die *Extraktion* erfolgt dann wie bei der unvollkommenen Fußlage (S. 156). Das *Herunterholen von nur einem Bein* ist sinnvoll,

damit der vorangehende Teil nicht zu sehr verkleinert und so die Weichteile für den nachfolgenden Kopf ausreichend gedehnt werden.

Die für die deutschsprachige Geburtshilfe vor allem von G. DÖDERLEIN[1] und von NÜRNBERGER empfohlene

Zangenextraktion am Steiß

ist heute durch die Vakuumextraktion bzw. die manuelle Extraktion weitgehend ersetzt worden. Beim **Anlegen der Zange** ist sorgfältig darauf zu achten, daß das Instrument quer oder zumindest schräg am Steiß angelegt, d. h. nicht über die Bauchseite gebracht wird, damit abdominale Verletzungen beim Kind vermieden werden. Wie bei der Vakuumextraktion ist es außerdem ratsam, die instrumentellen Extraktionen so bald wie möglich durch manuelle Handgriffe zu unterstützen oder sogar zu ersetzen, da diese für das Kind schonender sind (H. MARTIUS).

Entwicklung von Schultern und Armen (sog. Armlösungen)

Ist bei der vaginalen Entwicklung des Kindes aus Beckenendlage der Rumpf des Kindes geboren und folgen die Schultern und Arme nicht spontan, so ist es notwendig, diese durch spezielle Handgriffe zu gewinnen. Im einzelnen ergibt sich eine **Indikation zur Armlösung** in den folgenden Situationen während der Entwicklung des Beckenendlagenkindes:

– bei der Manualhilfe nach Bracht, wenn mit ihr die Arme nicht spontan über den Damm geboren werden;
– nach dem Halten des Steißes mit dem Vakuumextraktor als grundsätzliche Maßnahme zur Vermeidung jeglichen Zeitverlustes;
– im Anschluß an jede Rumpfextraktion, da durch den Zug am Beckenende häufig die Arme hochgeschlagen sind, d. h. neben dem Kopf liegen.

Von den zahlreichen Empfehlungen, die die Gewinnung der Schultern und Arme bei der vaginalen Beckenendlagengeburt zum Ziel haben, kommt den in Tab. 4 zusammengestellten Handgriffen praktische Bedeutung zu.

Eine technisch einfache und schonende Methode zur Gewinnung von Schultern und Armen stellt die

Tabelle 4   Handgriffe zur Gewinnung der Schultern und Arme bei Beckenendlage

Kombinierte Armlösung nach Bickenbach
Armlösung nach Müller
Armlösung nach Lövset
klassische Armlösung
Lösung des in den Nacken geschlagenen Armes
Lösung des Armes hinter der Symphyse

kombinierte Armlösung nach Bickenbach[1]

dar. Die Nomenklatur läßt erkennen, daß es sich um eine Kombination der (nicht ausreichend sicheren!) Armlösung nach Mueller[2] und der (technisch aufwendigen) klassischen Armlösung (S. 162) handelt. Typisch ist die folgende *Reihenfolge:*

– Gewinnung des dorsal stehenden Armes aus der Kreuzbeinaushöhlung,
– Gewinnung des ventral stehenden Armes unter der Symphyse.

Die kombinierte Armlösung beginnt damit wie die klassische Armlösung mit der **Entwicklung des hinteren Armes** (Abb. 17): Zu diesem Zweck werden die Beine mit der der Bauchseite des

[1] GUSTAV DÖDERLEIN, Ordinarius in Jena, 1893–1980.
[2] L. N. NÜRNBERGER, Ordinarius in Köln, 1884–1959.

[1] WERNER BICKENBACH, Ordinarius in Münster, Tübingen und München, 1900–1974.
[2] ARTHUR MUELLER, Geburtshelfer in München, 1863–1926.

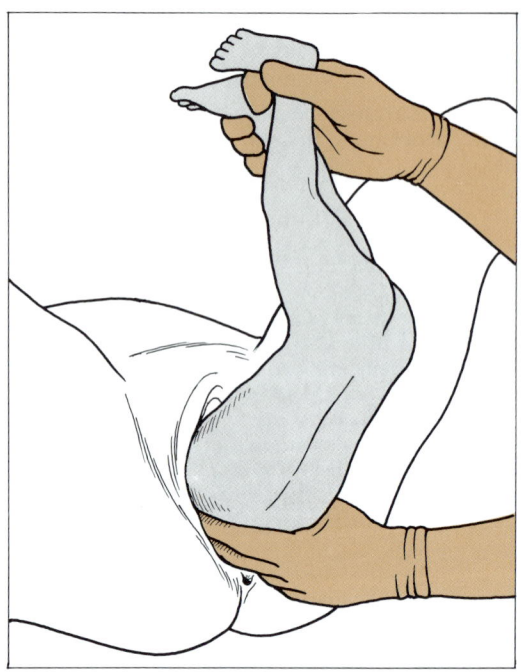

Abb. 17   Kombinierte Armlösung nach Bickenbach (I): Lösung des hinteren Armes. Die Beine werden an den Knöcheln angehoben. Die vom Rücken des Kindes kommende Hand streift den Arm über die Brust des Kindes aus der Kreuzbeinaushöhlung heraus

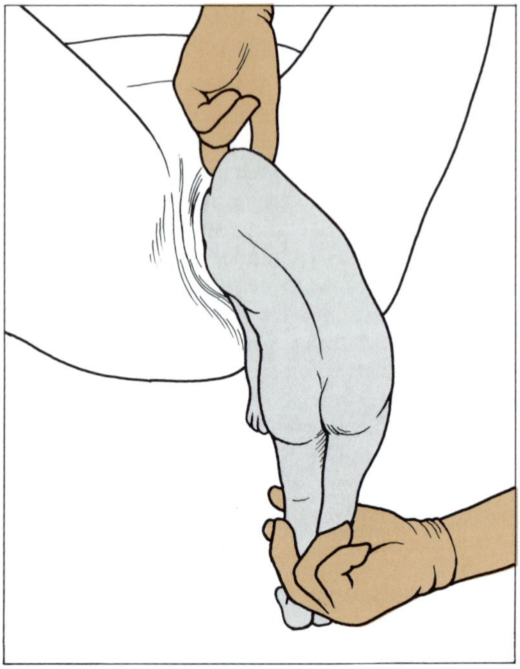

Abb. 18   Kombinierte Armlösung nach Bickenbach (II): Lösung des vorderen Armes. Der Rumpf des Kindes wird stark nach dorsal gesenkt. Die Hand streift, vom Rücken her kommend, den Arm unter der Symphyse über die Brust des Kindes heraus

Kindes entsprechenden Geburtshelferhand im Bereich der Knöchel gefaßt und stark symphysenwärts angehoben. Auf diese Weise wird in der Kreuzbeingegend ausreichend Platz geschaffen, so daß nun der dorsal stehende Arm über die Brustseite des Kindes herausgestreift werden kann. Zu diesem Zweck geht der Operateur mit zwei Fingern entlang des kindlichen Rückens in die Vagina ein, sucht mit ihnen den Oberarm auf und stützt diesen zugleich zur Vermeidung von Frakturen mit dem gleichseitigen Daumen.

Zur **Entwicklung des vorn stehenden Armes** (Abb. 18) wird der Rumpf ohne Zeitverlust durch Herabführen der Beine gesenkt, bis die vordere Schulter unter der Symphyse sichtbar wird. Nun kann auch der vordere Arm in gleicher Weise wie der hintere Arm, vom Rücken des Kindes her kommend, über die Brust herausgestreift werden.

Die kombinierte Armlösung nach Bickenbach hat den **Vorteil** der technischen Einfachheit und

daß bei ihr zugleich auf das nicht ungefährliche „Stopfen" (S. 162) verzichtet wird. Ihr **Nachteil** besteht darin, daß es nicht immer und damit nicht mit ausreichender Sicherheit gelingt, den vorderen Arm unter der Symphyse zu gewinnen. Da sich der Geburtshelfer heute weitgehend darauf beschränkt, die geburtsmechanisch einfach ablaufenden Beckenendlagen auf vaginalem Wege zu beenden, bei denen erfahrungsgemäß Schwierigkeiten bei der Armlösung eine Seltenheit darstellen, *bestehen gegen die routinemäßige Anwendung der kombinierten Armlösung keine Bedenken.*

Die

Armlösung nach Mueller

(Abb. 19) sollte indessen wegen der unzureichenden Sicherheit, die die Gefahr von *vermeidbaren* Zeitverlusten in sich birgt, nicht mehr als primäres Verfahren verwendet werden. Bei dieser Methodik faßt der Operateur den geborenen Rumpf des Kindes im Bereich des Beckenringes, und zwar so, daß beide Daumen auf dem Gesäß liegen, und senkt unter

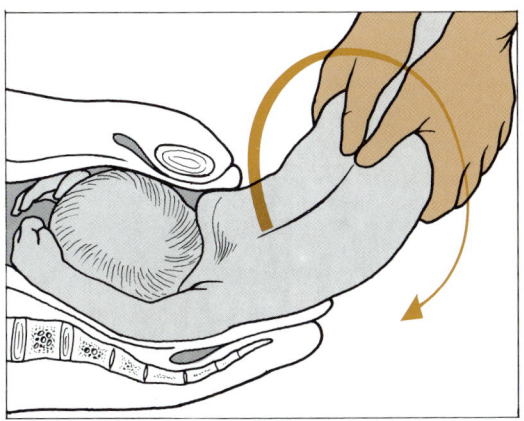

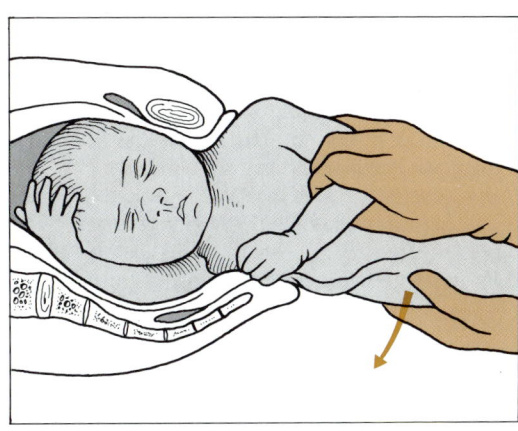

Abb. 19 Armlösung nach Lövset (I): Lösung des hinten stehenden Armes. Das Kind wird mit beiden Händen über dem Beckenring gefaßt und stark symphysenwärts angehoben. Die anschließende Drehung unter gleichzeitigem Senken des Rumpfes läßt die hinten stehende Schulter unter der Symphyse austreten

Abb. 20 Armlösung nach Lövset (II): Gewinnung des primär hinten stehenden 1. Armes unter der Symphyse. Nach der Drehung der hinteren Schulter zur Symphyse ist diese sichtbar geworden. Der dazu gehörige Arm kann nun leicht vom Rücken her über die Brust des Kindes herausgestreift werden

gleichzeitigem Zug den Rumpf so weit dorsalwärts, bis die vordere Schulter unter der Symphyse herausgleitet. Der dazugehörige Arm kann dann leicht mit zwei Fingern vom Rücken her über die Brust des Kindes herausgestreift werden. Nun wird der Rumpf durch erneutes Fassen über dem Beckenring angehoben, bis die hintere Schulter über den Damm geboren und der entsprechende Arm hier herausgestreift werden kann. Im Gegensatz zur Armlösung nach Bickenbach erfolgt die Schulter- und Armgewinnung demnach in der *Reihenfolge:*

– Gewinnung des ventral stehenden Armes unter der Symphyse,
– Gewinnung des dorsal stehenden Armes aus der Kreuzbeinaushöhlung (S. 159).

Das zur Gewinnung der Schultern und Arme empfohlene Vorgehen in Form der

Armlösung nach Lövset

(Abb. 19, 20) hat sich wegen der relativ einfachen Technik und vor allem der großen Sicherheit besonders bewährt. Es ist deshalb gerechtfertigt, diese Armlösung als **Routinemethode** zu empfehlen. Wir beginnen heute mir ihr in jedem Fall, bei dem sich eine Indikation zur Armlösung ergibt, da auf diese Weise am sichersten Zeitverluste durch nicht erfolgreiche Handgriffe vermieden werden (HOLLSTEIN, VON MIKULICZ-RADECKI, MAUL, BAILER).

Das **operative Vorgehen** hat zum Prinzip, die jeweils hinten stehende Schulter vor den aufsteigenden Schambeinast zu bringen. Dieser sorgt bei der anschließenden Drehung des Rumpfes dafür, daß die entsprechende Schulter bzw. der Oberarm vor den knöchernen Beckenausgang gebracht wird. Die Operation beginnt damit mit der *Lösung des hinteren Armes*: Zu diesem Zweck wird das Kind wie bei der Mueller-Armlösung mit beiden Händen über dem Beckenring so gefaßt, daß die Daumen auf dem Gesäß liegen (Abb. 19). Nun wird der Rumpf stark symphysenwärts angehoben, und zwar so weit, daß die hintere Schulter vor den dorsalen Anteil des Schambogens tritt. In diesem elevierten Zustand beginnt die jetzt notwendige *Drehung des Rumpfes* mit dem Rücken unter der Symphyse herum, d. h.

– bei 1. Stellung zur rechten Seite der Mutter,
– bei 2. Stellung zur linken Seite der Mutter.

Nach etwa 45° Drehung wird der Rumpf des Kindes zunehmend gesenkt, so daß er nach der notwendigen Drehung um 90° stark dorsal gezogen werden kann. Hierdurch erscheint die jetzt vorn stehende Schulter unter der Symphyse. Der dazugehörige Arm kann leicht, sofern er nicht spontan herausfällt, vom Rücken des Kindes herkommend, mit zwei Fingern herausgestreift werden (Abb. 20).

Für die *Gewinnung des 2. Armes*, dessen Schulter nun nach dorsal gerichtet ist, wird das Vorgehen in gleicher Weise wiederholt: Der Rumpf wird erneut mit beiden Händen über dem Beckenring gefaßt, angehoben, mit dem Rücken unter der Symphyse herumgedreht und während der Drehung gesenkt. Auf diese Weise erscheint auch die 2. Schulter unter der Symphyse, so daß der dazugehörige Arm – sofern erforderlich – ebenfalls leicht herausgestreift werden kann.

Mit den genannten Armlösungen, insbesondere mit der Lövset-Methode, lassen sich so gut wie alle Situationen, in denen eine gesonderte Gewinnung der Schultern und der Arme notwendig wird, beherrschen. Die sorgfältige Auswahl der prognostisch günstigen vaginalen Beckenendlagengeburten hat, wie wir am eigenen Kollektiv zeigen konnten, dazu geführt, daß technisch schwierige Armlösungen heute zu den Ausnahmefällen gehören (HESPE u. Mitarb.). Aus diesem Grunde ergibt sich nur noch in Ausnahmefällen eine Indikation zu den folgenden Methoden:
- klassische Armlösung,
- Lösung des in den Nacken geschlagenen Armes,
- Lösung beider nach dorsal stehenden Arme,
- Lösung des Armes hinter der Symphyse.

Andererseits ist es erforderlich, daß der Geburtshelfer auch diese Armlösungen sicher beherrscht, da er unvorhersehbar jederzeit mit Situationen konfrontiert werden kann, die zu ihrer Anwendung zwingen.

Sind die Arme durch einen zu frühen Zug am Rumpf hochgeschlagen oder zeigt sich dieser Befund als Ursache für eine vergebliche kombinierte Armlösung, so muß jedes weitere Ziehen am geborenen Steiß unterbrochen und auf die

klassische Armlösung

(Abb. 21) übergegangen werden. Jedes Fortsetzen der Extraktion muß dazu führen, daß sich die hochgeschlagenen Arme zwischen Kopf und Beckenring einklemmen. Für die klassische Armlösung ist typisch, daß das Kind durch stopfende Bewegungen um seine Längsachse gedreht werden muß.

Die *klassische Armlösung beginnt* damit, daß die Beine dicht oberhalb der Knöchel mit der der Bauchseite des Kindes entsprechenden Geburtshelferhand gefaßt und stark eleviert werden (Abb. 17). Dies erfolgt damit in identischer

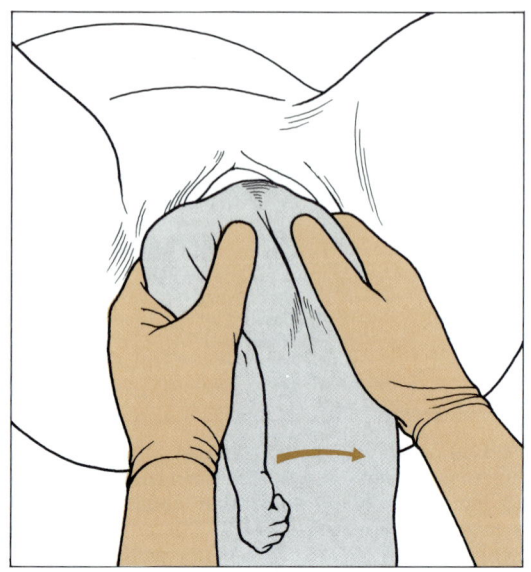

Abb. 21 Klassische Armlösung: Stopfen des Kindes. Nach Lösung des hinteren Armes (Abb. 17) wird das Kind mit beiden Händen über dem Schultergürtel gefaßt; die Schulterblätter werden fixiert, der bereits gelöste Arm wird mitgefaßt. Der Pfeil zeigt die Drehrichtung während des Stopfens bei 2. Beckenendlage an

Weise wie bei der kombinierten Armlösung nach Bickenbach (S. 159). Ist hierdurch ein ausreichender Zugang zur hinten stehenden Schulter geschaffen worden, so geht die dem Rücken des Kindes entsprechende Hand entlang des Rückens in die Scheide ein, sucht mit zwei Fingern den Oberarm auf, stützt diesen mit dem Daumen und streift den Arm über die Brust des Kindes über den Damm heraus.

Gelingt nun die Gewinnung des vorn stehenden Armes unter der Symphyse im Sinne der kombinierten Armlösung nach Bickenbach nicht, so folgt *in Form des „Stopfens" der 2. Teil der klassischen Armlösung* (Abb. 21). Das Kind wird unter Mitfassen des bereits gelösten Armes mit beiden Geburtshelferhänden über dem Brustkorb gefaßt. Unter kurzen, lüftenden, d. h. in der Längsrichtung des Rumpfes ausgeführten Bewegungen wird nun der Rumpf mit dem Rücken unter der Symphyse hindurch um 180° gedreht. Hierbei ist auf zweierlei zu achten: Zum einen muß die Drehung so weit fortgesetzt werden, bis die von vorn kommende Schulter wirklich in der Kreuzbeinaushöhlung „einrastet". Zum zweiten muß das vordere Schulterblatt mit dem Daumen der dieser Schulter entsprechenden Hand fest fixiert werden, da auf diese Weise vermieden werden kann, daß sich der noch nicht gelöste Arm in den Nacken des Kindes schlägt (ein „In-den-Nacken-Schlagen" des Armes ist ohne Drehung des Schulterblattes, wie dies demonstrierbar ist, nicht möglich!).

Hat die vordere Schulter die Kreuzbeinaushöhlung erreicht, so wird der Rumpf erneut an den Beinen angehoben und auch dieser Arm, vom Rücken her kommend, herausgestreift.

Der **Unterschied zwischen der klassischen und der kombinierten Armlösung** besteht also darin, daß bei beiden der primär dorsal stehende Arm zuerst aus der Kreuzbeinaushöhlung gewonnen wird, bei der kombinierten Armlösung dann der vorn stehende Arm unter der Symphyse herausgestreift wird, bei der klassischen Armlösung der vordere Arm indessen erst durch Stopfen nach hinten gebracht und dann hier gelöst werden muß.

Die Notwendigkeit zur

Lösung des in den Nacken geschlagenen Armes

ergibt sich unter den heutigen geburtshilflichen Bedingungen bei der vaginalen Beckenendlagengeburt sehr selten (S. 171). Es gelten die folgenden **operativen Regeln:**

– *Ist nur ein Arm in den Nacken geschlagen*, so wird zuerst der andere, auf der Brust des Kindes liegende oder hochgeschlagene Arm gelöst. Es sind die folgenden Möglichkeiten gegeben:
  – Liegt der vordere Arm im Nacken, so kann nach Anheben der Beine der hintere Arm relativ leicht aus der Kreuzbeinaushöhlung herausgestreift werden (Abb. 17).
  – Liegt der hintere Arm im Nacken, so wird versucht, zuerst den vorn stehenden Arm unter der Symphyse herauszustreifen, indem das Kind stark nach dorsal gezogen wird (Abb. 18). Gelingt dies nicht, so muß die vordere Schulter durch Drehung des Rückens unter der Symphyse hindurch nach dorsal gebracht und der Arm hier gelöst werden (Abb. 21).
  – Abschließend wird der zweite Arm je nach seiner Position vorn oder hinten durch Stopfen des Kindes (S. 162) aus seiner Lage im Nacken des Kindes auf dessen Brust gebracht (Abb. 22). Der Rumpf muß dabei in der Richtung gedreht werden, in die der Arm zeigt. Dabei muß in Kauf genommen

werden, daß der Rücken des Kindes evtl. nach dorsal gelangt, ein Effekt, der für die nachfolgende Kopflösung von Bedeutung ist (S. 165).

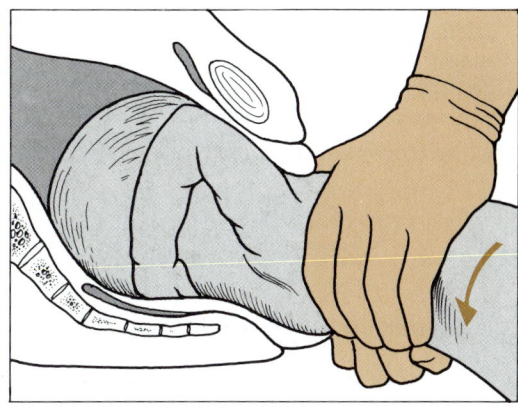

Abb. 22   Lösung des in den Nacken geschlagenen Armes. Der vorn stehende Arm ist in den Nacken geschlagen. Der Pfeil zeigt die notwendige Drehung des Rumpfes bei 2. Beckenendlage nach rechts herum. Der Rücken des Kindes gerät damit vorübergehend nach dorsal; der nachfolgende Kopf muß aus dorsoposteriorer Einstellung entwickelt werden

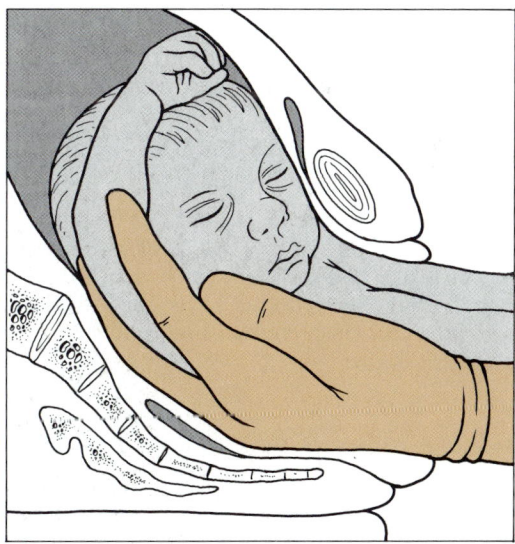

Abb. 23   Lösung des Armes hinter der Symphyse. Liegt der Rücken bei der Armlösung hinten, so geht die Geburtshelferhand, vom Rücken her kommend, an der Schulter vorbei zum Oberarm und streift unter gleichzeitigem Senken des Rumpfes den Arm über das Gesicht des Kindes heraus

– *Sind beide Arme in den Nacken geschlagen*, so wird zuerst für den vorn stehenden – wiederum in der Richtung des Armes – gestopft. Auf diese Weise wird erreicht, daß mit der Armlösung in der mehr Raum bietenden Kreuzbeinaushöhlung begonnen werden kann. Anschließend muß in entgegengesetzter Richtung für den jetzt vorn stehenden Arm gestopft und auch dieser Arm dorsal gewonnen werden.

Noch seltener ergibt sich die Notwendigkeit zur

Lösung eines Armes hinter der Symphyse.

Bei kreuzbeinwärts gerichtetem Rücken befinden sich ein oder beide Arme hinter der Symphyse. Ihre Entwicklung gelingt zumeist mit der Armlösung nach Lövset (S. 161). Es ist lediglich darauf zu achten, daß die Schulterbreite um 270° anstatt um 180° gedreht werden muß. Führt dies einmal nicht zum Erfolg, so wird das Kind an den Beinen stark symphysenwärts eleviert. Die freie Geburtshelferhand geht dann, vom Rükken her kommend, seitlich an der Schulter vorbei bis zum Oberarm und streift unter gleichzeitigem Senken des Rumpfes den Arm unter der Symphyse heraus (Abb. 23). Bei Bekkenendlagen, bei denen beide Arme hinter der Symphyse liegen, muß das Manöver für den zweiten Arm entsprechend wiederholt werden.

Entwicklung des nachfolgenden Kopfes

Vergleichbar der Notwendigkeit einer Schulter- und Armlösung ergibt sich eine **Indikation** zur gesonderten Entwicklung des nachfolgenden Kopfes bei der vaginalen Beckenendlagengeburt aus folgenden Gründen:

– im Verlauf eines Bracht-Handgriffes, wenn der Kopf nicht spontan und ohne größere mechanische Schwierigkeiten über den Damm tritt;
– bei Risikokindern – insbesondere bei Frühgeborenen –, wenn der nachfolgende Kopf leicht entwickelt werden soll;
– bei einer vorausgegangenen Armlösung, um die Kopfentwicklung abzukürzen, d. h. nicht zusätzlich Zeit zu verlieren.

Eine Übersicht der für die Kopfentwicklung zur Verfügung stehenden **Handgriffe** gibt Tab. 5.

Ist der nachfolgende Kopf nach der Rumpfentwicklung bereits in das kleine Becken eingetreten und hat sich das Kind mit dem Nacken symphysenwärts gedreht, so gelingt die Entwicklung technisch einfach und zumeist schonend mittels des

Handgriffes nach Veit-Smellie[1]

(Abb. 24, 25). Zu diesem Zweck wird der geborene Rumpf mit der Bauchseite
– bei linker Beckenendlage auf den linken Unterarm,
– bei rechter Beckenendlage auf den rechten Unterarm
des Geburtshelfers gelegt (Abb. 24). Der Zeigefinger der entsprechenden Hand geht nun bis auf den Zungengrund tief in den Mund des Kindes ein, während Daumen und Mittelfinger die Unterkieferäste stützen. Die *innere Hand* hat dabei die Aufgabe, am Kopf Haltungs- und Einstellungskorrekturen vorzunehmen, bis der Kopf in eine Beugehaltung und einen tiefen Geradstand gebracht ist. Die *äußere Hand* greift gabelförmig mit Zeige- und Mittelfinger von dorsal über die Schultern. Sie hat die Aufgabe, während der Entwicklung am Rumpf zu ziehen. Für die eigentliche *Kopfentwicklung* wird der Rumpf so weit nach unten gezogen, bis sich der Nacken in den Schambogen hineinlegt, um als Stemmpunkt zu dienen. Nun kann mit der unteren (inneren) Hand unter Beibehalten der Beugung des Kopfes der Rumpf zunehmend symphysenwärts angehoben werden, bis das Kinn, das Gesicht und schließlich das Hinterhaupt über den Damm treten (Abb. 25). Eine frühzeitige, schon vor der Rumpfentwicklung ausgeführte und ausgiebige *Episiotomie* ist Vor-

Tabelle 5   Operative Handgriffe zur Entwicklung des nachfolgenden Kopfes bei Beckenendlagengeburten

Handgriff nach Veit-Smellie
Wigand-Martin-Winckel-Handgriff
Naujoks-Handgriff
umgekehrter Veit-Smellie-Handgriff
umgekehrter Prager Handgriff
Zangenextraktion am nachfolgenden Kopf

---

[1] Gustav A.C. von Veit, Ordinarius in Bonn, 1824–1903;
William Smellie, Geburtshelfer in London, 1697–1763.

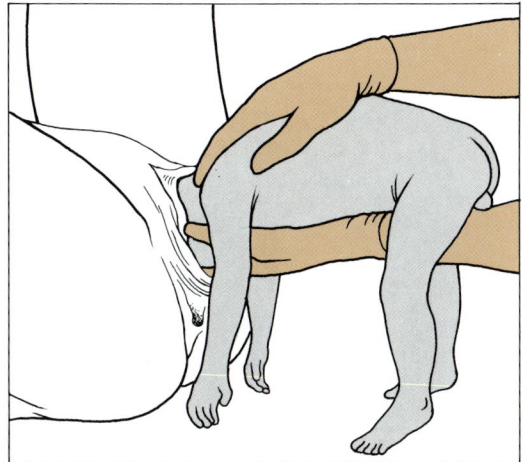

Abb. 24 Handgriff nach Veit-Smellie (I) zur Lösung des nachfolgenden Kopfes bei Beckenendlage (I). Das Kind wird mit dem Bauch auf den Unterarm des Geburtshelfers gelegt. Der Zeigefinger dieser Hand geht in den Mund des Kindes ein. Die äußere Hand greift gabelförmig über den Nacken

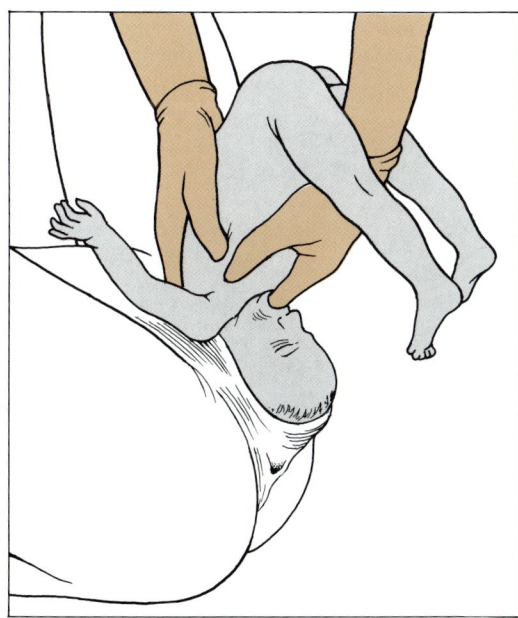

Abb. 25 Handgriff nach Veit-Smellie (II). Nach Erreichen des Stemmpunktes im Bereich des Nackens werden durch Anheben des Rumpfes nacheinander Gesicht, Scheitel und Hinterhaupt über den Damm entwickelt

aussetzung für ein schonendes Hindurchleiten des nachfolgenden Kopfes.

Hat der nachfolgende Kopf nach der Entwicklung des Rumpfes den Beckenboden noch nicht erreicht, so hat der Geburtshelfer die Aufgabe, mittels des

Wigand-Martin-Winckel-Handgriffes[1]

(Abb. 26) zunächst das Propulsionsdefizit, aber auch die fehlende Drehung und Beugung auszugleichen bzw. nachzuholen. Zu diesem Zweck sucht er mit dem Zeigefinger der der Bauchseite des Kindes entsprechenden Hand den noch hoch und zumeist etwas seitlich stehenden Mund des Kindes auf, geht in ihn bis zum Zungengrund ein und beugt und dreht den Kopf bis zum tiefen Geradstand. Eine gleichzeitige Kristeller-Expression ist unerläßlich. Ist der tiefe Geradstand hergestellt, so wird die Kopfentwicklung in gleicher Weise beendet, wie dies beim Veit-Smellie-Handgriff beschrieben wurde (s. o.).

Ist es schwierig, den Mund des Kindes zu erreichen, so kann der hochstehende nachfolgende Kopf mit dem

Naujoks-Handgriff

(Abb. 27) gewonnen werden. Bei ihm wird das Kind von vorn und hinten gabelförmig über dem Schultergürtel gefaßt. Auf diese Weise läßt sich der Kopf bis zum Beckenboden ziehen. Sobald es möglich ist, wird dann aber der tiefergetretene Mund aufgesucht und die Kopfentwicklung mit der Veit-Smellie-Methode beendet.

Hat sich während der Rumpfentwicklung der Rücken des Kindes nach dorsal gedreht, so muß der nachfolgende, mit dem Gesicht zur Symphyse gerichtete Kopf durch den

umgekehrten Veit-Smellie-Handgriff

gewonnen werden (Abb. 28). *Dies ist möglich, sofern der Mund des Kindes erreichbar ist!* Das Kind wird mit dem Rücken auf den Unterarm des Geburtshelfers gelegt. Zeige- und Mittelfin-

---

[1] JUSTUS HEINRICH WIGAND, Geburtshelfer in Mannheim, 1769–1817;
EDUARD ARNOLD MARTIN, Ordinarius in Greifswald und Berlin, 1847–1933;
FRANZ KARL LUDWIG VON WINCKEL, Ordinarius in Rostock, Dresden und München, 1837–1911.

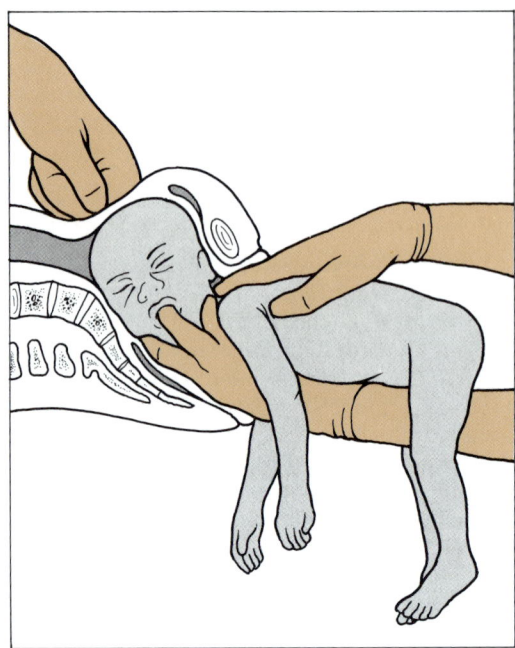

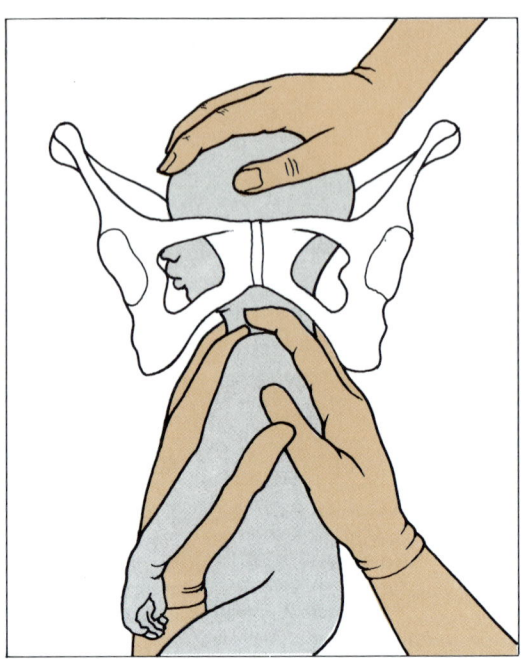

Abb. 26 Wigand-Martin-Winckel-Handgriff zur Entwicklung des hochstehenden nachfolgenden Kopfes. Der geborene Rumpf des Kindes ist bei 1. Beckenendlage auf dem linken Unterarm des Geburtshelfers gelagert. Der entsprechende Zeigefinger sucht den hoch und seitlich stehenden Mund auf, um die Beugung und Drehung des Kopfes nachholen zu können. Die rechte Hand greift gabelförmig über den Schultergürtel. Die zusätzliche Kristeller-Expression unterstützt das Tiefertreten des Kopfes

Abb. 27 Naujoks-Handgriff zur Entwicklung des hochstehenden und deflektierten nachfolgenden Kopfes. Zur Entwicklung des hochstehenden Kopfes mit Nichterreichbarkeit des Mundes wird das Kind von vorn und hinten gabelförmig über dem Schultergürtel gefaßt. Wird der Mund zugänglich, so sollte auf den Veit-Smellie-Handgriff übergegangen werden

ger der gleichen Hand greifen von hinten gabelförmig über den Nacken, um mit dieser Hand die Extraktion ausführen zu können. Die andere, vordere Geburtshelferhand geht unter der Symphyse in die Vagina ein, sucht den Mund des Kindes auf und beugt mit ihr den Kopf, so daß die große Fontanelle zum Stemmpunkt wird. Bei der nun möglichen Extraktion des Kopfes wird zunächst das Hinterhaupt über den Damm geführt, wobei die Beugehaltung des Kopfes aufrechterhalten werden muß.

Ist der mit dem Nacken nach dorsal stehende *Kopf indessen deflektiert*, so daß der Mund des Kindes oberhalb der Symphyse steht, so ist er mit dem umgekehrten Veit-Smellie-Handgriff nicht zu erreichen. Die Entwicklung des Kopfes erfolgt nun mit dem sogenannten

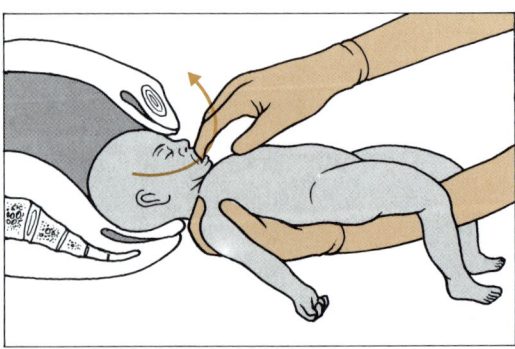

Abb. 28 Umgekehrter Veit-Smellie-Handgriff zur Entwicklung des nachfolgenden flektierten Kopfes in dorsoposteriorer Einstellung. Das Kind ist mit dem Rücken auf dem Unterarm gelagert. Der Zeigefinger der vorderen Hand ist in den Mund des Kindes eingegangen und hält den Kopf während der Entwicklung gebeugt

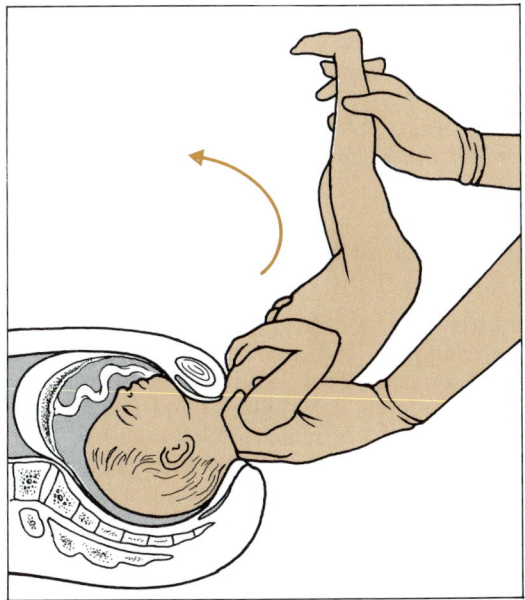

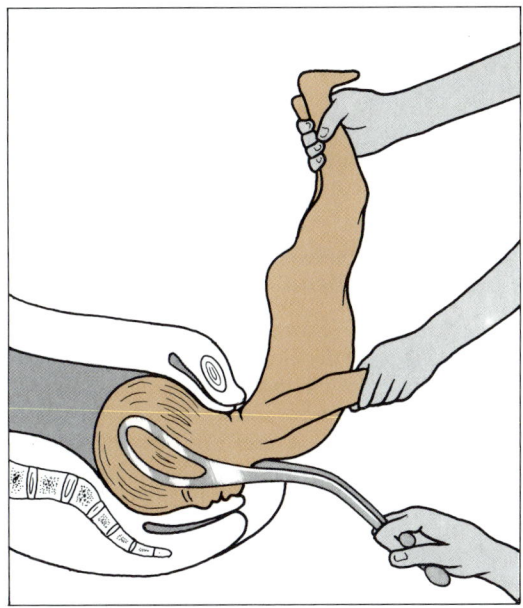

Abb. 29 Umgekehrter Prager Handgriff zur Entwicklung des hochstehenden und deflektierten Kopfes bei dorsoposteriorer Einstellung. Das Kind wird mit der rechten Hand oberhalb der Knöchel an den Füßen gefaßt. Während die linke Hand gabelförmig über den Nacken greift, werden die Füße im großen Bogen zum Unterbauch der Mutter geführt

Abb. 30 Zangenextraktion am nachfolgenden Kopf. Das Kind wird an den Beinen dicht oberhalb der Knöchel gefaßt und der Rumpf an ihnen eleviert. Die Piper-Zange ist biparietal angelegt. Mit ihr wird der gebeugte Kopf über den Damm entwickelt

umgekehrten Prager Handgriff[1]

(Abb. 29). Das Kind wird wiederum wie beim umgekehrten Veit-Smellie-Handgriff mit dem Rücken auf den Unterarm gelegt. Die andere, freie Hand ergreift aber nun die Füße des Kindes dicht oberhalb der Knöchel (vgl. hierzu die kombinierte Armlösung nach Bickenbach, Abb. 17, S. 159). Mit dieser Hand wird der Kindskörper in einem großen Bogen zum Unterbauch der Mutter geführt. Auf diese Weise wird erreicht, daß das Hinterhaupt des nachfolgenden Kopfes die Kreuzbeinaushöhlung passiert und anschließend über den Damm tritt. Der Stemmpunkt bei dieser Art der Kopfgeburt ist die Vorderseite des Kehlkopfes.

Der „**Prager Handgriff**" ist heute ganz durch den Veit-Smellie-Handgriff ersetzt worden. Bei einer dorsoanterioren Einstellung des nachfolgenden Kopfes ist es in jedem Fall möglich, den Mund des Kindes mit

dem Zeigefinger der inneren Hand zu erreichen und mit ihm den Kopf wirksam zu beugen und zu drehen.

Gestaltet sich die manuelle Entwicklung des nachfolgenden Kopfes schwierig, so kann nach den Empfehlungen von A. DÖDERLEIN, GREENHILL, NÜRNBERGER, DANFORTH u. a. insbesondere bei einer inzwischen eingetretenen Gefährdung des Kindes wertvolle Zeit durch die

Zangenextraktion am nachfolgenden Kopf

(Abb. 30) gewonnen werden. Von den **Zangenmodellen** sind die Kjelland- bzw. Shute-Zange zu bevorzugen. Als speziell für diese Operation geeignetes Instrument wird vor allem in den USA die Piper-Zange verwendet (Abb. 30). Die Zangenextraktion hat dabei den Vorteil, daß die weniger wirksame Extraktion am Rumpf durch die direkte und damit effektivere Extraktion am Kopf ersetzt wird.

Die **Technik** ist bei Beachtung einiger Besonderheiten relativ einfach. Um einen guten Zugang zum Kopf zu schaffen, wird das Kind von einer

---

[1] Die Bezeichnung „Prager Handgriff" geht auf die beiden Prager Geburtshelfer KIWISCH (1814–1851) und SCANZONI (1821–1891) zurück.

Hilfsperson an den Beinen angehoben, wobei zugleich die Arme eleviert werden sollten (Abb. 30). Nun wird die Zange biparietal am Kopf angelegt, wobei die Technik der am vorangehenden Kopf entspricht. Die Extraktion führt nacheinander das Kinn, das Gesicht, die Stirn und schließlich das Hinterhaupt über den Damm. Eine ausgiebige Episiotomie ist auch hier Voraussetzung für die erforderliche Schonung von Mutter und Kind.

Die Zangenextraktion am nachfolgenden Kopf kann mit gleichem Erfolg auch *bei dorsoposteriorer Kopfeinstellung* vorgenommen werden.

Indikationsstellung und klinische Anwendung der entbindenden Operationen bei Beckenendlage

Die im Jahre 1975 von KUBLI ausgesprochene Empfehlung, bei der Beckenendlagengeburt zur Gewinnung des Kindes grundsätzlich die Schnittentbindung vorzunehmen, hat zu einer intensiven **Diskussion über die Leitung der Geburt** bei Beckenendlagen geführt. Gemeinsam ist den zahlreichen Publikationen das Ziel, sowohl für die Mutter als auch für das Kind eine größtmögliche Schonung zu erreichen (HELFFERICH u. FARIER, SCHOLTES, ALTMANN u. Mitarb., HOCHULI u. Mitarb., KOLMORGEN u. Mitarb., KUBLI, KUBLI u. Mitarb., FIANU, LIPENSKÝ u. NEUWIRTH, WEIDENBACH u. Mitarb., HILL u. Mitarb., ISSEL, PRÜGEL u. LINK, ZEMENOVÁ u. Mitarb., IRONDELLE u. Mitarb., MANZKE, AUERBACH u. Mitarb., DE CRESPIGNY u. PEPPERELL, KRAUSE u. Mitarb., FIANU u. JOELSSON, BISTOLLETTI, SCHARNKE u. RÜCKERT, DANFORTH, DE JONG u. STOLTE, KARL u. Mitarb., KOUAM u. MILLER, GREEN u. Mitarb., PARMEGGIANI u. Mitarb., GIMOVSKY u. Mitarb., KIRCHNER u. Mitarb., ROSEN u. CHIK). Die z. T. erheblich differenten Empfehlungen machen es erforderlich, zwei Fragen zu beantworten, und zwar:

– Ist die Gefährdung des Kindes bei der vaginalen Beckenendlagengeburt so erheblich und vordergründig auf die Geburtsleitung zurückzuführen, daß es notwendig und gerechtfertigt ist, eine uneingeschränkte Empfehlung für die Geburtsbeendigung durch die Schnittentbindung auszusprechen?

– Gelingt es mit der Schnittentbindung in ausreichendem Maße, die für die Beckenendlage bekannte Erhöhung der Morbiditäts- und Mortalitätsrate wirksam zu senken und sie so den Ergebnissen bei der Schädellagengeburt anzugleichen?

Zahlreiche Kliniken des In- und Auslandes haben in den letzten Jahren unter diesem Aspekt ihre Ergebnisse zusammengestellt (Tab. 6, 7). Die vorgelegten **Statistiken** müssen mit der notwendigen Kritik gelesen werden. Dies gilt insbesondere für den in ihnen geführten Nachweis der geringeren Letalität und Morbidität der Kinder nach Schnittentbindung im Vergleich zur vaginalen Geburtsbeendigung (Tab. 7) (HOCHULI u. KÄCH, MUTH, GREEN u. Mitarb., EBERT u. NOWAK, BOLTE u. Mitarb.). Der protektive Effekt der Schnittentbindung macht sich bei der Beckenendlage deshalb besonders bemerkbar, da bei ihr die Plazentainsuffizienz und die Frühgeburtlichkeit im Vergleich zu den Schädellagen eine deutlich überhöhte

Tabelle 6 Ergebnisse bei Beckenendlagengeburten mit Geburtsgewichten > 2500 g (George Washington University 1973–1980) (aus *Weingold, A.B.*: The management of breech presentation. In: Operative Perinatology, hrsg. von *L. Iffy, D. Charles.* Macmillan, New York 1984)

	Vaginale Entbindung (n = 185)	Abdominale Entbindung (n = 487)
Gereinigte perinatale Mortalität	19,3‰	3,4‰
Perinatale Morbidität	5,7%	0,8%
Apgar-Score (5 Min.) < 7	5,8%	1,1%

Tabelle 7 Perinatale Mortalität bei Beckenendlagengeburten in zwei Zeiträumen (Promillezahlen) (Kantonsspital Münsterlingen) (aus *Hochuli, E., O. Käch*: Geburtsh. u. Frauenheilk. 41 [1981] 23)

1972–1975 (n = 141)	
Vaginale Entbindung	73,7
Abdominale Entbindung	21,0
1976–1979 (n = 162)	
Vaginale Entbindung	0
Abdominale Entbindung	6,2

Frequenz aufweisen. Es hat sich indessen gezeigt, *daß die prinzipielle abdominale Entbindung nicht in der Lage ist, die Ergebnisse denen bei der Schädellage völlig anzugleichen* (FISCHL u. Mitarb., HOCHULI u. Mitarb., HIELSCHER u. Mitarb.). Dies geht auch aus dem eigenen Kolletiv hervor, das 1563 Beckenendlagen der Jahre 1970–1984 berücksichtigt (Tab. 8–10). Bei einer perinatalen Sterblichkeit von 1,86%, nach vaginaler Entbindung von 2,98% und nach Schnittentbindung von 0,88% ist der auffal-

Tabelle 8 Beckenendlagen am Martin-Luther-Krankenhaus Berlin in den Jahren 1970–1984 (Prozentzahlen) (n = 1563).
Die Tabelle zeigt, daß bei einer Frequenz der BEL von 5,4% der Anteil der untergewichtigen Kinder mit 12,16% bei Beckenendlagengeburten deutlich überhöht ist. Die Geburtsleitung erfolgte etwa zur Hälfte vaginal und abdominal, wobei bei Berücksichtigung der Geburtsgewichte kein Unterschied in der Indikation zur Schnittentbindung zu erkennen ist

Geburtsgewichte	> 2500 g	= 87,84
	≤ 2500 g	= 12,16
Geburtsleitung	vaginal	= 49,32
	abdominal	= 50,67
Geburtsgewicht > 2500 g	vaginal	= 49,24
	abdominal	= 50,76
Geburtsgewicht ≤ 2500 g	vaginal	= 50,00
	abdominal	= 50,00

Tabelle 9 Die perinatale Sterblichkeit bei Beckenendlagengeburt (Prozentzahlen) (n = 1563 Einlingsgeburten)
Die perinatale Sterblichkeit zeigt sowohl eine Abhängigkeit vom Geburtsgewicht als auch von der Geburtsleitung. Bei reifen Kindern sind die Ergebnisse nach vaginaler und abdominaler Entbindung gleich, bei Kindern mit Gewichten ≤ 2500 g ist die Sterblichkeit nach vaginaler Entbindung etwa 5mal größer als nach Schnittentbindung

Geburtsgewicht		> 2500 g		= 0,44
		≤ 2500 g		= 12,63
Geburtsleitung		vaginal		= 2,98
		abdominal		= 0,88
Geburtsgewicht und Geburtsleitung	> 2500 g	vaginal	= 0,44
		abdominal	= 0,43
	≤ 2500 g	vaginal	= 21,05
		abdominal	= 4,21
Gesamtsterblichkeit				**= 1,86**

Tabelle 10 Gereinigte perinatale Sterblichkeit (Prozentzahlen) bei Beckenendlagengeburten (ohne Berücksichtigung von 11 schweren Fehlbildungen, 7 Geburtsgewichten ≤ 1000 g, 1 vorzeitigen Lösung bei 1250 g Geburtsgewicht und 1 Nabelschnurknoten) (n = 1563 Einlingsgeburten)
Die perinatale Sterblichkeit ist bei Kindern ≤ 2500 g auch nach der Herausnahme der unvermeidbaren Todesfälle deutlich höher als bei Kindern > 2500 g. Bei der vaginalen Geburtsleitung ist sie etwa 3mal so hoch wie nach der Schnittentbindung. Bei 754 vaginalen Beckenendlagengeburten betrug die gereinigte perinatale Sterblichkeit indessen nur 0,80%. Die Bedeutung der durch den Geburtshelfer nicht beeinflußbaren Todesfälle bei der Beckenendlagengeburt ist erkennbar

Geburtsgewicht	> 2500 g	0,22%
	≤ 2500 g	3,49%
Geburtsleitung	vaginal	0,80%
	abdominal	0,25%
Gesamtsterblichkeit		**0,65%**

lendste Befund, daß von den 30 perinatalen Todesfällen 20 als „unvermeidbar bei den heute gegebenen diagnostischen und therapeutischen Möglichkeiten" einzustufen sind. Bei den vaginalen Entbindungen lag der Anteil der unvermeidbaren Todesfälle wie bei der Schnittentbindung bei über 70%. *Es ist somit nicht gerechtfertigt, der Ausweitung der Indikation zur Schnittentbindung eine zu große Bedeutung bei dem Bemühen um die Reduzierung der perinatalen Todesfälle zuzumessen!* Um so weniger darf die 10fach höhere Gefährdung der Mutter durch die Schnittentbindung außer acht gelassen werden.

Versuchen wir an dieser Stelle die wichtigsten *Entscheidungskriterien* für die Geburtsleitung darzustellen, so müssen zunächst unterschieden werden:

– Befunde, die eine Geburt auf vaginalem Wege zulassen und damit eine entsprechende Geburtsleitung zunächst rechtfertigen;
– Befunde, die eine primäre Schnittentbindung nahelegen oder zwingend notwendig machen.

Die **Möglichkeit der vaginalen Entbindung** in Form einer selektiven Geburtsleitung ist nach heutigem Erkenntnisstand gegeben bei:

– Fehlen ernster Risikofaktoren im Verlauf der Gravidität,
– Schwangerschaftsdauer von 36 Wochen und mehr,

– einfacher Steißlage bzw. Steiß-Fuß-Lage,
– in den Beckeneingang eingetretenem Steiß mit hohem Portioindex nach (!) Wehenbeginn sowie schnell fortschreitender Zervixretraktion im Verlauf der Eröffnungsperiode,
– normalem Herzfrequenzmuster im CTG,
– normal geschätztem Geburtsgewicht bei der Ultraschall-Fetometrie (Geburtsgewicht bis 3500 g, biparietaler Kopfdurchmesser bis 10 cm),
– normaler Form und normalen Maßen des maternen Beckens.

Diese für eine vaginale Entbindung günstigen Prognosekriterien lassen zugleich die wesentlichen Kriterien erkennen, die zur **Indikation zur primären oder sekundären Schnittentbindung** herangezogen werden müssen:

– Risikogravidität, insbesondere mit dem Verdacht auf eine manifeste Plazentainsuffizienz.
– Schwangerschaftsdauer von weniger als 36 Wochen p.m. bei niedrigem Zervix-Score. Eine obligatorische Schnittentbindung wird heute für Beckenendlagengeburten vor der 34. Woche p.m. empfohlen (Krause u. Mitarb., Ruckhäberle u. Mitarb., Hochuli u. Käch, Wulf u. Mitarb., Rupek u. Mitarb., Manzke, Main u. Mitarb., Kendall u. Hommers, Nisell u. Mitarb., Goldenberg u. Nelson, Chervenak u. Mitarb.) (Tab. 11).
– Geburtsmechanisch ungünstige Formen der Beckenendlage, insbesondere die vollkommene Fußlage, die Knielagen und die Hyperextension des Kopfes im Fundus uteri (Abb. 31) (Westergren u. Mitarb., Ballas u. Mitarb., Weingold, Berg, Weinstein u. Mitarb.).

Die *Hyperextension des Kopfes* – in etwa 5% aller Beckenendlagen vorkommend – kann sonographisch oder mittels der Röntgenaufnahme diagnostiziert werden. Ballas u. Mitarb. unterscheiden dabei zwei Grade der Hyperextension:

– Bei einem Extensionswinkel zwischen Brust- und

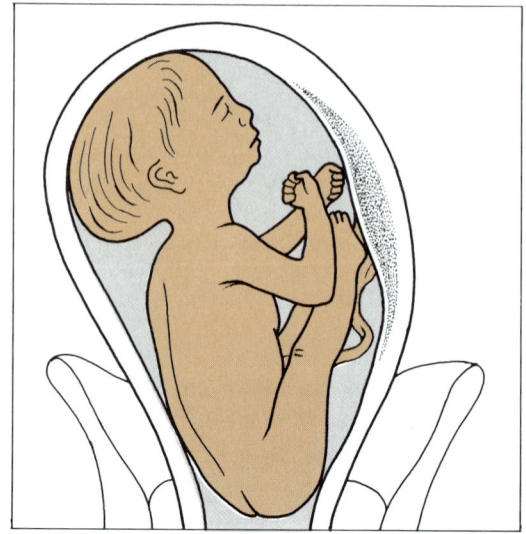

Abb. 31 Hyperextension Grad III des Kopfes bei Beckenendlage als Indikation zur primären Sectio caesarea

Halswirbelsäule von 90° und weniger ist eine vaginale Entbindung möglich.
– Bei einem Extensionswinkel über 90° ist die Schnittentbindung indiziert.

– Prognostisch ungünstiger Verlauf der Eröffnungsperiode: niedriger Portio-Score, fehlendes Tiefertreten des Steißes und verzögerte Zervixretraktion trotz ausreichender Wehentätigkeit (sekundäre Schnittentbindung).
– Erhöhte hypoxische Gefährdung (Plazentainsuffizienz, grünes Fruchtwasser (?), pathologische CTG-Muster, Vorliegen bzw. Vorfall der Nabelschnur).
– Verdacht auf ein enges bzw. deformiertes Becken aufgrund der Anamnese bzw. der äußeren Untersuchung (eine obligatorische röntgenologische Beckenmessung ist, wie dies

Tabelle 11 Sterblichkeit der Kinder mit Geburtsgewichten von ≤ 2500 g in Abhängigkeit von der Kindslage und dem geburtshilflichen Vorgehen (Prozentzahlen) (aus *Wulf, K.-H.*, u. Mitarb.: Z. Geburtsh. u. Perinat. 188 [1984] 249)

	Schädellage		**Beckenendlage**
Geburtsgewicht			
≤ 2500 g insgesamt	14,11	(signifikant)	28,45
vaginale Entbindung	14,73	(signifikant)	38,46
	(nicht signifikant)		(signifikant)
abdominale Entbindung	9,57	(nicht signifikant)	7,89

auch die Erfahrungen bei über 1000 Beckenendlagengeburten auf vaginalem Wege zeigen, nicht zu fordern) (RAMZIN u. STAMM, COLLEA u. Mitarb.).

– Fetometriebefunde:
  – biparietaler Kopfdurchmesser > 10 cm;
  – geschätztes Geburtsgewicht > 3500 g, insbesondere bei der Erstgebärenden (!);
  – Differenz zwischen biparietalem Durchmesser und sonographisch bestimmter Conjugata-vera-Länge bei Erstgebärenden 15 mm und mehr, bei Mehrgebärenden 10 mm und mehr.

Nach COLLEA u. Mitarb. haben für eine vaginale Beckenendlagengeburt als **minimale, röntgenologisch bestimmte Beckenmaße** zu gelten:

– Conjugata vera: 10,5 cm,
– querer Durchmesser des Beckeneinganges: 11,5 cm,
– gerader Durchmesser in Beckenmitte: 11,5 cm.

Auch aus der Umfrage von MENDEZ-BAUER u. Mitarb. ist zu erkennen, daß über 30% der europäischen Kliniken auf eine röntgenologische Beckenmessung vor einer vaginalen Beckenendlagengeburt verzichten.

Eine zurückhaltende Indikation zur Schnittentbindung ist unter den heute gegebenen Bedingungen der prä- und subpartualen Überwachung des Kindes bei Schwangerschaften mit Beckenendlage *am Ende der Zeit vor Wehenbeginn* mit noch ungünstiger Portio oder auch in der frühen Eröffnungsperiode mit zunächst verzögerter Zervixretraktion ratsam. Die Gefährdung des Kindes ist zu diesem Zeitpunkt, abgesehen von dem gehäuften Auftreten der Plazentainsuffizienz, nicht als größer anzunehmen als bei der Schädellage. Andererseits garantiert die endokrinologische und kardiotokographische Überwachung mit ausreichender Sicherheit die rechtzeitige Erkennung einer Notsituation.

Ein Teil der genannten Kriterien für die Entscheidung über das geburtshilfliche Vorgehen ist in dem von ZATUCHNI u. ANDROS empfohlenen **Prognose-Index** enthalten (Tab. 12) (HORVATH u. Mitarb.). Bei einem Score von 3 und weniger ist die Schnittentbindung indiziert; ein Score von 5 und mehr läßt keine Schwierigkeiten bei der vaginalen Entbindung erwarten. Bei der Vielzahl der zu berücksichtigenden Faktoren muß jedoch die klinische Brauchbarkeit dieses Prognose-Index jedoch mit Zurückhaltung bewertet werden. Dies geht u. a. schon daraus hervor, daß die funktionellen Bedingungen wie die Wehentätigkeit und die in Abhängigkeit von ihr prognostisch bedeutsame Zervixretraktion nur unzureichend berücksichtigt werden. Zudem muß nicht selten unabhängig von der Höhe des Prognose-Index eine Schnittentbindung allein aufgrund eines einzelnen ungünstigen Parameters gestellt werden (MARTIUS).

Prognose und praktische Anwendung der vaginalen und der abdominalen Beckenendlagengeburt: Nach dem derzeitigen Erkenntnisstand ist davon auszugehen, daß eine *Sectio-Frequenz* von 30–60% zu optimalen Ergebnissen für die Kinder bei gleichzeitig zumutbarer Belastung für die Mutter führt. Dabei ist zu bedenken, daß die Sectio-Frequenz in der einzelnen Klinik stark vom Anteil der Erstgebärenden und der Frühgeburten an den Beckenendlagen beeinflußt wird, so daß die statistische Vergleichbarkeit eingeschränkt ist.

Bei der *vaginalen Beckenendlagenentwicklung* wird der Anfänger häufig zunächst von der Fülle der zur Verfügung stehenden operativen Methoden und Handgriffe verwirrt. Er sollte beachten, daß ein großer Teil von ihnen lediglich zur Bewältigung von außergewöhnlichen und damit seltenen Komplikationen benötigt wird. Bei den heute gegebenen Möglichkeiten der prognostischen Beurteilung des Geburtsverlaufes und der großzügigen Indikation zur sekundären Schnittentbindung benötigt der Geburtshelfer z. B. technisch schwierige Armlö-

Tabelle 12   Prognose-Index für die Leitung der Beckenendlagengeburt (nach *Zatuchni, G. I., G. J. Andros*: Amer. J. Obstet. Gynec. 98 [1967] 854

Score	0	1	2
Parität:	Primipara	Multipara	
Schwangerschaftswoche:	39. Woche u. mehr	38. Woche	37. Woche
Geschätztes Geburtsgewicht:	3600 g u. mehr	3600–3200 g	3200 g u. weniger
Vorangegangene BEL (> 2500 g):	0	1	2 u. mehr
Muttermundsweite:	2 cm	3 cm	4 cm u. mehr
Höhenstand des vorangehenden Teiles:	zwischen oberem und unterem Schoßfugenrand	unterer Schoßfugenrand	interspinal

sungen und Entwicklungsmethoden für den nachfolgenden Kopf, wie die Erfahrung zeigt, kaum noch (HESPE u. Mitarb.). Die vaginale Entwicklung des Kindes aus Beckenendlage beschränkt sich heute vielmehr weitgehend auf Graviditäten ohne zusätzliches Risiko und auf komplikationslos und zügig verlaufende Entbindungen, so daß in weit über 90% der Fälle bei Mehrgebärenden mit dem Bracht-Handgriff, bei Erstgebärenden mit dem Halten des Steißes mit dem Vakuumextraktor, der Lövset-Armlösung und dem Veit-Smellie-Handgriff auszukommen ist. Das zuletzt genannte Vorgehen hat dabei den Vorteil, daß die für das Beckenendlagenkind vordergründig gefährliche Preßperiode wesentlich abgekürzt wird und damit hypoxische Gefährdungen weitgehend umgangen werden. Das großzügig indizierte – evtl. sogar grundsätzliche – Herausleiten des nachfolgenden Kopfes mit dem Veit-Smellie-Handgriff, das übrigens schon von WOLFF im Jahre 1964 aus protektiven Gründen für unreife Kinder empfohlen worden ist, bedeutet eine zusätzliche Schonung auch für reife Kinder (MARTIUS).

Unter den im einzelnen in diesem Kapitel dargelegten *Bedingungen*, und zwar
– einer sorgfältigen, aber kritischen Indikationsstellung zur Sectio caesarea,
– der elektiven Entscheidung über die vaginale Entbindung,
– der kontinuierlichen subpartualen Überwachung des Kindes,
– einer schonenden und ohne Zeitverlust (!)

erfolgenden Entwicklung des Kindes in der Preßperiode,

ist die *subpartuale* hypoxisch-azidotische und mechanische Gefährdung des Kindes bei der Beckenendlage nicht höher anzusetzen, als dies bei Schädellagen der Fall ist. Die Untersuchungen der letzten Jahre haben gezeigt, daß man mit der Schnittentbindung nicht in der Lage ist, alle Probleme bei der Beckenendlage zu lösen. Diese Auffassung entspricht dem von den National Institutes of Health für die Stadt New York vorgelegten Report, der zeigt, *daß die Mortalität der Beckenendlagenkinder trotz einer ständigen Zunahme der Frequenz der Schnittentbindungen nicht zurückgegangen ist.* Dies wiederum deckt sich mit den statistischen Beobachtungen von ROSEN u. CHIK am Cleveland Metropolitan General Hospital in den USA: Nach der Herausnahme aller pränatal abgestorbenen und schwer mißgebildeten Kinder ließ sich *für alle Gewichtsgruppen kein statistisch zu sichernder Mortalitätsunterschied zwischen den vaginalen und den abdominalen Entbindungen und kein erhöhtes Morbiditätsrisiko für die vaginal entwickelten Kinder* errechnen. Wir müssen zur Kenntnis nehmen, daß die „Flucht in die Schnittentbindung" bei der Leitung der Beckenendlagengeburt nicht zuletzt die Folge der Verunsicherung der Ärzte und Hebammen durch widersprüchliche Empfehlungen und der durch sie ausgelösten juristischen Auseinandersetzungen ist. Eine exakte medizinische Begründung kann für die Entwicklung der letzten Jahre nicht gegeben werden.

Bericht der Standardkommission „Beckenendlage" der Deutschen Gesellschaft für Perinatale Medizin

Die intensive und z. T. erregt geführte Diskussion über die Geburtsleitung bei den Poleinstellungsanomalien war für die „Deutsche Gesellschaft für Perinatale Medizin" Veranlassung, eine Kommission zu beauftragen, sog. Standards zu erarbeiten und sie den klinisch tätigen Geburtshelfern als Entscheidungshilfe an die Hand zu geben. Der im Jahr 1984 vorgelegte Kommissionsbericht wird nachfolgend wiedergegeben.

Einleitung

Der Vorstand der Deutschen Gesellschaft für Perinatale Medizin hat die oben genannte Kom-

mission beauftragt, zur Frage der geburtshilflichen Betreuung der Beckenendlage (BEL) bei Einlingsschwangerschaften Stellung zu nehmen.
Die vorliegenden Ausführungen sind das Ergebnis schriftlicher Kontakte sowie einer zweitägigen Klausursitzung im Juli 1983.
Ziel der Kommissionsarbeit war es, den klinisch Tätigen Hilfestellung für täglich anfallende Entscheidungen in einer kontrovers diskutierten Situation zu geben. Dabei wurden eigene Erfahrungen und die internationale Literatur berücksichtigt, und es wurde versucht, Gesichertes vom Unsicheren zu trennen und den für

jede ärztliche Tätigkeit unerläßlichen individuellen Spielraum nicht mehr als unbedingt notwendig einzuengen.

Ausgangslage

Die **Sectiofrequenz** bei der BEL schwankt weltweit zwischen 5 und 80%, mit allgemein steigender Tendenz. Sie beträgt nach der bayerischen Perinatalerhebung (BPE) 1981 72%, 1982 75%. Nach einer österreichischen Umfrage (STAUDACH) schwankte sie 1982 an größeren Kliniken mit mehr als 100 BEL pro Jahr zwischen 13 und 85% mit einem Mittelwert von 33%. Im Kollektiv der schweizerischen Perinatalerhebung werden BEL-Kinder zu 45% primär durch Sectio geboren, total zu 59% (HOCHULI). Dagegen berichtet ESKES von 16,7% abdominal entbundenen Patientinnen mit BEL (1957–1982) mit einem deutlichen Anstieg auf etwa 50% in den letzten Jahren. FABER-NIJHOLT u. Mitarb. nennen 19,9% in Groningen. Bei Kindern zwischen 1000 und 1500 g betrug im Raum der BPE die Sectiorate 1982 nur 56%, hat jedoch zugenommen (1979: 28%, 1981: 40%). Zur Klärung der Frage, wieweit eine großzügige Indikationsstellung zur Sectio bei untergewichtigen BEL-Kindern die Gesamt-Sectiorate beeinflussen würde, tragen folgende Angaben bei:
Die BPE berichtet 1982 über 1,96% Neugeborene unter 2000 g (Schädel- und Beckenendlagen). In dieser Gewichtsklasse beträgt die Sectiofrequenz bei BEL-Feten 54,4%. Würden statt dessen alle BEL-Feten unter 2000 g durch Kaiserschnitt geboren, erhöhte sich die globale Sectiorate (Schädel- und Beckenendlagen) um 0,09%.
Die perinatale **Mortalität und Morbidität** der BEL-Kinder wird durch eine Reihe verschiedener Faktoren bestimmt, von denen der Geburtsmodus nur einer ist. Die BEL hat somit ein erhöhtes Morbiditäts- und Mortalitätsrisiko, unabhängig vom Entbindungsmodus. Bei BEL finden sich vermehrt

- Prämaturität,
- Mißbildungen,
- Zwillingsgeburten,
- vorzeitiger Blasensprung mit Amnioninfektionssyndrom,
- vorzeitige Plazentalösung,
- geburtshilfliche Traumen inklusive intrakranieller Blutungen,
- Nabelschnurkomplikationen in der Austreibungsphase (Hypoxie und Azidose).

Mit abnehmendem Gestationsalter erhöhen sich Mortalität und Morbidität, und um so gewichtiger werden die unabhängig vom Geburtsmodus den BEL inhärenten Risiken, insbesondere das der kindlichen Unreife.

Ausbildung und Training: Innerhalb des Bereichs der BPE entwickeln 47 von 152 Kliniken (= 31%) weniger als 10 BEL pro Jahr. Insbesondere Kliniken unter 301 Geburten/Jahr weisen im Median nur 7 BEL/Jahr auf. Unter Berücksichtigung der hohen und steigenden Sectiofrequenz bei BEL-Schwangeren stellt sich hier ein großes und ungelöstes Problem der ärztlichen Ausbildung und des Erhalts der Routine in der vaginalen operativen Entwicklung der BEL. Davon sind auch größere Kliniken betroffen, da sich hier die zahlreicheren Beckenendlagen-Geburten auf mehr Ärzte verteilen.

Mütterliche Mortalität und Morbidität bei Schnittentbindung: Die mütterliche Mortalität betrug nach der BPE 1982 etwa 1 : 1500 Sectiones (= 0,69‰). Abhängig von der Definition werden in der Literatur Morbiditätsquoten zwischen 20 und 40% genannt.

Literaturübersicht

In neuerer Zeit wurde die **perinatale Mortalität** zur Ergebnis-Kontrolle ungeeignet, weil perinatale Todesfälle nur selten vorkommen und ein zufällig verteiltes Ereignis darstellen. So reichen auch die in der Literatur analysierten Zahlen von ausgetragenen BEL-Kindern nicht aus, um bindende Schlüsse zu ziehen. Zahlreichen Publikationen, die eine verminderte perinatale Mortalität mit einer gestiegenen Sectiorate kausal verknüpfen, stehen andere gegenüber, die diesen Zusammenhang negieren und auf eine verminderte Mortalität ohne stärkeren Anstieg der Sectiorate verweisen (GREEN, u. Mitarb., O'DRISCOLL u. FOLEY).
Auch bei BEL-Frühgeburten wird die Abhängigkeit der Mortalität vom Entbindungsmodus kontrovers diskutiert. Es gibt jedoch Daten, die es höchst wahrscheinlich machen, daß die Mortalität von Frühgeborenen – insbesondere von sehr kleinen – durch Sectio gesenkt werden kann (BERG u. Mitarb., DILLON u. EGAN, DÜNHÖLTER u. Mitarb., INGEMARSSON u. Mitarb., Münchener Perinatalstudie 1975–1977).
Hinsichtlich der **neonatalen Frühmorbidität** ist bis jetzt in allen Gewichtsklassen eine Erhöhung bei vaginaler Entbindung festzustellen. Dabei

wird Frühmorbidität definiert durch niedrige Apgar-Zahlen, Azidoserate, Reanimationsfrequenz und Verlegungshäufigkeit (BERG u. SELBMANN nach BPE 1981). Allerdings scheint das Ausmaß der Erhöhung der Morbidität abhängig zu sein von den Selektionskriterien zur vaginalen Geburt und von der Qualität der Geburtsleitung. Bestehende Morbiditätsunterschiede können offenbar – zumindest bei Reifgeborenen – durch eine geeignete Selektion und durch eine verbesserte Geburtsleitung minimalisiert werden (HOCHULI u. KÄCH, HOCHULI).

Ob diese Feststellung auch für Frühgeborene gilt, ist nach der Literatur fraglich: Morbiditätsunterschiede zwischen abdominal und vaginal entwickelten Neugeborenen sind um so ausgeprägter, je unreifer das Kind ist – jedenfalls bis zu einer bestimmten Untergrenze.

Ultrasonographisch nachweisbare **Hirnblutungen** sind bei allen *reifen* BEL-Neugeborenen – unabhängig vom Geburtsmodus – ein seltenes Ereignis, wenn man von speziellen traumatisierenden vaginalen oder abdominalen Geburten absieht.

Bei *Frühgeborenen* – sowohl in Schädel- als auch in Beckenendlage – ist die Häufigkeit von ultrasonographisch erfaßbaren Hirnblutungen in Abhängigkeit vom Gestationsalter erhöht. Sie ist bei BEL-Kindern generell höher als bei Kindern in Schädellage. Die Literatur bietet Hinweise darauf (BRAND), daß durch Sectio geborene Frühgeborene weniger Hirnblutungen haben als vaginal entwickelte Kinder. Die vorliegenden Zahlen sind jedoch für bindende Aussagen noch zu klein und wegen der oft fehlenden Berücksichtigung des Gestationsalters nicht schlüssig. So ist derzeit allenfalls eine Tendenz abzulesen.

Unterhalb der vollendeten 28. Schwangerschaftswoche scheint die hohe Inzidenz von Hirnblutungen nicht mehr durch den Geburtsmodus beeinflußbar zu sein.

Zur Frage der **Spätmorbidität** liegen nur wenige gut kontrollierte Studien vor, die zudem nur selten zwischen Früh- und Reifgeborenen sowie zwischen Neugeborenen nach primärer und sekundärer Sectio trennen. Das methodische Vorgehen ist zudem sehr unterschiedlich; die meist statistischen Analysen sind angreifbar (FABER-NIJHOLT u. Mitarb., HIELSCHER u. Mitarb., INGEMARSSON u. Mitarb., MANZKE u. Mitarb., MCBRIDE u. Mitarb., NELIGAN, SVENNINGSEN u. Mitarb.). Zudem wären auch präpartuale Faktoren mit zu berücksichtigen. Insgesamt läßt sich jedoch die Tendenz ablesen, daß durch Sectio geborene BEL-Kinder etwas günstigere Entwicklungschancen haben.

Während insbesondere bei reifen Neugeborenen nur von einer Tendenz gesprochen werden kann, sind bei Frühgeborenen die Unterschiede zugunsten der Sectio-Kinder deutlicher. Diesbezügliche Arbeiten sind jedoch methodisch anfechtbar. Weitere Analysen sind erforderlich.

Zusammenfassung: Nach der Literatur ist derzeit wegen unzureichender Fallzahlen, mangelhafter Randomisierung und mangels kontrollierter prospektiver Untersuchungen nicht eindeutig zu belegen, welche Bedeutung den einzelnen Faktoren zukommt, die eine erhöhte Mortalität und Morbidität bei BEL-Kindern bedingen.

Da Eindeutigkeit zugunsten der einen oder der anderen Entbindungsart fehlt, könnte der pauschale Eindruck entstehen, daß es gravierende Unterschiede zwischen abdominal und vaginal geborenen Kindern nicht gibt. Es ist jedoch zu berücksichtigen,

– daß in den genannten Publikationen nicht zwischen primärer und sekundärer Sectio unterschieden wird; im Falle einer sekundären Sectio wird so die dem vaginalen Geburtsmodus anzulastende Morbidität der Sectio zugeschlagen;

– daß die Sectio-Kollektive im allgemeinen durch eine negative Auslese von vornherein belastet sind.

Wenn daher Mortalität und Morbidität bei vaginal und bei abdominal geborenen Neugeborenen gleich zu sein scheinen, so könnte das mehr für die Sectio als schonenderem Geburtsmodus sprechen.

Insgesamt ist unter Berücksichtigung der methodischen Schwächen vieler Studien zu folgern:

– Bei allen BEL-Neugeborenen ist unabhängig vom Geburtsmodus mit einer erhöhten Morbidität und Mortalität zu rechnen.

– Die Sectio scheint – zumindest in einer unteren und in einer hohen Gewichtsklasse – Vorteile gegenüber der vaginalen Geburt zu haben.

– Das Problem besteht letztlich darin, Auswahlkriterien und Verfahrensweisen zu definieren, deren Anwendung eine vaginale Entbindung ermöglicht, die ähnlich risikoarm ist wie die Sectio.

Selektionskriterien

Die Kommission war bestrebt, eine scharfe Grenzziehung zwischen den Gewichtsklassen zu vermeiden. „Grauzonen" sind unverzichtbar, wenn der Individualität des einzelnen Falles Rechnung getragen werden soll.

Die Entscheidung zur vaginalen BEL-Geburt muß genauso sorgfältig getroffen werden wie zur Sectio.

Die Erstparität ist keine obligate Sectio-Indikation.

Reife Neugeborene: Als solche werden Kinder von 37 vollendeten Wochen und mehr Tragzeit angesehen.

Für eine vaginale Geburt müssen folgende Vorbedingungen erfüllt sein:

– Ein Mißverhältnis ist auszuschließen.
  Die Größe des Kindes, insbesondere des Kopfes, ist klinisch und ultrasonographisch so exakt wie möglich zu erfassen. Es empfiehlt sich, mindestens zwei Schädelmaße und den Rumpfumfang oder mindestens zwei Rumpfdurchmesser zu ermitteln.
  Die Beurteilung des Beckens bleibt eines der zentralen Probleme der BEL-Geburt.
  Die Frage, ob die vorausgegangene Geburt eines ausgetragenen Kindes die vaginale Spontangeburt eines Kindes in BEL mit ausreichender Sicherheit vorhersagen läßt, wird kontrovers diskutiert.
  Alle Methoden zur Beurteilung des Beckens sind mit Ungenauigkeiten behaftet. In der Literatur besteht keine Einigkeit über die Überlegenheit radiologischer oder klinischer Methoden. Es sollte daher immer das Verfahren gewählt werden, mit dem in der Klinik die ausgedehntesten Erfahrungen vorliegen. Der Geburtshelfer soll sich über die Zuverlässigkeit der von ihm benutzten Untersuchungstechniken und über seine Kompetenz in der Beurteilung der erhobenen Befunde sorgfältig Rechenschaft ablegen.

– Bei geschätztem Kindsgewicht von deutlich mehr als 3500 g ist im allgemeinen die Sectio der vaginalen Geburt vorzuziehen.

– Bei *reinen Fußlagen* ist im allgemeinen die primäre Sectio vorzuziehen.

– Eine *Hyperextension des Kopfes* sollte ausgeschlossen werden (ultrasonographisch oder röntgenologisch).

– Ist mit einer langwierigen vaginalen Geburt zu rechnen (z. B. hochstehender Steiß bei unreifer Zervix, mangelhaftes Tiefertreten

des Steißes trotz ausreichender Wehentätigkeit und Muttermunderöffnung etc.), sollte die sekundäre Sectio großzügig indiziert werden.

– Bei Zusatzrisiken (z. B. Diabetes, Plazentainsuffizienz, pathologischem CTG etc.) ist die Sectio großzügig zu indizieren.

– Bei schweren Mißbildungen soll eine vaginale Entbindung angestrebt werden.

Unreife Feten: In einem Tragzeitbereich zwischen 28 und 34 Wochen ist derzeit die elektive Sectio das empfehlenswerte Entbindungsverfahren. Der Versuch der vaginalen Geburt ist dagegen noch strenger zu indizieren.

Es sei jedoch darauf hingewiesen, daß diese Frage in der Literatur kontrovers diskutiert wird. Offenbar ist auch die Qualität der neonatologischen Versorgung von Bedeutung: Hohe Sectiofrequenzen erscheinen nur sinnvoll gegen den Hintergrund einer neonatalen Versorgung, die optimale Überlebens- und Entwicklungschancen für das nicht traumatisierte Frühgeborene garantiert.

Extrem unreife Kinder: Unterhalb der 28. Schwangerschaftswoche sind derzeit die neonatale und die Spätmorbidität unabhängig vom Geburtsmodus so hoch, daß die Sectio wegen der ungünstigen Relation zwischen mütterlicher Morbidität und Mortalität einerseits und dem kindlichen Resultat andererseits nicht als generelle Maßnahme zu empfehlen ist. Hier besteht in besonderem Maße Raum und gleichzeitig Notwendigkeit für individuelle Entscheidungen.

Die **äußere Wendung** nach dem von SALING angegebenen Verfahren stellt einen berechtigten Versuch dar, eine vaginale BEL-Geburt zu umgehen. SALING berichtet über gute Erfahrungen (PLUTA u. Mitarb.). Andererseits birgt die Methode Risiken, vor allem die Gefahr der vorzeitigen Plazentalösung. Daher muß auf die Notwendigkeit von Sicherheitsvorkehrungen eindrücklich hingewiesen werden, wie sie u. a. von SALING beschrieben wurden. Bei ihrer Befolgung sind in 1–2% der Fälle Schnellsectiones erforderlich.

Klinikauswahl: Für die Entbindung einer Patientin mit BEL ist zu bedenken, daß in einer großen Zahl von Fällen Zusatzrisiken bestehen (insbesondere Frühgeburtlichkeit), die besondere Anforderungen an das geburtshilfliche Management und an die Versorgung des Neugeborenen stellen.

Für die Auswahl der Klinik, in der eine vaginale oder abdominale BEL-Entbindung stattfinden soll, gelten folgende Richtlinien:

– Je kleiner der Fet ist, desto zentralisierter soll die Entbindung stattfinden, und desto notwendiger ist eine räumlich und personell enge Anbindung an eine neonatologische Intensivabteilung.
– Bei jeder BEL-Entbindung ist sicherzustellen, daß
  – ein in der primären Reanimation erfahrener Arzt anwesend ist,
  – im Falle eines gefährdeten Neugeborenen die notwendige Weiterversorgung und Behandlungsübernahme durch einen Pädiater sichergestellt ist.
– Im Falle einer vaginalen Geburt ist wie sonst für eine Risikogeburt eine sofortige Sectio- und Anästhesiebereitschaft sicherzustellen,
– Sind die notwendigen Voraussetzungen für eine BEL-Geburt aus personellen oder organisatorischen Gründen nicht sicherzustellen, soll die Patientin entsprechend den Mutterschaftsrichtlinien in eine ausreichend ausgestattete geburtshilfliche Klinik verlegt werden.

Geburtsleitung:

– Zur Erleichterung der Behandlung evtl. schnell auftretender Komplikationen ist ein venöser Zugang sicherzustellen (Dauertropfinfusion).
– Obligat ist eine ständige Anästhesie- und Sectiobereitschaft.
  In kompetenten Händen bietet die Leitungsanästhesie Vorteile, insbesondere
  – zur Entspannung des Beckenbodens (Erleichterung der Manualhilfe),
  – zur Ermöglichung einer sofortigen Notoperation,
  – zur Vermeidung von Nachteilen der Notfall-Allgemeinnarkose (Aspiration etc.).
  Die Analgesie sollte auf alle Fälle vor der letzten Austreibungswehe wirksam sein.
– Solange eine externe CTG-Überwachung sichergestellt ist, soll die Fruchtblase erhalten bleiben. Danach ist eine interne CTG-Überwachung erforderlich.
– In der Preßphase kann die Verabreichung von Wehenmitteln vorteilhaft sein, um das Kind rasch entwickeln zu können.
– Der Steiß soll so lange zurückgehalten werden, bis das Kind in einer Wehe total und möglichst „spontan" entwickelt werden kann.

– Obligat ist eine ausreichend große Episiotomie.
– Die Indikation zur sekundären Sectio soll beim Auftreten von Komplikationen – auch in der Austreibungsphase – großzügig gestellt werden.
– Bei einer gegebenen Operationsindikation ist zu bedenken, daß bei ungünstigem Stand der Geburt die ganze Extraktion eine höhere kindliche Morbidität hat als die Sectio.
– Im Falle einer Sectio ist bei zu wenig entfaltetem unteren Uterinsegment (kleines Frühgeborenes) ein ausreichender Zugang, ggf. durch einen isthmischen Längsschnitt, sicherzustellen.

Aufklärung der Patientin: Vor Beginn einer BEL-Entbindung ist die Patientin nach Möglichkeit über die relevanten Fakten und Unsicherheiten aufzuklären. Sie soll imstande sein, den ärztlichen Rat in Richtung einer abdominalen oder vaginalen Entbindung zu verstehen, zu akzeptieren und mitzutragen.

„Der Geburtshelfer sollte die Wunschvorstellungen (preference) der aufgeklärten Eltern berücksichtigen. Er sollte aber auch bedenken, wie schwierig es für sie ist, eine rationale Entscheidung zu treffen, und seine Rolle als Berater bewahren, um sie vor Selbstvorwürfen zu schützen, falls es zu einem unglücklichen Ausgang kommt," (Editorial Lancet 1983).

Vorsitz: D. Berg / Amberg
H. Albrecht / Düsseldorf
J. W. Dudenhausen / Berlin
E. Hochuli / Münsterlingen/Schweiz
G. Neuhäuser / Gießen
H. T. Versmold / München
M. Brand / Berlin
T. K. A. B. Eskes / Njimwegen/Holland
F. Kubli / Heidelberg
A. Staudach / Salzburg/Österreich
H. Wulf / Würzburg

Literatur

Altmann P., K. Eklund-Crell, H. Kucera, E. Reinold: Zum klinischen Management bei Beckenendlagen. Geburtsh. u. Frauenheilk. 35 (1975) 608

Auerbach M., K. Hielscher, K. Müller, R. Thieme, H. Eggers: Der Einfluß der prophylaktischen Sectio caesarea bei Beckenendlagen auf die perinatale Sterblichkeit. Zbl. Gynäk. 101 (1979) 237

Bailer, P.: Die geburtshilflichen Operationen. In Schwalm, H., G. Döderlein, K.-H. Wulf: Klinik der Frauenheilkunde und Geburtshilfe, Bd. I. Urban & Schwarzenberg, München 1984 (S. 519)

Ballas, S., R. Toaff, A. Jaffa: Deflexion of the fetal head in breech presentation; incidence, management and outcome. Obstet. and Gynec. 52 (1978) 653

Berg, D.: Bericht der Standardkommission „Beckenendlage". Mitt. dtsch. Ges. Gynäk. Geburtsh. 8 (1984) 12

Bernaschek, G., A. Schaller, G. Gatterer, R. Naske, O. Preußlich, H. G. Zapotoczky: Der Entbindungsmodus von Erstgebärenden aus Beckenendlage – ein Risikofaktor für den Zerebralschaden? Z. Geburtsh. Perinat. 186 (1982) 89

Bistolletti, P.: Term breech delivery. Acta. obstet. gynec. scand. 60 (1981) 165

Bolte, A., H. W. Steinmann, C. H. Beusch, H. J. Pütz, G. A. Schraven: Kindliche Hirnschäden nach operativen Geburten. Katamnestische und elektroencephalographische Untersuchungen nach Zangengeburten, Vakuumextraktionen, Geburten aus Beckenendlage und abdominalen Schnittentbindungen. Arch. Gynäk. 205 (1968) 110

Bracht, E.: Zur Beckenendlage-Behandlung. Geburtsh. u. Frauenheilk. 52 (1965) 635

Chervenak, F. A., R. E. Johnson, R. L. Berkowitz: Is routine cesarean section necessary for vertex-breech and vertex-transverse twin gestation? Amer. J. Obstet. Gynec. 148 (1984) 1

Collea, J. V., S. C. Rabin, G. R. Weghorst, E. J. Quilligan: The randomized management of term frank breech presentation: Vaginal delivery vs. cesarean section. Amer. J. Obstet. Gynec. 131 (1978) 186

Danforth, D. N.: Operative delivery, In Benson, R. C.: Current Obstetric and Gynecologic Diagnosis and Treatment, 4th ed. Lange, Los Altos/Cal. 1982 (p. 909)

de Crespigny, L. J. C., R. J. Pepperell: Perinatal mortality and morbidity in breech presentation. Obstet. and Gynec. 53 (1979) 141

de Jong, P. A., L. A. M. Stolte: The influence of spontaneous breech delivery on the integrity of the central nervous system of the newborn, a prospective study. Europ. J. Obstet. Gynec. 13 (1982) 23

Denis, M., K. Elliott, M. M. Maurer: Cesarean section versus vaginal delivery for breech fetus weighing less than 1500 g. Amer. J. Obstet. Gynec. 146 (1983) 580

Döderlein, A.: Leitfaden für den geburtshilflichen Operationskurs, 21. Aufl., VEB Thieme, Leipzig 1962

Döring, G. K., C. G. Hoßfeld: Ergebnisse der prospektiven Geburtsleitung bei 500 Einlingsgeburten aus Beckenendlage. Geburtsh. u. Frauenheilk. 34 (1974) 436

Ebert, J., F. Nowak: Die perinatale Mortalität bei der Beckenendlagengeburt an der Frauenklinik des Bergarbeiter-Krankenhauses Erlabrunn in den Jahren 1960–1974. Dtsch. Gesundh.-Wes. 31 (1976) 1588

Efthimiadis, J.: Steißlage und vertretbare Sektiofrequenz. Geburtsh. u. Frauenheilk. 36 (1976) 661

Faber-Nijholt, R.: Neurological follow-up of 281 children born in breech presentation: A controlled study. Brit. med. J. 186 (1983) 9

Fianu, S.: Fetal mortality and morbidity following breech delivery. Acta obstet. gynec. scand. 56, 1976

Fianu, S., I. Joelsson: Minimal brain dysfunction in children born in breech presentation. Acta obstet. gynec. scand. 58 (1979) 295

Fischl, F., H. Janisch, G. Wagner: pH-Messungen nach Geburt aus Beckenendlage. Z. Geburtsh. Perinat. 183 (1979) 58

Frenzel J., W. Krause, I. Sander, W. Michels: Zur Früh- und Spätmorbidität mindergewichtiger Neugeborener (LBWI) nach Beckenendlagen in Abhängigkeit vom Entbindungsmodus. Z. Geburtsh. Perinat. 188 (1984) 261

Gimovsky M., R. L. Wallace, B. S. Schifrin, R. H. Paul: Randomized management of the nonfrank breech presentation at term: a preliminary report. Amer. J. Obstet. Gynec. 146 (1983) 34

Goeschen, K.: Die programmierte Beckenendlagengeburt. Geburtsh. u. Frauenheilk. 37 (1977) 311

Goldenberg, R. L., K. G. Nelson: The premature breech. Amer. J. Obstet. Gynec. 127 (1977) 240

Green, J. E., F. McLean, L. P. Smith, R. Usher: Has an increased cesarean section rate for term breech delivery reduced the incidence of birth asphyxia, trauma and death? Amer. J. Obstet. Gynec. 142 (1982) 643

Helfferich M., J. Farier: Breech delivery. Amer. J. Obstet. Gynec. 110 (1971) 58

Hespe, A., G. Martius, U. Menneking: Geburtsleitung bei Beckenendlage unter Verzicht auf die Manualhilfe nach Bracht. Geburtsh. u. Frauenheilk. 32 (1972) 821

Hielscher, H., K. Müller, M. Auerbach, H. Eggers: Der Einfluß der elektiven Sectio caesarea bei Beckenendlagen auf die Morbidität neonatal überlebender Kinder. Zbl. Gynäk. 102 (1980) 1312

Hill J. G., B. W. Eliot, A. J. Campell, A. A. Pickett-Heaps: Intensive care of the fetus in breech labour. Brit. J. Obstet. Gynaec. 83 (1976) 271

Hochuli, E., O. Käch: Die Beckenendlage. Geburtsh. u. Frauenheilk. 41 (1981) 23

Hochuli, E., O. Dubler, F. Nagl: Ist die vaginale Steißentbindung noch gerechtfertigt? Geburtsh. u. Frauenheilk. 35 (1975) 601

Hochuli, E., O. Dubler, E. Bronhauser, E. Schoop: Die kindliche Entwicklung nach vaginaler und abdominaler Entwicklung bei Beckenendlage. Geburtsh. u. Frauenheilk. 37 (1977) 4

Hollstein, K.: Erfahrungen mit der Schulterentwicklung nach Lövset bei der Beckenendlage. Geburtsh. u. Frauenheilk. 14 (1954) 1018

Horvath, S., P. Kneffel, T. Görcs, J. Varga: Anwendung des Zatuchni-Andros-Score-Systems bei Beckenendlagengeburten. Zbl. Gynäk. 102 (1980) 233

Irondelle, D., M. Levardon, M. Robert, J. Thoyer-Rozat, J. Senèze: Présentation du siège. Prognostic et conduite obstétricale. Rev. franç. Gynéc. 73 (1978) 511

Issel E. P.: Die erweiterte Sectioindikation bei der Entbindung des Fetus aus Beckenendlage. Zbl. Gynäk. 99 (1977) 919

Karl, C., H. Jung, M. Peters: Perinatale Mortalität und Azidosemorbidität bei Entbindung aus Beckenendlage und Schädellage. Z. Geburtsh. Perinat. 186 (1982) 196

Käser, O., H. J. Pallaske: Normale Geburt. In Käser, O., V. Friedberg, K. G. Ober, K. Thomsen, J. Zander: Gynäkologie und Geburtshilfe, Bd. II H. Thieme, Stuttgart 1967

Kastendieck, E., W. Künzel, P. Zimmermann: Quantitative relationships between slowing of the fetal heart rate and changes in base-excess in the second stage of labor. J. perinat. Med. 2 (1974) 106

Kendall, A. C., M. Hommers: The prognosis of breech delivery singleton low birth weight infants. Brit. J. Obstet. Gynaec. 88 (1981) 33

Kirchner, H., C. Schreek, G. Karkut, I. Enders: Die Prognose der vaginalen Beckenendlagengeburt. Deutsche Gesellschaft für Gynäkologie und Geburtshilfe, 45. Tagung 1984

Kolmorgen, K., G. Seidenschnur, M. Rißmann: Klinische Anmerkung zur Geburtsleitung und perinatalen Mortalität bei Beckenendlagen – Einlingsgeburten. Zbl. Gynäk. 97 (1975) 1426

Kouam, L., E. C. Miller: Zum Problem der perinatalen Mortalität bei Beckenendlagenkindern mit Geburtsgewichten über 2500 g. Zbl. Gynäk. 102 (1981) 1375

Krause, W., W. Michels, H. Kunath: Überwachung und Entbindung des unreifen Beckenendlagenkindes. Zbl. Gynäk. 100 (1978) 1062

Krause, W., K.H. Daute, G. Thiele, J. Diniczik, E.M. Fuhrmeister, J. Burgmeister, W. Michels: Morbiditätsuntersuchungen bei Beckenendlagen-Kindern nach vaginaler und abdominaler Geburt, bezogen auf reife und untergewichtige Kinder. Z. Geburtsh. Perinat. 188 (1984) 80

Krause, W., W. Möbius, U. Schmitke, W. Weinhold, H. Kunath: Die perinatale Mortalität und Morbidität bei Geburten aus Beckenendlage im Zeitraum von 1966 bis 1976/77 an der Universitäts-Frauenklinik Jena. Zbl. Gynäk. 101 (1979) 823

Kubli F.: Geburtsleitung bei Beckenendlage. Gynäkologe 8 (1975) 48

Kubli, F., H. Rüttgers, M. Meyer-Menk: Die fetale Acidosegefährdung bei vaginaler Geburt aus Beckenendlage. Z. Geburtsh. Perinat. 179 (1975) 1

Künzel, W., L.I. Mann, A. Bhakthavathsalan, J. Airomlooi, M. Liu: The effect of umbilical vein occlusion on fetal oxygenation, cardiovascular parameters and fetal electroencephalogram. Amer. J. Obstet. Gynec. 128 (1977) 201

Kurz, C.S., W. Künzel: Fetale Herzfrequenz, Dezelerationsfläche und Säure-Basen-Status bei Entbindung aus Beckenendlage und Schädellage. Z. Geburtsh. Perinat. 181 (1977) 9

Lipenský S., A. Neuwirth: Azidobasisches Gleichgewicht des Feten bei Beckenendlagengeburt. Zbl. Gynäk. 98 (1976) 523

Main, D.M., E.K. Main, M.M. Maurer: Cesarean section versus vaginal delivery for breech fetus weighing less than 1500 grams. Amer. J. Obstet. Gynec. 146 (1983) 580

Mann, L.J., J.M. Gallant: Modern management of the breech delivery. Amer. J. Obstet. Gynec. 134 (1979) 611

Manzke, H.: Beckenendlagen-Kinder. Kinderarzt 14 (1983) 121

Manzke, M.: Morbidity among infants born in breech presentation. J. perinat. Med. 6 (1978) 127

Martius, G.: Zur Geburtshilfe bei Beckenendlagen. Einige operationstechnische und didaktische Bemerkungen. Zbl. Gynäk. 86 (1964) 91

Martius, G.: Zur Überwindung der Abbiegungsschwierigkeiten bei den „extended legs" der einfachen Steißlage. Zbl. Gynäk. 90 (1968) 1056

Martius, G.: Pathologie der Geburt. In Martius, G.: Lehrbuch der Geburtshilfe, 11. Aufl. Thieme, Stuttgart 1985 (S. 316)

Maul, G.: Über eine einfache Methode zur Entwicklung der Arme bei Beckenendlage. Geburtsk. u. Frauenheilk. 12 (1952) 70

Mayer, A.: Grundzüge der operativen Geburtsleitung. Enke, Stuttgart 1946

Meyer-Menk, W., D. Schenk, U. Lorenz, U. Haller, H. Rüttgers: Technik der ante- und intrapartualen kardiotokographischen Überwachung der Beckenendlage. Oberrheinische Gesellschaft für Geburtshilfe und Gynäkologie, Straßburg, 4.–6.Mai 73

von Mikulicz-Radecki, F.: Über eine einfache Methode zur Entwicklung der Arme bei Beckenendlage. Geburtsh. u. Frauenheilk. 12 (1952) 757

Miller, E.-C., L. Kouam, S. Schwientek: Zum Problem der perinatalen Mortalität bei der Frühgeburt aus Beckenendlage im Vergleich zur Schädellage. Geburtsh. u. Frauenheilk. 40 (1980) 1013

Muth, H.: Geburt aus Beckenendlage – ein abschätzbares Risiko für das Kind? Hamburger Ärztebl. 1978, 240

Muth, H., H. Hannemann, H. Propshofer: Zur Frage der optimalen Entbindungsmethode bei der Beckenendlage. Geburtsh. u. Frauenheilk. 36 (1976) 163

Nisell, H., P. Bistolletti, Ch. Palme: Preterm breech delivery. Acta obstet. gynec. scand. 60 (1981) 363

Paneth, N., R.I. Stark: Cerebral palsy and mental retardation in relation to indicators of perinatal asphyxia. Amer. J. Obstet. Gynec. 147 (1983) 960

Parmeggiani, A., E. Guerresi, G. Gori, S. Di Ciommo, C. Mazzanti, G. Ottoni: Il parto in presentazione podalica. Studio di un campione con particolare riferimento al problema della mortalitá perinatale. Path. Clin. Ostet. Gynecol. 1982, 436

Prügel, M., M. Link: Beckenendlagengeburten 1957 bis 1961 und 1967 bis 1975 an der Landesfrauenklinik Magdeburg. Zbl. Gynäk. 99 (1977) 1572

Ramzin, M.S., H. Stamm: Beckenendlage. In Käser, O., V. Friedberg, K.G. Ober, K. Thomsen, J. Zander: Gynäkologie und Geburtshilfe, 2. Aufl., Bd. II/2. Thieme, Stuttgart 1981 (S. 14.8)

Rosen, M.G., L. Chik: The effect of delivery route on outcome in breech presentation. Amer. J. Obstet. Gynec. 148 (1984) 909

Ruckhäberle, K.-E., B. Viehweh, Ch. Vogtmann: Zur Wahl des Entbindungsverfahrens bei Beckenendlagen unter besonderer Berücksichtigung der Frühgeburt. Zbl. Gynäk. 104 (1982) 539

Rupek, R., H.U. Feldmann, D. Tenhaeff: Zur abdominalen Schnittentbindung bei Erstgebärenden mit Beckenendlage. Z. Geburtsh. Perinat. 176 (1972) 139

Scharnke, H.D., E. Rückert: Perinatales Risiko der BEL. Zbl. Gynäk. 103 (1981) 804

Scholtes, G.: Zum Problem der Beckenendlagengeburt. Geburtsh. u. Frauenheilk. 34 (1974) 444

Simovsky, M.L., R.H. Paul: Singleton breech presentation in labor: experience 1980. Amer. J. Obstet. Gynec. 143 (1982) 73

Stark, G., M. Kurz, D. Nieland, G. Wiesinger, H. Meister: Erfahrungen mit der Sectio bei Beckenendlagen. Dtsch. Ärztebl. 75 (1978) 1015

Thiessen, P.: Die eigene Geburtsleitung bei Beckenendlage und ihr Gegensatz zur Schul- und Lehrauffassung. Geburtsh. u. Frauenheilk. 24 (1944) 661

Weidenbach, A., B.J. Klose, F. Langer: Die Beckenendlage und ihre Behandlung. Geburtsh. u. Frauenheilk. 36 (1976) 820

Weingold, A.B.: The management of breech presentation. In Iffy, L., D. Charles: Operative Perinatology. Macmillan, New York 1984 (p. 537)

Weinstein, D., E.J. Margalioth, D. Navot: Neonatal fetal death following cesarean section secondary to hyperextended head in breech presentation. Acta obstet. gynec. scand. 62 (1983) 629

Westergren, M., H. Grundsell, I. Ingermarsson: Hyperextension of the fetal head in breech-presentation. A study with long-term follow-up. Brit. J. Obstet. Gynaec. 88 (1981) 101

Wolff, C.H.: Über die Entwicklung von Frühgeburten aus Beckenendlage. Zbl. Gynäk. 86 (1964) 1488

Wulf, K.-H.: Zur Leitung der Frühgeburt. In Berg, D., U. Berg-Wurms: Frühgeburt. Amberger Symposion. Wissenschaftl. Information, Milupa AG 8 (1982) 229

Wulf, K.-H.: Die „frühe Frühgeburt". Geburtshilfliche Aspekte. In Stark, G.: Nürnberger Symposion 30.III.–1.IV. 1984 Demeter, München 1984 (S. 61)

Wulf, K.-H., E. Kastendieck, B. Seelbach-Göbel: Zum Geburtsmodus bei Frühgeborenen – abdominal oder vaginal? Z. Geburtsh. Perinat. 188 (1984) 249

Zatuchni, G.I., G.J. Andros: Prognostic index for vaginal delivery in breech presentation at term. Prospective study. Amer. J. Obstet. Gynec. 98 (1967) 854

Zemenová, M., L. Oudová, L. Blazková, L. Herinková, V. Pavlik, J. Bouda: Zerebrale Schädigungen nach Beckenendlagengeburten. Zbl. Gynäk. 99 (1977) 1576

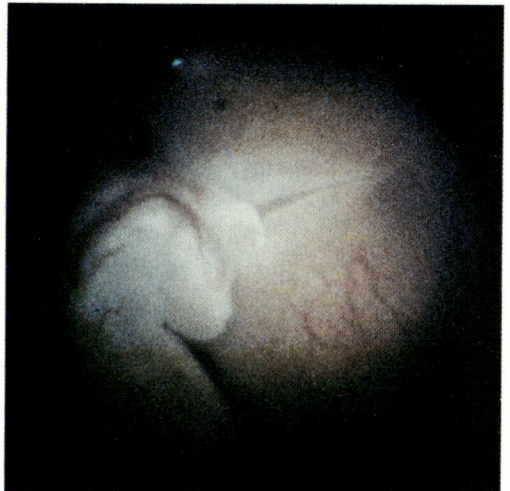

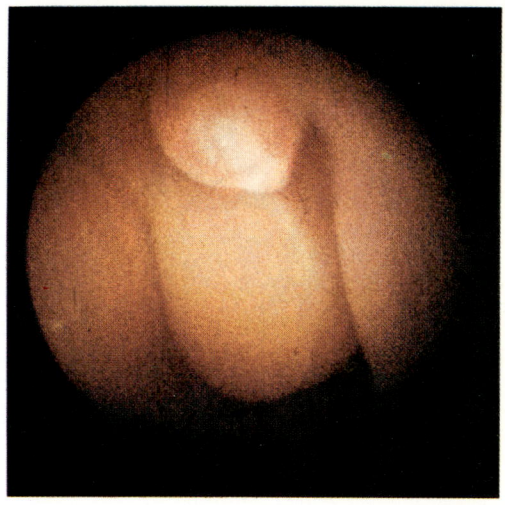

Farbabb. 1 Fetoskopisches Bild der fetalen Mund- und Kinnregion von vorn mit Fingern der rechten Hand in der 14. Schwangerschaftswoche (Farbabb. 1–3 aus *Rauskolb, R.:* Fetoskopie, Thieme, Stuttgart 1980)

Farbabb. 2 Fetoskopisches Bild der männlichen Genitalorgane in der 18. Schwangerschaftswoche

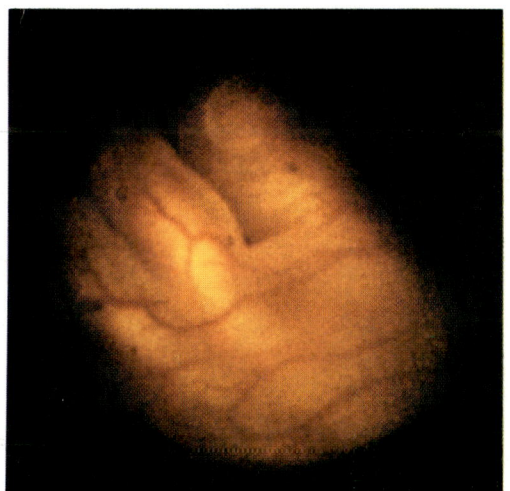

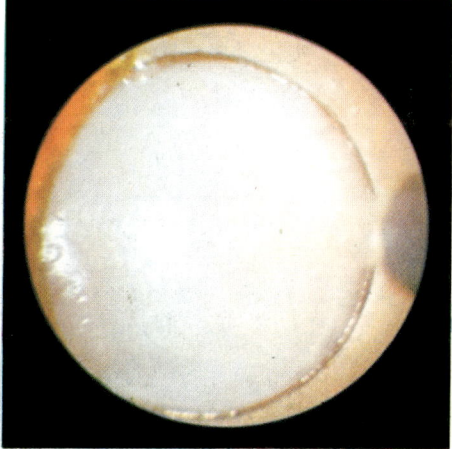

Farbabb. 3 Fetoskopisches Bild eines Fußrückens mit Zehen in der 16. Schwangerschaftswoche

Farbabb. 4 Normales amnioskopisches Bild mit klarem Fruchtwasser. Der Gehalt an Vernixflocken gibt einen Hinweis auf die Reife des Kindes

Wendungsoperationen (äußere Wendung, innere Wendung, operatives Vorgehen bei der Querlage)

Wendungsoperationen haben das Ziel, eine geburtsmechanisch ungünstige oder geburtsunmögliche Kindslage in eine günstigere, geburtsmögliche zu verwandeln.

Es kommen die folgenden Wendungsoperationen zur Anwendung:

– äußere Wendung,
– innere Wendung.

Die *äußere Wendung* hat im wesentlichen prophylaktische Bedeutung. Das Interesse an ihrer klinischen Anwendung hat deshalb in den letzten Jahren auch zugenommen.

Die *innere Wendung* bei Querlage und insbesondere bei Schädellage ist mit nicht zu unterschätzenden Risiken für Mutter und Kind verbunden. Dies erklärt die Zurückhaltung bei der Indikation zu diesen Eingriffen.

Operatives Vorgehen

Äußere Wendung

Definition: Die erhöhte Gefährdung des Kindes bei der Beckenendlagen- und Querlagengeburt ist eine dem Geburtshelfer heute bekannte Tatsache (S. 147). So ist es verständlich, daß die Geburtshelfer immer wieder versucht haben, diese geburtsmechanisch ungünstigen Situationen im Sinne einer prophylaktischen Maßnahme durch die äußere Wendung präpartual zu umgehen (WINTER u. HALBAN, BAUMM, PANKOW, MAYER, REIFFERSCHEID u. VENT). Es handelt sich dabei um den Versuch, die Beckenendlage vor Wehenbeginn in eine Schädellage bzw. eine Querlage in eine Schädellage oder zumindest in die prognostisch günstigere Beckenendlage umzuwandeln, um auf diese Weise der Mutter möglicherweise eine Schnittentbindung zu ersparen.

Für das **operative Vorgehen** sind zunächst zu unterscheiden:

– äußere Wendung ohne zusätzliche Maßnahmen,
– äußere Wendung unter Tokolyse,
– äußere Wendung mit Tokolyse und Analgesie.

Die

äußere Wendung ohne zusätzliche Maßnahmen

bietet sich an, wenn bei einer Mehr- oder Vielgebärenden bzw. einer reichlich vorhandenen Fruchtwassermenge die labile Fruchtlage die Ursache der Beckenendlage oder Querlage ist. Nicht wenige Geburtshelfer begrenzen die

Indikation zur äußeren Wendung auf diese Situationen (MÜLLER-HOLVE, BAYER, BERG u. KUNZE) (s. Indikationsstellung). Nach Erfüllung der notwendigen *Vorbedingungen* (Tab. 1), die eine ausreichende Entspannung, insbesondere der Bauchdecken, und den Ausschluß einer Gefährdung des Kindes zum Ziel haben, wird die äußere Wendung wie folgt ausgeführt

Tabelle 1   Voraussetzungen und erforderliche Vorbedingungen für die äußere Wendung bei Beckenendlage und Querlage

Operationsbereitschaft
– Nahrungskarenz der Patientin
– Operationsraum einsatzbereit
– Anästhesist kurzfristig erreichbar

Ultraschalluntersuchung
– Bestätigung der geburtsmechanischen Anomalie
– Stellungsdiagnose (Stirn?)
– Plazentalokalisation (Vorderwandplazenta? Placenta praevia?)

Entspannungslage der Schwangeren
– ruhige Lagerung für etwa 30 Min.
– Rolle unter die Knie

Kardiotokographie
– Überwachung des Kindes vor der Wendung für etwa 30 Min.
– bei pathologischen Herzfrequenzmustern Abbruch der Wendung
– Kontrolle 30 Min. nach erfolgreicher oder erfolgloser Wendung

Vaginale Untersuchung
– Ausschluß einer beginnenden Zervixdilatation

(Abb. 1): Um die erforderliche Beweglichkeit des Kindes herzustellen, wird zunächst der Steiß suprasymphysär ähnlich wie beim 3. Leopold-Handgriff durch den Operateur oder auch durch eine Hilfsperson aus dem unteren Uterinsegment nach kranial gedrängt. Nun wird die zuvor sonographisch bestimmte Stirn breitflächig gefaßt und in Richtung auf den kindlichen Rücken, also im Sinne einer „*Rolle rückwärts*", zur Seite und später nach kaudal gedrängt. Die andere Hand unterstützt die Drehung des Kindes durch ein gegenläufiges Hinaufdrängen des Beckenendes in den Fundus uteri. Gelingt die Wendung auf diese Weise nicht, so wird sie in umgekehrter Richtung, d. h. in Form der „*Rolle*

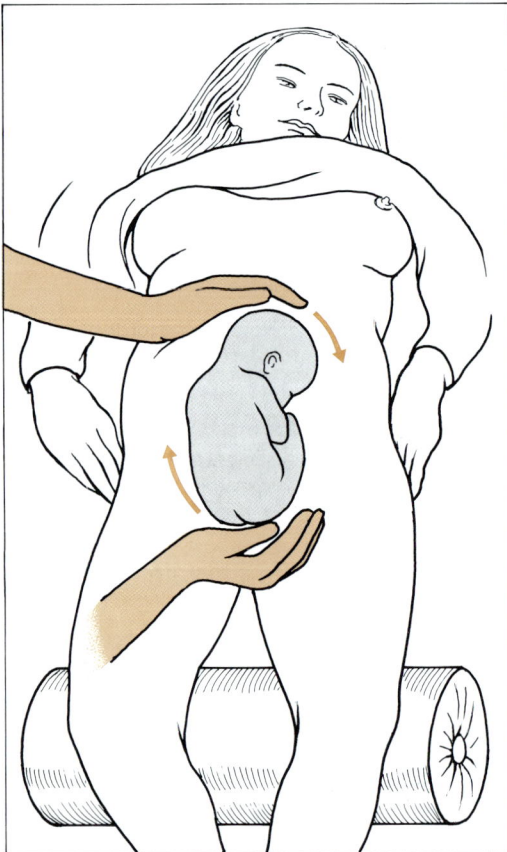

Abb. 1   Äußere Wendung bei 2. Beckenendlage. Die Schwangere ist zur Entspannung der Bauchdecken mit einer Rolle unter den Knien gelagert. Die untere Hand drängt den Steiß nach rechts oben, während die obere Hand den Kopf im Sinne einer „Rolle vorwärts" in Richtung auf den Beckeneingang schiebt

vorwärts", durch entsprechende bimanuelle Handgriffe versucht (SALING u. MÜLLER-HOLVE, GIFFEI).

Mit größerer Zurückhaltung muß die Indikation zur

äußeren Wendung unter Tokolyse und Anästhesie

gestellt werden (BÜRKLI u. Mitarb., GIFFEI, MEYENBURG u. BUSCH). Bei ihr ist insbesondere die Gefahr der vorzeitigen Plazentalösung größer und zugleich nicht ausreichend sicher kalkulierbar (S. 181). Zeigt sich nach 30 Min. Ruhelage, daß eine Wehenbereitschaft oder ein zu hoher Grundtonus die Drehung des Kindes behindert, so empfiehlt vor allem die SALING-Schule unter Blutdruck- und Pulskontrolle die folgende **Medikation**:

– Diazepam (Valium): 3–5 mg langsam i. v. (cave intraarterielle Injektion!),
– Tokolyse-Infusion: 2 mg Fenoterol (Partusisten) und 50 mg Verapamil (Isoptin) in 500 ml Basiselektrolytlösung. 25 Tropfen/min = 5 μg/min Partusisten über 10 Min.,
– Lachgas-Sauerstoff (2:1): über 2 Min. vor dem Wendungsversuch einatmen lassen (GIFFEI) bzw. nach Thiopentaleinleitung Halothan-Inhalation (BÜRKLI u. Mitarb.).

Nach jeder erfolgreichen oder auch vergeblichen äußeren Wendung ist eine sorgfältige **Nachkontrolle** von Mutter und Kind erforderlich. Sie besteht in:

– Kardiotokographie für 30 Min. mit 1–2 weiteren Kontrollen innerhalb der nächsten 24 Stunden,
– Ultraschalluntersuchung: Kontrolle des Wendungsergebnisses,
– Entlassung aus stationärer Beobachtung bei Wohlbefinden von Mutter und Kind nach 24 Stunden.

Bei rh-negativen Schwangeren sollte eine **Anti-D-Prophylaxe** nicht unterbleiben. GJØDE u. RASMUSSEN konnten bei 50 äußeren Wendungen in 28% fetomaternale Transfusionen von 0,1–1,5 ml fetalen Blutes nachweisen. Eine Injektion von 50 μg eines Anti-D-Präparates vor oder unmittelbar nach der äußeren Wendung ist deshalb indiziert. GIFFEI rät, die Medikation von der HbF-Bestimmung nach dem Ende der äußeren Wendung abhängig zu machen. Daß eine äußere Wendung auch zu einer massiven, für das Kind tödlichen fetomaternalen Transfusion führen kann, haben LUYET u. Mitarb. gezeigt.

Die **Indikation zur äußeren Wendung** wird in den einzelnen Kliniken auch heute sehr unterschiedlich gestellt. Die *Ablehnung* dieser prophylaktischen Maßnahme wird u. a. damit begründet, daß es sich bei zumeist unbekannter Ursache der Beckenendlage um eine symptomatische Behandlung handelt, daß die hypoxische und traumatische Gefährdung des Kindes nicht gering zu veranschlagen ist und daß bei reifen Kindern die Letalität infolge der äußeren Wendung eher höher zu veranschlagen ist als die geburtshilflichen Kinderverluste (RAMZIN u. STAMM). Dem steht die *Empfehlung zu großzügiger Handhabung*, evtl. einschließlich der medikamentösen Zusatztherapie, anderer Autoren gegenüber, die vor allem auf die zu erreichende Verminderung der Sectiorate hinweisen (SALING u. MÜLLER-HOLVE, VAN DORSTEN u. Mitarb., FRIEDLAENDER, IKLÉ, RANNEY, SCHLENSKER u. Mitarb., YLIKORKALA u. HARTIKAINEN-SORRI). Hierbei wird auch eine vorausgegangene Hysterotomie nicht als Kontraindikation angesehen (PLUTA u. Mitarb.).

Die äußere Wendung vermag indessen nur dann den von ihr erwarteten prophylaktischen Effekt zu erfüllen, wenn die **Kontraindikationen** (Tab. 2) streng beachtet werden. Sie ergeben sich fast ausnahmslos aus den bei dem Eingriff zu erwartenden **Komplikationen**: die in 20–30% beobachteten CTG-Veränderungen, die in etwa 4% auftretenden vaginalen Blutungen, zumeist

Tabelle 2   Kontraindikationen gegen die äußere Wendung bei Beckenendlage und Querlage

Hinweise auf eine Plazentainsuffizienz
Sonographische Plazentalokalisation
– Vorderwandplazenta
– tiefer Sitz bzw. Placenta praevia
Beginnende Zervixretraktion
Unzureichende Beweglichkeit des Kindes
– großes Kind
– Oligohydramnie
– straffer Fruchthalter
Verdacht auf Mißverhältnis zwischen Geburtsobjekt und Becken
Risikogravidität
Vorausgegangene Hysterotomie (?)
Pathologisches CTG (auch diskrete pathologische Herzfrequenzmuster)
Mehrlingsgravidität
Vorzeitiger Blasensprung
Uterusfehlbildungen

als Folge einer vorzeitigen Plazentalösung, und die in 2% nach der Wendung aus fetaler Indikation notwendige Schnittentbindung (GIFFEI, BERG u. KUNZE, KYANK u. Mitarb., RODT u. LEHMANN, MEYENBURG u. BUSCH, SCHLENSKER u. Mitarb.). Weitgehende Übereinstimmung besteht darin, daß jeglicher Hinweis auf eine *Plazentainsuffizienz* eine äußere Wendung verbietet, da in diesen Fällen die vorzeitige Plazentalösung mit überdurchschnittlicher Häufigkeit zu erwarten ist. Bei *Mehrgebärenden mit einer Beckenendlage* ist die nur gering erhöhte Gefährdung des Kindes durch die Poleinstellungsanomalie besonders sorgfältig gegen die Gefahren der äußeren Wendung abzuwägen. Bei der *Querlage* führen die gleichen Überlegungen eher zu einer großzügigen Indikation zur äußeren Wendung; allerdings ist hier mit besonderer Aufmerksamkeit ein tiefer Sitz oder eine Placenta praevia auszuschließen, da sie nicht selten die Ursache der Lageanomalie darstellt (WULF). Auf den anzuratenden Verzicht auf eine äußere Wendung bei sonographisch nachgewiesener Vorderwandplazenta haben vor allem BÄNNINGER u. SCHMID, MEYENBURG u. BUSCH sowie KIRKINEN u. YLÖSTALO hingewiesen.

Auch bei den vorgelegten **Ergebnissen** der äußeren Wendung sind die Unterschiede auffallend. In Terminnähe konnten PLUTA u. Mitarb. 53% der Beckenendlagen erfolgreich wenden, im 8. Monat 72–91%. Für die Klinik von HAUSER ergab sich bei einer Erfolgsquote von 2/3 der Beckenendlagen eine Senkung der Sectiofrequenz um fast die Hälfte (s. a. YLIKORKALA u. HARTIKAINEN-SORRI). KYANK u. Mitarb. beurteilen aufgrund von 23 äußeren Wendungen die äußere Wendung positiv, obwohl bei 17 erfolgreichen Wendungen 2mal eine vorzeitige Lösung und je einmal ein Arm- und Nabelschnurvorliegen auftraten.

Uns erscheint es ratsam, insbesondere bei der Beckenendlage die Indikation zur äußeren Wendung zunächst noch behutsam, d. h. unter strenger Beachtung der Kontraindikationen und unter zurückhaltender Anwendung zusätzlicher medikamentöser Maßnahmen, zu stellen, bis weitere Erfahrungen vorliegen.

Innere Wendung

Definition: Im Gegensatz zu der prophylaktischen Maßnahme in Form der äußeren Wendung hat die innere Wendung die Aufgabe, eine vaginale Entbindung nach Herstellung einer unvollkommenen Fußlage operativ zu beenden. Als Indikation kann sich für dieses Vorgehen eine Notsituation des Kindes, aber auch eine geburtsunmögliche Anomalie ergeben.

Da nach jeder inneren Wendung die Geburt durch die Extraktion des Kindes beendet werden muß (s. u.), müssen für den Eingriff vor Operationsbeginn vier **Vorbedingungen** erfüllt sein. Aus ihnen sind zugleich die wichtigsten Kontraindikationen gegen die innere Wendung zu erkennen:

– *Möglichkeit der Geburtsbeendigung auf vaginalem Wege:* Um die Geburt unmittelbar nach der Wendung, insbesondere zur Vermeidung umbilikaler Versorgungsstörungen des Kindes, beenden zu können, darf die Operation erst bei vollständiger Erweiterung des Muttermundes und selbstverständlich auch nur bei fehlendem Mißverhältnis zwischen Geburtsobjekt und Becken ausgeführt werden.

– *Ausreichende Beweglichkeit des Kindes:* Die günstigste Situation für die innere Wendung ist gegeben, wenn die Fruchtblase erst mit dem Beginn der Operation gesprengt werden kann. Eine Oligohydramnie ist indessen wie ein sehr straffer Fruchthalter als Gegenindikation anzusehen. Eine uterine Hypertonie kann heute allerdings oftmals durch eine Tokolytika-Medikation während der Operation überwunden werden.

– *Ungeschädigter Fruchthalter:* Vorausgegangene Operationen am Uterus in Form einer Hysterotomie (Schnittentbindung, Myomenukleation, Tubenimplantation, Strassmann-Operation) müssen wegen der Gefahr der Narbenruptur als Kontraindikation Beachtung finden.

– *Sonographische Plazentalokalisation:* Bei einer Placenta praevia verbietet sich eine innere Wendung selbstverständlich. Technisch schwierigere Wendungen sollten aber auch bei einer Vorderwandplazenta unterlassen werden. Diese Einschränkung gilt nicht für die innere Wendung des in Querlage befindlichen 2. Zwillings.

Die innere Wendung wird technisch so ausgeführt, daß die Drehung des Kindes in die unvollkommene Fußlage durch gleichzeitig mit der inneren und äußeren Hand des Operateurs ausgeführte Manipulationen bzw. eine „verstehende Zusammenarbeit beider Hände" erreicht wird. Dieses Vorgehen hat der

Operation auch die Bezeichnung

kombinierte Wendung

eingetragen (H. MARTIUS). Da sie heute zudem ausschließlich bei vollständigem Muttermund mit anschließender Extraktion des Kindes vorgenommen wird, wird sie auch als

direkte innere Wendung

bezeichnet.

Die innere Wendung stellt insbesondere bei der Einlingsschwangerschaft die gefährlichste entbindende Operation dar. Die noch in den 50er und 60er Jahren mitgeteilten ungünstigen Morbiditäts- und Letalitätszahlen mit Sterblichkeitsangaben bis zu 50% für die Kinder und die Gefahr der Uterusruptur für die Mutter haben bei dieser Operation zu einer erheblichen Frequenzminderung geführt (S.189). Im wesentlichen sind ihr **drei Indikationen** erhalten geblieben:

– Querlage bei intrauterinem Fruchttod,
– Querlage beim 2. Zwilling,
– Schädellage beim 2. Zwilling mit hochstehendem Kopf.

Die **Querlage** (Abb. 2) ist die einzige echte Lageanomalie in der Geburtshilfe. Sie ist dadurch charakterisiert, daß die Längsachse des Kindes mit der Führungslinie im Geburtskanal bzw. im Fruchthalter einen Winkel bildet, so

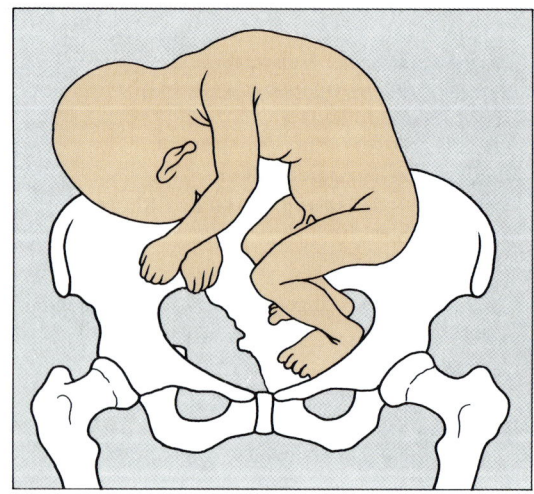

Abb. 2   Zweite dorsosuperiore Querlage. Die Lageanomalie stellt eine geburtsunmögliche Situation dar

daß eine vaginale Geburt bei reifem und lebendem Kind ohne ärztliches Eingreifen nicht möglich ist. Die wichtigsten *Ursachen* der Querlage sind eine übermäßige Beweglichkeit des Kindes als Folge einer relativ großen Fruchtwassermenge bzw. einer Schlaffheit des Fruchthalters und abnorme Raumverhältnisse im Uterus, wie sie bei Uterusmißbildungen besonders ausgeprägt, aber auch beim Uterus myomatosus oder einer Placenta praevia gegeben sind. Die Kenntnis der Pathogenese ist für die Entscheidung darüber wichtig, welches therapeutische Vorgehen im einzelnen sinnvoll, d. h. erfolgversprechend ist. So ist es angezeigt, bei einem schlaffen, eher kugligen Uterus der Vielgebärenden in Hinblick auf die häufig eintretende Versio spontanea terminnahe die **äußere Wendung** (S. 179) vorzunehmen. Demgegenüber muß diese prophylaktische Maßnahme verständlicherweise bei einem palpatorisch oder auch sonographisch diagnostizierten Uterus arcuatus als sinnlos und somit kontraindiziert angesehen werden.

Für die Anwendung der inneren Wendung ist es für den Operateur wichtig zu wissen, daß die *Zervixerweiterung* im Verlauf der Eröffnungsperiode verzögert verläuft, da die wehenabhängige Zervixretraktion nicht durch die Zervixdilatation infolge des Fehlens eines vorangehenden Teiles unterstützt wird und lediglich zu einer Muttermundsweite von etwa 8 cm führt. Diese muß deshalb als ,,vollständige Erweiterung des Muttermundes" Anerkennung finden! Nach diesem Zeitpunkt treten die für die Querlagengeburt typischen **Gefährdungen von Mutter und Kind** auf, und zwar:

– die intrauterine Hypoxie des Kindes infolge der zunehmend sich verschlechternden uterinen Durchblutung,
– die Uterusruptur in Form der Überdehnungsruptur (S. 196).

Soll eine Querlagengeburt durch die innere Wendung beendet werden, so muß aus den aufgezeigten Gründen mit der Operation so lange gewartet werden, bis eine Muttermundsweite von 8 cm erreicht ist. Andererseits ist es angezeigt, sie zu diesem Zeitpunkt auszuführen, da ein längeres Warten in zunehmendem Maße gefahrvoll ist.

Die

innere Wendung bei Querlage

(Abb. 3–8) wird, wie bereits gesagt wurde, bei Einlingsschwangerschaften heute nur noch in Ausnahmefällen ausgeführt. Eine dieser Operation erhaltene **Indikation** ist der intrauterine Fruchttod des Kindes, bei dem gleichzeitig nach schneller Zervixretraktion eine noch ausreichende Beweglichkeit des Kindes, z. B. bei erhaltener Fruchtblase, gegeben ist. Es ist aber auch denkbar, daß wir uns unter gleichen Bedingungen zur inneren Wendung bei Querlage bei einer Mehr- bzw. Vielgebärenden entschließen, der bei eingeschränkter Operabilität eine Schnittentbindung nicht zugemutet werden soll.

Die **Operation beginnt** mit der Herstellung der Steinschnittlage. Eine weitere Vorbedingung ist zumindest eine gut sitzende und ausreichend hoch reichende Periduralanästhesie bzw. eine Allgemeinanästhesie mit ausreichender Relaxation.

Für die **Wahl der inneren Hand** gilt die Regel, daß diese dem Beckenende des Kindes entsprechen soll, damit mit ihr leichter ein Fuß des Kindes erreicht wird. Dies bedeutet, der Operateur geht

– bei 1. Querlage (Kopf links) mit der linken Hand,
– bei 2. Querlage (Kopf rechts) mit der rechten Hand

in die Vagina und anschließend durch die Zervix in das Cavum uteri ein. Hierzu muß der Uterus vom Fundus her mit der äußeren Hand gestützt und so der inneren Hand entgegengehalten werden. Es ist *falsch*, von der Vagina aus lediglich mit 2 transzervikal eingeführten Finger einen Fuß zum Herausleiten aufzusuchen. Eine noch stehende *Fruchtblase* wird nach dem Einführen der ganzen Hand in die Vagina digital oder instrumentell gesprengt (S. 286), um den Fruchtwasserabgang so klein wie möglich zu halten.

Die **eigentliche innere Wendung des Kindes** beginnt nun damit (Abb. 3), daß die intrauterin liegende Hand zunächst den fetalen Kopf aufsucht, ihn breitflächig faßt und ihn so weit als möglich an der entsprechenden Uteruswand entlang nach kranial in den Fundus uteri drängt. Hier wird der Kopf von der äußeren Hand übernommen und in der erreichten Position gehalten.

Zu Beginn der zweiten Phase der inneren Wendung (Abb. 4) wandert die innere Hand vom Kopf des Kindes entlang des Rumpfes über die Ober- und Unterschenkel abwärts, bis sie den Fuß erreicht, auf den gewendet werden soll (s. u.). Dieser ,,Umweg der inneren Hand" ist sinnvoll, da er am sichersten garantiert, daß der

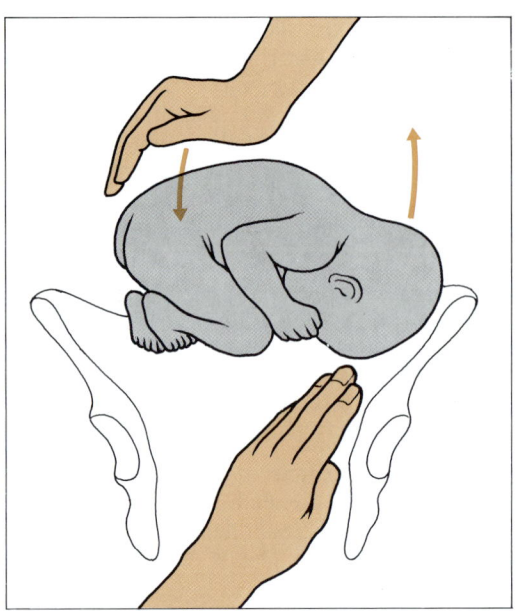

Abb. 3 Innere Wendung bei Querlage (I). Bei 1. dorsosuperiorer Querlage ist die linke Hand des Operateurs in den Uterus eingegangen. Diese Hand drängt den linksstehenden Kopf in den Fundus uteri. Die rechte Hand unterstützt diese Phase der inneren Wendung, indem sie den Steiß des Kindes in Richtung auf den Beckeneingang schiebt

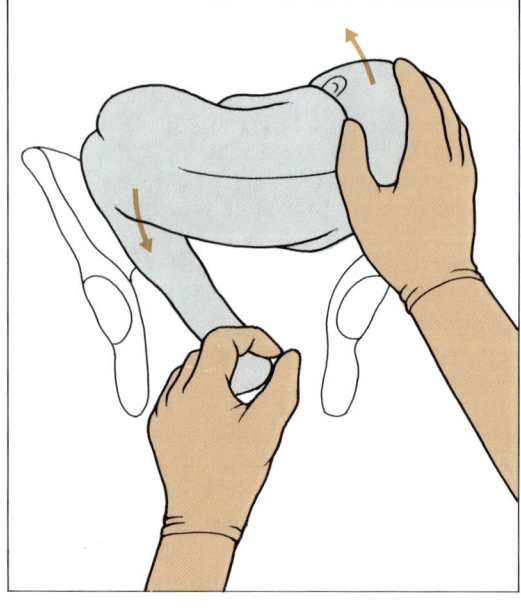

Abb. 4 Innere Wendung bei Querlage (II). Bei dorsoanteriorer 1. Querlage ist der Kopf der äußeren Hand übergeben worden. Die innere (linke) Hand des Operateurs hat den unteren (!) Fuß aufgesucht und mit dem Pistolengriff gefaßt. Der Fuß wird aus der Scheide herausgeleitet, während die äußere Hand abwechselnd den Kopf weiter in den Fundus uteri und den Steiß zum Beckeneingang drängt

richtige Fuß gefunden und eine Verwechslung mit einer Hand des Kindes vermieden wird.

Für die **Wahl des Fußes** gelten die folgenden Regeln:

– *Es soll nach Möglichkeit nur auf einen Fuß gewendet werden*, damit der Umfang des vorangehenden Teiles für die Entwicklung des nachfolgenden Kopfes so wenig wie möglich verringert wird (Tab. 1, S. 147).
– *Es wird, wenn irgend möglich, auf den vorderen Fuß bzw. auf den Fuß gewendet, der durch die innere Wendung des Kindes zum vorderen Fuß wird.* Auf diese Weise wird sichergestellt, daß sich das Kind nach Herstellung der unvollkommenen Fußlage in Richtung der ungeschienten Seite und damit in Richtung der leichteren Abbiegbarkeit abbiegen kann. Zugleich wird vermieden, daß die vordere Gesäßhälfte durch die obere Symphysenkante arretiert wird.
– Es ergeben sich damit die folgenden **Empfehlungen**:

– *Dorsosuperiore Querlage:* Es wird auf den vorderen Fuß gewendet, der während der Wendung der vordere Fuß bleibt (Abb. 3).
– *Dorsoanteriore Querlage:* Es wird auf den unteren Fuß gewendet, der durch die Wendung zum vorderen Fuß wird (Abb. 4).
– *Dorsoinferiore und dorsoposteriore Querlage:* Bei beiden Querlagen muß auf beide Füße gewendet werden, da die Wendung auf den Fuß, der zum vorderen wird, eine starke axiale Drehung des Rumpfes mit sich bringen würde (DÖDERLEIN).
– *Erschwerte intrauterine Orientierung:* Treten bei der Suche nach dem „richtigen Fuß" durch eine erschwerte intrauterine Orientierung Schwierigkeiten auf, so ist es zur Vermeidung größerer Zeitverluste ratsam, den sich darbietenden Fuß zu ergreifen und die Wendung auf ihn auszuführen. Diese Empfehlung hat um so mehr ihre Berechtigung, da die Traktionen an einem zufällig gewonnenen hinteren Fuß häufig dazu führen, daß sich der Rumpf *während*

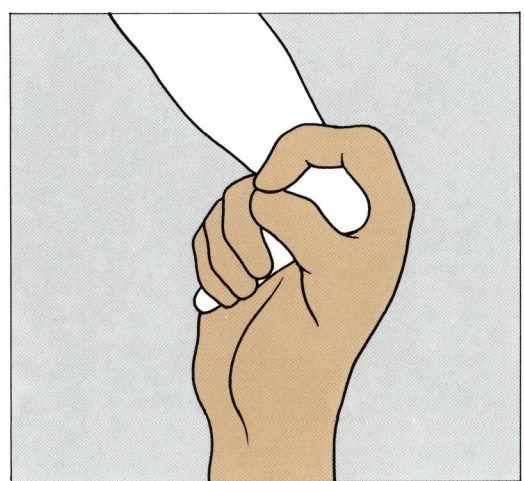

Abb. 5 Pistolengriff bei der inneren Wendung für das Herausleiten des gefaßten Fußes

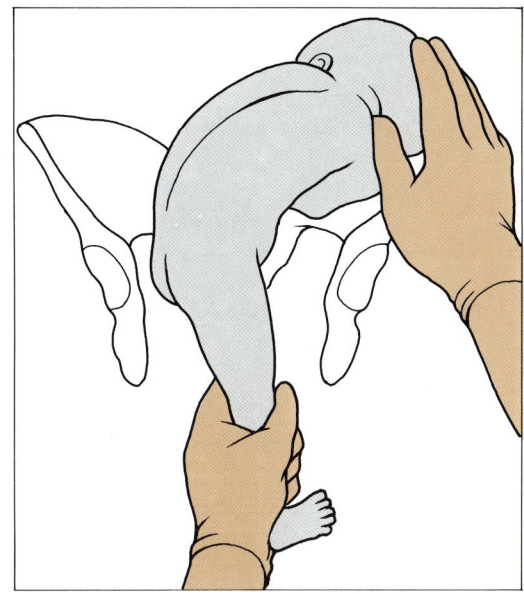

Abb. 6 Innere Wendung bei Querlage (III). Die äußere Hand drängt den Kopf ganz nach oben in den Fundus uteri, während die innere Hand nach dem Herausleiten des Fußes aus der Vagina durch Zug am Fuß das Beckenende des Kindes in den Beckeneingang leitet. Die Wendung ist vollendet, wenn das Knie in der Vulva sichtbar wird und stehenbleibt

der Extraktion um 180°und damit so weit um seine eigene Achse dreht, bis der gewonnene Fuß zum vorderen Fuß wird, d. h., bis aufgrund der Rumpfspannung die Abbiegungsübereinstimmung hergestellt ist.

Ist der Fuß des Kindes von der inneren Hand gefunden, so wird er mit dem sog. **Pistolengriff** (Abb. 5) gefaßt (BURGER). Erfolgt die Wendung auf beide Füße, so ist es am sichersten, diese so zu fassen, daß der Mittelfinger zwischen beiden Füßen, Daumen und Zeigefinger auf der einen, Ringfinger und kleiner Finger auf der anderen Außenseite der Füße dicht oberhalb der Knöchel liegen.

Für die **dritte Phase der inneren Wendung** (Abb. 6) ist die gute Zusammenarbeit der inneren und äußeren Hand des Operateurs, wie sie in dem Begriff der „kombinierten Wendung" zum Ausdruck kommt (S. 182), besonders wichtig. Die *innere Hand* hat jetzt die Aufgabe, den gefaßten Fuß langsam aus der Vagina herauszuleiten. Die dabei einsetzende Drehung des Rumpfes im Cavum uteri muß nun durch die *äußere Hand* sinnvoll unterstützt werden: Dies geschieht dadurch, daß primär der bereits durch die Bauchdecken gefaßte Kopf weiter in den Fundus uteri gedrängt wird, um ihn anschließend zu verlassen und den Steiß der am Fuß ziehenden Hand entgegenzudrängen. Nicht selten ist es notwendig, diesen *Wechsel der äußeren Hand* mehrfach zu wiederholen, bis der Rumpf die Längslage erreicht hat.

Die **innere Wendung ist vollendet**, wenn der Kopf im Fundus uteri steht und das Knie in der Vulva erscheint und nicht wieder in die Vagina zurückweicht.

Der **Armvorfall bei Querlage** stellt eine typische geburtsmechanische Komplikation dar. Sie wird bevorzugt bei der dorsoanterioren und dorsoposterioren Querlage beobachtet, beeinflußt indessen den Geburtsverlauf in weit geringerem Maße als die Poleinstellungsanomalie selbst und ist so auch prognostisch weniger beachtenswert als ein Armvorfall bei Schädellage (MARTIUS). Dennoch muß der Armvorfall Berücksichtigung finden, und zwar *vor* Beginn der inneren Wendung, da unter diesen Umständen die im Anschluß an die innere Wendung auszuführende Extraktion des Kindes technisch einfacher gestaltet werden kann. Der Operateur erreicht dies durch das

Anschlingen des vorgefallenen Armes mit der Wendungsschlinge

(Abb. 7,8). Wird bei der präoperativen orientierenden vaginalen Untersuchung ein Arm in der

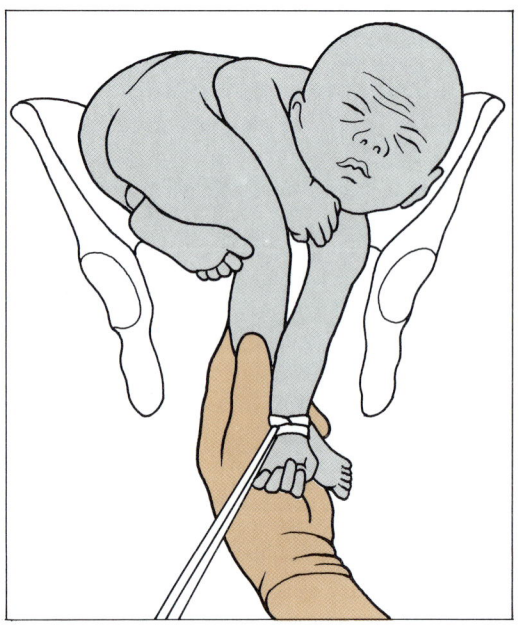

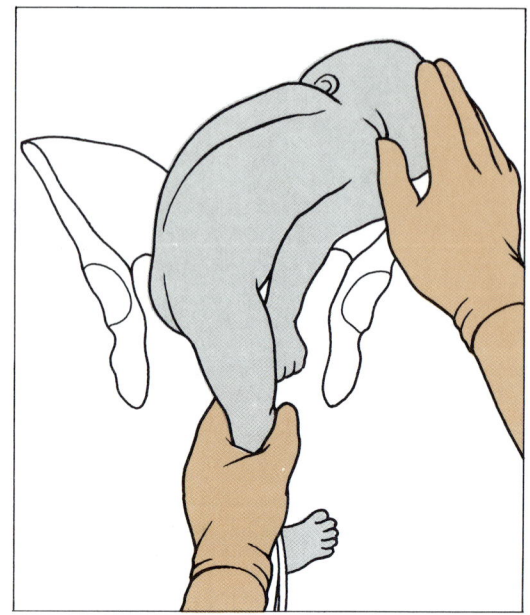

Abb. 7   Anschlingen des vorgefallenen Armes vor der inneren Wendung bei dorsosuperiorer Querlage. Der vorgefallene hintere Arm ist mit der Wendungsschlinge gefaßt. Während der inneren Wendung wird die Schlinge locker gelassen, so daß der Arm während der Wendung nach kranial ausweichen kann

Abb. 8   Vollendung der inneren Wendung und Extraktion des Kindes bei angeschlungenem vorgefallenen Arm. Während der Kopf endgültig in den Fundus uteri gedrängt und zugleich an dem gewonnenen vorderen Fuß gezogen wird, muß die Wendungsschlinge straff angezogen werden. Auf diese Weise wird erreicht, daß der angeschlungene Arm ausgestreckt am Rumpf liegt und eine gesonderte Lösung dieses Armes überflüssig wird

Vagina getastet, so wird er in den Introitus vaginae bzw. vor die Vulva gezogen und oberhalb des Handgelenkes eine *Wendungsschlinge* in Form eines weichen, etwa 0,5 cm breiten und etwa 60 cm langen Leinenbandes doppelt herumgelegt. Die beiden Enden werden durch die Schlinge geführt, um das Band nun fest anzuziehen. So ist die Möglichkeit gegeben, nach vollendeter Wendung mit Hilfe der Schlinge den Arm herunterzuziehen, so daß er ausgestreckt am Rumpf liegt (Abb. 8) und bereits bei der Extraktion des Rumpfes gewonnen werden kann. Der Operateur erspart sich so eine Armlösung und erleichtert sich zugleich durch die eingetretene Verkleinerung des Schulterumfanges die Lösung des zweiten Armes. Für die Wendung wird die Schlinge indessen zunächst locker in eine Leistenbeuge der Mutter gelegt, so daß der Arm bei der Längsrichtung des Rumpfes ungehindert nach oben gleiten kann.

Die **vierte Phase der inneren Wendung** besteht in

der Extraktion des gewendeten Kindes an dem aus der Vagina herausgeleiteten Fuß bzw. an beiden Füßen (s. Wahl des Fußes; S. 184). Die Extraktion soll nach der Herstellung der Fußlage nach einer kurzen Pause von etwa 30 s angeschlossen werden. In dieser Zeit wird der Fuß losgelassen; der Operateur beobachtet jetzt, nach welcher Seite sich der Rücken des Kindes drehen will; zugleich bekommen die Arme Gelegenheit, in ihre regelrechte Position auf der Brust zurückzukehren. Danach sollte jedoch nicht länger gewartet werden. Die Empfehlung, die Entbindung nach der vollendeten inneren Wendung durch die Extraktion zu beenden und die Geburt des Kindes nicht den Wehen zu überlassen, geht auf FRITSCH[1] und WINTER[2] zurück. Ihr liegt die Erfahrung zu-

---

[1] HEINRICH FRITSCH; Ordinarius für Geburtshilfe in Bonn, 1844–1915.

[2] GEORG WINTER; Ordinarius für Geburtshilfe in Königsberg, 1856–1946.

grunde, daß nach der inneren Wendung anderenfalls etwa die Hälfte der Kinder als Folge einer Nabelschnurkomplikation oder einer vorzeitigen Plazentalösung absterben.

Die *Technik der Extraktion* nach innerer Wendung bedarf keiner gesonderten Darstellung. Sie entspricht der operativen Gewinnung des Kindes bei unvollkommener bzw. – wenn auf beide Füße gewendet wurde – bei vollkommener Fußlage (S. 157). Wurde vor Beginn der Wendung ein vorgefallener Arm mit der Wendungsschlinge angeschlungen, so muß die Schlinge für die Extraktion straff angezogen werden, damit sich bereits jetzt der Arm gestreckt an den Rumpf des Kindes anlegt (Abb. 8). Aber auch während der Extraktion wird die Schlinge straff gehalten, so daß der Arm nicht wieder die erreichte Position verläßt. Er wird dann mit der Rumpfextraktion gewonnen, so daß sich eine Lösung dieses Armes erübrigt.

Die *Armlösung nach innerer Wendung* hat die folgenden Situationen zu bewältigen:

– *Lösung beider Arme:* Nach jeder Extraktion des Kindes am Beckenende muß der Operateur davon ausgehen, daß die Arme hochgeschlagen sind (S. 159). Diese Situation wird am sichersten mit der Lövset-Armlösung (S. 161) beherrscht, aber auch die kombinierte Armlösung nach Bickenbach bzw. – bei Schwierigkeiten bei der Gewinnung des vorderen Armes – die klassische Armlösung können Anwendung finden.

– *Lösung des zweiten Armes nach Anschlingen des anderen Armes:* Wurde bei vorgefallenem Arm dieser angeschlungen (S. 185), so wird er während der Extraktion des Rumpfes ohne zusätzliche Handgriffe gewonnen. Für die Lösung des noch nicht geborenen zweiten Armes ergeben sich dann die beiden folgenden Möglichkeiten:

    – *Nicht gelöster Arm symphysenwärts stehend* (Abb. 18, S. 160): Der für die Extraktion über dem Beckenring gefaßte Rumpf des Kindes wird stark nach dorsal gesenkt. Auf diese Weise wird die vordere Schulter unter der Symphyse sichtbar. Der dazugehörige Arm kann nun, vom Rücken her kommend, über die Brust des Kindes herausgestreift werden.

    – *Nicht gelöster Arm nach dorsal gerichtet* (Abb. 17, S. 160): Das Kind wird dicht oberhalb der Knöchel an den Füßen gefaßt und der Rumpf an ihnen stark symphysen-

wärts eleviert. Der hintere Arm kann nun, vom Rücken her kommend, über die Brust des Kindes herausgestreift werden.

Immer wieder einmal ergeben sich Schwierigkeiten bei der inneren Wendung dadurch, daß der seitlich im Uterus stehende Kopf nicht ausreichend in den Fundus uteri gedrängt werden kann bzw. mit der äußeren Hand nicht ausreichend im Fundus zu fixieren ist. Verständlicherweise tritt diese Situation bevorzugt bei einer Wendung aus Kopflage auf den Fuß auf, wie sie auch heute noch beim 2. Zwilling zur Anwendung kommt. Um dennoch die Wendung vollenden zu können, wird auch heute der im Jahre 1690 angegebene

gedoppelter Handgriff der Siegemundin[1]

(Abb. 9) zu Hilfe genommen. Er besteht darin, daß der inzwischen gefaßte Fuß aus der Vulva herausgeleitet und mit einer *Wendungsschlinge* angeschlungen wird. Die Schlinge wird locker in eine der Leistenbeugen der Mutter gelegt, so daß der angeschlungene Fuß wieder zurückgleiten kann, während die dem Kopf des Kindes entsprechende Hand wieder in den Uterus eingeht. Diese Hand drängt nun erneut den Kopf an der seitlichen Uteruswand entlang nach oben. Zu gleicher Zeit zieht die äußere Hand den angeschlungenen Fuß mit Hilfe der Wendungsschlinge nach unten. Durch diese bimanuelle Manipulation kann die notwendige unvollkommene Fußlage dann doch hergestellt werden. Das Prinzip des gedoppelten Handgriffes besteht also darin, daß für die eigentlich erforderliche, aus Raumgründen aber nicht mögliche bimanuelle Wendung eine Hand durch die Wendungsschlinge ersetzt wird.

Die gleichen operationstechnischen Prinzipien hat der Operateur bei der

inneren Wendung bei Kopflage

zu verfolgen. Er hat bei der Indikationsstellung jedoch zu bedenken, daß die Wendung bei einem zumeist längsovalen Cavum uteri (!) um 180° erfolgen muß und so mit deutlich größeren Gefahren für Mutter und Kind verbunden ist als die innere Wendung bei Querlage. Der Eingriff kommt aus diesem Grunde heute fast

---

1 JUSTINE SIEGEMUNDIN (1648[?]–1705): Erste Stadthebamme in Liegnitz, vom Großen Kurfürsten als Königlich Preußische und kurbrandenburgische Hofwehemutter nach Berlin berufen.

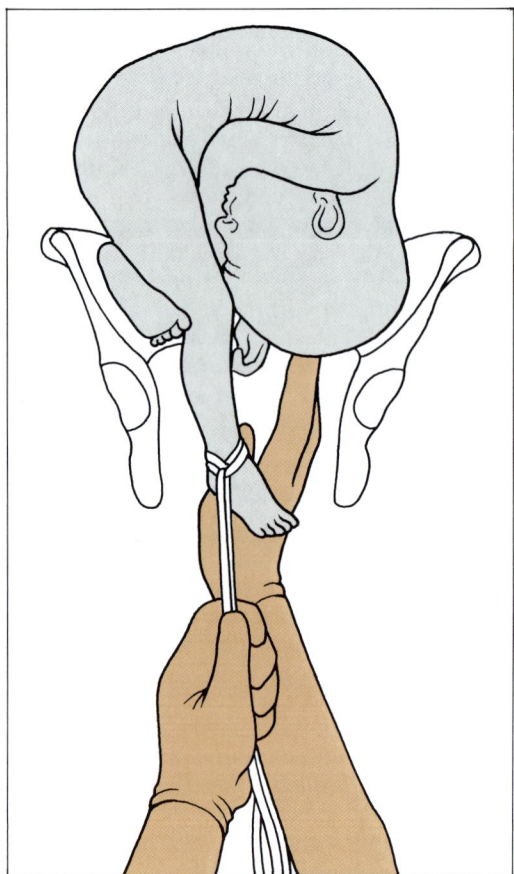

Abb. 9   Gedoppelter Handgriff der Siegemundin. Der aus der Vagina herausgeleitete (vordere) Fuß ist mittels einer Wendungsschlinge angeschlungen. Der Operateur ist mit der der Kopfseite des Kindes entsprechenden Hand in den Uterus eingegangen und drängt den Kopf auf der linken Seite des Uterus nach oben, während zugleich an der Wendungs-schlinge gezogen und so das Beckenende des Kindes in den Beckeneingang geleitet wird

ausschließlich beim 2. Zwilling mit hochstehen-dem und hier verharrendem Kopf zur Anwen-dung (Abb. 10).

Die **Technik** entspricht der der kombinierten Wendung bei Querlage. Die der Bauchseite des Kindes entsprechende Hand führt der Opera-teur in die Vagina und anschließend in das Cavum uteri ein. Hierbei nimmt diese den kindlichen Kopf mit nach oben und drängt ihn an der seitlichen Uteruswand entlang möglichst bis zum Fundus uteri. Die äußere Hand unter-stützt die Wendung des Kindes, indem sie das

Beckenende in Richtung auf die Bauchseite zur Seite und dann auf den Beckeneingang der Mutter drängt. Hierbei kommt schließlich der vordere Fuß, auf den das Kind gewendet werden soll, der inneren Hand entgegen, so daß er mittels Pistolengriff (S. 185) gefaßt und zu-nehmend nach unten gezogen werden kann. Die äußere Hand hat nun die Aufgabe, abwechselnd den Kopf weiter funduswärts und den Steiß zunehmend in Richtung auf den Beckeneingang zu drängen. Es gilt auch hier die Regel, daß die *Wendung vollendet* ist, wenn das Knie in der Vulva erscheint und nicht mehr zurückgleitet. Nach beendeter Wendung wird die Entbindung wie bei der Wendung aus Querlage durch die Extraktion des Kindes beendet (S. 186). Bereitet die vollständige Drehung des Rumpfes um 180° deshalb Schwierigkeiten, weil der Kopf nicht nach kranial ausweicht, so kann die Wendung auf den Fuß oftmals doch noch erreicht werden, wenn der bereits gefaßte Fuß angeschlungen und nun im Sinne des **„gedoppelten Handgriffes der Siegemundin"** der Kopf mit der inneren Hand kranialwärts gedrängt wird (Abb. 9).

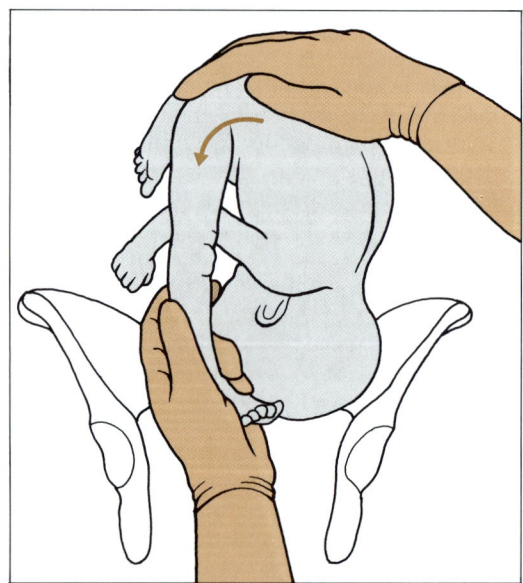

Abb. 10   Innere Wendung bei Kopflage auf den Fuß. Der Kopf des Kindes ist so weit als möglich aus dem kleinen Becken herausgedrängt. Die innere Hand hat dann den vorderen Fuß gefaßt und leitet ihn aus der Vagina heraus, während die äußere Hand abwechselnd den Steiß nach rechts hinüber dem Beckeneingang entgegendrängt und den Kopf in den Fundus uteri leitet

Indikationsstellung und klinische Anwendung der inneren Wendung

Die innere Wendung ist insbesondere bei Einlingsgeburten mit einer hohen perinatalen Letalität und Morbidität für das Kind, aber auch mit einer nicht zu unterschätzenden **Gefährdung** der Mutter verbunden. Die in den 50er und 60er Jahren zuletzt mitgeteilten Erfahrungen weisen eine perinatale Mortalität zwischen 20 und 60% aus (FINK, HOLTORFF u. Mitarb., WILLE u. SAUERTEIG, KAWATHEKAR u. Mitarb., CHAPMAN, JALOVKA, BAILER, DÖDERLEIN u. BREITNER). Für das Kind muß mit traumatischen und hypoxischen Schäden, bei der Mutter mit der vorzeitigen Plazentalösung und der violenten Uterusruptur gerechnet werden. Die hieraus abgeleitete Einschränkung der Indikation zur inneren Wendung ist zu begrüßen. An ihre Stelle ist die für Mutter und Kind risikoärmere und der Mutter unter den heutigen Bedingungen der prä- und postoperativen Therapie zumeist auch zumutbare **Schnittentbindung** getreten (BAJARDI, NOACK, YATES, HANSEN, HUSSLEIN u. SEIDL, HEINZL u. STAMM, WILLE u. SAUERTEIG, MARTIUS). Bei einer durch die äußere Wendung nicht zu korrigierenden *Querlage* führt die primäre Schnittentbindung wenige Tage vor dem errechneten Termin bzw. bei Wehenbeginn oder Blasensprung zu günstigeren Morbiditätsergebnissen als die sekundäre abdominale Entbindung.

Es steht indessen auch außer Zweifel, daß die heutige Geburtshilfe auf die Wendungsoperationen nicht verzichten kann. Bei strenger Beachtung der Vorbedingungen und damit der ihnen verbliebenen Indikationen versetzen sie in die Lage, Schnittentbindungen einzusparen. *Didaktisch* ergibt sich in noch stärkerem Maße wie bei der vaginalen Beckenendlagengeburt, daß die für die Facharztausbildung Verantwortlichen auch in der Zukunft die zunehmende Einschränkung der Indikation zu diesen vaginalen Eingriffen nicht außer acht lassen dürfen. Sie führt unweigerlich dazu, daß sie bereits heute von den Assistenten auch am Ende der Facharztausbildung nicht oder nur unzureichend beherrscht werden!

Im wesentlichen sind es die folgenden **Indikationen**, die der inneren Wendung geblieben sind:
- Querlage des 2. Zwillings,
- Schädellage des 2. Zwillings mit verharrendem Hochstand des Kopfes,
- Querlage bei intrauterinem Fruchttod,

- Querlage bei Mehr- und Vielgebärenden unter guten Wendungsbedingungen und bei deutlich eingeschränkter Operabilität der Mutter.

Bei der *Querlage des 2. Zwilings* gelingt es zumeist ohne technische Schwierigkeiten, das Kind in dem weiten Cavum uteri zu wenden und durch den bereits gedehnten weichen Geburtskanal zu extrahieren. Voraussetzung ist, daß nach der Geburt des 1. Kindes mit der Entwicklung des 2. Kindes nicht zu lange gewartet wird. Für die *Schädellage des 2. Zwillings* ergibt sich die Notwendigkeit der inneren Wendung, wenn der Kopf nach der Geburt des 1. Kindes über bzw. im Beckeneingang verharrt. Die innere Wendung ist nach ausreichendem Zurückdrängen des Kopfes nicht schwieriger als die aus Querlage.

Bei einer *Querlage bei intrauterinem Fruchttod* ist es das verständliche Bemühen des Geburtshelfers, der Schwangeren die Schnittentbindung zu ersparen. Die innere Wendung kann nach einem zügigen Verlauf der Eröffnungsperiode, bei möglichst bis zum Wendungsbeginn erhaltener Fruchtblase und bei gut beweglichem Kind, also z. B. bei einer vorzeitigen Schwangerschaftsbeendigung bei Mehr- bzw. Vielgebärenden, in Erwägung gezogen werden. Sind diese Bedingungen jedoch nicht erfüllt, so muß vor schwierigen inneren Wendungen eindringlich gewarnt werden. Gerade unter dem Aspekt der geringeren Gefährdung der Schwangeren ist dann doch der abdominalen Entbindung der Vorzug zu geben. Wird die innere Wendung indiziert, so kann sich der Operateur ausreichend Zeit für den Eingriff nehmen, da er auf das Kind keine Rücksicht mehr zu nehmen hat.

Die *Querlage bei Mehr- und Vielgebärenden mit lebendem Kind* wird heute nur noch in Ausnahmefällen durch die innere Wendung beendet. Neben den Vorbedingungen, die optimal erfüllt sein sollten, wird die Indikationsstellung zumeist durch eine eingeschränkte Operabilität der Mutter mitbestimmt.

Die dargelegte starke Einschränkung der Indikation zur inneren Wendung hat diese zu einer seltenen Operation werden lassen (KRAATZ, DIETEL u. KEDING). Ihre **Frequenz** liegt heute unter der 1-‰-Grenze. Die sich hieraus ergebenden didaktischen Probleme wurden dargelegt (s. o.).

Literatur

Bailer, P.: Die geburtshilflichen Operationen. In Schwalm, H., G. Döderlein, K.-H. Wulf: Klinik der Frauenheilkunde und Geburtshilfe, Bd. I. Urban & Schwarzenberg, München 1984 (S. 519)

Bajardi, F.: Zur Behandlung der Querlage. Wien. klin. Wschr. 73 (1961) 75

Bänninger, U., J. Schmid: Die äußere Wendung aus Beckenendlage in Terminnähe. Z. Geburtsh. Perinat. 181 (1977) 189

Bayer, R.: Eine schonende und erfolgreiche Maßnahme zur Wendung von Beckenendlagen in Schädellagen: „Die passive" Brücke". Geburtsh. u. Frauenheilk. 40 (1980) 692

Berg, D., U. Kunze: Critical remarks on external cephalic version under tocolysis. Report on a case of antepartum fetal death. J. perinat. Med. 5 (1977) 32

Burger, K.: Geburtshilfliche Operationslehre. Springer, Berlin 1952

Bürkli, R., M. Girotti, G. A. Hauser: Die äußere Wendung während der Gravidität in Allgemeinanästhesie. Schweiz. Z. Gynäk. Geburtsh. 1 (1970) 421

Chapman, K.: Internal version. (A review of 118 cases.) J. Obstet. Gynaec. India 17 (1967) 368

Chatillon, F.: Version externe. Schweiz. med. Wschr. 1941, 1246

Collea, J. V., S. C. Rabin, G. R. Weghorst, E. J. Quilligan: The randomized management of term frank breech presentation: Vaginal delivery vs. cesarean section. Amer. J. Obstet. Gynec. 131 (1978) 186

Dietel, H., G. Keding: Der Wandel in den geburtshilflichen Operationen der letzten 30 Jahre. Med. Welt 1964, 1679

Döderlein, G.: Leitfaden für den geburtshilflichen Operationskurs. VEB Thieme, Leipzig 1962

Döderlein, G., J. Breitner: Die geburtshilflichen Operationen. In Schwalm, H., G. Döderlein, K.-H. Wulf: Klinik der Frauenheilkunde und Geburtshilfe, Bd. I. Urban & Schwarzenberg, München 1975 (S. 519)

van Dorsten, J. P., B. S. Schifrin, R. L. Wallace: Randomized control trial of external cephalic version with tocolysis in late pregnancy. Amer. J. Obstet. Gynec. 141 (1981) 417

Fink, A.: Die perinatale Sterblichkeit. (Eine Übersicht über 55 300 Geburten der letzten 20 Jahre.) Zbl. Gynäk. 77 (1955) 1094

Friedlaender, D.: External cephalic version in the management of breech presentation. A report on 706 patients treated by this method. Amer. J. Obstet. Gynec. 95 (1966) 906

Giffei, J. M.: Beckenendlage – äußere Wendung. In Dudenhausen, J. W.: Praxis der Perinatalmedizin. Thieme, Stuttgart 1984

Gjøde, P., T. B. Rasmussen: Fetomaternal bleeding during attempts at external version. Brit. J. Obstet. Gynaec. 87 (1980) 571

Hansen, G. F.: Version of the fetus. In Iffy, L., D. Charles: Operative Perinatology. Macmillan, New York 1984 (p. 471)

Heinzl, S., H. Stamm: Querlage und Schräglagen. In Käser, O., V. Friedberg, K. G. Ober, K. Thomsen, J. Zander: Gynäkologie und Geburtshilfe, 2. Aufl., Bd. II/2. Thieme, Stuttgart 1981 (S. 14.1)

Holtorff, J., P. Nitzsche, P. Schneck: Geburtsleitung bei Querlagen und perinatale Mortalität. Zbl. Gynäk. 91 (1969) 241

Husslein, H., A. Seidl: Die regelwidrige Geburt. In Schwalm, H., G. Döderlein, K.-H. Wulf: Klinik der Frauenheilkunde

und Geburtshilfe, Bd. II. Urban & Schwarzenberg, München, (S. 1)

Iklé, A.: Die prophylaktische Wendung der Steißlagen während der Gravidität. Schweiz. med. Wschr. 89 (1959) 1148

Jalovka, V.: Die perinatale Mortalität bei Querlage. Z. Geburtsh. Gynäk. 169 (1968) 271

Kawathekar, P., Kasturilal, P. Srinivas, G. Sudha: Etiology and trends in the management of transverse lie. Amer. J. Obstet. Gynec. 117 (1973) 39

Kirkinen, P., P. Ylöstalo: Ultrasonic examination before external version of breech presentation. Gyn. obstet. Invest. 13 (1982) 90

Kyank, H.-R., W. Severin, G. Stranz: Die prophylaktische Wendung der Beckenendlage – erste Ergebnisse und Komplikationen. Zbl. Gynäk. 99 (1977) 1008

Luyet, F., J. Schmid, E. Maroni, G. Duc. Massive fetomaternal transfusion during external cephalic version with fetal outcome. Arch. Gynäk. 221 (1976) 273

Martius, G.: Die äußere Wendung des Feten aus Beckenendlage in Schädellage unter Tokolyse. Geburtsh. u. Frauenheilk. 35 (1975) 153

Martius, G.: Pathologie der Geburt. In Martius, G.: Lehrbuch der Geburtshilfe, 11. Aufl. Thieme, Stuttgart, 1985 (S. 316)

Martius, H.: Die geburtshilflichen Operationen. Thieme, Leipzig 1934

Mayer, A.: Grundzüge der operativen Geburtsleitung. Enke, Stuttgart 1946

Mendez-Bauer, C., J. A. Frade, A. R. Canseco, A. Menendez, J. Z. Crespo, P. M. Perez: Management of breech presentation during pregnancy labour. 5th European Congress of Perinatal Medicine, Uppsala 1976. In Rooth, G., L. E. Bratteby: Perinatal Medicine, Almqvist & Wiksell, Stockholm 1976

Meyenburg, M., W. Busch: Die äußere Wendung unter Einsatz der Tokolyse. Z. Geburtsh. Perinat. 180 (1976) 427

Müller-Holve, W.: Komplikationen und deren Ursachen bei der äußeren Wendung des Feten aus Beckenendlage in Schädellage. Geburtsh. u. Frauenheilk. 39 (1979) 635

Noack, H.: Wie soll die Querlage heute behandelt werden? Zbl. Gynäk. 78 (1956) 1015

Pluta, M., J. M. Giffei, E. Saling: Die äußere Wendung des Feten aus Beckenendlage bei Patientinnen mit Zustand nach abdominaler Schnittentbindung. Z. Geburtsh. Perinat. 185 (1981) 121

Ramzin, M. S., H. Stamm: Beckenendlage. In Käser, O., V. Friedberg, K. G. Ober, K. Thomsen, J. Zander: Gynäkologie und Geburtshilfe, 2. Aufl., Bd. II/2. Thieme, Stuttgart 1981 (S. 14.8)

Ranney, B.: The gentle art of external cephalic version. Amer. J. Obstet. Gynec. 116 (1973) 239

Reifferscheid, M., F. Vent: Prophylaktische äußere Wendung auf den Kopf bei Beckenendlagen. Dtsch. med. Wschr. 67 (1942) 396

Rodt, C., V. Lehmann: Komplikationen bei der äußeren Wendung aus Beckenendlage in Schädellage. 8. Deutscher Kongreß über perinatale Medizin, Berlin 1977

Saling, E., W. Müller-Holve: External cephalic version under tocolysis. J. perinat. Med. 3 (1975) 115

Schlensker, K.-H., G. Enderer-Steinfort, A. Bolte: Die äußere Wendung des Feten aus Beckenendlage in Schädellage am Schwanderschaftsende. Geburtsh. u. Frauenheilk. 38 (1978) 744

Wille, P., K. H. Sauerteig: Geburtshilfliche Erfahrungen an 204 Geburten aus Querlage. Zbl. Gynäk. 89 (1967) 177

Winter, G., J. Halban: Lehrbuch der operativen Geburtshilfe. Urban & Schwarzenberg, Berlin 1934

Wulf, K.-H.: Pathologie der Nachgeburtsteile. In Martius, G.: Lehrbuch der Geburtshilfe, 11. Aufl. Thieme, Stuttgart 1985 (S. 152)

Yates, M.J.: Transversal foetal lie in labour. J. Obstet. Gynaec. Brit. Cwlth 71 (1964) 245

Ylikorkala, O., A. L. Hartikainen-Sorri: Value of external version in fetal malpresentation in combination with use of ultrasound. Act. obstet. gynec. scand. 56 (1977) 63

Kristeller-Handgriff – Expressio fetus

Der von KRISTELLER angegebene Handgriff in Form eines breitflächigen Fundusdruckes dient ähnlich den im vorstehenden beschriebenen vaginal entbindenden Operationen der Abkürzung der Austreibungs- bzw. Preßperiode. Er kommt damit unter dem Aspekt der Geburtserleichterung bzw. -beschleunigung aus materner oder fetaler Indikation zur Anwendung (s. u.). Häufig hat der Handgriff die Aufgabe, eine vaginal entbindende Operation zu unterstützen.

Technisch wird zur

Kristeller-Expression

eine Hand flach auf den Fundus uteri aufgelegt (Abb. 1). Die mit beiden Händen ausgeführte Expression birgt die Gefahr der zu starken Druckerhöhung in sich, verteilt aber bei ent-

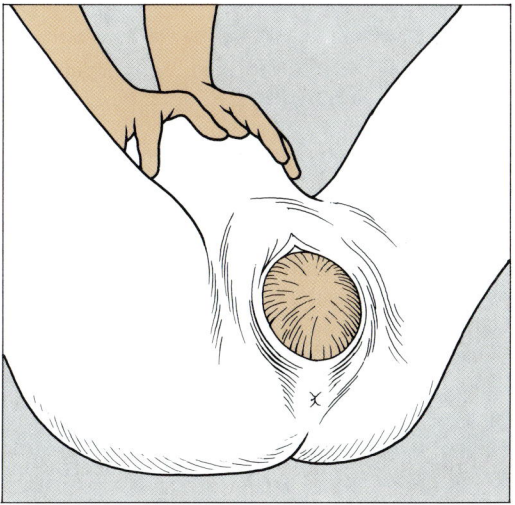

Abb. 1 Kristeller-Handgriff. Der Fundus uteri ist mit beiden Händen flach gefaßt. Die Expression kann somit breitflächig, und zwar in Richtung auf den Beckenausgang, erfolgen

sprechender Vorsicht den Druck auf eine größere Fläche und ist dadurch gefahrloser (BURGER). Nun wird der Fundus uteri und mit ihm der obere Pol der Fruchtwalze in die Mittellinie gebracht. Die *Expression* erfolgt nur am kontrahierten Uterus und damit wehensynchron. Am wehenlosen Uterus ist sie von geringerer Wirkung und birgt zugleich die Gefahr der Traumatisierung des Myometrium, der vorzeitigen Plazentalösung und einer fetomaternalen Transfusion in sich (WULF, SALING). Zu wenig Beachtung findet häufig, daß die Expression auch auf das Geburtsobjekt übertragen wird und durch den entstehenden Fruchtachsendruck dessen Propulsion zusätzlich verstärkt. Der Kristeller-Handgriff hat damit, abgesehen von der mit ihm erreichten intrauterinen Druckerhöhung, auch einen **geburtsmechanischen Effekt** (GOESCHEN u. MARTIUS): Über die Fruchtachse werden durch ihn die Haltungs- und Einstellungsänderungen beeinflußt. Es ergeben sich hieraus die folgenden **technischen Konsequenzen**:

– *Bei bereits erreichtem tiefen Geradstand* erübrigt sich im weiteren Geburtsverlauf eine geburtsmechanische Korrektur. Die Expression kann in Richtung der Führungslinie und damit in Richtung auf den Beckenausgang ausgeführt werden.

– *Bei noch nicht abgeschlossener Haltungs- und Einstellungsänderung* kann die noch ausstehende geburtsmechanische Adaptation über die Kopf-Hals-Verbindung begünstigt, aber auch beeinträchtigt werden. Dies bedeutet:

– *Beim 1. tiefen Schräg- bzw. Querstand* (Abb. 2) muß für die Kristeller-Expression der obere Pol der Fruchtwalze nach rechts herübergenommen werden, um die Expression von kranial rechts nach kaudal links auszuführen. Die eintretende Beugung in der Kopf-Hals-Verbindung begünstigt dann über den Fruchtachsendruck die Rotation des vorangehenden Teiles, wie uns

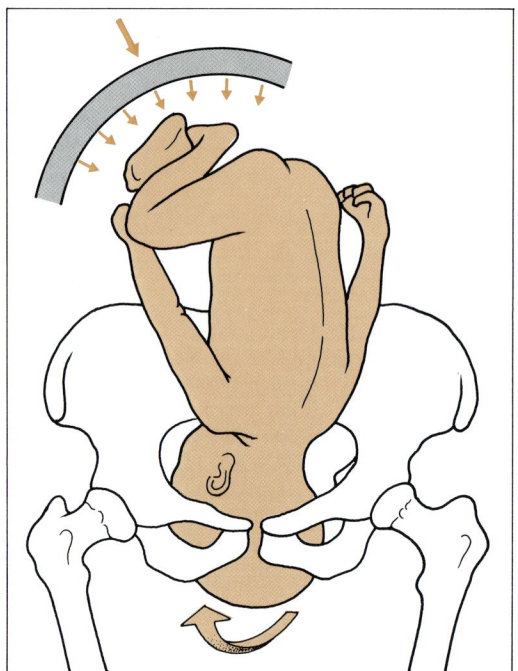 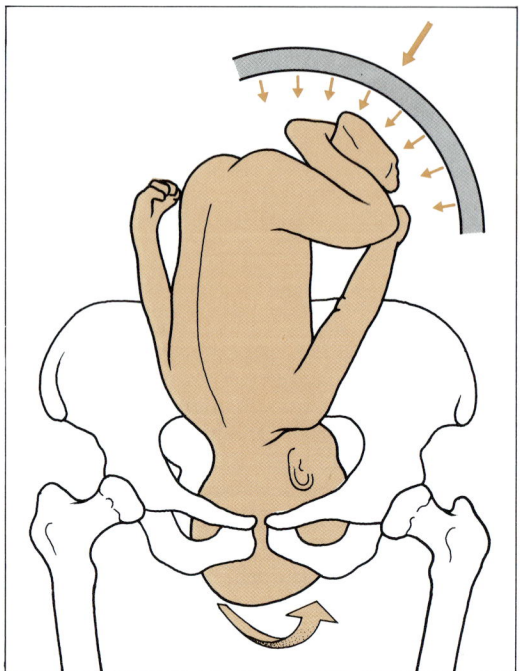

Abb. 2   Geburtsmechanische Wirkung des Kristel-ler-Handgriffes (I). Über den Fruchtachsendruck kommt es zu einer Wirkung der Expression auf die Kopf-Hals-Verbindung. Beim 1. tiefen Querstand führt die Expression von rechts kranial nach links kaudal in Richtung auf das Hinterhaupt zu einer Beugung und damit Drehung des Kopfes. Der dünne gerade Pfeil gibt zugleich die richtige Rumpfachse an

Abb. 3   Geburtsmechanische Wirkung des Kristel-ler-Handgriffes (II). Die Expression in Richtung auf das Hinterhaupt führt beim 2. tiefen Querstand zur Beugung des Kopfes und damit zur Drehung des Hinterhauptes von rechts über den 2. schrägen Durchmesser zum tiefen Geradstand

dies von der Lagerungsregel unter der Geburt bekannt ist. Die bei fehlerhafter Expression entstehende Deflexion des Kopfes, die die erforderliche Rotation eher behindert, ist aus Abb. 3 zu erkennen.
- *Beim 2. tiefen Schräg- bzw. Querstand* muß vice versa die Expression von links oben nach rechts unten ausgeführt werden.
- *Bei Streckhaltungen mit unvollendeter Deflexion bzw. Rotation* wird die Fruchtwalze zur Seite des kindlichen Rückens herüber-genommen, um dann die Expression in Richtung auf das Kinn auszuüben.

Die die Expression ausführende Assistenz muß vom Operateur unter Berücksichtigung der Stellungsdiagnose (S. 92) bzw. des Pfeilnaht- und Fontanellenbefundes entsprechend instru-iert werden.

Indikationen zum Kristeller-Handgriff sind alle geburtshilflichen Situationen, in denen der Durch- bzw. Austritt des Kindes beschleunigt werden soll:
- verzögertes Durchschneiden des vorangehen-den Teiles,
- Geburtserleichterung unter maternen Ge-sichtspunkten (Gestose, Herzerkrankung, Myopie, Erschöpfung usw.),
- Unterstützung der Vakuum bzw. Zangenex-traktion,
- Untersützung der Entwicklung des Kindes bei Beckenendlage,
- Unterstützung der Entwicklung des Kindes bei Schnittentbindung,
- Unterstützung der Entwicklung der Schul-tern bei Schulterdystokie nach erreichter Rotation des Schultergürtels in den queren Durchmesser des Beckeneinganges (S. 144),
- Entgegenhalten der Frucht bei der Embryo-tomie.

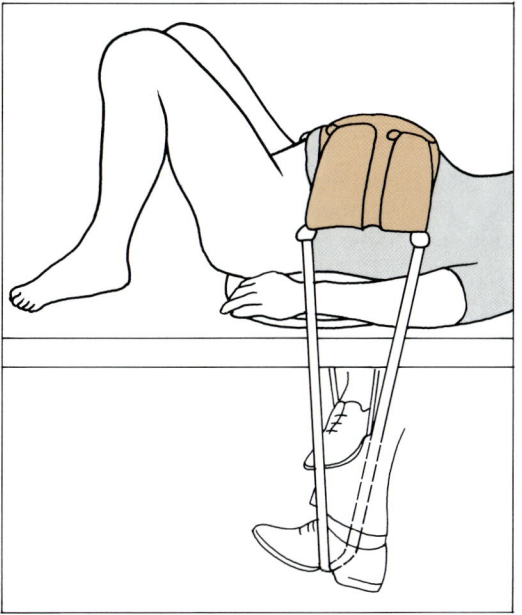

Abb. 4   Expressionsgürtel nach Saling

Ein breitflächigerer Druck auf den Uterus und damit eine relativ gefahrlose Erhöhung des uterinen Innendruckes ist mit dem

Saling-Expressionsgürtel

(Abb. 4) zu erreichen. Es handelt sich um einen etwa 15 cm breiten und 125 cm langen Gürtel aus Nylongewebe, der wie ein Symphysenverband im Fundusbereich herumgelegt wird und bei dem die Enden der einen Seite durch zwei Aussparungen zur Gegenseite hinübergezogen werden. In seitlich angebrachte Haken kann beiderseits ein Zuggurt eingehängt werden, über den der Gürtel nach Bedarf wehensynchron mit dem Fuß angespannt wird.

Die **Indikationen** entsprechen denen der Kristeller-Expression. Ein Nachteil der breitflächigen Kompression ist die nur eingeschränkt mögliche Beeinflussung des Geburtsmechanismus (s. o.).

Als **relative Kontraindikationen** sind alle Situationen anzusehen, bei denen die Kristeller-Expression mit Zurückhaltung oder zumindest mit nur begrenzter Kraftanwendung ausgeführt werden darf:

– sonographisch nachgewiesene Fundusplazenta,
– vorausgegangene Hysterotomie, inbesondere Zustand nach Schnittentbindung.

Literatur

Burger, K.: Geburtshilfliche Operationslehre. Springer, Berlin 1952
Goeschen K., G. Martius: „Kristellern" erlaubt oder verboten? Gynäk. Prax. 3 (1979) 615
Martius, G.: Lehrbuch der Geburtshilfe, 11. Aufl. Stuttgart 1985 (S. 303)
Saling, E.: Ein Beitrag zur „Expressio fetus". Geburtsh. u. Frauenheilk. 24 (1964) 1123
Saling, E.: „Kristellern" erlaubt oder verboten? Gynäk. Prax. 3 (1979) 617
Wulf, K.-H.: „Kristellern" erlaubt oder verboten? Gynäk. Prax. 3 (1979) 619

Operative Eingriffe bei Wehenanomalien und Weichteildystokien

Wehenanomalien

Pathogenese: Die vielfältigen, in ihrer klinischen Symptomatik sehr unterschiedlichen Wehenanomalien sind die Folge zentraler Regulationsstörungen, funktioneller und anatomischer Veränderungen des Fruchtalters und zervikaler Anomalien. Da sie vordergründig zu einem protrahierten Geburtsverlauf führen, ist durch sie in erster Linie das Kind bedroht.

Die heute gegebenen Möglichkeiten der medikamentösen Beeinflussung uteriner Aktivitätsstörungen haben in den letzten Jahren dazu geführt, daß die operativen Eingriffe bei der **hypotonen Wehenstörung** rückläufig waren (Tab. 1). In der Austreibungsperiode, der Phase der erhöhten hypoxischen Gefährdung des Kindes, muß allerdings die durch Oxytocin zugleich bewirkte Verminderung der uterinen Durchblutung Beachtung finden (FENDEL u. Mitarb.,

Tabelle 1   Weichteildystokien in Form von Wehenanomalien und Störungen im Bereich der Cervix
uteri

1. Hypokinetische Wehenstörung
– uterine Hypokinese (Wehenschwäche)

2. Hyperkinetische Wehenstörung
– uterine Hyperkinese
– – Polysystolie (> 5 Wehen/10 min)
– – Amplitude > 50 mm Hg (6,67 kPa)
– uterine Hypertonie

3. Diskoordinierte Wehenstörung
– Umkehr des dreifach absteigenden Gradienten
– constriction ring
– echte Retraktionsstörung

4. Isolierte zervikale Dystokie
– hypertone zervikale Dystokie
– Conglutinatio ostii uteri (orificii externi uteri)
– Zervixnarben
– Portiokarzinom
– Doppelmißbildungen

KÜNZEL u. Mitarb.), so daß bei Zangengerechtstand des Kopfes und damit zu erwartender
leichter operativer Entwicklung des Kindes die

Vakuum- bzw. Zangenextraktion

die Entbindung evt. schonender zu beenden
vermag.

Bei der **hyperkinetischen Wehenstörung** führen
insbesondere die Polysystolie und die Erhöhung
des Basaltonus zur Hypoxie des Kindes. Sie ist
durch die i. v. Gabe von

Tokolytika

per infusionem zu überwinden. Diese Therapie
sollte durch eine wirksame Analgesie, z. B.
durch die Periduralanästhesie, ergänzt werden.
Als typische Begleiterscheinung der hyperkinetischen Wehenstörung, aber auch als zervikale
hypertone Dystokie (Tab. 1) isoliert auftretend,
führt die **spastische Retraktionsstörung** nicht
selten zu erheblichen Verzögerungen des Geburtsverlaufes. Die typische *Symptomatik* besteht in der flach und straff dem vorangehenden
Teil anliegenden Zervixwand mit eher dünnsaumigen äußeren Muttermund, der sich nicht nur
der Retraktion widersetzt, sondern sich in der
Wehe blendenartig verengt. *Therapeutisch* ist
die spastische Retraktionsstörung der Analgesie
in Form einer Pethidin-Medikation (Dolantin,

100 mg i. m.) oder der Leitungsanästhesie (Periduralanästhesie) zumeist gut zugänglich. Sie
wird – evt. wiederholt – mit der wehensynchronen

digitalen Muttermunddehnung

(S. 285) kombiniert. Schließlich ist die spastische Retraktionsstörung in der späten Eröffnungsperiode bei tiefstehendem Kopf (!) und
einer im CTG erkennbaren beginnenden hypoxischen Gefährdung des Kindes die Domäne
der

Perfusion toulousaine

(S. 289), mit der bei strenger Beachtung der
Vorbedingungen die D-D-Zeit – auch und
gerade im Vergleich zur Schnittentbindung
deutlich abgekürzt werden kann: Der dem
vorangehenden Teil straff anliegende dünnsau-
mige Muttermund läßt sich leicht digital zurückschieben, und der von der Zervix zurückge-
haltene Kopf folgt schnell bis zum Beckenboden, so daß er von hier operativ entwickelt
werden kann.

Einer andersartigen prognostischen Bewertung
bedürfen die **diskoordinierten Wehenstörungen**
(Tab. 1). Einer medikamentösen Therapie sind
sie häufig nicht zugänglich. Im CTG sind der
gestörte „dreifach absteigende Gradient" und
damit die Diskoordinationen an dem Auftreten

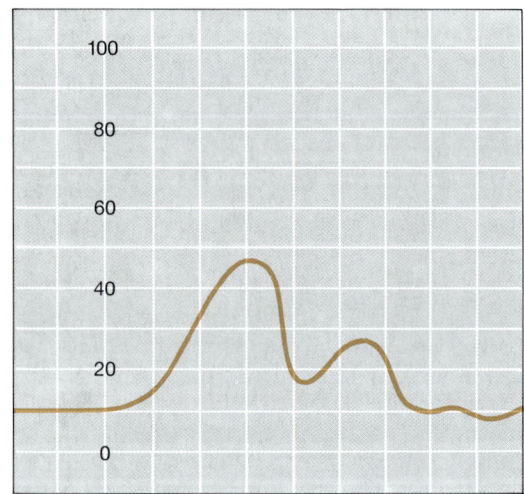

Abb. 1   Diskoordinierte Wehen. Im Tokogramm ist
eine typische Mutter-Kind- bzw. Kamelwehe zu
erkennen

der Wehen mit wechselndem zeitlichen Abstand und variierender Amplitude sowie an den sog. Mutter-Kind- oder auch Kamelwehen zu erkennen (Abb. 1). Die klinische Konsequenz ist die von BICKENBACH als **echte Retraktionsstörung** beschriebene fehlende Anspannung der Zervix in der Wehe bei gleichzeitig ausbleibender Zervixretraktion. Die Erkennung dieser Anomalie hat damit die Fortsetzung der vaginalen Untersuchung über die Wehenpause hinweg bis zur nächsten uterinen Kontraktion zur Voraussetzung! Resuliert trotz Spasmoanalgetika-, Pethidin- und einer vorsichtig dosierten kombinierten Tokolytika- und Oxytocin-Medikation ein Geburtsstillstand, so kann in der späten Eröffnungsperiode die

wiederholte digitale Muttermunddehnung

zum Erfolg führen. Anderenfalls bleibt nur die Beendigung der Geburt mittels der

Schnittentbindung

wenn Mutter und Kind vor einer Schädigung bewahrt werden sollen.

Bei den diskoordinierten Wehenstörungen kann die fehlende fundale Dominanz der Kontraktionen über die Umkehr des „dreifach absteigenden Gradienten" zur Kontraktionsdominanz im Bereich der kaudalen Korpusanteile führen. Die Folge sind spastische Strikturen in Höhe des inneren Muttermundes bzw. ringförmige Konstriktionen – auch als „**constriction ring**" bezeichnet –, die zu einem unüberwindlichen Hindernis werden (CRETIUS, ALVAREZ u. CALDEYRO-BARCIA). Da die korporalen Kontraktionen diese Stelle nicht zu passieren vermögen, resultiert in gleicher Weise wie bei der echten Retraktionsstörung ein unzureichender oder sogar fehlender Retraktionseffekt an der Zervix, der bei der Palpation des Muttermundes während der Wehe gut zu erkennen ist. Die *therapeutischen Konsequenzen* entsprechen denen der echten Retraktionsstörung.

Bei der **Conglutinatio ostii uteri (orificii externi uteri)** bleibt die Eröffnung des äußeren Muttermundes aus, da ringförmige Fasern in den unteren Zervixanteilen bzw. Verklebungen der Zervixinnenwand mit der Vorblase die Retraktion behindern. Die Folge ist, daß die uterinen Kontraktionen das untere Uterinsegment und die Zervix dünn ausziehen, bis sie den tief in das kleine Becken hineingedrängten vorangehenden Kindsteil wie eine dicht anliegende Kappe überspannen. Der äußere Muttermund bildet ein schwer tastbares kleines Grübchen. Verwechslungen mit einer vollständigen Mutter-

mundserweiterung sind möglich! Ist die Konglutinatio erkannt, so wird zur *Behandlung* der grübchenförmige Muttermund mit geburtshilflichen Spekula eingestellt, so daß nun die

Sondierung des äußeren Muttermundes

erfolgen kann. Anschließend wird der Muttermund instrumentell oder digital gedehnt und die Blase gesprengt. Der weitere Gebutsverlauf ist dann zumeist ungestört, zumal die vollständige Zervixretraktion schnell nachgeholt wird.

Ohne weiteres ist es verständlich, daß **Zervixnarben** als Folge vorausgegangener Operationen an der Zervix die Retraktion beeinträchtigen können. Es sind hier vor allem Konisationen, die operative Versorgung eines Emmet-Risses und die Cerclage zu nennen. Über die Bedeutung zervikaler Narbenbildungen für die Zervixretraktion gehen allerdings die Meinungen erheblich auseinander (LARSSON u. Mitarb., ROBRECHT u. Mitarb., WEBER u. OBEL). In den meisten Fällen ist sicherlich die hormonale Auflockerung der Narben ausreichend, um eine weitgehend ungestörte Muttermunderöffnung zu ermöglichen. Anderenfalls gelingt ihre Überwindung durch die

wiederholte wehensynchrone digitale Muttermunddehnung,

die bei der von kranial angespannten Zervix und dem nachdrängenden vorangehenden Teil zumeist leicht möglich ist.

Über das **Portiokarzinom** in der Gravidität wurde bereits auf S. 48 berichtet. Bei unterlassener Vorsorgeuntersuchung kann es sich erstmalig während der Entbindung durch die Symptome einer Retraktionsstörung klinisch als zervikale Dystokie manifestieren.

Schließlich ist bekannt, daß **uterine Doppelmißbildungen** infolge der zugleich bestehenden anatomischen Veränderungen im Bereich des unteren Uterinsegmentes und der Zervix zu Wehenanomalien und therapeutisch nicht beeinflußbaren Retraktionsstörungen führen können. Die digitale Muttermundsdehnung ist bei dem ungenügenden Retraktionseffekt der Wehen an der Zervix zumeist unwirksam, so daß schließlich die Entbindung mittels der

Schnittentbindung

beendet werden muß. Es ist übrigens keine Seltenheit, daß eine genitale Doppelmißbildung erstmalig während der Schwangerschaft an der mechanischen oder funktionellen Dystokie erkannt wird.

Uterusruptur

Eine absolute Indikation zur operativen Intervention stellt jeder Verdacht auf eine Uterusruptur dar. Bleibt sie unerkannt, so geraten Mutter und Kind in kurzer Zeit in ernste Lebensgefahr (KOLL, BEACHAM u. Mitarb., MARTIN). Die **Diagnostik** hat damit in erster Linie für den rechtzeitigen Therapiebeginn Sorge zu tragen. Der Verdacht auf eine Uterusruptur kann sich bereits aufgrund *anamnestischer Hinweise* ergeben (Tab. 2). Bei der heute am häufigsten auftretenden *Narbenruptur* sind es operative Wandschäden und damit vorausgegangene Schnittentbindungen, Myomenukleationen, eine Tubenimplantation oder auch eine Metroplastik, die die Gefährdung anzeigen. Eine

Tabelle 2 Pathogenese der Uterusruptur

1. Narbenruptur (Folge operativer Wandschädigungen)
– Schnittentbindung
– Myomenukleation
– Metroplastik
– Tubenimplantation
2. Überdehnungsruptur (Folge einer Überdehnung des unteren Uterinsegmentes bei geburtsmechanischem Hindernis)
– Querlage
– Übergröße des Kindes (Riesenkind)
– Armvorfall
– hoher Geradstand
– enges Becken
– Weichteildystokien (z.B. Conglutinatio ostii uteri [orificii externi uteri])
– fetale Mißbildungen (Hydrozephalus, angeborene Tumoren)
3. Violente Ruptur (Folge von Gewalteinwirkungen auf den Fruchthalter)
– schwierige, traumatisierende entbindende Operationen
– Unfall (z.B. Auffahrunfall im Auto)
– stumpfes oder scharfes Trauma auf den Unterbauch
4. Spontanruptur (Ruptur wandschwacher Wandpartien
– angeborene Fehlbildungen des Uterus
– Endometriose
– Endometritis mit intramuraler Abszeßbildung
– traumatisierende Kürettagen

Überdehnungsruptur findet sich so gut wie ausschließlich nach einem protrahierten Geburtsverlauf aufgrund eines unüberwindlichen geburtsmechanischen Hindernisses (Querlage, Armvorfall, hoher Geradstand, Riesenkind, enges Becken). Mit einer *violenten Ruptur* muß nach schwierigen entbindenden Operationen, aber auch nach von außen einwirkenden Traumen (Unfall, stumpfe oder scharfe Gewalteinwirkung auf das Abdomen) gerechnet werden, so daß die zeitliche Kongruenz der Ereignisse zumindest den Verdacht auf eine Fruchthalterverletzung aufkommen lassen muß. Lediglich bei der *Spontanruptur des Uterus* fehlen jegliche anamnestische Hinweise.

Das **therapeutische Vorgehen** richtet sich zunächst nach dem Stand der Entbindung. Es ist zu unterscheiden:

– *Verdacht auf Uterusruptur bei vollständiger Muttermundserweiterung:* Erlaubt es der Tiefstand des vorangehenden Kindsteils, die Entbindung leicht auf vaginalem Wege zu beenden, so wird das Kind durch die

Vakuum- bzw. Zangenextraktion

gewonnen. Im unmittelbaren Anschluß an die Entwicklung des Kindes wird die

manuelle Plazentalösung mit anschließender Austastung des Uterus

vorgenommen. Auf diese Weise kann die Uterusruptur mit ausreichender Sicherheit erkannt oder ausgeschlossen werden.

– *Verdacht auf Uterusruptur vor Wehenbeginn bzw. in der Eröffnungsperiode:* Besteht der berechtigte Verdacht auf eine Verletzung des Uterus vor der leichten vaginalen Entwicklungsmöglichkeit des Kindes, so muß unverzüglich die

Laparotomie

ausgeführt, der Uterus entleert und dann über das weitere operative Vorgehen entschieden werden. Einzelheiten werden in dem Kapitel über die „Weichteilverletzungen" beschrieben (S. 317).

Operatives Vorgehen nach vorausgegangener Hysterotomie

Eine **Indikation** zur operativen Geburtsbeendigung ist nicht selten und bei dem starken Anstieg der Sectiofrequenz in den letzten Jahren in zunehmendem Maße bei Schwangeren bzw. Kreißenden mit vorausgegangener Hysterotomie (Sectio caesarea, Myomenukleation, Tubenimplantation, Metroplastik) gegeben und zwar zur Vermeidung einer Narbenruptur (PLOTZ, SCHOLTES u. MILZ, GOESCHEN u. Mitarb., MARTIUS). Die *Rupturhäufigkeit* nach Schnittentbindung wird mit etwa 1% angegeben. Ein wichtiger, wenn auch diagnostisch unzureichend verläßlicher Hinweis ist die zunehmende Schmerzhaftigkeit der Uterusnarbe.

Für die Indikation zur operativen Geburtsbeendigung nach vorausgegangener Hysterotomie gelten die folgenden **Empfehlungen:**

– *Bei fehlenden Symptomen einer drohenden Narbenruptur:* Der Kreißenden wird die Preßperiode beim tiefen Geradstand des Kopfes durch die

leichte Vakuum- bzw. Zangenextraktion

abgenommen. Dies gilt insbesondere für Kreißende mit auch nur geringen Verzögerungen im Verlauf der Austreibungsperiode. Nach der Ausstoßung der Plazenta wird die

Austastung des Cavum uteri

(S. 303) zur Überprüfung der Uterusnarbe vorgenommen.

– *Indikation zur Schnittentbindung bzw. Resectio:*
Bei Schwangeren bzw. Kreißenden mit einer vorausgegangenen Hysterotomie ist die

abdominale Schnittentbindung

in folgenden Fällen angezeigt:

– fortbestehende Indikation zur ersten Sectio caesarea,
– gleichzeitiges Bestehen einer geburtsmechanischen Anomalie (z. B. Beckenendlage),
– postpartuale Infektion nach der ersten Hysterotomie,
– Vorderwandplazenta mit tiefem Sitz im Bereich der alten Sectionarbe bzw. eine Plazentalokalisation im Bereich der vorausgegangenen Hysterotomie,
– ungünstige Portio (niedriger Bishop-Score) bei Wehenbeginn,

– suprasymphysär tastbare dünne und evtl. auch schmerzhafte Uterusnarbe,
– transzervikal nach Eipolablösung bzw. nach Blasensprengung tastbare dünne Hysterotomienarbe (MÜLLER),
– protrahierter Geburtsverlauf (sekundäre Schnittentbindung).

Von verschiedenen Seiten wurde versucht, den **Zustand der Hysterotomienarbe** prognostisch durch die **Hysterographie im schwangerschaftsfreien Intervall** zu beurteilen. *Methodisch* entspricht das Vorgehen dem bei der Hysterosalpingographie im Rahmen der Sterilitätsdiagnostik (MARTIUS, Gynäkologische Operationen). Eine Distanz zur Schnittentbindung von etwa 6 Monaten sollte eingehalten werden. Zur *Ergebnisbeurteilung* dient die folgende Gruppierung:

– Gruppe 1: normales Hysterogramm,
– Gruppe 2: Spiculae und Sakkulationen bis zu einer Größe von maximal 6 mm,
– Gruppe 3: Deformitäten der Hysterotomienarbe mit einer Größe über 6 mm.

Die *Prognose der Hysterotomienarbe* mittels der Hysterographie wird unterschiedlich beurteilt. Ein Teil der Untersucher gestehen ihr eine gewisse, allerdings begrenzte Wertigkeit zu (HÜTER u. Mitarb., GELPKE, SCHILLING u. SCHREIBER). Nach SEEWALD u. Mitarb. ist es nicht möglich, aus dem röntgenologischen Befund Rückschlüsse auf die Geburtsleitung bei einer nachfolgenden Gravidität zu ziehen. Von MAGNIN u. THOULON, OBOLENSKY u. ZÜRCHER sowie von SCHREIBER u. KÖHLER wird indessen dieses prägravide diagnostische Vorgehen empfohlen. Die von CATERINI u. Mitarb. angegebene röntgenologische Darstellung der Narbenverhältnisse in der Gravidität durch die **Amniographie** verbietet sich wegen der Abort- und Infektionsgefahr, aber auch aus Gründen der Strahlenbelastung (PLOTZ).

Literatur

Alvarez, H., R. Caldeyro-Barcia: The normal and abnormal contractile waves of the uterus during labour. Gynaecologia (Basel) 138 (1954) 190

Beacham, W. D., D. W. Beacham, H. D. Webster, S. L. Fielding: Rupture of the uterus at New Orleans Charity Hospital. Amer. J. Obstet. Gynec. 106 (1970) 1083

Caterini, H. R., S. M. Rubino, H. A. Kaminetzky: Amniography during subsequent pregnancy for evaluating the postcesarean section uterine scar. Obstet. and Gynec. 39 (1972) 717

Cretius, K.: Die Geburt. In Schwalm, H., G. Döderlein, K.-H. Wulf: Klinik der Frauenheilkunde und Geburtshilfe. Urban & Schwarzenberg, München 1965

Fendel, H., M. Fendel, A. Pauen, B. Liedtke, H. Schonlau, R. Warnking: Doppleruntersuchungen des arteriellen Flows während der Wehentätigkeit. Z. Geburtsh. Perinat. 188 (1984) 64

Gelpke, W.: Der Wert der Hysterographie nach Schnittentbindung für die Beurteilung der Uterusnarbe. Geburtsh. u. Frauenheilk. 29 (1969) 26

Goeschen, K., M. Pluta, G. Train, E. Saling: Geburtsleitung nach vorausgegangener Sectio; wie gefährlich ist ein vaginaler Entbindungsversuch? Z. Geburtsh. Perinat. 186 (1982) 291

Koll, R.: Pathologie und Klinik der Uterusruptur in der Universitäts-Frauenklinik Hamburg-Eppendorf in den Jahren 1968 bis 1982. Geburtsh. u. Frauenheilk. 44 (1984) 256

Künzel, W., A. Jensen, M. Hohmann: Störungen der fetalen Sauerstoffversorgung während der Geburt – Rückblick und Ausblick diagnostischer Möglichkeiten, Z. Geburtsh. Perinat. 188 (1984) 153

Larsson, G., H. Grundsell, B. Gullberg, S. Svennerud: Schwangerschaftsverlauf nach Konisation. Extr. Gynaec. 7 (1983) 477

Magnin, P., J.M. Thoulon: Étude hystérographique de l'utérus césarisé (à propos de 90 cas). Gynéc.et Obstét. 67 (1968) 119

Martin, K.: Geburtsverletzungen. Gynäkologe 4 (1971) 31

Martius, G.: Die schmerzhafte Hysterotomienarbe. In Martius, G., M. Schmidt-Gollwitzer: Differentialdiagnose in der Geburtshilfe und Gynäkologie. Thieme, Stuttgart 1984 (S. 270)

Martius, G.: Lehrbuch der Geburtshilfe, 11. Aufl. Thieme, Stuttgart 1985

Müller, H.G.: Früherkennung der stillen Uterusruptur nach vorausgegangenem Kaiserschnitt. Zbl. Gynäk. 98 (1976) 493

Obolensky, W., W.O. Zürcher: Die Hysterographie als objektive Methode zur Narbenbeurteilung nach Sectio caesarea. Geburtsh. u. Frauenheilk. 23 (1963) 225

Plotz, E.J.: Geburtsleitung nach vorausgegangenem Kaiserschnitt. Gynäkologe 7 (1974) 116

Robrecht, D., R. Rasenack, H. Steiner, H.G. Hillemanns: Gibt es ein erhöhtes Frühgeburtenrisiko nach Konisation? Gynäk. Prax. 4 (1980) 21

Robrecht, D., R. Günther, W. Weichsel, H. Steiner, H.G. Hillemanns: Geburt und Wochenbett, kindliches und mütterliches Risiko nach Cerclage. Geburtsh. u. Frauenheilk. 39 (1979) 747

Schilling, H., H. Schreiber: Über die Prophylaxe der Uterusruptur bei Frauen nach früherem Kaiserschnitt. Dtsch. Gesundh.-Wes. 22 (1967) 1368

Scholtes, G., H. Milz: Geburtsleitung nach vorausgegangenem Kaiserschnitt. Z. Geburtsh. Perinat. 186 (1982) 285

Schreiber, H., K. Köhler: Über den Wert der Hysterographie nach Schnittentbindung. Zbl. Gynäk. 89 (1967) 418

Seewald, H.-J., D. Stech, E. Wetzel: Hysterographische Untersuchungen nach Schnittentbindung. Zbl. Gynäk. 95 (1973) 1297

Weber, T., E.B. Obel: Pregnancy complications following conization of the uterine cervix. Acta obstet. gynec. scand. 85 (1979) 347

Abdominale Schnittentbindung (einschließlich der „cesarean hysterectomy")

Geschichtliches

Mit einer gewissen Wahrscheinlichkeit ist davon auszugehen, daß zumindest die **Schnittentbindung an der Toten** bereits den alten Ägyptern, Griechen und Römern bekannt war (VON SIEBOLD, ROSENBAUM). Aber auch in altindischen Überlieferungen findet sie Erwähnung. Über die Geburt BUDDHAS wird berichtet, daß der zur Erlösung der Welt Geborene aus der rechten Seite seiner Mutter trat: „Nicht beschmutzt durch Wasser, nicht beschmutzt durch Schleim, nicht beschmutzt durch Blut" (BAILER). Nach einer hellenischen Legende wurde ASKLEPIOS, der Heilgott, von seinem Vater, dem Sonnengott APOLLO, aus dem Leib der von ARTEMIS getöteten KORONIS herausgeschnitten. Dies führte dazu, daß die durch Schnittentbindung gebore-

nen Kinder in der Folgezeit dem APOLLO geweiht wurden. Im römischen Reich war die Schnittentbindung an der Sterbenden bzw. Toten Inhalt der Lex regia des Königs von Rom NUMA POMPILIUS (715–673 v.Chr.). Dieses Gesetz enthielt die Vorschrift, daß keine Schwangere beerdigt werden durfte, bevor sie nicht durch den Schnitt entbunden worden war. Auch SCIPIO AFRICANUS DER ÄLTERE und der berühmte Heerführer MANILIUS sollen durch die Schnittentbindung an der Toten zur Welt gekommen sein, wie dies von PLINIUS berichtet wird. In der gleichen Schrift findet sich übrigens der erste Hinweis darauf, daß sich das Wort „Caesar" von den aus dem Uterus „Geschnittenen", den „Caesones", ableitet (s.u.).

In den deutschen Sagen der Gebrüder GRIMM wird erzählt, daß BURGHARD GRAF VON LINSGOW den Beinamen „Ingenitus" erhielt, weil er aus dem Leichnam der Mutter herausgeschnitten wurde. In den nordischen Ländern hat sich bis heute der Name „Obornin", der Ungeborene, erhalten, und im hessischen Uradel heißt das Haupt einer Familie von DALWIGK aus demselben Grunde „REINHARD der Ungeborene". SHAKESPEARE hat 1605 in seinem „Macbeth" die Schnittentbindung in den Ablauf des dramatischen Konfliktes einbezogen. Macbeth verläßt sich auf die Prophezeihung: „Dir schadet keiner, den ein Weib geboren, kein solcher kränkt Macbeth" (IV, 1) und „Mein Leben ist gefeit, kann nicht erliegen einem vom Weib Geborenen" (V, 7). Macbeth fällt durch das Schwert von Macduff, der von sich sagt, „daß vor der Zeit Macduff geschnitten ward aus Mutterleib" (V, 7).

Das erste sichere Zeugnis einer **Schnittentbindung an der Lebenden** finden wir in einer kleinen Schrift von MANSFELD aus dem Jahre 1824 über „Das Alter der Bauch- und Gebärmutterschnitte". Aus ihr ist zu entnehmen, daß im Mischnajoth, einem um das Jahr 140 n. Chr. von jüdischen Gelehrten zusammengetragenen Werk, vom „Wändeschnitt" an der Lebenden berichtet wird. Die erste Publikation über die Schnittentbindung an der Lebenden wurde 1581 von ROUSSET in Paris herausgegeben (STÜBLER). In Deutschland wird dem Chirurg TRAUTMANN 1610 in Wittenberg die erste Operation zugeschrieben. Sicher führten jedoch die Hebammen schon früher die Schnittentbindung aus. Die Technik wurde von Hebamme zu Hebamme weitergegeben. Ebenso ist wahrscheinlich, daß die Operation an der Lebenden bereits im alten Rom bekannt war, da die Mutter des Caesar diese überlebte; sie starb erst 10 Jahre vor ihrem Sohn (BAZALA, BAILER). Im späten Mittelalter wurde die Schnittentbindung an der Toten, aber auch an der Sterbenden von Hebammen, wahrscheinlich aber auch von Priestern ausgeführt, um danach zunehmend auch als ärztliches Problem verstanden zu werden. Die überlieferten und z. T. in der Publikation von BAILER enthaltenen Berichte über die Schnittentbindung an der Lebenden lassen erkennen, daß ein Überleben der Operierten nach wie vor zu den Ausnahmen gehörte. Aus den noch im 18. Jahrhundert heftig geführten Diskussionen seien hier nur die Empfehlung des Chirurgen HEISTER

aus dem Jahre 1752, „die Sectio nur bei Königinnen und Fürsten vorzunehmen, da es hier in erster Linie darum gehe, einen Erben zu bekommen, auch wenn die Mutter das Zeitliche segne", und die Kampfschrift von SACOMBE, „École Anti-Césarienne" (1798), genannt, der alle Ärzte, die sich für die Schnittentbindung an der Lebenden eingesetzt hatten, als Mörder bezeichnete. Die ungünstigen maternen Ergebnisse mit Letalitätsziffern deutlich über 60% finden sich in zahlreichen Publikationen bis zum Ende des vorigen Jahrhunderts (MICHAELIS [1833]: 54%; KAYSER [1841]: 62%; SCANZONI [1855]: 60%; FASBENDER [Wiener Gebärhaus bis 1877]: 100%) (BAILER). Einen eindrucksvollen Bericht über die Bedingungen, unter denen die Ärzte im vorigen Jahrhundert im Rahmen der Hausgeburtshilfe Schnittentbindungen ausführten, hat LUYKEN in seiner Publikation über „Die Väter des klassischen Kaiserschnittes" gegeben. Er berichtet darin über die Gummersbacher Ärzte WINCKEL und WIEFEL, die bei 20 Schnittentbindungen zu einer Letalität von 45% kamen und aufgrund der statistischen Auswertung bereits damals eine Indikationslehre für die Schnittentbindung ableiteten.

Es ist bekannt, daß eine wirkliche Verbesserung der Ergebnisse erst nach dem Jahre 1881 erreicht wurde, als von KEHRER und SÄNGER die mehrschichtige Uterusnaht und die Verlegung der Hysterotomie in das untere Uterinsegment empfohlen wurden (KEHRER, BAILER) (S. 200).

Die **Bezeichnung „Sectio caesarea"** findet sich nach BAILER erstmalig in der Monographie von ROUSSET aus dem Jahre 1581. Der von ihm verwendete Begriff „section césarienne" wurde von dem Hebammenlehrer VÖLTER 1679 mit „Kaiserschnitt" übersetzt. Andere schreiben diese Bezeichnung dem Jesuitenpater THEOPHILUS RAYNAUDUS (1637) zu, der sie an die Stelle des bis dahin gebräuchlichen Begriffes „Partus caesareus" (= Schnittentbindung) gesetzt habe. Eingangs wurde bereits darauf verwiesen, daß nach PLINIUS das Wort „Caesar" und damit das deutsche Wort „Kaiser" von „caedere = schneiden" abzuleiten ist, da der erste der Caesaren aus dem Mutterleib herausgeschnitten wurde: „Sie wurden glücklich von der sterbenden Mutter geboren, so wie der ältere SCIPIO AFRICANUS und der erste der Caesaren aus dem Uterus der Mutter herausgeschnitten worden sein sollen, weshalb sie Caesaren genannt werden. Auf ähnliche Weise wurde MANILIUS geboren, der mit einem Heer in Karthago einrückte."

Zweifel an dieser auf PLINIUS zurückgreifenden Erklärung des Begriffes „Caesar" bzw. „Kaiser" werden damit begründet, daß das Wort „Caesar" in der punischen Sprache „Elefant" bedeutet und auf punischen Münzen auf der einen Seite das Bild Caesars, auf der anderen Seite das Bild eines Elefanten enthalten ist. Es wäre damit denkbar, daß einer der Vorfahren von JULIUS CAESAR einen Elefanten getötet und deshalb den Beinamen „Caesar" erhalten hat (BAZALA, BAILER).

Operationstechnik

Die abdominale Entwicklung des Kindes wird erforderlich, wenn die Gewinnung des Kindes auf vaginalem Wege nicht möglich oder mit einer für Mutter oder Kind nicht vertretbaren Gefährdung verbunden ist. Es stehen zu diesem Zweck die folgenden **Operationsverfahren** zur Verfügung:

– *Sectio caesarea intraperitonealis supracervicalis:* bei transperitonealem Vorgehen Eröffnung des Uterus im Bereich des unteren Uterinsegmentes,
– *korporale oder klassische Schnittentbindung:* Eröffnung des Uterus durch Längsschnitt in der Vorderwand des Corpus uteri,
– *Trachelotomie bzw. „low classical cesarean section":* Eröffnung des Uterus durch einen isthmischen Längsschnitt,
– *Sectio caesarea extraperitonealis supracervicalis:* Eröffnung des unteren Uterinsegmentes nach dessen Darstellung durch Abpräparieren der uneröffneten vorderen Peritonealumschlagfalte nach kranial,
– *Sectio caesarea nach Porro:* Hysterotomie im Bereich des unteren Uterinsegmentes oder durch korporalen Längsschnitt mit anschließender suprazervikaler Uterusamputation,
– *Sectio caesarea mit Totalexstirpation des Uterus:* Schnittentbindung mit anschließender Totalexstirpation des Uterus (sog. cesarean hysterectomy).

Die Schnittentbindung wird heute in weit über 90% der Fälle in Form der „Sectio caesarea intraperitonealis supracervicalis" ausgeführt, so daß dieses Vorgehen als die Routinemethode anzusehen ist. Die übrigen Operationsverfahren sind entweder an spezielle geburtshilfliche Situationen gebunden oder haben die Aufgabe der Bewältigung zusätzlich vorhandener Regelwidrigkeiten. Sie haben damit in ihrer klinischen Anwendung eine besondere Indikationsstellung zur Voraussetzung.

Sectio caesarea intraperitonealis supracervicalis

Entwicklung und Indikation der Methode: Bis Ende des 19. Jahrhunderts war dem Geburtshelfer zur Eröffnung des Uterus bei der Schnittentbindung nach Aufgabe des Seiten- oder Flankenschnittes nur der korporale (sog. klassische) Längsschnitt bekannt. Die damals hohe, vorwiegend infektionsbedingte materne Letalität wurde in erster Linie mit den Unzulänglichkeiten der uterinen Wundversorgung in Verbindung gebracht. Diese Überlegungen führten im Laufe der Zeit zu drei verschiedenen Vorschlägen zur Verbesserung der Operationstechnik:

– Verbesserung der Nahttechnik durch eine mehrschichtige Uterusnaht,
– extraperitonealer Zugang zum Uterus,
– Verlegung der Hysterotomie in das untere Uterinsegment

(KEHRER, FRANK, SELLHEIM). Die „suprazervikale Hysterotomie" ergab sich dabei zwangsläufig zunächst als Folge der extraperitonealen Präparation (BURGER). Heute wissen wir, daß der Vorteil der tiefen Hysterotomie nicht vordergründig in der Schonung des Peritonealraumes bestand, sondern in der Verlegung des Uterusschnittes aus dem aktiven, sich kontrahierenden Teil des Myometrium in den passiven, vorwiegend der Dehnung ausgesetzten Isthmus uteri (KRÖNIG, FRANK, KEHRER, DOERFLER, H. MARTIUS). Damit bedeutete die suprazervikale Schnittentbindung zugleich eine Verminderung der Gefahren für die Mutter bei nachfolgenden Graviditäten über die mit ihr erreichte Prophylaxe der Narbenruptur (S. 196).

Der **Operationsablauf** umfaßt bei der intraperitonealen suprazervikalen Schnittentbindung die folgenden Abschnitte:

– Laparotomie,
– Präparation der Harnblase,
– Eröffnung des unteren Uterinsegmentes (Hysterotomie),
– Entwicklung des Kindes,
– Gewinnung der Nachgeburt,
– Verschluß der Hysterotomie,
– Verschluß der Bauchdecken.

Über die Lagerung der Patientin für die Schnittentbindung und die insbesondere für die sekundäre

Schnittentbindung empfohlene Fortsetzung der Registrierung der fetalen Herztöne bis zum Operationsbeginn (PLUTA u. Mitarb.) wird auf S. 340 dieses Buches berichtet.

Laparotomie

Die Eröffnung der Bauchdecken erfolgt bei der Schnittentbindung mit wenigen, besonders zu indizierenden Ausnahmen durch den

suprasymphysären Querschnitt (Pfannenstiel-Querschnitt)

(Abb. 1). Mit ihm ist ohne einen für Mutter und Kind bedeutsamen Zeitverlust und zugleich mit ausreichendem Raumgewinn der Zugang zum unteren Uterinsegment herzustellen (HETZEL u. Mitarb.). Zudem gewährleistet er als „Wechselschnitt" in den kaudalen, mechanisch geringer belasteten Anteilen des Abdomens eine größere postoperative Stabilität und auch ein gutes kosmetisches Ergebnis, sofern die Inzision der Haut dicht unterhalb des horizontalen suprapubischen Haaransatzes vorgenommen wird. Demgegenüber fallen die *Nachteile* in Form des

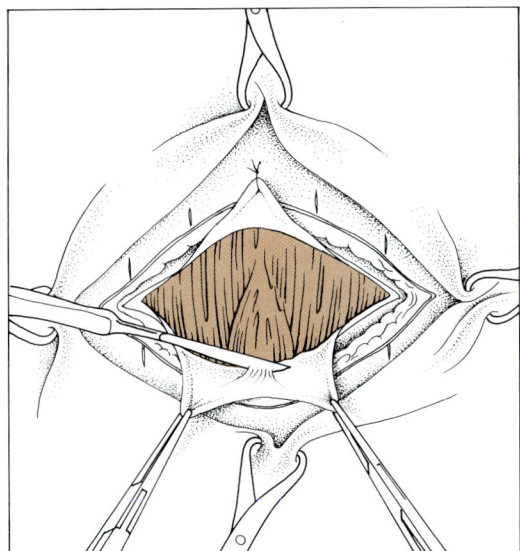

Abb. 1 Suprasymphysärer Pfannenstiel-Querschnitt. Haut, subkutanes Fettgewebe und Faszie sind quer durchtrennt. Die markierenden Hautritzer auf der Haut sind zu erkennen. Das kraniale Faszienblatt (oben) ist von der Rektusvorwand abpräpariert und zurückgenäht. Das untere Faszienblatt ist mit zwei Kocher-Klemmen gefaßt. Es wird für die Präparation angehoben. Der M.pyramidalis ist zu erkennen. Die Aa.epigastricae inferiores wurden auf beiden Seiten erhalten

etwas größeren Blutreichtums des Gewebes und der erschwerten Darstellbarkeit des Oberbauches nicht ins Gewicht (vgl. Schnellsectio, S. 211).

Die Laparotomie beginnt mit der **Markierung korrespondierender Hautanteile** durch feine, längsgestellte Hautritzer mit dem Skalpellrücken (MARTIUS, Gynäkologische Operationen) (Abb. 1). Sie haben sich gerade bei der Schnittentbindung in Hinblick auf die spätere exakte Adaptation der stark gedehnten Bauchdecken bewährt.

Der **Hautschnitt** wird mit dem Skalpell dicht unterhalb des pubischen Haaransatzes querverlaufend ausgeführt. Während der Durchtrennung des subkutanen Fettgewebes ist häufig beiderseits eine Koagulation von blutenden Ästen der A.epigastrica superior nahe der seitlichen Wundwinkel erforderlich. Die freiliegende Faszie wird in ihrem mittleren Anteil ebenfalls mit dem Skalpell inzidiert, um dann den Faszienquerschnitt nach Untertunnelung mit der geschlossenen Schere durchzuführen. Für einen ausreichenden Raumgewinn müssen oftmals Anteile des M.transversus abdominis und des M.obliquus internus mitdurchtrennt werden. Dabei auftretende Blutungen aus subfaszialen Gefäßen werden koaguliert oder unterbunden (s. Schnellsectio, S. 211).

Für die nun erforderliche **Präparation der Faszie** (Abb. 1) werden die oberen, später die unteren Faszienränder paramedian mit mittelgroßen Kocher-Klemmen gefaßt, um sie durch den 2. Assistenten elevieren zu lassen. Die Ablösung des Faszienblattes von der Vorderseite der Mm.recti kann paramedian stumpf mit dem Finger vorgenommen werden. In der Mittellinie muß das sich kammartig anspannende Gewebe im Bereich der Linea alba scharf mit der Schere oder dem Skalpell durchtrennt werden. Für das Zurücknähen des nun mobilen Faszienrandes wird ein kräftiger Zwirnsfaden (z.B. Leinenzwirn Nr. 2 = metr. 6, Fa. Ethicon) durch die Mitte des freien Faszienrandes und die Mitte der Bauchhaut etwa 5 cm oberhalb der Hautwunde durchgestochen und fest geknüpft. Das Vorgehen wird für den kaudalen Faszienanteil wiederholt. Sind beide Faszienränder zurückgenäht, so liegt die Rektusmuskulatur frei. Es sollte bei der Faszienpräparation darauf geachtet werden, daß die von kaudal paramedian heraufziehenden *Aa.epigastricae inferiores*, die nach dem Anheben des kranialen Faszienblattes freilaufend sichtbar werden, mit Rücksicht auf die Durchblutung der Wunde und damit in Hinblick auf die Wundheilung geschont bleiben.

Die **Trennung der Mm.recti** ist bei einer Schnittentbindung am Ende der Gravidität so gut wie immer durch stumpfes Auseinanderdrängen der Muskelbäuche möglich. Lediglich am oberen Wundwinkel und zur Symphyse hin im Bereich der Mm.pyramidales wird, um die Wunde gut ausnutzen zu können, das Skalpell bzw. die Schere zur Hilfe genommen.

Die **Eröffnung des Peritoneum** kann bei schlanken Patientinnen gemeinsam mit der unter den Mm.recti liegenden Fascia transversalis, mit der es eine Einheit bildet, vorgenommen werden. Lediglich bei adipösen Frauen wird wegen der vorhandenen Fettschicht ein zweizeitiges Präparieren notwendig. Zur *Vermeidung von Harnblasenverletzungen* beginnt die Peritonealinzision nach dem Anheben des parietalen Bauchfelles mit einer chirurgischen Pinzette (!) im kranialen Wundbereich. Er wird mittels eines Roux-Hakens oder durch straffes Anspannen des oberen Faszien-Haltefadens vom 2. Assistenten dargestellt. Diese Vorsichtsmaßnahme gilt insbesondere für sekundäre Schnittentbindungen, bei denen als Folge der bereits erfolgten Retraktion mit einem Hochstand des Blasenscheitels gerechnet werden muß, aber auch für die Resectio mit der bei ihr veränderten topographischen Anatomie. Die *Gefahr von Darmverletzungen* ist während der Eröffnung des Peritoneum für die Schnittentbindung gering, da die Uteruswand am Ende der Gravidität so gut wie immer dem parietalen Bauchfell dicht anliegt. Dennoch ist Vorsicht geboten. Nach der Inzision wird die Peritonealwunde nach kranial und kaudal so erweitert, wie es der obere Wundwinkel und der Blasenscheitel zulassen. Nun kann der Bauchdeckenspreizer – z. B. in Form des Bauchdeckenhalters nach Collin – eingesetzt werden. Es ist unbedingt darauf zu achten, daß hierbei nur Blätter Verwendung finden, die eben eine ausreichende Darstellung des Wundgebietes zulassen, da zu breite und vor allem zu tiefe Blätter Nervendruckschädigungen an der seitlichen Beckenwand mit Femoralislähmungen bewirken und nachfolgend zu Haftpflichtprozessen führen können (Hopf, Bay, Krone, Buchthal).

Auf das **Einbringen von Bauchtüchern** zum Abstopfen der Darmschlingen, aber auch mit dem Ziel, das Eindringen von Fruchtwasser und Blut in den Oberbauch zu vermeiden, sollte bei der Schnittentbindung unbedingt verzichtet werden. Es ist unnötig. Zudem wird es als Ursache des „**postcesarean large bowel ileus**", des persistierenden, nichtobstruktiven atonischen Ileus im Bereich des Zäkum und Colon transversum infolge von Serosaschädigungen, diskutiert (Barber u. Gruber, Karger u. Scholtes, Wesch u. Mitarb.).

Hysterotomie

Nach der Eröffnung der Bauchdecken ist die Uterusvorderwand im Bereich des unteren Uterinsegmentes sichtbar geworden. Es beginnt nun die **Blasenpräparation** (Abb. 2). Die richtige Inzisionsstelle im Bereich des viszeralen uterinen Peritoneum ist daran zu erkennen, daß dieses dicht oberhalb des sich leicht vorwölbenden Blasenscheitels gegen die Uteruswand verschieblich ist, kranial davon aber mit der chirurgischen Pinzette nicht abgehoben werden kann. Die Inzision erfolgt quer parallel zum Blasenscheitel. Sie wird nach rechts und links mit der Schere erweitert. Eine Eröffnung des Peritoneum in der Längsrichtung begünstigt die spätere Deckung des Wundgebietes, hat aber auf die Harnblase Rücksicht zu nehmen (H. Martius). Das erforderliche Abschieben des

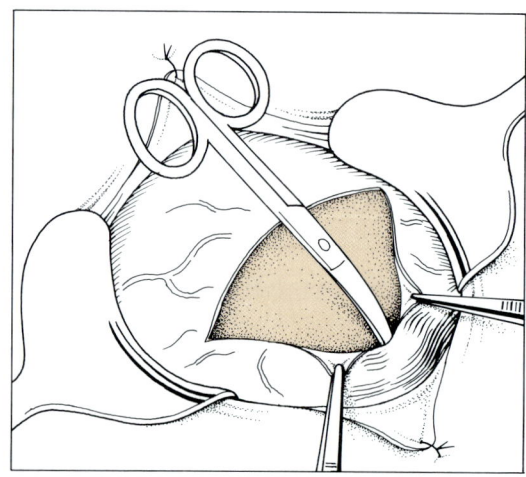

Abb. 2 Suprazervikale Schnittenentbindung (I). Das viszerale uterine Peritoneum ist oberhalb des Blasenscheitels gespalten worden. Der Isthmus uteri liegt frei. Die Blase wird durch z. T. scharfe, z. T. stumpfe Präparation im Bereich des Septum vesicocervicale nach kaudal reponiert, um für die Hysterotomie ausreichend Platz zu schaffen

Peritoneum vom unteren Uterinsegment gelingt nach kranial am einfachsten mit der geschlossenen Schere, nach kaudal durch scharfes Präparieren im Bereich des lockeren Spatium vesicocervicale. Hierzu fassen Operateur und 1. Assistent den unteren Peritonealrand paramedian und elevieren ihn, so daß sich die Bindegewebsfasern zwischen Blase und Isthmus anspannen. Dieser Form der Darstellung der richtigen Schicht kommt besondere Bedeutung bei narbigen Veränderungen nach vorausgegangener Schnittentbindung zu, also bei der Resectio (DE GREGORIO u. HILLEMANNS).

Für die **Eröffnung des unteren Uterinsegmentes**, die eigentliche Hysterotomie, sind im Laufe der Jahre unterschiedliche Inzisionsfiguren beschrieben worden:

- isthmischer Querschnitt (Geppert),
- isthmischer, querverlaufender Bogenschnitt (Fuchs, Jovanovic),
- isthmischer Längsschnitt (Krönig),
- isthmischer Spiralschnitt (Sectio caesarea spiralis nach Chmelík u. Šuk),
- T-förmige Hysterotomie,
- Trachelotomie (low classical cesarean section).

Für die Schnittentbindung gegen Ende der Gravidität und damit als Routineverfahren hat sich die

querverlaufende bogenförmige Hysterotomie nach Fuchs

als auszureichend erwiesen und bewährt (Abb. 3). Mit ihr ergibt sich ein größerer Raumgewinn für das Durchleiten des vorangehenden Teiles als mit dem einfachen Querschnitt. Die Inzision wird nach unten konvex mit dem Skalpell vorgenommen. *Bei der sekundären Schnittentbindung* muß darauf geachtet werden, daß die Hysterotomie in dem bereits retrahierten unteren Uterinsegment nicht zu tief gelegt wird. Anderenfalls wird die Portio durch die Hysterotomienähte nach ventral verzogen, wie dies bei Nachuntersuchungen immer wieder zu erkennen ist. Eine *Verletzung des Kindes* wird am besten dadurch vermieden, daß mit der Inzision primär nicht die gesamte Wandung durchtrennt wird, sondern – soweit erkennbar – diese kurz vor Erreichen des Cavum uteri endet und das verbleibende Endometrium stumpf mit dem Finger auseinandergedrängt wird. Für die nun notwendige *Erweiterung der Hysterotomiewunde* werden die beiden Zeigefinger hakenförmig in die Inzisionswunde eingeführt, um mit ihnen die Wunde stumpf zur Seite hin auseinanderzudrängen (Abb. 4). Auf diese Weise können Gefäßverletzungen eher vermieden und Blutungen in Grenzen gehalten werden. Eine sich stellende *Fruchtblase* wird am besten mit dem Skalpell oberflächlich inzidiert, um dann die Eihäute – insbesondere vor einer Entwicklung

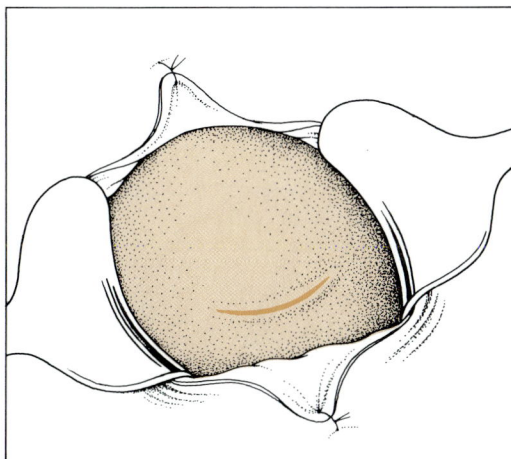

Abb. 3 Suprazervikale Schnittentbindung (II). Die Hysterotomie erfolgt im unteren Uterinsegment bogenförmig, um mehr Raum für die Entwicklung des Kindes zu bekommen

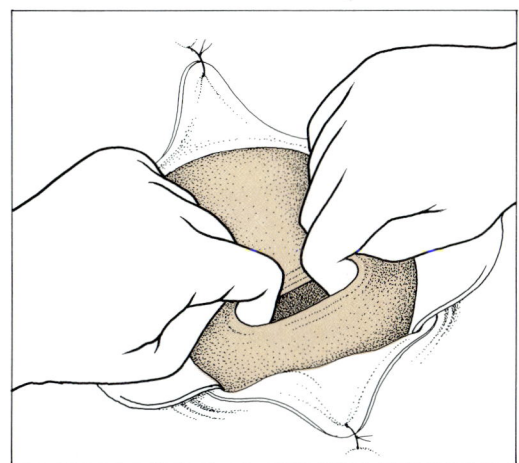

Abb. 4 Suprazervikale Schnittentbindung (III). Die Hysterotomiewunde wird nach der bogenförmigen Inzision mit den Fingern stumpf zur Seite hin erweitert

des vorangehenden Teiles mit dem Vakuumextraktor – ausreichend zur Seite zu schieben. Bei einer *tiefsitzenden Vorderwandplazenta*, die bis in oder sogar über die Hysterotomiewunde hinaus ragt, wird der Plazentarand entweder nach kranial zurückgedrängt, oder es muß stumpf durch das Plazentagewebe hindurch vorgegangen werden, bis der vorangehende Kindsteil zu fassen ist. Ausfließendes Fruchtwasser und Blut werden vom Assistenten abgesaugt.

Der

isthmische Spiralschnitt

(Abb. 5) ist von CHMELÍK u. ŠUK mit dem Hinweis auf einen um 19% größeren Raumgewinn für die Entwicklung des Kindes vor allem für Schnittentbindungen bei bereits tief in das Becken eingetretenem vorangehenden Teil empfohlen worden. Die Gefahr des Weiterreißens der Hysterotomie zur Seite in das Uterinagebiet wird von den Autoren als geringer beurteilt.

Die Notwendigkeit zu einer

T-förmigen Hysterotomie

ergibt sich vor allem bei Schnittentbindungen, die wegen einer Retraktionsstörung, z. B. als Folge eines „constriction ring" bzw. eines spastischen inneren Muttermundes, notwendig werden. Der vorangehende Teil wird oberhalb des zumeist gewebereichen Muttermundes zurückgehalten und kann dann evtl. weder manuell noch instrumentell in die Hysterotomiewunde gebracht werden. Da sich diese Komplikation zumeist nicht vor Ausführung der queren

Hysterotomie erkennen läßt, muß nun der isthmische Querschnitt durch eine Längsinzision bis in den unteren Korpusbereich ergänzt werden (ÜSTÜN). Die

„low classical cesarean section"

die Längsinzision des unteren Uterinsegmentes mit der Möglichkeit der Erweiterung der Hysterotomie nach kranial (Abb. 6), ist von HARLEY, später auch von KÄSER für die Schnittentbindung bis etwa zur 34. Woche bei noch nicht ausgebildetem unteren Uterinsegment empfohlen worden. Es ergibt sich damit eine funktionell ähnlich schwierige Situation für die Entwicklung des Kindes, wie sie als typisch für die T-förmige Hysterotomie beschrieben wurde (s. o.). Der Unterschied besteht darin, daß die *Längsinzision primär* als Zugang zum Uterus gewählt wird. Wichtig ist, daß durch die Schnittführung die Entwicklung des unreifen Kindes erleichtert wird. Ob ein entsprechendes Vorgehen auch Vorteile für die Schnittentbindung bei Placenta praevia bringt, ist nicht entschieden (TANAKA u. TANAKA).

Entwicklung des Kindes

Für die Entwicklung des Kindes bei der Schnittentbindung bestehen z. T. sehr unterschiedliche Empfehlungen. Die methodische Auswahl (GLEUE) erfolgt vor allem in Abhängigkeit von der geburtsmechanischen Situation.

Die **wichtigsten Entwicklungsverfahren** sind:

– manuelle Entwicklung des vorangehenden Teiles,
– Vakuumelevation des vorangehenden Teiles,
– Entwicklung mit dem gefensterten Löffel nach Sellheim,

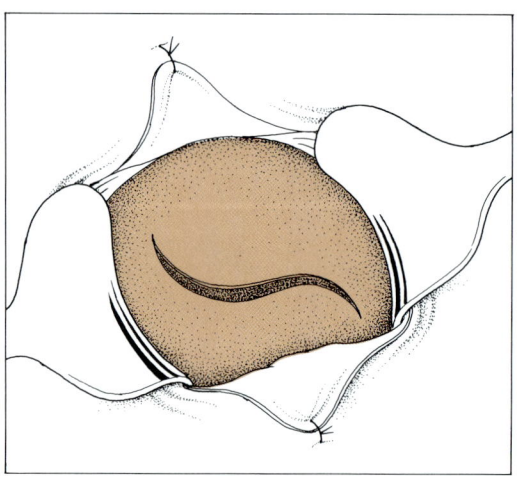

Abb. 5   Spiralige Hysterotomie nach Chmelik u. Šuk

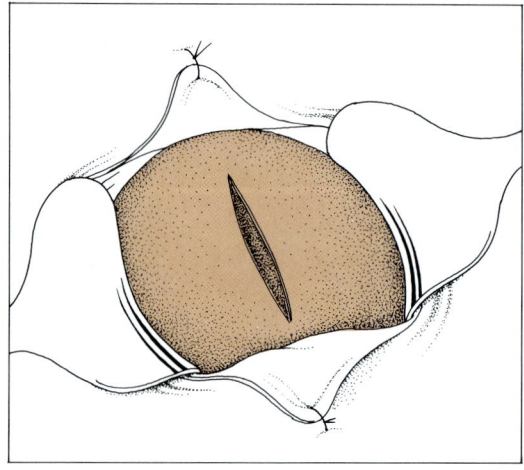

Abb. 6   Low classical cesarean section nach Harley

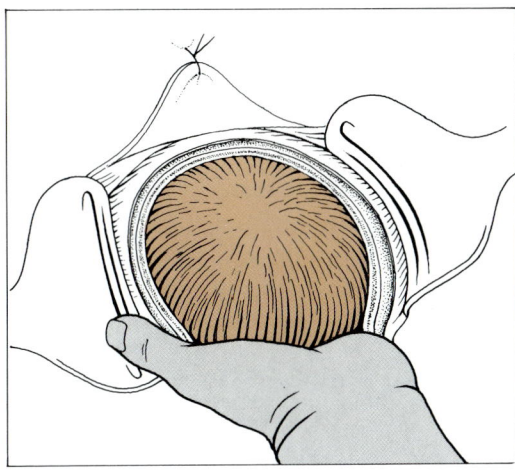

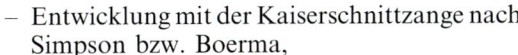

Abb. 7   Manuelle Entwicklung des Kopfes bei der Schnittentbindung. Der Operateur geht mit der flachen Hand zwischen der Vorderwand des Isthmus uteri und dem vorangehenden Teil ein und führt diesen durch Elevation durch die Hysterotomie- und Laparotomiewunde

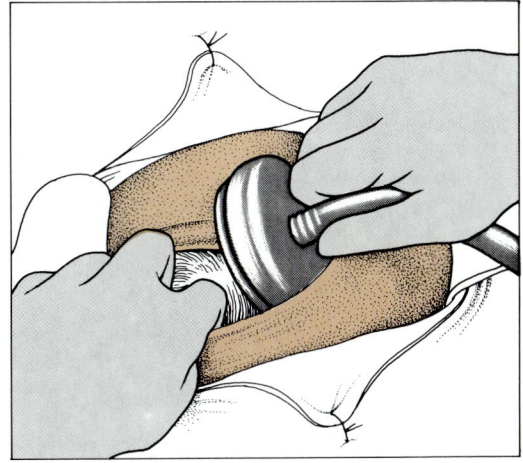

Abb. 8   Entwicklung des Kopfes bei der Schnittentbindung unter Verwendung des Vakuumextraktors (nach Evelbauer). Nachdem das Hinterhaupt manuell in die Hysterotomiewunde gedreht wurde, wird die Vakuumglocke auf das Hinterhaupt des Kindes aufgesetzt und angesaugt. Ein vorheriges Absaugen von Blut und Fruchtwasser verbessert die Haftfähigkeit der Glocke

– Entwicklung mit der Kaiserschnittzange nach Simpson bzw. Boerma,
– bimanuelle abdominovaginale Entwicklung des vorangehenden Teiles,
– Herunterholen eines Fußes bei Beckenendlage und Extraktion,
– innere Wendung auf den Fuß und Extraktion.

Für die **Entwicklung aus Schädellage** ist wie bei vaginal entbindenden Operationen eine *präoperative Stellungsdiagnose* wünschenswert (S. 92). Dies gilt insbesondere für die auch heute als Routinemethode anzusehende

manuelle Entwicklung des vorangehenden Teils.

Bei ihr geht der Operateur mit der flachen Hand zwischen Vorderwand des Isthmus uteri und Kopf ein, um letzteren durch die Uteruswunde zu heben (Abb. 7). Dies führt am sichersten zum Ziel, wenn der Kopf bereits in den Beckeneingang eingetreten ist, während die manuelle Entwicklung des noch hoch stehenden Kopfes eher auf Schwierigkeiten stößt. Weiterhin ist zu beachten, daß die manuelle Elevation wegen der vermehrten Raumbeanspruchung vor allem bei einem dünn ausgezogenen und auch bei einem narbigen unteren Uterinsegment vermehrt die

Gefahr des Weiterreißens der Hysterotomiewunde zur Seite hin mit Blutungen aus dem Uterinagebiet beinhaltet. Diese Tatsache läßt es ratsam erscheinen, bei einem zu erkennenden Raummangel großzügig von der

Vakuumelevation des vorangehenden Teils

Gebrauch zu machen (Abb. 8). Dieses von EVELBAUER empfohlene Vorgehen ist damit der Prophylaxe zusätzlicher Verletzungen des unteren Uterinsegmentes gleichzusetzen. Es wird zunächst der Kopf mit dem Hinterhaupt in die Hysterotomiewunde gedreht (s. Stellungsdiagnose, S. 92), um ihn dann mit der mittleren Vakuumglocke ($\emptyset = 4$ cm) zu fassen. Auf diese Weise kann er unter gleichzeitiger Kristeller-Expression schonend durch die Uteruswunde hindurchgeleitet werden.

Für die instrumentelle Entwicklung des vorangehenden Kopfes steht weiterhin die kurze, ungekreuzte

Kaiserschnittzange nach Simpson bzw. Boerma

(Abb. 9, 10) bzw. der

gefensterte Löffel nach Sellheim

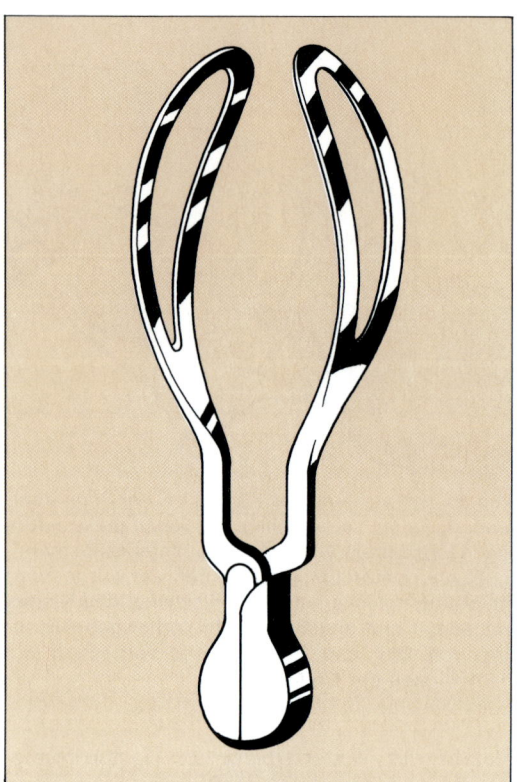

Abb. 9   Kaiserschnittzange nach Simpson

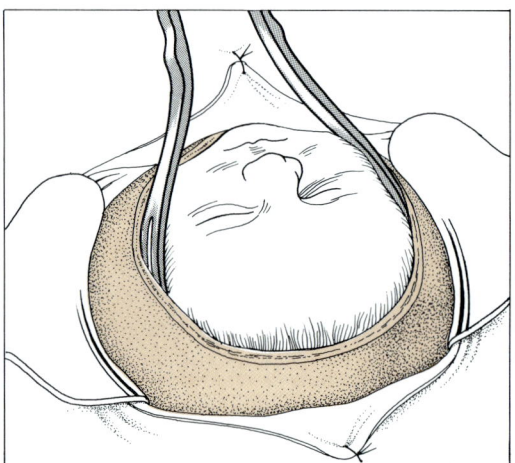

Abb. 10   Entwicklung des mit dem Gesicht in der Wunde stehenden Kopfes bei der Schnittentbindung mit der Kaiserschnittzange nach Boerma

(Abb. 11) zur Verfügung. Die Notwendigkeit ihrer Verwendung ergibt sich bei gleicher geburtshilflicher Situation, wenn die Vakuumglocke nicht zur Verfügung steht oder diese wegen einer stärkeren Blutung nicht ausreichend haftet bzw. dann, wenn das Gesicht des Kindes in der Wunde steht.

Wird **bei tief im Becken stehendem Kopf** – z. B. gegen Ende der Eröffnungsperiode oder während der Austreibungsperiode – die Schnittentbindung erforderlich, so ist bei der manuellen Elevation des Kopfes die Gefahr des Weiterreißens der Hysterotomie besonders groß. Auch gelingt es evtl. nur schwer, mit der Hand zwischen isthmischer Vorderwand und Kopf ausreichend in die Tiefe vorzudringen. In diesen Fällen ist es ratsam, die Patientin von vornherein in Steinschnittlage zu lagern. Auf diese Weise wird der Zugang zur Vagina sichergestellt, so daß nach der Eröffnung des Uterus der Kopf von einer Hebamme oder auch vom 2. Assistenten in Form der

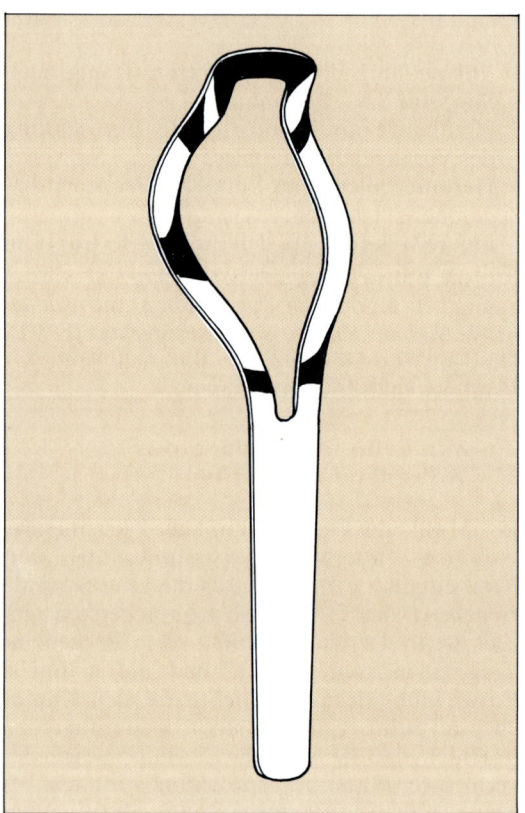

Abb. 11   Gefensterter Löffel nach Sellheim

bimanuellen abdominovaginalen Entwicklung

von der Scheide aus nach kranial gedrängt werden kann. Landesman u. Graber empfehlen, zugleich von der Hysterotomie aus die Schulter des Kindes hochzuschieben. Lippert berichtet über die Notwendigkeit der bimanuellen Kopfentwicklung unter Zuhilfenahme der 2. Hand des Operateurs.

Die **Entwicklung des Kindes bei Beckenendlage und Querlage** gelingt am einfachsten durch das

Herunterholen des vorn stehenden Fußes.

Er wird aus der Hysterotomiewunde herausgeleitet. Anschließend wird das Kind an ihm extrahiert. Für die einfache Steißlage mit eng anliegender Uteruswand steht aber auch die

Elevation des Steißes mit dem Vakuumextraktor

zur Verfügung, wozu die kleine Vakuumglocke ($\varnothing = 3$ cm) geeignet ist.

In Einzelfällen – insbesondere beim 2. Zwillingskind, aber auch bei einem Kopfhochstand – kann es erforderlich werden, von der Hysterotomiewunde aus die

innere Wendung auf den Fuß und die Extraktion

vorzunehmen. Das operationstechnische Vorgehen entspricht dem bei der vaginal ausgeführten inneren Wendung.

Der **Tokolyse** kommt bei der Schnittentbindung als prä- und suboperative Maßnahme Bedeutung zu. Die *präoperative Tokolyse* ist bei der intrauterinen Asphyxie des Kindes zur Überbrückung der E-E-Zeit eine wichtige, evtl. sogar lebensrettende Maßnahme; sie vermag aber auch bei fehlenden Gefährdungssymptomen den postpartualen Zustand des Kindes zu verbessern (Schmidt u. Hirdes). Während der Operation vermag sie erschwerte Entwicklungen des Kindes durch die Herabsetzung des Basaltonus zu erleichtern (Bailer).

Versorgung des Kindes auf dem Operationstisch (vorläufige Abnabelung)

Die Versorgung des Kindes beginnt unmittelbar nach dessen Entwicklung auf dem Operationstisch. Zur Vermeidung eines fetoplazentaren Blutverlustes wird es sofort kaudal des Operationsgebietes auf einem Tuch abgelegt, um dann die Nabelschnur in Richtung auf das Kind auszustreichen und zwischen zwei Klemmen zu durchtrennen. Dabei ist unbedingt darauf zu achten, daß sich das Kind nicht an auf dem Tuch liegenden Instrumenten oder einem Koagulator verletzen kann. Jetzt wird das Kind an den Beinen aufgenommen. Das Abfließen des Fruchtwassers aus den oberen Luftwegen zur Vermeidung des bei Sectiokindern gehäuft auftretenden „Symptoms der nassen Lunge" und damit des postnatalen Atemnotsyndroms (Dunn, Rüttgers) kann wirksam dadurch unterstützt werden, daß das an den Beinen aufgehängte Kind mit der flachen Hand im Bereich des Thorax gegen den senkrecht stehenden Unterarm komprimiert wird. Jetzt wird das Kind der bereitstehenden, steril gewaschenen Hebamme übergeben. Für die Kontrolle *des pH-Werts im Nabelarterienblut* wird ein etwa 10 cm langes Stück Nabelschnur nach dem erneuten Legen von zwei Klemmen abgetrennt und einer Hilfsperson übergeben.

Gewinnung der Nachgeburt

Die Gewinnung der Nachgeburt beginnt unmittelbar nach der Entwicklung des Kindes (und nach sicherem Ausschluß einer Mehrlingsgravidität!) mit der i. v. Gabe von 3 IE Oxytocin bzw. 1 ml Methergin an die Mutter. Hat sich die Plazenta bis zur Darstellung der Hysterotomiewunde noch nicht spontan gelöst, so ist es ratsam, nun zuerst die Wundwinkel mit je einer Naht zu versorgen (s. u.), da hierdurch der Blutverlust verringert werden kann. Erscheint die gelöste Plazenta in der Uteruswunde, so wird sie durch Zug an der Nabelschnur gewonnen. Festhaftende Eihäute lassen sich durch das aufsteigende Setzen großer Péan-Klemmen gewinnen. Bleibt die Plazentalösung bis nach der Versorgung der Wundecken aus, so wird nun die

manuelle Plazentalösung

vorgenommen. In jedem Fall sollte nach der Plazentagewinnung das Cavum uteri durch die

Nachtastung

revidiert werden.

Verschluß der Hysterotomie

Die Versorgung der Uteruswunde beginnt mit der Darstellung der Wundwinkel mittels zweier Kugelzangen. Sie fassen unter Schonung des

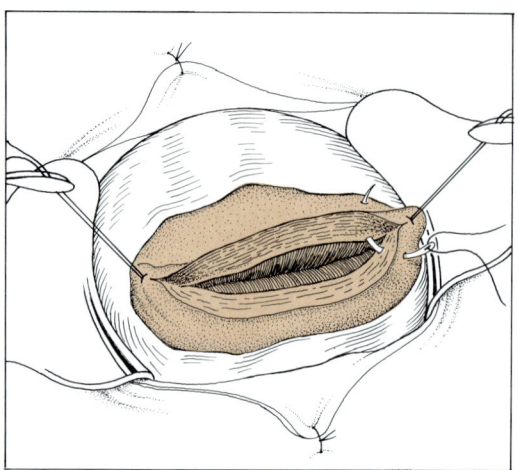

Abb. 12 Suprazervikale Schnittentbindung (IV). Der Verschluß der Hysterotomie beginnt mit der Umstechung der Wundwinkel. Nach dem Knoten der Fäden werden diese in eine Fadenklemme hineingenommen und zur Darstellung der Hysterotomiewunde im Sinne der „corner suture traction" angehoben

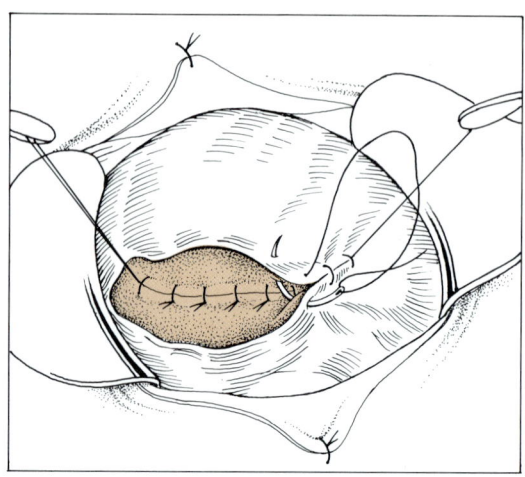

Abb. 13 Suprazervikale Schnittentbindung (V). Die Hysterotomiewunde ist endgültig durch Knopfnähte verschlossen. Die Peritonealisierung erfolgt mit Knopf- oder Z-Nähten oder auch fortlaufend durch Fassen der freien Peritonealränder und der oberflächlichen Myometriumschicht

viszeralen Peritoneum und des Endometrium die Muskulatur und machen sie so dem Operateur zugänglich. Die auf diese Weise erreichte Elevation der Wundwinkel bewirkt zugleich eine Verminderung der Blutung aus dem Uterinabereich und erhöht damit die Übersichtlichkeit. Die erste Naht zum Verschluß der Hysterotomie faßt die Muskulatur unter Schonung des Peritoneum und des Endometrium. Sie wird außerhalb der Kugelzangen geknüpft. Die Fäden werden mit einer Fadenklemme bewehrt und durch den 2. Assistenten im Sinne der „corner suture traction" angespannt (Abb. 12). Die jetzt gut sichtbaren Wundränder können nun mit sagittal gestellten Knopfnähten im Abstand von 1,5–2,0 cm adaptiert werden. Auch sie fassen das Peritoneum und das Endometrium nicht mit (Abb. 13).

Die geschilderte **einschichtige Naht** wird heute von den meisten Operateuren bevorzugt. Sie garantiert am sichersten eine ungestörte Wundheilung, da durch sie hypoxische Gewebsschäden vermieden werden. So bedeutet sie zugleich eine Prophylaxe von Narbenrupturen bei nachfolgenden Graviditäten (POTTER u. JOHNSTON, OBER, KLEISSL u. Mitarb., KÄSER u. Mitarb.).

Als **Nahtmaterial** finden zum Verschluß der

Hysterotomiewunde in zunehmendem Maße resorbierbare Kunststoffäden aus Polyglykolsäure oder Polyglactin 910 Verwendung (HEPP). Sie sind als „Vicryl" (Fa. Ethicon) bzw. als „Dexon" (Fa. Braun, Melsungen) im Handel. Eine Fadenstärke von 0 (= metr. 4) ist für sie ebenso ausreichend wie die Stärke 1 (= metr. 5) bei dem nach wie vor bewährten Catgut. Chromcatgut sollte wegen der schlechten Gewebsverträglichkeit indessen bei der Schnittentbindung nicht mehr zur Anwendung kommen!

Verstärkte Blutungen können bei der Schnittentbindung vor allem aus drei Gründen auftreten:
– aus einem atonischen Uterus,
– aus Stichkanälen der Hysterotomienaht,
– aus den seitlichen Wundwinkeln im Einstromgebiet der A. uterina bzw. infolge von Uterinaverletzungen.

Die *uterine Atonie* wird in gleicher Weise medikamentös mit Kontraktionsmitteln, im Notfall durch die Gabe von Prostaglandinen (PGF$_{2\alpha}$, 5–20 μg), behandelt.

Blutungen aus Stichkanälen der sagittalen Hysterotomienähte werden durch quergestellte, nicht zu tief durchstochene Z-Nähte versorgt.

Vor erhebliche operationstechnische Probleme

sieht sich insbesondere der weniger Geübte bei starken *Blutungen aus dem Uterinagebiet* gestellt. Hierbei ist vor allem die erforderliche Darstellung des seitlichen Wundwinkels der Uteruswunde durch das schnell nachfließende Blut erschwert. Es gilt hier die Empfehlung, ohne Zeitverlust den Uterus manuell vor die Bauchdecken zu bringen. Allein die so erreichte Elevation des Organs führt zu einer Verminderung der Blutung, zugleich aber auch zur leichteren Erkennung der Blutungsquelle. Ehe sie durch lateral von ihr placierte Umstechungen gestillt werden kann, muß die Harnblase und mit ihr der Ureter ausreichend nach lateral und kaudal abpräpariert werden. Auf diese Weise gerät der Ureter mit ausreichender Sicherheit außerhalb der Ligatur. Eine als notwendig erachtete Ureterdarstellung geht wie bei der gynäkologisch indizierten Laparotomie vom hinteren Blatt des Lig. latum aus (MARTIUS, Gynäkologische Operationen).

Die **Peritonealisierung der Hysterotomiewunde** hat die wichtige Aufgabe, die Uteruswunde gegen die freie Bauchhöhle abzugrenzen, d. h. zu extraperitonealisieren (Abb. 13). Sie kann mit Einzel- oder Z-Nähten, aber auch fortlaufend erfolgen. Die Naht beginnt an einem der seitlichen Wundwinkel, wobei der freie Rand des Peritoneum oberhalb des Blasenscheitels mit dem Peritoneum oberhalb der Hysterotomie vereinigt wird. KÄSER u. Mitarb. empfehlen zur Vermeidung von subperitonealen Hohlräumen, die oberflächliche Schicht des Myometrium, die sie als „Uterusfaszie" bezeichnen, mitzufassen. Eine Doppelung der Peritonealnaht oder deren Decken mit Schlingen der Ligg. teretia ist als Routinemaßnahme überflüssig (DÖRR, KÄSER u. Mitarb.).

Es folgt die **Toilette der Bauchhöhle** durch das Absaugen bzw. Austupfen des vor allem in den Douglas-Raum und die Nierenlager geflossenen Blutes und Fruchtwassers. Durch diese Maßnahme wird der peritoneale Reiz vermindert und damit der postoperative Verlauf günstig beeinflußt.

Auch die **diagnostische Palpation der Adnexe und des Oberbauches** gehört nach unserer Meinung zu den unverzichtbaren Maßnahmen vor dem Bauchdeckenverschluß. Die gegen Ende der Gravidität gegebenen Schwierigkeiten bei der Erkennung eines Adnextumors, aber auch von Oberbaucherkrankungen machen diese

Maßnahme erforderlich, wenn entsprechende Komplikationen im Wochenbett vermieden werden sollen. Eine gleichlautende Empfehlung von KINDERMANN u. MEISNER für Laparotomien unter gynäkologischer Indikationsstellung basiert auf dem von ihnen geführten Nachweis von 13,8% zusätzlichen Krankheitsprozessen.

Verschluß der Laparotomiewunde

Der Verschluß der Bauchdecken beginnt mit der **Darstellung des parietalen Wundrandes des Peritoneum** (Abb. 14). Er wird nach dem Auseinanderdrängen der Mm. recti mittels Roux-Haken mit Museux-Klemmen am unteren Wundwinkel, etwa in der Mitte des Längsschnittes und zum Schluß am oberen Wundwinkel gefaßt. So kann der 2. Assistent die mit der Naht zu adaptierenden Gewebsanteile dem Operateur zugänglich machen und sie zugleich von den darunterliegenden Darmschlingen distanzieren.

Der **Peritonealverschluß** (Abb. 14) wird fortlaufend, am oberen Wundwinkel beginnend, bis zum Blasenscheitel vorgenommen. Falls erforderlich, wird der Blasenscheitel durch zusätzliches Raffen des perivesikalen Gewebes nochmals gedeckt.

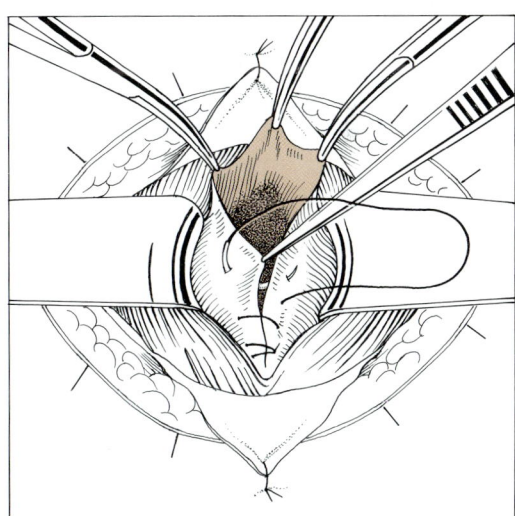

Abb. 14 Verschluß der Laparotomiewunde beim suprasymphysären Querschnitt (I). Die peritonealen Wundränder sind mit Mikulicz-Klemmen angehoben. Die Rektusmuskulatur wird mit Roux-Haken zur Seite gedrängt. Die Peritonealwunde wird, vom oberen Wundwinkel beginnend, durch eine fortlaufende Naht verschlossen

Für die **Naht der Mm. recti** bedienen wir uns der gleichen fortlaufenden Naht, die wir rückläufig vom Blasenscheitel bis zum oberen Wundwinkel führen. Es sollte darauf geachtet werden, daß nur der Muskelrand gefaßt und daß der Faden vom 1. Assistenten nur locker geführt wird, da sich dies günstig auf die postoperativen Schmerzen auswirkt. Der Faden wird am oberen Wundwinkel geknüpft. Als Nahtmaterial eignet sich für die fortlaufende Peritoneal-Rektus-Naht ein resorbierbarer Kunststoffaden der Stärke 1 (= metr. 5) mit eingeschmolzener Nadel.

Der **Faszienverschluß** (Abb. 15) wird mit je einer Knopfnaht (Polyglactin 910 Nr. 0 bzw. Catgut Nr. 1) am operateurnahen Wundwinkel sowie in der Mitte begonnen und dann fortlaufend komplettiert. Bei nur unzureichender Blutstillung an der Vorderseite der Mm.recti, wie dies vor allem in Form diffuser Blutungen bei der Relaparotomie vorkommt, wird großzügig von der *subfaszialen Redon-Drainage* Gebrauch gemacht. Sie wird am seitlichen Wundwinkel herausgeführt und hier am Hautrand fixiert.

Für die **Versorgung des Hautschnittes** bevorzugen wir nach lockerer Adaptation des subkutanen Fettgewebes Kölner Sparklammern bzw. das Klammern der Wundränder mit einem

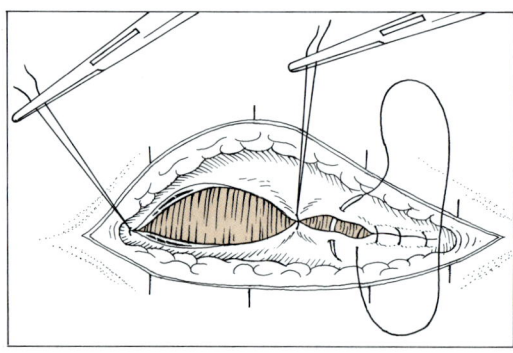

Abb. 15 Verschluß der Laparotomiewunde beim suprasymphysären Querschnitt (II). Nachdem die Rektusmuskulatur rückläufig mit der Peritonealnaht verschlossen wurde, wird die Faszie verschlossen. Am linken Wundwinkel und in der Mitte der Faszienwunde wurde eine Knopfnaht gelegt. Der langgelassene Faden ist jeweils mit einer Klemme bewehrt. Die verbleibende Faszienwunde wird, vom rechten Wundwinkel ausgehend und auf den Operateur zulaufend, mit einer fortlaufenden Naht endgültig verschlossen

Klammergerät. Die vor dem Hautschnitt gesetzten Hautritzer garantieren die gerade nach Schnittentbindung eher unsichere Adaptation korrespondierender Hautanteile. Auf die Versorgung der Hautwunde mit Einzelknopfnähten oder einer fortlaufenden Intrakutannaht verzichten wir vor allem aus Zeitgründen, zumal dies keine Vorteile bringt.

Operationstechnische Besonderheiten

Die Eröffnung der Bauchdecken durch den

medianen Unterbauchlängsschnitt

ist auch heute unter den folgenden Bedingungen gerechtfertigt bzw. erforderlich:

– vorausgegangene Laparotomie durch Unterbauchlängsschnitt (aber auch dies ist keine Conditio sine qua non [!]);
– bei gleichzeitig bestehenden größeren Ovarialtumoren, und zwar vor allem dann, wenn deren operative Entfernung wegen sonographischer intrakavitärer Echobildungen uneröffnet erfolgen muß;
– bei erforderlicher zusätzlicher Enukleation größerer, am Fundus uteri oder retrouterin lokalisierter Myome;
– bei einer vorgesehenen visuellen Kontrolle des Oberbauches;
– zur Korrektur eines schlechtverheilten vorausgegangenen Längsschnittes.

Bei adipösen Patientinnen bringt der Unterbauchlängsschnitt gegenüber dem suprasymphysären Querschnitt im Bereich der meist typisch ausgebildeten Bauchdeckenfalte keine Vorteile.

Die im vorstehenden zumeist bereits erwähnten operationstechnischen Besonderheiten der

Resectio

sollen im folgenden nochmals zusammengefaßt werden. Nach einem oder mehreren vorausgegangenen Schnittentbindungen hat der Operateur zu beachten:

– *Die Eröffnung der Bauchdecken* erfolgt so gut wie immer in der alten Narbe. Da jedoch das narbige Gewebe weniger elastisch ist, muß vor allem in Hinblick auf die schonende Entwicklung des Kindes beim Faszienquerschnitt die Bauchdeckenwunde durch eine ausreichende Präparation zur Seite hin voll ausgenutzt werden.

- Bei der scharfen *Ablösung der Blase* von der Vorderwand des unteren Uterinsegmentes ist mit Rücksicht auf das narbige Septum vesicouterinum eine vorsichtige Präparation in der richtigen Schicht wichtig, wenn Blasenverletzungen sicher vermieden werden sollen (DE GREGORIO u. HILLEMANNS). In jedem Zweifelsfall sollte die Blase retograd mit Methylenblau-Lösung aufgefüllt werden.
- Bei der Hysterotomie, vor allem aber bei der Entwicklung des Kindes, ist die Gefahr des *Weiterreißens mit Blutungen aus dem Uterinagebiet* deutlich vergrößert. Eine sorgfältige Darstellung der Wunde nach der Entleerung des Uterus ist erforderlich.
- Die *Entwicklung des Kindes* ist infolge der Narbenbildung oftmals erschwert. Um von vornherein den vorhandenen Raum günstig nutzen zu können, ist primär die Elevation des vorangehenden Teils mit dem Vakuumextraktor empfehlenswert.
- Der *Verschluß der Hysterotomiewunde* ist erschwert, wenn der narbige untere Wundrand sehr dünn ist. Er gelingt dann zumeist mit ausreichender Stabilität durch Doppelung des unteren Uterinsegmentes.
- Bei stärkeren diffusen *Blutungen im Bereich der Bauchdecken* ist großzügig von dem Einlegen eines Redon-Drains in die entsprechende Schicht Gebrauch zu machen. Am häufigsten ist dies im subfaszialen Raum erforderlich. Ein unter Spannung stehendes subfasziales Hämatom kann zum atonischen Ileus führen!

Ein operationstechnisches und organisatorisches Problem stellt die

Schnell- oder Notsectio

dar. Die heute gegebenen Möglichkeiten der kontinuierlichen fetalen Überwachung und der Akuttokolyse (S. 237) haben dazu geführt, daß sich die Notwendigkeit zu einer extremen Verminderung der E-E-Zeit (S. 335) und damit zur Schnellsectio auch in größeren Kliniken nur selten ergibt. Ihre Frequenz liegt unter 0,5% aller Schnittentbindungen. Unter den **Indikationen** steht die akute fetale Asphyxie als Folge umbilikaler oder plazentarer Komplikationen (Nabelschnurvorfall mit Unterbrechung des umbilikalen Kreislaufes, akute Abruptio placentae) im Vordergrund. Demgegenüber treten Indikationen von seiten der Mutter in Form akuter Blutungen (Placenta praevia) oder in Form der unfallbedingten „Sectio in moribunda

seu in mortua" (S. 221) in den Hintergrund (MUTH, WINTER).

Bei der akuten schweren intrauterinen Asphyxie müssen wir nach SALING damit rechnen, daß der pH-Wert des Kindes in der Minute um 0,1% abfällt. Dies zeigt, daß jede vermeidbare Verlängerung der E-E-Zeit die Chancen für das Kind verschlechtert. In geburtshilflichen Kliniken, in denen der Kreißsaal nicht in unmittelbarer Nachbarschaft zu einem einsatzbereiten Operationssaal liegt, muß im Kreißsaal jederzeit die Möglichkeit zur „Schnittentbindung im Kreißbett" gegeben sein.

Operationstechnisch ist die Frage umstritten, ob durch den Unterbauchlängsschnitt wesentlich Zeit eingespart werden kann. Bei den wenigen Schnellsectiones sind wir in den letzten Jahren immer auch mit dem Pfannenstiel-Querschnitt ausgekommen. Wir verzichten dabei auf die Faszien-Annaht, lassen uns vielmehr die gespaltene und stumpf abgelöste Faszie mit Kocher-Klemmen nach kranial und kaudal halten. Auch die Blutstillung im Bereich der Bauchdecken muß bis nach der Gewinnung des Kindes zurückgestellt werden. Das weitere Vorgehen entspricht dem der intraperitonealen suprazervikalen Hysterotomie, bei der die benötigte Zeit für die Gewinnung des Kindes in erster Linie von den Erfahrungen und der Geschicklichkeit des Operateurs und der Assistenz abhängt. Unter optimalen Bedingungen gelingt es mit der Schnellsectio, das Kind innerhalb von 1–1 1/2 Minuten nach Anästhesiebeginn (!) zu gewinnen. Die Entscheidung darüber, ob die Versorgung der Hysterotomie und der Bauchdeckenverschluß im Kreißsaal oder nach dem Transport der Patientin in den Operationssaal vorgenommen werden, sollte von den jeweiligen Gegebenheiten abhängig gemacht werden.

Ergibt sich bei der Schnittentbindung die Notwendigkeit zur

Myomenukleation,

so wird diese nach der Entleerung des Uterus und nach der Versorgung der Hysterotomie vorgenommen. Nicht selten handelt es sich um einem Zufallsbefund, der bei der palpatorischen Exploration des Abdomens vor dem Verschluß der Bauchdecken erhoben wird. Hier sollte sich der Operateur entsprechend der präoperativen Erklärung des Einverständnisses mit vital erforderlichen Zusatzeingriffen auf die Entfernung größerer und vor allem gestielter Myome beschränken: Sie können im Wochenbett zur Myomnekrose führen! Ist das Bestehen eines Uterus myomatosus dem Operateur indessen vor der Schnittentbindung bekannt, so können die operativen Möglichkeiten rechtzeitig erörtert und das Einverständnis der Patientin für sie eingeholt werden.

Das **operationstechnische Vorgehen** entspricht dem, wie es auf S. 45 für die Gravidität beschrieben wurde. Die Eröffnung des Cavum uteri ist zu vermeiden. Bei größeren Wanddefekten ist ein schichtweiser Verschluß erforderlich. Auf eine sorgfältige Adaptation der peritonealen Wundränder ist zu achten. Die wünschenswerte Peritonealisierung der Wunde erfolgt bei nicht zu hoch sitzenden Vorderwandmyomen mit dem mobilisierten und dann hochgezogenen Blasenperitoneum, in der Nachbarschaft der Adnexabgänge durch eine Schleife des Lig. teres uteri. Evtl. kann auch von der „freien Netztransplantation" Gebrauch gemacht werden. Bei zurückbleibenden – und zwar insbesondere bei gestielten – Myomen dürfen Kontraktionsmittel im Wochenbett wegen der Gefahr der Myomnekrose nur mit Zurückhaltung verabreicht werden.

Korporale (klassische) Schnittentbindung

Die Eröffnung des Uterus an dessen Vorderwand durch Längsschnitt (Abb. 18) wird heute unter den folgenden besonderen Bedingungen vorgenommen.

– Schnittentbindung mit anschließender Uterusexstirpation, da auf die Stabilität der Hysterotomienarbe nicht Rücksicht genommen werden muß;
– Placenta praevia mit zugleich geplanter Tubensterilisation, wenn auf diese Weise die sonographisch lokalisierte Plazenta umgangen werden kann.

Mit Rücksicht auf die mehrfach erhöhte Rupturgefahr hat die korporale Schnittentbindung sonst ihre Berechtigung verloren. Ein zusätzlicher Nachteil ist die erschwerte Peritonealisierung der Wunde.

Trachelotomie bzw. „low classical cesarean section"

Die Eröffnung des Uterus durch einen isthmischen Längsschnitt (Abb. 6) ist in letzter Zeit vor allem für Schnittentbindungen empfohlen

worden, die vor der 34. bzw. 32. Schwangerschaftswoche erforderlich werden (s. Operatives Vorgehen bei der Frühgeburt, S. 253) (HARLEY, KÄSER u. Mitarb.). Wichtiger als diese allein zeitabhängige *Indikationsstellung* ist die Berücksichtigung der anatomischen Gegebenheiten im Bereich des unteren Uterinsegmentes. Im wesentlichen lassen sich die Gefahren für Mutter und Kind durch den isthmischen Längsschnitt verringern:

– bei dem noch unreifen und deshalb gewebereichen und engen inneren Muttermund, wie dies typischerweise bei Schnittentbindungen vor der 34. Woche gefunden wird, und bei einem „constriction ring" (S. 195), durch die der vorangehende Teil oberhalb des inneren Muttermundes zurückgehalten und so die Entwicklung des Kindes durch die Hysterotomie erheblich erschwert wird;
– bei einer starken varizenartigen Vaskularisation in den seitlichen Abschnitten des Isthmus uteri, die bei einem Querschnitt zu erheblichen Blutungen führt.

Die *Längsinzision* wird mit dem Skalpell vorgenommen. Mit der Schere kann die Hysterotomie dann je nach Bedarf nach kranial, evtl. bis in den unteren Korpusbereich, verlängert werden. Die *Naht der Hysterotomie* erfolgt durch quergestellte Knopfnähte mit Adaptation der Wundränder mit anschließender Deckung mit dem evtl. zusätzlich mobilisierten Blasenperitoneum.

Die Trachelotomie entspricht dem von BURCHELL auch als „**lower segment vertical section**" beschriebenen Vorgehen.

Sectio caesarea extraperitonealis supracervicalis

Geschichtliches: Unter dem Eindruck der infektionsabhängigen hohen mütterlichen Letalität bei der Schnittentbindung wurde von A. DÖDERLEIN, FRANK, KÜSTNER, LATZKO und SELLHEIM eine Methode erarbeitet, die es ermöglichen sollte, das Kind unter Verzicht auf die Eröffnung des Peritonealraumes zu gewinnen. Hierdurch sollte vor allem eine Einschwemmung von infiziertem Fruchtwasser vermieden werden. Die aus anderen Gründen erreichte Verbesserung der Ergebnisse bei der Schnittentbindung, aber auch das Vertrauen in die Antibiotika haben dazu geführt, daß die Operationsmethode weitgehend in Vergessenheit geriet bzw. bis auf wenige Ausnahmen von den

Geburtshelfern verlassen wurde. Eine dieser Ausnahmen stellte im deutschsprachigen Raum die Klinik von ZINSER dar, aus der 1969 PRIES-HOF über 317 extraperitoneale Schnittentbindungen berichtet hat. In den letzten Jahren wird indessen von einigen amerikanischen Geburtshelfern über die Wiedereinführung der Methode berichtet, wobei auch von einer „Renaissance der extraperitonealen Schnittentbindung" gesprochen wird (TAYLOR, BAUR HANSON, IMIG u. PERKINS, ELLIS u. DEVITA, WALLACE u. Mitarb.). KÄSER u. Mitarb. bringen diese Entwicklung u. a. mit Besonderheiten der sozialen Struktur des Einzugsgebietes einzelner Kliniken in Zusammenhang.

Im wesentlichen werden **gegen die Wiedereinführung der extraperitonealen Schnittentbindung** die folgenden Gründe angegeben:
- *die erhöhte operationstechnisch bedingte Komplikationsrate*, wonach z. B. mit Hilfe einer Sammelstatistik bei 784 extraperitonealen Schnittentbindungen 3% Harnblasenläsionen, 0,25% Ureterläsionen und 1% schwere Blutungen sowie ein septischer Todesfall nachgewiesen werden konnten;
- *die trotz extraperitonealer Präparation hohe Frequenz unbeabsichtigter Eröffnungen des Peritonealraumes*, die in der genannten Sammelstatistik 10–15% betrug (KÄSER u. Mitarb.).

Bei der für die Anwendung der extraperitonealen Schnittentbindung vordergründig gegebenen Begründung, auf diese Weise eine Kontamination des Peritonealraumes mit pathogenen Keimen zu vermeiden, muß es widersinnig erscheinen, wenn zugleich für diese Methode die Empfehlung gegeben wird, in jedem Fall ein kleines transperitoneales Orientierungsfenster („peritoneal exclusions technic") anzulegen, um die extraperitoneale Harnblasenpräparation kontrollieren zu können.

Die **Operation** beginnt mit dem tiefen suprasymphysären Querschnitt. Der Unterbauchlängsschnitt ist keine Voraussetzung für den extraperitonealen Zugang. Für die paravesikale Norton-Methode kann der Zugang auch über einen linksseitigen Pararektalschnitt erreicht werden. Nach der zumeist stumpfen, im Bereich der Mm.pyramidales aber auch scharfen Trennung der Mm.recti kann das untere Uterinsegment auf zweierleiweise dargestellt werden:
Bei der

parazervikalen extraperitonealen Methode nach Norton

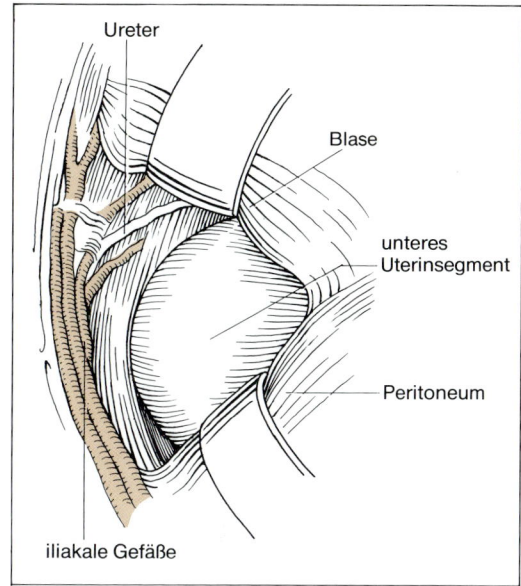

Abb. 16 Sectio caesarea extraperitonealis supracervicalis mit Präparation parazervikal und Darstellung des Bogros-Raumes. Durch stumpfe Präparation ist die Blase nach median unten, die Peritonealumschlagfalte nach median oben gedrängt. Sie werden mit stumpfen Wundhaken zurückgehalten. Das untere Uterinsegment ist dargestellt. Zur Seite hin wird der Bogros-Raum durch die iliakalen Gefäße begrenzt. In der Tiefe ist der Ureter zu erkennen

(Abb. 16) wird der Zugang zum unteren Uterinsegment durch stumpfe Präparation durch das linke paravesikale Bindegewebe geschaffen. Der im amerikanischen Schrifttum auch als „space of Bogros" bezeichnete Raum wird vorwiegend stumpf durchdrungen, wobei die Harnblase mit einem offenen Tupfer oder einem kurzen, stumpfen Wundhaken nach rechts hinüber gedrängt wird. Der Bogros-Raum wird dabei nach lateral von der Beckenwand bzw. den großen iliakalen Gefäßen, nach oben von der Peritonealumschlagfalte, nach median von der Blase und nach kaudal vom linken Ureter (!) begrenzt (Abb. 16). Ist das untere Uterinsegment erreicht, so muß die Präparation der Blase nach rechts hinüber und das Zurückdrängen der Peritonealumschlagfalte nach kranial komplettiert werden. Beide werden mit kurzen, stumpfen Haken nach rechts unten und rechts oben zurückgehalten. Die jetzt mögliche Eröffnung des unteren Uterinsegmentes unterscheidet sich

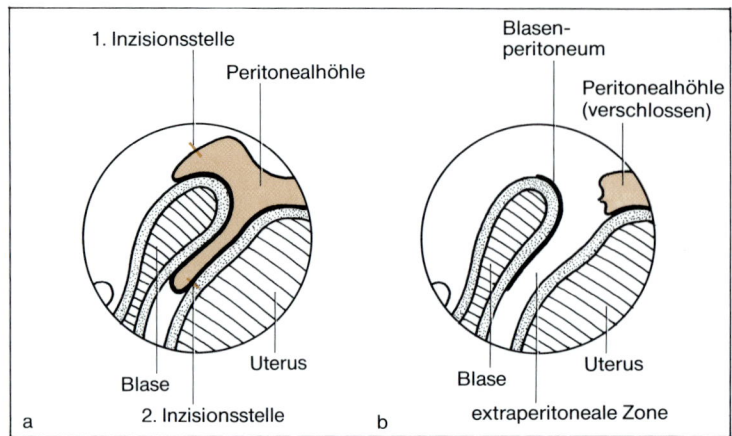

Abb. 17   Sectio caesarea extraperitonealis in Form der „peritoneal exclusion cesarean section" nach Smith u. Burchell. Die supravesikale Peritonealumschlagfalte ist angehoben und dadurch der vordere Douglas-Raum entfaltet worden. Nach Inzision (a) wird die entstandene Peritonealöffnung sofort wieder durch Vereinigung des freien Randes des Douglas-Peritoneum mit dem Uterusperitoneum verschlossen (b). Durch das verbliebene Fenster kann nun die Trennung von Blase und unterem Uterinsegment unter Sicht vorgenommen werden (nach Burchell)

nicht von der Technik der intraperitonealen suprazervikalen Schnittentbindung. Nach der Entleerung des Uterus und der Versorgung der Hysterotomie kann die Blase leicht mit wenigen feinen Catgut-Situationsnähten in die alte Lage gebracht und die Operation mit dem Bauchdeckenverschluß beendet werden.

Bei der

supravesikalen extraperitonealen Schnittentbindung

hat die Präparation der Harnblase das Ziel, die Trennung von Blasenscheitel und supravesikaler Umschlagfalte in der Mittellinie zu erreichen. Am besten wird auch hierzu beiderseits paramedian stumpf begonnen, um nach ausreichender Trennung dieser Gewebsschichten zum Schluß den medianen Blasenscheitel scharf zu durchtrennen. Dabei ist die Gefahr einer hohen Blasenverletzung gegeben. In jedem Zweifelsfall sollte die Blase nach der Entleerung retrograd mit verdünnter Methylenblaulösung aufgefüllt werden (S. 226).

Eine größere Sicherheit kann für die „extraperitoneale Blasenpräparation", wie bereits erwähnt, durch die

Peritoneal exclusion cesarean section

erreicht werden (Smith, Burchell). Hierbei wird nach dem Auseinanderdrängen der Mm. recti ein kleines Fenster durch Inzision der vorderen peritonealen Umschlagfalte dicht oberhalb des Blasenscheitels geschaffen. Der Peritonealraum wird durch eine Naht, die die freien Ränder des Blasen- bzw. Douglasperitoneum und des Uterusperitoneum vereinigt, sofort wieder verschlossen (Abb. 17a). Von dem geschaffenen Fenster kann nun die jetzt wieder extraperitoneale Trennung von Blase und unterem Uterinsegment unter Sicht vorgenommen werden (Abb. 17b).

Cesarean hysterectomy

Die bei der Schnittentbindung unmittelbar an die Entleerung des Uterus angeschlossene Hysterektomie hat eine alte Tradition. Im Jahre 1876 wurde sie von Porro[1] zur Senkung der damals hohen infektionsbedingten maternen Letalität in Form der supravaginalen Uterusamputation empfohlen. Der verbleibende Zervixstumpf wurde in die Bauchdecken eingenäht. Auf diese Weise gelang Porro eine Verminderung der Sterblichkeit auf 25%. Die Operation wird auch heute noch als die

Schnittentbindung nach Porro

bezeichnet (Abb. 18–21). Nach der Laparo-

---

[1] Eduardo Porro, Geburtshelfer in Mailand, 1842–1902.

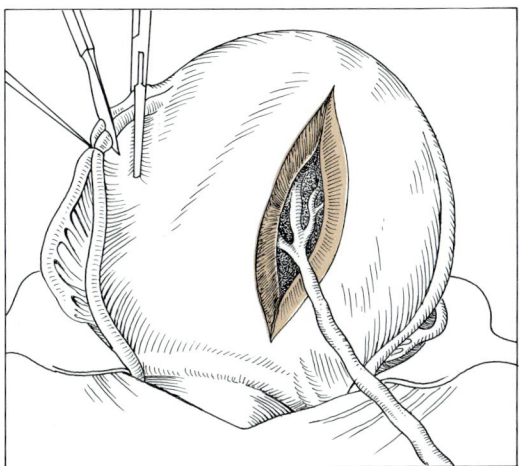

Abb. 18 Schnittentbindung nach Porro (I). Der Uterus ist durch die Hysterotomie im Bereich der Vorderwand eröffnet. Das Kind ist entwickelt. Auf der rechten Seite ist der Adnexabgang umstochen. Er wird vor einer uterusnahen Gegenklemme mit dem Skalpell durchtrennt

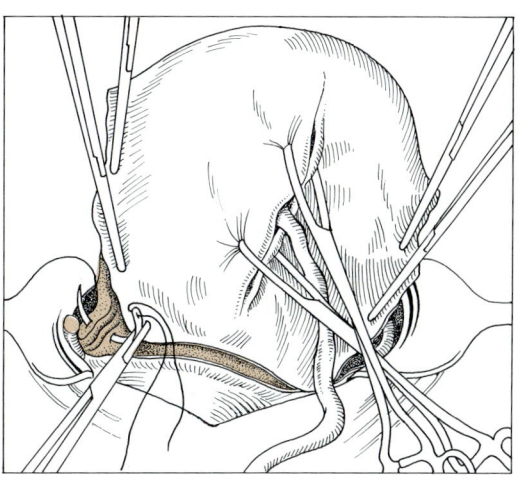

Abb. 19 Schnittentbindung nach Porro (II). Der Uterus ist vor die Bauchdecken gebracht. Die korporale Hysterotomie ist provisorisch mit Klemmen verschlossen. Das supravesikale Peritoneum ist quer gespalten, die Blase auf einer kurzen Strecke von der Zervix abpräpariert. Auf der rechten Seite wird mit der Umstechung der Uterinagefäße begonnen

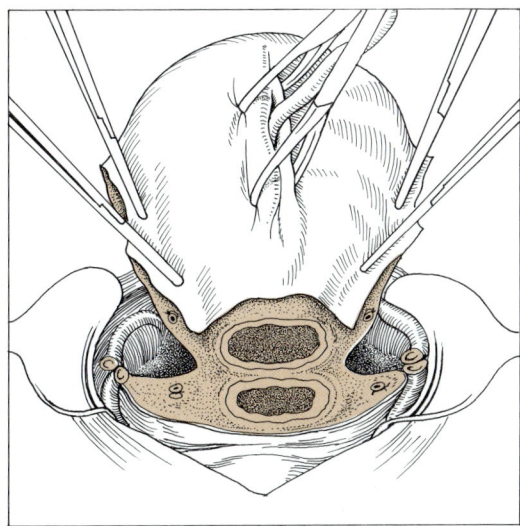

Abb. 20 Schnittentbindung nach Porro (III). Nach beiderseitiger Umstechung der Uterinagefäße wird der Uterus in Höhe des inneren Muttermundes abgesetzt

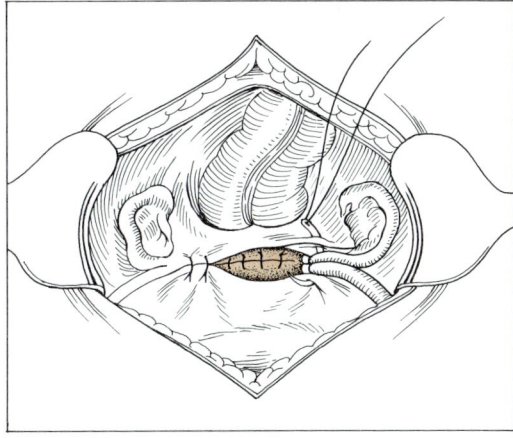

Abb. 21 Schnittentbindung nach Porro (IV). Der Zervixstumpf ist mit sagittal gestellten Knopfnähten verschlossen. Die Extraperitonealisierung der Zervixstumpfwunde erfolgt durch Knopfnähte unter Verwendung des Blasenperitoneum und der Adnexstümpfe

tomie erfolgt die *Hysterotomie* in üblicher Weise durch Inzision des Isthmus uteri, bei gut zugänglicher Uterusvorderwand aus Gründen der Zeitersparnis aber auch durch korporalen Längsschnitt (Abb. 18). Nach der Entwicklung des Kindes wird die Hysterotomie unter Zurücklassung der Nachgeburt mittels Kugelzangen oder Museux-Klemmen provisorisch verschlossen (Abb. 19). Nun wird der Uterus vor die Bauchdecken gebracht und mit Hilfe der an der Vorderwand angelegten Klemmen nach kranial eleviert. Die supravaginale Uterusamputation wird in typischer Weise durch Umstechung und Absetzen der Adnexe, Vervollständigung der Blasenpräparation im Bereich des unteren Uterinsegmentes, Darstellung und Umstechung der Uteringefäße und Absetzen des Corpus uteri in Höhe des inneren Muttermundes vorgenommen (Abb. 19–20). Einzelheiten der Operationstechnik, insbesondere die Besonderheiten des Verschlusses der schlaffen und dünnwandigen Zervix (Abb. 32), sind auf S. 319ff. dargestellt. Die Extraperitonealisierung des Zervixstumpfes und der Verschluß der Bauchdecken beenden den Eingriff (Abb. 21).

Eine **Indikation** zur Schnittentbindung nach Porro kann heute nur noch gesehen werden, wenn sich die Notwendigkeit zur Entfernung des Uterus bei stark eingeschränkter Operabilität – z. B. bei einem schweren posthämorrhagischen Schock – ergibt. In diesen Fällen sollte von ihr aber auch ohne Bedenken Gebrauch gemacht werden! In allen anderen Fällen wird die Totalexstirpation bevorzugt.

Häufiger als die Porro-Operation findet bei gegebener Indikation zur Uterusexstirpation (S. 223) die

Totalexstirpation des Uterus

Verwendung. Die Technik der Hysterotomie und der Entleerung des Uterus entspricht der bei der subtotalen Hysterektomie. Im Anschluß daran wird der Uterus provisorisch mit Klemmen verschlossen (Abb. 19) und vor die Bauchdecken gebracht. Das weitere Vorgehen, das im Prinzip dem bei gynäkologischen Indikationen entspricht, ist auf S. 319 beschrieben. Die Präparation der einzelnen Schichten ist durch die Auflockerung des Gewebes eher erleichtert, aber auch blutreicher, so daß für die Blutstillung mehr Zeit verwandt werden muß. Die gewebereichen Stümpfe im Bereich der Adnexe und der Uteringefäße müssen mit besonderer Sorgfalt, zur Sicherheit möglichst doppelt, umstochen werden. Der Vorschlag von KÄSER u. Mitarb. zur Verifizierung des evtl. dünn ausgezogenen Zervixrandes sollte Beachtung finden (Abb. 35, S. 321).

Sterilisation

Immer wieder sieht sich der Geburtshelfer vor die Aufgabe gestellt, bei einer Schnittentbindung zur Vermeidung weiterer Graviditäten die Sterilisation vorzunehmen. Weitaus am häufigsten geschieht dies heute durch die bereits 1934 von WERNER vorgeschlagene

Tubenkoagulation.

Wie bei der laparoskopischen Tubenkoagulation sollte auch bei der Schnittentbindung nur die bipolare Methode Verwendung finden, um schwere, evtl. tödlich verlaufende Schädigungen durch einen unkontrollierten Stromfluß zu vermeiden. Berücksichtigung finden muß hierbei, daß die Tuben infolge Ödematisierung und Hypertrophie, insbesondere in ihrem uterusnahen Teil, evtl. um ein Mehrfaches dicker sind. Die Koagulation muß also so lange fortgesetzt werden, bis sie mit ausreichender Sicherheit auch das Tubenlumen erfaßt hat. Die Koagulationszone sollte dabei mindestens 2 cm lang sein. Zur Verminderung der mit knapp 1% anzusetzenden Versagerquote kann die Tube in der Mitte der Koagulationsstelle mit der Schere durchtrennt werden. Auf diese Weise ist zugleich die Koagulation des Tubenlumens kontrollierbar. Die freien Tubenenden werden dann mit einer Catgut- oder Polyglactin-Naht mit eingeschmolzener Nadel (Nr. 2-0 = metr. 3,5) in Taschen des Lig. latum versenkt (s. a. Sterilisation post partum, S. 333).

Antibiotikaprophylaxe

Zahlreiche Publikationen der letzten Jahre beschäftigen sich mit der Indikationsstellung und Wirksamkeit einer perioperativen Antibiotikaprophylaxe bei der Schnittentbindung. Sie kommen weitgehend übereinstimmend zu dem Ergebnis, daß mit ihr eine Reduzierung der infektiösen maternen Morbidität zu erreichen ist. (HIRSCH, HIRSCH u. NEESER, ENGEL u. Mitarb., PETERSEN, GUMMERUS, HEILMANN u. TAUBER, WARNECKE u. Mitarb., PHELAN u PRUYN, SCHULZE). Zugleich wird eine Kostensenkung durch Einsparung therapeutisch indizierter Antibiotika und durch die Abkürzung des stationären Aufenthaltes erwartet, wenn die Meinung hierüber auch nicht einheitlich ist (ENGEL u. Mitarb.).

Die **Wahl des Antibiotikum** erfolgt unterschiedlich. Am häufigsten kamen Cephalosporine der 1., 2. und 3. Generation, Ampicillin, Tetrazykline, Metronidazol, Gentamycin und Penicillin G zur Anwendung. Die Ergebnisse waren nicht überzeugend unterschiedlich, und zwar auch nicht mit vorwiegend aerob und vorwiegend anaerob wirksamen Präparaten. HIRSCH erklärt dies mit der Verminderung der durch das Antibiotikum erreichbaren Erreger, wodurch z. B. ein Synergismus verschiedener Keime gestört wird. Abgesehen vom Präparat unterscheidet sich das prophylaktische Vorgehen auch hinsichtlich der **Dosis** und der **Applikationsform**, wie die nachfolgenden Beispiele erkennen lassen:

- *Cephazolin*: 1–3mal 1 g i. v. bzw. i. m. alle 6 Stunden.
- *Cefoxitin*: 1–2 mal 2,0 g i. v. oder i. m. im Abstand von 6 Stunden (HEILMANN u. TAUBER).
- *Mezlocillin und Oxacillin*: Kurzinfusion i. v. von 4 g Mezlocillin und 2 g Oxacillin in 5 Min. Wiederholung der Dosis nach 6–8 Stunden (ENGEL u. Mitarb., WARNECKE u. Mitarb.).

- *Metronidazol, Ornidazol, Tinidazol:* 2mal 500 mg i. v. im Abstand von 8–12 Stunden bzw. 1 g während der Operation und 0,5 g nach 6–12 Stunden bei anzunehmender Gefährdung durch anaerobe Keime, zumeist in Kombination mit einem Cephalosporin-Präparat (DECKER, KADAUKE, HIRSCH).

Da die möglichen Nebenwirkungen einer Antibiotika-Prophylaxe bis heute nicht ausreichend geklärt sind, werden zusätzlich die folgenden **Empfehlungen** gegeben:

- Die erste Dosis wird nach dem vorläufigen Abnabeln, möglichst aber noch vor dem Verschluß der Hysterotomiewunde gegeben.
- Die Dauer der Prophylaxe sollte auf 1–3 Einzeldosen beschränkt werden. Dies gilt auch deshalb, da bei Ausdehnung der Antibiotikagabe eine Steigerung des Prophylaxeeffektes nicht erkennbar ist.
- Die Antibiotikaprophylaxe unter prophylaktischen Gesichtspunkten sollte von einer **Indikationsstellung** abhängig gemacht werden. Bei den folgenden Patientinnen ist sie angezeigt:
  - vorzeitiger Blasensprung mit einer Latenzzeit > 12 Stunden,
  - der Schnittentbindung vorausgegangene Geburtsdauer > 8–12 Stunden,
  - peripartuale Intensivüberwachung mit wiederholten vaginalen bzw. intrauterinen diagnostischen Maßnahmen,
  - intrauterine Überwachung des Kindes > 8–12 Stunden,
  - starker Blutverlust vor bzw. während der Operation (verminderte Resistenz),
  - Zusatzoperationen wie Myomenukleation oder Hysterektomie, evtl. auch bei der Simultanappendektomie.

Klinische Anwendung und Häufigkeit

Die Schnittentbindung bedarf keiner speziellen Indikationslehre. Sie dient wie das vaginal entbindende Operieren der Beendigung einer Schwangerschaft bzw. Entbindung zur Überwindung einer für Mutter oder Kind bestehenden Gefahr, wobei die Schnittentbindung lediglich deshalb notwendig wird, da der vaginale Weg nicht gangbar ist. Die Wahl des abdominalen Weges ist damit ein operationstechnisches bzw. methodisches Problem und keine Frage der Indikation!

Dies darf indessen nicht bedeuten, daß wir uns gerade in einer Zeit der zunehmenden Anwendung der Schnittentbindung im Sinne einer Bestandsaufnahme nicht darum bemühen sollten, durch **retrospektive statistische Untersuchungen** die Indikationen zu ermitteln, die heute die klinische Anwendung der Schnittentbindung bestimmen. Die Schwierigkeiten, die dabei zu überwinden sind, bestehen vor allem darin, daß in noch stärkerem Maße als bei den vaginal entbindenden Operationen oftmals nicht eine einzelne Regelwidrigkeit das ärztliche Handeln bestimmt, sondern in einem hohen Prozentsatz „kombinierte oder gemischte Indikationen" zur Schnittentbindung führen (ALBRECHT, ZOLTAN, RÜTTGERS).

Als die am stärksten auffallende Entwicklung der Geburtshilfe der letzten 20–30 Jahre müssen wir den starken **Anstieg der Sectiofrequenz** von etwa 2–3% auf einen in einigen Kliniken bereits erreichten Wert von 18–20% bezeichnen. Er kann trotz vielfältiger und ernsthafter Bemühungen zahlreicher Untersucher nicht ohne weiteres und mit wenigen Worten erklärt werden. Das von SCHULZE übernommene Diagramm (Abb. 22) zeigt global den *„Wandel in der Indikationsstellung"* durch die Abnahme der klassischen Indikationen, zu denen vor allem das Mißverhältnis bzw. das enge Becken zu rechnen sind, und die Zunahme der Indikationen von seiten des Kindes, und zwar auf etwa 70%. Einen detaillierten Einblick in die Veränderungen der Indikationsstellung lassen die vergleichende Statistik von KÖNNECKE u. Mitarb. (Tab. 1) und das Diagramm von ELSER u. Mitarb. (Abb. 23) zu.

Der Versuch, die wichtigsten **Kausalfaktoren für die Sectiozunahme** zu eruieren, um aus ihnen mögliche Konsequenzen zur Vermeidung unnö-

tiger abdominaler Entbindungen abzuleiten, führt zu der folgenden Übersicht:

Zunahme der Indikationen von seiten des Kindes: Der Sectio-Frequenzanstieg wurde in seiner frühen Phase weitgehend durch die stärkere Berücksichtigung der fetalen Interessen bestimmt. Diese Entwicklung war durch die Verringerung der maternen Gefährdung möglich geworden. Der Anteil der Indikationen von seiten des Kindes beträgt heute einschließlich der kombinierten Indikationen bis zu 70% (ANDERSON u. LOMAS, SCHOLTES, SCHULZE). Die *intrauterine Asphyxie* stieg in der 1466 Schnittentbindungen umfassenden Statistik der Universitätsfrauenklinik Jena als Sectio-Indikation in den Jahren 1956 bis 1976 von 0 auf 34,3%. Im gleichen Zeitraum sank die perinatale Letalität von 28,6 auf 3,7% (KRAUSE u. Mitarb.). Es ist sicherlich an der Zeit, daß wir uns die Frage stellen, ob wir auf diesem primär notwendigen und wünschenswerten Weg – z.B. durch eine Überinterpretation des CTG – nicht über das Notwendige hinausgegangen sind (KIRCHHOFF). Eine für die Begrenzung des Sectio-Frequenzanstieges beachtenswerte Empfehlung besteht darin, nicht eindeutig beurteilbare CTG-Veränderungen durch die fetale Blutanalyse zu überprüfen, ehe aus ihnen therapeutische Konsequenzen abgeleitet werden (GOESCHEN u. Mit-

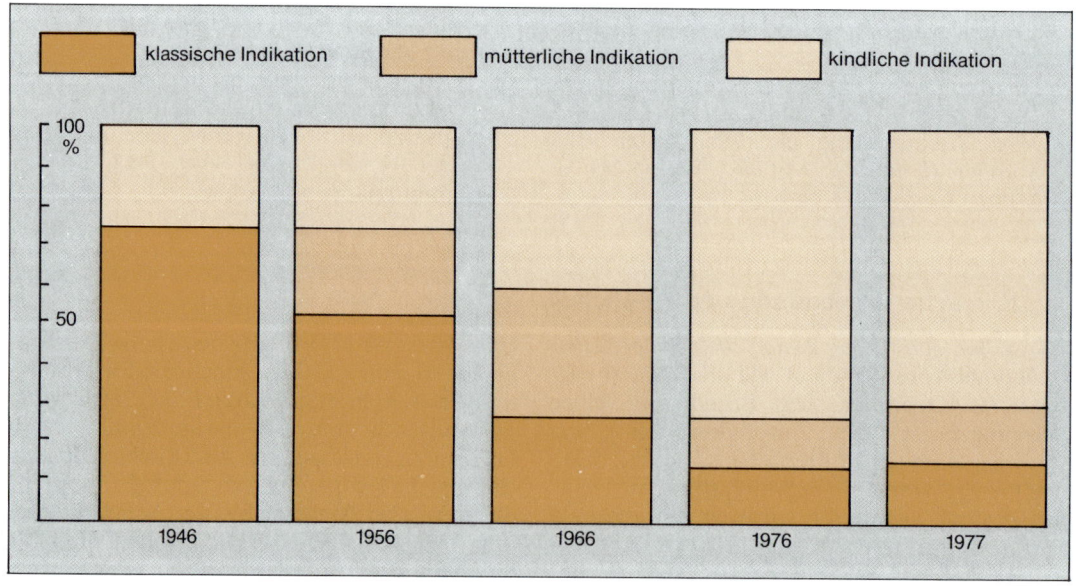

Abb. 22   Veränderungen in der Indikationsstellung zur Schnittentbindung in den Jahren 1946–1977 (aus *Schulze, G.:* Zbl. Gynäk. 102 [1980] 410)

Tabelle 1   Wandel in der Indikation zur Schnittentbindung in den Jahren 1960–1978 an der Frauenklinik Erfurt
(die ‰-Zahlen sind auf die Gesamtzahl der Entbindungen bezogen) (aus *Könnecke, J., W. Niedner, F. Wagner*: Zbl. Gynäk. 103 [1781] 963)

	1960–1962 (n = 7798)	1968–1970 (n = 9099)	1977–1978 (n = 7660)
Blutungen	32	34	38
Extragenitale Erkrankungen	10	20	12
Mißverhältnis	14	15	19
EPH-Gestose	13	21	54
Geburtsmechanische Dystokien	17	40	67
Plazentainsuffizienz	6	34	55
Intrauterine Asphyxie	6	27	155
Sonstiges	15	25	46

arb., KÖPPEL u. BENZ, SALING). GILSTRAP u. Mitarb. gelang es, durch die Aufstellung strenger fetaler Gefährdungskriterien den *Anteil der Asphyxie* an den Indikationen zur Schnittentbindung von 26 auf 5% zu senken. In den meisten Statistiken wird er mit 10–30% angegeben (ANDERSON u. LOMAS, GILSTRAP u. Mitarb.,

KÖNNECKE u. Mitarb.), wobei die Intensivüberwachung dazu beigetragen hat, daß die akutvitalen Indikationen abgenommen haben (HOCHULI u. BODINGBAUER).

Großzügige präventive Indikationsstellung: Ein weiteres statistisch erkennbares Phänomen ist

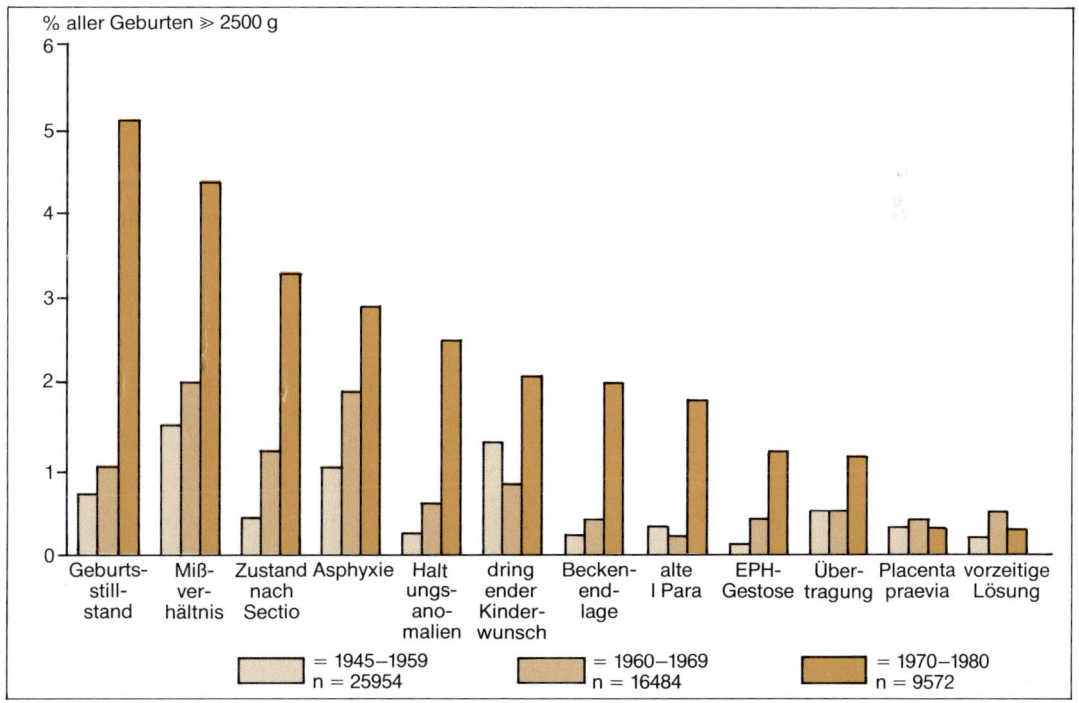

Abb. 23   Sectioindikation bei Geburt mit Kindern von 2500 g Geburtsgewicht und mehr in den Jahren 1945–1959, 1960–1969 und 1970–1980 am Klinikum Großhadern-München (aus *Elser, H., H. J. Eissner, W. Talsky*: Geburtsh.- u. Frauenheilk. 43 [1983] 542)

das der Zunahme der präventiven Indikationsstellung (NEZBEDA u. Mitarb.). Entsprechende Tendenzen sind für viele Regelwidrigkeiten in der Gravidität (EPH-Gestose, Plazentainsuffizienz, materne Blutungen) und unter der Geburt (Dystokien, insbesondere Beckenendlagen) nachweisbar (SCHOLTES) (Tab. 1). Im Einzelfall ist es, wie jeder Geburtshelfer weiß, oft schwer, die Grenze zwischen Unnötigem und Erforderlichem zu finden!

Erweiterung der Indikationsstellung bei den Dystokien: Unverkennbar ist auch die für die letzten 2 Jahrzehnte angegebene Frequenzzunahme bei den Dystokien (Weichteilstörungen, geburtsmechanische Anomalien, enges Becken) (ELSER u. Mitarb., MORRISON u. Mitarb., EVRARD u. Mitarb., JOHNELL u. Mitarb.). Bei AMIRIKIA u. Mitarb. stehen die Dystokien einschließlich der Beckenendlagen mit 52,6%, bei GILSTRAP u. Mitarb. mit 43% (1978–1981) an erster Stelle der Indikationen! Hier muß die medizinisch wie juristisch unglückliche Empfehlung der 70er Jahre, die Beckenendlage weitgehend als absolute Indikation zur Schnittentbindung anzuerkennen, Erwähnung finden. Der Anteil der Beckenendlagen an den Schnittentbindungen beträgt heute bereits 10–20% (HIBBARD). MINKOFF u. SCHWARZ machen dafür expressis verbis die mangelhafte Ausbildung der Ärzte in der vaginalen Beckenendlagenentwicklung verantwortlich. Ist sie sichergestellt, so kann unter den heutigen Bedingungen der kontinuierlichen Überwachung dem Kind zumindest die Eröffnungsperiode ohne Erhöhung des Risikos zugemutet werden, um in dieser Zeit die Entwicklung der geburtsmechanischen Situation abzuwarten! – CHERVENAK u. Mitarb. sehen eine weitere Möglichkeit zur Einsparung von Schnittentbindungen in der strengeren Indikationsstellung bei *Poleinstellungs- und Lageanomalien der Mehrlingsgravidität.* – Schließlich erscheint es angebracht, der Zunahme der Sectiones beim *„Geburtsstillstand"* und bei der *„Übertragung"*, die in der Zeit der modernen Geburtsmedizin unverständlich ist, mehr als bisher mit Skepsis zu begegnen.

Schließlich besteht kein Zweifel daran, daß die Indikation zur Schnittentbindung unter der Diagnose eines „engen Beckens" heute zu oft gestellt wird (NISSEN u. Mitarb., GOLOB). Die Gleichartigkeit der Symptomatik bei der Weichteildystokie und einem Mißverhältnis vermag dies leicht zu erklären (MARTIUS). Das enge

Becken erscheint in vielen Statistiken mit einem Anteil von 20–30% an den Schnittentbindungen (NEZBEDA u. Mitarb., KRAUSE u. Mitarb., KÖNNECKE u. Mitarb., MORRISON u. Mitarb.). Im eigenen Kollektiv bestimmte in den letzten Jahren bei einer Frequenz des engen Beckens von 0,5% aller Entbindungen nur in 5% diese Indikationsstellung den Entschluß zur abdominalen Entbindung.

Zunahme der Resectiones: Daß der Geburtshelfer in zunehmendem Maße mit Schwangerschaften nach vorausgegangener Schnittentbindung und damit mit der Frage nach der Notwendigkeit einer Resectio konfrontiert wird, ist eine notwendige Folge der Entwicklung in den vergangenen 2 Jahrzehnten. Unter den von GILSTRAP u. Mitarb. zusammengestellten 940 Schnittentbindungen der Jahre 1978–1981 waren bereits 37% Resectiones. Unter Beachtung der „Prinzipien der Geburtsleitung bei vorausgegangener Sectio" (MARTIUS, Lehrbuch der Geburtshilfe) ergibt sich die *Notwendigkeit zur erneuten Schnittentbindung* unter den folgenden Bedingungen (PLOTZ, SCHOLTES u. MILZ, HIRDES u. SCHMIDT, GOESCHEN u. Mitarb.) (vgl. auch S. 197):

– sicheres Fortbestehen der Indikation zur ersten Schnittentbindung (es sei an dieser Stelle daran erinnert, daß es GOLOB schon 1966 gelungen ist, 90% der Frauen mit vorausgegangener Sectio wegen eines engen Beckens bei der nachfolgenden Gravidität auf normalem Wege zu entbinden!),
– zusätzliche geburtsmechanische Anomalie,
– genitale Infektion nach erster Schnittentbindung,
– Vorderwandplazenta mit tiefem Sitz,
– ungünstiger Bishop-Score nach Wehenbeginn (protrahierter Geburtsverlauf),
– schmerzhafte Hysterotomienarbe,
– transzervikal tastbare dünne Hysterotomienarbe.

Die zu unterstützende Tendenz, die vaginale Entbindung auch bei Frauen mit vorausgegangener Schnittentbindung anzustreben, ist in der in- und ausländischen Literatur als Beitrag zur Reduzierung der Sectiofrequenz erkennbar (PRÜGEL u. Mitarb., MERRILL u. GIBBS, LAVIN u. Mitarb., MARTIN u. Mitarb., DEMIANCZUK u. Mitarb.). In einer Studie aus Los Angeles aus dem Jahre 1985 zeigen PAUL u. Mitarb., daß es ihnen bei 1209 Schnittentbindungen in 82% der

Patientinnen mit „trial of labor" gelang, die vaginale Entbindung zu erreichen.

Juristische Aspekte der Sectio-Indikationsstellung: Die zunehmende Verrechtlichung ärztlichen Handels und die Zunahme gerichtlicher Verfahren, die eine zivil- oder strafrechtliche Haftung des Arztes zum Inhalt haben, sind nicht ohne Erfolg auf das ärztliche Denken und Handeln geblieben. Die chirurgische und geburtshilfliche Tätigkeit sind hiervon verständlicherweise in besonderem Maße betroffen (WEISSAUER u. HIRSCH, HILLER u. HIERSCHE, SPANN). Bereits die Darstellung der „veränderten Indikation zur Schnittentbindung" läßt für den Erfahrenen deutlich werden, wie sehr sich unser Fach auf zwei Extreme hin entwickelt hat: auf der einen Seite die Spontangeburt als ein vom Arzt „weitgehend unbeeinflußter und damit von ihm kaum zu verantwortender Vorgang", auf der anderen Seite die Schnittentbindung als eine Maßnahme, mit der allen Problemen ausgewichen werden soll und mit der der Arzt „alles ihm Mögliche" getan hat. Der unheilvolle Weg in die Defensivmedizin (ULSENHEIMER) dokumentiert sich damit in der Geburtshilfe zugleich und zusätzlich, wenn wir die Sectio-Indikationen zum Maßstab nehmen, in einem mehr und mehr „aggressiven operativen Handeln". Wenn wir für die Zukunft die Patientinnen und insbesondere die Schwangeren vor Schaden bewahren wollen, indem wir diese Entwicklung aufhalten, so kann dies nur von einem Umdenken der Juristen, von einer sorgfältigeren und emotionslosen Tätigkeit der Gutachter und von sehr viel Mut der Ärzte zu einem wieder stärker von naturwissenschaftlich-medizinischen Prinzipien bestimmten Handeln erwartet werden.

Empfehlung der Schnittentbindung beim sehr unreifen Kind: Eine neue und damit zusätzliche Indikation zur Schnittentbindung bedeutet die Empfehlung, dem extrem unreifen Frühgeborenen zusätzliche Belastungen durch Umgehung der vaginalen Geburt abzunehmen (WILLIAMS u. CHEN, LIU u. FAIRWEATHER, PAUL u. Mitarb., BOWES u. Mitarb., RUCKHÄBERLE u. Mitarb., ROSEN u. Mitarb.) (S. 255). Bei kritischem Vorgehen erscheint auf diese Weise eine Verbesserung der Überlebenschancen erreichbar. Es ist indessen zu begrüßen, daß WULF u. Mitarb. schon jetzt auf die Notwendigkeit einer sorgfältigen Selektierung hinweisen, um damit der hier zu erkennenden erneuten Ausweitung der abdominalen Entbindungen vorzubeugen.

Sectio caesarea in moribunda et in mortua

Die Schnittentbindung an der Sterbenden oder an der Toten ist die seltenste, aber auch eine der ältesten entbindenden Operationen. Der römische Feldherr SCIPIO AFRICANUS gilt als das erste auf diese Weise geborene Kind. Eine **gesetzlich fixierte Pflicht** zur Vornahme des Eingriffes „vor der Bestattung einer Schwangeren", wie diese in der Lex regia im alten Rom vor der Zeitwende verankert war (S. 198), besteht heute nicht. Wir müssen vielmehr davon ausgehen, daß die ärztliche Ethik den Arzt in den Fällen zur Operation verpflichtet, bei denen Hoffnung auf die Gewinnung eines lebenden und ungeschädigten Kindes besteht (MEINERT, HIERSCHE, DIEMINGER u. Mitarb., JURCZOK, KLOSE u. Mitarb., KNOPP, MÜLLER-HEINE u. HALLER). Juristische Konsequenzen erscheinen im Augenblick für den Arzt nur denkbar, wenn er die Entwicklung des Kindes bei der sterbenden bzw. toten Kreißenden (!) unterläßt bzw. die Sectio nach dem Tod gegen den erklärten Willen der Frau vornimmt (Störung der Totenruhe: I 168 StGB) (KLOSE u. Mitarb., HANACK).

Die **Prognose für das Kind** wird von mehreren Faktoren bestimmt. Soweit von ihr die Indikation abhängig gemacht wird, ist größte Zurückhaltung angezeigt. Bei der

Sectio in mortua

wird sie in erster Linie vom Gestationsalter und vom Zeitintervall zwischen dem Tod der Mutter und der Geburt des Kindes beeinflußt. Für ein aufgrund der Schwangerschaftsdauer lebensfähiges Kind ist die Prognose bei einer Entwicklung innerhalb von 5 Min. als „gut", innerhalb von 10–15 Min. als „zweifelhaft", danach als „schlecht" anzunehmen. Weiterhin wird sie verständlicherweise von der „Art des Todes bzw. des Sterbens" beeinflußt: Ein plötzlicher Tod wie etwa ein akuter Unfalltod läßt eher ein lebendes Kind erwarten als ein sich lang hinziehendes, mit einem chronischen Sauerstoffmangel einhergehendes Sterben. Allerdings ist diese Kausalität statistisch nicht nachweisbar (MEINERT). Aufgrund einer Zusammenstellung von 153 Fällen der Weltliteratur hat WEBER eine

Kindersterblichkeit bei der Sectio in mortua von 85%, KNOPP von 35–42% errechnet.

Die Bedeutung des Zeitintervalls zwischen dem Tod der Mutter und der Entwicklung des Kindes läßt zugleich erkennen, wie sehr das ärztliche Handeln von der **Bestimmung des Zeitpunktes des Todes der Schwangeren** abhängig ist. Die objektivierbaren sicheren Todeszeichen (EEG, Karotisangiographie) stehen nur selten rechtzeitig zur Verfügung und dürfen zudem gerade mit Rücksicht auf das Kind nicht abgewartet werden. An ihrer Stelle müssen die „unsicheren Todeszeichen" (fehlende Herztätigkeit, Apnoe, starre, weite Pupillen, weiße Hautfarbe) in Anspruch genommen werden, wodurch die Festlegung des für das Kind „prognostisch aussichtsreichen Zeitpunktes" nicht eben erleichtert wird.

Die **operative Technik** besteht in der Eröffnung des Abdomen und des Uterus durch Längsschnitt. Hierzu ist lediglich ein Skalpell erforderlich. Die Wunde kann durch eine Hilfsperson mit den flachen Händen gespreizt werden. Verzögerungen sollten durch die Beschaffung von Instrumenten nicht entstehen. Die Plazenta muß mit entfernt werden, da sie anderenfalls nach dem Tod der Mutter ausgestoßen und zu unangenehmen Mißverständnissen führen kann. Zum Abschluß werden die Bauchdecken mit Situationsnähten verschlossen.
Die günstigere Prognose für das Kind bei der

Sectio in moribunda

macht es vor allem notwendig, die Frage nach der sicheren *Beurteilbarkeit des bevorstehenden Todes der Schwangeren* zu beantworten. Aber auch der wahrscheinliche Einfluß des operativen Eingriffes und der Anästhesie muß berücksichtigt werden. Welche praktische Bedeutung dies hat, zeigt die Kasuistik von DE PACE über eine Sectio in moribunda bei einer Patientin mit einer Lungenblutung, die zu einem lebenden Kind, nach erfolgreicher Reanimation aber auch zum Überleben der Mutter geführt hat. Bei der von MÜLLER-HEINE u. HALLER veröffentlichten Sectio an einer Sterbenden trat der Tod

der Mutter 8 Tage später an Ateminsuffizienz und Herzversagen bei Lungenfibrose ein. Für HIERSCHE besteht kein Zweifel daran, daß die Schnittentbindung in den Fällen, in denen ein sicherer Sterbevorgang nicht erkannt werden kann, nicht vor dem definitiven Herz-Kreislauf-Tod der Mutter vorgenommen werden darf. Die nicht zuletzt hierin zu erkennende derzeitige Rechtsunsicherheit war für KLOSE u. Mitarb. schon im Jahre 1971 Veranlassung, eine Gesetzesinitiative zu fordern, die erkennen läßt, ob und wann der Arzt verpflichtet ist, eine Schnittentbindung an der Sterbenden bzw. Toten vorzunehmen bzw. in welchen Fällen er unter juristischen Aspekten davon Abstand nehmen muß.

Zum Schluß seien noch einmal in Anlehnung an MEINERT und an KLOSE u. Mitarb. die **Voraussetzungen** zusammengefaßt, die für eine Sectio in mortua seu in moribunda erfüllt sein sollten:

– sichere Feststellung des Todes der Schwangeren bzw. Erkrankung der Mutter, die in kürzester Zeit mit an Sicherheit grenzender Wahrscheinlichkeit zum Tode führt;
– Schwangerschaftsdauer von mindestens 28 Wochen;
– lebendes Kind (Herztonnachweis kurz vor dem Tod der Mutter);
– Zeitspanne zwischen Tod der Mutter und Entwicklung des Kindes nicht größer als 25 (35 ?) Min.,
– Fortführung der Herzmassage und Beatmung der Mutter bis zur Entwicklung des Kindes;
– bei der Sectio in moribunda operationstechnisches Vorgehen wie bei der Schnittentbindung an der Lebenden mit einwandfreier Versorgung der Hysterotomie und der Laparotomie;
– bei der Sectio in mortua Gewinnung des Kindes durch abdominalen und uterinen Längsschnitt ohne instrumentellen Aufwand zur Zeitersparnis;
– sofortige Reanimation des Kindes mit anschließender Verlegung auf eine pädiatrische Intensivstation.

Cesarean hysterectomy (elektive Hysterektomie nach Schnittentbindung)

Die „cesarean hysterectomy", d.h. die Entfernung des Uterus während der gleichen Laparotomie, ist operationstechnisch in Form der

Porro-Operation

durch die supravaginale Amputation des Organes (S. 214) und durch die

Totalexstirpation des Uterus

(S. 216) möglich.

Die Uterusexstirpation im Anschluß an die Schnittentbindung ist durch die gute Elevierbarkeit und die zumeist erleichterte Präparation der Schichten im Vergleich zur gynäkologisch indizierten Hysterektomie eher technisch einfacher, so daß sie „in der Hand des Geübten Vorteile hat" (MCNULTY) und dem „versierten Operateur" empfohlen werden kann (HOHLWEG-MAJERT u. GEISBÜSCH). Sicher ist aber auch, daß sie den Operateur vor allem wegen der veränderten topographischen Anatomie und der Hyperämie vor erhebliche und vor allem nicht vorhersehbare technische Probleme stellen kann! Dies zeigt schon das gehäufte Vorkommen von Nebenverletzungen, z. B. der Blase und des Ureters (OBER, MCNULTY).

Bei der **Indikationsstellung** sollte zwischen vitalen und elektiven Indikationen unterschieden werden:

– *Vitale Indikationen:* Die Uterusexstirpation erfolgt zur Überwindung einer akuten Lebensbedrohung der Mutter. Die wichtigsten Ursachen sind Weichteilverletzungen (Uterusruptur, hoch hinaufreichende Zervixrisse), Blutungen (Placenta increta, Placenta praevia, schwere Formen der Abruptio placentae mit Couvelaire-Uterus) und schwere Infektionen (Sepsis, Endotoxinschock) zur Herdbeseitigung (GRAEFF, LOHE u. Mitarb.) (S. 275).

– *Elektive Indikationen:* In diesen Fällen wird entweder die Schnittentbindung aufgrund einer geburtshilflichen Indikationsstellung zu der notwendigen Uterusexstirpation genutzt, oder die Schnittentbindung wird primär zur gleichzeitigen Hysterektomie vorgenommen. Am häufigsten sind es vor der Gravidität bereits vorhandene oder in der Gravidität entstandene bzw. erkannte gynäkologische Erkrankungen, die die Hysterektomie erfordern (Uterus myomatosus, Carcinoma in situ der Zervix bzw. manifestes Zervixkarzinom (S. 48), therapieresistente Dys- bzw. Hypermenorrhöen).

Bereits die zuletzt genannten funktionellen uterinen Störungen lassen die Möglichkeiten einer zu großzügigen Handhabung der Indikationsstellung deutlich werden. In besonderem Maße gilt dies für die als Alternative zur Tubenligatur ausgeführte Hysterektomie im Anschluß an die Schnittentbindung (HOFMEISTER, MCNULTY, PLETSCH u. SANDBERG, FRIEDBERG, BRITTON, RICHTER u. EIERMANN). Entsprechende Empfehlungen basieren z. T. auf dem Hinweis auf mögliche spätere Erkrankungen des Uterus, auf einer Ablehnung der Tubenligatur durch die Patientin, aber auch durch den Arzt oder den Krankenhausträger (!), etwa aus religiösen Gründen, oder auch nur auf der Meinung, „daß der Uterus zur Fortpflanzung und nicht zur Menstruation bestimmt" sei. Den schon jetzt erkennbaren Fehlentwicklungen in Form einer zu großzügigen Handhabung der Cesarean hysterectomy, die nicht zuletzt daraus entstehen, daß das operationstechnisch Mögliche die Indikation mitbestimmt, sollten alle, die sich in der Lehre und Ausbildung verantwortlich fühlen, rechtzeitig entgegentreten. Eine Übersicht über die Indikationsstellung bei 128 Hysterektomien nach Schnittentbindung gibt eine Zusammenstellung von AMIRIKIA aufgrund von 128 Operationen (Tab. 2).

Tabelle 2 Indikationen zur Cesarean hysterectomy (Sammelstatistik aus *Amirikia, H.,* *B. Zarewych, T. N. Evans:* Amer. J. Obstet. Gynec. 140 [1981] 81)

Carcinoma in situ der Zervix	69
Myom	14
atonische Blutung	11
Placenta praevia	10
Placenta accreta	6
Chorioamnionitis	5
Sterilisation	5
Zervixkarzinom	4
Uterusruptur	4
	128

Risiken der Schnittentbindung

Bei der klinischen Anwendung eines jeden operativen Eingriffs und damit bei der Indikationsstellung sind auch die mit ihm verbundenen **Risiken** zu berücksichtigen. Die Bewertung der „Gefahren für Mutter und Kind bei der

Schnittentbindung" haben jedoch zwei Überlegungen zur Voraussetzung:

– Morbidität und Mortalität von Mutter und Kind müssen insbesondere bei strenger Indikationsstellung bei der Schnittentbindung

Tabelle 3 Morbidität nach Schnittentbindung und vaginaler Entbindung (aus *Morrison, J.C., W.L. Wiser, M. McKay, K. Gookin, S.G. Douvas*: Perinat-Neonat. 6 [1982] 87)

Postoperative Komplikation	Häufigkeit (%)	
	Schnittentbindung	Vaginale Entbindung
Endometritis	16,11	1,40
Pyelonephritis	4,56	0,41
Lungenleiden	1,89	0,21
Thrombophlebitis	0,60	0,13
Mastitis	1,00	2,45
Septikämie	0,39	0,02
Wundinfektion	3,16	0,10
Andere Zustände	1,43	0,50

größer sein als bei vaginalen Entbindungen, da die Gefährdung nicht nur eine unmittelbare Operationsfolge darstellt, sondern auch und evtl. in erheblich stärkerem Maße von der Regelwidrigkeit bestimmt wird, die zur Operation geführt hat. In Zeiten einer großzügigen Indikationsstellung muß deshalb die sectiobezogene Morbidität und Letalität für Mutter und Kind abnehmen!

– Die Risikobeurteilung muß damit nicht nur das operationstechnische Vorgehen, sondern auch die Art der Indikationsstellung berücksichtigen.

Materne Morbidität und Letalität

Die Angaben über die Morbidität der Mutter schwanken in Abhängigkeit von den berücksichtigten Komplikationen verständlicherweise erheblich, und zwar zwischen 15 und 50%. Hiermit ist sie etwa um den Faktor 10 größer als nach einer vaginalen Entbindung (Tab. 3) (MORRISON u. Mitarb.). An erster Stelle unter den postoperativen Komplikationen stehen die **Infektionen** (Tab. 4) (DE GREGORIO u. HILLEMANNS, HENRIKSEN, NIELSEN u. HÖKEGÅRD, AMIRIKIA u. Mitarb., GRAEFF, STERTKAMP, LEDGER, DISTLER u. Mitarb., KRAUSE u. Mitarb., MORRISON u. Mitarb.). Im Vergleich zu den vaginalen Entbindungen manifestieren sie sich deutlich häufiger (Tab. 3). Dabei wird übereinstimmend in der europäischen wie in der amerikanischen Literatur eine *Abhängigkeit von der Frequenz der intra- bzw. transvaginalen diagnostischen Maßnahmen* (Tab. 5) (LEDGER, AMIRIKIA u. Mitarb., KÖNNECKE u. Mitarb.) wie von der Art der Indikationsstellung (Tab. 6) (HENRIKSEN, MORRISON u. Mitarb.) aufgezeigt. Diese wie die höhere Infektmorbidität nach *vorzeiti-*

gem Blasensprung scheinen weitgehend einer gezielten Antibiotikaprophylaxe zugänglich zu sein (STERTKAMP). Wichtiger sind indessen die Beschränkung der diagnostischen Maßnahmen auf das wirklich Notwendige und die sorgfältige Beachtung der Regeln der Asepsis im Kreißsaal einschließlich regelmäßiger Desinfektionen des Kreißsaales und der Räume auf der Wochenstation. Nur unter diesen Bedingungen erscheint eine großzügige Handhabung der Schnittentbindung überhaupt gerechtfertigt. Diese Forderung ist nicht zuletzt deshalb berechtigt, da mehrere klinische Statistiken für die letzten Jahre einen deutlichen Anstieg der Infektmorbi-

Tabelle 4 Materne Morbidität nach Schnittentbindung (Prozentzahlen) (nach *Nezbeda* u. Mitarb. und *Amirikia* u. Mitarb.)

	Nezbeda u. Mitarb. (1974–1978)	Amirikia u. Mitarb. (1965–1979)
Endometritis	14,0	7,0
Harnwegsinfektionen	1,0	6,0
Wundinfektionen	7,0	3,8
Anämie		4,5
Pneumonie, Bronchitis		1,4
Ileus	0,5	0,6
Schwere Blutungen	0,3	0,4
Pelvine Abszesse		0,2
Lungenembolie	0,3	0,2
Thrombophlebitis	1,0	0,5
Fieber	24,0	3,7
Blasen-Darm-Läsionen	0,2	
	48,3	28,3

Tabelle 5   Materne Infektmorbidität in Abhängigkeit vom Blasensprung und Maßnahmen zur Überwachung des Kindes (Prozentzahlen) (aus *Könnecke, J., W. Niedner, F. Wagner*: Zbl. Gynäk. 103 [1981] 963)

	1960–1962 (n = 89)	1968–1970 (n = 198)	1977–1978 (n = 370)
Blasensprung und geburtshilfliche Maßnahmen			
Blasensprung bzw. Blasensprengung	27,0	24,0	68,0
Amnioskopie	0	19,0	53,0
Mikroblutuntersuchung	0	0	53,0
intrauterine Überwachung	0	0	55,0
Infektmorbidität			
fieberhafte Verläufe	22,5	24,2	60,8
Sekundärheilungen	3,0	12,0	41,0
Puerperalsepsis	0	1,0	3,0
Infektmortalität	1,0	1,0	1,0
Gesamtzahl der infektiösen Komplikationen	27,0	31,0	73,0

Tabelle 6   Materne Morbidität nach Schnittentbindung in Abhängigkeit von der Indikationsstellung (Prozentzahlen) (n = 1154 Schnittentbindungen der Jahre 1964–1975) (aus *Henriksen, H. M.*: Z. Geburtsh. Perinat. 183 [1981] 351)

	Häufigkeit (%)		
	Akute Sectio	Elektive Sectio	Gesamtrate
Fieberhafte Verläufe	7,9	5,0	7,3
Wundinfektionen	7,9	4,0	6,9
Harnwegsinfektionen	9,7	6,0	8,7
Subileus	1,9	0	1,5
Pneumonie	0,9	0,3	0,7
Beckenvenenentzündung	0,1	0	0,1

dität nach Schnittentbindung aufzeigen (BAHN-SEN u. Mitarb., LEDGER).

Weitere Komplikationen, die die materne Morbidität nach Schnittentbindung belasten, sind:

– der *posthämorrhagische Schock*, insbesondere als Folge einer Plazentaanomalie (Placenta praevia, Abruptio placentae), aber auch als Operationsfolge (Uterinablutung), seltener durch postoperative uterine Blutungen bedingt (Atonie, Koagulopathie). Er ist mit etwa einem Viertel an der Sectiomorbidität beteiligt;

– der *Narkosezwischenfall*, vor allem in Form des Mendelson-Syndroms;

– der *postoperative Ileus*, der am häufigsten im Rahmen eines infektiösen genitalen oder peritonealen Prozesses, seltener infolge der schwangerschaftsbedingten Darmatonie oder einer Elektrolytstörung auftritt, während nach vorausgegangenen abdominalen Operationen ein Brideniileus in Erwägung zu ziehen ist;

– *thromboembolische Erkrankungen*, die in erster Linie in Abhängigkeit von den individuellen Gegebenheiten eine sorgfältige Indikation zur Thromboseprophylaxe verlangen (MOLDIN u. Mitarb., AMIRIKIA u. Mitarb., HENRIKSEN).

Die stärkere Gefährdung der Patientin durch die **sekundäre Sectio caesarea** ist eine seit langem bekannte und auch verständliche Tatsache. Sie weist auf die erforderliche Rechtzeitigkeit der Erkennung der geburtshilflichen Komplikationen hin, die die abdominale Entbindung erwarten läßt. Auch sollte bei diesen Schwangeren von vornherein auf eine Einschränkung aller invasiven diagnostischen Maßnahmen geachtet werden.

Auf das gehäufte Vorkommen der **sekundären Sterilität** nach Schnittentbindung ist schon frühzeitig aufmerksam gemacht worden (HELL-MUTH, TÜSCHER, REIFFERSCHEID, MAYER, GEL-LER u. HERLYN). Die Angaben schwanken zwischen 21,2 und 84,2% (HUSSTEDT). Hierbei ist zwischen der psychisch bedingten Sterilität „aus Angst vor einem erneuten Kaiserschnitt" und der ungewollten Sterilität aufgrund funktioneller oder organischer Ursachen zu unterscheiden. Bei etwa einem Viertel aller Frauen ist nach einer Schnittentbindung mit einem freiwilligen Verzicht auf eine erneute Gravidität zu rechnen. HUSSTEDT konnte in einer Zusammenstellung aus dem Jahre 1976 in 48,9% eine Kinderlosigkeit nach Sectio caesarea nachweisen. Bei 29,2% bestand eine ungewollte Sterilität. Die Abhängigkeit der Fertilitätsstörungen von der Zahl der vorausgegangenen Schnittentbindungen hat REIFFERSCHEID mit 55% Kinderlosigkeiten nach der 1. Sectio, mit 88% nach der 2. Sectio und mit 66,7% nach der 3. Sectio aufgezeigt. Es müßte geprüft werden, ob diese Zahlen heute noch Bestand haben.

Verletzungen der Harnblase können, sofern sie nicht erkannt oder mit ausreichender Distanz von der Hysterotomiewunde versorgt wurden, zur vesikouterinen Fistelbildung führen. In Abhängigkeit von der Lokalisation der Fistel kommt es zu unterschiedlichen klinischen Folgen:

– *Bei einer Kommunikation zwischen Blase und Zervix unterhalb des inneren Muttermundes* tritt eine komplette Harninkontinenz bei normaler Entleerung des Menstrualblutes durch Zervix und Scheide auf.
– *Bei einer Korpus-Scheiden-Fistel*, also einer Kommunikation oberhalb des inneren Muttermundes, kommt es in Form des sog.

Youssef-Syndroms

zur „Vesikalmenstruation", d. h. zum Abfließen des Menstrualblutes durch die Blase, zumeist ohne Harninkontinenz (KRZNAR u. Mitarb.). Eine vaginale Blutung fehlt in diesen Fällen zumeist.

Die *operative Versorgung der vesikouterinen Fistel* erfolgt nach den allgemeingültigen Regeln

der Fisteltherapie. Nach ausreichender Trennung und Mobilisierung der Blase wird der Fistelrand angefrischt und die Fistel zweischichtig versorgt. Um eine ausreichende Distanzierung zu erreichen, ist es sinnvoll, nach dem Verschluß der Zervixvorderwand bzw. nach der Hysterektomie das Blasenperitoneum über den retrovesikalen Fistelverschluß zu legen, indem es bei erhaltenem Uterus kaudal an der Zervix, nach Hysterektomie am Vaginalstumpf angenäht wird. Mir hat sich dieses Vorgehen auch bei intraoperativ erkannten und verschlossenen Blasenverletzungen bewährt.

Die **materne Sectioletalität** ist heute mit 1,0–2,0‰ anzusetzen (HÜTER, BECK u. VUTUC, KÄSER u. Mitarb., KRAUSE u. Mitarb., LESTER u. HIBBARD). Im Vergleich zur vaginalen Entbindung (Tab. 7) mit einer Müttersterblichkeit von 0,1–0,5‰ bedeutet damit die Schnittentbindung ein 2- bis 10fach höheres Risiko, das der Beachtung bedarf (PETITTI u. Mitarb., MORRISON u. Mitarb., RUBIN u. Mitarb.). Nach HÜTER erscheint eine Senkung auf 0,5–1,0‰ „ideal und erreichbar". Auch hier ist zu bedenken, daß der kleinere Teil der Todesfälle eine unmittelbare Folge der Operation bzw. der Geburtsleitung darstellt. Zwei Drittel gehen vielmehr zu Lasten der schwangerschafts- bzw. geburtsbedingten Regelwidrigkeiten und von extragenitalen maternen Erkrankungen, die zumeist auch zur Schnittentbindung geführt haben.

Die **Todesursachenstatistiken** einzelner Kliniken sind infolge unzureichender Kollektivgrößen oft von Zufälligkeiten geprägt. Entsprechend den Angaben über die Morbidität sind bei Außerachtlassen der extragenitalen Erkrankungen der posthämorrhagische Schock, die puerperale Infektion und der postoperative Ileus die wichtigsten Todesursachen. Wenn wir für die

Tabelle 7 Materne Sterblichkeit in Abhängigkeit vom Entbindungsmodus (aus *Petitti, D., R. O. Olson, R. L. Williams*: Amer. J. Obstet. Gynec. 133 [1979] 391)

	Materne Sterblichkeit pro 100 000 Lebendgeborene	
	vaginale Entbindung	abdominale Entbindung
1973	12,9	27,8
1974	10,7	30,9
1975	9,6	19,4

Zukunft zu wirksamen prophylaktischen Maßnahmen finden wollen, werden wir auch in unserem Land nicht ohne überregionale Untersuchungen mit kritischer Einzelfallanalyse auskommen.

Morbidität und Mortalität des Kindes

Für die perinatale Morbidität und Mortalität des Kindes bei der Schnittentbindung gilt in noch stärkerem Maße als für die Gefährdung der Mutter, daß sie eher durch die Indikationsstellung als durch den operativen Eingriff bestimmt werden.

Als operationsabhängige **Komplikationen**, die früher auch unter dem Begriff des „postcesarean syndrome des Kindes" zusammengefaßt wurden, sind bekannt (RÜTTGERS, KRAUSE u. Mitarb., KÖNNECKE u. Mitarb., AMIRIKIA u. Mitarb., KÄSER u. Mitarb., RIEDEL u. Mitarb., ROSEN u. Mitarb.):

– *Postnatale Atemstörungen:* Die ausschließlich anästhesiebedingten Atemstörungen sind heute weitgehend vermeidbar. Sie sind die Folge des diaplazentaren Übertrittes des Narkotikum. Der Zustand des Kindes ist durch einen niedrigen Apgar-Score nach 1 Min. bei normalen pH-Werten des Nabelarterienbluts gekennzeichnet. Die sofort begonnene Maskenbeatmung führt zu einer schnellen Besserung, so daß diese Atemstörungen ohne Krankheitswert sind.

– *Posthämorrhagischer Schock:* Anders zu bewerten ist der häufig auch primär mit Atemstörungen einhergehende posthämorrhagische Schock des Neugeborenen. In leichterer Form tritt er als Folge einer frühzeitigen, vor dem vorläufigen Abnabeln vorgenommenen Elevation des Kindes über das Niveau der Plazenta infolge einer „fetoplazentaren Transfusion" über den Umbilikalkreislauf auf. Schwere Schockzustände finden sich nach Blutungen aus abirrenden Gefäßen, aus dem intravillösen Raum bei Placenta praevia oder in Form der fetomaternalen Transfusion in den mütterlichen Kreislauf. Klinisch zeigt sich der posthämorrhagische Schock typischerweise in einer schweren postnatalen Asphyxie mit blasser Hautfarbe und in Störungen der Lungenentfaltung bei gleichzeitiger Ineffektivität lege artis durchgeführter Reanimationsmaßnahmen. Über die Vermeidung des posthämorrhagischen Schocks wäh-

rend der Operation wurde auf S. 208 berichtet.

– *Hypoxie als Folge des Vena-cava-Kompressionssyndroms:* Die Gefahr der Hypoxie des Kindes während der Zeit der flachen und evtl. sogar lordotischen Lagerung der Mutter auf dem Operationstisch bis zur Entleerung des Uterus sollte nicht unterschätzt werden. Sie ist die Folge des maternen Blutdruckabfalls und des gleichzeitig einsetzenden Rückstaus des Blutes in den intervillösen Raum. Über die möglichen prophylaktischen Maßnahmen wird auf S. 340 berichtet.

– *Syndrom der nassen Lunge:* Die bei der abdominalen Entwicklung des Kindes abgekürzte und verminderte Thoraxkompression wird für die unzureichende Entleerung des Fruchtwassers aus den Luftwegen verantwortlich gemacht. Zur Vermeidung dieser Komplikation sollte das Kind nach dem vorläufigen Abnabeln an den Beinen aufgehängt und der Thorax mit der Hand komprimiert bzw. gegen den Unterarm des Operateurs gedrückt werden (S. 207).

Die **perinatale Mortalität** (Tab. 8) wird fast ausschließlich durch die Komplikationen bestimmt, die die Schnittentbindung notwendig gemacht haben. Bei der primären Schnittentbindung am Ende der Gravidität beträgt sie deshalb auch > 0,5%, unter Einschluß der Schnittentbindungen aus kindlicher Indikation 3–6% (PEARSON, JOHNELL u. Mitarb.). Damit ist sie um das 4–10fache höher als die Sterblichkeit bei vaginalen Entbindungen. An der in allen Statistiken zu erkennenden Verbesserung der kindlichen Prognose (Tab. 8) sind im wesentlichen beteiligt:

– rechtzeitige Erkennung fetaler Gefahrenzustände durch die kontinuierliche Überwachung,
– großzügige Indikationsstellung bei protrahierten Geburtsverläufen mit der Vermeidung insbesondere der präplazentaren Hypoxien,
– Vermeidung gefährlicher vaginaler Entbindungen (Trial-Vakuumextraktion, Trialforceps),
– intrauterine Reanimation des Kindes durch Akuttokolyse vor Schnittentbindungen wegen intrauteriner Asphyxie (zugleich Möglichkeit der Verlängerung der E-E-Zeit und damit Vermeidung von Notsections),
– verbesserte Narkosetechnik mit Vermeidung von Anästhesieschäden,

Tabelle 8 Verminderung der perinatalen Sterblichkeit der Kinder bei Schnittentbindung in den vergangenen 2–3 Jahrzehnten

Klinik	Zeitspanne	Sterblichkeit (%)		
Universitätsfrauenklinik Jena (*Krause* u. Mitarb.)	1956–1976	28,57	→	3,71
Universitätsfrauenklinik Erfurt (*Könnecke* u. Mitarb.)	1960–1978	3,90	→	1,66
University of Los Angeles (*Lester* u. *Hibbard*)	1948–1974 reife Kinder: Frühgeborene:	8,70 4,20 17,20	→ → →	2,80 0,80 15,60
Hutzel-Hospital Detroit (*Amirikia* u. Mitarb.)	1965–1979	3,95	→	2,88

Tabelle 9 Perinatale Mortalität der Kinder bei Schnittentbindungen in Abhängigkeit vom Geburtsgewicht (n = 641 Schnittentbindungen der Jahre 1974–1978) (aus *Nezbeda, J., P. Altmann, E. Reinold*: Z. Geburtsh. Perinat. 184 [1980] 371)

Geburtsgewicht der Kinder (g)	Frequenz (%)	Perinatale Sterblichkeit (%)
> 2500	80–82	0,8
< 2500	19,18	12,8

Tabelle 10 Todesursachen bei Kindern bei bzw. nach Schnittentbindungen (n = 1468 Schnittentbindungen) (aus *Krause, W., W. Möbius, M. Günther, K. H. Eichhorn, P. Creutzburg, A. Mönch*: Z. Geburtsh. Perinat. 183 [1979] 136)

Todesursachen	Häufigkeit (%)
Postnatale respiratorische Störungen	3,54
Unreife	2,11
Hirnblutungen	0,40
Fehlbildungen	0,40
Anämie	0,07
Sepsis	0,07

– Surfactant-Stimulation vor Schnittentbindung bei unreifen Kindern,
– verbesserte postnatale Versorgung der Sectiokinder durch den Pädiater.

Über zwei Drittel der perinatalen Todesfälle haben die Prä- bzw. Dysmaturität zur Ursache (Tab. 9, 10). Die Häufung stark untergewichtiger bzw. unreifer Kinder bei den Schnittentbindungen ist einerseits mit lebensbedrohlichen maternen Komplikationen zu erklären (Placenta praevia, Abruptio placentae); sie ist aber zugleich die Folge der zur Schnittentbindung führenden Plazentainsuffizienzen. Im Gegensatz zur Frequenz der Kinder mit Geburtsgewichten > 2500 g im Gesamtkollektiv von etwa 7% beträgt ihr Anteil bei den Schnittentbindungen 15–20% (NEZBEDA u. Mitarb., RIEGEL u. Mitarb.).

Eine Übersicht über die Todesursachen der Kinder bei Schnittentbindungen gibt die von KRAUSE u. Mitarb. unter Berücksichtigung von 1468 Schnittentbindungen erstellte Statistik (Tab. 10). Die Abhängigkeit der perinatalen Sterblichkeit von der rechtzeitigen (präventiven) Indikationsstellung zur Schnittentbindung hat SCHOLTES am Beispiel der Beckenendlagen gezeigt (Tab. 11).

Tabelle 11 Veränderungen in der vitalen und präventiven Indikationsstellung bei der Beckenendlage (aus *Scholtes, G.*: Z. Geburtsh. Perinat. 179 [1975] 215)

	Vitale Indikationen (%)	Präventive Indikationen (%)	Perinatale Sterblichkeit (%)
1966–1967 (n = 174)	44,8	55,2	11,5
1968–1969 (n = 201)	43,7	56,3	7,0
1970–1971 (n = 197)	25,4	74,6	4,6
1972–1973 (n = 185)	12,5	87,5	3,2

Literatur

Albrecht, H.: Kritische Analyse einer hohen Kaiserschnittfrequenz unter besonderer Berücksichtigung der kindlichen Mortalität. Z. Geburtsh. Perinat. 179 (1975) 206

Amirikia, H., B. Zarewych, T. N. Evans: Cesarean section: A 15-year review of changing incidence, indications and risks. Amer. J. Obstet. Gynec. 140 (1981) 81

Anderson, G. M., J. Lomas: Determinants of the increasing ceasarean birth rate. New Engl. J. Med. 311 (1984) 887

Bahnsen, J., Th. Bergenthal, G. Trams: Postoperative Komplikationen nach Sectio caesarea. Geburtsh. u. Frauenheilk. 43 (1983) 88

Bailer, P.: Aus der Geschichte des Kaiserschnittes. Geburtsh. u. Frauenheilk. 38 (1978) 334

Bailer, P.: Die geburtshilflichen Operationen. In Schwalm, H., G. Döderlein, K.-H. Wulf: Klinik der Frauenheilkunde und Geburtshilfe, Bd. I. Urban & Schwarzenberg, München 1984 (S. 519)

Barber, H. R. K., E. A. Gruber: Surgical disease in pregnancy. Management of post-partum and post-operative complications: „Postcaesarean large bowel ileus". Saunders, Philadelphia 1974 (p. 603)

Baur Hanson, H.: Current use of the extraperitoneal cesarean section. Amer. J. Obstet. Gynec. 149 (1984) 31

Bay, E.: Femoralislähmungen nach gynäkologischen Operationen. Med. Welt 22 (1971) 551

Bay, E., R. Elert: Femoralislähmungen nach gynäkologischen Operationen. Geburtsh. u. Frauenheilk. 29 (1969) 1082

Bayer, H.: Zur derzeitigen Wertigkeit, Technik und Indikationsstellung geburtshilflicher Operationen. Zbl. Gynäk. 105 (1983) 401

Beck, A., C. Vutuc: Die Mortalität und Letalität der Sectio caesarea. Geburtsh. u. Frauenheilk. 44 (1984) 421

Beck, L., V. Friedberg, K. G. Ober, K. Richter: Hysterektomiesektio oder Tubenkoagulation nach Kaiserschnitt. Gynäk. Prax. 8 (1984) 245

Böhmer, W., P. Helmbold: Die reproduktionsbedingte Mortalität während früherer Jahrhunderte. Zbl. Gynäk. 106 (1984) 939

Bowers, S. K., H. M. McDonald, E. D. Shapiro: Prevention of iatrogenic neonatal respiratory distress syndrome: Elective repeat cesarean section and spontaneous labor. Amer. J. Obstet. Gynec. 143 (1982) 186

Bowes jr., W. A., M. Halgrimson, M. A. Simmons: Results of the intensive perinatal management of very-low-birthweight infants (501 to 1500 grams). J. reprod. Med. 23 (1979) 245

Britton, J. J.: Sterilization by cesarean hysterectomy. Amer. J. Obstet. Gynec. 137 (1980) 887

Buchthal, A.: Femoralisparesen als Komplikation gynäkologischer Operationen. Dtsch. med. Wschr. 98 (1973) 2024

Burchell, R. C.: Cesarean section. In Iffy L., D. Charles: Operative Perinatology. Macmillan, New York 1984 (p. 706)

Burger, K.: Geburtshilfliche Operationen. Springer, Berlin 1952

Chervenak, F. A., R. E. Johnson, R. L. Berkowitz: Is routine cesarean section necessary for vertex-breech and vertex-transverse twin gestations. Amer. J. Obstet. Gynec. 148 (1984) I

Chmelik, V., K. Šuk: Sectio caesarea spiralis – Hysterographie. Zbl. Gynäk. 104 (1982) 1537

Clay Burchell, R: Cesarean section. In Iffy L., D. Charles: Operative Perinatology. Macmillan, New York 1984 (p. 706)

de Gregorio, G., H. G. Hillemanns: Risikofaktoren für mütterliche Morbidität nach Schnittentbindung, Ber. ges. Gynäk. Geburtsh. 120 (1984) 96

Demianczuk, N. N., D. J. S. Hunter, D. W. Taylor: Trial of labor after previous cesarean section: prognostic indicators of outcome. Amer. J. Obstet. Gynec. 142 (1982) 640

de Pace, N. L.: „Postmortem" cesarean section with recovery of both mother and offspring. J. Amer. med. Ass. 248 (1982) 971

Dieminger, H. J., H.-J. Wolf, M. Braune: Zur Indikationsstellung der Sectio caesarea in moribunda. Zbl. Gynäk. 101 (1979) 806

Distler, W., H. Albrecht, J. Scheele, J. Morgenstern, Th. Somville: Untersuchungen zur mütterlichen Morbidität und Mortalität unter der Geburt und im Wochenbett. Z. Geburtsh. Perinat. 185 (1981) 280

Dörr, H.: Beitrag, aus der gefährlichsten geburtshilflichen Operation eine ungefährliche Schnittentbindung zu machen. Gynaecologia (Basel) 150 (1960) 174

Dunn, P. M.: Der Kaiserschnitt und die Vermeidung des Respiratory distress syndrome. Z. Geburtsh. Perinat. 176 (1972) 421

Ellis, G. J., M. R. de Vita: Extraperitoneal cesarean section, a simplified technique. Amer. J. Obstet. Gynec. 82 (1961) 695

Elser, H., H. J. Eissner, W. Talsky: Frühgeburtenrate, Sektiofrequenz und perinatale Mortalität zwischen 1945–1980. Eine Analyse von 55000 Geburten. Geburtsh. u. Frauenheilk. 43 (1983) 542

Engel, K., B. Amir-Moazami, R. Karschnia, T. Hahn: Nutzen und Gefahren der Infektionsprophylaxe bei der Sectio caesarea – klinische und bakteriologische Ergebnisse einer hochdosierten Kurzzeitprophylaxe nach dem Abnabeln mit Mezlocillin und Oxacillin. Geburtsh. u. Frauenheilk. 44 (1984) 162

Evelbauer, K.: Vakuum-Extraktion. Arch. Gynäk. 198 (1963) 523

Evrard, J. R., E. M. Gold, T. F. Cahill: Cesarean section – A contemporary assessment. J. reprod. Med. 24 (1980) 147

Fasbender, H.: Geschichte der Geburtshilfe. Olms, Hildesheim 1964

Frankenberg, H. W.: Die Wandlung der Kaiserschnitt-Indikationen. Geburtsh. u. Frauenheilk. 35 (1975) 265

Friedberg, V.: Hysterektomiesektio oder Tubenkoagulation nach Kaiserschnitt. Gynäk. Prax. 8 (1984) 245

Geller, H. F., U. Herlyn: Nachwirkungen der Sectio caesarea. Zbl. Gynäk. 86 (1964) 657

Gilstrap, L. C., J. C. Hauth, S. Toussaint: Cesarean section: changing incidence and indications. Obstet. and Gynec. 63 (1984) 205

Gleue, R.: Entwicklungsmöglichkeiten des Kindes bei der abdominalen Schnittentbindung. Dtsch. med. J. 4 (1953) 454

Goeschen, K., A. Kersting, E. Saling: Kann in der Austreibungsperiode auf die Fetalblutanalyse verzichtet werden? Z. Geburtsh. Perinat. 188 (1984) 74

Goeschen, K., M. Pluta, G. Train, E. Saling: Geburtsleitung nach vorausgegangener Sectio; wie gefährlich ist ein vaginaler Entbindungsversuch? Z. Geburtsh. Perinat. 186 (1982) 291

Golob, E.: Geburt nach Kaiserschnitt. Zbl. Gynäk. 85 (1963) 542

Graeff, H.: Peripartale Infektionen. Geburtsh. u. Frauenheilk. 42 (1982) 645

Gummerus, M.: Perioperative Kurzzeitprophylaxe der Puerperalinfektion nach Kaiserschnitt mit Metronidazol. Geburtsh. u. Frauenheilk. 44 (1984) 570

Hanack, E.-W.: Der Kaiserschnitt an der Toten und Sterbenden aus rechtlicher Sicht. Gynäkologe 15 (1982) 96

Hanson, H.: Revival of extraperitoneal cesarean section. Amer. J. Obstet. Gynec. 130 (1978) 102

Harley, J. M. G.: Caesarean section. Clin. Obstet. Gynaec. 7 (1980) 529

Heilmann, L., P. F. Tauber: Kurzzeitprophylaxe mit Cefoxitin beim Kaiserschnitt. Geburtsh. u. Frauenheilk. 44 (1984) 792

Hellmuth, K.: Über Spätfolgen des Kaiserschnittes mit besonderer Berücksichtigung der weiteren Fertilität. Münch. med. Wschr. 76 (1929) 737

Henriksen, H. M.: Maternal complications after delivery by caesarean section. Z. Geburtsh. Perinat. 183 (1981) 351

Hetzel, H., A. Bischler, W. Geir, O. Dapunt: Sectio caesarea: Pfannenstiel- oder Längsschnitt. Z. Geburtsh. Perinat. 183 (1979) 128

Hibbard, L. T.: Changing trends in cesarean section. Amer. J. Obstet. Gynec. 125 (1976) 799

Hiersche, H.-D.: Der Kaiserschnitt an der Toten und Sterbenden aus ärztlicher Sicht. Gynäkologe 15 (1982) 89

Hiller, C., H.-D. Hiersche: Rechtsfragen aus ärztlicher Sicht. Gynäkologe 15 (1982) 51

Hirdes, G., J. Schmidt: Entbindungen nach vorausgegangenem Kaiserschnitt. Dtsch. Ärztebl. 70 (1973) 3436

Hirdes, G., J. Schmidt: Geburtsverlauf und Komplikationen nach vorausgegangenem Kaiserschnitt. Geburtsh. u. Frauenheilk. 33 (1973) 106

Hirsch, H. A.: Antibiotikaprophylaxe in Gynäkologie und Geburtshilfe. Gynäk. Prax. 8 (1984) 293

Hirsch, H. A., E. Neeser: Zur Wirksamkeit der perioperativen Antibiotikaprophylaxe bei Hysterektomien und abdominalen Schnittentbindungen. Geburtsh. u. Frauenheilk. 44 (1984) 8

Hirsch, H. A., U. Niehues: Peripartales Infektionsrisiko der Mutter: eine Erfassung nosokomialer Infektionen. Geburtsh. u. Frauenheilk. 42 (1982) 651

Hochuli, E., J. Bodingbauer: Kaiserschnitt. Med. Klin. 72 (1977) 39

Hochuli, E, H. P. Vogt: Kaiserschnitt und Infektrisiko. Geburtsh. u. Frauenheilk. 44 (1984) 767

Hofer, G., F. Nagl, F. Grob: Ist eine hohe Sectiofrequenz mit der Sektiomorbidität und Sektioletalität vereinbar? Geburtsh. u. Frauenheilk. 34 (1974) 829

Hollstein, K.: Wandel in der Indikation zur operativen Entbindung. Dtsch. Ärztebl. 72 (1975) 3465

Holzmann, K.: Welche Faktoren bedingen die Zunahme der operativen Entbindungsfrequenz? In Zander, J., H. K. Selbmann: Wege zu einer verbesserten Perinatalversorgung. Deutscher Ärzteverlag, Köln 1982 (S. 89)

Hopf, H. C.: Femoralis-Druckschädigung bei abdominalen gynäkologischen Operationen. Geburtsh. u. Frauenheilk. 29 (1969) 1076

Husstedt, W.: Untersuchungen zur Frage der sekundären Sterilität nach Sectio caesarea. Med. Klin. 71 (1976) 861

Hüter, J.: Die aktuelle mütterliche Sectio-Morbidität und -Mortalität der BRD. Gynäkologe 8 (1975) 19

Imig, J. R., R. P. Perkins: Extraperitonealer Kaiserschnitt: Alte Kunstfertigkeit ist wieder gefragt. Amer. J. Obstet. Gynec. 125 (1976) 51

Johnell, H. E., H. Östberg, T. Wåhlstrand: Increasing cesarean section. rate. Acta obstet. gynec. scand. 55 (1976) 95

Jones, O. H.: Cesarean section in present-day obstetrics. Amer. J. Obstet. Gynec. 126 (1976) 521

Jovanovic, R.: Incision of the pregnant uterus and delivery of low-birth weight in fants. Amer. J. Obstet. Gynec. 152 (1985) 971

Jurczok, F.: Sectio caesarea in mortua. Geburtsh. u. Frauenheilk. 27 (1967) 167

Karger, N., G. Scholtes: Spontane Zökomperforation nach Sectio caesarea. Z. Geburtsh. Perinat. 187 (1983) 205

Käser, O., F. A. Iklé, H. A. Hirsch: Atlas der gynäkologischen Operationen, 4. Aufl. Thieme, Stuttgart 1983

Kehrer, F. A.: Über ein modificirtes Verfahren beim Kaiserschnitte. Arch. Gynäk. 19 (1882) 177

Kehrer, H.: „Ueber ein modificirtes Verfahren beim Kaiserschnitte". Die Pionierat von Ferdinand Adolf Kehrer. Dtsch. Ärztebl. 80 (1983) 61

Kirchhoff, H.: Birgt die berechtigte Intensivierung der prospektiven Geburtsleitung zum Nutzen des Kindes für die Mutter eine erhöhte Gefahr? Früh- und Spätkomplikationen nach Kaiserschnittoperationen. Geburtsk. u. Frauenheilk. 37 (1977) 103

Kiss, D., J. Györik, G. Kékesi: Hysterographische Untersuchungen der einschichtig vereinigten Wundränder nach Kaiserschnittoperationen. Zbl. Gynäk. 100 (1978) 303

Kiss, D., J. Györik, K. Rajkovits: Histologische Untersuchungen der Uteruswundheilung nach Schnittentbindung. Zbl. Gynäk. 100 (1978) 309

Kleißl, H. P., H. Becker, H. G. Falkert: Bericht über 21 Uterusrupturen und die Bedeutung der einschichtigen Nahttechnik für die Rupturprophylaxe. Geburtsh. u. Frauenheilk. 35 (1975) 533

Klose, B. J., J. Johannigmann, R. Thieme: Sectio caesarea in moribunda und in mortua – ihre medizinische und rechtliche Beurteilung. Geburtsh. u. Frauenheilk. 31 (1971) 778

Knopp, K.: Über die Sectio caesarea in mortua und in moribunda. Zbl. Gynäk. 77 (1955) 15

Könnecke, J., W. Niedner, F. Wagner: Ergebnisse der Geburtsbeendigung durch Kaiserschnitt aus dem Blickwinkel der veränderten Indikationsstellung. Zbl. Gynäk. 103 (1981) 963

Köppel, R., J. Benz: Senkung der Sectio-Rate durch Ausschluß kardiotokographisch vermuteter Azidosen mittels fötaler Blutanalysen (MBU). Geburtsh. u. Frauenheilk. 44 (1984) 573

Krause, W., D. Hartmann, E. Klust: Das perinatale Schicksal der durch Sectio caesarea entbundenen Kinder mit einem Geburtsgewicht $\geq$ 2000 g. Zbl. Gynäk. 97 (1975) 1345

Krause, W., W. Möbius, M. Günther, K. H. Eichhorn, P. Creutzburg, A. Mönch: Die mütterliche und kindliche Mortalität und Morbidität nach Sectio im Zeitraum 1956–1976 an der Universitäts-Frauenklinik Jena. Z. Geburtsh. Perinat. 183 (1979) 136

Krone, H. A.: Femoralislähmung nach Wertheimscher Radikaloperation. Zbl. Gynäk. 94 (1972) 697

Krznar, B., B. Rajhvajn, M. Oreščanin: Syndroma Youssef. Zbl. Gynäk. 92 (1970) 812

Landesman, R., E. A. Graber: Abdominovaginal delivery: Modification of the cesarean section operation to facilitate delivery of the impacted head. Amer. J. Obstet. Gynec. 148 (1984) 707

Lavin, J. P., R. J. Stephens, M. Miodovnik: Vaginal delivery in patients with a prior cesarean section. Obstet. and Gynec. 59 (1982) 135

Ledger, W. J.: Infektionen nach abdominaler Schnittentbindung. Geburtsh. u. Frauenheilk. 38 (1978) 177

Lester, T., M. D. Hibbard: Changing trends in cesarian section. Amer. J. Obstet. Gynec. 125 (1976) 798

Lippert, T. H.: Bimanual delivery of the fetal head at cesarean section with the fetal head in midcavity. Arch. Gynäk. 234 (1983) 59

Liu, D. T. Y., D. V. I. Fairweather: The management of preterm labour. In Elder/Hendricks: Preterm Labour. Butterworth, London 1981 (p. 231)

Lohe, K. J., B. Lampe, H. Graeff, K. Holzmann, J. Zander:

Die Hysterektomie bei Sepsis nach Kaiserschnitt. Geburtsh. u. Frauenheilk. 43 (1983) 27

Luyken, H.: Die Väter des klassischen Kaiserschnitts. Dtsch. Ärztebl. 81 (1984) 450

Martin, J. N., B. A. Harris, J. F. Huddleston: Vaginal delivery following previous cesarean section. Amer. J. Obstet. Gynec. 146 (1983) 255

Martius, G.: Lehrbuch der Geburtshilfe, 11. Aufl. Thieme, Stuttgart 1985

Martius, H.: Die Entwicklung der Schnittentbindung in den letzten 100 Jahre. Ärztl. Mitt. 44 (1959) 102

Martius, H.: Geburtshilfe heute. Ärztl. Mitt. 60, (1963), 845

Mayer, A.: Psychotherapie. Bemerkungen zu der seelisch bedingten Sterilität. Münch. med. Wschr. 96 (1954) 345 u. 378

McNulty, J. V.: Elective cesarean hysterectomy – Revisited. Amer. J. Obstet. Gynec. 149 (1984) 246

Meinert, J.: Die Sectio in mortua. Geburtsh. u. Frauenheilk. 42 (1982) 310

Merrill, B. S., C. E. Gibbs: Planned vaginal delivery following cesarean section. Obstet. and Gynec. 52 (1978) 50

Mestwerdt, G.: Hat der extraperitoneale Kaiserschnitt heute noch eine Bedeutung? Zbl. Gynäk. 75 (1953) 1329

Michaelis, G. A.: Abhandlungen aus dem Gebiete der Geburtshilfe. Kiel 1833

Minkoff, H. L., R. H. Schwarz: The rising cesarean section rate: can it safely be reversed? Obstet. and Gynec. 56 (1980) 135

Moldin, P., K.-H. Hökegård, T. F. Nielsen: Cesarean section and maternal mortality in Sweden 1973–1979. Acta obstet. gynec. scand. 63 (1984) 7

Morrison, J. C., W. L. Wiser, M. McKay, K. Gookin, S. G. Douvas: Cesarean section. Perinat. Neonat. 6 (1982) 87

Müller-Heine, F., J. Haller: Sectio caesarea in moribunda. Zbl. Gynäk. 95 (1973) 138

Muth, H.: Zur „Schnellsectio" im Kreißbett. Zbl. Gynäk. 93 (1971) 873

Muth, H.: Zur Frage der erweiterten Indikation der Schnittentbindung bei untergewichtigen Kindern. Geburtsh. u. Frauenheilk. 44 (1984) 252

Nezbeda, J., P. Altmann, E. Reinold: Sectio caesarea – Morbidität von Mutter und Kind. Z. Geburtsh. Perinat. 184 (1980) 371

Nielsen, Th. F., K.-H. Hökegård: Postoperative cesarean section morbidity: A prospective study. Amer. J. Obstet. Gynec. 146 (1983) 911

Nilson, S. T., P. Bergsjö, A. Lökling: A comparison of cesarean section frequencies in two Norwegian hospitals. Acta obstet. gynec. scand. 62 (1983) 555

Norton, J. F.: A paravesical extraperitoneal cesarean section technique. Amer. J. Obstet. Gynec. 51 (1946) 519

Ober, K. G.: Hysterektomiesektio oder Tubenkoagulation nach Kaiserschnitt. Gynäk. Prax. 8 (1984) 246

Ober, K. G., H. Meinrenken: Gynäkologische Operationen. In Guleke, N., R. Zenker: Allgemeine und spezielle chirurgische Operationslehre, Bd. IX/2. Springer, Berlin 1964

Paul, R. H., J. P. Phelan, S. Yeh: Trial of labor in the patient with a prior cesarean birth. Amer. J. Obstet. Gynec. 151 (1985) 297

Pearson, J. W.: Cesarean section and perinatal mortality. Amer. J. Obstet. Gynec. 148 (1984) 155

Petersen, E. E.: Infection prophylaxis in cesarean section by a single dose of ceftriaxone. 4th Mediterranean Congress of Chemotherapy, Rhodis 1984 (Abstracts p. 65)

Petitti, D., R. O. Olson, R. L. Williams: Cesarean section in California – 1960 – 1975. Amer. J. Obstet. Gynec. 133 (1979) 391

Phelan, J. P., S. C. Pruyn: Prophylactic antibiotics in cesarean section: A double-blind study of cefazolin. Amer. J. Obstet. Gynec. 133 (1979) 474

Pletsch, T. D., E. C. Sandberg: Cesarean hysterectomy for sterilization. Amer. J. Obstet. Gynec. 85 (1963) 254

Plotz, E. J.: Geburtsleitung nach vorausgegangenem Kaiserschnitt. Gynäkologe 7 (1974) 116

Porro, E.: Dell'amputazione utero-ovarica come complemento di taglio cesareo. Milano 1876

Potter, M., D. C. Johnston: Uterine closure in cesarian section. Amer. J. Obstet. Gynec. 67 (1954) 760

Prieshof, J. D.: Unsere Erfahrungen mit dem extraperitonealen Kaiserschnitt. Geburtsh. u. Frauenheilk. 29 (1969) 569

Prügel, P., M. Link, K. Drzewiecki: Geburt nach vorausgegangener Sectio caesarea. Zbl. Gynäk. 103 (1981) 515

Reifferscheid, W.: Fruchtbarkeit nach Schnittentbindung. Zbl. Gynäk. 65 (1941) 943

Richter, K.: Hysterektomiesektio oder Tubenkoagulation nach Kaiserschnitt. Gynäk. Prax. 8 (1984) 246

Richter, K., W. Eiermann: Hysterektomiesektio oder Tubenkoagulation nach Kaiserschnitt – ein Vergleich. Geburtsh. u. Frauenheilk. 43 (1983) 209

Riegel, K., H. Elser, R. Craffonara, M. A. Schreiber, K. Messow: Kaiserschnittkinder. Med. Klin. 72 (1977) 1481

Rubin, G. L., H. B. Peterson, R. W. Rochat: Maternal death after cesarean section in Georgia. Amer. J. Obstet. Gynec. 139 (1981) 681

Ruckhäberle, K.-E., B. Viehweg, Ch. Schlegel, Ch. Vogtmann, H. Böttcher, K. Schürer, B. Ruckhäberle, R. Weißbach, Ch. Wolff: Art der Geburtsbeendigung, Zustandsdiagnostik und kindlicher Ausgang bei Frühgeburt. Zbl. Gynäk. 101 (1979) 532

Rüttgers, H.: Sectioindikationen bei Schädellage. Gynäkologe 8 (1975) 36

Sänger, M.: Zur Rehabilitation des klassischen Kaiserschnitts. Nachträge zur Geschichte der Uterusnaht. Arch. Gynäk. 19 (1882) 371

Scanzoni, F. W.: Lehrbuch der Geburtshilfe. Wien 1855

Schmidt, J., G. Hirdes: Präoperative Tokolyse vor der Schnittentbindung. Geburtsh. u. Frauenheilk. 34 (1974) 978

Scholtes, G.: Wandel in der Sectio-Indikationsstellung: Eine Analyse von 1241 Schnittentbindungen. Z. Geburtsh. Perinat. 179 (1975) 215

Scholtes, G., H. Milz: Geburtsleitung nach vorausgegangenem Kaiserschnitt. Z. Geburtsh. Perinat. 186 (1982) 285

Schulze, G.: Die Sectioindikationen in der modernen Geburtsmedizin. Zbl. Gynäk. 102 (1980) 410

Schulze, G.: Perioperative Antibiotikagabe bei der Sectio caesarea. Zbl. Gynäk. 102 (1980) 659

Smith, E. F.: Transcervical cesarean section with peritoneal exclusion and bladder mobilisation. Amer. J. Obstet. Gynec. 39 (1940) 763

Spann, W.: Aufklärungspflicht des Arztes. Munch. med. Wschr. 125 (1983) 79

Stertkamp, St.: Mütterliche Infektmorbidität nach abdominaler Schnittentbindung. Med. Welt 28 (1977) 290

Tüscher, H.: Ferilität nach Schnittentbindung. Zbl. Gynäk. 63 (1939) 630

Ulsenheimer, K.: Aus der Praxis des Arztstrafrechts. Medizinrecht 2 (1984) 161

Üstün, Z.: Kombinierter Quer-Longitudinal-Schnitt bei der Sectio caesarea abdominalis. Arch. Gynäk. 204 (1967) 284

Wallace, R. L., G. S. Eglinton, M. L. Yonekura: Extraperitoneal cesarean section: a surgical form of prophylaxis? Amer. J. Obstet. Gynec. 148 (1984) 172

Warnecke, H. H., H. Graeff, H. K. Selbmann, V. Preac-

Mursic, D. Adem, K. P. Gloning, F. Jänicke, J. Zander: Perioperative Antibiotika-Kurzzeitprophylaxe bei Kaiserschnitt. Geburtsh. u. Frauenheilk. 42 (1982) 654

Weber, Ch. E.: Post mortem cesarean section: Review of the literature and case report. Amer. J. Obstet. Gynec. 110 (1971) 158

Weißauer, W., G. Hirsch: Die Haftung des Frauenarztes. Allgemeiner Überblick und besondere Problembereiche. Gynäkologe 15 (1982) 80

Wesch, G., G. Ehrlich, L. W. Storz, W. Wiest: Zwei Fälle von Zökumperforation nach Sectio caesarea. Geburtsh. u. Frauenheilk. 40 (1980) 116

Williams, R. L., P. M. Chen: Identifying the sources of the recent decline in perinatal mortality rates in California. New Engl. J. Med. 306 (1982) 207

Wulf, K.-H., E. Kastendieck, B. Seelbach-Göbel: Zum Geburtsmodus bei Frühgeborenen – abdominal oder vaginal? Z. Geburtsh. Perinat. 188 (1984) 249

Zoltan, I.: Der Kaiserschnitt im Rahmen der heutigen Geburtshilfe. Akadémiai Kiadó, Budapest 1961

Operatives Vorgehen bei Nabelschnurkomplikationen (einschließlich der fetalen Blutung sub partu)

Nabelschnurkomplikationen (Tab. 1) treten in der Gravidität und während der Entbindung unter differenten pathogenetischen Bedingungen und mit sehr unterschiedlicher klinischer Manifestation auf. Oftmals steht die Häufigkeit ihres Vorkommens in deutlichem Gegensatz zu ihrer Bedeutung als fetale Gefährdungsursache, wie dies seit langem für die Nabelschnurumschlingungen bekannt ist (s. u.). Diese Erkenntnis besagt indessen nicht, daß in Einzelfällen eine Nabelschnurkomplikation zu einer akuten, evtl. dramatisch verlaufenden Gefährdung des Kindes führen kann. Es sind dies geburtshilfliche Situationen, in denen nur ein entschlossenes, aber dennoch technisch sorgfältig überlegtes Handeln das Kind vor schweren Schäden zu bewahren vermag.

Tabelle 1   Nabelschnurkomplikationen

1. Anlagestörungen
– Aplasie einer Nabelschnurarterie
– falscher Nabelschnurknoten
– Geschwülste
– Vasa aberrantia, Vasa praevia
– Über- und Unterlängen

2. Zirkulationsstörungen
– echter Nabelschnurknoten
– Nabelschnurumschlingung
– Nabelschnurtorsion
– Vorliegen und Vorfall

3. Traumatische Komplikationen
– Nabelschnurruptur
– Nabelschnurgefäß-Ruptur

Anlagestörungen und Gefäßanomalien als Folge einer Zottenreduktionsstörung

Das Phänomen der **Aplasie einer Nabelschnurarterie** (single umbilical artery) ist bei sorgfältiger und routinemäßiger Kontrolle der Nachgeburt post partum bei etwa 1% aller Entbindungen zu erkennen (MATHEUS u. SALA). Pathogenetisch handelt es sich wahrscheinlich um die Persistenz der primär singulären Anlage des Gefäßes (MARTIUS). Geburtshilflich kommt der präpartual nicht bekannten und nicht erkennbaren Anomalie keine Bedeutung zu. Wichtig ist indessen die Erkenntnis, daß etwa ein Drittel aller Neugeborenen mit einer Arterienaplasie der Nabelschnur Fehlbildungen und umgekehrt 75% der fehlgebildeten Kinder diese Nabelschnuranomalie aufweisen. Die sich ergebende Konsequenz ist die Sicherstellung der Diagnose durch die Kontrolle der Nachgeburt post partum, um jede Aplasie für eine besonders sorgfältige Untersuchung des Neugeborenen auf das Bestehen einer Fehlbildung zum Anlaß zu nehmen (BÖHM u. ZENK, MATHEUS u. SALA).

Auch das Vorhandensein eines **falschen Nabelschnurknotens** ist ohne klinische Relevanz. Es handelt sich um umschriebene Auftreibungen bzw. Verdickungen der Nabelschnur infolge von Stromaverdichtungen bei einer Vermehrung der Wharton-Sulze, um abnorme Schlängelungen der Gefäße in Form von Gefäßknäueln oder auch um Aneurysmen bzw. Varizen, die als Zufallsbefund bei der postpartualen Nachgeburtskontrolle erkannt werden (HARTGE, WULF).

Frei über die Eihäute verlaufende Umbilikalgefäße ohne Schutz durch ein sie umgebendes Plazentagewebe kommen in Form der **Vasa**

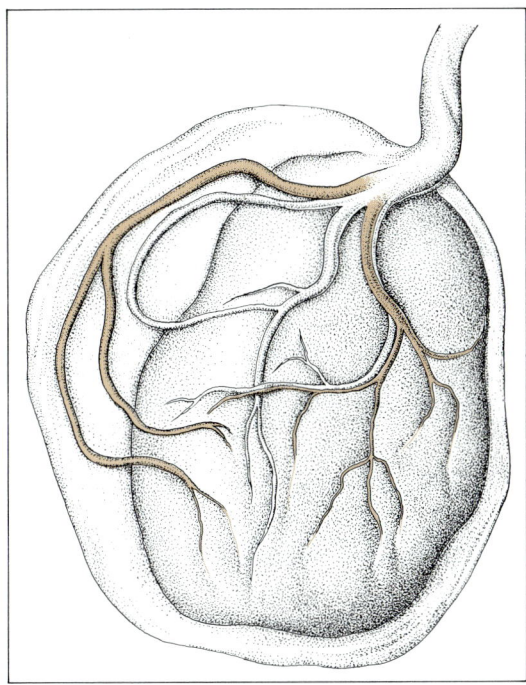

Abb. 1 Vasa aberrantia bei Insertio marginalis der Nabelschnur

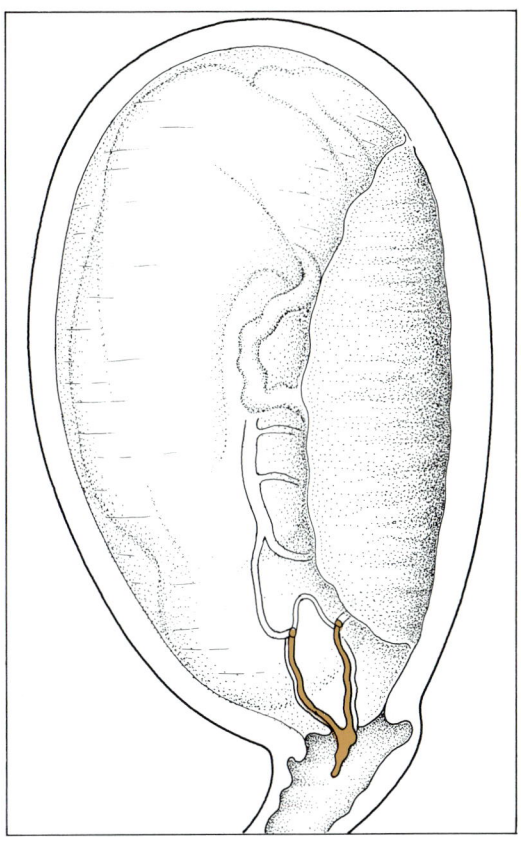

Abb. 2 Vasa praevia bei Insertio velamentosa der Nabelschnur und fetaler Blutung unmittelbar nach Blasensprung

aberrantia (Abb. 1) vor. Sie sind die Folge einer primären Nidation der Zygote in einem für das Trophoblastwachstum ungünstigen Areal und damit einer gestörten Zottenreduktion. Gleiches gilt für das Freiliegen der Nabelschnurgefäße bei der **Insertio velamentosa** (Abb. 2). Eine Gefährdung des Fetus ist insbesondere dann zu erwarten, wenn die freiliegenden Umbilikalgefäße in ihrem Verlauf in die Nähe des unteren Eipoles geraten und hier als sog. **Vasa praevia**

der Möglichkeit der Ruptur beim Blasensprung, bei einer Blasensprengung (SCHOLTES u. HÄGELE) oder auch bei der Applikation einer Elektrode zur internen CTG-Überwachung ausgesetzt sind (SPERNOL).

Fetale Blutung sub partu als Operationsindikation und die abnorme Nabelschnurlänge

Die Ruptur umbilikaler oder plazentarer Gefäße ist eine der wichtigsten Ursachen für eine fetale Blutung unter der Geburt (Tab. 2). Der eintretende Blutverlust führt sehr schnell zum *posthämorrhagischen Schock* des Kindes und bedeutet somit eine ernste Gefährdung (BECK, HICKL, ZILLIACUS).

Diagnostisch wird bei einer vaginalen Blutung in der Spätschwangerschaft oder unter der Geburt der Verdacht auf eine fetale Blutung

oder auf eine zumindest fetale Beteiligung an einer maternen Blutung, z. B. bei einer Placenta praevia, durch die folgende **Symptomentrias** gelenkt:

– *Vaginale Blutung:* Bei einer ausschließlich fetalen Blutung muß auffallen, daß der geringe, nur etwa 50–100 ml betragende Blutverlust im Gegensatz zu der schnellen und dramatischen Verschlechterung des intrauterinen Zustandes des Kindes steht!

Tabelle 2   Ursachen fetaler Blutungen

1. Blutung aus Umbilikalgefäßen
- Vasa aberrantia
- Insertio velamentosa
- Vasa praevia
- Nabelschnurruptur
- Nabelschnurgefäß-Ruptur   (Umbilikalhäm-
  atom)

2. Zottenrißblutung
- Placenta praevia
- Abruptio placentae

3. Interne Transfusion
- fetomaternale Transfusion
- fetoplazentare Transfusion
- fetofetale Transfusion (Mehrlinge)

- *Blutungsbeginn mit der Amnionruptur:* Im Gegensatz zu einer maternen Blutung, z. B. bei der Placenta praevia, beginnt die Blutung häufig im Moment der Amnionruptur bzw. der Blasensprengung.
- *CTG-Veränderungen unmittelbar nach Blutungsbeginn:* Pathologische FHF-Muster treten kurz nach dem Einsetzen der vaginalen Blutung auf.

Der **Nachweis des fetalen Blutes** bei einer maternen vaginalen Blutung ist mit verschiedenen laboratoriumstechnischen Methoden möglich. Diese Verifizierung und die mit ihr angestrebte Quantifizierung des fetalen Blutverlustes hat klinisch nur eine eingeschränkte Bedeutung erlangt. Zumeist zwingt die akute intrauterine Notsituation des Kindes den Geburtshelfer unter Verzicht auf jeden diagnostischen Zeitverlust zur operativen Geburtsbeendigung. Die folgenden *Methoden* stehen zur Verfügung (MARTIUS, LOOCK):

- *Nachweis des fetalen Hämoglobins (HbF) mit Hilfe des Zitronensäure-Phosphat-Puffers* (KLEIHAUER u. BETKE): Im Vaginalblut wird durch den Zusatz des Zitronensäure-Phosphat-Puffers das Erwachsenenhämoglobin (HbA) eluiert, während die fetalen Erythrozyten ihre Färbbarkeit beibehalten. Die hohe Empfindlichkeit der Methode zeigt sich an der Möglichkeit des HbF-Nachweises bei einer Konzentration ab 1‰.
- *HbF-Nachweis nach Ogita* (Abb. 3): Die Methode beruht auf der unterschiedlichen Reaktion des HbA und des HbF im alkalischen Milieu, in dem HbA denaturiert wird, HbF aber in Lösung bleibt (PENT). Das heparinisierte Vaginalblut wird mit einer Kapillare oder Spritze aufgezogen. Ein Tropfen Blut wird mit 5 Tropfen Kalilauge 2 Min. geschüttelt. Anschließend werden 10 Tropfen einer Lösung aus 400 ml 50%iger gesättigter Ammo-

niumsulfatlösung und 1 ml 10n Salzsäure hinzugefügt. Das Gemisch wird auf ein Filterpapier gegeben. Während das denaturierte HbA ungelöst bleibt, bildet das alkaliresistente HbF einen roten Ring. Der HbF-Nachweis gelingt mit dieser Methode innerhalb weniger Minuten. Er ist jedoch mit etwa 12% falsch negativen Ergebnissen belastet (LOOCK).

- *Lichtmikroskopische Untersuchung des Nativpräpates:* Mikroskopisch sind im Nativpräparat bei einer fetalen Beteiligung an der vaginalen Blutung kernhaltige Normoblasten und fetale Erythrozyten erkennbar. Damit ist ein erster, quantitativ allerdings ungenügender Eindruck von dem fetalen Blutungsanteil zu erreichen.
- *Differenzierung der maternen und der fetalen Erythrozyten über den Größenunterschied:* Mit Hilfe eines speziellen Zählgerätes können die fetalen Makrozyten mit einer Irrtumswahrscheinlichkeit von 1% erkannt werden (STEFFEN u. Mitarb.).

Wie aus Tab. 2 zu erkennen ist, kann ein fetaler Blutverlust mit nachfolgendem posthämorrhagischem Schock nicht nur als Folge einer Ruptur eines umbilikalen Gefäßes auftreten. Eine **plazentare fetale Blutung** stammt aus dem intravillösen Raum, und zwar bei Zottenverletzungen bei einer Placenta praevia bzw. Abruptio placentae. Dies ist der Grund für den oftmals zu beobachtenden schlechten neonatalen Zustand des Kindes, z. B. nach einer Schnittentbindung wegen einer „maternen" Blutung bei Placenta praevia.

Schließlich können „**interne fetale Transfusionen**" zum

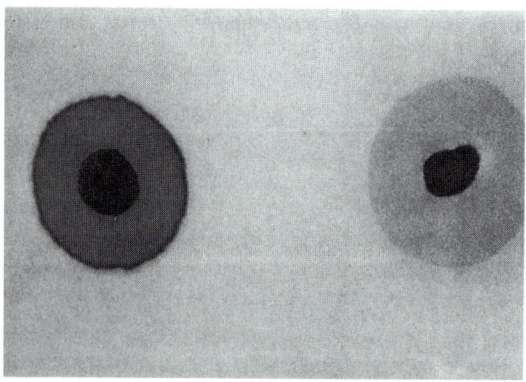

Abb. 3   Nachweis vom HbF im vaginalen maternen Blut nach Ogita u. Mitarb. Mütterliches (links) und kindliches (rechts) Blut im Ogita-Test nach Auftragung auf ein Filterpapier. Erwachsenenblut wird denaturiert und bleibt an der Auftragungsstelle liegen; fetales Blut ist alkaliresistent, dehnt sich aus und bildet nach Antrocknung einen roten Hof

fetalen Blutverlust und damit zum posthämorrhagischen Schock des Kindes führen:

- *Massive fetomaternale Transfusionen* treten spontan, aber auch infolge eines Traumas auf. Neben der Gefährdung des Fetus führen sie bei einer Blutgruppenheterospezifität evtl. zu schwer beherrschbaren Sensibilisierungen der Mutter (WENTWORTH, RENAER u. Mitarb., SCHNEIDER).
- Die *fetoplazentare Transfusion* kommt bei großen hämorrhagischen Infarkten der Plazenta, aber auch infolge eines Kollapses des plazentaren Kreislaufes mit massiver Dilatation der Gefäße bei infektiöstoxischen und allergischen Reaktionen vor (HÖRMANN u. LEMTIS).
- Die *fetofetale Transfusion* wird bei monozygoten Mehrlingen mit Transfusionssyndrom beim Empfängerkind und Anämie beim Spenderkind beobachtet. Bei längerer Dauer der Blutverteilungsstörung kommt es zur Dehydratation und Pädatrophie des Spenderkindes.

Die

operative Therapie der fetalen Blutung sub partu

kann nur in der sofortigen, d.h. unter größtmöglicher Abkürzung der E-E-Zeit (S. 335) vorgenommenen Beendigung der Entbindung bestehen. Das Vorgehen richtet sich nach dem vaginalen Untersuchungsbefund: Bei vollständiger oder nahezu vollständiger Erwei-

terung der Zervix und „Zangengerechtstand des vorangehenden Teils" wird das Kind durch die Vakuumextraktion oder Zangenextraktion, in der späten Eröffnungsperiode und bei digital leicht reponierbarem Muttermund durch die Perfusion toulousaine (S. 289), in allen anderen Fällen durch die Schnellsectio entwickelt. Bei Bestätigung des posthämorrhagischen Schocks des Neugeborenen, die sich klinisch bereits aus der auffallenden Blässe der Haut bei unzureichender Reaktion des Kindes auf eine technisch mit Sicherheit einwandfreie intratracheale Beatmung ergibt, ist eine *Bluttransfusion über die Nabelvene* indiziert. Da es sich hierbei um eine dringende, lebenserhaltende Maßnahme handelt, wird auf einen 0 rh-negativen Spender unter den Ärzten oder Hebammen im Kreißsaal zurückgegriffen, von denen schon aus diesem Grunde eine jederzeit greifbare Liste der Blutgruppen im Kreißsaal vorhanden sein muß.

Die **kurze Nabelschnur** wie auch deren **Überlänge** können sich sub partu dadurch bemerkbar machen, daß sie zu Zirkulationsstörungen führen: die kurze Nabelschnur durch starke Dehnung mit Einengung der Gefäßlumina, die zu lange Nabelschnur über das gehäufte Auftreten von Umschlingungen oder auch eines Vorliegens bzw. Vorfalls. Die operative Behandlung entspricht damit der der intrauterinen Asphyxie, ohne daß deren Ursache bei Behandlunsbeginn bekannt ist.

Akute Zirkulationsstörungen

Den in der Schwangerschaft oder sub partu auftretende Zirkulationsstörungen durch Einengung oder Verlegung der Umbilikalgefäße ist die **Symptomatik der fetalen Notsituation** gemeinsam. Mekoniumhaltiges Fruchtwasser und vor allem die als „Nabelschnurmuster" bekannten CTG-Veränderungen wie variable Dezelerationen, bei vollständigem Gefäßverschluß die anhaltende Bradykardie sind die wichtigsten Hinweissymptome. In nur einem Teil der Notsituationen gelingt es, deren Ursache vor Beginn der erforderlichen operativen Geburtsbeendigung zu erkennen. Daß *pathogenetisch* für die Gefährdung des Kindes nicht nur die Beeinträchtigung des Gasaustausches wichtig ist, sondern auch eine Volumenverminderung im fetalen Kreislauf durch die Blockierung des Rückstromes aus der Plazenta (HÖRMANN), sollte Beachtung finden.

Das Vorkommen von **echten Nabelschnurknoten**

(Abb. 4) wird in der Literatur in weitgehender Übereinstimmung mit 0,2% angegeben (GÖSSLER, KLEINSCHMIDT u. Mitarb., SCHEFFEL u. LANGANKE, SPELLACY u. Mitarb.). Eine pränatale Erkennung der Knoten ist bis heute nicht möglich, so daß für sie die Aussage uneingeschränkt Gültigkeit hat, daß das therapeutische Vorgehen von dem intrauterinen Zustand des Kindes ohne vorherige pathogenetische Klärung bestimmt wird. Ein Kausalzusammenhang zwischen der Knotenbildung und einem intrauterinen Fruchttod darf post partum nur hergestellt werden, wenn im Knotenbereich spindelförmige Verengungen und – bei einer vorausgegangenen, zunächst isolierten Venenkompression – intravillöse Stauungserscheinungen ähnlich dem akuten hämorrhagischen Infarkt in der Plazenta erkennbar sind bzw. wenn bei einem akuten kompletten Verschluß im arteriellen Kreislauf typische Gefäßkollapse mit Endothelverquellungen im Bereich der Deckplatten- und

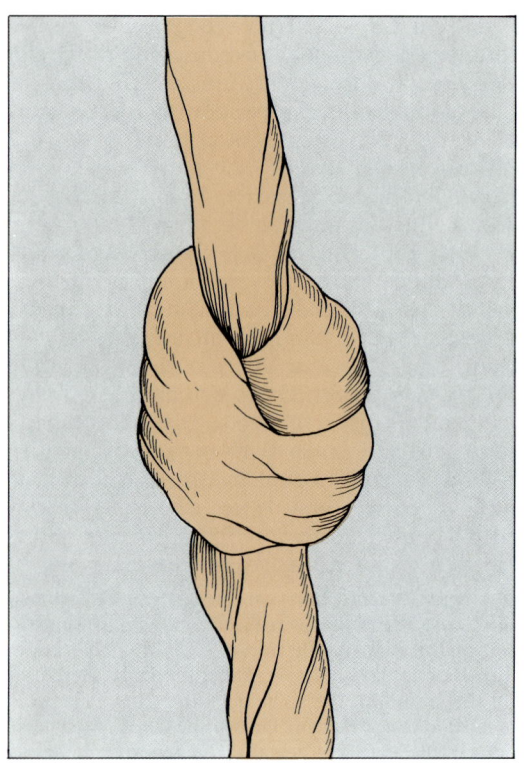

Abb. 4   Echter Nabelschnurknoten

Nabelschnurumschlingungen bedürfen in gleicher Weise einer zurückhaltenden Bewertung hinsichtlich ihrer klinischen Bedeutung. Bei unterschiedlichen Frequenzangaben zwischen 15 und 35% (SCHEFFEL u. LANGANKE, KLEINSCHMITDT u. Mitarb.) finden sie sich einerseits bei Totgeburten nicht häufiger als bei lebendgeborenen Kindern; andererseits werden bei diesen Entbindungen doppelt so häufig ein mekoniumhaltiges Fruchtwasser, Apgar-Werte < 6 und auch signifikant niedrigere pH-Werte im arteriellen Nabelschnurblut post partum gefunden (BRUCE u. Mitarb., ARTO-MEDRANO u. VERGES TORRES, BOGADAN u. MEYER, WEILAND, WEBER u.a.). Subpartuale *Hinweissymptome* sind vor allem die variablen Dezelerationen bei nicht selten gegebener Beeinflußbarkeit durch einen Lagewechsel der Kreißenden. Sie sind es auch, die neben anhaltenden Dezelerationen die Indikation zur operativen Geburtsbeendigung stellen lassen.

Die *Indikation zur operativen Geburtsbeendigung* ergibt sich wie bei anderen, subpartual nicht diagnostizierbaren Zirkulationsstörungen im Bereich der Nabelschnur aus der klinischen Symptomatik der intrauterinen Asphyxie (s. o.).

Die **Nabelschnurtorsion** ist die Folge einer mehrfachen Drehung des Fetus um die umbilikale Insertion. Die spindelförmige Striktur an der Torsionsstelle ist indessen nur schwer allein mit Mehrfachdrehungen zu erklären, da die freie Beweglichkeit und die spiralige Struktur der Chorda umbilicalis dies kaum zulassen. So ist immer wieder diskutiert worden, ob es sich bei der Nabelschnurtorsion wirklich um die Folge der postpartual erkennbaren Veränderungen handelt (YEH u. HON) oder ob sie sogar die Folge einer postmortalen Torquierung ist (GREENHILL).

Stammzottengefäße und an den Venen eine Ektopie mit Thromben vorhanden sind. Die Beachtung dieser notwendigen Veränderungen ist wichtig, damit nicht ein Nabelschnurknoten irrtümlich als Todesursache in Anspruch genommen wird und andere, z.B. plazentogene Todesursachen übersehen werden (KLOOS u. VOGEL, CHASNOFF u. FLETSCHER).

Vorliegen und Vorfall der Nabelschnur

Das Vorliegen und der Vorfall der Nabelschnur bedeuten in jedem Fall eine akute, ernste Gefährdung des Kindes und damit eine dramatische Komplikation, die den Geburtshelfer zum sofortigen Handeln zwingt. Die folgenden **Definitionen** finden Verwendung (Abb. 5–7):
- *Vorliegen der Nabelschnur:* Nabelschnur neben oder vor dem vorangehenden Teil bei stehender Fruchtblase.
- *Vorfall der Nabelschnur:*
  - *okkult:* Nabelschnur intra- bzw. suprazervikal neben dem vorangehenden Teil bei gesprungener Fruchtblase,

- *manifest:* Nabelschnur vor dem vorangehenden Teil in der Zervix, der Vagina oder vor der Vulva (WULF, KASTENDIECK).

Die **Frequenz** des Nabelschnurvorfalls wird mit Werten zwischen 0,11 und 0,67%, zumeist mit einem Mittelwert von 0,4–0,5% angegeben (LE DALL, SCHEFFEL u. LANGANKE, GÖSSLER, KLEINSCHMIDT u. Mitarb., KASTENDIECK, KOUAM u. MILLER, CLARK u. Mitarb., ZACHARIAS u. WILKEN). Als **disponierende Faktoren** sind geburtsmechanische Anomalien mit ungenügender Abdichtung der Zervix durch den vorangehenden Teil, die Multiparität, die Frühgeburt, das Hydramnion, die sekundäre partielle Placenta

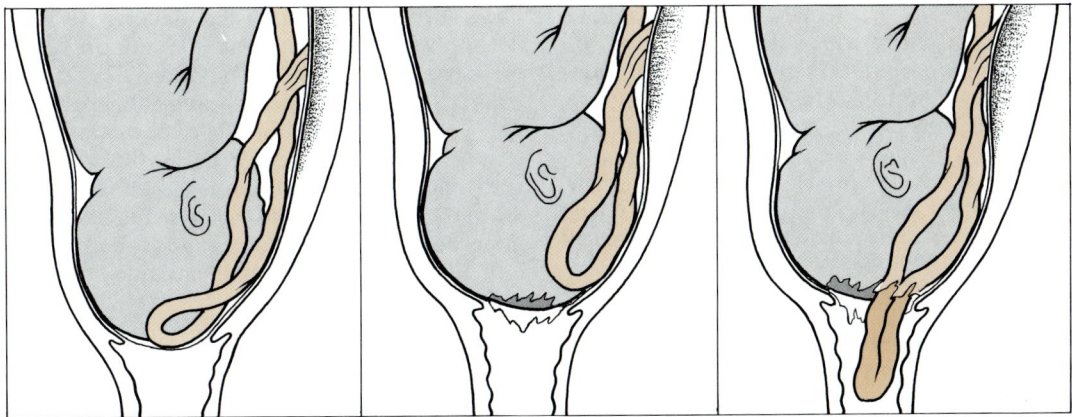

Abb. 5   Vorliegen der
Nabelschnur

Abb. 6   Okkulter
Nabelschnurvorfall

Abb. 7   Manifester
Nabelschnurvorfall

praevia und die überlange Nabelschnur seit langem bekannt (WULF).

Die **frühzeitige Diagnose** ist für die Prognose des Kindes von ausschlaggebender Bedeutung (CLARK u. Mitarb.). Die gegebenen Möglichkeiten gehen aus den Untersuchungen von KASTENDIECK hervor. Danach wurde der Nabelschnurvorfall erkannt:

– aufgrund von Veränderungen im CTG: in ca. 30%,
– im Zusammenhang mit der Blasensprengung: in ca. 35%,
– durch eine routinemäßige vaginale Untersuchung: in ca. 20%,
– durch Inspektion der Vulva: in ca. 15%.

Eine unterschiedliche Beurteilung findet bei den Geburtshelfern die **Bedeutung der Blasensprengung** für den Vorfall der Nabelschnur. Daß die Amniotomie bei einem fehlenden oder hoch über dem Beckeneingang stehenden vorangehenden Teil kontraindiziert ist, ist ohne Zweifel eine von allen akzeptierte Empfehlung. Es bedarf auch kaum der Erwähnung, daß bei einem Vorliegen der Nabelschnur eine Blasensprengung unterbleiben muß. Da das Vorliegen der Nabelschnur nach KASTENDIECK jedoch nur in 0,04% aller Geburten diagnostiziert wird, ist die Gefährdung des Kindes dann höher einzuschätzen, wenn beim Vorliegen ein spontaner Blasensprung eintritt. Die sofortige Diagnose während einer Blasensprengung, die für das Vorliegen der Nabelschnur nicht verantwortlich gemacht werden darf, stellt dann eine Verkürzung der E-E-Zeit sicher. – STRIZHOVA u. PETRIKOVSKY empfehlen bei dem Verdacht auf ein Vorliegen der Nabelschnur, z. B. aufgrund von CTG-Veränderungen (MÉNDEZ-BAUER), die intrapartuale endoskopische Kontrolle zu dessen Verifizierung bzw. Ausschluß.

In der **Behandlung** ist es wenig sinnvoll, zwischen dem Vorgehen bei einem Vorliegen und einem Vorfall der Nabelschnur zu unterscheiden. Die erforderlichen Maßnahmen entsprechen sich weitgehend, wobei lediglich beim Nabelschnurvorfall auf eine noch intensivere Abkürzung der E-E-Zeit zu achten ist. Es ist zu unterscheiden zwischen

– *Sofortmaßnahmen* zur Sicherstellung der O_2-Versorgung des Kindes bis zur Beendigung der Entbindung,
– *operativen Maßnahmen* zur Gewinnung des gefährdeten Kindes.

Die *Sofortmaßnahmen* beginnen nach Blasensprung, also beim Nabelschnurvorfall, mit dem

manuellen Hochschieben des vorangehenden Teiles

durch Eingehen mit der ganzen Hand in die Vagina, Aufsuchen des vorangehenden Teiles und Hochdrängen des Kindes in das Corpus uteri, bis die Nabelschnur von jeder Kompression befreit ist. Am besten läßt man dazu die Nabelschnur durch die Volarseite der Handfläche laufen. Diese erste Maßnahme muß oftmals von der im Kreißsaal anwesenden Hebamme ergriffen werden, die sich zu diesem Zweck z. B. eine Betaisodona-Lösung über die Hände gießt, um sich dann ohne Zeitverlust einen Handschuh anzuziehen.

Zur gleichen hat eine

Wehenhemmung durch die Akuttokolyse

zu erfolgen: Es werden 20–50 µg eines Beta-mimetikum (z. B. Partusisten) i. v. gegeben. Mit 2–4 µg/min per infusionem sollte die Tokolyse dann bis zur Entbindung fortgesetzt werden.

Allen **anderen therapeutischen Empfehlungen** für die Zeit bis zum Beginn der operativen Entwicklung des Kindes sollten wir skeptisch gegenüberstehen! Dies gilt sowohl für die Beckenhochlagerung wie für die Verabreichung von Sauerstoff und die maximale Auffüllung der Harnblase:

- *Beckenhochlagerung:* Sie erreicht kaum je ein solches Ausmaß, das für ein wirksames Zurückweichen des vorangehenden Teiles zu sorgen vermag. Das Unterschieben eines Steißkissens oder das Hochdrehen des Beckens führt häufig nur zu einem sinnlosen Zeitverlust.
- *Verabreichung von Sauerstoff an die Mutter:* Sie kann nur dann effektvoll sein, wenn die Nabelschnurkompression aufgehoben wurde. Danach wird sie aber nicht mehr benötigt.
- *Maximale Auffüllung der Harnblase* (CASPI u. Mitarb.) mit 500 ml physiologischer Kochsalzlösung: Sie ist in ihrem Effekt hinsichtlich des Hochdrängens des vorangehenden Teiles zu unsicher.

Die notwendige *operative Entwicklung des Kindes* muß in allererster Linie die auf ein Minimum reduzierte E-E-Zeit zum Ziel haben, da die Prognose für das Kind fast ausschließlich von der Länge dieses Zeitintervals bestimmt wird (KASTENDIECK, YEH u. HON). Eine erst kürzlich von KASTENDIECK zusammengestellte Letalitätsstatistik unter gleichzeitiger Berücksichtigung des operativen Vorgehens (Tab. 3) zeigt, daß die genannte Forderung mit ausreichender Sicherheit nur durch die

Schnittentbindung

zu erfüllen ist (DALY u. GIBBS). Nach 1970 steht einer perinatalen Sterblichkeit von 11% nach vaginal entbindender Operation eine Letalität der Kinder nach Sectio von 1% gegegenüber. Hieraus muß sich eine großzügige Indikation zum abdominalen Vorgehen ergeben. Die Bedingungen für die Mütter können dabei im allgemeinen durch die beschriebenen Sofortmaßnahmen trotz des Vorgehens in Form einer

Tabelle 3   Perinatale Sterblichkeit bei vaginaler und abdominaler Entwicklung des Kindes bei Nabelschnurvorfall (aus *Kastendieck, E.*: Gynäkologe 17 [1984] 96)

Autor	Perinatale Mortalität					Sectio-frequenz
	Vaginale Entbindung		Sectio		Insge-samt	
Cushner (1896–1956)	150/334	45%	2/37	5%	41%	10%
Myles (1942–1956)	41/116	35%	2/32	6%	29%	22%
Widholm u. Mitarb. (1951–1960)	34/237	14%	6/61	10%	13%	20%
Savage u. Mitarb. (1951–1965)	55/242	23%	13/138	9%	18%	36%
Clark u. Mitarb. (1956–1963)	14/66	21%	2/34	6%	16%	34%
Daly u. Mitarb. (1956–1965)	11/64	17%	2/34	6%	13%	35%
Goldthorp (1960–1964)	9/53	17%	0/31	0%	11%	37%
Zacharias u. Mitarb. (1958–1973)	15/69	22%	5/29	17%	20%	30%
Universitätsfrauenklinik Würzburg (1963–1972)	18/52	35%	2/11	18%	32%	17%
Bis 1970	347/1233	28%	34/407	8%	23%	25%
Migliorini u. Mitarb. (1971–1974)	3/29	10%	0/18	0%	6%	38%
Caspi u. Mitarb. (1970–1979)	3/39	8%	0/88	0%	2%	69%
Universitätsfrauenklinik Würzburg (1974–1983)	3/15	20%	1/21	5%	11%	58%
Nach 1970	9/83	11%	1/127	1%	5%	60%

Eliminiert: < 1000 g schwere Kinder, vor Diagnosestellung verstorbene Kinder („non-salvageable infants").
Die Absolut- und Häufigkeitszahlen wurden z.T. in gegenüber der Originalarbeit geänderter Form zusammengestellt und berechnet.

Notsectio so gestaltet werden, daß deren Morbidität sich nur unbedeutend erhöht!

Von den **vaginal entbindenden Operationsverfahren** ist die

innere Wendung mit Extraktion des Kindes

bei einer Letalität der Kinder von nach wie vor 40% nicht mehr ernsthaft in Erwägung zu ziehen. Sie wird in der Zukunft nur noch beim Nabelschnurvorfall des 2. Zwillingskindes zur Anwendung kommen. Die

Vakuum- bzw. Zangenextraktion

darf nur dann zur Geburtsbeendigung herangezogen werden, wenn der vorangehende Teil zum Zeitpunkt der Erkennung des Nabelschnurvorfalls tief in das Becken eingetreten ist bzw. den Beckenboden erreicht hat (DENZLER, ALTARAS u. Mitarb.). Verständlicherweise wird dies vor allem bei Mehr- und Vielgebärenden beobachtet. In allen anderen Fällen sollte unbedingt versucht werden, die für die abdominale Schnittentbindung erforderliche Zeit durch die anfangs genannten Sofortmaßnahmen zu gewinnen. Selbstverständlich wird der erfahrene Geburtshelfer die Entscheidung über ein vaginales oder abdominales Vorgehen aufgrund individueller Besonderheiten wie z.B. unter Berücksichtigung der Beweglichkeit des Kindes, des Zustandes des weichen Geburtskanals, der Größe des Kindes und der Operabilität der Mutter treffen.

Traumatisch bedingte Nabelschnurkomplikationen

Die **Nabelschnurruptur** stellt bei einer Dehnungsmöglichkeit der Chorda umbilicalis um 20–30% und einer etwa 5 kg betragenden Zugfestigkeit ein sehr seltenes Ereignis dar. Der *komplette Abriß* wird so gut wie ausschließlich im Zusammenhang mit einer Sturzgeburt beobachtet (WULF, YEH u. HON, ITSKOVITS u. Mitarb.).

Die **Gefäßruptur der Nabelschnur** entspricht der vor allem bei relativ oder absolut kurzer Nabelschnur in der Austreibungsperiode auftretenden *imkompletten Ruptur*. Bei Erhaltung des Amnionüberzuges entsteht ein *Nabelschnurhämatom*. Ein disponierender Faktor kann die die Zugfestigkeit herabsetzende Chorioamnionitis sein.

Klinisch stehen die fetale, evt. von außen erkennbare vaginale Blutung und die Symptome der intrauterinen Asphyxie entsprechend der fetalen Blutung aus umbilikalen, aberrierenden Gefäßen (S. 233) im Vordergrund. Die **operative Therapie** in Form der unverzüglichen Geburtsbeendigung je nach der augenblicklichen geburtshilflichen Situation wird von dieser Symptomatik bestimmt.

Literatur

Altaras, M., G. Potashik, N. Ben-Adereth, H. Leventhal: The use of vacuum extraction in cases of cord prolapse during labor. Amer. J. Obstet. Gynec. 118 (1974) 824

Arto-Medrano, F., A. Verges Torres: Einfluß von Nabelschnurumschlingungen auf den aktuellen pH-Wert des Feten und den Apgar score des Neugeborenen. Zbl. Gynäk. 93 (1971) 433

Bogadan, C., C. Meyer: Die Azidosegefährdung des Fetus bei Nabelschnurumschlingung. Schweiz. Z. Gynäk. Geburtsh. 2 (1971) 445

Böhm, W., Ch. Zenk: Zur Bedeutung der Nabelschnurgefäßanomalien im Rahmen der perinatalen Mortalität. Zbl. Gynäk. 98 (1976) 475

Bruce, S., L. S. James, E. Bowe, H. Rey, H. Shamsi: Umbilical cord complications as a cause of perinatal morbidity and mortality. J. perinat. Med. 6 (1978) 89

Clark, D.O., W. Copeland, J.C. Ullery: Prolapse of the umbilical cord. Amer. J. Obstet. Gynec. 101 (1968) 84

Daly, J.W., C.E. Gibbs: Cord prolapse. Amer. J. Obstet. Gynec. 94 (1968) 264

Denzler, U.: Der Nabelschnurvorfall bei Schädellage als Indikation zur Vakuumextraktion. Gynaecologia (Basel) 167 (1969) 250

Gössler, A.: Die Nabelschnurkomplikationen. Zbl. Gynäk. 86 (1964) 1294

Greenhil, J.P.: Anatomy, anomalies and prolapse of the umbilical cord. Clin. Obstet. Gynec. 5 (1962) 982

Hartge, R.: Über das Vorkommen von Nabelschnurknoten. Geburtsh. u. Frauenheilk. 39 (1979) 976

Itskovits, J., M. Friedman, B.A. Peretz, J.M. Brandes: Intrauterine rupture of the umbilical cord during delivery. Europ. J. Obstet. Gynaec. 10 (1980) 35

Kastendieck, E.: Nabelschnurvorfall. Gynäkologe 17 (1984) 96

Kleinschmidt, R., K. Renziehausen, R. Mattheus: Die praktische Bedeutung von Nabelschnurkomplikationen für die Geburtsleitung. Zbl. Gynäk. 97 (1975) 722

Kloos, K.F., M. Vogel: Pathologie der Perinatalperiode. Thieme, Stuttgart 1974

Kouam, L., E.C. Miller: Einige neue Aspekte zum Nabelschnurvorfall. Zbl. Gynäk. 102 (1980) 724

Le Dall. La place de l'opération césarienne dans la procidence du cordon. Bull. Féd. Soc. Gynéc. Obstét. franç. 15 (1963) 472

Loock, W.: Diagnostik fetaler Blutungen unter der Geburt. Gesellschaft für Geburtshilfe und Gynäkologie, Berlin 1980

Martius, G.: Blutung unter der Geburt. In Martius, G., M. Schmidt-Gollwitzer: Differentialdiagnose in Geburtshilfe und Gynäkologie. Thieme, Stuttgart 1984 (S. 360)

Martius, G.: Pathologie der Geburt. In Martius, G.: Lehrbuch der Geburtshilfe, 11. Aufl. Thieme, Stuttgart 1985 (S. 316)

Matheus, M., M.A. Sala: The importance of placental examination in newborns with single umbilical artery. Z. Geburtsh. Perinat. 184 (1980) 231

Méndez-Bauer, C., A. Ruiz Canseco, M. Andujar Ruiz, A. Menendez, J. Arroyo, R. D. Gardi, V. Sastry, J. Zamarriego Crespo: Early decelerations of the fetal heart rate from occlusion of the umbilical cord. J. perinat. Med. 6 (1978) 69

Scheffel, Th., D. Langanke: Die Nabelschnurkomplikationen an der Universitäts-Frauenklinik Leipzig von 1955 bis 1967. Zbl. Gynäk. 92 (1970) 429

Scholtes, G., W. Hägele: Starke kindliche Blutung aus einem Vas aberrans nach Amniotomie im Rahmen einer Geburtseinleitung. Zbl. Gynäk. 105 (1983) 236

Spellacy, W. N., H. Gravem, R. O. Fisch: The umbilical cord complications of true knots, nuchal coils and cords around the body. Amer. J. Obstet. Gynec. 94 (1966) 1136

Spernol, R.: Schwere kindliche Blutung aus einem Vas praevium bei der Applikation einer Fetalelektrode nach spontanem Blasensprung. Z. Geburtsh. Perinat. 185 (1981) 364

Strizhova, N. V., B. M. Petrikovsky: Endoscopical determina-
tion of umbilical cord complications in labor. J. perinat. Med. 9 (1981) 48

Weber, T.: The influence of cord complications of fetal pH, neonatal Apgar score and acid base state and oxygenation of the umbilical artery and vein. J. perinat. Med. 8 (1981) 134

Weiland, A.: Nabelschnurumschlingungen. Dtsch. med. Wschr. 94 (1969) 142

Wulf, K.-H.: Pathologie der Nachgeburtsteile. In Martius, G.: Lehrbuch der Geburtshilfe, 11. Aufl. Thieme, Stuttgart 1985 (S. 152)

Yeh, S. Y., E. H. Hon: Nabelschnurkomplikationen unter der Geburt. Gynäkologe 1 (1968) 71

Zacharias, K., H. P. Wilken: Ergebnisse der Geburtsleitung beim Nabelschnurvorfall an der Universitäts-Frauenklinik Rostock in den Jahren 1958–1973. Zbl. Gynäk. 97 (1975) 1380

Operatives Vorgehen beim Vorliegen und Vorfall kleiner Teile

Im Gegensatz zur Geburt beim Vierfüßler bedeutet bei der menschlichen Geburt das Ereignis, daß eine Extremität neben oder vor dem vorangehenden Kindsteil liegt, eine ernstzunehmende Komplikation: Bei der Schädellage führt der Armvorfall z. B. zu einem unüberwindlichen Hindernis, das die Ursache einer Überdehnungsruptur des Uterus sein kann.

Die **Nomenklatur** entspricht weitgehend der, die bei den Positionsanomalien der Nabelschnur verwandt wird (S. 236). Wir unterscheiden (Abb. 1–3):

– *Vorliegen kleiner Teile:* kleiner Teil neben oder vor dem führenden Kindsteil bei stehender Fruchtblase.

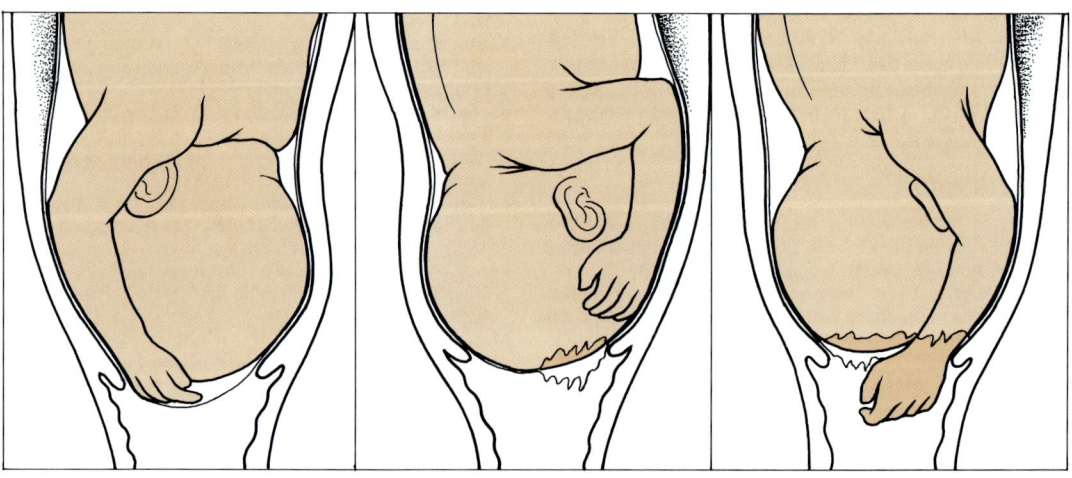

Abb. 1   Vorliegen eines Armes

Abb. 2   Unvollkommener Armvorfall

Abb. 3   Vollkommener Armvorfall

– *Vorfall kleiner Teile:*
  – *unvollkommener Vorfall kleiner Teile:* kleiner Teil neben dem vorangehenden Teil bei gesprungener Fruchtblase;
  – *vollkommener Vorfall kleiner Teile:* kleiner Teil vor dem führenden Kindsteil bei gesprungener Fruchtblase.

Das Vorliegen und der Vorfall kleiner Teile kommt in *unterschiedlichen Formen* vor: Die häufigste ist der Extremitätenvorfall bei *Querlage*. Er ist eine fast typische Begleiterscheinung dieser Lageanomalie und beeinflußt den Geburtsverlauf nicht: Für ihn ist vielmehr die Lageanomalie bestimmend. Gleiches gilt für das Vorliegen bzw. den Vorfall eines oder beider Füße bei *Beckenendlage*. Aber auch bei der *Schädellage* werden unterschiedliche Variationen des Extremitätenvorfalls beobachtet:

– Vorliegen und Vorfall eines oder beider Arme,
– Vorliegen und Vorfall eines oder beider Beine.

Die **Häufigkeit** des Extremitätenvorfalls bei Schädellage wird in der Literatur unterschiedlich angegeben, eine Tatsache, die mit der Nichtbeachtung eines passageren Extremitätenvorliegens erklärt werden kann. Die Frequenzangaben schwanken zwischen 0,05 und 0,1% (KÄSER u. RICHTER, MARTIUS). Bei Frühgeburten und bei Mehrgebärenden ist der Vorfall etwa 10mal häufiger (HUSSLEIN). Der *Vorfall eines Fußes bei Schädellage* ist mit einem Vorkommen von etwa 1:5000 Geburten ein seltenes Ereignis (SCHNEEWEISS). Über einen doppelten Arm- und Fußvorfall bei Schädellage hat kürzlich WUNDERLICH berichtet.

Die **therapeutischen Entscheidungen** können im Gegensatz zum Vorliegen und Vorfall der Nabelschnur, die in jedem Fall eine akute und ernste Bedrohung für das Kind darstellen, beim Vorliegen und Vorfall einer Extremität in Ruhe getroffen werden. Es muß allerdings beachtet werden, daß – bei fast übereinstimmender Pathogenese verständlich – ein Drittel aller Fälle von Extremitätenvorfall mit einem Nabelschnurvorfall kombiniert auftritt (KÄSER u. PALLASKE). Vor allem aus diesem Grunde muß auch beim Extremitätenvorfall eine kontinuierliche CTG-Überwachung sichergestellt sein.

Die **Behandlung des Extremitätenvorliegens** beginnt bei unbeeinträchtigtem Zustand des Kindes mit der

Lagerung auf die entgegengesetzte Seite.

Liegt der Arm des Kindes rechts neben dem Kopf, so wird die Kreißende auf die linke Seite und umgekehrt gelegt. Auf diese Weise kann in vielen Fällen bereits eine Korrektur durch das Zurückgleiten des Armes erreicht werden. Auf die Blasensprengung bzw. auf alle Maßnahmen, die zum Blasensprung führen können, muß selbstverständlich verzichtet werden.

Die gleiche therapeutische Empfehlung gilt zunächst für den **unvollkommenen Armvorfall**. Auch bei ihm wird mit der Lagerung häufig ein Zurückgleiten des Armes und damit ein weiterer komplikationsloser Geburtsverlauf erreicht. Persistiert indessen der Vorfall des Armes und wird dieser durch den tiefer drängenden Kopf mehr und mehr zwischen vorangehendem Kindsteil und Beckenwand eingeklemmt, so ist die

Schnittentbindung

zu indizieren. Nur sie vermag mit ausreichender Sicherheit die gegebenen Gefahren zu überwinden. Die früher empfohlene

Reposition des vorgefallenen Armes

(Abb. 4) kann heute nur noch bei einer stark eingeschränkten Operabilität einer Mehr- der Vielgebärenden bzw. beim Fruchttod (s.u.) in

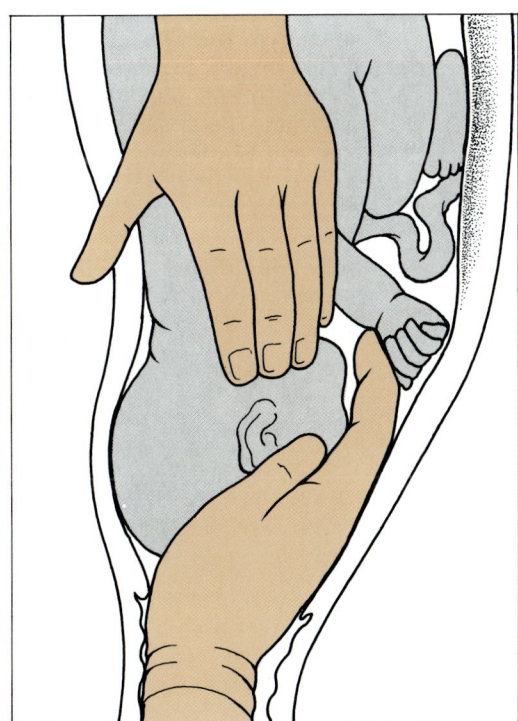

Abb. 4 Reposition eines vorgefallenen Armes bei Schädellage

Erwägung gezogen werden. Diese Indikationen sind indessen auch ausreichend Grund dafür, die Reposition des vorgefallenen Armes weiterhin zu lehren. Der Eingriff wird in der späten Eröffnungsperiode, spätestens jedoch bei vollständiger Erweiterung des Muttermundes in Periduralanästhesie oder Allgemeinnarkose vorgenommen. Dabei geht die Hand des Geburtshelfers, die der Seite des vorgefallenen Armes entspricht, ganz in die Vagina ein. Sie drängt den Arm am kindlichen Kopf vorbei zumindest bis in Höhe des Halsausschnittes. In dieser Position wird die nächste Wehe abgewartet. Während die Hand des Geburtshelfers dann langsam zurückgeht, wird mit der äußeren Hand oder auch durch eine Hilfsperson der Kopf in das kleine Becken gedrängt. Die Gefahr jedes Repositionsversuches besteht in der Provokation eines zusätzlichen Nabelschnurvorfalls, durch den die Situation des Kindes erheblich verschlechtert wird. – Die

innere Wendung aus Kopflage auf den Fuß

kommt zur Behandlung eines Armvorfalls bei Schädellage nur noch *beim 2. Zwillingskind* mit einer entsprechenden Komplikation zur Anwendung. – Wird ein Armvorfall bei *intrauterinem Fruchttod* diagnostiziert, so kann von dem beschriebenen Repositionsmanöver Gebrauch gemacht werden. Gelingt dieses nicht, so ist bei vollständig erweitertem Muttermund die

Perforation des vorangehenden Kopfes

eine therapeutische Möglichkeit, mit der der Kreißenden die Schnittentbindung erspart werden kann.

Für die Behandlung eines *Beinvorfalls bei Schädellage*, der sehr selten und dann bevorzugt bei mazerierten bzw. unreifen Kindern auftritt, gelten die gleichen therapeutischen Empfehlungen. Zunächst erfolgt die

Lagerung auf die Seite des Rückens

in der Hoffnung, daß das Bein oder die Beine zurückgleiten. Beim lebenden und insbesondere beim unreifen Kind muß die Geburt durch die

Schnittentbindung

beendet werden (SCHNEEWEISS). Beim abgestorbenen Kind kann auch beim Beinvorfall bei Schädellage durch die manuelle Reposition das abdominale Vorgehen umgangen werden.

Literatur

Husslein, H.: die regelwidrige Geburt. In Schwalm, H., G. Döderlein, K.-H. Wulf: Klinik der Frauenheilkunde und Geburtshilfe, Bd. II. Urban & Schwarzenberg, München 1980 (S. 1)

Käser, O., H. J. Pallaske: Verlauf und Leitung der Geburt einschließlich Plazentarperiode. In Käser, O., V. Friedberg, K. G. Ober, K. Thomsen, J. Zander: Gynäkologie und Geburtshilfe. Thieme, Stuttgart 1967 (S. 685)

Käser, O., R. Richter: Geburt aus Kopflage. In Käser, O., V. Friedberg, K. G. Ober, K. Thomsen, J. Zander: Gynäkologie und Geburtshilfe, Bd. II, 2. Aufl., Thieme, Stuttgart 1981 (S. 12.17)

Martius, G.: Lehrbuch der Geburtshilfe, 11. Aufl. Thieme, Stuttgart 1985 (S. 354)

Schneeweiß, W. D.: Doppelter Fußvorfall bei Schädellage (Fallbericht). Geburtsh. Frauenheilk. 40 (1980) 1034

Wunderlich, M.: Doppelter Arm- und Fußvorfall bei Schädellage als seltene Sectioindikation. Zbl. Gynäk. 105 (1983) 869

Operatives Vorgehen bei den vorzeitigen Lösungen der Plazenta

Symptom der „Blutungen in der 2. Schwangerschaftshälfte"

Jede Blutung in der 2. Schwangerschaftshälfte ist als **ernstzunehmende Komplikation** anzusehen, und zwar zunächst unabhängig von der Blutungsstärke (MARTIUS). Nach der 28. Schwangerschaftswoche treten Blutungen bei etwa 5% der Patientinnen auf (FRIEDBERG u. HIERSCHE). Die erhöhte Gefährdung der Mutter ist mit dem jederzeit möglichen Auftreten lebensbedrohlicher Blutverluste und damit eines posthämorrhagischen Schocks, die Gefährdung des Kindes mit der erhöhten Frühgeburtlichkeit und der die materne Blutung evtl. begleitenden fetalen Blutung erklärt (HICKL, JOUPPILA, KÄSER u. PALLASKE, WULF, MARTIUS u. LOOCK, NAEYE u. Mitarb., SCOTT).

Unter den **Blutungsursachen** (Tab. 1) kommt den „vorzeitigen Lösungen" hinsichtlich Frequenz und Gefährdung von Mutter und Kind die größte Bedeutung zu. Es sind zwei pathogenetische Möglichkeiten gegeben:

– *Abruptio placentae:* vorzeitige Lösung der normal inserierten Plazenta,
– *Placenta praevia:* vorzeitige Lösung der tief im Corpus uteri inserierten Plazenta.

Tabelle 1 Ursachen von Blutungen in der zweiten Schwangerschaftshälfte

Ektopie-, Erosionsblutung
Kollumkarzinom
Drohende Frühgeburt (Zervixinsuffizienz)
(= Zeichnungsblutung)
Varizenblutung
Vorzeitige Plazentalösungen
– Abruptio placentae
– Placenta praevia
Randsinusblutung (Plazentarandblutung)
Fetale Blutungen
– Vasa aberrantia
– Vasa praevia
– Insertio velamentosa
– Zotteneinriß bei Placenta praevia bzw. Abruptio placentae

Die Aufgabe des Geburtshelfers besteht beim Auftreten einer Blutung in der 2. Schwangerschaftshälfte zum einen in dem Ausschluß anderer Blutungsursachen und zum anderen in der daran angeschlossenen Differenzierung der beiden genannten Möglichkeiten einer vorzeitigen Lösung (Tab. 2).

Vorzeitige Lösung der normal inserierten Plazenta (Abruptio sive Ablatio placentae)

Ätiologie, Diagnose und Differenzierung

Ätiologie: Die in den oberen Anteilen des Corpus uteri und damit an normaler Stelle angesiedelte Plazenta löst sich vor der Geburt des Kindes am häufigsten infolge einer *Angiopathie* im Rahmen einer H-Gestose. *Mechanische Ursachen* in Form stumpfer Gewalteinwirkungen (Stoß, Schlag, Autounfall), aber auch in Form einer *plötzlichen Volumenverminderung* im Uterus (Fruchtwasserabgang bei Polyhydramnie, Entwicklung des 1. Zwillingskindes, [S. 264], Rumpfgeburt bei Beckenendlage [S. 148]) und in Form einer *intervillösen Drucksteigerung* beim Vena-cava-Kompressionssyndrom sind seltenere Ursachen. Immerhin ist es möglich, allein aufgrund der Vorgeschichte wichtige diagnostische Hinweise zu bekommen.

In der Diagnostik der vorzeitigen Plazentalösung (Abb. 1) hat in den letzten Jahren die **sonographische Plazentadarstellung** zunehmend

Bedeutung erlangt (Abb. 2) (RIVERA-ALSINA). Mit ihr gelingt zum einen häufig die Darstellung des retroplazentaren Hämatoms und damit die Sicherung der Diagnose. Sie vermag evtl. aber auch zu einer **Differenzierung des Schweregrades** der Abruptio zu führen, die das therapeutische Vorgehen erheblich beeinflußt:

– *leichte Form:* Ablösung von weniger als einem Drittel der Plazentahaftfläche, Blutung gering oder fehlend, keine Symptome der fetalen Beeinträchtigung;
– *mittelschwere Form:* Ablösung bis zu zwei Dritteln der Haftfläche, mittelstarke materne vaginale Blutung, pathologische Herzfrequenzmuster im CTG (Gefährdung des Kindes);
– *schwere Form:* Ablösung von mehr als zwei Dritteln der Haftfläche, starke vaginale Blu-

Tabelle 2   Differentialdiagnose bei Placenta praevia und Abruptio placentae (aus *Wulf, K.-H.*: Pathologie der Nachgeburtsteile. In: Lehrbuch der Geburtshilfe, hrsg. von *G. Martius*. Thieme, Stuttgart 1985)

	Placenta praevia	Abruptio placentae
Anamnese		
Parität	vorwiegend Multigravida	vorwiegend Primigravida
intrauterine Eingriffe	häufig	selten
Symptome		
Blutungen	rezidivierend	kontinuierlich
	schmerzlos	schmerzhaft
	an Stärke zunehmend	
	Kreislaufsituation entspricht Blutverlust nach außen	Diskrepanz zwischen sichtbarem Blutverlust und Kreislaufsituation (innere Blutung)
	Blutung sistiert oft nach Amnionruptur	Amnionruptur ohne Einfluß auf Blutung
Schmerzen	fehlen	Dauerschmerzen auf Druck verstärkt
Palpationsbefund		
Abdomen und Uterus	normale Konsistenz, keine Dauerkontraktionen	gespannt-bretthart, Dauertonus
Kindsteile und Herztöne	gut tast- bzw. hörbar	erschwert tast- bzw. hörbar
Kindslage	hochstehender und zur Seite abgewichener Kopf	unauffällig
	gehäuft Beckenend- und Querlagen	
Komplikationen		
Gestose	normal	gehäuft
Koagulopathie	selten	häufig

tung, Schockzustand der Mutter, evtl. Koagulopathie, meist intrauteriner Fruchttod;
– uteroplazentare Apoplexie (Couvelaire-Uterus): hämorrhagische Infarzierung von Uterus und Plazenta, Holzuterus, schwerer posthämorrhagischer und peritonealer Schock, Koagulopathie.

Das **therapeutische Vorgehen** hat in erster Linie, wie bereits gesagt, den Schweregrad der Abruptio placentae und damit die folgenden in Abhängigkeit vom Schweregrad auftretenden *Symptome* zu berücksichtigen:
– Stärke der Blutung,
– Zustand der Schwangeren,
– intrauteriner Zustand des Kindes (CTG).

Therapie der leichten Form der Abruptio

ist die Abruptio als Ursache der maternen Blutung gesichert, so besteht Einigkeit darüber,

daß bei reifem und lebensfähigem Kind die Schwangerschaftsbeendigung die Methode der Wahl ist. Ein exspektatives Verhalten, zu dem eine nur geringe oder wieder sistierende materne Blutung und normale fetale Herzfrequenzmuster verleiten könnten, bedeutet ein erhebliches Risiko, da das Fortschreiten der plazentaren Ablösung nicht kalkulierbar ist. Das Vorgehen richtet sich dann vor allem nach der *Zervixreife* (Bishop-Score). Bei geburtsbereiter Portio führt die

Blasensprengung

in Verbindung mit einer Oxytocin-Infusion zumeist sehr bald zu geburtswirksamen Wehen. Hierbei kommt der Amniotomie wahrscheinlich zusätzlich ein protektiver Effekt hinsichtlich der zu befürchtenden Thromboplastineinschwemmung und damit hinsichtlich der Entwicklung einer Koagulopathie zu (KUHN u. GRAEFF, GAUDENZ u. KÄSER). Die kontinuierli-

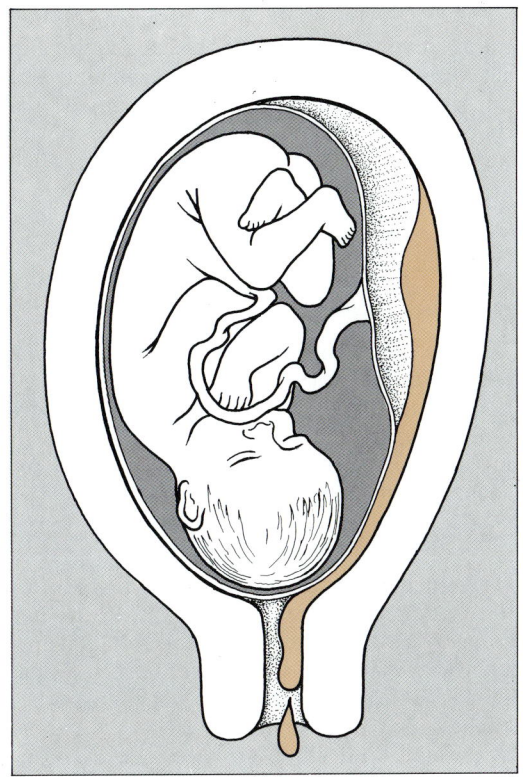

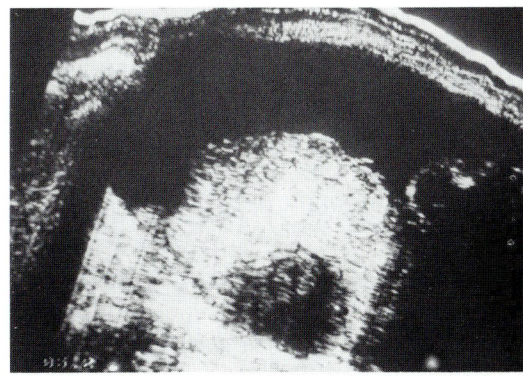

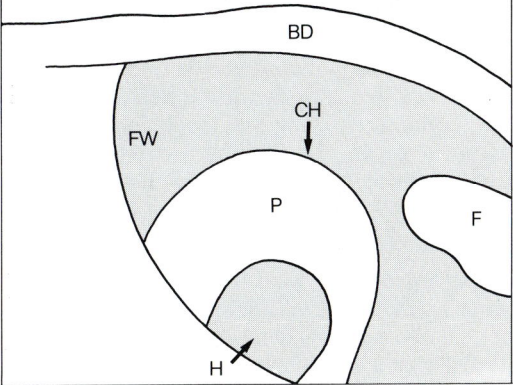

Abb. 1 Vorzeitige Lösung der normal an der linken Uteruswand und im Fundus uteri inserierten Plazenta (Abruptio placentae). Das retroplazentare Hämatom hat die Plazenta teilweise von der Uteruswand abgehoben. Es blutet hinter den Eihäuten hindurch nach außen

Abb. 2 Sonographisches Bild einer Abruptio placentae.
BD = Bauchdecke   P = Plazenta
FW = Fruchtwasser   F = fetale Strukturen
CH = Chorionplatte   H = Hämatom

che CTG-Überwachung des Kindes muß sichergestellt sein, damit der vaginale Entbindungsversuch rechtzeitig aus fetaler Indikation abgebrochen werden kann.

Immer wieder sieht sich der Geburtshelfer vor schwierige therapeutische Entscheidungen bei dem **Auftreten einer Abruptio placentae vor ausreichend gesicherter Lebensfähigkeit des Kindes** gestellt. Bei der leichten Form der Abruptio ist es unter den heutigen diagnostischen und therapeutischen Bedingungen zulässig, sich zunächst exspektativ zu verhalten: Unter den Bedingungen der Intensivüberwachung von Mutter und Kind (evtl. Dauer-CTG) wird dann zunächst intravenös die Surfactant-Stimulation eingeleitet, um dann nach dem erforderlichen Intervall von 24–48 Stunden die Schwanger-

schaft in Abhängigkeit vom Zustand der Zervix und vom Grad der Frühgeburtlichkeit (S. 256) zu beenden. Für die endgültige therapeutische Entscheidung werden zusätzlich das Ultraschallbild und mit seiner Hilfe die Größenentwicklung des retroplazentaren Hämatoms herangezogen (RIVERA-ALSINA).

Bei **vollständiger Erweiterung des Muttermundes** wird in jedem Fall von vorzeitiger Plazentalösung die Entbindung durch die

Zangen- bzw. Vakuumextraktion

beendet. Das Mitpressen muß der Kreißenden mit Rücksicht auf das Kind, aber auch zur Vermeidung von Thromboplastineinschwemmungen abgenommen werden.

Therapie der mittelschweren und schweren Form der Abruptio placentae

Entsprechend der in diesem Stadium der Abruptio so gut wie immer gegebenen Gefährdung von Mutter und Kind ist die Schwangerschaftsbeendigung durch die

Schnittentbindung

die Methode der Wahl. Dabei ist es wichtig, die E-E-Zeit (S. 335) nach Sicherung der Diagnose möglichst kurz zu halten, da das Intervall die materne und fetale Prognose wesentlich beeinflußt (GAUDENZ u. KÄSER). Noch während der Operation werden die erforderlichen prophylaktischen Maßnahmen zur Vermeidung einer Koagulopathie getroffen. Eine sich entwickelnde Gerinnungsstörung ist dabei keine Kontraindikation gegen die Schnittentbindung. Sie trägt vielmehr dazu bei, einen weiteren Thromboplastineinstrom in die materne Blutbahn zu verhindern!

Bei **abgestrobenem Kind** werden die therapeutischen Entscheidungen allein unter Berücksichtigung des mütterlichen Zustandes getroffen. Zumeist ist es möglich, den maternen Schock und die Gefahr der Koagulopathie bis zur Ausstoßung der Frucht zu beherrschen (WULF),

so daß die Entbindung durch Blasensprengung und Oxytocingaben beendet werden kann. Ein sich verschlechternder materner Zustand mit zunehmenden Schocksymptomen, einem akuten Abdomen und mit ungünstiger Entwicklung der hämostaseologischen Situation muß aber auch zur

Schnittentbindung bei abgestorbenem Kind

Veranlassung sein.

Wird bei der Eröffnung des Abdomens eine **uteroplazentare Apoplexie** (Couvelaire-Uterus) an der fleckförmigen oder diffusen schwarzblauen Verfärbung der Serosa erkennbar, so muß der Operateur über die Notwendigkeit der gleichzeitigen

Hysterektomie

entscheiden. Dies geschieht dadurch, daß der Uterus zunächst wie gewohnt in Form der suprazervikalen Hysterotomie eröffnet und entleert wird. Während des dann ohne Zeitverlust (!) ausgeführten uterinen Wundverschlusses beobachtet der Operateur, ob sich der Uterus ausreichend kontrahiert und so vitale Funktionen erkennen läßt. Ist dies nicht der Fall, so muß der Uterus exstirpiert werden.

Placenta praevia

Pathogenese, Gefahren und Differenzierung

Pathogenese: Die vorzeitige Lösung der Plazenta tritt bei der Mehr- und Vielgebärenden und bei Schwangerschaften nach früheren intrauterinen Eingriffen (z. B. wiederholte Interruptio) dann gehäuft auf, wenn sich die Plazenta primär oder auch sekundär infolge der endometriumbedingten Nidationsstörung im unteren korporalen Uterusteil implantiert (HERLYN u. JANTZEN). Zu Blutungen kommt es, wenn die Größenzunahme des Organs oder auch Kontraktionen Flächenverschiebungen an der Plazentahaftstelle auslösen.

Die *pathogenetische Deutung* einer Blutung in der 2. Schwangerschaftshälfte als Placenta-praevia-Blutung berücksichtigt somit die Vorgeschichte (s. o.), annoncierende Blutungen während der Gravidität und vor allem die sonographische Plazentalokalisation (Abb. 3). Auf die Notwendigkeit, im Rahmen der diagnostischen Maßnahmen auch auf eine gleichzeitig

bestehende fetale Blutung aus dem intravillösen Raum zu achten, wurde auf S. 234 hingewiesen.

Die **Häufigkeit** der Placenta praevia hat mit dem Seltenerwerden der Mehr- und Vielgebärenden abgenommen: Sie beträgt heute etwa 0,5%. Bei Erstgebärenden wird sie mit einer Frequenz von 0,2%, bei Mehrgebärenden mit 2%, bei Vielgebärenden mit 5% beobachtet (WULF). Eine **Gefährdung der Mutter** ist durch die Blutung aus uteroplazentaren Gefäßen nach Ablösung der tief herunter reichenden Plazentaanteile, eine **Gefährdung des Kindes** durch plazentare Hypoxien, die die Placenta praevia häufig begleitenden geburtsmechanischen Anomalien und die Möglichkeit fetaler Blutungen sub partu gegeben. Diese Gefährdungen haben für die therapeutischen Entscheidungen vordergründig Beachtung zu finden.

Da die materne und fetale Gefährdung weitgehend mit dem **Grad des Vorliegens der Plazenta** korrelieren, kann dieser neben den Symptomen als Basis für den Behandlungsplan herangezogen werden. Wir unterscheiden (Abb. 4):

Abb. 3 Sonographi-
sches Bild einer
Placenta praevia
BD = Bauchdecke
B = Blase
C = Zervix
P = Plazenta
K = Kopf
ME = Mittelecho
ESCH = Echoschatten

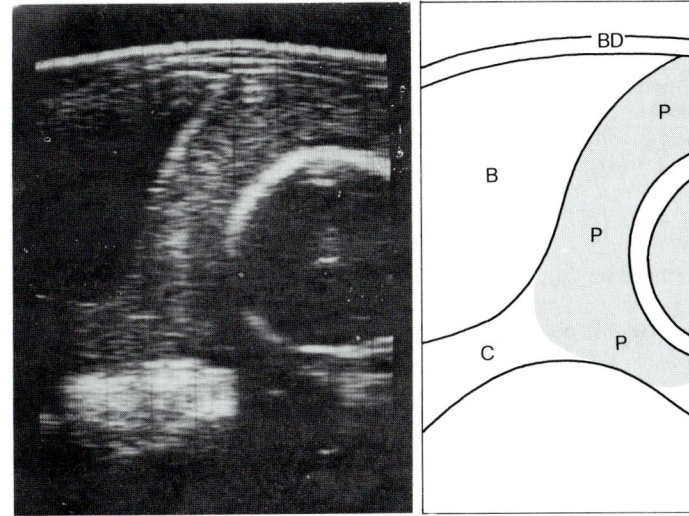

– *tiefer Sitz der Plazenta:* Die Plazenta reicht mit ihrem Rand bis an den inneren Muttermund heran.
– *Placenta praevia partialis:* Die in den unteren Korpusanteilen inserierte Plazenta überdeckt teilweise den inneren Muttermund. Neben dem vorliegenden Plazentagewebe befindet sich am unteren Eipol freiliegende Eihaut.
– *Placenta praevia totalis:* Das Plazentagewebe überdeckt vollständig den inneren Muttermund.

Von dieser auch in den USA gebräuchlichen Nomenklatur (TABER) sich in einzelnen Kliniken Abweichungen üblich. So wird als „tiefer Sitz" eine Insertion bis auf eine Distanz von 5 cm vom inneren Muttermund bezeichnet, während die Placenta praevia partialis der Placenta praevia marginalis gleichgesetzt oder auch die Placenta praevia marginalis mit unserer Definition des tiefen Sitzes (bis an den inneren Muttermund heranreichend) gleichgesetzt wird (GAUDENZ u. RICHTER). Von anderen Autoren werden die genannten Definitionen auf eine unterstellte Muttermundsweite von 5 cm bezogen. Dabei ist zu beachten, daß eine

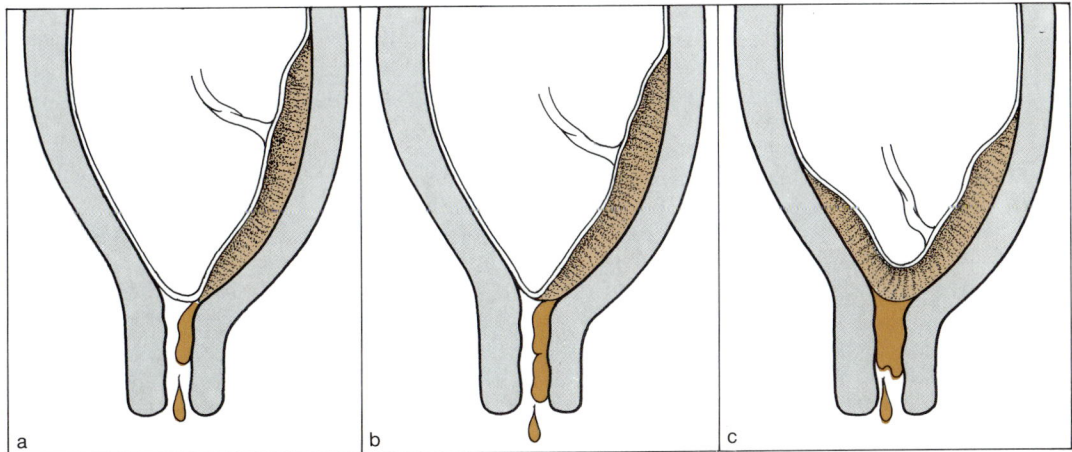

Abb. 4   Die verschiedenen Grade des Vorliegens der Plazenta (nach *Wulf*).
a) Tiefer Sitz.   b) Placenta praevia partialis. c) Placenta praevia totalis

exakte Differenzierung oftmals weder durch die Palpation noch durch die sonographische Untersuchung möglich ist. Wichtig ist, daß sie nicht durch eine forcierte Palpation erzwungen werden darf, wie die digitale Untersuchung nur unter klinischen Bedingungen und auch dann nur in Operationsbereitschaft vorgenommen werden sollte! Bei einer Muttermundsweite > 3 cm sollte sie durch die Spekulumeinstellung ersetzt werden (NIESERT, WULF).

Im einzelnen haben die folgenden **Therapieregeln** Gültigkeit: (Abb. 5):

„Tiefer Sitz" am Ende der Gravidität

Bei einem tiefen Sitz der Plazenta ist, wie zu erwarten, die Blutung gering. Fehlen Zeichen der fetalen Gefährdung, so wird bei reifem Kind

das Vorgehen vom Zervixbefund (Bishop-Score) abhängig gemacht. Bei *geburtsbereiter Portio* ist es angezeigt, die Schwangerschaft durch die Weheninduktion und die Blasensprengung zu beenden. Die gegebenen Vorteile in Form der Sicherstellung der kontinuierlichen Überwachung von Mutter und Kind entsprechen denen der terminierten bzw. programmierten Geburt (BAUMGARTEN). Hinzu kommt, daß die Blasensprengung durch das Tiefertreten des vorangehenden Teiles eine erneute Blutung zumeist vermeiden hilft (s. u. Kompressionsbehandlung).

„Tiefer Sitz" vor der 37. Schwangerschaftswoche

Schwieriger ist die Entscheidung über das thera-

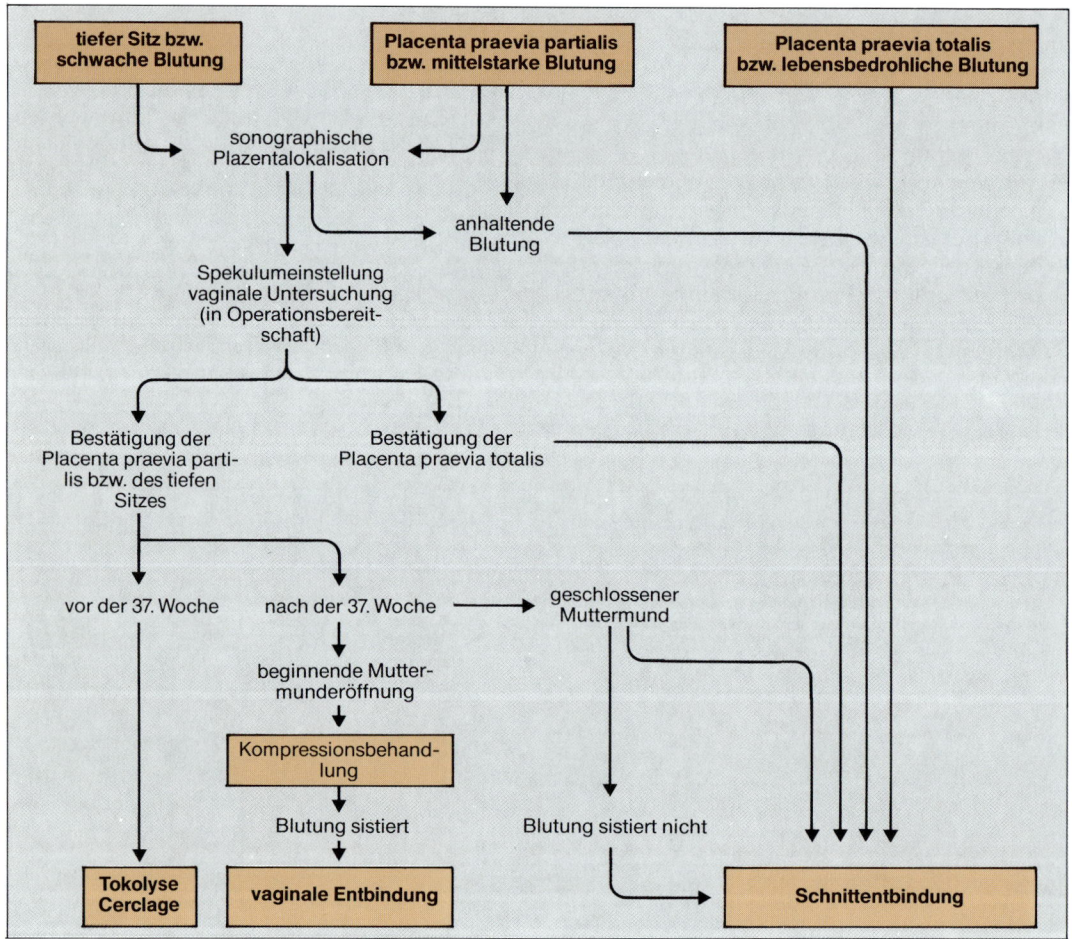

Abb. 5 Diagnostisches und therapeutisches Schema bei Blutungen in der 2. Schwangerschaftshälfte mit Verdacht auf Placenta praevia (nach *Wulf*)

peutische Vorgehen bei noch anzunehmender Unreife des Kindes. Hier müssen die sonographische Plazentalokalisation (SCHLENSKER) und die Blutungsstärke bzw. -kontinuität zur Hilfe genommen werden. Zwingt die Blutung und damit die Gefährdung der Mutter nicht zur sofortigen Intervention in Form der Schnittentbindung (s. u.), so ist die

Bereitstellung von Blutkonserven

für evtl. notwendig werdende Bluttransfusionen die erste Aufgabe. Vor der 32. Woche ist nach dem Sistieren der Blutung die

Tokolyse mit anschließender Cerclage

anzustreben (Abb. 6) (SZENDI, LÖVSET). Mit ihr gelingt es – in erster Linie über die Verhinderung weiterer Flächenverschiebungen in den unteren Korpusanteilen –, neuerliche bzw. zusätzliche Plazentaablösungen zu vermeiden (SADAUSKAS u. Mitarb.). Zugleich besteht eine gewisse Hoffnung, daß der untere, dem Isthmus uteri (Orificium internum) genäherte Plazentarand durch „Migration der Plazenta" im weiteren Verlauf der Gravidität nach kranial ausweicht (MEYEN-

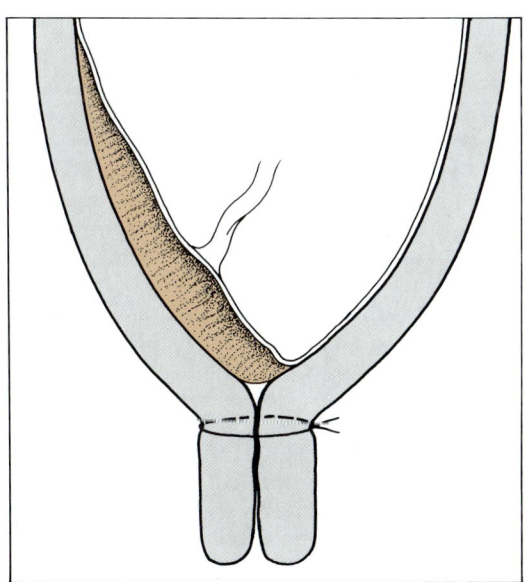

Abb. 6 Behandlung der Placenta praevia mittels Cerclage. Der hoch im Bereich des inneren Muttermundes gelegte Faden verschließt den inneren Muttermund und verhindert so Flächenverschiebungen, die zur Ablösung der tiefinserierten Plazentaanteile führen können

BURG, MEUDT u. Mitarb., PAP u. FÜGEDI, SCHLENSKER). Der mit der Tokolyse und der Zervixumschlingung erreichte Zeitgewinn kann für die Prognose für das Kind zum wesentlichen Faktor werden. Von SILVER u. Mitarb. ist dieses kombinierte Vorgehen in Form wiederholter Bluttransfusionen, der medikamentösen Tokolyse und der Cerclage bei der Placenta praevia als

„aggressive expectant management"

bezeichnet worden. Die Autoren konnten mit ihm eine bisher nicht publizierte perinatale Mortalität von 4,2% erreichen.

Wird der Geburtshelfer vor der 37. Schwangerschaftswoche durch fortbestehende Blutungen mit Hämoglobinabfall oder auch durch eine akut auftretende Blutung zur Schwangerschaftsbeendigung gezwungen, so muß dies aus materner Indikation, aber auch unter dem Aspekt der größtmöglichen Schonung des noch unreifen Kindes (S. 255), zumeist durch die

Schnittentbindung

erfolgen. Es ist nicht zu unterschätzen, daß die primär konservative Therapie in der geschilderten Form sowohl die Frequenz der erforderlichen vorzeitigen Schwangerschaftsbeendigungen als auch die der „Notoperationen" (s. u.) in den letzten Jahren deutlich vermindert hat.

Placenta praevia partialis

Die bei der Placenta praevia partialis zumeist vorhandene stärkere vaginale Blutung stellt den Geburtshelfer vor die Entscheidung, ob wegen der momentan gegebenen Gefährdung der Mutter die

Schnittentbindung

erforderlich ist. Sie muß aufgrund der hämatologischen Ausgangssituation (Hb-Wert) und des maternen Blutverlustes, aber auch unter Berücksichtigung eines gleichzeitigen fetalen Blutverlustes (S. 234), der eine HbF-Bestimmung im vaginalen Blut notwendig macht, getroffen werden.

Wird aufgrund der genannten diagnostischen Maßnahmen eine Indikation zur sofortigen operativen Schwangerschaftsbeendigung nicht erkannt, so steht unter gegebenen Bedingungen der Intensivüberwachung von Mutter und Kind als Alternative die

Kompressionstherapie

zur Verfügung (Abb. 7). Bei ihr wird palpatorisch oder auch mittels der Amnioskopie der plazentafreie Teil des unteren Eipoles ausgemacht und in diesem Bereich mit einer Kugelzange oder auch einer Gefäßklemme (S. 286) die

Blasensprengung

vorgenommen. Die unter dem Einfluß einer gleichzeitigen i. v. Oxytocin-Infusion zu erreichende Propulsion des vorangehenden Kindsteiles führt dazu, daß der tiefe, abgelöste Plazentalappen gegen die Zervixwand gedrückt bzw. selbst komprimiert wird, so daß oft schon nach kurzer Zeit die Blutung zum Stillstand kommt (WULF). Es ist verständlich, daß die Kompressionsbehandlung wegen der eingeschränkten Effektivität der Methode und wegen der Gefahr der akuten intrauterinen Asphyxie des Kindes infolge der Plazentakompression nur unter Operationsbereitschaft, nach Bereitstellung von Blutkonserven und unter kontinuierlicher CTG-Kontrolle zulässig ist.

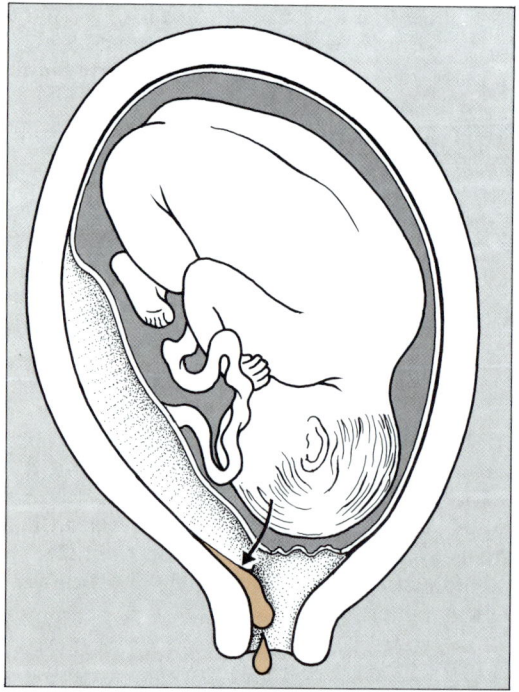

Abb. 7 Kompressionsbehandlung bei Placenta praevia partialis. Durch die Eröffnung der Vorblase tritt der vorangehende Kopf tiefer und drückt den abgelösten Plazentalappen an die Uteruswand

Massive Placenta-praevia-Blutung

Tritt eine massive, das Leben der Mutter bedrohende vaginale Blutung auf – insbesondere bei einer Placenta praevia totalis –, so wird unter Verzicht auf weitere diagnostische Maßnahmen und ohne Berücksichtigung der fetalen Prognose die

unverzügliche Schnittentbindung als Notoperation,

d. h. die Uterusentleerung unter weitgehender Abkürzung der E-E-Zeit, erforderlich. Ist der Operateur bei einer gleichzeitig bestehenden Vorderwandplazenta gezwungen, durch die Nidationsstelle in das Cavum uteri einzugehen, so kann er den dabei auftretenden zusätzlichen Blutverlust nach der Gewinnung von Kind und Plazenta dadurch in Grenzen halten, daß er den Uterus sofort nach seiner Entleerung vor die Bauchdecken bringt und nach kranial eleviert. Die dadurch zu erreichende Perfusionsminderung im Uterinagefäßbereich erlaubt einen blutärmeren und auch schnelleren Verschluß der Hysterotomiewunde vor den Bauchdecken. Nach Reposition des Uterus muß die Uteruswunde nochmals auf eine ausreichende Blutstillung kontrolliert werden.

Das nach einer Placenta-praevia-Blutung gewonnene **Kind** muß in jedem Fall postpartual sorgfältig auf das Bestehen bzw. Auftreten eines *posthämorrhagischen Schocks* **überwacht** werden. Da der Hämoglobinwert über den vorausgegangenen Blutverlust keine Auskunft gibt, stehen diagnostisch die klinischen Parameter (Hautfarbe, Reaktion auf eine sachgerechte Reanimation, S. 342) im Vordergrund. In allen Zweifelsfällen wird das Placenta-praevia-Kind für einige Tage zur Beobachtung in eine pädiatrische Klinik verlegt. Dieser Forderung sollte auch deshalb großzügig gefolgt werden, da die Placenta praevia in einem hohen Prozentsatz mit einer *Plazentainsuffizienz* kombiniert ist, wofür die ungünstigeren Nidationsbedingungen verantwortlich gemacht werden können. NAGY u. GAÁL fanden in 22,7% von 167 Placenta-praevia-Schwangerschaften intrauterin retardierte Kinder, eine Beobachtung, mit der die Autoren die relativ hohe perinatale Letalität der Kinder bei Placenta praevia erklären.

Placenta praevia cervicalis

Während es für die Placenta praevia charakteristisch ist, daß die primäre oder sekundäre Plazentainsertion am inneren Muttermund haltmacht, d. h. auf das Corpus uteri beschränkt bleibt, lassen sich bei der Placenta praevia cervicalis Zotten im Zervixbereich nachweisen. Die Möglichkeit einer diagnostischen Verifizierung dieser Nidationsanomalie ist nicht gegeben. Die Situation wird vielmehr erst bei der aufgrund der Blutung indizierten

Schnittentbindung

erkannt, und zwar zum einen an der Unmöglichkeit der vollständigen Entfernung der Plazenta (Placenta increta im zervikalen Bereich) und zum anderen an den in dieser Operationsphase auftretenden lebensbedrohlichen Blutungen aus den unteren Korpus- und den oberen Zervixanteilen. Diese sind dann so gut wie immer Anlaß zur

Schnittentbindung mit Hysterektomie,

zu der sich der Operateur unter den gegebenen Umständen nicht zu spät entschließen darf!

Zervikale Gravidität

Die primäre Nidation des Schwangerschaftsproduktes *unterhalb des Isthmus uteri (Orificium internum uteri)* stellt mit einem Vorkommen von 1 : 15 000 bis 1 : 20 000 Graviditäten ein sehr seltenes Ereignis dar (PAALMANN u. MC-ELIN, SHINAGAWA u. NAGAYAMA, ANTON u. STA-NULLA). Ihre **Diagnose** und damit die notwendige Abgrenzung von der Placenta praevia cervicalis sind nur durch die histologische Untersuchung möglich: Sie muß das völlige Fehlen von Chorionzotten oberhalb des inneren Muttermundes im Bereich des Corpus uteri zeigen (PISARSKI, SCHNEIDER u. DREIZIN, BERNASCHEK u. Mitarb.).

Die **Gefahren**, die aus der mit 20–30% auch heute noch hohen maternen Letalität deutlich werden, bestehen in der immer wieder nachge-

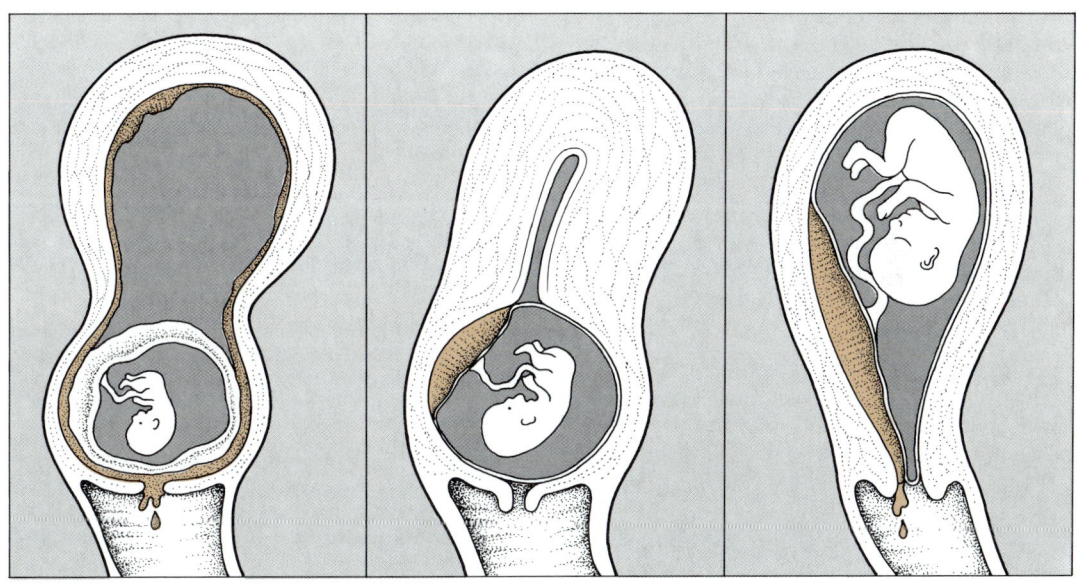

Abb. 8   Abb. 9   Abb. 10

Abb. 8 Zervikaler Abort. Das primär im Corpus uteri implantierte Schwangerschaftsprodukt ist in die prall aufgetriebene Zervix ausgestoßen. Das Cavum uteri ist bis auf einige Abortreste leer

Abb. 9 Zervikale Gravidität. Das Schwangerschaftsprodukt hat sich primär in der Zervix implantiert. Das Cavum uteri ist leer

Abb. 10 Placenta praevia cervicalis. Das Schwangerschaftsprodukt ist tief im Corpus uteri implantiert, das Trophoblastgewebe reicht aber über den inneren Muttermund hinaus in den Zervikalkanal hinein

wiesenen Kombination der Zervikalgravidität mit der Placenta increta und damit in nicht zu beherrschenden Nachgeburtsblutungen.

Die meisten Zervikalgraviditäten enden mit einem Abort, bei dem wegen der nicht zu erreichenden Stillung der Blutung aus dem unmittelbaren Einstromgebiet der Uterinagefäße in einem hohen Prozentsatz die Uterusexstirpation die einzige lebensrettende Maßnahme für die Patientin darstellt. Die primäre zervikale Gravidität darf dabei nicht mit dem **sekundären zervikalen Abort** bei zumeist Erstgraviden verwechselt werden. Bei ihm handelt es sich um die Ausstoßung des Schwangerschaftsproduktes aus dem Cavum uteri in die Zervix mit tonnenförmig aufgetriebener Portio, die zu extrem starken Schmerzen führt.

Dennoch ist in der Literatur immer wieder über kasuistische Beobachtungen von „**ausgetragener zervikaler Gravidität**" berichtet worden. Ein palpatorischer Hinweis in der 2. Schwangerschaftshälfte scheint die stark nach vorn oder hinten verzogene und damit von der Vagina aus nicht zu erreichende Portio zu sein. Sicher ist, daß es nur selten die Verifizierung der zervikalen Gravidität ist, die zur operativen Schwangerschaftsbeendigung Anlaß gibt, sondern eine regelwidrige geburtsmechanische Situation oder eine zervikale Retraktionsstörung. Das operative Vorgehen besteht dann fast ausschließlich wegen der anders nicht beherrschbaren Blutungen in der

Schnittentbindung mit Hysterektomie

(S. 214), die, wie die publizierten Fälle zeigen, die einzige Möglichkeit zur Erhaltung des mütterlichen Lebens darstellt (BERNASCHEK u. Mitarb.).

Aus **didaktischen Gründen** werden im folgenden die wegen der Ähnlichkeit der Nomenklatur oftmals schwierig zu differenzierenden Beteiligungen der Zervix an der Lokalisation des Schwangerschaftsproduktes nochmals in einer Übersicht zusammengestellt:

– *zervikaler Abort (Abb. 8):* Ausstoßung des primär im Corpus uteri inserierten Schwangerschaftsproduktes im Rahmen eines Abortgeschehens in die Zervix, wobei eine Conglutinatio ostii uteri orificii externi dessen vollständige Ausstoßung verhindert;
– *zervikale Gravidität (Abb. 9):* extrem seltene primäre Nidation des Schwangerschaftsproduktes in der Zervix bei zottenfreiem (!) Corpus uteri;
– *Placenta praevia cervicalis (Abb. 10):* Über-

gang des Trophoblastgewebes über den inneren Muttermund hinaus nach kaudal in die Zervix.

Literatur

Anton, W., H. Stanulla: Zur Klinik und Pathogenese der zervikalen Gravidität. Zbl. Gynäk. 101 (1979) 167
Bernaschek, G.: Die echte Zervikalgravidität. Ätiologie, Diagnose und Therapie. Geburtsh. u. Frauenheilk. 42 (1982) 234
Bernaschek, G., R. Spernol, A. Schaller: Ausgetragene Zervikalgravidität – Fallbericht und Literaturübersicht. Zbl. Gynäk. 103 (1981) 520
Friedberg, V., H.-D. Hiersche: Geburtshilfe. Thieme, Stuttgart 1983
Gaudenz, R., O. Käser: Peripartuale Notfallsituationen von seiten der Mutter. In Käser, O., V. Friedberg, K. G. Ober, K. Thomsen, J. Zander: Gynäkologie und Geburtshilfe, 2. Aufl., Bd. II/2. Thieme, Stuttgart 1981 (S. 15.1)
Gavallér. I., G. Kasza: Cervicale Gravidität. Z. Geburtsh. Gynäk. 167 (1967) 90
Herlyn, U., K. Jantzen: Weitere experimentelle Untersuchungen zur Genese der Placenta praevia. Zbl. Gynäk. 88 (1966) 1308
Hickl, E. J: Untersuchungen über den fetalen Anteil bei Blutungen in der Spätschwangerschaft. Gynaecologia (Basel) 157 (1964) 351
Jouppila, P.: Vaginal bleeding in the last two trimesters of pregnancy. A clinical and ultrasonic study. Acta obstet. gynec. scand. 58 (1979) 461
Käser, O., H. J. Pallaske: Verlauf und Leitung der Geburt einschließlich Plazentarperiode. In Käser, O., V. Friedberg, K. G. Ober, K. Thomsen, J. Zander: Gynäkologie und Geburtshilfe, Bd. II. Thieme, Stuttgart 1967 (S. 685)
Kuhn, W., H. Graeff: Gerinnungsstörungen in der Geburtshilfe, 2. Aufl. Thieme, Stuttgart 1977
Lövset, J.: Prevention treatment of severe bleeding in placenta praevia. Acta obstet. gynec. scand. 38 (1959) 551
Martius, G.: Blutungen unter der Geburt. In Martius, G., M. Schmidt-Gollwitzer: Differentialdiagnose in Geburtshilfe und Gynäkologie. Thieme, Stuttgart 1984 (S. 360)
Martius, G., W. Loock: Blutungen in der zweiten Schwangerschaftshälfte. In Martius, G., M. Schmidt-Gollwitzer: Differentialdiagnose in Geburtshilfe und Gynäkologie. Thieme, Stuttgart 1984 (S. 283)
Meudt, R., A. Hawrylenko. Th. Koller jr.: Beitrag zum Problem des Blasensprunges. Gynaecologia (Basel) 161 (1966) 473
Meyenburg, M.: Gibt es Veränderungen des Plazentasitzes im Bereich kaudaler Uterusabschnitte während der Schwangerschaft? Eine echographische Verlaufsstudie. Geburtsh. u. Frauenheilk. 36 (1976) 715
Naeye, R. L., W. L. Harkness, J. Utts: Abruptio placentae and perinatal death: a prospective study. Amer. J. Obstet. Gynec. 128 (1977) 740
Nagy, G., H. G. Gaál: Wachstum des Fetus in mit Placenta praevia kombinierten Schwangerschaften. Zbl. Gynäk. 97 (1975) 595
Niesert, W.: Blutungen in der Schwangerschaft und unter der Geburt. In Schwalm, H., G. Döderlein, K.-H. Wulf: Klinik der Frauenheilkunde und Geburtshilfe, Bd. II. Urban & Schwarzenberg, München 1964 (S. 119)
Paalmann, R. J., F. W. McElin: Cervical pregnancy. Diagnosis and management. Obstet. and Gynec. 77 (1959) 1261

Pap, G., L. Fügedi: Beiträge zur Differentialdiagnostik bei Schwangerschaftsblutungen mit dem schnellen Ultraschallbildverfahren nach der Herausbildung der Plazenta. Zbl. Gynäk. 102 (1980) 557

Pisarski, T.S.: Cervical pregnancy, J. Obstet. Gynaec. Brit. Emp. 67 (1960) 759

Rivera-Alsina, M.E., L.R. Saldana, N. Maklad, S. Korp: The use of ultrasound in the expectant management of abruptio placentae. Amer. J. Obstet. Gynec. 146 (1983) 924

Sadauskas, W.M., D.A. Maksimaitiene, S.S. Butkewiczius: Ergebnisse der konservativen und operativen Behandlung bei Fällen von Placenta praevia. Zbl. Gynäk. 104 (1982) 129

Schlensker, K.-H.: Ultraschallplazentographie. Gynäkologe 9 (1976) 156

Schneider, P., D.H. Dreizin: Cervical pregnancy. Amer. J. Surg. 93 (1957) 27

Scott. J.R.: Placenta extrachorialis (Placenta marginata and placenta circumvalata), a factor in ante-partum haemorrhage. J. Obstet. Gynaec. Brit. Emp. 67 (1960) 904

Scott. J.R.: Vaginal bleeding in the mid-trimester of pregnancy. Amer. J. Obstet. Gynec. 113 (1972) 329

Shinagawa, M.S., M. Nagayama: Cervical pregnancy as a possible sequela of induced abortion. Report of 19 cases. Amer. J. Obstet. Gynec. 105 (1969) 282

Silver, R., R. Depp. R.E. Sabbagha, S.L. Dooley, M.L. Socol, R.K. Tamura: Placenta praevia: aggressive expectant management. Amer. J. Obstet. Gynec. 150 (1984) 15

Taber, B.Z.: Manual of Gynecologic and Obstetric Emergencies, 2nd ed. Saunders, Philadelphia 1984

Wulf, K.-H.: Pathologie der Nachgeburtsteile. In Martius, G.: Lehrbuch der Geburtshilfe, 11. Aufl. Thieme, Stuttgart 1985 (S. 152)

Operatives Vorgehen bei der Frühgeburt

Allgemeine Maßnahmen und Indikation

Das Bemühen des Geburtshelfers um eine Geburtsleitung bei einer vorzeitigen Schwangerschaftsbeendigung, die die erhöhte Vulnerabilität und die vermehrte hypoxische Gefährdung des noch unreifen Kindes berücksichtigt, ist nicht neu (MACBETH, BRISCOE, DÖRING, MARTIUS). Sichtbaren Ausdruck hat es in der Formulierung der Forderung nach einer

schonenden Leitung der Frühgeburt

bereits im Jahre 1958 gefunden. Im Detail wurden darunter die folgenden geburtshilflichen **Maßnahmen** verstanden:

– häufige und regelmäßige Kontrolle der fetalen Herztöne,
– sparsame Anwendung von Wehenmitteln,
– großzügige Indikation zu geburtserleichternden Maßnahmen,
– großzügige Anwendung der Episiotomie,
– Verminderung des Weichteilwiderstandes und Abkürzung der Preßperiode mittels der Spekulumentbindung nach Bauereisen,

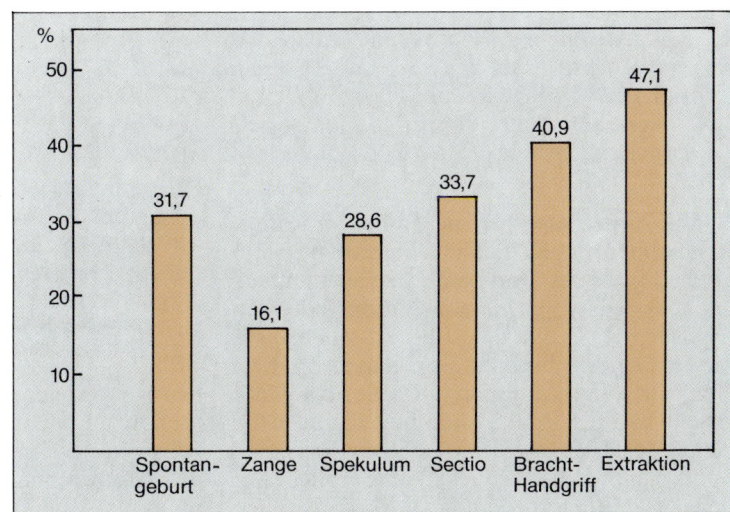

Abb. 1 Perinatale Sterblichkeit frühgeborener Kinder in Abhängigkeit von der Geburtsleitung
(1. Universitätsfrauenklinik München 1955–1961) (nach *Martius*)

– großzügige Indikation zu den leichten entbindenden Operationen.

Diese Empfehlungen dürfen auch heute als gültig angesehen werden. Zusätzliche Aufmerksamkeit wurde in den folgenden Jahren der Frage geschenkt, inwieweit entbindende Operationen eine zusätzliche **Belastung** für das unreife Kind bedeuten oder zur Vermeidung subpartualer hypoxischer Schäden beizutragen vermögen. Bereits in einem Kollektiv der 1. Universitätsfrauenklinik München für die Jahre 1955–1961 war für uns auffallend, daß die perinatale Frühgeborenensterblichkeit bei der Spontangeburt 31,7% nach Zangenextraktion indessen nur 16,1% betrug (Abb. 1)! Nach Sectio caesarea fand sich eine mit 33,7% leicht erhöhte Verlustrate, ein Ergebnis, das der damaligen Auffassung von der vermehrten Gefährdung auch reifer Kinder durch die Schnittentbindung entsprach (NAUJOKS u. SCHWENZER, SIMPSON u. GEBBERT, ZELENKA).

Den heute auszusprechenden Empfehlungen für die Leitung einer Frühgeburt liegen die gleichen Überlegungen zugrunde. Alle therapeutischen Entscheidungen müssen das Ziel haben, aus drei Gründen eine größtmögliche **Schonung** des Kindes zu erreichen, und zwar

– da die erhöhte Vulnerabilität des unreifen Kindes nur eine eingeschränkte mechanische Belastung zuläßt;
– da die noch ungenügende Kapillarisierung des fetalen Gewebes, insbesondere im Bereich des Zentralnervensystems, eine größere Empfindlichkeit gegenüber Hypoxien mit sich bringt;
– da in etwa 30% aller Frühgeburten mit dem gleichzeitigen Bestehen einer Plazentainsuffizienz gerecht werden muß, die als zusätzlicher Risikofaktor zu beachten ist. Diese Tatsache wird nicht zuletzt an dem Begriff der „notwendigen Frühgeburt" erkennbar (MARTIUS, MAU, JUNG).

Vaginale Entbindung

Für die **Eröffnungsperiode** hat die Sicherstellung einer guten präplazentaren Perfusion ebenso Bedeutung wie die Verminderung des Widerstandes im Weichteilrohr. Die damit erforderliche Geburtserleichterung wird optimal mittels der Periduralanästhesie, und zwar am besten in Form der

Katheter-Periduralanästhesie

erreicht, um ihre Vorteile schon während der frühen Eröffnungsperiode nutzbar machen zu können. Atemdepressiv wirkende Analgetika sind mit Rücksicht auf das noch unreife Atemzentrum des Frühgeborenen kontraindiziert. Die kontinuierliche kardiotokographische Überwachung muß in jedem Fall sichergestellt sein.

Für die **Austreibungsperiode** gilt bei der Frühgeburt noch mehr als für die Geburt am physiologischen Ende der Gravidität, daß sie die Phase der höchsten hypoxischen Gefährdung des Kindes bedeutet (KLÖCK u. LAMBERTI). Zudem ist in diesem Geburtsabschnitt die mechanische Belastung des Kindes am stärksten. Die notwendige Abkürzung der Preßperiode und die anzustrebende Herabsetzung des Weichteilwiderstandes können auf unterschiedliche Weise erreicht werden. Als Mindestforderung ist die der

frühzeitigen Episiotomie

zu erfüllen. Sie wird vor der Dehnung des Weichteilansatzrohres in der bereits vorhandenen Periduralanästhesie, anderenfalls in Lokalanästhesie geschnitten, und zwar so ausgiebig, daß neben der Verkürzung des Weichteilansatzrohres zugleich eine ausreichende Streckung der Führungslinie erreicht wird.

Die beschriebene Wirkung der Episiotomie kann der Geburtshelfer durch Anwendung der

Spekulumgeburt nach Bauereisen

verstärken (S. 140). Das breite hintere Blatt drängt den Damm nach dorsal und streckt damit die Führungslinie zusätzlich.

Die ohne jeden Zweifel wünschenswerte Abkürzung der Preßperiode, zugleich aber auch eine stärkere mechanische Schonung des vorangehenden Kopfes werden durch die

Zangenextraktion mittels Parallel- bzw. Divergenzzange

erreicht. Sie erlaubt ein schnelles und zugleich schonendes Hindurchleiten des Kopfes durch das Weichteilansatzrohr, wobei die fehlende Kopfkompression durch die Parallelzangen Veranlassung war, zusätzlich von einer schützenden Käfig- oder Helmwirkung der Zangenextraktion zu sprechen. Die **Indikation** zur Zangenextraktion sollte bei der Frühgeburt dann großzügig gestellt werden, wenn die Preßperiode nicht mit wenigen Wehen zur spontanen Ausstoßung des Kindes führt. Unter diesen Bedingungen ist mit diesem Vorgehen eine Senkung der perinatalen Mortalität, eine Verbesserung des postnatalen Zustandes des Kindes und damit auch eine Verminderung neurologischer Spätschäden zu erreichen (EVELBAUER, CAVANAGH u. TALISMAN, NIEDER u. LATTORFF, SEIDENSCHNUR u. Mitarb., WULF u. Mitarb.). Vor Beginn der instrumentellen Extraktion wird wiederum eine ausreichende Episiotomie geschnitten.

Andere Indikationen zur Zangenextraktion ergeben sich aufgrund materner oder fetaler Regelwidrigkeiten in gleicher Weise wie bei Entbindungen am Ende der Zeit. Hierbei muß jedoch Berücksichtigung finden, daß
- dem unreifen Kind nur dann eine vaginal entbindende Operation zugemutet werden darf, wenn sie technisch einfach zur Geburtsbeendigung führt, und daß
- zusätzliche – insbesondere von seiten des Kindes – bestehende Regelwidrigkeiten, die zur operativen Geburtsbeendigung zwingen, die Morbidität und Mortalität im Vergleich mit Ergebnissen nach operativen Eingriffen allein unter protektiven Gesichtspunkten deutlich erhöhen.

Abdominale Entbindung

Die Aussage über die Abhängigkeit des postpartualen Zustandes des Kindes von der Indikationsstellung gilt ganz besonders für die

Schnittentbindung bei der Frühgeburt.

So waren in dem eingangs erwähnten Kollektiv (Abb. 1), das eine überhöhte Letalität der Frühgeborenen nach Schnittentbindung aufwies, etwa die Hälfte der Operationen wegen einer Placenta praevia vorgenommen worden!

Seit einigen Jahren wird die für die **Geburtsleitung bei der „frühen Frühgeburt"**, d. h. bei Entbindungen vor der 32. Woche bzw. bei Kindern mit einem sonographisch geschätzten Geburtsgewicht unter 1500 g, die

protektive Schnittentbindung

diskutiert (WULF, WILLIAMS u. CHEN). Dies bedeutet, daß die Indikation zum abdominalen

Vorgehen allein aufgrund der nicht zu unterdrückenden Wehentätigkeit oder eines Blasensprunges bei noch unreifem Kind ohne zusätzliche Regelwidrigkeit gestellt wird. Es handelt sich also um eine *primäre Indikation von seiten des Kindes*! Um auch bei der Schnittentbindung eine schonende Entwicklung des Kindes zu garantieren, ist es unter bestimmten Bedingungen besser, das untere Uterinsegment durch einen Längsschnitt zu eröffen (S. 204).

Inwischen liegen aus mehreren Kliniken vor allem retrospektiv erstellte **Statistiken** vor, die eine höhere Überlebensrate von sehr unreifen Kindern nach primärer Schnittentbindung im Vergleich zum vaginalen Vorgehen nachweisen (Tab. 1). Sie haben einige Autoren zu dem Vorschlag einer grundsätzlichen abdominalen Geburtsbeendigung veranlaßt. Von anderen Geburtshelfern wird indessen vor einer kritiklosen Ausweitung der Sectio-Indikation allein

Tabelle 1 Neonatalsterblichkeit von Kindern mit einem Geburtsgewicht unter 1500 g in Abhängigkeit vom Entbindungsmodus. University College Hospital London 1971–1977 (aus *Liu, D. T. Y., D. I. Fairweather*: The management of preterm labour. In: Preterm Labour, hrsg. von *Elder, Henricks*. Butterworth, London 1981)

	% Sterblichkeit (n)			
	500–1000 g		1001–1500 g	
Schädellage	68,7	(83)	25,7	(171)	nicht signifikant
Sectio, elektiv	23,5	(17)	p < 0,001	15,8	(57)
Beckenendlage	74,4	(39)	39,1	(64)
Sectio, elektiv	23,5	(17)	p < 0,001	15,8	(57)	p < 0,01
Gesamtrate	64	(151)	25	(339)

unter Berücksichtigung des Gestationsalters und des sonographisch geschätzten Geburtsgewichtes gewarnt (BERG u. LINDBERG, BOWES u. Mitarb., GREISEN u. Mitarb., HAESSLIN u. GOODLIN, KRAUSE u. Mitarb., KUBLI, LEHMANN u. Mitarb., LIU u. FAIRWEATHER, MUTH, NIEDER u. LATTORFF, OUNSTED u. Mitarb., PAUL u. Mitarb., RICHTER u. Mitarb., SCHNEIDER, STEWARD u. Mitarb., WINKLER, WULF, WULF u. Mitarb.). Eine Verringerung der perinatalen Sterblichkeit durch die präventive Schnittentbindung weist auch die „Münchener Perinatalstudie" aus (Tab. 2), vordergründig allerdings für die Frühgeborenen aus Beckenendlage (Tab. 3) (WULF u. Mitarb.).

Wir glauben, daß aufgrund der bisher vorliegenden Untersuchungen und der eigenen Erfahrungen für die Geburtsleitung bei einem Gestationsalter von 32 Wochen p.m. und weniger bzw. bei Kindern mit einem geschätzten Geburtsgewicht von < 1500 g die folgenden **Empfehlungen** ausgesprochen werden können:

– Eine uneingeschränkte Indikation zur Geburtsbeendigung mittels der Schnittentbindung ist nicht gegeben. Die erhöhte Gefährdung der Mutter durch diesen Eingriff muß Berücksichtigung finden.

– Für die Entscheidung über das vaginale oder abdominale Vorgehen ist der Zustand der Zervix (Bishop-Score) von großer Bedeutung. Die gerade bei der frühen vorzeitigen Schwangerschaftsbeendigung oftmals zu tastende *unreife Zervix* führt zu einem protrahierten Geburtsverlauf mit hoher Gefährdung des Kindes.

– Bei fehlenden Symptomen einer gleichzeitig bestehenden Plazentainsuffizienz (s. u.) und einem hohen Pelvic score führt die vaginale Entbindung wahrscheinlich zu den gleichen perinatalen Ergebnissen für das Kind, so daß diesem Vorgehen (noch?) der Vorzug zu geben ist.

– Die Frühgeburt ist in etwa 30% mit einer Einschränkung der plazentaren Leistungsfähigkeit verbunden. Zugleich finden sich wegen der erhöhten Beweglichkeit des Kindes vor dem Ende der Tragzeit vermehrt Beckenendlagen und Querlagen, d.h. zusätzliche, das Kind gefährdende geburtsmechanische Regelwidrigkeiten. Schließlich neigt die noch nicht ausreichend vorbereitete Zervix zur Weichteildystokie im Sinne der Retraktionsstörung. Aus diesen Besonderheiten läßt sich die Notwendigkeit einer Schnittentbindung bei der Frühgeburt im Sinne einer für uns

Tabelle 2   Frühgeborenensterblichkeit in Abhängigkeit vom Geburtsmodus. Besonders deutlich, wenn auch statistisch nicht signifikant, ist die Überlegenheit der Schnittentbindung bei Kindern mit einer Tragzeit von < 32 Wochen (aus *Wulf, K.-H.:* Nürnberger Symposium. Demeter, München 1984)

	Frühgeborenensterblichkeit (%)			
	Vaginale Geburtsleitung			Abdominale Geburtsleitung
	operativ	spontan		primär u. sekundär
< 32 Wochen	29,0	41,8	nicht signifikant	27,0
32–36 Wochen	1,1	5,2	nicht signifikant	8,7
≤ 2500 g	2,7	8,4	nicht signifikant	7,2

Tabelle 3   Perinatale Sterblichkeit bei Schädellagen und Beckenendlagen nach vaginaler und abdominaler Entbindung bei Kindern mit Geburtsgewichten von ≤ 2500 g (aus *Wulf, K.-H.:* Nürnberger Symposium. Demeter, München 1984)

	Perinatale Sterblichkeit (%)			
	Schädellage		Beckenendlage	
Gesamtrate	14,11	signifikant	28,45	
Vaginale Entbindung	14,73	signifikant	38,46	
	nicht signifikant		signifikant	
Abdominale Entbindung	9,57	nicht signifikant	7,89	

inzwischen **typischen Sectio-Indikation** ableiten. Sie ist gegeben

- bei den gleichzeitig bestehenden Symptomen der Plazentainsuffizienz,
- bei zusätzlichen Poleinstellungs- und Lageanomalien,
- bei niedrigem Pelvic score zu Wehenbeginn,
- bei zervikaler Dystokie mit protrahiertem Geburtsverlauf

Es ist wichtig, daß sich der Geburtshelfer die heute gegebenen Möglichkeiten der Behandlung der drohenden Frühgeburt und der Geburtsleitung bei nicht zu unterdrückenden vorzeitigen Wehen und deren Effektivität vor Augen hält, um ihren sinnvollen Einsatz auch unter **prognostischen Gesichtspunkten** für die einzelne Patientin zu garantieren. Er hat dabei zu beachten, daß die „Grenze des Sinnvollen" in den letzten Jahren vor allem durch die gemeinsame Arbeit von Pädiatern und Geburtshelfern deutlich gesenkt werden konnte (KLÖCK, KNOOP u. Mitarb., RIEGEL). Unter Ausnutzung aller zur Verfügung stehenden prophylaktischen und therapeutischen Maßnahmen, d. h. nach Herstellung der nach heutigem Erkenntnisstand „günstigsten Bedingungen", ist es möglich geworden, Kinder mit einer Tragzeit von 26 Wochen und mehr mit einer Wahrscheinlichkeit von über 50% am Leben zu erhalten (RIEGEL, RICHTER u. Mitarb.). Diese bis vor kurzem nicht als erreichbar angesehene therapeutische Effektivität muß von uns als ernsthafte Verpflichtung bei der Leitung der Frühgeburt empfunden werden!

Literatur

Berg, T., B. S. Lindberg: cesarean section in premature delivery. Gynec. obstet. Invest. 11 (1980) 95

Bowes, W. E., M. Halgrimson, M. A. Simmons: Results of the intensive management of very-low-birth-weight infants. J. reprod. Med. 23 (1979) 245

Briscoe, C. C.: Delivery of the premature infant. Clin. Obstet. Gynec. 7 (1964) 695

Cavanagh, D., M. R. Talisman: Prematurity and the Obstetrician. Appleton-Century-Crofts, New York (p. 385)

Döring, G. K.: Die Frühgeburt als geburtshilfliches Problem. Fortschr. Med. 83 (1965) 579

Döring, G. K., C. Hoßfeld, H. D. Langer: Statistische Erhebungen an 984 Kindern mit einem Geburtsgewicht von 2500 g und weniger. Geburtsh. u. Frauenheilk. 40 (1980) 170

Evelbauer, K.: Nochmals: Zangenentbindung heute. Geburtsh. u. Frauenheilk. 30 (1970) 239

Greisen, G., J. C. Jacobsen, H. Ulrichsen, J. Nyboe: Method of delivery of low birth weight infants. J. perinat. Med. 11 (1983) 162

Haesslin, H. C., R. G. Goodlin: Delivery of the tiny newborn. Amer. J. Obstet. Gynec. 134 (1979) 192

Herschel, M., J. L. Kennedy, H. L. Kayne: Survival of infants born at 24 to 28 weeks' gestation. Obstet. and Gynec. 60 (1982) 154

Jung, H.: Die Frühgeburt. Gynäkologe 8 (1975) 176

Klöck, F.-K.: Die drohende Früh- und Fehlgeburt. Therapiewoche 25 (1975) 6914

Klöck, F.-K.: Die Frühgeburt. Therapiewoche 31 (1981) 4665

Knoop, U., V. von Loewenich, G. Rintelen, H. Ewerbeck, W. Sternschulte: Postpartuale Versorgung von Früh- und Neugeborenen. Geburtsh. u. Frauenheilk. 44 (1984) 192

Krause, W., D. Hartmann, E. Klust: Das perinatale Schicksal der durch Sectio caesarea entbundenen Kinder mit einem Geburtsgewicht ≤ 2000 g. Zbl. Gynäk. 97 (1975) 1345

Kubli, F.: Die Geburtsleitung bei der Frühgeburt. Arch. Gynäk. 235 (1983) 611

Lehmann, W. D., W. Jonatha, H. A. Forster, K. G. Neumann, F. Pohlandt: Fortschritte in der Diagnostik und Behandlung bei Schwangerschaften mit untergewichtigen Kindern. Geburtsh. u. Frauenheilk. 38 (1978) 606

Liu, D. T. Y., D. I. Fairweather: The management of preterm labour. In Elder, Henricks: Preterm Labour. Butterworth, London 1981 (p. 231)

Macbeth, R. D.: Prematurity, the obstetrician's responsibility. Med. J. Austral. 1955, 724

Martius, G.: Die geburtshilfliche Pädiatrie des frühgeborenen Kindes. Münch. med. Wschr. 99 (1957) 841

Martius, G.: Geburtshilfliche Pädiatrie. Mschr. Kinderheilk. 106 (1958) 263

Martius, G.: Die Metabasissterblichkeit als Frühgeborenenproblem. Geburtsh. u. Frauenheilk. 23 (1963) 1099

Martius, G.: Regelwidrige Schwangerschaftsdauer. In Martius, G.: Lehrbuch der Geburtshilfe, 11. Auflg. Thieme, Stuttgart 1985 (S. 231)

Mau, G.: Frühgeburt und intrauterine Wachstumsretardierung. Med. Welt 31 (1980) 237

Mentzel, H.: Sectio bei Frühgeburt aus der Sicht des Neonatologen. Gynäkologe 17 (1984) 243

Muth, H.: Zur Frage der erweiterten Indikation der Schnittentbindung bei untergewichtigen Kindern. Geburtsh. u. Frauenheilk. 44 (1984) 252

Nieder, J., E. Lattorff: Zur Frage des optimalen Entbindungsmodus bei der Leitung der Frühgeburt. Zbl. Gynäk. 102 (1980) 84

Ounsted, M., M. A. Scott, V. Moar: Delivery and development: to what extent can we associate cause and effect? J. roy. Soc. Med. 73 (1980) 786

Paul, R. H., K. S. Koh, A. H. Monfared: Obstetric factors influencing outcome in infants weighing from 1001 to 1500 grams. Amer. J. Obstet. Gynec. 133 (1979) 503

Richter, R., P. W. Nars, M. S. Ramzin: Behandlungsergebnisse bei Frühgeburten unter 1500 g. Ber. ges. Gynäk. 120 (1984) 528

Riegel, K.: Neonatologie. Münch. med. Wschr. 126 (1984) 830

Schneider, H.: Geburtsmodus – Geburtsleitung. In Huch, A., R. Huch, G. Duc, G. Rooth: Klinisches Management des „kleinen" Frühgeborenen. Thieme, Stuttgart 1982 (S. 8 – 94)

Seidenschnur, G., J. Heinrich, E. Koepcke, H. Hopp, H. Hamann, U. König: Zur Frage des Schädigungsrisikos bei Entbindungen durch Shute-Forceps. Zbl. Gynäk. 99 (1977) 1286

Socol, M. L., S. L. Dooley, R. K. Tumura, O. R. Depp: Perinatal outcome following prior delivery in the late second or early third trimester. Amer. J. Obstet. Gynec. 150 (1984) 228

Steward, A.L., E.O.R. Reynolds, A.P. Lopcomp: Outcome for infants of very low birth weight. Lancet 1981/I, 1038

Williams, R.L., P.M. Chen: Identifying the sources of the recent decline in perinatal mortality rates in California. New Engl. J. Med. 306 (1982) 207

Winkler, M.: Ein Beitrag zum Frühgeburtenproblem mit besonderer Berücksichtigung der Geburtsleitung. Zbl. Gynäk. 100 (1978) 516

Wulf, K.-H.: Die „frühe Frühgeburt" (geburtshilfliche Aspekte). In Stark, H.: Nürnberger Symposion: Umstrittene Probleme in der Geburtshilfe und Gynäkologie. Demeter, München 1984 (S. 61)

Wulf, K.-H.: Kommentar zu: Sectio bei Frühgeburt. Gynäkologe 17 (1984) 250

Wulf, K.-H., E. Kastendieck, B. Seelbach-Göbel: Zum Geburtsmodus bei Frühgeborenen – abdominal oder vaginal? Z. Geburtsh. Perinat. 188 (1984) 249

Mehrlingsschwangerschaft und Mehrlingsgeburt

Die Auffassung der Mehrlingsschwangerschaft beim Menschen als atavistische Erscheinung (WAIDL) erhält nicht zuletzt dadurch Unterstützung, daß die Vielzahl und die Vielfältigkeit der Komplikationen und damit der maternen und fetalen Gefährdungen die Pluriparität an die Grenze des Physiologischen drängen. Andererseits müssen wir erkennen, daß die in den letzten Jahren erarbeiteten diagnostischen und therapeutischen Konzepte zu Ergebnisverbesserungen geführt haben, die bereits jetzt fast die der Geburtshilfe bei Einlingsgraviditäten erreichen (Tab. 1).

Therapie während der Gravidität

Die im Verlauf der Mehrlingsgravidität fakultativ auftretenden Regelwidrigkeiten verlangen ein sorgfältiges und zugleich individualisiertes Therapieprogramm, das auf den Ergebnissen einer intensiven Überwachung von Mutter und Kind basiert (BOLTE u. BREUKER, GOESCHEN, EICHHORN u. Mitarb., KRAUSE u. Mitarb., POWERS, SCHMIDT u. Mitarb., SCHOLTES u. STEINERT, STUCKI u. STUCKI u.a.). Zwei Regelwidrigkeiten haben dabei besondere Beachtung zu finden, da durch sie die perinatale Sterblichkeit am stärksten beeinflußt wird (Tab. 2):

– Frühgeburtlichkeit,
– Plazentainsuffizienz.

Die **Bedeutung der Frühgeburtlichkeit** für die hohen Kinderverluste bei Mehrlingsschwangerschaften ohne intensive ärztliche Betreuung wird aus den Kollektiven von BOLTE u. Mitarb. und GOESCHEN deutlich. An der Universitätsfrauenklinik Köln (Tab. 3) wurden bei 602 Zwillingsgeburten 65,6% der 1. Zwillingskinder und 68,9% der 2. Zwillingskinder nach zuvor nicht diagnostizierten und somit auch unzureichend betreuten Mehrlingsschwangerschaften mit Geburtsgewichten von 2500 g und weniger beobachtet, während diese Gewichtsklassen nach rechtzeitiger Diagnose beim 1. Zwilling nur in 48,8%, beim 2. Zwilling nur in 47,6% vorkamen. In dem Kollektiv von GOESCHEN betrug das durchschnittliche Geburtsgewicht der Zwillingskinder ohne entsprechende Schwangerenvorsorge 2050 g im Vergleich zu 2410 g nach ausreichender Überwachung. Die

Tabelle 1   Perinatale Sterblichkeit der Mehrlingskinder nach der Literatur der letzten 40 Jahre

		Sterblichkeit (%)
Aaron u. Mitarb.	1940–1952	14,7
Holtorff	1951–1962	18,9
Ristedt u. Mitarb.	1954–1965	10,1
Sachs u. Mitarb.	1960–1969	12,4
Eckert u. Mitarb.	1962–1972	12,1
Döring u. Mitarb.	1966–1977	9,0
Bolte u. Mitarb.	1955–1975	19,7
Günthard u. Mitarb.	1966–1976	11,6
Sze Kun Ho	1972–1973	10,4
Efthimiadis	1961–1976	9,5
Koepke u. Mitarb.	1972–1974	6,2
Schmidt u. Mitarb.	1975–1977	7,4
Kucera u. Mitarb.	1975–1977	5,5
Martius u. Mitarb.	1967–1981	4,3
	1976–1981	1,9
Viehweg u. Mitarb.	1979	6,1
Krause u. Mitarb.	1980–1982	3,3

Tabelle 2 Diagnostisches und therapeutisches Konzept für die Betreuung der Mehrlingsschwangerschaften

Frühdiagnose
– anamnestische Hinweise
– Übergröße des Uterus
– Ultraschall

Schwangerenvorsorge
– 1. Hälfte: 2–3wöchige Kontrollen
– 2. Hälfte: 1–2wöchige Kontrollen
– Gestosediagnostik
– Erkennung der drohenden Frühgeburt
– – subjektive Wehenangabe
– – Tokographie
– – Zervixbefund
– – großzügige Indikation zur Tokolyse
– – großzügige Indikation zur Cerclage
– Erkennung der Plazentainsuffizienz
– – Abflachung der Wachstumskurven
– – Differenz des Biparietaldurchmessers
   > 4 mm
– – geschätztes Geburtsgewicht:
   > 2000 g des Einzelkindes
   > 4000 g Gesamtgewicht beider Kinder
– – Biparietaldurchmesser > 8,8 cm
– – Gewichtsdifferenz der Kinder > 600 g (38.
   Woche)
– – präpartuales CTG
– Arbeitsunfähigkeit ab 28. Woche

Schwangerschaftsbeendigung
– bei fehlenden Symptomen der Plazentainsuffizienz:
   38.–39. Woche
   Vorgehen in Abhängigkeit vom Zervixbefund und von der geburtsmechanischen Situation
– bei Hinweisen auf eine Plazentainsuffizienz:
   Vorgehen in Abhängigkeit von Plazentafunktionsprüfungen (s.o.)

mittlere Tragzeit konnte von 35,5 auf 37,7 Wochen verlängert, die perinatale Sterblichkeit von 6,25 auf 3,93% gesenkt werden.

Die Basis für eine erfolgreiche Schwangerenvorsorge ist die **frühzeitige Diagnose** (Tab. 2). Sie wird am ehesten durch die Ultraschalluntersuchung sichergestellt (EICHHORN u. Mitarb., MEINEL). Ist die Mehrlingsgravidität erkannt, so hat der Geburtshelfer zunächst sein Augenmerk auf die *Prophylaxe der Frühgeburt* zu richten und diese durch das Erkennen vorzeitiger Wehen und von Veränderungen des Zervixverschlusses sicherzustellen. Es besteht weitgehende Übereinstimmung darüber, daß bei einer entsprechenden Verschlechterung des Muttermundbefundes die

operative Zervixumschlingung

(S. 13) bei der Mehrlingsgravidität nicht grundsätzlich, aber doch großzügig indiziert werden sollte (DÖRING u. Mitarb., GOESCHEN, KRAUSE u. Mitarb., RANDOW, SCHMIDT u. Mitarb., SCHOLTES) (Tab. 4). Über das technische Vorgehen wird unter Berücksichtigung des lokalen Befundes nach den auf S. 14 beschriebenen Grundsätzen entschieden. Auch die *prä- und postoperative Tokolyse* ist den individuellen Bedürfnissen anzupassen (WINTER). Das wichtigste Ergebnis der operativen Behandlung der Zervixinsuffizienz ist wie bei den Einlingsgraviditäten die durch sie zu erreichende Verschiebung der Geburtsgewichte in höhere Gewichtsklassen. Die *Entfernung des Fadens* erfolgt bei ununterdrückbaren Wehen, anderenfalls entsprechend der notwenigen Schwangerschafts-

Tabelle 3   Geburtsgewichte und Tragzeit bei ärztlich betreuten und nichtbetreuten Mehrlingsschwangerschaften (nach *Bolte* u. Mitarb., *Göschen*, *Martius* u. Mitarb.)

	Nicht betreut		Betreut	
	Geburtsgewichte bis 2500 g			
	1. Zwilling	*2. Zwilling*	*1. Zwilling*	*2. Zwilling*
Universitätsfrauen-klinik Köln (*Bolte* u. Mitarb.)	65,5%	68,9%	48,8%	47,6%
	Durchschnittliches Geburtsgewicht			
Martin-Luther-Krankenhaus Berlin (*Goeschen*)	2050 g		2410 g	
	Tragzeit			
	35,5 Wochen		37,7 Wochen	

Tabelle 4 Schwangerschaftsdauer, Geburtsgewicht und perinatale Mortalität bei Mehrlingsschwangerschaften ohne und mit Cerclage

	Ohne Cerclage	Mit Cerclage
Schwangerschaftsdauer (Wochen)	36,2	37,3
Durchschnittliches Geburtsgewicht	2349 g	2399 g
Geburtsgewicht über 2000 g	75,9 %	82,6 %
Perinatale Mortalität	4,9 %	3,8 %

beendigung in der 38. Woche gegen Ende der 37. Woche.

Größere Probleme bereiten bei der Überwachung der Mehrlingsgravidität die rechtzeitige Erkennung der **Plazentainsuffizienz** und damit die sich hieraus ergebenden therapeutischen Konsequenzen (GÜNTHARD u. SCHMID, GOESCHEN, MANLAN u. SCOTT, LICHTENEGGER u. Mitarb., LEVENO u. Mitarb., SCHOLTES). Auf die hohe Gefährdung der Mehrlingskinder als Folge der nachlassenden intrauterinen Versorgung ist in den letzten Jahren mit zunehmender Deutlichkeit hingewiesen worden (HO u. WU, KEUTH u. Mitarb., KOEPCKE u. SEIDENSCHNUR, LEETZ, VIEHWEG u. Mitarb.). Wir konnten sie im eigenen Kollektiv mit den folgenden Fakten belegen:

– Durch die erreichbare Tragzeitverlängerung hat die Frequenz der hypotrophen Kinder von 25 auf 43 % zugenommen.
– Die Differenz der Geburtsgewichte nimmt als Ausdruck der Mangelversorgung des einen Kindes bei einer Tragzeitverlängerung von 35,6 Wochen auf 37,5 Wochen von 270 g auf 600 g zu.
– Die perinatale Sterblichkeit ist in den einzelnen Gewichtsgruppen der Untergewichtigen bei Zwillingen deutlich niedriger als bei Einlingskindern, da die ersten hypotroph und damit, abweichend von ihrem Geburtsgewicht, reifer sind. GOESCHEN hat hieraus eine „kritische Gewichtsgrenze von 2000 g" für Zwillingskinder abgeleitet. BASZO u. Mitarb. nehmen aufgrund gleicher Überlegungen eine ausreichende Reife der Kinder bei einem geschätzten Gesamtgewicht von 4500–4600 g an. Nach dem Überschreiten des Geburtsgewichtes von 2500 g steigt die

Sterblichkeit bei Zwillingskindern im Gegensatz zu Einlingskindern deutlich an.

– Die perinatale Mortalität zeigt in Abhängigkeit von der Tragzeit deutlich früher als bei Einlingen einen Anstieg. Die kritische Grenze liegt dabei etwa in der 38. Woche bzw. nach SHAPIRO bei einem Geburtsgewicht von 2500 g (Abb. 1).

Zur *Diagnose der Plazentainsuffizienz* steht die Prüfung der endokrinen Funktionen (HPL, Östriol) nicht zur Verfügung, da sie Summenwerte beider fetoplazentaren Einheiten ergeben (GERHARD u. RUNNEBAUM, GÜNTHARD u. SCHMID, SCHOLTES). Es verbleiben damit als wichtigste diagnostische Möglichkeiten:

– Fetometrie-Verlaufskontrollen,
– fetales EKG,
– antepartuales CTG.

Die *Ultraschalluntersuchung* vermag aus den folgenden Kriterien einen Hinweis auf eine Plazentainsuffizienz zu liefern:

– geschätztes Geburtsgewicht eines Kindes von 2000 g und mehr,
– biparietaler Kopfdurchmesser eines Kindes von 8,8 cm und mehr,
– geschätztes Geburtsgewicht beider Kinder (Summenwert) von 4000 g und mehr,

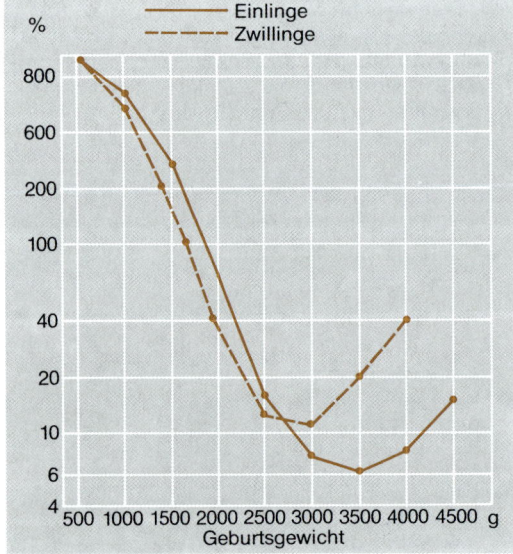

Abb. 1 Perinatale Sterblichkeit der Mehrlingskinder im Vergleich zu Einlingskindern in Abhängigkeit vom Geburtsgewicht (nach *Shapiro*)

– Differenz des biparietalen Kopfdurchmessers beider Kinder > 4 mm,
– Differenz der Geburtsgewichte zunehmend > 300 g.

Werden entsprechende Ergebnisse mit der Ultraschalluntersuchung erzielt, so ist spätestens zu diesem Zeitpunkt eine Indikation zur

Intensivüberwachung unter stationären Bedingungen

gegeben. Die Erkennung einer manifesten Gefährdung eines oder beider Kinder gelingt dann mit Hilfe des *fetalen EKG*, und zwar an dem Auftreten einer ·Hypervoltage von > 20 μV (BOLTE u. Mitarb., BABENERD), aktueller durch das *antepartuale CTG* (KOEPCKE u. SEIDENSCHNUR, BREUKER u. Mitarb.) (S. 66). Von der 28. Woche an ist bei Zwillingsgraviditäten mit aussagekräftigen Herzfrequenzmustern zu rechnen.

Die tragzeitabhängige Gefährdung der Mehrlingskinder durch die Plazentainsuffizienz führt zur Notwendigkeit der

Tragzeitbegrenzung

in Abhängigkeit von den Ergebnissen der Intensivüberwachung, bei fehlenden Gefährdungssymptomen und exakt möglicher Terminbestimmung aber auch im Sinne der Terminierung bzw. Programmierung (BOLTE). Als günstiger Zeitpunkt für die Schwangerschaftsbeendigung wird dabei in weitgehender Übereinstimmung der Geburtshelfer die 38. Schwangerschaftswoche angesehen. Die

Schwangerschaftsbeendigung

wird nach den gleichen Grundsätzen wie bei Einlingsschwangerschaften vorgenommen, und zwar vordergründig in Abhängigkeit vom Zervix-Score. Zusätzlich hat die geburtsmechanische Situation des 1. Kindes Berücksichtigung zu finden. *Bei geburtsbereiter Portio* und Längslage des Kindes ist die vaginale Entbindung zumeist durch die Oxytocin-Infusion, die digitale Muttermunddehnung und die Blasensprengung zu erreichen. *Bei ungenügender Zervixreife* kann unter den Bedingungen der stationären Intensivüberwachung etwa bis zum Beginn der 39. Woche abgewartet werden. Ist die Schwangerschaftsbeendigung bei ungünstigem Zervixbefund indiziert oder besteht eine geburtsmechanische Situation, die die vaginale Entbindung nicht zuläßt, so ist die

primäre Schnittentbindung

zu bevorzugen.

Geburtsleitung beim 1. Kind

Die Leitung der Mehrlingsgeburt hat wie die Überwachung der Mehrlingsschwangerschaft das gehäufte Vorkommen von **Regelwidrigkeiten** zu berücksichtigen. Im wesentlichen sind dies:

– *Wehenschwächen:* Ihr gehäuftes Auftreten während der Entbindung und in der Nachgeburtsperiode ist mit der Überdehnung des Fruchthalters erklärt.
– *Geburtsmechanische Anomalien:* Sie finden sich als Folge der erforderlichen ,,günstigen Raumausnutzung'', aber auch des weiträumigen und daher oft kugeligen Cavum uteri (Tab. 5).
– *Frühgeburtlichkeit:* Etwa die Hälfte aller Kinder werden bei Mehrlingsgraviditäten mit Geburtsgewichten von < 2500 g geboren.
– *Hypoxische Gefährdung der Kinder:*
  – präplazentare Insuffizienzen in Form einer Minderdurchblutung des Uterus, aber auch durch eine mangelhafte Anpassung des maternen kardiovaskulären Systems an die erhöhten Erfordernisse (RAIHA, STUCKI u. STUCKI);
  – Plazentainsuffizienzen infolge von Nidationsstörungen bei der großen Flächenbeanspruchung der Plazenta, aber auch durch die erhöhte Frequenz von EPH-Gestosen (EFTHIMIADIS, HOLTORFF, KRAUSE u. Mitarb., SACHS u. KÜHL);
  – Nabelschnurkomplikationen, insbesondere der Nabelschnurvorfall, die bei Mehrlingsgraviditäten mit einer Häufigkeit von 1–2% auftreten (BROWN u. DIXON) und so im Vergleich zu Einlingsschwangerschaften 2–4mal häufiger beobachtet werden (HINDEMANN);
  – vorzeitige Plazentalösung als Folge der H-Gestose, aber auch beim 2. Kind durch die Volumenverkleinerung des Cavum uteri nach der Geburt des 1. Kindes.

Für die **vaginale Geburtsleitung** hat auch heute die schon sehr alte Empfehlung Gültigkeit, daß sie sich bei fehlenden Gefährdungssymptomen

Tabelle 5 Geburtsmechanische Situationen bei Mehrlingsentbindungen. In den 20 Jahre auseinanderliegenden Statistiken findet sich mit erstaunlicher Übereinstimmung eine gleichmäßige Verteilung der Poleinstellungs- und Lageanomalien bei Mehrlingsentbindungen

	Häufigkeit (%)	
	Guttmacher u. *Kohl* (1958)	Bolte u. Mitarb. (1978)
Schädellage – Schädellage	46,9	45,8
Schädellage – Beckenendlage	37,0	38,9
Beckenendlage – Beckenendlage	8,7	7,5
Schädellage – Querlage	4,9	5,2
Beckenendlage – Querlage	1,9	2,1
Querlage – Querlage	0,6	0,5

bei Mutter und Kindern nach der geburtsmechanischen Situation des 1. Kindes zu richten hat. Die *hohe Frequenz der geburtsmechanischen Anomalien* und die nicht seltene *Frühgeburtlichkeit* stellen den Geburtshelfer dennoch vor vielfältige und für die Leitung der Mehrlingsgeburt spezifische Entscheidungen. So kann in Übereinstimmung mit der Literatur (Ho u. Wu) nach eigenen Erfahrungen beim 1. Kind nur in 79%, beim 2. Kind nur in 53% mit einer Schädellage und nur in etwa 35% mit einer Spontangeburt der Kinder gerechnet werden (Martius, Teske) (Tab. 6). Stucki u. Stucki

Tabelle 6 Vorkommen der Schädellage und der Poleinstellungs- und Lageanomalien bei 1. und 2. Zwillingskind (n = 227 Zwillingsgeburten im Martin-Luther-Krankenhaus Berlin)
Das deutlich überhöhte Vorkommen von geburtsmechanischen Anomalien beim 2. Zwillingskind ist erkennbar

	Häufigkeit (%)	
	1. Zwilling	2. Zwilling
Schädellage	79,7	53,7
Beckenendlage	19,9	33,1
Querlage	0,4	13,2

erreichten in einer prospektiven Studie in den Jahren 1977/1978 41,9% Spontangeburten bei 62 Zwillingsentbindungen.

In der **Eröffnungsperiode** ist wegen der überhöhten hypoxischen Gefährdung eine kontinuierliche *kardiotokographische Überwachung* beider Kinder eine Conditio sine qua non. Das CTG wird anfangs ausschließlich extern, nach Eröffnung der Vorblase beim 1. Kind intern abgeleitet (Breuker u. Mitarb.). Zur *Geburtserleichterung* hat sich gerade mit Rücksicht auf die Kinder die Periduralanästhesie bewährt. Bei der Neigung zu hypotonen Wehenschwächen ist eine vorsichtige, den klinischen Bedürfnissen angepaßte medikamentöse Wehensteuerung über eine *Oxytocin-Infusion* angezeigt.

Bei **vollständiger Zervixretraktion** wird die Kreißende in jedem Fall für die vaginal entbindende Operation gelagert, um bei akuten Regelwidrigkeiten ohne Zeitverlust intervenieren zu können.

Die **Indikation zum entbindenden Operieren** ergibt sich unter den gleichen Gesichtspunkten wie bei der Einlingsentbindung, d. h. bei normalem CTG-Befund in Abhängigkeit vom geburtsmechanischen Befund:

– *Schädellage des 1. Kindes:* Es wird die Spontangeburt angestrebt. Die nicht seltenen Verzögerungen der Preßperiode dürfen indessen mit Rücksicht auf die verstärkte hypoxische Gefährdung der Kinder nicht über 15 Min. hinaus in Kauf genommen werden. In diesen Fällen ist bei tiefstehendem Kopf die

Vakuumextraktion

zur operativen Geburtsbeendigung angezeigt. Das gleiche gilt beim Auftreten pathologischer CTG-Muster.

– *Beckenendlage des 1. Kindes:* Es besteht kein Grund, bei der Beckenendlage des 1. Kindes von den Richtlinien für die vaginale Geburtsleitung bei einer Poleinstellungsanomalie bei Einlingsentbindung abzuweichen (S. 147). Wir bevorzugen auch hier mit Rücksicht auf die notwendige Abkürzung der Preßperiode das

Halten des Steißes mit dem Vakuumextraktor

(S. 155), um bei der einfachen Steißlage eine leichte Überwindung der Rumpfspannung durch die „extended legs" zu garantieren.

– *Entbindung vor der 36. Woche:* Auch hier sollten wie bei der Einlingsgeburt die Prinzipien der *„schonenden Frühgeburtsleitung"* Berücksichtigung finden (S. 253). Bei der Schädellage ist für das spannungsfreie Herausleiten des Kopfes die

Zangenextraktion mit der Divergenzzange

großzügig zu indizieren. *Bei der Beckenendlage* wird die Entscheidung über das vaginale oder abdominale Vorgehen vom Zervixbefund und vom Grad der Unreife des Kindes abhängig gemacht (S. 170). Die prinzipielle Schnittentbindung ohne zusätzliche Indikation ist nur bei Kindern mit einem geschätzten Geburtsgewicht von < 1500 g sinnvoll (WULF u. Mitarb., BARRET u. Mitarb.).

Zeigen sich bei der vaginalen Entwicklung des 1. Kindes mit der Vakuum- oder Zangenextraktion bzw. bei einer Beckenendlagenentwicklung Schwierigkeiten, d.h. größere Widerstände während des Durchleitens des vorangehenden Teiles, so muß an eine **Verhakung, Einkeilung oder Verwicklung der Kinder** gedacht und entsprechend verfahren werden (S. 268).

Nach der spontanen oder operativen Gewinnung des 1. Kindes ist für ein sorgfältiges Abklemmen des plazentanahen Teiles der Nabelschnur zu sorgen. Bei dem hohen Anteil an

Gefäßanastomosen in Plazenten eineiiger Zwillinge sind anderenfalls lebensbedrohliche Blutverluste des 2. Kindes möglich (VOGEL). Dies ist indessen nur einer der Gründe dafür, daß eineiige Zwillinge im Vergleich zu zweieiigen Zwillingen deutlich höher gefährdet sind (NAEYE u. Mitarb.) (Tab. 7).

Tabelle 7   Sterblichkeit des 1. und 2. Zwillingskindes.
Die deutlich überhöhte Gefährdung des 2. Kindes ist zu erkennen. Andererseits haben die diagnostischen und therapeutischen Verbesserungen der letzten Jahre an einigen Kliniken bereits zu einem weitgehenden Ausgleich der Resultate geführt

	Perinatale Sterblichkeit (%)	
	1. Zwilling	2. Zwilling
Holtorff (1951–1962)	17,32	20,47
Bolte (1955–1975)	17,6	21,8
Schmidt (1968–1974) (1975–1977)	11,4 7,8	15,5 7,0
Martius (1967–1981) (1976–1981)	2,0 2,6	6,5 1,3

Entwicklungsintervall zwischen 1. und 2. Kind

Ein in der Literatur seit vielen Jahren diskutiertes Problem ist das des geburtshilflichen Vorgehens nach der Entwicklung des 1. Kindes und damit der Wahl **des prognostisch günstigsten Intervalls** zwischen der Geburt des 1. und 2. Kindes. Beispielhaft zeigt die Bedeutung der anstehenden Entscheidungen die Abhängigkeit der Sterblichkeit des 2. Kindes vom Geburtsintervall (Tab. 8). Bei einer Entwicklungsverzögerung bzw. einem Abwarten von über 10 Min. verschlechtert sich die Prognose deutlich. In gleicher Weise ist dies an der intervallabhängigen Verteilung der Apgar-Werte und der Frequenz der erforderlichen Reanimationsmaßnahmen zu erkennen (Tab. 9). Nicht bestätigt werden konnte die von LITTLE u. FEIDMAN nachgewiesene höhere Gefährdung des 2. Kindes durch eine schnelle, d.h. innerhalb eines Intervalls von weniger als 5 bzw. 3 Min. erfolgende Geburtsbeendigung. Sie könnte mit übereilten operativen Maßnahmen zur Gewinnung des 2. Kindes und damit mit dessen

unnötiger geburtsmechanischer Belastung erklärt werden. Da sich jedoch bis zu einer Intervalldauer von etwa 10 Min. keine höhere Gefährdung des 2. Kindes nachweisen läßt, steht dem Geburtshelfer so gut wie immer ausreichend zur Verfügung. Ein übereiltes Handeln ist nicht erforderlich!

Tabelle 8   Perinatale Sterblichkeit des 2. Zwillings in Abhängigkeit vom Entbindungsintervall nach dem 1. Kind (aus *Stucki, D., A. Stucki:* Z. Geburtsh. Perinat. 184 [1980] 235)

Intervall (Min.)	Mortalitätsrate des 2. Zwillings (%)
5	9
6–10	9
11–15	13,1
16–30	14,2
31–60	18,7
+ 60	20,0

Tabelle 9   Abhängigkeit des postnatalen Zustands des 2. Zwillingskindes von dem Zeitintervall zwischen der Entwicklung des 1. und 2. Kindes (aus *Teske, K.*: Zwillingsschwangerschaften und Zwillingsgeburten. Diss., Berlin 1984)

Geburtsintervall (Min.)	Apgar-Wert		Erforderliche Reanimation (%)
	0–4	8–10	
bis 2	9,7 %	71,0 %	43,9
3–8	8,7 %	58,0 %	58,1
≥ 9	18,2 %	36,4 %	68,4

Es können die folgenden **Empfehlungen für das geburtshilfliche Vorgehen nach der Geburt des 1. Kindes** abgeleitet werden:

– *Diagnose der geburtsmechanischen Situation:* Die wichtigste Aufgabe des Geburtshelfers ist es, nach der Geburt des 1. Kindes die geburtsmechanische Situation, und zwar die Lage, die Poleinstellung und bei einer Schädellage die Haltung und die Einstellung des 2. Kindes, zu klären. Dies geschieht am besten mit Hilfe der *vaginalen Untersuchung.* Auf diese Weise läßt sich der vorangehende Teil fast ausnahmslos identifizieren, wie auch ein im Intervall eintretender *,,Lagewechsel des 2. Kindes''* und das Tiefertreten des vorangehenden Teils überprüft werden können. Eine Palpation durch die Bauchdecken hindurch sollte indessen unterlassen oder nur mit größter Vorsicht vorgenommen werden, da durch sie die Kontraktionen des Uterus vorzeitig angeregt werden und das Kind in seiner Beweglichkeit erheblich eingeschränkt wird (s. u.).

– *Beachtung eines Nabelschnurvorfalles:* Bei der vaginalen Untersuchung ist besonders sorgfältig auf einen Nabelschnurvorfall des 2. Kindes zu achten. Diese mit deutlich überhöhter Frequenz zu beobachtende Regelwid-

rigkeit beeinflußt die weiteren therapeutischen Entscheidungen erheblich!

– *Akuttokolyse:* Ein schnelles Einsetzen uteriner Kontraktionen nach der Geburt des 1. Kindes bringt das 2. Kind zum einen über die eintretende Verkleinerung der Plazentahaftfläche, zugleich aber auch über die präplazentare Minderdurchblutung in erhebliche Gefahr. Ist zur Gewinnung des 2. Kindes eine innere Wendung erforderlich, so muß diese gegen einen erheblich überhöhten Widerstand vorgenommen werden. Dies sind die Gründe dafür, während des Entwicklungsintervalls immer ein i. v. Tokolytikum griffbereit zu halten.

Die meisten geburtshilflichen Kliniken haben in den letzten Jahren die Notwendigkeit der Abkürzung des Zeitintervalls zwischen der Geburt des 1. und des 2. Kindes akzeptiert und als wesentliche therapeutische Maßnahme herausgestellt. An der Universitätsfrauenklinik Jena wurde in den Jahren 1980–1982 das 2. Kind bei 70,9% innerhalb von 5 Min. entwickelt. Im eigenen Kollektiv ergab sich für 48,7% der 2. Kinder ein Intervall von 3 Min., für 81,4% von 6 Min. *Die Abkürzung des Zeitintervalls zwischen 1. und 2. Kind gilt als das wichtigste Therapeutikum zur Reduzierung der Übersterblichkeit des 2. Zwillingskindes* (Holtorff, Krause u. Mitarb., Schmidt u. Mitarb., Scholtes, Martius) (Tab. 8).

Geburtsleitung beim 2. Kind

Für die Entwicklung des 2. Kindes muß der Geburtshelfer darauf achten, daß nicht nur eine erhöhte hypoxische Gefährdung des Kindes besteht. In gleicher Weise kommt es intervallabhängig zu einer **Erschwerung der operationstechnischen Situation!** Die unmittelbar nach der Entwicklung des 1. Kindes gegebene gute Beweglichkeit des 2. Kindes verringert sich zunehmend mit den erneut einsetzenden Wehen! Hierdurch wird vor allem eine erforderliche innere Wendung, die, frühzeitig ausgeführt,

einen technisch einfachen Eingriff darstellt, evtl. zu einem schwierigen und dann Mutter und Kind gefährdenden Eingriff. Es muß also rechtzeitig darüber entschieden werden, ob es sich lohnt, dieses operationstechnische Risiko für die evtl. gegebene Möglichkeit einer Spontangeburt einzugehen. Die Wahrscheinlichkeit für eine Spontangeburt des 2. Kindes beträgt aufgrund der Literatur 15–60% (Tab. 10). Zusätzlich wird das geburtshilfliche Vorgehen von der hohen und im Vergleich zum 1. Kind deutlich

Tabelle 10 Wahrscheinlichkeit für die Spontangeburt des 2. Zwillingskindes aufgrund von Literaturangaben (Prozentzahlen)

Holtorff (1964)	59,03
Sachs u. *Kühl* (1965–1969)	46,8
Schmidt u. Mitarb. (1975–1977)	53,9
Brown u. *Dixon* (1963)	40,16
Martius u. Mitarb. (1967–1981)	13,20

überhöhten Frequenz der geburtsmechanischen Anomalien bestimmt (Tab. 6).

Es ist verständlich, daß immer wieder versucht worden ist, für die Geburtsleitung des 2. Kindes zu einer prognostischen Aussage aufgrund der bei Wehenbeginn vorgenommenen **sonographischen Lagebestimmung** zu kommen. Daß dies nur bedingt möglich ist, zeigt der nicht selten nach der Entwicklung des 1. Kindes eintretende *Lagewechsel des 2. Kindes*. Eine neuerliche Überprüfung des geburtsmechanischen Befundes bleibt deshalb dem Operateur nicht erspart!

Für die Entwicklung des 2. Zwillingskindes können heute unter dem Gesichtspunkt der zügigen, indessen nicht übereilten Beendigung der Entbindung und damit mit dem Ziel der schonenden Gewinnung des 2. Kindes die folgenden **Empfehlungen** gegeben werden:

– *Schädellage des 2. Kindes* (ca. 45%): Der vorangehende Kopf des 2. Kindes wird bei der vaginalen Exploration zumeist hoch über dem oder im Beckeneingang gefunden. Ist die Fruchtblase erhalten, so wird sie mittels einer Kornzange oder einer halben Kugelzange gesprengt. Tritt nun der Kopf in das Becken ein, so wird die Patientin zum Mitpressen aufgefordert und die

Spontangeburt

angestrebt. Die abwartende Haltung des Geburtshelfers muß jedoch auch bei normalen Herzfrequenzmustern im CTG zeitlich begrenzt werden. Die Hypoxie des 2. Kindes kann jederzeit und z. B. durch eine vorzeitige Plazentalösung dramatisch eintreten, so daß sichergestellt sein muß, daß bei einer akuten Verschlechterung des intrauterinen Zustandes die Gewinnung des Kindes ohne Zeitverlust erfolgen kann (s. u.).

Kommt es bei tiefstehendem Kopf zu einer **intrauterinen Asphyxie**, so wird das reife Zwillingskind durch die

Vakuumextraktion,

das noch unreife Kind besser durch die

Zangenextraktion mittels der Divergenzzange

gewonnen (S. 117).

– *Beckenendlage des 2. Kindes* (ca. 30%): Bei einer Beckenendlage muß ganz besonders bei der Zwillingsgeburt die im Vergleich zur Schädellagengeburt erheblich überhöhte hypoxische Gefährdung des Kindes bedacht werden. Da diese eng – wie bei der Einlingsgeburt – mit der Geburtsdauer korreliert ist und da zugleich der überdehnte Fruchthalter eine Disposition zum protrahierten Verlauf der Preßperiode schafft, ist es in den meisten Fällen besser, die „günstige Situation" in Form der guten Beweglichkeit des Kindes und in Form des weiten Geburtskanales auszunutzen und das 2. Kind ohne Zeitverlust durch die

Extraktion am Beckenende

zu gewinnen. Der Entschluß ist um so leichter zu fassen, als sich die Zervix zeitabhängig wieder verengt, so daß durch einen unnötigen Zeitverlust insbesondere die Entwicklung des nachfolgenden Kopfes eher erschwert wird. Andererseits gelingt die Extraktion bei noch hoch stehendem Steiß sofort nach der Geburt des 1. Kindes leicht durch das

Herunterholen eines Fußes

(S. 158). Sofern sich nicht sowieso ein Fuß als führender Teil präsentiert, geht der Operateur mit der ganzen Hand in die Scheide ein, drängt den Steiß aus dem Beckeneingang in das Cavum uteri zurück und faßt nun den *vorderen Fuß*. Ist dieser aus der Vagina herausgeleitet, so wird die

Extraktion bei unvollkommener Fußlage

(S. 157) bis zum unteren Schulterblattwinkel angeschlossen, um dann die Arme nach Lövset und den nachfolgenden Kopf mit dem Handgriff nach Veit-Smellie mühelos aus dem ausgeweiteten Geburtskanal zu gewinnen. Die Besonderheit der Situation nach der

Geburt des 1. Kindes bringt es mit sich, daß die Extraktion des 2. Kindes die geringere Belastung mit sich bringt als das Bestreben, das Kind mit einer der Methoden der Manualhilfe zu gewinnen, zumal für sie gewartet werden muß, bis der vorangehende Steiß den Beckenboden erreicht hat. Eine *Indikation zur Schnittentbindung* ist allein aufgrund der Tatsache, daß sich das 2. Kind in Beckenendlage befindet, unter keinen Umständen gegeben (KELSICK u. MINKOFF), zumal sich auf diese Weise die postnatale Situation (Apgar-Wert, pH-Wert im arteriellen Nabelschnurblut) nicht verbessern läßt.

– *Querlage des 2. Kindes* (ca. 13%): Wird das 2. Kind durch die vaginale Untersuchung in Querlage gefunden, so ist die Entscheidung einfach. Das Kind wird ohne Zeitverlust und in dem weiten, noch nicht kontrahierten Cavum uteri durch die

innere Wendung aus Querlage und Extraktion

(S. 181) gewonnen. Hierzu geht der Geburtshelfer mit der ganzen Hand in das Cavum uteri ein, drängt den Kopf des Kindes in den Fundus und sucht, während die äußere Hand den Kopf fixiert, den vorn stehenden Fuß. Das Hineinleiten des gefaßten Fußes in die Vagina und damit die Vollendung der Wendung wird durch kombinierte äußere und innere Handgriffe erreicht. Ist die unvollkommene Fußlage hergestellt, so wird die Entwicklung des Kindes durch die Extraktion beendet (s. o.). Es sei nochmals betont, daß durch jedes Zögern des Operateurs die Beweglichkeit des Kindes eingeschränkt wird, und zwar als Folge der zunehmenden Tonuserhöhung des Uterus. Aus diesem Grunde möchte ich auch nicht die Empfehlung von IFFY u. LAMPÉ übernehmen, bei noch stehender Fruchtblase eine Beckenend- oder Querlage des Kindes durch die äußere Wendung in eine Längslage zu verwandeln, da hierdurch eine dann doch erforderliche innere Wendung erheblich erschwert wird.

Ist es trotz vorsichtiger Operationstechnik doch zu frühzeitigen Kontraktionen des Uterus gekommen, so erleichtert die

intravenöse Akuttokolyse

die innere Wendung.

Über die mögliche Erschwerung der inneren Wendung des 2. Kindes durch eine prominente, das Cavum uteri in ihren mittleren Abschnitten einengende Plazenta und die gegebenen prophylaktischen Möglichkeiten wird auf S. 267 berichtet.

Schnittentbindung bei der Zwillingsgeburt

Wie bei den vaginal entbindenden Operationen gibt es auch bei der Mehrlingsgeburt **keine spezifischen Sectio-Indikationen**. Über sie muß in jedem Einzelfall aufgrund einer erkannten Notsituation für die Mutter oder die Kinder entschieden werden, die sich durch ein vaginales Vorgehen nicht beherrschen läßt. Andererseits kennen wir eine Reihe von Regelwidrigkeiten bei der Mehrlingsgravidität, die gehäuft die Schwangerschafts- bzw. Geburtsbeendigung durch die Schnittentbindung bedingen. Es sind dies:

– Placenta praevia,
– Plazentainsuffizienz,
– protrahierte Geburtsverläufe,
– geburtsmechanische Anomalien.

Die **Placenta praevia** wird allein aufgrund der größeren Flächenbeanspruchung durch die Plazenten gehäuft bei Mehrlingsgraviditäten beobachtet. Eine kontinuierliche oder akut auftretende vaginale Blutung muß wie bei der Ein-

lingsgravidität die Schnittentbindung indizieren, und zwar evtl. unabhängig vom Reifegrad der Kinder, wenn eine akute Lebensbedrohung der Schwangeren angenommen werden muß. Auf die Möglichkeit einer gleichzeitigen fetalen Blutung aus dem intravillösen Raum ist zu achten (S. 234).

Die hohe Gefährdung der Mehrlingskinder durch die **Plazentainsuffizienz** wurde im einzelnen bereits begründet (S. 260). Sie muß unter den folgenden Bedingungen zur Schwangerschaftsbeendigung durch die Schnittentbindung führen:

– Veränderungen im präpartualen CTG, die eine vaginale Entbindung nicht mehr zulassen;
– ungünstiger Pelvic score bei der Notwendigkeit der Schwangerschaftsbeendigung.

Protrahierte Geburtsverläufe sind bei der Mehrlingsschwangerschaft vor allem wegen der Überdehnung des Fruchthalters, aber auch wegen der häufig noch unreifen Portio bei vorzeitigem Wehenbeginn keine Seltenheit. Da sie die Gefahren für die Kinder vergrößern, geben sie immer wieder Anlaß zur sekundären Schnittentbindung.

Geburtsmechanische Anomalien werden heute vom Geburtshelfer sicherlich mit überhöhter Frequenz der Schnittentbindung zugeführt. Anlaß zu einer primären Beendigung einer Mehrlingsentbindung durch die Schnittentbindung sollten zunächst nur die folgenden Situationen sein:

- Querlage des 1. Kindes,
- ungünstige Form einer Beckenendlage (z. B. vollkommene Fußlage des 1. Kindes, Knielage),
- Beckenendlage bei unreifem Kind (< 1500 g geschätztes Geburtsgewicht eines oder beider Kinder, Tragzeit < 34 Wochen).

Andererseits haben sich in den letzten Jahren **typische Indikationen** für die primäre bzw. sekundäre Schnittentbindung bei Mehrlingsgraviditäten herausgebildet, wie dies die nachfolgende Übersicht erkennen läßt:

- Beckenendlage des 1. Kindes mit ungünstigem Zervixbefund bei Wehenbeginn bzw. protrahiertem Verlauf der Eröffnungsperiode,
- Entbindung vor der 36. Schwangerschaftswoche mit niedrigem Bishop-Score bei Wehenbeginn (BARRET u. Mitarb.),
- Entbindung vor der 33. Woche bzw. bei sonographisch geschätztem Geburtsgewicht von < 1500 g (GANDHI u. GUGLIUCCI),
- Beckenendlage bzw. Querlage des 2. Kindes bei geschätztem Geburtsgewicht von < 1500 g (CHERVENAK u. Mitarb.),
- deutliche Untermaßigkeit des 1. Kindes im Vergleich zum 2. Kind bzw. ein um 2 mm und mehr größerer biparietaler Kopfdurchmesser beim 2. Kind (IFFY u. LAMPÉ),
- Cavum uteri durch eine in seinem Mittelteil implantierte Plazenta in 2 Etagen geteilt; dies kann zu erheblichen Schwierigkeiten bei der Entwicklung des 2. Kindes führen (GOESCHEN).

Sicherlich ist bei der Leitung der Mehrlingsgeburt in gleicher Weise wie bei der Beckenendlage oder auch der Frühgeburt eine sehr sorgfältige **Individualisierung der Entscheidung** erforderlich, wenn gute Resultate für die Kinder mit der Vermeidung unnötiger Belastungen der Mutter in Einklang gebracht werden sollen. Wir sollten uns auch bei der Mehrlingsgeburt davor hüten, jede Regelwidrigkeit, insbesondere aber jede geburtsmechanische Anomalie, zum Anlaß für eine Schnittentbindung zu nehmen. Dies gilt auch, wenn HO u. WU aufgrund ihres Kollektives über eine Mehrlingssterblichkeit nach Sectio von 1,45% im Vergleich zu 6,23% nach vaginaler Entbindung berichten.

Mehrlingsgeburt nach Ausstoßung eines nicht lebensfähigen Kindes bzw. nach intrauterinem Fruchttod eines Kindes

Durch Ultraschalluntersuchungen gelingt heute der Nachweis, daß der Anteil der als Mehrlingsgravidität angelegten Schwangerschaften größer ist, als wir dies bisher angenommen haben (HOFFBAUER). Dem Absterben in den ersten Wochen nach der Konzeption folgt häufig die Resorption der abgestorbenen Fruchtanlage. Die Mehrlingsgravidität bleibt somit unbemerkt.

Hier interessiert der intrauterine Fruchttod eines Zwillingskindes im 2. bzw. zu Beginn des 3. Trimenon im Hinblick auf die Frage, ob es möglich ist, die Schwangerschaft bis zur Lebensfähigkeit des überlebenden Kindes zu erhalten. Als wichtigste **Ursachen des Fruchttodes** sind Implantationsstörungen, Plazentareifungsstörungen, Nabelschnurkomplikationen und

die fetofetale Transfusion bei monozygoten Kindern bekannt (KARKUT).

Für die **therapeutischen Entscheidungen** ist es wichtig zu wissen, daß durch die Retention des abgestorbenen Kindes nicht mit einer erhöhten Gefährdung der Mutter zu rechnen ist. Weder wurde eine Chorioamnionitis im Bereich der abgestorbenen Frucht noch eine Koagulopathie im Sinne des Dead fetus syndrome beobachtet, so daß unter diesen Gesichtspunkten eine Schwangerschaftsunterbrechung nicht gerechtfertigt ist. Entsprechende diagnostische Maßnahmen sollten allerdings während der erforderlichen Intensivüberwachung sichergestellt sein. Die *Entbindung* kann bei dem zumeist komplikationslosen Verlauf der weiteren Gravidität in der 38. Schwangerschaftswoche entsprechend den Regeln für die intakte Mehrlingsgravidität erfolgen. Ein Problem stellt die nach dem Fruchttod immer wieder zu beobachtende Wehentätigkeit dar, die oftmals auch einer Tokolyse nicht zugänglich ist.

In diesem Zusammenhang interessiert die Beobachtung **extrem langer Geburtsintervalle**, wie sie in der Literatur wiederholt beschrieben worden sind. Die Abstände der Geburt des 2. Kindes von der Entwicklung des 1. Kindes schwanken zwischen 12 und 65 Tagen (DRUCKER u. Mitarb., EICHER, WAIDL u. a.). In früheren Jahren hatten diese Berichte weitgehend den Charakter von geburtshilflichen Kuriositäten. Inzwischen hat der Versuch, nach der Ausstoßung eines unreifen, abgestorbenen oder auch extrauterin nicht lebensfähigen Zwillingskindes den Geburtsvorgang zu unterbrechen und die Gravidität bis zur Lebensfähigkeit des 2. Kindes zu verlängern, eine gewisse therapeutische Bedeutung erlangt. So berichten CONRADT u. WEIDINGER von einer 20jährigen Erstgebärenden, die trotz Tokolyse und Cerclage in der 30. Woche ein 920 g schweres Kind ausgestoßen hat. Durch erneute Tokolyse und Recerclage gelang es, die Schwangerschaft bis zur 32. Woche zu verlängern. Das dann geborene Kind wog 1650 g und gedieh komplikationslos. Es bleibt abzuwarten, ob sich aus dieser Beobachtung allgemeingültige therapeutische Regeln ableiten lassen (LITSCHGI u. STUCKI).

Nicht minder schwerwiegende Probleme resultieren aus dem Nachweis einer **intrauterinen Erkrankung eines Zwillingskindes** in Form z. B. einer schweren Chromosomenaberration. Über die sich ergebenden *Probleme für die intrauterine Diagnostik bei Mehrlingsgraviditäten* und die Möglichkeit der Markierung der zuerst punktierten Fruchthöhle mittels Indigokarmin-Lösung (1–3 ml 0,08%ig) zur Sicherstellung der Fruchtwasserentnahme auch aus der zweiten Amnionhöhle wurde auf S. 3 berichtet (HORGER u. MOODY). Vorliegende Berichte scheinen der **Sectio parva mit Entfernung des kranken Zwillings** als therapeutische Maßnahme Chancen einzuräumen (BECK u. Mitarb., BERG u. Mitarb., GIGON u. Mitarb.).

Sog. Zwillingskollision

Geburtsmechanische Schwierigkeiten bei der Mehrlingsgeburt entstehen selten dadurch, daß das 2. Kind zum Hindernis für die vollständige Entwicklung des 1. Kindes wird.

Die **Häufigkeitsangaben** schwanken erheblich, und zwar zwischen 1:1000 Zwillingsgeburten bzw. 1:80 000 Geburten und 1:37 Mehrlingen, wobei die zuletzt genannte Zahl wohl als erheblich überhöht anzusehen ist (COHEN u. Mitarb., WAIDL, HINDEMANN, NISSEN, SERR u. Mitarb., KHUNDA, DAELS).

Zumindest im deutschen Schrifttum ist die **Nomenklatur** der möglichen geburtsmechanischen Störungen nicht einheitlich. Die meisten Geburtshelfer sprechen summarisch von der „Zwillingskollision". Es erscheint die folgende Differenzierung der summarisch auch als „**Verwicklung**" bezeichneten Komplikation möglich (NISSEN, RICHTER, WAIDL, HINDEMANN, KHUNDA, KIMBALL u. RAND, IFFY u. LAMPÉ):
- *Verhakung* (*interlocking*) (Abb. 2, 3): Die Geburt des 1. Kindes in Längslage wird durch eine Querlage des 2. Kindes verhindert, da sich der Kopf oder die Schultern des 1. Kindes in der Halsgegend des 2. Kindes verfangen. Eine weitere Art der Verhakung besteht darin, daß sich bei der Geburt des 1. Kindes in Beckenendlage die Entwicklung des nachfolgenden Kopfes als unmöglich erweist, da der Kopf des 2. Kindes bereits in das kleine Becken eingetreten ist.
- *Einkeilung:*
  - *teilweise Einkeilung (impaction)* (Abb. 4, 5): Beide Köpfe stehen über dem Beckeneingang und versuchen gleichzeitig, in das Becken einzutreten. Dies wird dadurch verhindert, daß der Kopf des einen Kindes auf der Thoraxvorderseite des 2. Kindes liegt.
  - *Vollendete Einkeilung (compaction)* (Abb. 6): Beide Köpfe sind in das kleine Becken eingetreten und sind hier unbeweglich und gegeneinander nicht verschieblich fixiert.
- *Kollision* (Abb. 7): Beide Kinder versuchen, gleichzeitig in das kleine Becken einzutreten. Die Behinderung ergibt sich durch den Raummangel oder auch den Kontakt der beiden vorangehenden Teile.

Eine besondere **Disposition** zur Verhakung, Einkeilung oder Kollision ergibt sich verständli-

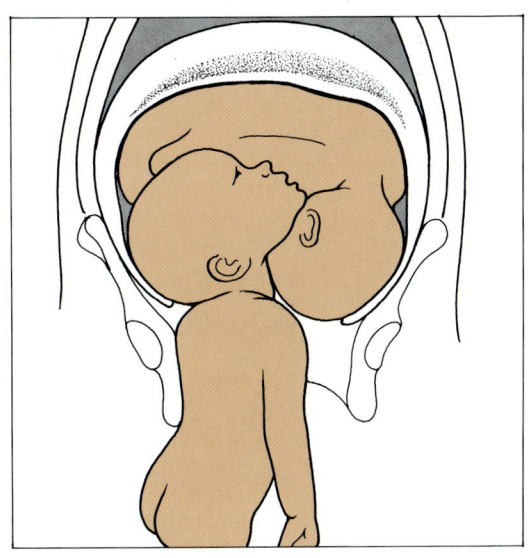

Abb. 2 Verhakung von Zwillingskindern. Die vollständige Entwicklung des 1. Kindes gelingt nicht, da sich der nachfolgende Kopf in der Halsgegend des 2. Kindes in Querlage verfangen hat

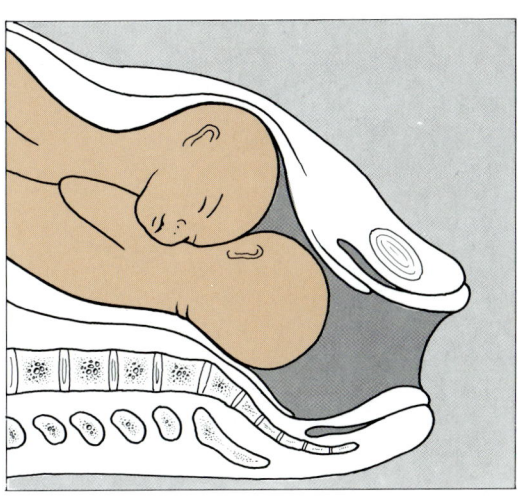

Abb. 4 Teilweise Einkeilung von Zwillingskindern. Die in Schädellage liegenden Kinder behindern sich gegenseitig am Eintritt in das kleine Becken

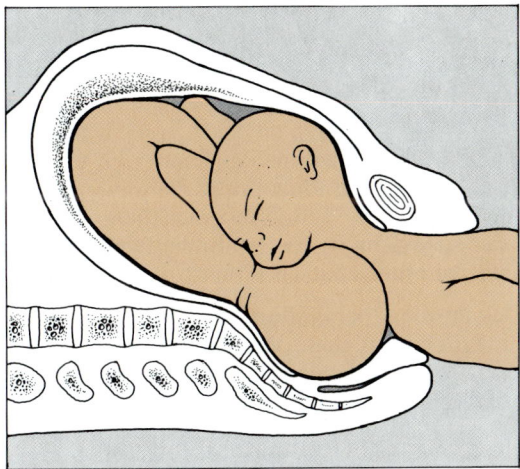

Abb. 3 Verhakung von Zwillingskindern. Die vollständige Entwicklung des 1. Kindes aus Beckenendlage gelingt nicht, da der Kopf des 2. Kindes bereits in das kleine Becken eingetreten ist

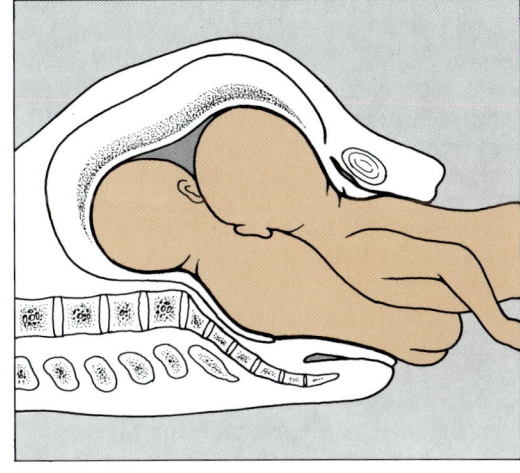

Abb. 5 Teilweise Einkeilung von Zwillingskindern. Die Entwicklung des 1. Kindes aus Beckenendlage kann nicht vollendet werden, da der Rumpf des 2. Kindes zugleich in das kleine Becken eingetreten ist

cherweise bei monoamniotisch-monochorischen Zwillingen, die in der gleichen Fruchthöhle untergebracht sind, bei einer Oligohydramnie und bei einer vorzeitigen Schwangerschaftsbeendigung infolge der Untermaßigkeit der Kinder.

Ein wesentliches Problem ist in Form der **rechtzeitigen Erkennung** gegeben, die zumindest das Ziel haben muß, eine „vollendete Einkeilung" zu vermeiden. Der Verdacht kann evtl. aufgrund des *Ultraschallbefundes* geäußert werden, wenn sich der Untersucher bemüht, das

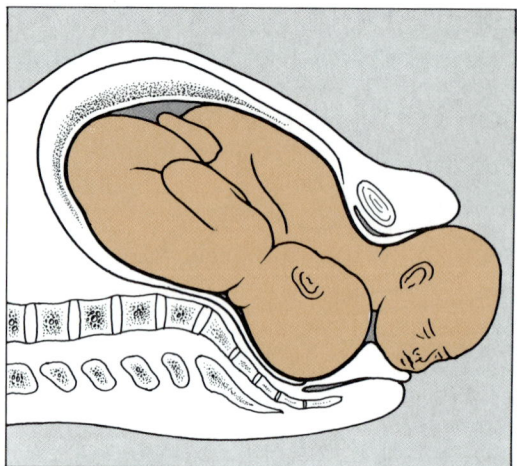

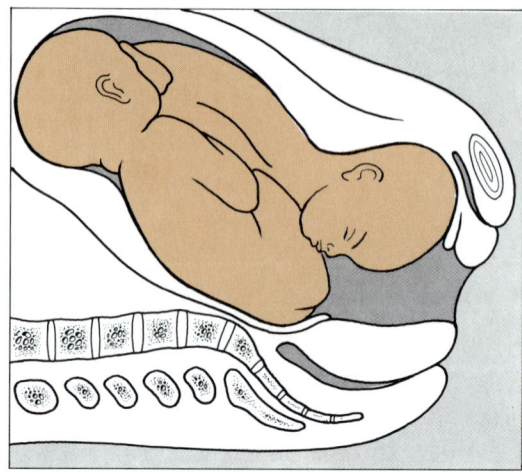

Abb. 6 Vollendete Einkeilung von Zwillingskindern. Der Kopf des ersten Kindes ist geboren. Die vollständige Entwicklung des Kindes gelingt nicht, da der Kopf des 2. Kindes zugleich in das kleine Becken eingetreten ist

Abb. 7 Zwillingskollision. Der gleichzeitige Eintritt der beiden vorangehenden Kindsteile gelingt schon aus Raumgründen nicht

Positionsverhältnis der Kinder zueinander darzustellen. Eine Bestätigung kann unter diesen Umständen die *Abdomenübersichtsaufnahme* bringen. Ferner ist immer an eine „Verwicklung der Kinder" zu denken, wenn es in der Austreibungs- bzw. Preßperiode sonst nicht erklärbar zum Geburtsstillstand kommt bzw. wenn sich bei einer aus diesem Grunde begonnenen Vakuum- oder Zangenextraktion ein übermäßiger Widerstand der Entwicklung des 1. Kindes entgegenstellt. In diesen Fällen muß der Extraktionsversuch sofort abgebrochen werden, um eine vollendete Einkeilung zu vermeiden. Der Operateur soll sich vielmehr bemühen, durch die Palpation am vorangehenden Teil des 1. Kindes vorbei die Position des 2. Kindes zu eruieren. Sofern es der Zustand von Mutter und Kindern und auch die technischen Gegebenheiten der Klinik erlauben, vermag die Abdomenübersichtsaufnahme die Situation am besten zu klären.

Mit der diagnostischen Maßnahme in Form der Palpation des 2. Kindes ist auch bereits die **erste therapeutische Möglichkeit** eingeleitet. Sie besteht in dem Versuch, bei einer Verhakung bzw. inkompletten Einkeilung oder auch bei einer Kollision – in gut sitzender Periduralanästhesie, anderenfalls in tiefer Allgemeinanästhesie – den vorangehenden Teil des 2. Kindes von der Brust des 1. Kindes zu lösen und ihn nach kranial in

das Cavum uteri zurückzuschieben (GREENHIL, DAELS, PLURA u. Mitarb., GUMMERUS). Bei dieser

manuellen Reposition des 2. Kindes

muß für die Aufnahme des Kindes im Cavum uteri ausreichend Platz durch die unverzüglich eingeleitete i. v. Tokolyse geschaffen werden. Aber auch dann ist die Gefahr der Uterusruptur nicht zu unterschätzen (DAELS).

Gelingt die Überwindung der Verhakung bzw. Einkeilung auf diese Weise nicht, so muß der Versuch der vaginalen Entbindung sofort abgebrochen und die

sekundäre Schnittentbindung

vorgenommen werden. Jeder weitere und evtl. gewaltsame Extraktionsversuch kann zu einer kompletten Einkeilung führen, die dann nur noch durch die

Dekapitation des 1. Kindes während der Schnittentbindung,

also von abdominal nach Eröffnung des Uterus, überwunden werden kann.

Zur Behandlung einer **Verhakung bei Beckenendlage des 1. Kindes und Schädellage des 2. Kindes** haben KIMBALL u. RAND vorgeschlagen, nach der Entwicklung des Rumpfes des 1. Kindes diesen durch einen Assistenten elevieren zu lassen. Der Kopf des 2. Kindes wird dann am Rumpf vorbei mit der Zange entwickelt. Hierbei wird der Kopf des 1. Kindes mit durch das Weichteilansatzrohr geleitet.

Die Tatsache, daß kein Geburtshelfer über „Erfahrungen" in der operativen Therapie von Zwillingsverwicklungen verfügt und daß im wesentlichen kasuistische Mitteilungen zu therapeutischen Empfehlungen geführt haben, erklärt, daß die therapeutischen Entscheidungen zumeist aktuell aufgrund der besonderen geburtsmechanischen Situation getroffen werden müssen. Eine Hilfe vermögen jedoch die folgenden **Regeln** zu sein, deren Beachtung in den allermeisten Fällen zum Erfolg führen wird:

– Bei jedem Verdacht auf eine „Zwillingsverwicklung", insbesondere in Form der Verhakung und einer inkompletten Verkeilung, sind begonnene Versuche der vaginalen Entbindung sofort abzubrechen. Es wird zunächst versucht, den vorangehenden Teil des 2. Kindes nach kranial in das Cavum uteri zu reponieren. Gelingt dies, so wird der vorange-

hende Teil des 1. Kindes freigegeben, so daß er leicht entwickelt werden kann.
– Gelingt die Reposition des 2. vorangehenden Teiles nicht, so wird die Entwicklung ohne Zeitverlust durch die Schnittentbindung beendet.
– Bei bereits geborenem Kopf oder Steiß des 1. Kindes und dem Nichtgelingen der Reposition des 2. Kindes über den Beckeneingang hinaus nach kranial kann der Geburtshelfer nur noch etwas zur Rettung des 2. Kindes tun. Bei der unverzüglich ausgeführten Schnittentbindung wird das 2. Kind entwickelt und dann das 1. Kind vom Cavum uteri aus dekapitiert. Der nach oben zurückweichende Rumpf oder Kopf des 1. Kindes wird durch die Hysterotomiewunde entwickelt.
– Bei abgestorbenem 1. Kind erfolgt die

Dekapitation des vorangehenden oder nachfolgenden Kopfes

im Niveau der Vulva. Danach kann das 2. Kind zumeist leicht entwickelt werden. Die Entbindung wird durch die vollständige Entleerung des Uterus beendet.

Duplicates

Bezüglich der operativen Geburtsbeendigung bei Doppelmißbildungen, d.h. bei inkomplett getrennten monozygoten Zwillingen, bestehen keine einheitlichen Empfehlungen (SERR u. Mitarb., FREEDMAN u. Mitarb., MELIN). Es ist zu erwarten, daß die *präpartuale Ultraschalluntersuchung* in der Zukunft häufiger zu einer rechtzeitigen Erkennung der „verbundenen Zwillinge" führt (SERR u. Mitarb., SCHMIDT u. Mitarb.). Der Ultraschalluntersuchung kommt darüber hinaus Bedeutung für die zu treffenden therapeutischen Entscheidungen zu, da sie mit einer gewissen Wahrscheinlichkeit über die Darstellung der lebenswichtigen Organe eine Bewertung der postnatalen Chancen der Kinder bzw. der operativen Trennung zuläßt. Bei rechtzeitiger Erkennung der Doppelbildung und einer anzunehmenden extrauterinen Lebensfähigkeit ist die

primäre Schnittentbindung

die zu bevorzugende Entbindungsmethode. ME-

LIN rät, zusätzlich die Lokalisation und die Breite der Verbindung zwischen den Kindern, sofern diese mit ausreichender Sicherheit zu diagnostizieren sind, in die therapeutischen Entscheidungen einzubeziehen. In der Längsachse verbundene Kinder (Kraniopagen, Ischiopagen) können dann vaginal entwickelt werden, da sie hintereinander geboren werden. Aber auch bei in der Querachse verbundenen Duplicates (z. B. Thorakopagen) können bei einer ausreichenden Verschieblichkeit der Gewebsbrücke vaginale Entwicklungen der Kinder möglich sein, zumal es sich häufig um Frühgeburten und damit um kleine Früchte handelt. Bei der vaginalen Entbindung sollte nur dann zur

Embryotomie

(S. 276) gegriffen werden, wenn die Beendigung der Geburt nicht anders gelingt bzw. eine Schnittentbindung deshalb vermieden werden soll, da es sich um nicht lebensfähige Früchte handelt.

Nachgeburtsperiode

Die Überdehnung des Fruchthalters, aber auch die oft protrahierten Geburtsverläufe erklären das gehäufte Auftreten von Komplikationen in der Nachgeburtsperiode bei Mehrlingsentbindungen (HINDEMANN, MARTIUS). Die Frequenz der erforderlichen *manuellen Lösungen* und *Nachtastungen* ist deutlich erhöht. Zur Prophylaxe größerer Blutverluste ist zu einer *postpartualen i. v. Oxytocin-Zufuhr* über mehrere Stunden zu raten.

Literatur

Babenerd, I.: Mehrlingsschwangerschaft und Mehrlingsgeburt. Med. Klin. 68 (1973) 1577

Barret, J.M., S.M. Staggs, J.E. van Hooydonk, J.H. Growdon, A.P. Killam, F.H. Boehm: The effect of type of delivery upon neonatal outcome in premature twins. Amer. J. Obstet. Gynec. 143 (1982) 360

Baszo, J., B. Dolhay, Ö. Pohánka: Gewichtszunahme bei Zwillingskindern in der 28. bis 42. Schwangerschaftswoche. Zbl. Gynäk. 92 (1970) 628

Berg, D., M. Baumgärtner, K. Döring, K.J. Lohe, J. Zander: Selektive Entfernung eines Zwillings mit Trisomie 21 durch Sectio parva in der 23. Schwangerschaftswoche und späterer Spontangeburt des zweiten Zwillings. Geburtsh. u. Frauenheilk. 44 (1984) 563

Bolte, A., K.-H. Breuker: Diagnose der Zwillingsschwangerschaft und Geburtsverlauf. Arch. Gynäk. 228 (1979) 172

Bolte, A., H.H. Zippel, R. Berendes, V. Meyer: Die Bedeutung der pränatalen Zwillingsdiagnose. Geburtsh. u. Frauenheilk. 38 (1978) 260

Breuker, K.-H., S. Kagel, A. Bolte: Die simultane Herzfrequenzregistrierung bei Zwillingen. Geburtsh. u. Frauenheilk. 38 (1978) 525

Brown, E.J., H.G. Dixon: Twin pregnancy. J. Obstet. Gynaec. Brit. Cwlth 70 (1963) 251

Chervenak, F.A., R.E. Johnson, R.L. Berkowitz: Is routine cesarean section necessary for vertex-breech and vertex-transverse twin gestations? Amer. J. Obstet. Gynec. 148 (1984)

Cohen, M., S.G. Kohl., A.H. Rosenthal: Fetal interlocking complicating twin gestation. Amer. J. Obstet. Gynec. 91 (1965) 407

Conradt, A., H. Weidinger: Erfolgreiche weitere Prolongation unreifer Zwillingsschwangerschaft durch Tokolyse und Re-Cerclage nach unaufhaltsamer Geburt des ersten Feten nach Notfall-Cerclage. Geburtsh. u. Frauenheilk. 42 (1982) 79

Daels, J.: Collisie of inhaken van tweelingen. T. Geneesk. 23 (1967) 1552

Döring, G.K., C.G. Hoßfeld, A. Auer: Über die Risiken der Zwillingsschwangerschaft und -geburt. Geburtsh. u. Frauenheilk. 38 (1978) 516

Drucker, D., J. Finkel, L.E. Savel: Sixty-five-day interval between the birth of twins. Amer. J. Obstet. Gynec. 80 (1960) 761

Efthimiadis, J.: Perinatale Mortalität bei der Entbindung von Zwillingen. Geburtsh. u. Frauenheilk. 37 (1977) 286

Egwuatu, V.E.: Triplet pregnancy: a review of 27 cases. Int. J. Gynaec. Obstet. 18 (1981) 460

Eicher, W.: 72tägige Geburtspause bei Zwillingen. Münch. med. Wschr. 112 (1970) 422

Eicher, W.: Verlängerte Geburtspause bei Zwillingen. Münch. med. Wschr. 113 (1971) 153

Eichhorn, K.-H., S. Zanke, P. Meinhold, M. Günther: Zur Rolle der Ultrasonographie in der Betreuung von Mehrlingsschwangerschaften. Zbl. Gynäk. 102 (1980) 1354

Freedman, H.L., C.H. Tafeen, H. Harris: Conjoined thoracopagus twins. Amer. J. Obstet. Gynec. 84 (1962) 1904

Gandhi, J., C.L. Gugliucci: Intrapartum management of twin gestation: What is best for the second and the small? Bull. N.Y. Acad. Med. 59 (1983) 358

Gerhard, I., B. Runnebaum: Hormonbestimmungen bei Mehrlingsschwangerschaften. Geburtsh. u. Frauenheilk. 40 (1980) 101

Gigon, U., H. Moser, P. Aufdermauer: Zwillingsschwangerschaft mit operativer Entfernung eines Feten mit Mosaik 46, XX/45, X0 und Geburt eines gesunden Kindes 46, XY am Termin. Z. Geburtsh. Perinat. 185 (1981) 365

Goeschen, K.: Prognostische und therapeutische Konsequenzen bei der Überwachung von Mehrlingsschwangerschaften. Geburtsh. u. Frauenheilk. 39 (1979) 447

Goeschen, K.: Gefahren bei der Intensivbetreuung von Zwillingsschwangerschaften. Zbl. Gynäk. 102 (1980) 1035

Gummerus, H.: Die Einkeilung von Zwillingen. Z. Geburtsh. Perinat. 187 (1983) 256

Günthard, H.P., J. Schmid: Schwangerschaft und Geburt bei Zwillingen. Geburtsh. u. Frauenheilk. 38 (1978) 270

Guttmacher, A.F., S.G. Kohl: The fetus of multiple gestations. Obstet. and Gynec. 12 (1958) 528

Hendeles, S.: Dystocie par blocage des fétus lors d'accouchement gémellaire. Bull. Soc. roy. belge Gynéc. Obstét. 37 (1967) 303

Hindemann, P.: Schwangerschaftsverlauf und Geburtsleitung bei Mehrlingen. In Käser, O., V. Friedberg, K.G. Ober, K. Thomsen, J. Zander: Gynäkologie und Geburtshilfe, 2. Aufl., Bd. II/2, Thieme, Stuttgart 1981 (S. 13.1)

Ho, S.K., P.Y.K. Wu: Perinatal factors and neonatal morbidity in twin pregnancy. Amer. J. Obstet. Gynec. 122 (1975) 979

Holtorff, J.: Über die kindliche Mortalität bei Zwillingsgeburten. Zbl. Gynäk. 86 (1964) 1529

Horger, E.O., L.O. Moody: Use of indigo carmine for twin amniocentesis and its effect on bilirubin analysis. Amer. J. Obstet. Gynec. 150 (1984) 858

Iffy, L., L. Lampé: Delivery of twins. In Iffy, L., D. Charles: Operative Perinatology. Macmillan, New York 1984 (p. 617)

Karkut, G.: Weiterer Verlauf der Schwangerschaft nach Absterben des 1. Zwillings. Vortrag Gesellschaft für Geburtshilfe und Gynäkologie, Berlin, 6. III. 1985

Kelsick, F., H. Minkoff: Management of the breech secon twin. Amer. J. Obstet. Gynec. 144 (1982) 783

Keuth, U., E. Schmidt, G. Tzieply, V. Weidtman: Untersuchungen zu unterschiedlichen perinatalen Schädigungen von Zwillingen. Z. Kinderheilk. 91 (1964) 265

Khunda, S.: Locked twins. Obstet. and Gynec. 39 (1972) 457

Kimball, A.P., P.R. Rand: A maneuver for the simultaneous delivery of chin-to-chin locked twins. Amer. J. Obstet. Gynec. 59 (1950) 1167

Koepcke, E., G. Seidenschnur: Über die Beeinflußbarkeit des kindlichen Risikos bei Geminischwangerschaft und -geburt. Zbl. Gynäk. 97 (1975) 1417

Krause, W., K.H. Eichhorn, P. Martin, H.J. Seewald, U. Möller, W. Michels: Die Geminischwangerschaft – ein besonderes Problem der modernen Geburtsmedizin. Geburtsh. u. Frauenheilk. 44 (1984) 157

Kucera, H., E. Reinhold, P. Schönswetter: Perinatale Mortalität bei Zwillingsgeburten. Fortschr. Med. 97 (1979) 2026

Leetz, J.: Untergewichtigkeit und Gefährdung der Mehrlinge. Zbl. Gynäk. 98 (1976) 112

Leveno, K.J., R. Santos-Ramos, J.H. Duenhaelter, P.J. Whalley: Zephalometrie mit Ultraschall in Zwillingsschwangerschaften: Vergleichende Untersuchungen mit Einlingsschwangerschaften und eine Bewertung der Zwillingsdiskordanz. Arch. Gynäk. 228 (1979) 165

Lichtenegger, W., P.A.M. Weiß, R. Kömetter: Zur Gestationszeitbestimmung mittels Ultraschall-Kephalometrie bei Zwillingen. Z. Geburtsh. Perinat. 182 (1978) 122

Manlan, G., K.E. Scott: Contribution of twin pregnancy to perinatal mortality and fetal growth retardation. Canad. med. Ass. J. 118 (1978) 365

Martius, G.: Mehrlingsschwangerschaft und Mehrlingsgeburt. In Martius, G.: Lehrbuch der Geburtshilfe, 11. Aufl. Thieme, Stuttgart 1985 (S. 342)

Martius, G., W. Loock, K. Goeschen: Mehrlingsschwangerschaft. Gynäk. Prax. 5 (1981) 229

Meinel, K.: Zur Diagnose und Verlaufskontrolle von Mehrlingsschwangerschaften mit der Ultraschall-B-Bildtechnik. Zbl. Gynäk. 99 (1977) 1439

Melin, J.R.: Intrapartum diagnosis of conjoined twins. Obstet. and Gynec. 29 (1967) 50

Müller-Holve, W., E. Saling, M. Schwarz: The significance of the time interval in twin delivery. J. perinat. Med. 4 (1976) 100

Naeye, R.L., N. Tafari, D. Judge, C.C. Marboe: Twins: causes of perinatal death in 12 United States cities and one African city. Amer. J. Obstet. Gynec. 131 (1978) 267

Nissen, E.D.: Collision, impaction, compaction and interlocking. Obstet. and Gynec. 11 (1958) 514

Plura, B., J. Leibermann, W. Haim, A. Cohen: Verhakte Zwillinge. J. Israel. med. Ass. 90 (1976) 103

Powers, W.F.: Twin pregnancy. J. Amer. Coll. obstet. Gynec. 42 (1973) 795

Randow, H.: Ergebnisse eines präpartalen Betreuungsprogrammes der Zwillingsschwangerschaft. Zbl. Gynäk. 106 (1984) 1381

Richter, J.: Mehrfache Geburt. In Seitz, L., A.I. Amreich: Biologie und Pathologie des Weibes, Bd. VII. Urban & Schwarzenberg, München 1952 (S. 717)

Sachs, H., H.-O. Kühl: Läßt sich der hohe Prozentsatz frühgeborener Zwillingskinder reduzieren? Zbl. Gynäk. 99 (1977) 552

Schmid-Tannwald, I., G.A. Hauser: Häufigkeit und Form der Gestose bei Zwillingsschwangerschaften. Extract. Gynaec. 1 (1977) 122

Schmidt, J., B. Cimutta, K. Müller: Ergebnisse einer intensiven antenatalen und intranatalen Betreuung der Geminischwangerschaften an der Frauenklinik des Bezirkskrankenhauses Karl-Marx-Stadt. Zbl. Gynäk. 101 (1979) 839

Schmidt, W., D. Heberling, F. Kubli: Antepartum ultrasonographic diagnosis of conjoined twins in early pregnancy. Amer. J. Obstet. Gynec. 139 (1981) 961

Scholtes, G.: Zum Problem der Zwillingsschwangerschaft. Arch. Gynäk. 210 (1971) 188

Scholtes, G.: Überwachung und Betreuung der Mehrlingsschwangerschaften. Geburtsh. u. Frauenheilk. 37 (1977) 747

Scholtes, G., W. Steinert: Betreuung der Zwillingsschwangerschaften unter heutigen Aspekten – eine prospektive Untersuchung. Z. Geburtsh. Perinat. 188 (1984) 178

Serr, D.M., H.J.A. Carp, J. Shalev: Management of fetal monstrosities. In Iffy, L., D. Charles: Operative Perinatology. Macmillan, New York 1984

Stucki, D., A. Stucki: Zwillingsschwangerschaft und Zwillingsgeburt. Eine retrospektive (1970–1976) und prospektive (1977–1978) Studie. Z. Geburtsh. Perinat. 184 (1980) 235

Teske, K.: Zwillingsschwangerschaften und Zwillingsgeburten (1967–1981). Diss., Berlin 1984

Thomson, I.P., E.L. Johnson: Survival and management of the second born twin. Obstet. and Gynec. 27 (1966) 827

Viehweg, B., K.-H. Ruckhäberle, Ch. Vogtmann: Frühgeburtlichkeit und Plazentainsuffizienz bei Geminischwangerschaft. Zbl. Gynäk. 104 (1982) 221

Vogel, M.: Mehrlingsplazenta. In Martius, G., M. Schmidt-Gollwitzer: Differentialdiagnose in Geburtshilfe und Gynäkologie. Thieme, Stuttgart 1984 (S. 407)

Waidl, E.: Die Mehrlingsgeburt. In Schwalm, H., G. Döderlein, K.-H. Wulf: Klinik der Geburtshilfe und Frauenheilkunde, Bd. I. Urban & Schwarzenberg, München 1964 (S. 327)

Winter, R.: Bessere Ergebnisse bei Zwillingsschwangerschaften durch prophylaktische Tokolyse. Wien. med. Wschr. 127 (1977) 550

Winter, R.: Senkung der perinatalen Mortalität von Zwillingskindern durch prophylaktische Tokolyse. Fortschr. Med. 96 (1978) 307

Wulf, K.-H., E. Kastendieck, B. Seelbach-Göbel: Zum Geburtsmodus bei Frühgeborenen – abdominal oder vaginal? Z. Geburtsh. Perinat. 188 (1984) 249

Amnioninfektionssyndrom (Chorioamnionitis, Fieber unter der Geburt)

Die Chorioamnionitis ist zumeist die Folge einer *aszendierenden Infektion*. Die wichtigsten **konditionierenden Faktoren** sind der freiliegende untere Eipol bei einer Zervixinsuffizienz, der vorzeitige Blasensprung und der protrahierte Geburtsverlauf. Eine Frequenzzunahme ist aber auch nach wiederholten transvaginalen diagnostischen Maßnahmen während der Entbindung zu beobachten (BASTERT u. Mitarb., CREATSAS u. Mitarb., DUFF u. Mitarb., GRAEFF, HIRSCH u. KUBLI, HOLZMANN, SCHMIDT u. Mitarb., WULF).

Diagnostisch haben neben den disponierenden Faktoren ansteigende Temperaturen in Form des „Fiebers unter der Geburt", ein putrides Fruchtwasser und fetale Tachykardien Beachtung zu finden. Die der Hebamme in ihrer Dienstordnung (HebDO) vorgeschriebene 4stündliche, nach Blasensprung 2stündliche Temperaturkontrolle muß gerade unter diesem Aspekt vorgenommen und protokolliert werden. Eine subpartual sich entwickelnde Leukozytose ist indessen nur mit Einschränkung aussagekräftig, da sie auch bei unkomplizierten Geburtsverläufen auf Werte von $15\,000 - 20\,000/mm^3$ (15-$20 - 10^9/l$) ansteigen kann (KUHN u. KAISER). Eine ausreichende diagnostische Sorgfalt ist vor allem in Hinblick auf die *Prognose* des subpartualen genitalen Fiebers geboten: Während die materne Sterblichkeit dank der antibiotischen Therapiemöglichkeiten deutlich zurückgegangen ist – lediglich der Endotoxinschock bedeutet auch heute eine ernste Gefährdung –, beträgt die perinatale Infektionsletalität nach wie vor etwa 10% (WULF).

Prohpylaxe und Therapie der Chorioamnionitis sind eng verknüpft mit der

Geburtsleitung beim vorzeitigen Blasensprung

Sie ist gerade in den letzten Jahren erneut Gegenstand intensiver Diskussionen gewesen. Hierbei haben neben der Wahl des Zeitpunktes der Schwangerschaftsbeendigung vor allem Nutzen und Gefahren einer Tokolysebehandlung und der Surfactant-Stimulation unter Verwendung von Kortikosteroiden im Vordergrund gestanden (ANDREYKO u. Mitarb., BAR-

RET u. BOEHM, CONRADT u. WEIDINGER, GARITE u. Mitarb., GIBBS u. BLANCO, KAPPY u. Mitarb., RUCKHÄBERLE u. Mitarb., WULF). GIBBS u. BLANCO haben die bis zum Jahre 1982 vorliegenden Ergebnisse zusammengestellt. Es wird deutlich, daß sowohl hinsichtlich des Wertes der Kortikosteroidtherapie zur Prophylaxe des Atemnotsyndroms (respiratory distress syndrome = RDS) als auch in Hinblick auf die Gefährdung der Mutter durch aszendierende Infektionen unter dem Einfluß der Nebennierenrindenhormone z. T. stark voneinander abweichende Meinungen bestehen. Unter Berücksichtigung der Literatur der letzten Jahre lassen sich die folgenden **Empfehlungen** für das geburtshilfliche Vorgehen beim vorzeitigen Blasensprung formulieren (MESTWERDT u. KRANZFELDER, CONRADT u. WEIDINGER, WULF):

– *Blasensprung ab der 38. Woche:* Bei geburtsbereiter Portio (hoher Bishop-Score) wird die Geburt durch Oxytocingaben eingeleitet. Bei fehlenden Wehen und nicht geburtsbereiter Zervix wird unter Kontrolle der rektalen Temperatur, der Leukozyten und des Zustandes des Fruchtwassers ohne Antibiotikaprophylaxe bis zur Zervixreife bzw. bis zum spontanen Wehenbeginn abgewartet.

– *Blasensprung in der 36. bis 38. Woche:* Bei Wehen und nicht geburtsbereiter Zervix (!) sind eine Tokolyse und ein Antibiotikatherapie bis zum Reifwerden der Zervix angezeigt. Dies gilt insbesondere deshalb, da die Wehen im Sinne einer „Keimpumpe" die aszendierende Infektion aus der Vagina in das Cavum uteri fördern. Bei geburtsbereiter Portio oder den Zeichen der Infektion wird die Tokolyse beendet und die Schwangerschaft durch schonende Geburtsleitung beendet.

– *Blasensprung vor der 36. Woche:* Durch intensive i. v. Tokolyse muß versucht werden, das für eine ausreichende Surfactant-Stimulation erforderliche Intervall von mindestens 48 Stunden nach der Kortikosteroidtherapie zu erreichen. Bei ausbleibenden Wehen kann ohne Antibiotikatherapie weiter abgewartet werden. Nach dem Einsetzen uteriner Kontraktionen erfolgt das weitere Vorgehen nach den Prinzipien der

schonenden Frühgeburtsleitung

(S. 253). Bei noch ungünstiger Portio wird beim Einsetzen der Wehen mit der Verabfolgerung von Antibiotika begonnen. Die Schnittentbindung sollte bei bleibend niedrigem Bishop-Score und einem geschätzten Geburtsgewicht von < 1500 g großzügig indiziert werden.

Bei den **Symptomen einer Chorioamnionitis** (s. o.) bedeutet ein abwartendes Verhalten eine mit jedem Tag zunehmende Gefährdung von Mutter und Kind. Die erforderliche Schwangerschaftsbeendigung wird jetzt in erster Linie vom Zervixbefund bestimmt. *Bei geburtsbereiter Portio* gelingt es zumeist leicht, die Wehentätigkeit durch Oxytocingaben per infusionem anzuregen und die Entbindung auf vaginalem Wege zu beenden. Bei vollständiger Zervixretraktion und tiefem Geradstand des Kopfes ist zur schnellen Beendigung der Austreibungsperiode die

Zangen- bzw. Vakuumextraktion

angezeigt. Es ist zu beachten, daß nach dem Eintritt einer Chorioamnionitis gehäuft Wehenschwächen und nachfolgend protrahierte Geburtsverläufe auftreten (DUFF u. Mitarb.).

Die Indikation zur

Schnittentbindung

sollte bei der Chorioamnionitis eher mit Zurückhaltung gestellt werden (GIBBS u. Mitarb.). Es müssen indessen die folgenden Situationen Beachtung finden, in denen das abdominale Vorgehen als schonender für Mutter und Kind anzusehen ist als die vaginale Entbindung:
- beginnende Chorioamnionitis bei nicht geburtsbereiter Zervix und tokolytisch nicht beeinflußbarer Wehentätigkeit,
- beginnende Chorioamnionitis bei geschätztem Geburtsgewicht von < 2000 g,
- manifeste Chorioamnionitis mit ansteigenden Temperaturen, zunehmenden Leukozytenzahlen und einer für die Chorioamnionitis typischen fetalen Tachykardie bei fehlender Aussicht auf eine schnelle vaginale Beendigung der Entbindung. In diesem Fall ist die Schnittentbindung eine wesentliche prophylaktische Maßnahme in Hinblick auf die Entstehung eines **maternen bzw. fetalen Endotoxinschockes** (GRAEFF). Finden sich bei der Schnittentbindung bereits deutliche entzündliche Veränderungen der Uteruswand, so darf mit der Uterusexstirpation im Sinne der

„cesarean hysterectomy"

(S. 214) nicht gezögert werden, obwohl es sich gerade bei jungen Frauen mit fortbestehendem Kinderwunsch um eine schwerwiegende Entscheidung handelt. Wurde auf die Hysterektomie zunächst verzichtet, so ergibt sich – verständlicherweise mit ungünstigerer Prognose – *sekundär* die Notwendigkeit dazu bei einem auch nach der Uterusentleerung und trotz intensiver medikamentöser Therapie fortbestehenden Schockzustand. Es ist zu bedenken, daß die *Letalität* des Endotoxinschocks mit 70–90% nach wie vor sehr hoch ist (KUHN u. Mitarb.).

Literatur

Andreyko, J.L., C.P. Chen, A.T. Shennan, J.E. Milligan: Results of conservative management of premature rupture of the membranes. Amer. J. Obstet. Gynec. 144 (1984) 600

Barret, J.M., F.H. Boehm: Comparison of aggressive and conservative management of premature rupture of fetal membranes. Amer. J. Obstet. Gynec. 144 (1982) 12

Bastert, G., W. Stille, H.C. Hövelmann, E. Römer: Vorzeitiger Blasensprung und ascendierende Fruchtwasserinfektion. Experimentelle Untersuchungen. Z. Geburtsh. Perinat. 177 (1973) 193

Conradt, A., H. Weidinger: Tokolytisch-konservative Behandlung des vorzeitigen Blasensprunges mit Fenoterol. Geburtsh. u. Frauenheilk. 41 (1981) 702

Creatsas, G., M. Parlatos, D. Lobis, D. Aravantinos, D. Kaskarelis: Bacterial contamination of the cervix and premature rupture of membranes. Amer. J. Obstet. Gynec. 139 (1981) 522

Duff, P., R. Sanders, R.S. Gibbs: The course of labor in term patients with chorioamnionitis. Amer. J. Obstet. Gynec. 147 (1983) 391

Garite, T.J., R.K. Freeman, E.M. Linzey, P.S. Braly, W.L. Dorchester: Prospective randomized study of corticosteroids in the management of premature rupture of the membranes and the premature gestation. Amer. J. Obstet. Gynec. 141 (1981) 508

Gibbs, R.S., J.D. Blanco: Premature rupture of the membranes. Obstet. and Gynec. 60 (1982) 671

Gibbs, R.S., M.S. Castillo, P.J. Rodgers: Management of acute chorioamnionitis. Amer. J. Obstet. Gynec. 136 (1980) 709

Graeff, H.: Infektionen in der Schwangerschaft, unter der Geburt und im Wochenbett. In Käser, O., V. Friedberg, K.G. Ober, K. Thomsen, J. Zander: Gynäkologie und Geburtshilfe, 2. Aufl. Bd. II/2. Thieme, Stuttgart 1981

Hirsch, H.A.: Infektionen in der Geburtshilfe und Gynäkologie. Gynäkologe 5 (1972) 187

Hirsch, H.A., F.A. Kubli: Das Amnioninfektionssyndrom. In Käser, O., V. Friedberg, K.G. Ober, K. Thomsen, J. Zander: Gynäkologie und Geburtshilfe, Bd. II. Thieme, Stuttgart 1967

Holzmann, K.: Der vorzeitige Blasensprung (schriftliches Symposion). Geburtsh. u. Frauenheilk. 37 (1977) 997

Kappy, K.A., C.L. Cetrulo, R.A. Knuppel, C.J. Ingardia, A.J. Sharra, J.C. Scerbo, G.W. Mitchell: Premature rupture of the membranes: a conservative approach. Amer. J. Obstet. Gynec. 134 (1979) 655

Kuhn, W., R. Kaiser: Physiologische Veränderungen des mütterlichen Organismus in der Schwangerschaft. In Martius, G.: Lehrbuch der Geburtshilfe, 11. Aufl. Thieme, Stuttgart 1985 (S. 64)

Kuhn, W., H. Haus, H. Graeff: Klinik des Endotoxinschocks bei infiziertem Abort. Gynäkologe 2 (1969) 18

Mestwerdt, W., D. Kranzfelder: Die Behandlung des vorzeitigen Blasensprunges. Gynäkol. Prax. 6 (1982) 597

Ruckhäberle, K.-E., C. Vogtmann, B. Viehweg: Risiko und Nutzen intravenöser Tokolyse bei drohender Frühgeburt mit vorzeitigem Blasensprung. Zbl. Gynäk. 103 (1981) 1417

Schmidt, W., H.-J. Hendrik, L. Wille, H. Rüttgers, F. Kubli: Fieber sub partu. Geburtsh. u. Frauenheilk. 41 (1981) 804

Wulf, K.-H.: Pathologie der Nachgeburtsteile. In Martius, G.: Lehrbuch der Geburtshilfe, 11. Aufl. Thieme, Stuttgart 1985 (S. 152)

Embryotomien (einschließlich des geburtshilflichen Operierens beim intrauterinen Fruchttod)

Geschichtliches

Die zerstückelnden Operationen sind neben der Schnittentbindung die ältesten entbindenden Eingriffe des Geburtshelfers. Die von „Chirurgen", wahrscheinlich aber auch von den Hebammen ausgeführten Operationen stellten sogar bis in das 18. Jahrhundert hinein, abgesehen vom Zug an einem vorangehenden Fuß und der ebenfalls schon bekannten Wendung auf den Fuß mit Extraktion, die einzige Möglichkeit dar, ein Kind aus dem Mutterleib herauszuziehen.

Bereits in geburtshilflichen Schriften zur Zeit von HIPPOKRATES ist zu lesen, daß im Altertum Hebammen, die eine Entbindung nicht zu Ende zu führen vermochten, einen Chirurgen hinzuzuziehen hatten, um durch ihn eine zerstückelnde Operation vornehmen zu lassen. Zu diesem Zweck standen bereits damals besondere Instrumente zur Verfügung. Auch SORANUS und CELSUS berichten im 1. Jahrhundert, daß sie sich nur mit der Entwicklung toter Kinder beschäftigten, wobei methodisch die innere Wendung und die Embryotomien bis zu einem gewissen Grade konkurrierende Verfahren waren. Dies änderte sich auch nicht, als im Mittelalter die arabischen Ärzte in den Naturwissenschaften und in der Medizin die Nachfolge der griechischen Ärzte antraten. Unverändert standen bei ihnen die zerstückelnden Operationen im Vordergrund der ärztlichen Geburtshilfe. Im europäischen Raum blieb dies etwa bis in das 16. Jahrhundert hinein unverändert (NAUJOKS).

In der Folgezeit waren es zwei Entwicklungen in der Geburtshilfe, durch die die zerstückelnden Operationen erstmals eine wirkliche Einschränkung erfuhren: die Einführung der Zange als Extraktionsinstrument und die mögliche Auskultation der fetalen Herztöne, letztere durch MAYOR 1821 entdeckt und 1822 von LEJUMEAU DE KERGARADEK in der Académie de Médecine in Paris vorgetragen. Allein die erst zu Beginn des 19. Jahrhunderts erkannte Auskultierbarkeit der Herztöne zeigt, wie müßig die Diskussion über die Frage ist, ob im Altertum und im Mittelalter zerstückelnde Operationen an lebenden Kindern vorgenommen wurden.

In den geburtshilflichen Operationslehren aus dem Anfang dieses Jahrhunderts nehmen die Embryotomien noch immer einen breiten Raum ein (WINTER u. HALBAN, MAYER, BURGER, DÖDERLEIN, H. MARTIUS). Die seinerzeit noch hohe materne Morbidität und Letalität als Folge der Schnittentbindung erklären das bis in diese Zeit reichende Bestreben, auch bei geburtsmechanischen und weichteilbedingten Dystokien die Entbindung nach dem Absterben des Kindes möglichst auf vaginalem Wege zu beenden.

In den entsprechenden Kapiteln der genannten Lehrbücher findet sich eine Vielfalt verschiedener **Operationsverfahren**. Die wichtigsten von ihnen zeigt die nachfolgende Übersicht:

- Perforation am führenden oder nachfolgenden Kopf;
- Kraniotomie;
- Dekapitation bei Schädellage, Beckenendlage und Querlage;

- Eviszeration (Exenteration);
- Dissectio fetus;
- Rhachiotomie, Spondylotomie;
- Kleidotomie.

Und noch in der eigenen Studentenzeit wurden uns große Siebe mit den verschiedensten **Instrumenten** demonstriert und in ihrer Handhabung erklärt:

- Perforatorium nach Naegele oder Siebold,
- Blot-Dolch,
- Kiwisch-Braun-Trepan,
- Siebold-Schere,
- Kranioklast nach Braun,
- Boer-Knochenzange,
- Kephalothryptor,
- Kraniokephaloklast,
- Braun-Schlüsselhaken,
- Zweifel-Trachelorrhektor
- Dekapitationsinstrument nach Ribemond-Bong mit Gigli-Drahtsäge,
- Wiener Drahtsonde,
- Blond-Heidler-Fingerhut.

Viele dieser Instrumentennamen sind den Älteren von uns noch in lebhafter Erinnerung.

Es ist bekannt, daß die **Indikation zur Embryotomie** in den letzten 30 Jahren eine starke Einschränkung erfahren hat. Die wesentlichen Ursachen für diese Entwicklung sind:

- Das Seltenerwerden des intrauterinen Fruchttodes;
- das Seltenerwerden des engen Beckens bzw. dessen verbesserte Differenzierung von schweren, heute medikamentös beeinflußbaren Weichteildystokien (S. 285);
- die Verminderung der Morbidität und Letalität auch bei der sekundären Schnittentbindung (S. 223);
- die Erkenntnis, daß schwierige, insbesondere am hochstehenden Kind ausgeführte Embryotomien mit erheblichen Gefahren für die Mutter in Form von Weichteilverletzungen verbunden sind.

Die heutige Geburtshilfe macht nur noch in wenigen Ausnahmefällen von den zerstückelnden Operationen Gebrauch. Mit der Einschränkung der Indikationsstellung ging zugleich eine erhebliche Verminderung der Operationsverfahren einher. Zur Anwendung kommen und müssen deshalb beherrscht werden:

- Perforation des vorangehenden bzw. nachfolgenden Kopfes,
- Dissectio fetus in Form der Dekapitation und Exenteration.

Es sei hier nochmals gesagt, daß eine zerstückelnde Operation heute nur noch angewandt wird, wenn der Fruchttod mit Sicherheit diagnostiziert wurde.

Perforation des Kopfes

Der **Zweck** einer Perforation des Kopfes besteht darin, den Kopf zu eröffnen, um ihn durch die Verminderung seines Inhaltes zu verkleinern und damit auf vaginalem Wege geburtsfähig bzw. extrahierbar zu machen. Dennoch stellt dieses Operationsverfahren keine geeignete Methode dar, ein abgestorbenes Kind bei engem Becken zu entwickeln! Es gelten vielmehr für die Perforation die folgenden **Voraussetzungen:**

- sichere Feststellung des Fruchttodes,
- vollständige Erweiterung des Muttermundes,
- durch Blasensprung oder Blasensprengung eröffnete Fruchtblase,
- Ausschluß einer klinisch bedeutsamen Form- oder Maßanomalie des kleinen Beckens

  (da die Perforation nur bei tiefstehendem Kopf vorgenommen werden sollte, ist bereits durch einen entsprechenden Befund ein schwerwiegendes Mißverhältnis ausgeschlossen!),

- Tiefstand des Kopfes im kleinen Becken mindestens in der Interspinalebene,
- ausreichende medikamentöse Wehenregula-

tion durch eine i.v. Oxytocin-Infusion (6 IE/500 ml Infusionslösung),
- Entleerung der Harnblase mit dem Katheter vor Operationsbeginn.

Zur Schmerzausschaltung und mit dem Ziel, eine gute Entspannung der Weichteile zu erreichen, sollte bei allen Embryotomien schon aus psychologischen Gründen eine **Allgemeinanästhesie** zur Anwendung kommen.

Nach Lagerung in Steinschnittlage, Desinfektion und nochmaliger Überprüfung des vaginalen Tastbefundes wird die

Perforation des vorangehenden Kopfes

(Abb. 1) wie folgt durchgeführt. Der Kopf wird durch eine Hilfsperson (Hebamme, Assistent) mit zwei Händen seitlich oberhalb der Symphyse durch die Bauchdecken hindurch fixiert. Das Perforatorium (s. u.) wird nun unter Führung des in die Vagina eingeführten Zeige- und

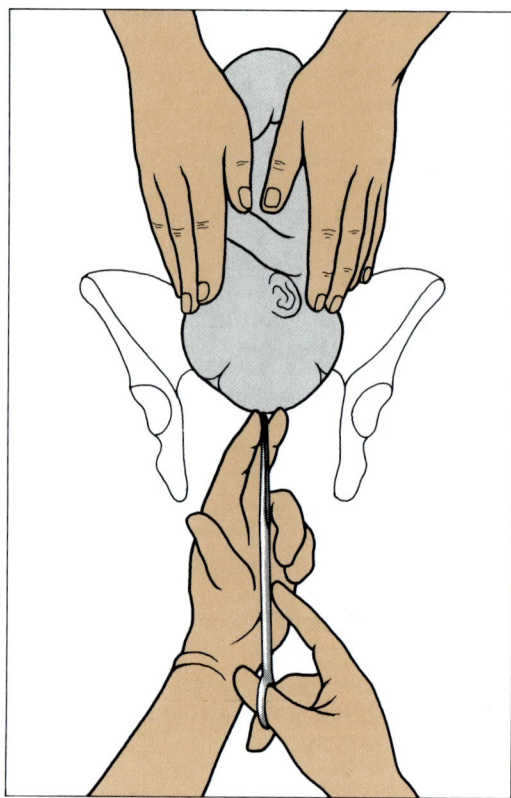

Abb. 1   Perforation des vorangehenden Kopfes. Der Kopf wird von außen durch eine Hilfsperson dem Instrument entgegengehalten. Das Perforatorium ist unter Leitung der Finger der linken Hand in die Vagina eingeführt und im Bereich der Pfeilnaht senkrecht auf dem Kopf aufgesetzt

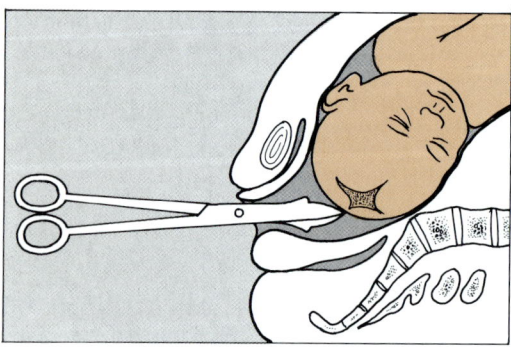

Abb. 2   Fehlerhaftes Aufsetzen des Perforatorium auf dem Kopf des Kindes. Das tangentiale Aufsetzen des Instrumentes birgt die Gefahr des Abgleitens und damit einer Weichteilverletzung in sich

Mittelfingers der linken Hand in der Führungslinie, und zwar senkrecht (!) auf dem Kopf aufgesetzt, um ein Abgleiten des Instrumentes zur Seite mit der Gefahr von Weichteilverletzungen bei der Patientin mit Sicherheit zu vermeiden (Abb. 2). Nach dem Vorschlag von PALMRICH kann es angebracht sein, den Kopf mit Hilfe einer Kopfschwartenzange dem Perforatorium entgegenzuhalten oder ihn sogar vorher in eine für die Perforation günstige Position zu bringen.

Bei der *Wahl der Perforationsstelle* am Kopf erscheint es mir wichtiger, den tiefsten Punkt, an dem das Instrument wirklich senkrecht aufgesetzt werden kann, zu suchen, als eine Naht oder Fontanelle. Beim abgestorbenen Kind ist dabei der zu überwindende Widerstand nicht wesentlich erhöht.

Zur *Überwindung der Schädelkapsel* wird das Perforatorium unter gleichmäßigem Druck oder auch unter leicht bohrenden Bewegungen in den Kopf des Kindes vorgeschoben. Der

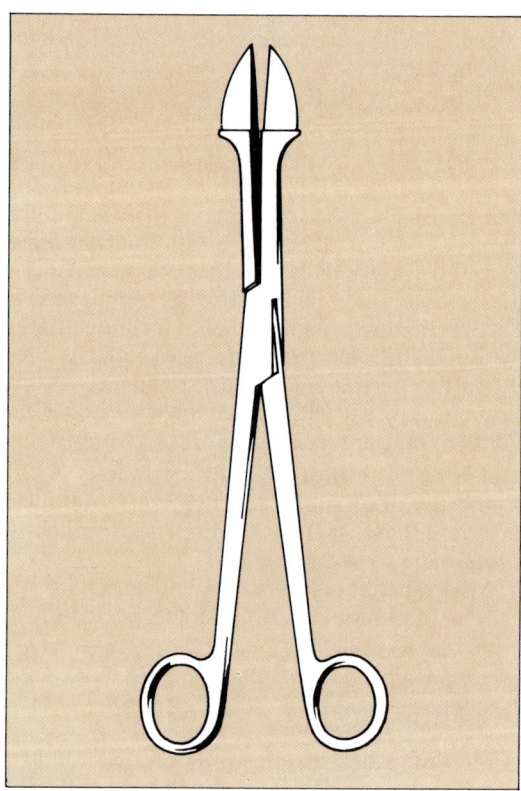

Abb. 3   Perforatorium nach Siebold

nachlassende Widerstand läßt die richtige Position erkennen. Nun ist es so gut wie immer ausreichend, die Branchen des Instrumentes zu spreizen, um auf diese Weise die Öffnung zu erweitern. Die ausreichende Größe der Perforationsöffnung wird sofort an dem *Austritt von Gehirnsubstanz* erkannt. Der Druck der umgebenden Weichteile sorgt dafür, daß dies in ausreichendem Maße geschieht, so daß sich eine Spülung unter Verwendung des „rückläufigen Uteruskatheters" erübrigt. Evtl. kann es wirkungsvoll sein, nach dem erstmaligen Spreizen des Instrumentes dieses um 180° zu drehen, um die Dilatation der Perforationsöffnung auch in einer zweiten, zur ersten Dilatation senkrecht stehenden Ebene zu erreichen. Nach der Entfer-

nung des Perforatorium wird die Öffnung im Schädel mit dem Finger überprüft und zugleich Gehirngewebe abgelöst und zerstört, so daß es leichter austreten kann.

Als **Perforatorium** ist eine gebogene Kornzange geeignet und so gut wie immer ausreichend. Spezielle Perforationsinstrumente, die in einigen Kliniken noch zur Verfügung stehen, sind:

- Perforatorium nach Smellie,
- Perforatorium nach Siebold (Abb. 3),
- dolchförmiges Perforatorium nach Blot (sog. Blot-Dolch) (Abb. 4).

Übereinstimmend sind bei diesen Instrumenten die in den Schädel eindringenden Branchen vorn angespitzt und zur Seite hin geschärft.

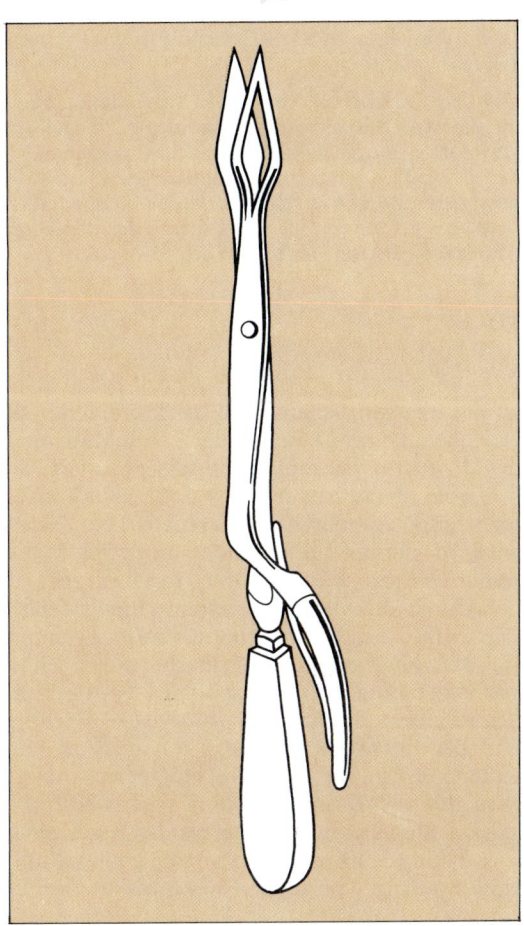

Abb. 4 Dolchförmiges Perforatorium nach Blot (sog. Blot-Dolch)

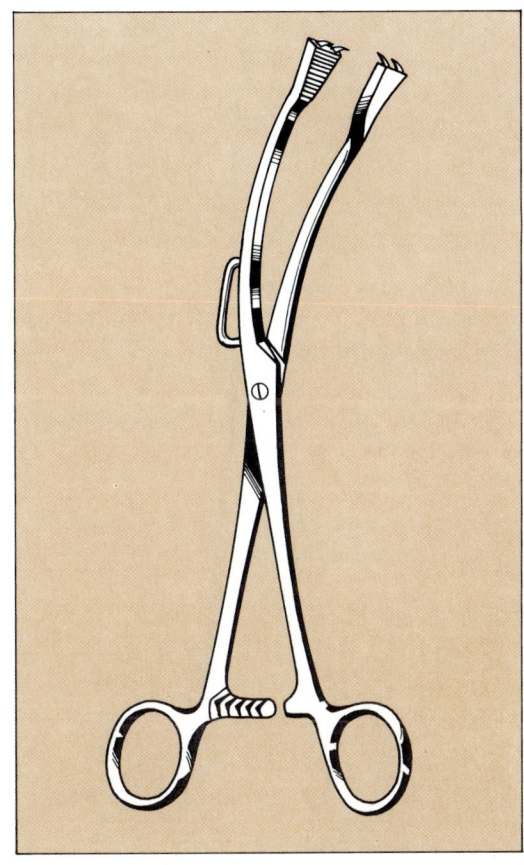

Abb. 5 Kopfschwartenzange nach Gauss. Das früher zum Anlegen eines Dauerzuges bei verzögerter Zervixretraktion verwendete Instrument eignet sich zur Extraktion des perforierten Kopfes. Es entspricht der „scalp traction forceps" von Willet (1925) (Länge des Instrumentes: 26 cm)

Der **zweite Teil der Operation** besteht in der

Extraktion des perforierten Kopfes,

und zwar am einfachsten unter Verwendung von Museux-Klemmen oder einer Kopfschwartenzange nach Gauss (Abb. 5). Wichtig ist, daß mit ihnen ausreichend Gewebe gefaßt wird, damit sie auch unter Zugbedingungen haften. Reißen dennoch Knochenteile aus, so sollten sie vor der endgültigen Extraktion des Kindes unter Verwendung der gleichen Instrumente oder auch mittels der Knochenzange nach Boer[1] (Abb. 6) entfernt werden, da sie zu Weichteilverletzungen führen können. Der Geburtshelfer muß sich für die Extraktion des Kindes sehr viel Zeit nehmen, damit er mit ausreichender Sicherheit die

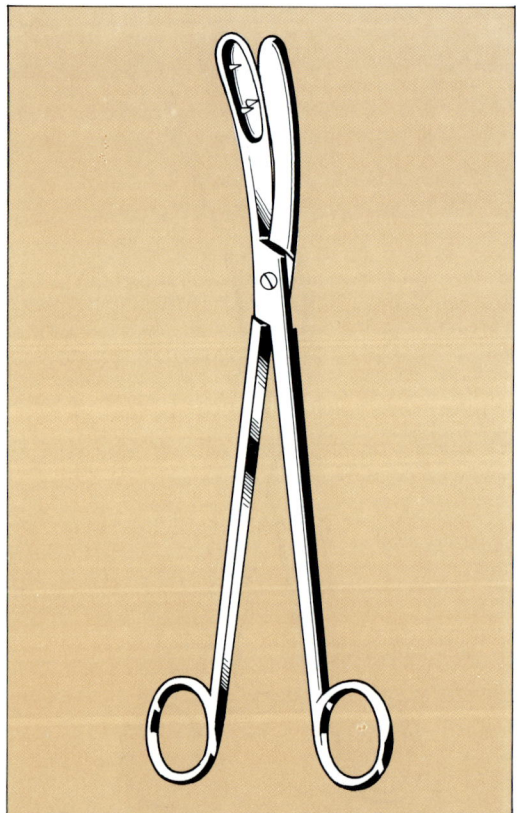

Abb. 6   Knochenzange nach Boer. Das Instrument ist vor allem zur Entfernung ausgerissener Knochenteile im Rahmen der Extraktion des perforierten Kopfes geeignet (Länge: 29 cm)

[1]   LUKAS I. BOER; Professor für Geburtshilfe in Wien, 1751–1835.

mütterlichen Weichteile schont. Dies gilt auch für die nach der Extraktion des verkleinerten Kopfes oftmals erschwerte Schulterentwicklung.

Die

Extraktion des perforierten Kopfes mit dem Kranioklast,

z. B. unter Verwendung des Instrumentes von K. BRAUN[1], sollte der Vergangenheit angehören. Es handelt sich dabei um ein zangenähnliches Instrument, dessen solider (männlicher) Teil durch die Perforationsöffnung in den Schädel eingeführt wird. Der gefensterte (weibliche) Löffel wird über dem besser als das Hinterhaupt zur Extraktion geeigneten Gesichtsschädel angelegt. Nach Fixierung durch einen Schraubverschluß kann wehensynchron in der Führungslinie extrahiert werden. Es verwundert, daß die Methode der Kranioklasie nach wie vor in Operationslehren der USA empfohlen wird (CHATTERJEE). –

Der den Schädel nur von außen fassende **Kephalothryptor nach Busch**[2] hatte das Ziel, den Kopf nach der Perforation durch Kompression zu verkleinern, so daß er im Gegensatz zum Braun-Kranioklast auch beim engen Becken angewandt werden konnte (GUGGISBERG). – Dem gleichen Ziel diente der dreiteilige **Kraniokephaloklast nach Zweifel** (DÖDERLEIN, H. MARTIUS).

Die

Perforation beim Hydrozephalus

ist am abgestorbenen Kind noch einfacher zu erreichen. Ist die Diagnose der Fehlbildung und des Fruchttodes sonographisch gesichert, so muß die Verkleinerung des Schädelumfanges rechtzeitig vorgenommen werden: Die Zervix wird in diesen Fällen nicht nur durch die wehenabhängige Retraktion, sondern zusätzlich durch die starke Querspannung gedehnt. Die Gefahr der Überdehnungsruptur ist damit für den Hydrozephalus typischerweise schon vor vollständiger Erweiterung des Muttermundes gegeben. Bei der *Operation* ist es wichtig, daß der hochstehende Kopf ausreichend von außen mit den Händen einer Hilfsperson fixiert wird. Nun wird unter Leitung von zwei in die Vagina eingeführten Fingern oder auch nach Einstellung des Kopfes mit breiten geburtshilflichen Spekula eine lange Punktionskanüle mit

[1]   RITTER VON FERNWALD K. BRAUN, Professor der Geburtshilfe und Gynäkologie in Wien, 1822–1891.

[2]   D. W. H. BUSCH, Marburg, Berlin, 1788–1858.

ausreichendem Lumen im Bereich der klaffenden Nähte vor den Kopf gebracht, hier senkrecht aufgesetzt und dann in die Schädelhöhle
vorgeschoben. Ist durch den Liquorabfluß die
angestrebte Verkleinerung des Schädelumfanges erreicht worden, so kann zumindest der
Eintritt des Kopfes in das kleine Becken mit
anschließender operativer Geburtsbeendigung,
evtl. aber auch die spontane Ausstoßung des
Kindes abgewartet werden.

Bei **lebendem hydrozephalen Kind** erfolgt die Geburtsbeendigung heute fast ohne Ausnahme mit Rücksicht
auf Mutter und Kind durch die Schnittentbindung.
Dieses Vorgehen erhält seine Rechtfertigung nicht
zuletzt aus der Tatsache, daß eine endgültige prognostische Beurteilung des Kindes zumeist erst nach der
Geburt des Kindes möglich ist und die heute gegebenen neurochirurgischen Behandlungsmethoden in
50–80% zu einer normalen geistigen und körperli-
chen Entwicklung führen (PATT u. NIESEN).

Besteht bei einem intrauterinen Fruchttod zugleich eine **Beckenendlage** oder stirbt ein Kind
bei der Entwicklung einer Poleinstellungsanomalie ab, so ergibt sich eine Indikation zur

Perforation des nachfolgenden Kopfes

dann, wenn die Entwicklung des Kopfes mit den
üblichen Handgriffen (S. 164) Schwierigkeiten
bereitet (Abb. 7). In diesen Fällen sollte der
Eingriff, da er technisch einfach ist, großzügig
gehandhabt werden. Voraussetzung ist eine gute
Darstellung des Nackens des Kindes im Bereich
des Winkels zwischen Halswirbelsäule und
Schädelbasis. Zu diesem Zweck läßt sich der
Operateur den geborenen Rumpf von einer
Hilfsperson durch Fassen der Beine mit einem
Tuch stark kreuzbeinwärts ziehen. Auf diese
Weise wird die anzustrebende Perforationsstelle
im Bereich des Foramen magnum zugänglich.
Zur Perforation finden die gleichen Instrumente
wie zur Perforation des vorangehenden Kopfes
Verwendung (s. o.). Nach digitaler Nachtastung
entleert sich in kurzer Zeit ausreichend Schädel-
inhalt, so daß der Kopf nun mittels des Veit-
Smellie-Handgriffes zu gewinnen ist. Zwei **operationstechnische Besonderheiten** müssen Beachtung finden:

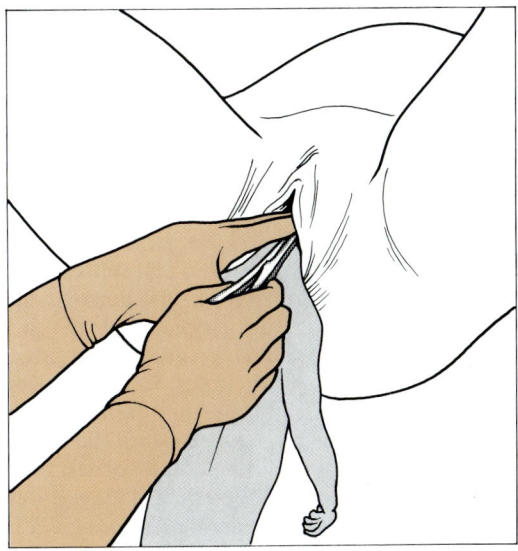

Abb. 7 Perforation des nachfolgenden Kopfes. Der
Rumpf des Kindes wird an den Beinen durch eine
Hilfsperson stark kreuzbeinwärts gezogen. Auf diese Weise wird die Nackenfalte erreichbar. Hier wird
das Perforatorium aufgesetzt und in Richtung auf
das Foramen magnum vorgeschoben

– *Bei dorsoposteriorer Einstellung* des abgestorbenen Kindes wird der Rumpf ebenfalls stark
  kreuzbeinwärts gezogen. Die Perforation erfolgt dann zwischen den Kieferästen durch
  die Schädelbasis hindurch.
– *Bei hochstehendem Kopf* mit erschwerter bzw.
  nicht möglicher Erreichbarkeit des Foramen
  magnum wird nach dem Vorschlag von DÖ-
  DERLEIN der Rückenmarkskanal im Bereich
  der vor der Vulva sichtbaren Halswirbelsäule
  mit einem Skalpell quer durchtrennt und so
  eröffnet. Auch auf diese Weise soll eine
  ausreichende Entleerung von Schädelinhalt
  zu erreichen sein.

Vor einer **Dekapitation des nachfolgenden Kopfes** mit
anschließender Perforation und instrumenteller Extraktion ist indessen zu warnen. Der Operateur
verzichtet dadurch ohne zusätzliche Effektivität auf
die sonst gegebene Möglichkeit, den Rumpf des
Kindes zur Extraktion zu nutzen.

Dissectio fetus

Die Dissectio fetus, das Zerschneiden der
Frucht, kommt in der heutigen Geburtshilfe
noch in zwei Formen zur Anwendung:

– Dekapitation des geborenen Kopfes,
– Exenteration (Eviszeration).

Die Dekapitation bei *Beckenendlage* (s. o.) bzw. bei *Querlage* ist heute durch andere Operationsverfahren vollständig ersetzt worden.

Die wichtigste Indikation zur

Dekapitation des geborenen Kopfes

ist die erschwerte bzw. unmögliche Überwindung einer Schulterdystokie bei abgestorbenem Kind (DÖDERLEIN). Dieses Vorgehen ist damit an die Stelle der aufwendigeren und schwierigeren Kleidotomie getreten (s. u.). Ist der Fruchttod sicher (!), so wird der Kopf am besten mit der großen Siebold-Schere (Abb. 8), evtl. aber auch mit einem Skalpell unter Schonung der maternen Weichteile abgetrennt. Beim hohen Schultergeradstand mit dem stark auf die Vulva aufgepreßten kindlichen Kopf muß vordergründig auf die Vermeidung von Verletzungen der kleinen Labien geachtet werden. Am besten läßt

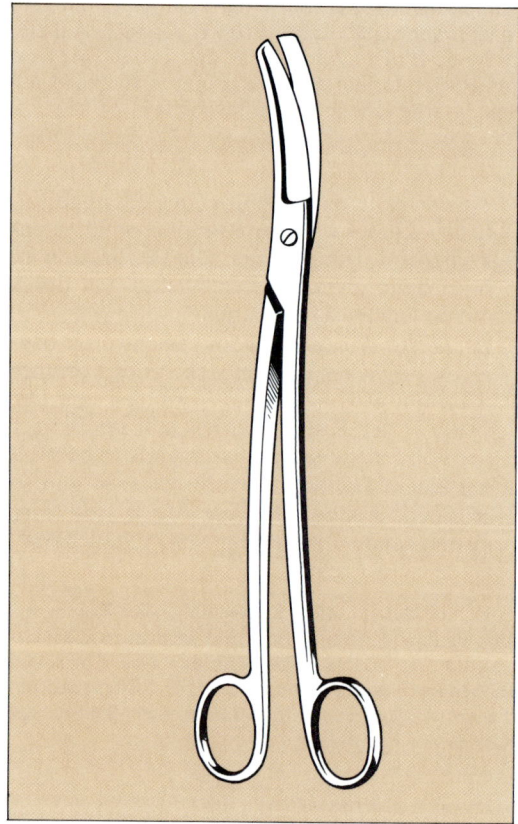

Abb. 8   Siebold-Schere. Die große, kräftige Schere kommt bei der Dekapitation und verschiedenen Formen der Exenteration zur Anwendung (Länge des Instrumentes: 24,5 cm)

sich der Operateur den Kopf von einem Assistenten mit feuchten Tüchern fassen und zu der der Inzisionsstelle entgegengesetzten Seite ziehen. Beim hohen Schultergeradstand wird dann für das jetzt anzuschließende

Herunterholen beider Arme

der über die Kreuzbeinaushöhlung leichter erreichbare hintere Arm des Kindes aufgesucht und über die Brust herausgestreift. Anschließend kann der über und hinter der Symphyse stehende vordere Arm zumeist leicht gewonnen werden. Die

Extraktion des Rumpfes

erfolgt an den herausgestreiften Armen dann mühelos, da deren Lösung bereits zu einer erheblichen Verringerung des Schulterumfanges geführt hat.

Die früher zur Überwindung einer Schulterdystokie, und zwar insbesondere des hohen Schultergeradstandes empfohlene

Kleidotomie

hat ihr Anwendungsgebiet in den wenigen Fällen behalten, in denen es bei lebendem Kind weder durch die Rotation der Schulterbreite mittels der äußeren Überdrehung des Kopfes noch mittels der Shute-Zange (S. 145) gelingt, die Schultern in den Beckeneingang einzuleiten. Die Frakturierung der Klavikula kann mit dem durch die Vagina eingeführten Zeigefinger oder mit einer flach aufgelegten Gefäßklemme vorgenommen werden (KINCH). Von der „scharfen Kleidotomie", z. B. unter Verwendung der Siebold-Schere, ist die Geburtshilfe indessen verständlicherweise abgekommen.

Ergibt sich einmal die Notwendigkeit einer Dekapitation im Rahmen einer

Dissektio von Doppelmißbildungen

(S. 271), so sollte der Geburtshelfer sich von vornherein auf die hierbei zu erwartenden operationstechnischen Schwierigkeiten einstellen. Eine Indikation zu einer zerstückelnden Operation ergibt sich am ehesten, wenn der Kopf des ersten Kindes geboren und die weitere Entwicklung des Rumpfes aufgrund einer breiten Gewebsbrücke zwischen den Kindern unmöglich ist. Die dann vorgenommene Dekapitation schafft dem Operateur evtl. den notwendigen Zugang zum zweiten Kind. Für das erforderliche operationstechnische Vorgehen gibt es keine festen Regeln; dieses hat sich vielmehr nach der jeweiligen geburtsmechanischen Situation zu richten (H. MARTIUS).

Die früher vor allem in Verbindung mit der Rhachiotomie (Zerschneiden der Wirbelsäule) zur Überwindung einer verschleppten Querlage angewandte

Exenteration (Eviszeration)

hat in der heutigen Geburtshilfe kaum noch Bedeutung. Als *Indikationen* sind eine Auftreibung des Leibes durch Organvergrößerungen (Hydronephrose, Harnstauungen in der Blase, Leberzysten, Nierentumoren) und ein extremer Aszites bei Mekoniumperitonitis denkbar, die bei abgestorbenem Kind zum unüberwindbaren Geburtshindernis werden. Für diese bzw. entsprechende Situationen muß die Operationstechnik aber dem Geburtshelfer bekannt sein.

In der operativen Technik sollten wir auch heute dem Vorschlag von STOECKEL[1] folgen, nach der zunächst die sich im Muttermund präsentierende Stelle des Rumpfes mit großen flachen Spekula sichtbar gemacht wird. Dieser Hautbezirk über dem Thorax oder dem Abdomen des Kindes wird mit Kugelzangen so weit seitlich wie möglich gefaßt und durch einen Assistenten gehalten. Auf diese Weise wird ein Widerlager geschaffen. Nun kann relativ leicht die Haut mit der großen Siebold-Schere eröffnet und die Wunde durch Spreizen der Schere erweitert werden. Zur Eröffnung des Thorax kann auch ein Perforatorium Verwendung finden (S. 279). Nun werden die Wundränder mit langen scharfen Klemmen oder mit Museux-Klemmen gefaßt. Die Eingeweide werden, soweit dies erforderlich ist, unter Leitung des Fingers mit der Abortzange entfernt.

Ist bei einer Auftreibung des Rumpfes der Kopf bereits geboren, die Entwicklung des nachfolgenden Rumpfes aber unmöglich, so kann entsprechend dem Vorgehen bei der Schulterdystokie zunächst die

Dekapitation des geborenen Kopfes

mit anschließendem Herunterholen beider Arme erfolgen. Die Perforation und die Eviszeration des Thorax bzw. des Abdomens kann dann nach Spekulumdarstellung unter Sicht vorgenommen werden, während ein Assistent den Rumpf durch Zug an den heruntergeholten Armen dem Operateur entgegenhält.

Im vorstehenden wurde wiederholt darauf hingewiesen, daß die **Indikation zu den zerstückeln-**

den Operationen mit Zurückhaltung bei gleichzeitiger sorgfältiger Individualisierung des Vorgehens erfolgen soll. Da diese Operationen nur am abgestorbenen Kind vorgenommen werden, darf es nicht erforderlich werden, eine Embryotomie unter Zeitnot vorzunehmen. Akute vitale Indikationen von seiten der Mutter zur Beendigung einer Entbindung dürfen nicht Anlaß zu einer zerstückelnden Operation sein!

Die *wichtigste Indikation zur Embryotomie* stellt ein geburtsmechanisches Hindernis bei vorausgegangenem intrauterinem Fruchttod dar, von dem anzunehmen ist, daß es ohne zusätzliche Gefährdung der Kreißenden von der Scheide aus beseitigt werden kann, so daß der Patientin eine Schnittentbindung erspart bleibt. Diese Formulierung bedeutet, daß ein intrauteriner Fruchttod allein nicht die Vornahme einer Embryotomie rechtfertigt!

Vor einer *zu großzügigen Indikation zur Embryotomie* muß aus zwei Gründen gewarnt werden:

- Die Seltenheit der einzelnen Operationen bringt es mit sich, daß kein geburtshilflicher Operateur über größere Erfahrungen in ihrer technischen Durchführung verfügt. Sich ergebende technische Schwierigkeiten können damit evtl. eine stärkere Gefährdung der Kreißenden mit sich bringen als eine rechtzeitig ausgeführte Schnittentbindung.
- Die Gefahr der Weichteilverletzung wird bei den Embryotomien immer wieder unterschätzt. Dies gilt insbesondere für Zerstückelungen, die oberhalb des Beckenbodens und sogar oberhalb des Beckeneinganges vorgenommen werden sollen. Auch in diesen Fällen ist es sicherer, dem abdominalen Entbindungsweg den Vorzug zu geben.

Literatur

Bailer, P.: Die geburtshilflichen Operationen. In Schwalm, H., G. Döderlein, K.-H. Wulf: Klinik der Frauenheilkunde und Geburtshilfe. Urban & Schwarzenberg, München 1984 (S. 519)

Burger, K.: Geburtshilfliche Operationslehre. Springer, Berlin 1952

Chatterjee, M.S.: Craniotomy and classic destructive procedures. In Iffy, L., D. Charles: Operative Perinatology, Macmillan, New York 1984 (p. 631)

Döderlein, A.: Leitfaden für den geburtshilflichen Operationskurs, 21. Aufl. VEB Thieme, Leipzig 1962

Döderlein, G., J. Breitner: Die geburtshilflichen Operationen. In Schwalm, H., G. Döderlein: Klinik der Frauenheilkunde und Geburtshilfe, Urban & Schwarzenberg, München 1964

Kinch, R. A. H.: Shoulder girdle dystocia. Clin. Obstet. Gynec. 5 (1962) 1031

---

[1] WALTHER STOECKEL, Geheimer Medizinalrat, Ordinarius in Berlin, 1871–1961.

Martius, H.: Geburtshilfliche Operationen. Thieme, Leipzig 1934

Mayer, A.: Grundzüge der operativen Geburtsleitung. Enke, Stuttgart 1946

Naujoks, H.: Lehrbuch der operativen Geburtshilfe, 3. Aufl., Urban & Schwarzenberg, München 1951

Patt, V., M. Niesen: Dystokie durch fetale Mißbildungen und Anomalien des mütterlichen Genitale. Gynäkologe 4 (1974) 106

Winter, G., J. Halban: Lehrbuch der operativen Geburtshilfe. Urban & Schwarzenberg, Berlin 1934

3. Eingriffe zur Erweiterung der weichen Geburtswege

Die Behandlung von Weichteildystokien hat vordergründig die Erweiterung der Zervix, der Vagina und des Dammes zum Ziel, um sie für das Geburtsobjekt überwindbar zu machen. Klinische Bedeutung haben die Weichteildystokien sowohl für die Kreißende als auch für das Kind:

– *materne Gefahren:* Weichteilverletzungen in Form von Rissen oder Rupturen, evtl. mit nachfolgender „Rißblutung", aber auch in Form von Überdehnungen oder Drucknekrosen mit bleibenden Gewebsschäden;
– *fetale Gefahren:* protrahierter Geburtsverlauf mit Hypoxien, in erster Linie als Folge einer uterinen Minderperfusion (präplazentare Insuffizienz).

Eine Übersicht über die dem Geburtshelfer zur Verfügung stehenden Handgriffe bzw. Operationsverfahren gibt Tab. 1.

Tabelle 1   Handgriffe und Operationsverfahren zur Überwindung einer Weichteildystokie

Stumpfe Dilatationsverfahren
– digitale Muttermunddehnung
– Blasensprengung
– Eipolablösung
– Perfusion toulousaine

Operative Erweiterung der Cervix uteri
– Muttermundinzision
– Hysterotomia vaginalis

Operative Erweiterung von Vagina und Damm
– Episiotomie
– Durchtrennung eines Scheidenseptum

Stumpfe Dilatationsverfahren

Die stumpfen Dilatationsverfahren unterstützen die vom Corpus uteri ausgehende Zervixretraktion und die durch das tiefer tretende Geburtsobjekt bewirkte Dilatation der weichen Geburtswege. Sie haben in der Geburtshilfe an Bedeutung gewonnen, da einerseits die Weichteildystokien und von ihnen besonders die spastische Retraktionsstörung zugenommen haben, da wir andererseits aber auch gelernt haben, dem protrahierten Geburtsverlauf als subpartuale Gefahrenquelle für das Kind die notwendige Beachtung zu schenken (HELLMAN u. PRYSTOWSKY, DÖRING u. KRAUSS).

Unter den stumpfen Dilatationsverfahren ist die unter sterilen Kautelen durchgeführte

digitale Muttermunddehnung

die technisch einfachste. Zugleich stellt sie eine weitgehend ungefährliche Maßnahme dar, mit der es gelingt, eine Begrenzung der Geburtsdauer zu erreichen. Unter diesem Aspekt kann die digitale Muttermunddehnung auch zu den „geburtserleichternden Maßnahmen" für Mutter und Kind gerechnet werden.

Eine ausreichende **Analgesie** ist eine wichtige, die Zervixdilatation begleitende Maßnahme. Sie hält die bei der Dehnung auftretenden, häufig starken Schmerzen in Grenzen oder schaltet sie aus, womit zugleich der therapeutische Effekt der Maßnahme verbessert wird. So ist es angezeigt, die digitale Muttermunddehnung nach dem Wirkungseintritt einer Parazervikalanästhesie, wirkungsvoller in Periduralanästhesie vorzunehmen.

Die **digitale Zervixdehnung** wird im Längsbett bei aufgestellten, evtl. aber auch bei in den Hüften stark gebeugten, d.h. an den Unterbauch herangezogenen Beinen ausgeführt. Nach Händedesinfektion werden Zeige- und Mittelfinger in die Vagina eingeführt. Die Befunderhebung beachtet Weite, Gewebereichtum und Konsistenz des Muttermundes und den Höhenstand des vorangehenden Teiles, vor allem aber die *Zervixveränderungen unter dem Einfluß der Wehen.* Letzteres ist von Bedeutung, da die digitale Dehnung an der angespannten und dem vorangehenden Teil eng anliegenden Zervix einen besseren Angriffspunkt findet und so effektiver ist als an einem schlaffen Muttermund in der Wehenpause bzw. bei einer Retraktionsstörung. Dies bedeutet zugleich, daß für die Zervixdehnung jeweils eine Wehe abgewartet werden muß. Je nach Weite des Muttermundes erfolgt sie dann mit einem oder zwei in den Zervikalkanal eingeführten Fingern durch rotierende Bewegungen oder durch Spreizen der Finger. Bei fortgeschrittener Zervixretraktion läßt sich der verbliebene Muttermundsaum erfolgreicher auf dem als Widerpart dienenden vorangehenden Teil mit zwei Fingern zur Seite schieben. Die Wehenpause wird genutzt, den Muttermund in der erreichten Position zurückzuhalten, um in der nachfolgenden Wehe die Dilatation fortzusetzen. In Abhängigkeit vom weiteren Geburtsverlauf kann es notwendig werden, die Zervixdilatation mit unterschiedlichen zeitlichen Intervallen einmal oder mehrfach zu wiederholen.

Als **typische Indikationen** für die digitale Muttermunddehnung sind zu nennen:

– *Wehenstimulation:* Sie gibt im Rahmen einer Weheninduktion (Geburtseinleitung) zur Zervixdilatation Anlaß, am besten in Verbindung mit der Blasensprengung (ANSELMINO u. DURST, BICKENBACH, BAUMGARTEN).
– *Sekundäre Wehenschwäche:* Zusätzlich zur medikamentösen Wehenstimulation ist die digitale Muttermunddehnung eine geeignete Maßnahme, über den Ferguson-Reflex die Oxytocin-Ausschüttung aus der Hypophyse anzuregen.
– *Spastische Retraktionsstörung:* Die Effektivität der Muttermunddehnung ist am stärksten bei einem spastischen, dem vorangehenden Teil in der fortgeschrittenen Eröffnungsperio-

de dünnsaumig und dicht anliegenden unteren Uterinsegment. Sistiert die Zervixretraktion bei einem 1–2 cm breiten Muttermundsaum, ein Ereignis, das oftmals mit spitzen, wehensynchronen Herztondezelerationen einhergeht, so kann zumeist durch die wehensynchrone Zervixdilatation über 2–3 Wehen die vollständige Muttermunderweiterung und damit eine deutliche Abkürzung der Geburtsdauer ohne zusätzliche Gefährdung von Mutter oder Kind erreicht werden. *Es ist deshalb sinnvoll, bei der spastischen Retraktionsstörung in der zweiten Hälfte der Eröffnungsperiode von der digitalen Muttermunddehnung großzügig Gebrauch zu machen!*

Ineffektiv und damit *kontraindiziert* ist die digitale Muttermunddehnung indessen bei der echten Retraktionsstörung (BICKENBACH). Für sie ist der an der Zervix ausbleibende Retraktionseffekt charakteristisch. Aus diesem Grunde finden die dehnenden Finger an dem nachgiebigen und deshalb ausweichenden Muttermund keine Angriffsfläche.

Auch die Eröffnung der Vorblase in Form der

instrumentellen Blasensprengung

ist zu den stumpfen Dilatationsverfahren zu rechnen. Der vorangehende Teil tritt tiefer, so daß die Zervixretraktion nach der Amniotomie verstärkt durch die Zervixdilatation unterstützt wird.

Als **Instrument** hat sich die *Branche einer Kugelzange* bewährt (Abb. 1). Die Spitze der Branche zeigt während des Einführens des Instrumentes in die Vagina nach dorsal. Sie wird dabei durch die beiden in die Scheide eingeführten Finger

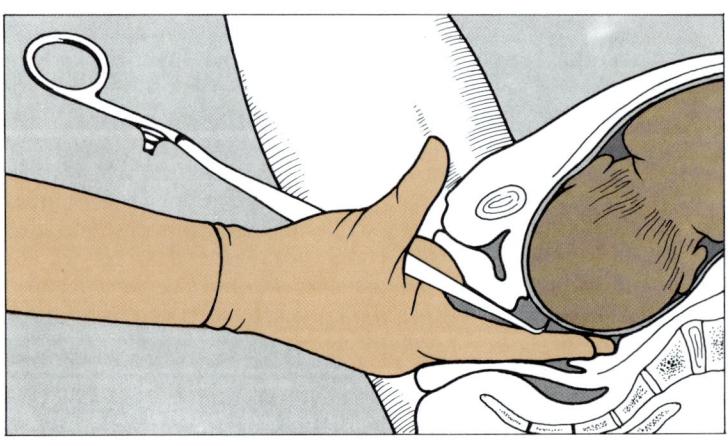

Abb. 1 Blasensprengung unter Verwendung einer halben Kugelzange. Eine Branche der Kugelzange wird, mit der Spitze nach dorsal gerichtet, zwischen den beiden Fingern eingeführt. Vor der Fruchtblase wird sie um 180° um die Längsachse gedreht. Jetzt gelingt es leicht, die Vorblase aufzustechen bzw. anzuritzen

geschützt. Nach Erreichen des unteren Eipoles wird das Instrument um 180°um die Längsachse gedreht. Die Vorblase läßt sich so leicht anstechen, wobei das entstehende Loch zunächst klein bleibt, so daß der Fruchtwasserabgang mit dem vorgehaltenen Finger regulierbar ist. Dies ist bei noch hoch stehendem vorangehenden Teil von Bedeutung (s. u.).

Mit der von vielen Geburtshelfern verwendeten *gebogenen Kornzange* muß der untere Eipol gefaßt und aufgerissen werden. Dies ist insbesondere bei einer dem vorangehenden Teil dicht anliegenden Fruchtblase mühsamer bzw. umständlicher.

Die **hohe Blasensprengung** erlebte im Anschluß an die Empfehlungen von SMUTHE u. DREW vorübergehend eine Renaissance in einigen Kliniken (BURGER, ZAMBIANCHI). Die Eröffnung der Fruchtblase erfolgt bei ihr mit einem troikartähnlichen, gebogenen Metallkatheter, der extraovulär am vorangehenden Teil vorbei nach kranial geschoben wird, um etwa in Höhe des inneren Muttermundes durch Vorschieben des Blasensprengers die Eihäute zu durchstechen. Die klinischen Erfahrungen haben indessen gezeigt, daß die angenommenen *Vorteile* in Form einer Verminderung von Keimaszensionen und in Form der Gewinnung größerer Fruchtwassermengen mit intensiverer Wehenstimulation überbewertet wurden, daß aber auch die *Kontraindikationen* mit denen der tiefen Blasensprengung übereinstimmen (HUSSLEIN u. BAUMGARTEN, URBATUS). Unter klinischen Aspekten hat die hohe Blasensprengung deshalb ihre Bedeutung verloren.

Die **Blasensprengung unter Sicht** erfolgt unter Verwendung eines *Amnioskops* in Form der

Amnioscopy amniotomy

(BARHAM, HURRY). Eine Notwendigkeit zu diesem Vorgehen ist bei der Kompressionsbehandlung der Placenta praevia marginalis gegeben (s. u.). Auch versteht es sich von selbst, daß die Sicherheit bei einem okkulten Vorliegen der Nabelschnur und den seltenen Vasa praevia hinsichtlich der Vermeidung fetaler Komplikationen größer ist. Eine routinemäßige Verwendung der Methode erscheint uns indessen unnötig, zumal sie die Umlagerung der Kreißenden erforderlich macht.

Die **Indikationen** zur Blasensprengung stimmen, da es sich um ein stumpfes Dilatationsverfahren handelt, weitgehend mit denen der digitalen Muttermunddehnung überein (RUST). Die wichtigsten sind:

- Weheninduktion,
- sekundäre Wehenschwäche,
- Kompressionsbehandlung bei Placenta praevia marginalis,
- diagnostische Blasensprengung (?).

Es ist unbestritten, daß bei der *Weheninduktion* der Eintritt geburtswirksamer Wehen durch die Blasensprengung gefördert wird (ANSELMINO u. DURST, BAUER u. WUJANZ, BAUMGARTEN, GAAFAR u. Mitarb.). So erscheint es sinnvoll, bei entsprechender Indikation die digitale Muttermunddehnung durch die Amniotomie zu ergänzen. Es ist allerdings zu beachten, daß es im Einzelfall nur unsicher gelingt, zum Zeitpunkt der Blasensprengung eine Aussage über die wehenlose Latenzzeit und damit über die Geburtsdauer zu machen. Sie zeigt zwar eine eindeutige Abhängigkeit vom Zervixbefund und damit vom Bishop-Score, wird aber zugleich von der Wehenbereitschaft des Myometrium und damit von der Oxytocin-Rezeptorkonzentration bestimmt (KOFLER u. Mitarb., FUCHS u. Mitarb., P. HUSSLEIN). Es erscheint gerechtfertigt, unter Berücksichtigung der „Gefahren des vorzeitigen Blasensprunges" (MESTWERDT u. KRANZFELDER, BARRETT u. BOEHM, ANDREYKO u. Mitarb., GIBBS u. BLANKO, WULF) (S. 274) und unter Beachtung des Zervixbefundes zum Zeitpunkt der Geburtseinleitung *für die Blasensprengung zur Weheninduktion die folgenden Empfehlungen* zu geben:

- *Bei einem hohen Bishop-Score* ist unabhängig von der Indikation zur Geburtseinleitung die primäre Blasensprengung gerechtfertigt und sicherlich auch sinnvoll, da sie ohne zusätzliche Gefahren eine schnelle Geburtsbeendigung garantiert.
- *Bei niedrigem Bishop-Score* ist die primäre Blasensprengung gerechtfertigt, wenn eine dringende Indikation zur Schwangerschaftsbeendigung vorliegt. Es muß in diesen Fällen alles getan werden, um das gewünschte Ziel zu erreichen. Das Vorgehen ist selbstverständlich gegen die Schwangerschaftsbeendigung durch die primäre Schnittentbindung abzuwägen.
- Die *sekundäre Blasensprengung* erfolgt nach der erfolgreichen medikamentösen Wehenduktion und nach beginnender wehenabhängiger Zervixretraktion. Es wird also zunächst die Wirksamkeit der alleinigen medikamentösen Geburtseinleitung abgewartet.

Die *sekundäre Wehenschwäche* stellt eine typische Indikation zur Amniotomie dar. Sie ist eine effektive Ergänzung der medikamentösen Wehenstimulation. Dies gilt insbesondere für die zweite Hälfte der Eröffnungsperiode zur Überwindung eines protrahierten Geburtsverlaufes.

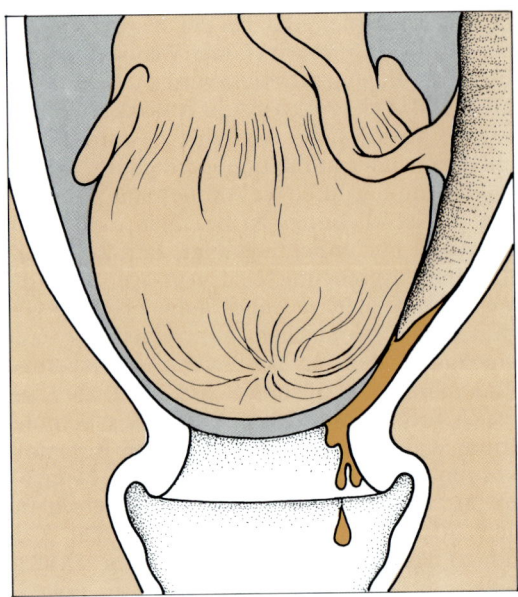 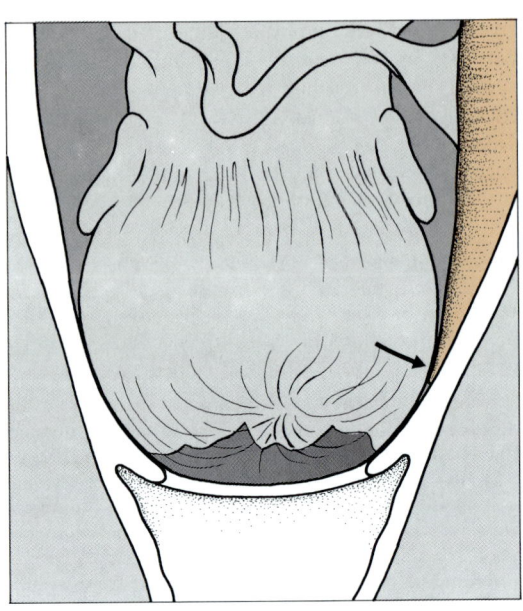

Abb. 2   Blutung bei tiefem Sitz der Plazenta. Aus einem tief in das Corpus uteri hineinreichenden Plazentaanteil blutet es nach dessen Ablösung aus den eröffneten uteroplazentaren Gefäßen, aus dem intervillösem Raum und – bei einer Zottenverletzung – auch aus dem fetalen Kreislauf

Abb. 3   Kompressionsbehandlung bei einer Placenta praevia mit tiefem Sitz. Durch die Blasensprengung tritt der vorangehende Kopf tiefer und komprimiert die Stelle der vorzeitigen Lösung. Auf diese Weise wird die Blutstillung erreicht

Die *Kompressionsbehandlung bei der Placenta praevia* (Abb. 2, 3) hat das Ziel, bei einem tiefen Sitz der Plazenta bzw. einer Placenta praevia marginalis durch die Eröffnung der Vorblase das Tiefertreten des vorangehenden Teils und dadurch eine Kompression des abgelösten Plazentalappens zu erreichen. Die Amniotomie erfolgt unter Sicht. Da die Effektivität der Maßnahme und deren Rückwirkungen auf das Kind nicht mit ausreichender Sicherheit vorauszusehen sind, darf die Amniotomie nur unter Operationsbereitschaft (Sicherstellung der Schnittentbindung in kurzer E-E-Zeit) und unter CTG-Kontrolle vorgenommen werden.

Die **fakultativen Gefahren der Amniotomie** entsprechen weitgehend denen des vorzeitigen Blasensprunges (S. 274). Das Auftreten einer *aszendierenden Infektion* mit nachfolgender Chorioamnionitis wird dabei in erster Linie von der Dauer der wehenlosen Latenzzeit und der Geburtsdauer bestimmt. Dies macht noch einmal die erforderliche Berücksichtigung des Bishop-Score bei der Indikation zur Amniotomie deutlich. Die weiteren Auswirkungen auf Mutter und Kind werden bis heute unterschiedlich gewertet (BAUMGARTEN, WULF, MOTTER u. WEISS). Der *geburtsmechanische Ablauf* bleibt nach *Wulf* wie beim vorzeitigen Blasensprung weitgehend unbeeinflußt. Das von BAUMGARTEN beobachtete gehäufte Auftreten von *Frühdezelerationen im CTG* soll ohne Rückwirkungen auf den Zustand des Kindes sein. Die *Gefahr des Nabelschnurvorfalles* ist vor allem bei einem Hochstand des vorangehenden Teiles, bei einer prallen Vorblase und bei einer dem führenden Kindsteil nicht ausreichend anliegenden Zervix gegeben. In diesen Fällen wird deshalb auch die Amniotomie als kontraindiziert angesehen. Bei einem verharrenden Kopfhochstand mit stehender Vorblase und nachfolgendem protrahierten Geburtsverlauf stellt die sekundäre Blasensprengung indessen gerade eine wichtige differentialtherapeutische Maßnahme dar, da deren Effektivität hinsichtlich der Propulsion des Geburtsobjektes zu der erforderlichen Entscheidung über die Notwendigkeit einer Schnittentbindung zu führen vermag! In diesen Fällen ergibt sich auch die Frage, ob die instrumentelle Amniotomie nicht sicherer und schneller einen Nabelschnurvorfall erkennen läßt als das Abwarten des spontanen Blasensprunges. Dennoch müssen die erst kürzlich von MOTTER u. WEISS publizierten klinischen Erfahrungen bei 1504 Entbindungen mit Amniotomien in verschiedenen Phasen der Zervixretraktion in unsere zukünftigen Überlegungen hinsichtlich der Indikation zur Amniotomie einbezogen werden (Tab. 2). Bei fast allen berücksichtigten Parametern wurde unabhängig von der Parität eine Häufung von Komplikationen bei der frühen Amniotomie nachgewiesen. Besonders auffallend ist dabei die signifikant größere Häufigkeit von CTG-Alterationen, von protrahierten Geburtsverläufen (!) und von ungünstigeren pH-Werten im arteriellen Nabelschnurblut und Apgar-Werten.

Eine weheninduzierende Maßnahme, die in ihrer Indikationsstellung zwischen der Muttermunddehnung und der Blasensprengung anzusiedeln ist, ist die

digitale Ablösung des unteren Eipols

im Anschluß an die digitale Muttermunddehnung (KAYSER u. TROTNOW). Der untersuchende Zeigefinger wird zwischen Zervixwand und Vorblase eingeführt, um nun durch mehrfache kreisförmige Bewegungen die Eihäute von der Wand abzuschälen. Wegen der Gefahrlosigkeit der Maßnahme kann von ihr auch bei noch hoch stehendem vorangehenden Teil großzügig Gebrauch gemacht werden.

Im Jahre 1960 wurde durch GUILHEM u. Mitarb. die

Perfusion toulousaine

in Form der kombinierten Anwendung eines Allgemeinnarkotikum und eines Oxytocinpräparates inauguriert. Die gleichzeitige medikamentöse Beeinflussung der uterinen Kontraktionen und der Zervixretraktion mit dem Ziel einer schnellen Geburtsbeendigung hat diesem

Tabelle 2 Gefahren der Amniotomie.
Komplikationen bei Erstgebärenden mit Blasensprengung zu verschiedenen Zeitpunkten der Zervixretraktion (Untersuchungen an 721 Erstgebärenden der Universitätsfrauenklinik Graz) (aus *Motter, W.J., P.A.M. Weiß*: Wien klin. Wschr. 96 [1984] 446)

	Muttermundweite bei der Amniotomie			
	Gruppe A < 4 cm (n = 83)	Gruppe B 4–7 cm (n = 516)	Gruppe C 7–10 cm (n = 122)	
CTG-Alterationen*	34,94	13,56	3,28	XX
Mikroblutuntersuchungen	31,33	12,40	3,28	XX
Präpartuale Azidose (pH < 7,2)	4,82	3,49	0,82	
Mißfarbiges Fruchtwasser	9,64	2,33	1,64	XX
Wehenmittelgabe**	60,24	35,66	7,38	XX
Protrahierter Geburtsverlauf***	8,43	4,65	0,00	XX
Einstellungsanomalien	3,61	0,77	0,82	
Zangengeburtfrequenz	2,40	2,13	0,82	
Sectiofrequenz	4,82	1,55	0,82	X
Operationen insgesamt	7,23	3,68	1,64	X
pH Nabelschnurarterie < 7,2	13,25	7,36	3,28	XX
Apgar-Wert < 7 nach 1 Min.	7,23	5,43	2,46	
Intervention des Neonatologen	32,53	14,15	5,74	XX
Nachgeburtskomplikationen	3,61	2,13	0,00	
Mütterliche Geburtstraumen****	2,40	2,32	0,00	
Amnioninfektionssyndrom	0,00	0,00	0,00	

Signifikanzprüfung auf Trend mit dem χ^2-Test nach Cochran: XX = hochsignifikant (p < 0,01), X = signifikant (p < 0,05).
* späte Dezelerationen, variable Dezelerationen, Oszillationseinengung, Auftreten nach der Amniotomie.
** Wehenmittelgabe nach der Amniotomie.
*** > 12 Stunden.
**** Vaginalrisse, Zervixrisse.

Vorgehen auch die Bezeichnung **medikamentöse Schnellentbindung** eingebracht. Ihr charakteristisches **Indikationsgebiet** war die schmerzhafte spastische Retraktionsstörung mit einem Geburtsstillstand in der späten Eröffnungsperiode (MARTIUS u. HICKL). Die heute gegebenen Möglichkeiten der Leitungsanästhesie, insbesondere die zunehmende Anwendung der Periduralanästhesie, haben die Perfusion toulousaine zu einem seltenen Eingriff werden lassen. Unter den genannten klinischen Bedingungen in Form eines dünnsaumigen, dem tiefstehenden (!) vorangehenden Teil dicht anliegenden Muttermundes mit starken Wehenschmerzen und gleichzeitigem Geburtsstillstand sollte sich der Geburtshelfer dieser Methode indessen auch heute bedienen, sofern eine wirksame Leitungsanästhesie abgelehnt wird oder kontraindiziert ist, zumal sie einfach und bei Beachtung der **Vorbedingungen** effektiv ist. Als solche sind zu nennen:

– dünnsaumiger, dem vorangehenden Teil eng anliegender, spastischer oder narbiger Muttermund;
– Tiefstand des vorangehenden Teiles, zumindest in der Interspinalebene;
– Möglichkeit, nach vollendeter Muttermunderweiterung das Tiefertreten und die Vollendung der geburtsmechanischen Adaptation zum tiefen Geradstand zumindest kurzfristig abzuwarten;
– Zeitgewinn bei der Entwicklung des Kindes im Vergleich zur medikamentös unbeeinflußten Entbindung und evtl. auch zur Schnittentbindung.

Unter Beachtung dieser Voraussetzungen stellt die Perfusion toulousaine ein einfaches und wirkungsvolles Entbindungsverfahren dar (HICKL u. Mitarb., LOCHMÜLLER u. MARTIUS).

Das **technische Vorgehen** ist wie gesagt einfach. Die Operation beginnt mit der Lagerung in Steinschnittlage. Die erste Maßnahme ist die i. v. Injektion eines *Narkotikum* mit guter Steuerbarkeit und ausreichend relaxierendem Effekt, z. B. in Form des Pentothals (Trapanal) mit einer Anfangsdosis von 150 mg. Mit dieser Dosis ist zumeist ein ausreichender relaxierender Effekt an der Zervix, zugleich aber auch ein unbewußtes Mitpressen der Kreißenden in der Wehe garantiert. Sofern notwendig, werden 50 mg des Pentothalpräparates nachinjiziert. – Nach der Narkotikumgabe beginnt die *digitale Muttermunddehnung* (S. 285). Sie gelingt bei dem spastischen, dünnsaumigen Muttermund zumeist innerhalb von ein bis zwei Wehen, während der sich die Zervix über den nach unten drängenden Kopf zurückschieben läßt. – Nach der vollständigen Muttermunderweiterung tritt der vorangehende Teil zumeist schnell tiefer. Die noch fehlende Haltungs- und Einstellungsänderung wird, wenn es die kontinuierliche Herztonkontrolle zuläßt, zumindest bis zum tiefen Schrägstand abgewartet. – Zur *Beendigung der Entbindung* haben wir die in diesem Stadium leichte *Vakuumextraktion* empfohlen. Diese Kombination mit der medikamentösen Schnellentbindung erscheint angezeigt, sofern diese mit dem Ziel indiziert wird, die Gewinnung des Kindes zu beschleunigen (MARTIUS, HICKL u. Mitarb.). Die Vakuumextraktion wird nach den beschriebenen Regeln unter Beachtung der geburtsmechanischen Situation im Moment der Glockenplacierung ausgeführt. Ein vermeidbarer Fehler, der die Perfusion toulousaine erschwert und in Mißkredit zu bringen in der Lage ist, besteht darin, daß mit der instrumentellen Extraktion zu früh begonnen wird, so daß diese erschwert verläuft.

Die **postoperative Zervixkontrolle** durch die Spekulumeinstellung zur Erkennung von Rissen hat sich als unnötige Maßnahme erwiesen. Die anfänglich routinemäßig erfolgte Zervixdarstellung hat gezeigt, daß Zervixrisse nicht häufiger als nach vaginalen Entbindungen bei vollständiger Muttermunderweiterung vorkommen.

Zu den stumpfen Dilatationsverfahren wurde früher auch die von WILLET im Jahre 1925 eingeführte Methode mit der

Scalp traction forceps (Kopfschwartenzange)

gerechnet (S. 280). Sie diente – anfangs auch beim lebenden Kind angewandt – der Beschleunigung der Zervixdilatation durch instrumentellen Zug am vorangehenden Teil. Die im Anschluß an die Empfehlungen von WILLET von GAUSS modifizierte Kopfschwartenzange ist einer gebogenen Organfaßzange vergleichbar (Abb. 5, S. 279). Sie trägt am Ende zwei geriffelte Platten, die wiederum mit zwei Paaren gegenüberliegender Zähne bewehrt sind. Mit ihnen wird die Kopfhaut des Kindes in der Führungslinie, bei noch unzureichender geburtsmechanischer Adaptation evtl. auch exzentrisch, gefaßt, und dann wird an einer hierfür vorhandenen Öse ein Dauerzug angelegt. Verständlicherweise wurde dies sehr bald auf protrahierte Geburtsverläufe nach intrauterinem Fruchttod beschränkt. Heute ist der Kopfschwartenzange als Anwendungsgebiet die seltene Extraktion eines perforierten Kopfes geblieben (S. 280).

Operative Erweiterung der Cervix uteri

Auch die operativen Eingriffe zur scharfen, d. h. blutigen Erweiterung der Zervix sind heute weitgehend durch die Möglichkeiten der medikamentösen Geburtsleitung, evtl. in Verbindung mit den stumpfen Dilatationsverfahren, verdrängt worden. Ist aus materner oder fetaler Indikation eine Geburtsbeendigung erforderlich, so erfolgt sie vor vollständiger Zervixretraktion fast ausschließlich durch die Schnittentbindung. Über die in Einzelfällen gegebenen Möglichkeiten der Vervollständigung der Muttermunderweiterung durch die digitale Muttermunddehnung bzw. die Perfusion toulousaine wurde vorstehend berichtet. Auch narbige Veränderungen der Portio, z. B. nach vorausgegangenen plastischen Operationen oder nach Konisation, unterliegen im Verlauf der Gravidität bzw. unter Weheneinfluß so gut wie immer einer ausreichenden Auflockerung, so daß sie kaum operative Maßnahmen an der Zervix erforderlich machen.

Das Gesagte gilt insbesondere für die

instrumentelle Muttermundinzision

unter Verwendung einer geraden Schere (Abb. 4).

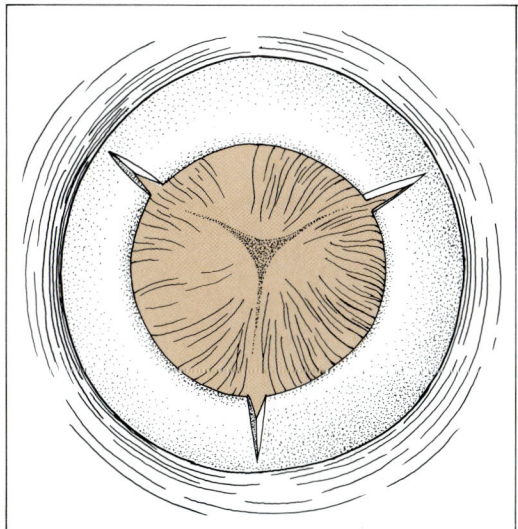

Abb. 4   Muttermundinzision. Der dünne, dem vorangehenden Kopf anliegende Muttermund wird an drei Stellen, und zwar auf 2 Uhr, 10 Uhr und auf 6 Uhr, mit einer geraden Schere inzidiert und anschließend digital über dem Kopf zurückgeschoben

Ergibt sich ausnahmsweise eine entsprechende Notwendigkeit, so wird die Zervix mit breiten geburtshilflichen Spekula eingestellt. Die Inzisionen erfolgen rechts und links vorn und dorsal in der Mittellinie in einer Länge bis zu 2 cm. Tiefere Inzisionen sollten mit Rücksicht auf die Blase, die Ureteren und das Douglas-Peritoneum unterlassen werden. Nach der Beendigung der Entbindung muß die Zervix im Spekulum erneut eingestellt und revidiert werden, um die Inzisionen entsprechend dem Vorgehen bei spontan eingetretenen Zervixrissen operativ zu versorgen (S. 315). Dies gilt vor allem auch deshalb, da die Gefahr des Weiterreißens der Inzisionsstellen nicht gering ist. Die heute gegebenen Möglichkeiten der Überwindung spastischer oder narbiger Zervixdystokien und die Gefahr des unkontrollierten Weiterreißens waren für uns Veranlassung, von der instrumentellen Muttermundinzision seit langer Zeit nicht mehr Gebrauch zu machen.

Eine vergleichbare Einschränkung in der Indikationsstellung hat in den vergangenen Jahren die

Hysterotomia vaginalis (vaginale Schnittentbindung)

erfahren. Die früher auch bei fortgeschrittener Gravidität und lebendem Kind vorgenommene Operation hatte als Indikationen im wesentlichen die Überwindung der Zervixdystokie, aber auch fetaler Notsituationen zum Ziel, womit zugleich die abdominale Gewinnung des Kindes vermieden wurde. Eine kurzfristige Renaissance erlebte die vaginale Hysterotomie dann bei der späten Abortinduktion (DÖDERLEIN u. BREITNER). Aber auch diese Indikation ist ihr inzwischen weitgehend von den Prostaglandinen genommen worden. Ein Verzicht auf die Darstellung dieser Operationsmethode, die für den gynäkologisch geübten Operateur einfach zu bewältigen ist, erscheint indessen nicht gerechtfertigt, da der vaginalen Hysterotomie zwei nicht unbedeutende **Anwendungsgebiete** geblieben sind.

– die ausbleibende Zervixeröffnung und Fruchtausstoßung beim Spätabort bzw. bei der Abortinduktion nach der 16. Woche, auch nach Prostaglandin-Medikation;
– die akute uterine Blutung beim Spätabort bzw. bei einer vorzeitigen Lösung bei noch nicht lebensfähigem Kind, bei der die noch ungenügende Zervixeröffnung die notwendige schnelle Entleerung des Uterus auf anderem Wege nicht zuläßt.

Die vaginale Hysterotomie umfaßt die folgenden **operativen Phasen** (Abb. 5–10):
- Darstellung des Operationsgebietes,
- Colpotomia anterior,
- Blasenpräparation,
- Eröffnung der vorderen Zervixwand,
- Extraktion des Schwangerschaftsproduktes,
- Verschluß der Operationswunden.

Die **Darstellung des Operationsgebietes** (Abb. 5) erfolgt mit breiten Spekula. Die vordere Muttermundlippe wird rechts und links der Mittellinie mit Museux-Klemmen oder Kugelzangen gefaßt und vorgezogen.

Die **Colpotomia anterior** (Abb. 5) wird etwa 2 cm oberhalb des äußeren Muttermundes bzw. dicht unterhalb des die Scheidenwand vorwöl-

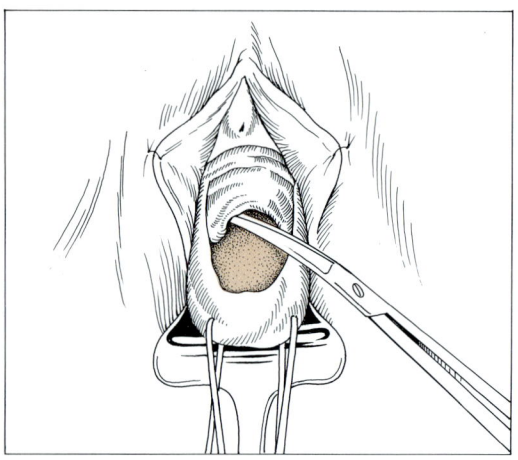

Abb. 5   Hysterotomia vaginalis (I). Die Portio ist mit zwei Kugelzangen angehakt und vorgezogen. Die vordere Scheidenwand ist dicht oberhalb des äußeren Muttermundes durch einen Bogenschnitt eröffnet. Die Blase wird durch Präparation im Septum vesicovaginale von der Zervixvorderwand getrennt und nach kranial zurückgedrängt

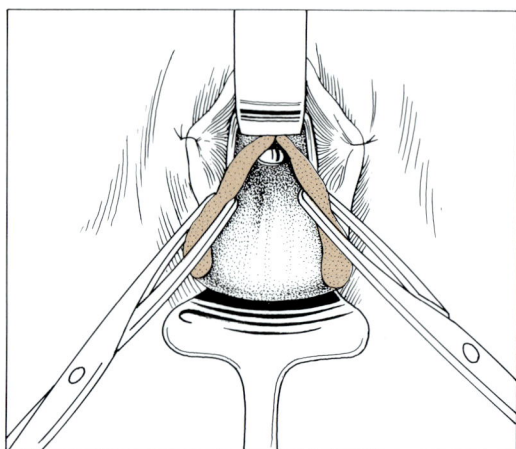

Abb. 7   Hysterotomia vaginalis (III). Die Zervixvorderwand ist bis zum inneren Muttermund gespalten. Die Museux-Klemmen fassen die zervikalen Wundränder etwa auf halber Höhe. Die Fruchtblase ist sichtbar

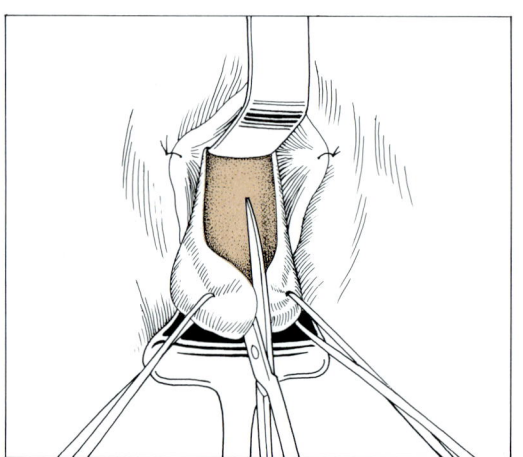

Abb. 6   Hysterotomia vaginalis (II). Die nach kranial abpräparierte Blase wird mit einem vorderen Vaginalspekulum zurückgehalten. Die vordere Zervixwand wird mit einer geraden Schere gespalten

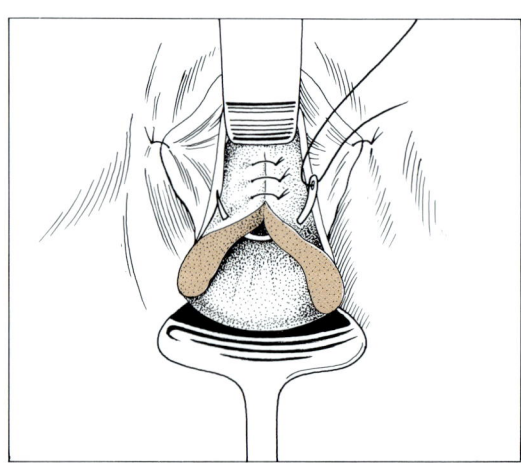

Abb. 8   Hysterotomia vaginalis (IV). Nach vollständiger Entleerung des Uterus wird die vordere Zervixwand absteigend mit Knopfnähten in Abständen von etwa 1 cm verschlossen

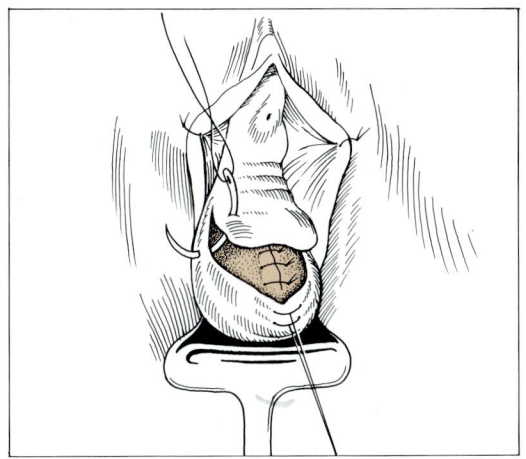

Abb. 9 Hysterotomia vaginalis (V). Die vordere Zervixwand ist verschlossen. Die beiden kaudalen Nähte haben die Portiooberfläche adaptiert. Diese Fäden werden lang gelassen und mit einer Faden-klemme nach unten gezogen. Der Verschluß der vorderen Kolpotomie hat am rechten Wundwinkel durch adaptierende Nähte begonnen

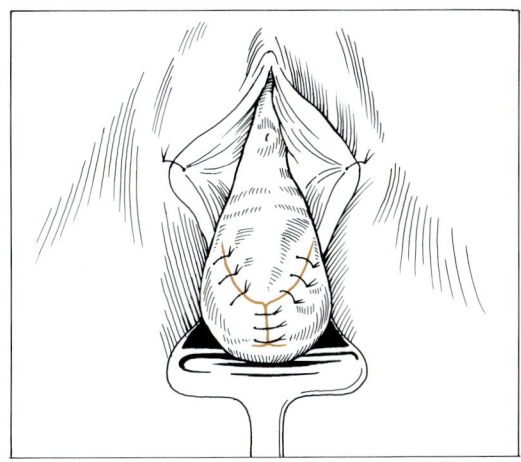

Abb. 10 Hysterotomia vaginalis (VI). Die vordere Kolpotomie ist mit Knopfnähten verschlossen

benden Blasenscheitels in Form eines bogenför-migen Querschnittes mit der Schere vorgenom-men.

Von dieser Wunde aus kann das *Septum vesico-cervicale* leicht erkannt werden. Durch Anhe-ben der Blase mit einer chirurgischen Pinzette wird es angespannt und schrittweise nach kra-nial mit der Schere durchtrennt. Auf diese Weise kann die notwendige **Separierung der Blase** von der vorderen Zervixwand bis oberhalb des inneren Muttermundes erreicht werden. Kommt während der Präparation die peritone-ale *Plica vesicouterina* zu Gesicht, so wird sie uneröffnet mit nach kranial abpräpariert und dann mit der Blase mit einem vorderen Speku-lum bzw. einem abgewinkelten Scheidenspeku-lum nach Doyen zurückgehalten (Abb. 6).

Zur **Hysterotomia anterior** (Abb. 6), der Längs-spaltung der vorderen Zervixwand vom äuße-ren bis zum inneren Muttermund, wird eine gerade Schere benutzt. Dies soll schrittweise erfolgen, um das durchtrennte Gewebe rechts und links im Bereich des Wundrandes aufstei-gend mit Museux-Klemmen fassen und nach unten ziehen zu können. Auf diese Weise werden einerseits Blasenverletzungen mit größerer Si-cherheit vermieden; andererseits wird eine aus-reichende Schnittführung bis über den inneren Muttermund hinaus gewährleistet (Abb. 7).

Zur **Extraktion des Schwangerschaftsproduktes**

werden die Museux-Klemmen abgenommen. Es folgt die digitale Austastung des Uterus, um, sofern möglich, einen Fuß des Kindes zu fassen und ihn durch die Zervix nach unten herauszu-leiten. Diese

Herstellung einer Fußlage

– evtl. nach innerer Wendung des Kindes – schafft günstige Extraktionsbedingungen: Der Rumpf wird durch aufsteigendes Fassen des Rumpfes langsam durch die Zervix geleitet. Um für die Entwicklung des nachfolgenden Kopfes nicht Zeit zu verlieren, kann diese durch die

Perforation des nachfolgenden Kopfes

erleichtert und beschleunigt werden (S. 281). *Bei Schädellage* des Kindes mit zentriertem Kopf wird dieser mit Museux-Klemmen oder der Kopfschwartenzange gefaßt. Auf diese Weise kann er im Bereich des inneren Muttermundes fixiert und entweder langsam durch die Zervix hindurchgeleitet oder mit einer in der Führungs-linie senkrecht aufgesetzten gebogenen Korn-zange oder einem Perforatorium perforiert wer-den (S. 279).

Der **Plazentagewinnung** wird die erneute digitale Austastung des Cavum uteri vorausgeschickt. Hierbei wird die Plazenta so weit wie möglich von der Uteruswand abgelöst, um sie anschlie-

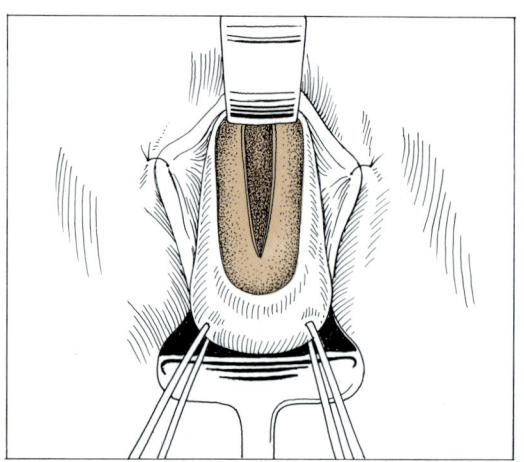

Abb. 11   Hysterotomia vaginalis isthmica (I) (nach Fuchs u. Hinz). Nachdem die Blase von der vorderen Kolpotomie bis über den Isthmus uteri hinaus (!) abpräpariert wurde, erfolgt die Eröffnung des Cavum uteri von einem hohen medianen Längsschnitt aus. Die Portio vaginalis ist erhalten

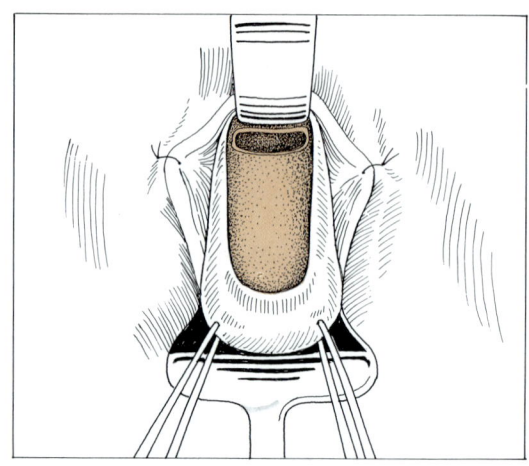

Abb. 12   Hysterotomia vaginalis isthmica (II). Im Gegensatz zu der von Fuchs u. Hinz gebrauchten Längsspaltung der Zervixvorderwand wird nach dem Vorschlag von Schariot u. Wolter das Cavum uteri durch einen Querschnitt dicht oberhalb des inneren Muttermundes eröffnet. Voraussetzung ist eine ausreichend hohe Blasenpräparation

ßend mit der Winter-Abortzange zu entfernen (S. 32). Nachtastung, Kürettage und die Injektion eines Kontraktionsmittels beenden diesen Operationsabschnitt.

Zur **Versorgung der Operationswunden** (Abb. 8) werden die seitlichen Wundränder der Hysterotomie erneut, und zwar soweit wie möglich kranial, gefaßt. Durch Herunterziehen der Instrumente wird die notwendige Darstellung des oberen Wundwinkels erreicht. Der Verschluß mit quergestellten Knopfnähten unter Verwendung eines resorbierbaren Kunststoffadens oder von Catgut erfolgt in Abständen von etwa 1 cm. Die kaudalen zwei bis drei Knopfnähte adaptieren zugleich die Portiooberfläche (Abb. 9). Diese Fäden bleiben lang und ersetzen – mit einer Fadenklemme bewehrt – die Museux-Klemmen. Schließlich muß die Scheidenhaut im Bereich des Bogenschnittes adaptiert werden (Abb. 10). Eine Tamponade erübrigt sich. Zum Ausschluß einer Blasenverletzung wird katheterisiert.

Eine operationstechnische Variation der vaginalen Schnittentbindung in Form der

Hysterotomia vaginalis im Isthmus uteri

ist im Jahre 1939 von Fuchs angegeben worden. Das Ziel dieses Vorgehens ist die Erhaltung der

Integrität der Portiooberfläche mit der Vermeidung chronischer Zervizitiden bzw. eines zervikalen Fluors sowie von sekundären Sterilitäten als Folge von Kapazitationsstörungen. Die **Operationstechnik** (Abb. 11, 12) entspricht bis zur Präparation der Blase im Bereich des Septum vesicocervicale und der peritonealen Plica vesicouterina dem beschriebenen und in Abb. 5 dargestellten Vorgehen. Die Trennung der Blase von der Zervixvorderwand muß ausreichend hoch bis über den inneren Muttermund hinaus fortgesetzt werden. Die nun erforderliche *Hysterotomie* erfolgt durch einen hohen, in der Mittellinie der Zervix begonnenen *Längsschnitt* (HINZ) (Abb. 11). Nach der Eröffnung des Zervikalkanales – evtl. über einem zuvor eingelegten Hegar-Stift Nr. 8–10 – werden die Wundränder aufsteigend mit den kleinen Collin-Zangen gefaßt. Unter Zug an diesen Instrumenten wird nun abwechselnd die Blasen- und die Plica-vesicouterina-Präparation nach kranial fortgesetzt. So kann die Eröffnung des Uterus bis über den inneren Muttermund hinaus geführt werden, bis ein ausreichender, für ein bis zwei Finger durchgängiger Zugang zum Corpus uteri hergestellt ist. SCHARIOT u. WOLTER eröffnen das Cavum uteri dicht oberhalb des inneren Muttermundes durch eine *quere Inzision* (Abb. 12) und erweitern diese durch Spreizen einer eingeführten Schere. Nach der Entleerung des Uterus wird das Myometrium einschichtig verschlossen und dann die Vaginalwand durch Knopfnähte versorgt.

Als **Indikation** wird sowohl von HINZ als auch von SCHARIOT u. WOLTER die späte Interruptio graviditatis „etwa ab der 10. Woche und in Sonderfällen bis zur 20. Woche" genannt.

Als seltene und spezifische Indikation zur vaginalen Schnittentbindung ist schließlich die

Hysterotomia vaginalis bei zervikaler Gravidität

zu nennen (PELOSI).

Die **zervikale Gravidität** (Abb. 9, S. 251) ist die Folge der – extrem seltenen – primären Nidation des befruchteten Eies im Zervikalkanal unterhalb des inneren Muttermundes (PARENTE u. Mitarb.). Die Regelwidrigkeit ist erstmalig 1817 von HOME beschrieben und 1860 von ROKITANSKY als „zervikale Schwangerschaft" bezeichnet worden. Als wesentliches Kriterium wird das Fehlen von Zotten im Corpus uteri angesehen, eine Forderung, die deshalb nur bedingt aufrechterhalten werden kann, da in Form der *isthmikozervikalen Gravidität* die sekundäre Ausdehnung

des Trophoblasten in den Isthmus uteri und in Form der *endometrioisthmikozervikalen Gravidität* auch das sekundäre Vorkommen von Zotten im Corpus uteri beschrieben worden ist. Die erhebliche Gefährdung der Patientin ist die Folge lebensbedrohlicher Blutungen aus dem kontraktionsschwachen Nidationsgebiet bei häufig gleichzeitig bestehender Placenta increta seu percreta. Dies zeigt die Notwendigkeit einer sorgfältigen Auswahl des Operationsverfahrens.

Das von PELOSI empfohlene **Vorgehen** entspricht der aus anderen Gründen ausgeführten Hysterotomia vaginalis mit Darstellung und Längsspaltung der vorderen Zervixwand. Ist ein ausreichender Zugang zur zervikalen Gravidität geschaffen, so wird das Schwangerschaftsprodukt zunächst soweit wie möglich digital entfernt. Anschließend wird die Zervix kürettiert. Hierbei ist die Gefahr gegeben, daß die in die Zervixwand eingewachsenen Zotten nicht vollständig entfernt werden können. Eine ausreichende Blutstillung ist unter diesen Bedingungen nur schwer zu erreichen. Vor allem beim Fehlen eines weiteren Kinderwunsches ist deshalb zu überlegen, ob nicht der primären abdominalen Hysterektomie der Vorzug zu geben ist.

Operative Erweiterung von Vagina und Damm

Operative Eingriffe im Bereich der Vagina und des Dammes werden im Rahmen der Geburtshilfe als

– Scheiden-Damm-Schnitt (Episiotomie),
– Durchtrennung oder Resektion eines Scheidenseptum,
– Exstirpation einer Scheidenzyste

erforderlich.

Die häufigste geburtshilfliche Operation ist die

Episiotomie.

Nach Jahren einer zunächst mühsamen Empfehlung dieses Eingriffes waren sich die Geburtshelfer über lange Zeit einig, daß er einer speziellen und detaillierten **Indikationsstellung** nicht bedarf, da ihm für Mutter und Kind in gleicher Weise eine wesentliche protektive Bedeutung zukommt. Insbesondere durch außermedizinische Diskussionen ist dies nun wieder in Zweifel gezogen worden. So ist es erneut notwendig geworden, den Zweck einer rechtzeitigen und ausreichenden Episiotomie zu betonen. Im Verlauf der Austreibungsperiode hat sie zwei wichtige **Aufgaben** zu erfüllen:

– Schutz der maternen Weichteile vor unkontrollierten Verletzungen und Überdehnungen und damit Prophylaxe eines späteren Deszensus mit den ihn begleitenden Beschwerden, z. B. in Form der Harninkontinenz (HEINZE, RUBELI, H. HUSSLEIN). In einer neueren Publikation wird dieser protektive Effekt allerdings relativiert (SPERNOL u. Mitarb.).
– Schutz des Kindes vor verstärkten mechanischen Einwirkungen des Weichteilansatzrohres, vor allem aber vor hypoxischen Schäden durch einen protrahierten Geburtsverlauf, insbesondere durch eine Verlängerung der das Kind in starkem Maße gefährdenden Preßperiode.

Damit ist auch ausreichend begründet, wie wichtig eine großzügige Indikation zur Episiotomie ist. Sofern heute wieder eine *Formulierung der Indikationsstellung* erwartet wird, so muß sie in den folgenden Situationen als unverzichtbar bezeichnet werden:

– bei der Gefahr von Überdehnungen und unkontrollierten Verletzungen der maternen Weichteile;
– bei entbindenden Operationen, bei denen die

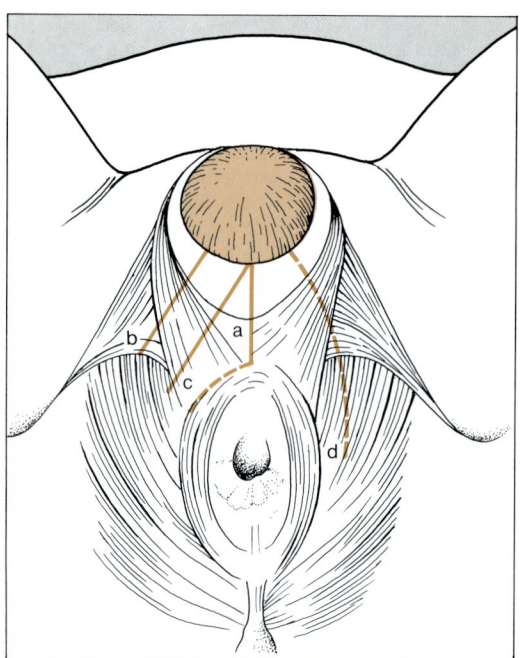

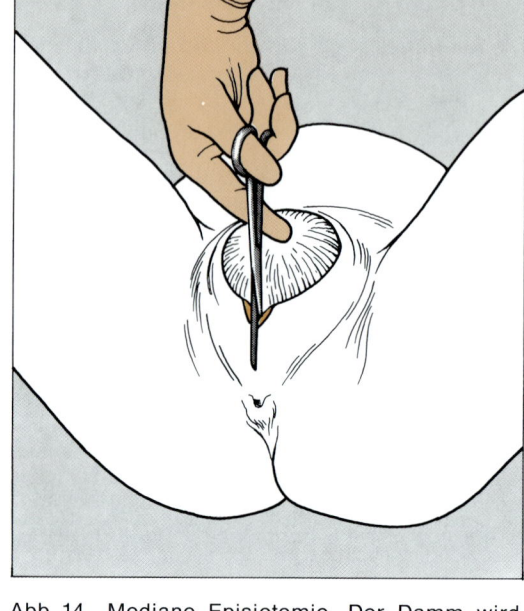

Abb. 13 Episiotomie. Mögliche Schnittrichtungen
a = mediane Episiotomie mit der Möglichkeit der Erweiterung des Schnittes zirkulär um den M.sphincter ani herum
b = laterale Episiotomie
c = mediolaterale Episiotomie
d = Scheiden-Damm-Beckenboden-Schnitt (Schuchardt-Schnitt)

Abb. 14 Mediane Episiotomie. Der Damm wird, von der hinteren Kommissur ausgehend, in der Mittellinie bis an den M.sphincter ani heran gespalten.

instrumentelle Gewinnung des Kindes mehr Raum beansprucht;
– bei einer entbindenden Operation aus fetaler Indikation, bei der die Dammspaltung die Operationsdauer abzukürzen vermag;
– bei einem protrahierten Verlauf der Preßperiode mit der Gefahr der hypoxischen Schädigung des Kindes.

Damit ist ein **Verzicht auf die Episiotomie** nur gerechtfertigt bei einem gut dehnbaren oder durch eine vorausgegangene Entbindung bereits geschädigten, d. h. überdehnten bzw. gewebearmen Damm und bei unbeeinträchtigtem Zustand des Kindes.

Unter **juristischen Aspekten** stellt die Episiotomie keinen Eingriff dar, der der besonderen schriftlichen Einwilligung bedarf. Dies ergibt sich bereits daraus, daß über die Notwendigkeit des Eingriffes bei spontan verlaufenden Entbindungen erst unmittelbar während der Preßperiode und nicht vorausschauend entschieden werden kann. Bei entbindenden Operationen ist die Episiotomie eine ergänzende Maßnahme, die keiner zusätzlichen Einwilligung bedarf.

Im technischen Vorgehen sind bei der Episiotomie drei **Schnittrichtungen** zu unterscheiden (Abb. 13):

– *Mediane Episiotomie* (Abb. 14): Das Dammgewebe wird, von der hinteren Kommissur ausgehend, in der Mittellinie in Richtung auf dem Anus gespalten. Der Schnitt wird bis an den M. sphincter ani herangeführt. Zeigt sich während des Durchtrittes des vorangehenden Teils, daß der Raumgewinn unzureichend ist, so kann der Schnitt bogenförmig um den Schließmuskel herum verlängert werden (Abb. 13). Das Risiko des Weiterreißens mit Verletzung oder Durchtrennung des M.sphincter ani ist bei der medianen Episiotomie erhöht, und zwar nach KLÖCK von 1,4% auf 3,0%. Dies wird von einigen Geburtshelfern, die die mediane Dammspaltung als Routinemaßnahme bevorzugen, mit dem

Hinweis auf die guten Ergebnisse der operativen Versorgung in Kauf genommen (KRÄUBIG, SCHREIBER, STOCKHAMMER u. Mitarb., COATS u. Mitarb.).

– *Mediolaterale Episiotomie:* Die Schere wird in der Mitte der hinteren Kommissur angesetzt und der Damm, von hier ausgehend, zur Seite hin gespalten (Abb. 13). Bei gegebener Notwendigkeit kann der Schnitt am M.sphincter ani vorbei nach mediolateral erweitert werden. Der *Nachteil* besteht darin, daß die lateral der Mittellinie vermehrt vorhandenen Nerven und Teile des blutreichen M.bulbospongiosus durchtrennt werden. Postoperative Schmerzen und Sekundärheilungen sind daher bei dieser Schnittführung im Vergleich zur medianen Episiotomie häufiger. Hinsichtlich der Verletzung des M.sphincter ani ist zu bedenken, daß diese nicht nur in Abhängigkeit von der Schnittrichtung, sondern vor allem als Folge einer unzureichenden Schnittgröße auftritt. Zudem erfolgt ein Weiterreißen auch bei der mediolateralen Episiotomie entsprechend dem Spannungsgefälle immer in Richtung auf den Schließmuskel!

– *Laterale Episiotomie:* Die laterale Episiotomie setzt seitlich der hinteren Kommissur an und wird von hier aus in Richtung auf das Tuber ischiadicum geschnitten. Mit ihr ist schon deshalb der größte Raumgewinn für das Geburtsobjekt zu erreichen, da die laterale Episiotomie beliebig zum

Scheiden-Damm-Beckenboden-Schnitt
(sog. Schuchardt-Schnitt)

erweitert werden kann (Abb. 13). In der heutigen Geburtshilfe mit der Beschränkung der entbindenden Operationen auf einfache geburtsmechanische Situationen in der Austreibungsperiode hat diese Schnittführung an Bedeutung verloren.

Für die Episiotomie wird eine gerade **Schere** (Abb. 14) oder auch die spezielle Episiotomieschere nach Waldmann (Abb. 15) mit nach rückwärts gebogenen Branchen und plattenförmig verbreiterter hinterer Branche verwendet. Der verbreiterte Scherenanteil wird zwischen Damm und vorangehendem Kindsteil eingeführt.

Zur **Schmerzlinderung** steht, falls nicht eine ausreichend wirksame Allgemein- oder Leitungsanästhesie aus geburtshilflichen Gründen

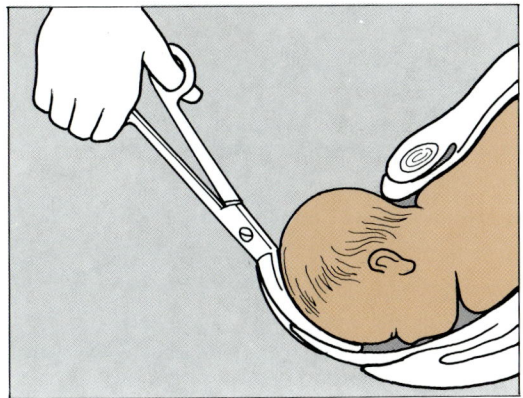

Abb. 15   Episiotomieschere nach Waldmann

vorangegangen ist, die *lokale Damminfiltration* zur Verfügung. Sie kann mit einer 10 ml bzw. 20 ml fassenden Einmalspritze mit normaler Injektionskanüle, sternförmig von der hinteren Kommissur ausgehend, ausgeführt werden.

Über die **operative Versorgung** der Scheiden-Damm-Verletzung wird auf S. 307 berichtet.

Doppelbildungen im Bereich des weiblichen Genitale sind die Folge einer Persistenz der Müller-Gänge, die sich im Verlauf der embryonalen Entwicklung nicht vereinigt haben. *Septenbildungen in der Vagina* (Abb. 16) unterteilen dieses Organ unvollständig (Vagina subsepta) oder in ganzer Länge (Vagina septa seu Vagina duplex). In der Austreibungsperiode kann diese partielle Doppelbildung dadurch zum Geburtshindernis werden, daß der vorangehende Kindsteil auf dem Septum aufrennt und gleichsam auf ihm reitet. Das Septum wird wehensynchron durch die Propulsion des Geburtsobjektes angespannt, verhindert aber dessen Austritt. Somit kann sich die Notwendigkeit zur

Durchtrennung eines Scheidenseptum

ergeben. Bei dünnen, gewebearmen Strängen genügt die Durchtrennung mit der Schere, und zwar dann, wenn sich das Septum über dem andrängenden Kindsteil anspannt. Bei größerem Septum ist es besser, dieses zunächst durch die Spekulumeinstellung sichtbar zu machen, um es dann Schritt für Schritt zu spalten. Auf die Vermeidung von Blasen- und Harnröhrenverletzungen ist sorgfältig zu achten. Evtl. wird die Urethra mit einem vom Assistenten gehalte-

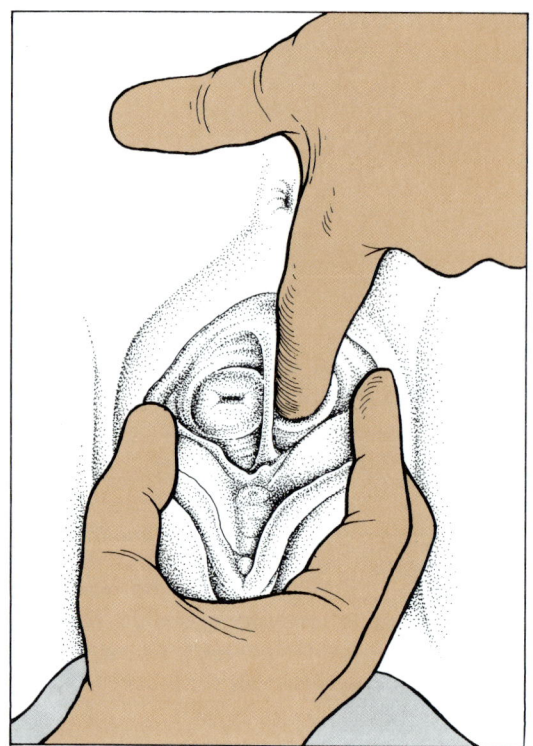

Abb. 16   Vagina duplex. Das vertikal verlaufende Scheidenseptum ist gewerbereich. Der eingeführte Finger demonstriert den rechten Anteil der doppelten Vagina. Die Vagina duplex kann mit einer Doppelbildung des Uterus einhergehen, kann aber auch isoliert auftreten (aus *Kaiser, R., A. Pfleiderer*: Lehrbuch der Gynäkologie, 15. Aufl. Thieme, Stuttgart 1984)

nen Katheter markiert. Es ist weiterhin sinnvoll, den Eingriff erst nach vollständiger Muttermunderweiterung vorzunehmen. Unter diesen Bedingungen ist es möglich, die Entbindung sofort anschließend operativ, z. B. mittels der Vakuumextraktion, zu beenden. So können stärkere Blutverluste vermieden werden. Nach der Entwicklung des Kindes und der vollständigen Entleerung des Uterus werden die Wundflächen mit breiten geburtshilflichen Spekula eingestellt und durch Umstechungen versorgt.

Relativ selten wird der Geburtshelfer mit der Aufgabe konfrontiert, in der Nachgeburtsperiode vor der Versorgung einer Episiotomie die

Exstirpation einer Scheidenzyste

vorzunehmen. Die Zyste kann ihm dabei durch

Untersuchungen während der Gravidität bekannt sein, oder sie wird erst während der Entbindung als Zufallsbefund entdeckt.

Pathogenetisch handelt es sich bei seitlicher Lokalisation zumeist um Zystenbildungen aus Resten des Gartner-Ganges. In der Mittellinie, vor allem der hinteren Vaginalwand, vorhandene Zysten sind eher die Folge von Retentionen nach vorausgegangenen Geburtsverletzungen oder gynäkologischen Eingriffen.

Die **Zystenexstirpation** gelingt nach oberflächlicher Spaltung der darüberliegenden Scheidenwand zumeist leicht durch Präparation mit der Schere. Der entstandene Defekt wird mit resorbierbaren Fäden mit eingeschmolzener Nadel oberflächlich verschlossen. Tiefgreifende Nähte müssen insbesondere bei hoch hinaufreichenden Defekten wegen der Blutungsgefahr im paravaginalen Gewebe und der Möglichkeit von Ureterverletzungen unbedingt unterbleiben. Bei enger Nachbarschaft zur Urethra ist deren Markierung mit einem Metallkatheter anzuraten. Ist – z. B. aus topographischen Gründen oder wegen der Tumorgröße – eine Exstirpation in der Nachgeburtsperiode nicht ratsam, so ist wie außerhalb der Gravidität die

Marsupialisation der Zyste

ein sinnvoller Ausweg. Die Zyste wird zu diesem Zweck mit dem Skalpell oder einem Scherenschlag auf ihrer Kuppe eröffnet. Nach der Entleerung des Zysteninhaltes lassen sich Zystenwand und Vaginalschleimhaut leicht mit wenigen feinen Catgut-Nähten an einigen wenigen Stellen vereinigen. Der Zystensack bleibt dabei durch eine breite Öffnung mit der Vagina verbunden.

Literatur

Andreyko, J.L., C.P. Chen, A.T. Shennan, J.E. Milligan: Results of conservative management of premature rupture of the membranes. Amer. J. Obstet. Gynec. 146 (1984) 600

Anselmino, K.J., M. Durst: Die Blasensprengung unter der Geburt, Geburtsh. u. Frauenheilk. 26 (1966) 370

Barham, K.: Amnioscopy amniotomy. A look at surgical induction of labor. Amer. J. Obstet. Gynec. 112 (1973) 35

Barrett, J.M., F.H. Boehm: Comparison of aggressive and conservative management of premature rupture of fetal membranes. Amer. J. Obstet. Gynec. 144 (1982) 12

Bauer, F., G. Wujanz: Ergebnisse der Geburtseinleitung am „biologischen" Geburtstermin durch tiefe Blasensprengung. Geburtsh. u. Frauenheilk. 27 (1967) 796

Baumgarten, K.: Vergleichende Untersuchungen zwischen Zervixbefund und Wehenbereitschaftstest. Zbl. Gynäk. 84 (1962) 1944

Baumgarten, K.: Advantages and disadvantages of low amniotomy. J. perinat. Med. 4 (1976) 3

Baumgarten, K.: Bemerkungen zur Amniotomie im Rahmen der programmierten Geburt. In Hillemanns, H.G., H. Steiner: Die programmierte Geburt. 1. Freiburger Kolloquium 1976. Thieme, Stuttgart 1978

Bickenbach, W.: Die digitale Muttermundsdehnung als geburtshilfliche Operation bei Retraktionsanomalien. Zbl. Gynäk. 73 (1951) 371

Burger, K.: Künstliche Blasensprengung bei Übertragung. Geburtsh. u. Frauenheilk. 9 (1949) 94

Coats, P.M., K.K. Chan, M. Wilkins, R.J. Beard: A comparison between midline and mediolateral episiotomies. Brit. J. Obstet. Gynec. 87 (1980) 408

Döderlein, G., J. Breitner: Die geburtshilflichen Operationen. In Schwalm, H., G. Döderlein: Klinik der Frauenheilkunde und Geburtshilfe. Urban & Schwarzenberg, München 1964

Döring, G.K., V. Krauss: Über die Bedeutung der Geburtsdauer für das Kind. Geburtsh. u. Frauenheilk. 27 (1967) 1185

Fuchs, A.-R., F. Fuchs, P. Husslein, M.S. Soloff: Oxytocin receptors in the human uterus during pregnancy. Amer. J. Obstet. Gynec. 150 (1984) 734

Gaafar, A.A., S. El-Sahwi, H.K. Toppozada: Artificial rupture of membranes and uterine activity. Amer. J. Obstet. Gynec. 98 (1967) 913

Gibbs, R.S., J.D. Blanco: Premature rupture of the membranes, Obstet. and Gynec. 60 (1982) 671

Guilhem, P.A., A. Pontonnier, R. Baux, M. Monrozies, P. Armengau, G. Espagno, P. Bennet: L'association de la perfusion d'oxytocique à l'anesthésie au pentothal dans l'accouchement normal et pathologique. Gynéc. et Obstét. 59 (1960) 173

Heinze, H.G.: Untersuchungen zur Pathogenese von Descensus und Prolaps der weiblichen Beckenorgane. Diss., München 1960

Hellman, L.M., M. Prystowsky: The duration of the second stage of labour. Amer. J. Obstet. Gynec. 63 (1952) 1223

Hickl, E.J., H. Jopp, G. Martius: Erfahrungen mit der Geburtsbeschleunigung durch Kombination von Allgemeinnarkose, Oxytocin-Infusion und Vakuum-Extraktion (Perfusion Toulousaine). Geburtsh. u. Frauenheilk. 26 (1966) 32

Hurry, D.J.: Surgical procedures on the fetal membranes. In Iffy, L., D. Charles: Operative Perinatology. Macmillan, New York 1984 (p. 529)

Husslein, H., K. Baumgarten: Die tiefe Blasensprengung zur Geburtseinleitung. Geburtsh. u. Frauenheilk. 22 (1962) 1202

Kayser, U., S. Trotnow: Die Eipolanlösung als Methode der Geburtseinleitung. Geburtsh. u. Frauenheilk. 35 (1975) 525

Klöck, F.-F.: Nahtmaterialien und Nahttechniken der Episiotomie. In Hepp, H., P. Scheidel: Nahtmaterialien und Nahttechniken in der operativen Gynäkologie. Urban & Schwarzenberg, München, 1985 (S. 120)

Kofler, E., P. Husslein, M. Langer, A.-R. Fuchs, F. Fuchs: Die Bedeutung der Oxytocinempfindlichkeit für den spontanen Wehenbeginn beim Menschen. Geburtsh. u. Frauenheilk. 43 (1983) 533

Kräubig, H.: Betrachtungen zum methodischen Vorgehen bei der Episiotomie. Dtsch. med. Wschr. 34 (1962) 1651

Lochmüller, H., G. Martius: Die medikamentöse Schnellentbindung. Zbl. Gynäk. 89 (1967) 789

Martius, G.: Geburtshilfliche Operationen, 12. Aufl. Thieme, Stuttgart 1978

Mestwerdt, W., D. Kranzfelder: Behandlung des vorzeitigen Blasensprunges. Gynäk. Prax. 6 (1982) 597

Motter, W.J., P.A.M. Weiß: Der Zeitpunkt der Amniotomie: sein Einfluß auf Mutter und Kind. Wien. Klin. Wschr. 96 (1984) 446

Rubeli, P.: Die Episiotomie als Prophylaxe der postpartalen Urininkontinenz. Gynaecologia (Basel) 141 (1956) 173

Rust, W.: Die erweiterte Indikationsstellung zur aktiven Geburtseinleitung. Z. Geburtsh. Gynäk. 166 (1966) 6

Schreiber, H.: Über den Dammriss III. Grades. Zbl. Gynäk. 86 (1964) 1560

Spernol, R., G. Bernaschek, A. Schaller: Deszensus nach Episiotomie. Geburtsh. u. Frauenheilk. 43 (1983) 37

Stockhammer, P., C. Villinger, W. Haensel, H.-M. Dengler: Kritische Bemerkungen über den Dammriß III°. Geburtsh. u. Frauenheilk. 36 (1976) 759

Urbatus, W.: Die Indikationsstellung zur hohen Blasensprengung nach „Drew-Smythe". Geburtsh. u. Frauenheilk. 25 (1966) 1056

Waldmann, H.: Eine neue Episiotomieschere. Zbl. Gynäk. 80 (1958) 1184

Wulf, K.-H.: Pathologie der Nachgeburtsteile. In Martius, G.: Lehrbuch der Geburtshilfe, 11. Aufl. Thieme, Stuttgart 1985 (S. 152)

Zambianchi, G.: Induzione del travaglio mediante amniotomia con il catetere di Drew-Smith. Ann. Ostet. Ginec. 87 (1956) 218

4. Handgriffe und Operationen für die Nachgeburtsperiode

Eingriffe zur Gewinnung der Nachgeburt und zur Blutungsverminderung

Die Leitung der Nachgeburtsperiode hat das Ziel der – möglichst einzeitigen – vollständigen Entleerung des Uterus nach der Geburt des Kindes ohne manuelles oder instrumentelles Eingreifen. Die zu beachtenden **Gefährdungen der Frischentbundenen** bestehen in

- dem *posthämorrhagischen Schock* als Folge größerer Blutverluste;
- der *erhöhten Infektdisposition* im Wochenbett, wiederum als Folge der Blutverluste, aber auch infolge erforderlicher operativer Maßnahmen.

Ausreichende Kenntnisse der prophylaktischen und therapeutischen Möglichkeiten bei der Leitung der Nachgeburtsperiode sind daher eine wichtige Voraussetzung für die Vermeidung schwerwiegender Komplikationen in diesem Geburtsabschnitt!

Im **methodischen Vorgehen** haben wir bei den Eingriffen in der Nachgeburtsperiode zu differenzieren:

- *Handgriffe* zur Unterstützung der Nachgeburtsgewinnung und zur Blutstillung,
- *operative Eingriffe* zur Gewinnung der Nachgeburt bzw. vollständigen Uterusentleerung.

Der von dem Leipziger Geburtshelfer CREDÉ[1] angegebene und nach ihm benannte

Credé-Handgriff

(Abb. 1) dient der Expression der gelösten Nachgeburt aus dem Uterus. Die Anwendung des Handgriffes erfolgt ausschließlich **indiziert**, und zwar aus folgenden Gründen:

- *Unter zeitlichen Aspekten*, wenn die Nachgeburt 15 Min. nach der Geburt des Kindes mittels der alleinigen Cord traction nicht gewonnen werden konnte. Diese ausschließlich zeitliche Begründung der Indikationsstel-

---

[1] KARL SIGMUND CREDÉ, Geburtshelfer in Leipzig, 1819–1892.

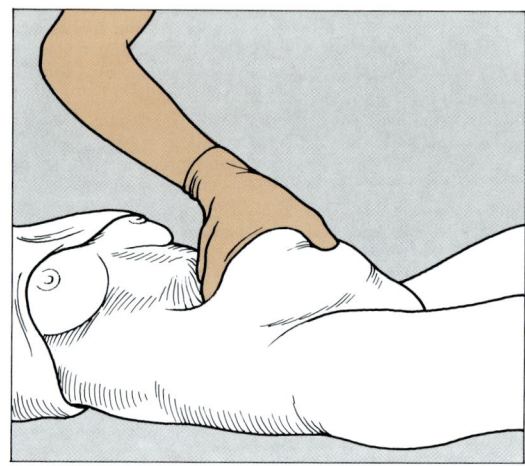

Abb. 1 Handgriff nach Credé

lung ist gerechtfertigt, da die Erfahrung zeigt, daß sich einerseits in 80% der Fälle die vollständige Nachgeburt innerhalb weniger Minuten komplikationslos gewinnen läßt und daß es andererseits nach 15 Min. nur in Ausnahmefällen noch gelingt, die Uterusentleerung durch die alleinige Cord traction zu erreichen.

- *Bei einer verstärkten Lösungsblutung*, die ein weiteres Abwarten nicht zuläßt, aber eingreifende Maßnahmen wie eine manuelle Plazentalösung noch nicht erforderlich macht.
- *Bei verstärkter Rißblutung*, z. B. aus einer Episiotomie oder einem Zervixriß, bei der vor der operativen Versorgung der Weichteilverletzung der Uterus vollständig entleert werden muß.

Das **technische Vorgehen** (Abb. 1) besteht darin, daß der Fundus uteri mit der vollen Hand gefaßt wird, und zwar so, daß der Daumen vorn, die übrigen Finger auf dem Fundus bzw. der Hinterwand des Uterus liegen. Vor Beginn der Expression wird durch vorsichtiges Massieren der Uteruswand bei gleichzeitiger medikamentöser Unterstützung durch eine Oxytocin-Infusion eine Kontraktion angeregt. Der Credé-Handgriff am wehenlosen, weichen Uterus kann zu Gewebsläsionen, aber auch zur Inversio uteri führen! Ist der Uterus kontrahiert, so wird jetzt die Expression mit gleichmäßiger Kraft in Richtung auf den Scheidenausgang ausgeführt. Die gleichzeitige Cord traction, z. B. durch die Hebamme, erhöht die Effektivität des Handgriffes.

Die **klinische Wertigkeit** des Credé-Handgriffes findet auch heute bei den Geburtshelfern eine unterschiedliche Beurteilung. Von der einen Seite wird nach wie vor auf die Gefahr mechanischer Gewebsläsionen und damit auf die mögliche Provokation von Koagulopathien hingewiesen (SCHNEIDER, RUNGE u. HARTERT). Auf der anderen Seite wird dem nicht forcierten Credé-Handgriff ein therapeutischer Wert zuerkannt, zumal Nachprüfungen relevante hämostaseologische Veränderungen nicht bestätigen konnten (HERSCHLEIN). Sicher ist, daß anstelle zu *intensiver* Expressionsversuche der rechtzeitig ausgeführten manuellen Plazentalösung der Vorzug zu geben ist.

Der

Fritsch-Handgriff[1]

(Abb. 2) kommt in der Nachgeburtsperiode zur Anwendung, wenn *nach der Ausstoßung der Nachgeburt* eine stärkere vaginale Blutung auftritt. Der Handgriff hat dabei das *Ziel*, passager eine Blutstillung oder zumindest eine Verminderung der Blutung zu erreichen, um die gewonnene Zeit für die Vorbereitung erforderlicher diagnostischer und therapeutischer Maßnahmen nutzen zu können.

Wie das **technische Vorgehen** (Abb. 2) erkennen läßt, wird mit dem Fritsch-Handgriff der Uterus bimanuell komprimiert, womit die Wundflächen verkleinert und die Durchblutung des Organs vermindert werden. Der Fundus uteri wird mit der *oberen Hand* durch die Bauchdecken hindurch breitflächig gefaßt und kräftig in das kleine Becken hineingedrückt. Gleichzeitig preßt die *untere Hand* unter Zuhilfenahme eines sterilen Tuches die Vulva kranialwärts der oberen Hand entgegen. Wie gesagt, kann es sich dabei nur um eine kurzfristige Maßnahme zur Einschränkung des Blutverlustes handeln.

In gleicher Weise wie der Fritsch-Handgriff wird der

Zweifel-Handgriff[2]

(Abb. 3) zur passageren Verminderung einer

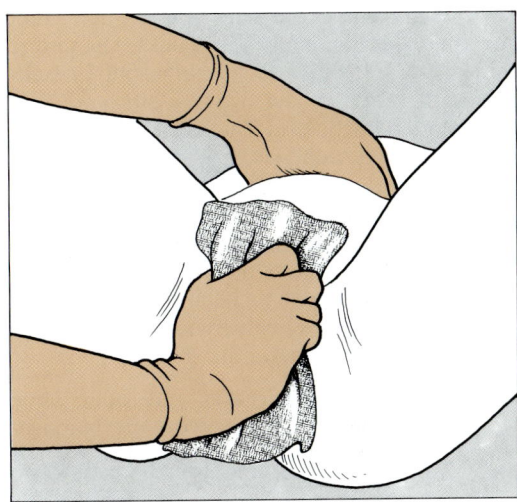

Abb. 2   Bimanuelle Uteruskompression durch den Handgriff nach Fritsch

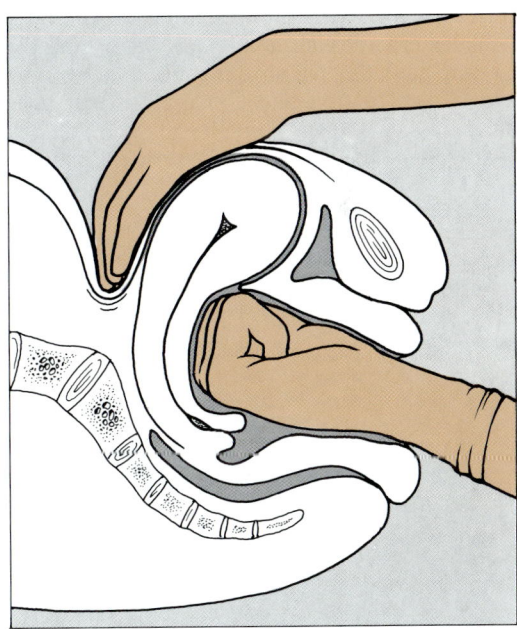

Abb. 3   Bimanuelle Uteruskompression durch den Handgriff nach Zweifel

---

[1] HEINRICH FRITSCH, Geburtshelfer in Bonn, 1844–1915.

[2] PAUL ZWEIFEL, Geburtshelfer in Leipzig und Erlangen, 1848–1927.

uterinen Blutung nach der Ausstoßung der Nachgeburt angewandt. Im Gegensatz zum Fritsch-Handgriff erfolgt die uterine Kompression jedoch transvaginal.

Die **Technik** (Abb. 3) besteht darin, daß die obere Hand wiederum den Fundus uteri faßt und ihn in das kleine Becken drückt. Die untere Hand geht jedoch im Gegensatz zum Fritsch-Handgriff ganz in die Vagina ein und faßt entweder die Portio und drückt diese der oberen Hand entgegen, oder es wird die Kompression des Corpus uteri mit der geschlossenen Faust erreicht. Es ist gut, wenn sich der Geburtshelfer bei akuten, lebensbedrohlichen Blutungen auch an diese passager blutstillend wirkende Maßnahme erinnert. In den meisten amerikanischen Lehrbüchern unseres Faches wird sie auch heute als typische Notfallmethodik genannt.

Bei einer **Retentio placentae** mit oder ohne verstärkte vaginale Blutung wird die Nachgeburt durch die

manuelle Plazentalösung

(Abb. 4) gewonnen. Diese Operation hat damit das Ziel, die Nachgeburt von der uterinen Innenfläche abzulösen und anschließend zu entfernen. Sie wird im wesentlichen aus zwei **Gründen** erforderlich, und zwar, wenn sich die Lösung und die Ausstoßung der Nachgeburt trotz Cord traction und Credé-Handgriff über die zulässige Dauer von 30–60 Min. hinaus verzögert oder wenn eine verstärkte Lösungs-

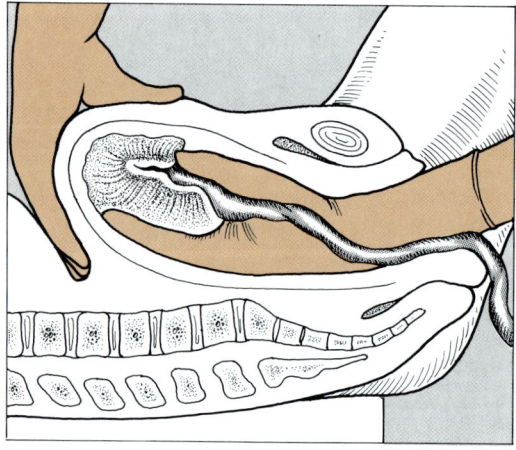

Abb. 4 Manuelle Plazentalösung. Unter gleichzeitigem Stützen des Uterus von außen wird die Plazenta mit der Kleinfingerseite der inneren Hand von der Wand abgeschält

blutung die vorzeitige Beendigung dieser Geburtsphase indiziert.

Die **Operation** (Abb. 4) wird in Allgemeinanästhesie oder einer noch wirksamen Periduralanästhesie ausgeführt, um über eine ausreichende Entspannung der Bauchdecken ein schonendes Operieren sicherzustellen. Nach der Desinfektion der Vulva werden die kleinen Labien mit der linken Hand gespreizt. Die rechte Hand geht dann mit keilförmig zusammengelegten Fingern zunächst in die Vagina ein. Erst nach Überwindung des Widerstandes im Bereich des Introitus vaginae wird sie unter gleichzeitigem Stützen des Fundus uteri mit der äußeren Hand unter leicht drehenden Bewegungen durch die Zervix in das Cavum uteri vorgeführt. Hierbei dient die Nabelschnur als Wegweiser. – Die *Ablösung der Plazenta* von der Uteruswand wird mit der Kleinfingerseite der Hand vorgenommen. Am einfachsten gelingt sie, wenn dabei an einem bereits gelösten Plazentarand begonnen werden kann, da hier das Auffinden der richtigen Schicht am leichtesten ist. Die flach aufgelegte äußere Hand stützt dabei durch die Bauchdecke hindurch die jeweilige Stelle der Uteruswand. – Ist die Plazenta vollständig abgelöst, so wird sie mit der ganzen Hand gefaßt und nach außen gebracht.

Nach jeder manuellen Plazentalösung sollte das Cavum uteri durch die **Nachtastung** revidiert werden (s. u.). Das Anreiben einer Wehe mit dem nachfolgenden Halten des Uterus und die Injektion eines Kontraktionsmittels (z. B. 1 ml Methylergobasin in Form vom Methergin, i. v.) sorgen dafür, daß sich der Uterus nach der manuellen Lösung gut kontrahiert und so postoperative Atonien vermieden werden.

Die **Gefahren** der manuellen Plazentalösung sind in früheren Jahren ohne Zweifel überschätzt worden. Die Infektionsmorbidität weist in erster Linie eine Abhängigkeit von der Größe des Blutverlustes und diese wiederum von der Dauer der Nachgeburtsperiode auf (Soiva u. Mitarb., Thomas). Das bedeutet, daß die rechtzeitig ausgeführte manuelle Plazentalösung eine geringere Gefährdung der frisch Entbundenen mit sich bringt als ein zu langes Abwarten oder forcierte Expressionsversuche. Wir empfehlen, die manuelle Plazentalösung bei alleiniger Retentio placentae, also ohne zusätzliche Blutung, nach 20–30 Min. und bei einem Blutverlust > 300 ml unabhängig von der Dauer der Nachgeburtsperiode vorzunehmen (Gumbrecht).

Die prinzipielle Verabreichung von Antibiotika ist unnötig.

Der Revision des Cavum uteri nach der Ausstoßung der Plazenta dient schließlich die sog.

Nachtastung.

Die wichtigsten **Indikationen** zu diesem Eingriff sind:

- die *unvollständige Plazenta* bzw. ein zweifelhafter Befund bei der Vollständigkeitskontrolle der Nachgeburt;
- die nach vollständiger Ausstoßung der Nachgeburt fortbestehende Blutung, wobei die Nachtastung in erster Linie der Entfernung sog. *wandständiger Blutkoagel* dient;
- die Kontrolle des Cavum uteri nach schwierigen vaginal entbindenden Operationen zum Ausschluß bzw. zur Erkennung einer *Uteruswandverletzung*;
- die Kontrolle des Cavum uteri nach vorausgegangener Hysterotomie (Sectio caesarea, Myomenukleation, Tubenimplantation, Metroplastik) zur Erkennung einer *Narbenruptur*.

Das **operationstechnische Vorgehen** entspricht weitgehend dem der manuellen Plazentalösung (s. o.). Wichtig ist, daß nach dem Einführen der Hand in die Vagina der Fundus uteri mit der äußeren Hand breitflächig der inneren Hand entgegengehalten wird, damit der Uterus nicht nach oben ausweichen kann. Auf diese Weise werden Verletzungen im Bereich der pelvinen Bandverbindungen vermieden. Ist das Cavum uteri mit der inneren Hand erreicht, so wird es systematisch ausgetastet. Festhaftende Plazentareste und Blutkoagel werden von der Wand abgeschält und nach außen gebracht. Nach garantiert vollständiger Entleerung des Uterus beenden wiederum die manuelle und die medikamentöse Wehenanregung den Eingriff (s. manuelle Plazentalösung).

Die instrumentelle Uterusentleerung in der Nachgeburtsperiode durch die

Kürettage mit der Bumm-Kürette[1]

wird in der Nachgeburtsperiode nach Ausstoßung der Plazenta zur Entfernung plazentarer Reste vorgenommen, die durch die manuelle Nachtastung nicht oder nicht mit ausreichender Sicherheit gewonnen werden können. Der Eingriff wird nur selten erforderlich und sollte auch auf die Fälle beschränkt werden, bei denen Plazentareste auf andere Weise nicht von der Uteruswand gelöst werden können.

Die **Technik der Kürettage** entspricht der der instrumentellen Uterusentleerung bei einem Spätabort (S. 31). Zum Anhaken der schlaffen Zervixwand sind Museux-Klemmen oder Organfaßzangen besser geeignet als Kugelzangen. Den erforderlichen Widerstand im Bereich der Uteruswand sollte sich der Operateur durch die Injektion eines Kontraktionsmittels unmittelbar vor Beginn der Kürettage herstellen. Die instrumentelle Kürettage sollte indessen nicht als primäre Maßnahme bei einer partiellen Plazentaretention Verwendung finden!

---

[1] ERNST BUMM, Gynäkologe in Berlin, 1858–1925.

Behandlung der Inversio uteri

Definition: Die Inversio uteri (Abb. 5), die Einstülpung des Uterus im Fundusbereich (1. und 2. Grad der Inversion) bzw. die komplette Umstülpung des Myo- und Perimetrium (3. Grad der Inversion) in der Nachgeburtsperiode, stellt eine Rarität dar, bedeutet indessen in jedem Fall eine ernste Gefährdung der frisch Entbundenen!

Die **Häufigkeit** wird mit 1:25000 bis 1:400000 Geburten angegeben, wobei eine Bevorzugung Erst- und Mehrgebärender bekannt ist (RAUTER, MEINERT). In amerikanischen Publikationen finden sich demgegenüber überraschende Frequenzangaben in Höhe von 1:2000.

Die **Diagnose** wird bei der Inversion 1. und 2. Grades anhand der *Symptomentrias* „Schmerz, Schock und Blutung" gestellt. Häufig tritt sie im Anschluß an einen Expressionsversuch mittels des Credé-Handgriffes auf. Beim Inversionsgrad 3 kann die Komplikation leichter, und zwar an dem tastbaren bzw. sichtbaren Inversionstumor, erkannt werden.

Die **Prognose** ist heute unter der Bedingung des sofortigen Therapiebeginns (s. u.) günstig zu stellen. Ein letaler Ausgang stellt dann die Ausnahme dar. Noch 1968 haben allerdings BERNDT u. RADZUWEIT über eine „konstante Letalität", und zwar zwischen 15% und 20%, berichtet. – *Bei nachfolgenden Graviditäten* sollte mit Plazenta-Lösungsstörungen, evtl. auch mit einem erneuten Auftreten der Inversion

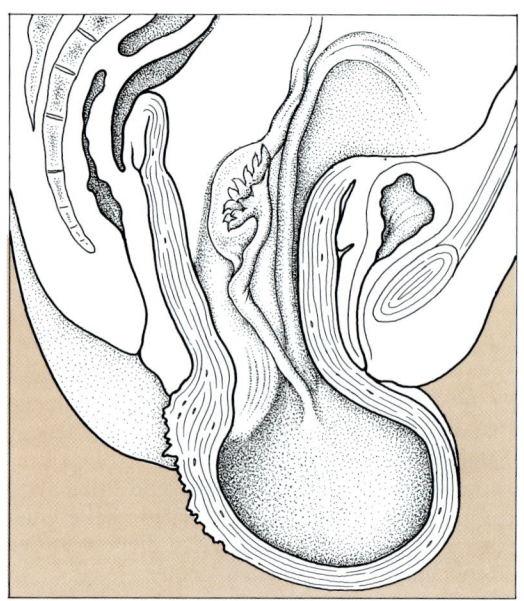

Abb. 5   Inversio uteri (Prolapsus totalis uteri inversi et vaginae nach Tandler u. Halban)

gerechnet werden (FINK, MEINERT). In der überwiegenden Zahl der Fälle kommt es indessen zu einem normalen Verlauf der Entbindung einschließlich der Nachgeburtsperiode.

Bei der Bewertung der in der Literatur enthaltenen **therapeutischen Empfehlungen** ist die Seltenheit der Inversio uteri zu beachten. Diese Tatsache führt dazu, daß jeder Geburtshelfer beim Auftreten dieser Komplikation zumeist erstmalig und danach nur ausnahmsweise erneut mit ihr konfrontiert wird. Um so wichtiger ist es, daß ihm die Erfahrungen anderer bekannt sind.

Nicht anzuzweifeln ist die Empfehlung, unmittelbar nach der Diagnosestellung mit einer intensiven **Schocktherapie** bzw. **-prophylaxe** zu beginnen, um dann sofort die Reposition des Uterus einzuleiten.

Das operative Vorgehen beginnt mit der **Lagerung** unter Bedingungen, die auch einen abdominalen Eingriff ohne Zeitverlust zulassen. Als *Anästhesie* ist eine Intubationsnarkose indiziert.

Bei der nun zuerst vorgenommenen

vaginalen Uterusreposition

hat der Operateur vordergründig zwei Probleme zu lösen, und zwar zum einen die Verkleinerung des gestauten Corpus uteri und zum zweiten die

Überwindung des Inversions- bzw. Kontraktionsringes, Repositionshindernisse, die sich in Abhängigkeit von der Dauer der Inversion verstärken! Die notwendige *Verkleinerung des prolabierten Uterus* wird durch manuelle Kompression (WALCH) oder durch ein in Äther getauchtes Bauchtuch (WACHSMUTH) bzw. nach dem Anhaken des Inversionsringes mit Kugelzangen mittels eines großen äthergetränkten Stieltupfers (DYROFF u. THOMAS) erreicht. Der Stieltupfer wird bei dem Repositionsmanöver nach Dyroff u. Thomas zugleich dazu verwendet, den Fundus uteri mit dosiertem Druck nach kranial zu schieben, um so nach und nach die normale Topographie wiederherzustellen.

Zur *Überwindung des Inversionsringes*, des wichtigsten Hindernisses bei der vaginalen Uterusreposition, hat sich anstelle der bisher geübten Umspritzung des Ringes mit Hyaluronidase die i. v. Tokolyse (z. B. 50 µg Partusisten) bewährt (KASTENDIECK u. LEHMANN). Nach der Erschlaffung des Myometrium und der zervikalen Striktur läßt sich dann der Uterus in die Vagina reponieren. Anschließend wird er mit der in die Scheide eingeführten Hand aus dem kleinen Becken herausgedrängt, und nach und nach wird der Fundus in die normale Position gebracht. Einzelheiten der Technik, wie sie z. B. HIBBARD als

Early manual replacement

empfohlen hat, sind in Abb. 6 wiedergegeben. Bei der *inkompletten Inversio uteri 1. Grades* mit alleiniger Eindellung des Fundus in das Cavum uteri ist die Reposition ohne größeren technischen Aufwand durch das transvaginale und transzervikale Eingehen mit der Hand wie bei der manuellen Plazentalösung zu erreichen (Abb. 7).

Schwierigkeiten bei der alleinigen vaginalen Reposition entstehen vor allem bei einem größeren Zeitabstand zwischen Inversion und Operationsbeginn, und zwar infolge der inzwischen eingetretenen Organstauung und der Ausbildung des Inversionsringes (HOFFMANN u. SCHOLZ, KASTENDIECK u. LEHMANN). Das jetzt erforderliche

Late replacement

gelingt nun durch alleinige vaginale Manipulationen häufig nicht mehr. Bei einer vaginalen Operation ist wegen der stark veränderten Topographie und den stauungsbedingten Ge-

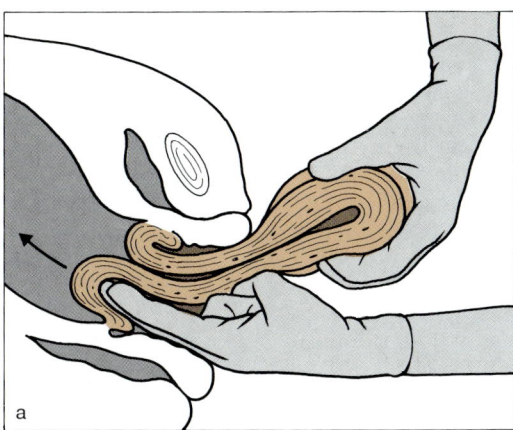

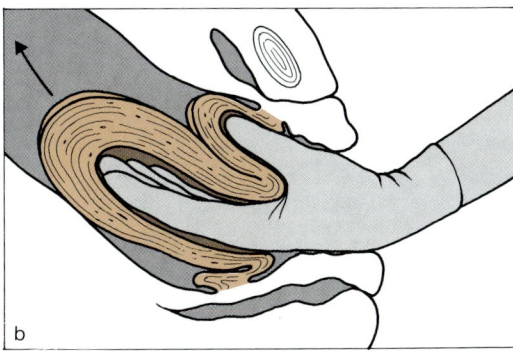

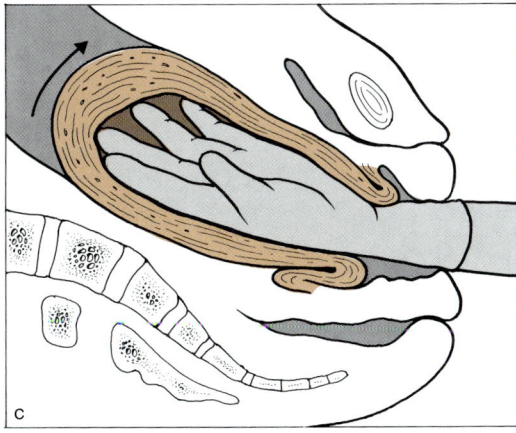

Abb. 6 Early manual replacement der Inversio uteri nach Hibbard
a) Beginn der Reposition am hinteren Scheidenge-wölbe
b) Reversion des Corpus uteri durch Eingehen mit der flachen Hand
c) Vervollständigung der Reposition durch Eingehen mit der ganzen Hand in den Uterus

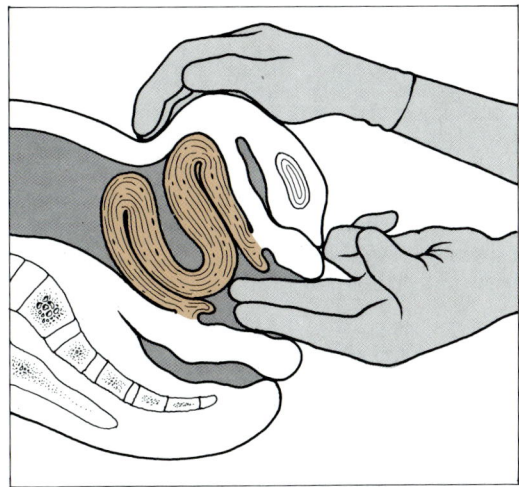

Abb. 7 Transvaginale manuelle Reposition des invertierten Uterus bei der Inversio uteri 1. Grades

websveränderungen die Gefahr von Nebenver-letzungen an Blase und Darm deutlich erhöht (DOLFF u. TILLMANNS), so daß die **Laparotomie** zu bevorzugen ist.

Nach Eröffnung der Bauchhöhle und Darstel-lung des Inversionstrichters und der tief in ihn hineingezogenen Bandverbindungen gelingt das Reponieren des Corpus uteri zumeist nach dem Vorschlag von HUNTINGTON mittels zirkulär angesetzter Kugelzangen oder Klemmen (BER-NASCHEK) oder auch durch Fassen der Ligg. teretia uteri mit langen anatomischen Klemmen (WEIGT, BERNDT u. RADZUWEIT, BOWES u. WATSON). Nach erfolgreicher Reposition ist die Gabe von Kontraktionsmitteln, am besten in Form einer ausreichend dosierten Oxytocin-Infusion, indiziert. Auf eine Uterustamponade sollte indessen verzichtet werden. Die Notwen-digkeit zur

Hysterektomie des invertierten Uterus

auf abdominalem oder vaginalem Wege ergibt sich unter den beschriebenen Therapiebedin-gungen heute nur noch selten (ANDREAS u. Mitarb.). Die vaginale Uterusexstirpation ist bei den vorhandenen Gewebsstauungen und den erheblichen topographischen Veränderun-gen mit Komplikationen in Form von Neben-verletzungen im Bereich vor allem des harnab-leitenden Systems verbunden, so daß der abdo-minale Weg zu bevorzugen ist. Auch dabei hat der Entfernung des Uterus dessen Reposition vorauszugehen.

Operative Versorgung von Weichteilverletzungen

Während der Entbindung entstehen bei der überwiegenden Zahl der Patientinnen Verletzungen im Bereich der Vulva, der Vagina und der Zervix. In der Nachgeburtsperiode muß darüber entschieden werden, ob sie einer operativen Versorgung bedürfen. Das *Ziel* dieser Eingriffe ist unterschiedlich. Vordergründig wird mit ihnen angestrebt:

– Blutstillung zur Vermeidung größerer Blutverluste und Hämatombildungen,
– Rekonstruktion des Weichteilrohres bzw. Fruchthalters,
– Vermeidung von Schmerzen, aber auch von bedrohlichen Komplikationen im Wochenbett.

Verletzungen der Vulva

An der Vulva finden sich, insbesondere als Folge einer vermehrten zirkulären Dehnung des Weichteilansatzrohres, nicht selten oberflächliche Schleimhautrisse. Sie werden bei der erforderlichen postpartualen Inspektion des Introitus vaginae nach Spreizen der Labien sichtbar. Es handelt sich um zumeist oberflächliche, strich- oder halbmondförmige Verletzungen mit bevorzugter Lokalisation an der Innenseite der kleinen Labien, im Bereich der hinteren Kommissur (= Dammriß 1. Grades: s. u.) und auch nahe der Klitoris (Abb. 8).

Die

adaptierende Naht der Schleimhautverletzungen

erfolgt bei fehlender Leitungs- oder Allgemeinanästhesie in *Lokalanästhesie*, bei der die Wundränder von der Wundfläche aus mit einer feinen Nadel z. B. mit Mepivacain unterspritzt werden. Stärkere Blutungen müssen durch eine gesonderte Umstechung versorgt werden. Anschließend werden die Schleimhautränder unter Verwendung z. B. von Catgut-Fäden mit eingeschmolzener Nadel in der Stärke 3−0 (metr. 2,5) aneinandergefügt.

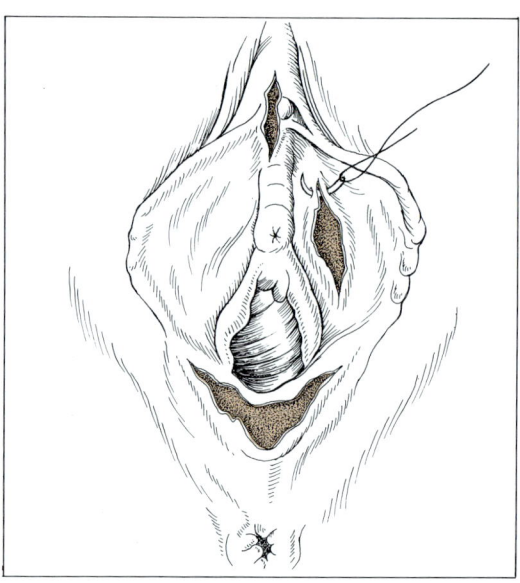

Abb. 8 Geburtshilfe Verletzungen der Vulva bzw. des Introitus vaginae. Die zumeist oberflächlichen Schleimhautverletzungen werden durch adaptierende Nähte mit atraumatischem Nahtmaterial versorgt

Verletzungen der Vagina

Isoliert eingetretene Verletzungen der Vaginalschleimhaut werden häufig vom Geburtshelfer übersehen, sofern sie sich nicht durch Blutungen bemerkbar machen und zur Spekulumeinstellung Veranlassung sind. Ein Dammriß und die Episiotomie gehen indessen immer mit einer Scheidenverletzung einher (S. 307). Die

Naht isolierter Scheidenverletzungen

wird nach ausreichender Darstellung unter Verwendung von Spekula durch adaptierende Catgut-Nähte entsprechend dem Vorgehen bei Schleimhautverletzungen im Bereich des Introitus vorgenommen (s. o.). Vaginalverletzungen, die seitlich bis ins Scheidengewölbe hinaufreichen, verbieten tief durchgreifende Nähte, damit mit ausreichender Sicherheit Ureterverletzungen vermieden werden. Vor der Versorgung von Verletzungen an der Vorderwand der Vagina wird die Urethra durch das Einlegen eines Metallkatheters in ihrem Verlauf markiert.

Blutende Vulva- und Scheidenvarikosis

Ein in der Gravidität oder sub partu rupturierter Varixknoten kann in kurzer Zeit zu lebensbedrohlichen Blutverlusten führen (Abb. 9). Die im Introitus oder in der Vagina lokalisierte Varixblutung stellt in erster Linie ein *diagnostisches Problem* dar, da bei akuten Blutungen in der Gravidität immer zunächst an eine Placenta-praevia-Blutung, in der Nachgeburtsperiode an eine Lösungsblutung bzw. Atonie gedacht wird. Die Klärung kann nur die Spekulumeinstellung bringen. Ist die Blutungsursache erkannt, so wird der blutende Varixknoten mit einem Gazetupfer so lange komprimiert, bis die Versorgung durch

Umstechung des Varixknotens

mit einem resorbierbaren Faden mit eingeschmolzener Nadel vorgenommen werden kann.

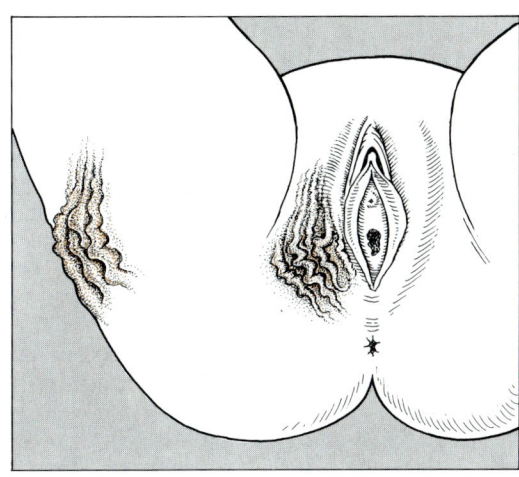

Abb. 9   Ausgedehnte Vulvavarikosis

Scheiden-Damm-Riß, Episiotomie

Am häufigsten treten Weichteilverletzungen im Bereich des Dammes und der Scheide auf, und zwar als Folge einer Episiotomie oder einer Dammruptur. Dabei ist jede Dammverletzung mit einer Scheidenverletzung kombiniert!

Die **Episiotomie** kann, wie auf S. 296 dargestellt wurde, in den folgenden Schnittrichtungen ausgeführt werden und sich dementsprechend zur operativen Versorgung anbieten:
– mediane Episiotomie,

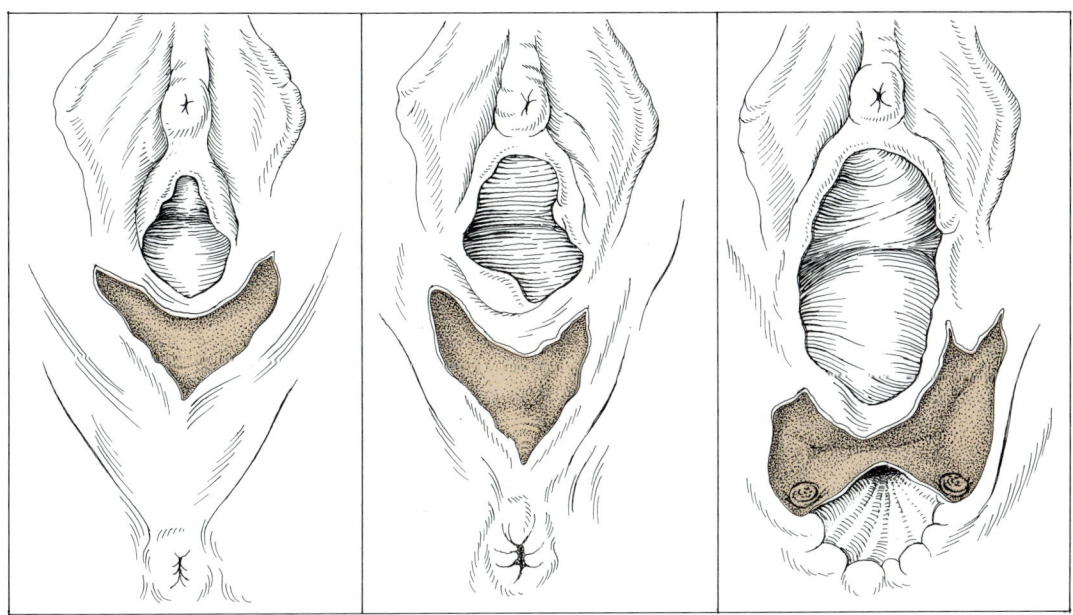

Abb. 10   Dammriß 1. Grades   Abb. 11   Dammriß 2. Grades   Abb. 12   Dammriß 3. Grades
Abb. 10–12   Die verschiedenen Verletzungsgrade beim Dammriß

– mediolaterale Episiotomie,
– laterale Episiotomie einschließlich der Erweiterung zum Schuchardt-Schnitt.

Beim **Dammriß** (Abb. 10–12) unterscheiden wir die folgenden Verletzungsgrade:

– *Dammriß 1. Grades:* Verletzung der Damm- und Scheidenhaut bei intakter Dammmuskulatur.
– *Dammriß 2. Grades:* Ruptur einschließlich des M.bulbospongiosus, also der Dammmuskulatur. Der Riß reicht evtl. bis an den M.sphincter ani heran.
– *Dammriß 3. Grades:* Dammverletzung einschließlich der Ruptur des M.sphincter ani externus und evtl. der Rektumvorderwand.

Die *Differenzierung von 4 Schweregraden* beim Dammriß, wobei der Dammriß 4. Grades dann diagnostiziert wird, wenn die Sphinkterverletzung mit einer Ruptur der vorderen Rektumwand einhergeht, ist unnötig, da sie keine Vorteile bringt (DÖDERLEIN u. BREITNER, KÄSER u. PALLASKE, MARTIN).

Naht eines Dammrisses 1. und 2. Grades

Jede Dammverletzung macht zur Blutstillung, zur Vermeidung von Infektionen und zur Rekonstruktion des Beckenbodens die Naht des Dammrisses bzw. der Episiotomie erforderlich. Als *Zeitpunkt* wird am besten der nach der vollständigen Ausstoßung der Nachgeburt gewählt, da nach der Entleerung des Uterus die Darstellung der Wunden erleichtert ist. Die Wundversorgung beginnt mit der

Darstellung der Scheidenwunde,

und zwar durch Spreizen der Labien bzw. der

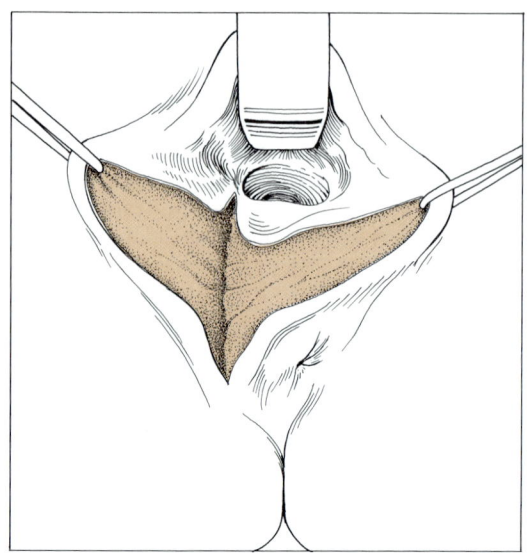

Abb. 13 Darstellung der Scheidenwunde für die Naht eines Dammrisses 2. Grades bzw. einer Episiotomie

Vaginalwände mit zwei Fingern der linken Hand. Bei höher hinaufreichenden Vaginalverletzungen oder erschwerter Darstellung infolge einer Blutung sollte sich der Operateur rechtzeitig einer Assistenz bedienen. Sie vermag den Zugang zur Scheidenwunde auf verschiedene Weise zu erleichtern, und zwar durch das Spreizen der hinteren Kommissur mit zwei an dieser Stelle angesetzten Kugelzangen und einem zugleich vorn oder seitlich eingesetzten Scheidenspekulum, z. B. nach Doyen (Abb. 13). Steht ein Assistent nicht zur Verfügung, so

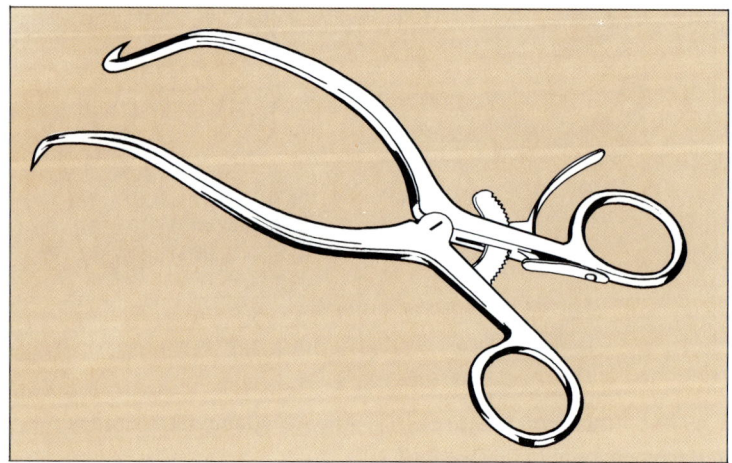

Abb. 14 Selbsthaltender Vulvaspreizer in Form des Perinealrektraktors nach Gelpi

vermag evtl. ein selbsthaltender Vulvaspreizer nach Richter oder nach Gelpi (Perinealretraktor) gute Dienste zu leisten (Abb. 14).

Nun kann mit dem

Verschluß der Scheidenwunde

begonnen werden (Abb. 15). Die erste Naht muß dabei am bzw. sogar etwas oberhalb des oberen Scheidenwundwinkels gelegt werden, um Blutungen an dieser Stelle, aber auch ein Hineinsickern von Lochialfluß unter die adaptierten Wundränder mit Sicherheit zu vermeiden. Die weiteren Nähte werden unter Verwendung von resorbierbarem Nahtmaterial der Stärke 0 (metr. 4) in Abständen von 1,5–2,0 cm durchgreifend gelegt, d. h., daß das Diaphragma rectovaginale für eine ausreichende Polsterung mitgefaßt werden muß. Auch dabei kann sich der Operateur die Darstellung der Gewebsschichten erleichtern, wenn er sich den zuletzt gelegten und geknüpften Faden durch eine Assistenz mittels einer Fadenklemme halten läßt. Bei der mediolateralen und insbesondere bei der lateralen Episiotomie bzw. asymmetrischen Scheidenrissen ist die Orientierung mit dem Ziel, nur korrespondierende Schleimhautanteile zu vereinigen, leicht am Hymenalsaum und an der hinteren Kommissur möglich.

Ist die Vagina bis zur hinteren Kommissur verschlossen, so wird auch dieser letzte Faden mittels einer Fadenklemme gefaßt und nach ventral angespannt. Es kann dann mit der **Dammnaht** begonnen werden. Da die Dammwunde senkrecht zur Scheidenwunde steht, muß bei den nachfolgenden Nähten der zunächst waagerecht geführte Nadelhalter jetzt senkrecht gehalten werden (Abb. 16).

Die *Nahttechnik* zur Versorgung einer Dammwunde ist immer wieder Gegenstand von Diskussionen gewesen (HEPP, SHUTE, MARTIUS). Bei dem in den einzelnen Kliniken unterschiedlichen Vorgehen lassen sich einige wenige Grundprinzipien der Wundversorgung erkennen. Die einfachste Technik ist in Form der

Dammnaht mit durchgreifenden resorbierbaren Fäden

gegeben (Abb. 17, 18). Unter Verwendung von Catgut (Stärke 0 = metr. 4) bzw. eines resorbierbaren Kunststoffadens (z. B. Vicryl, Fa. Ethicon; Stärke 2–0 = metr. 3,5) wird der Damm mit perkutan in Abständen von 1,5 cm–2,0 cm gelegten Knopfnähten verschlossen. Es ist darauf zu achten, daß ausreichend subkutanes Gewebe zur Unterpolsterung seitlich der Wundränder mitgefaßt wird. Die Fäden sollen nicht zu fest geknüpft werden, da

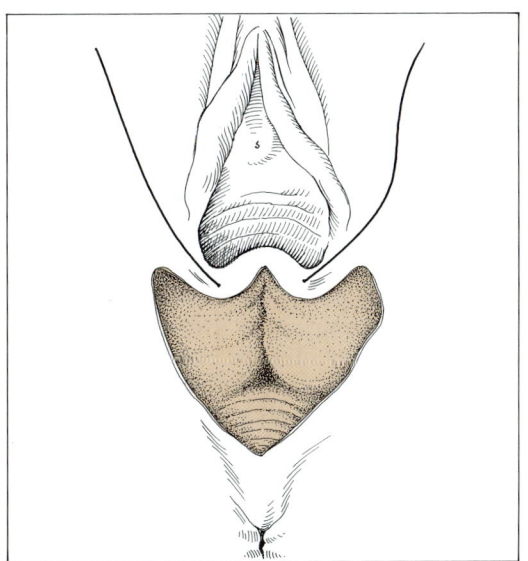

Abb. 15   Verschluß der Scheidenwunde. Erste Naht im Bereich des oberen Wundwinkels

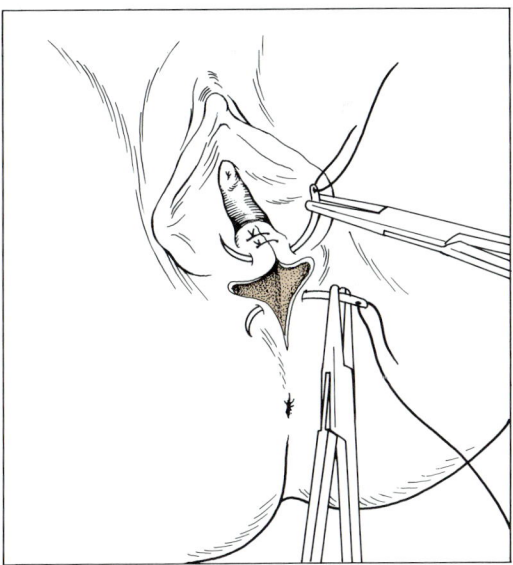

Abb. 16   Versorgung einer Scheiden-Damm-Verletzung. Zur Naht der Scheidenwunde wird der Nadelhalter waagerecht, zur Naht des Dammes senkrecht gehalten

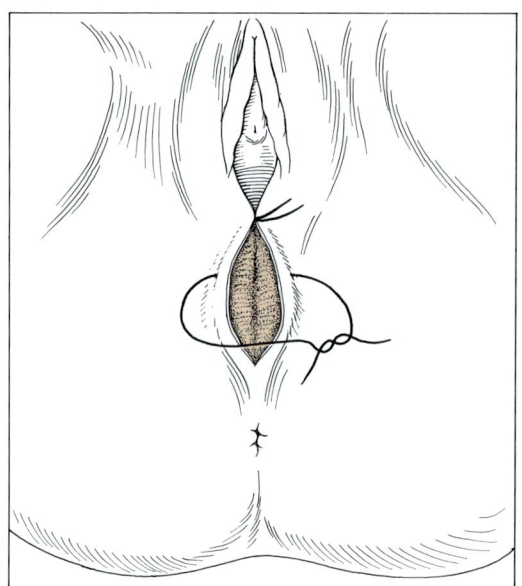

Abb. 17 Dammnaht (I). Verschluß des Dammes mit durchgreifenden Nähten

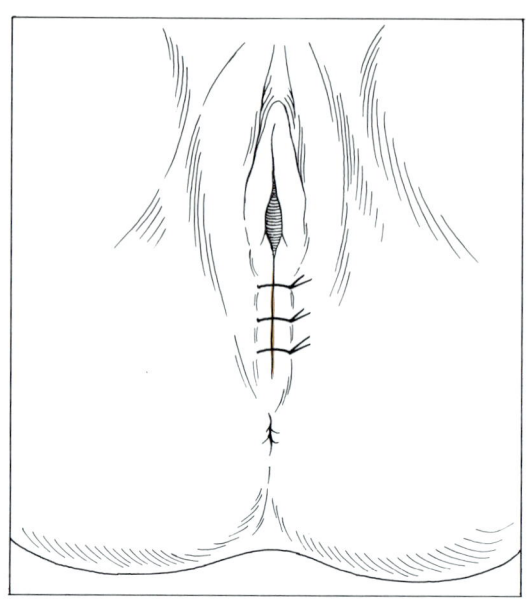

Abb. 18 Dammnaht (II). Abgeschlossene Dammnaht mit durchgreifenden Knopfnähten

sonst das auftretende Gewebsödem vermeidbare Spannungsschmerzen auftreten läßt. Der *Vorteil* dieser Nahttechnik besteht in der einfachen Handhabung und der Sicherstellung einer guten Gewebsdurchblutung.

Bei größeren, tiefreichenden Dammwunden ist in Hinblick auf die spätere Stabilität des Beckenbodens der

zweischichtigen Dammnaht

der Vorzug zu geben. Dabei werden die tiefen Schichten der Dammuskulatur bzw. das Septum rectovaginale mit 2 oder 3 Catgut-Knopfnähten adaptiert, um anschließend darüber die Dammhaut zu verschließen.

Bei jeder Versorgung einer Scheiden-Damm-Verletzung muß auf eine ausreichende **Blutstillung** geachtet werden. Sie ist eine wesentliche Voraussetzung für die Vermeidung von Wundinfektionen, aber auch von stärkeren postoperativen Schmerzen. Spritzende arterielle Gefäße werden mit einer Kocher-Klemme gefaßt und unterbunden; stärkere venöse Blutungen aus den Bluträumen des M. bulbospongiosus müssen umstochen werden.

Das **Einlegen eines Tupfers** in die Vagina oberhalb des oberen Wundwinkels erfolgt oft, um eine bessere Übersicht während des Nähens zu erhalten. Dies darf nur geschehen, wenn der Tupfer mit einer Klemme

oder einer Kette armiert ist, da zurückbleibende Tupfer zu eitrigen Kolpitiden und aszendierenden Endometritiden führen.

Wesentliche Vorteile hinsichtlich des Auftretens von Wundschmerzen hat die

intrakutane Dammnaht

(HEPP, COPONY u. WERNER) (Abb. 19). Sie kann mit Einzelknopfnähten oder auch fortlaufend ausgeführt werden. Nach dem Verschluß der Scheidenwunde und der Adaptation des Septum rectovaginale durch 2–3 versenkte Catgut-Nähte wird die Dammhaut mit einem fortlaufenden Polyglactin-910-Faden (z. B. Vicryl, Fa. Ethicon) mit eingeschmolzener Nadel adaptiert. Die Naht beginnt etwas dorsal der hinteren Kommissur. Hier faßt die Nadel parallel zum Wundrand das Korium. Nach Setzen des dann intrakutan liegenden Knotens wird das Ende des fortlaufenden Fadens mit einer Klemme armiert und die Wunde nach ventral in Schnittrichtung gestrafft. Nach dorsal wird der Faden dann schlangenförmig durch wechselseitiges Fassen des Korium geführt, bis am dorsalen Wundwinkel wiederum der abschließende Knoten intrakutan gesetzt werden kann. Am 4. Wochenbettstag ist eine zusätzliche Schmerzlinderung dadurch zu erreichen, daß der dorsal

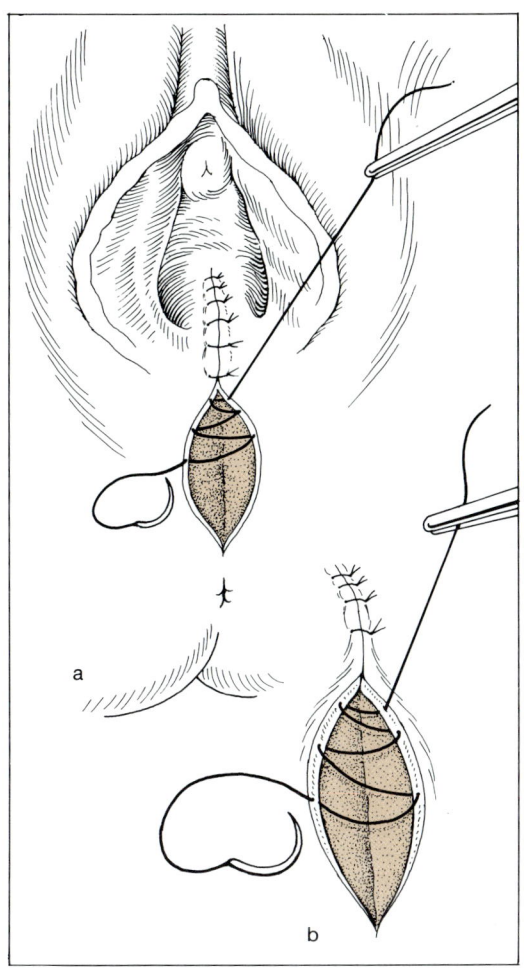

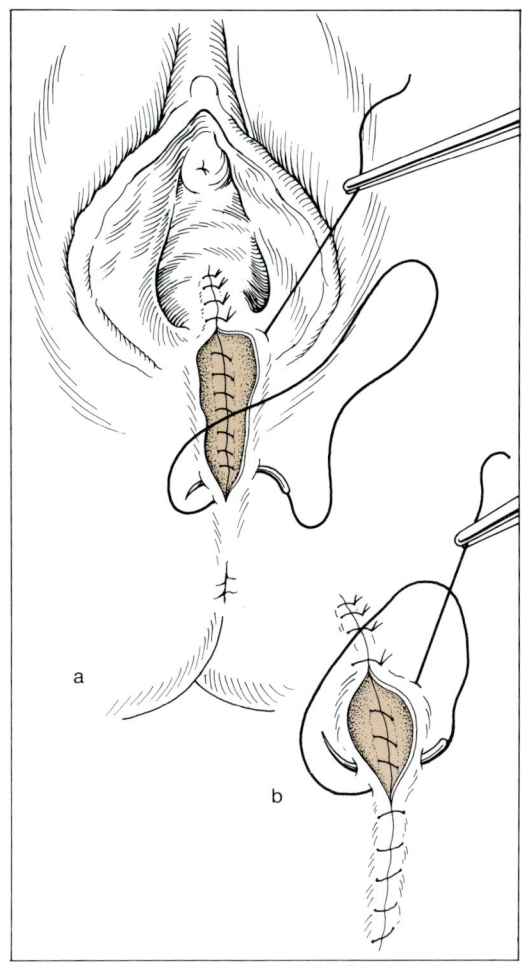

Abb. 19 Intrakutannaht zur Versorgung einer Dammwunde

Abb. 20 Zweischichtige fortlaufende Dammnaht

Knoten mit einer feinen Schere durchtrennt wird. Der Faden wird in situ belassen.

Die in Abb. 20 dargestellte

zweischichtige fortlaufende Dammnaht

stellt eine weitere Möglichkeit zur Versorgung eines Dammrisses oder einer Episiotomie dar. Auch sie beginnt nach Verschluß der Scheidenwunde dicht dorsal der hinteren Kommissur und adaptiert zunächst nach dorsal das Septum rectovaginale durch 3- bis 4maliges subkutanes Ein- und Ausstechen. Ist der dorsale Wundwinkel erreicht, so wird der Faden perkutan rechts ausgestochen, um rückläufig die Haut zu adap-

tieren (Abb. 20b). Ist die Kommissur wieder erreicht, so wird der Faden mit dem dort belassenen Fadenende verknüpft. Wichtig ist, daß die Fadenführung nicht zu straff erfolgt, um Wundrandnekrosen zu vermeiden. Eine vorteilhafte Kombination stellt die

zweischichtige fortlaufende Dammnaht mit rückläufiger Intrakutannaht

dar. Der fortlaufende Vicryl-Faden muß dazu evtl. mit unterschiedlichen Nadeln, d. h. für das Versorgen des subkutanen Gewebes mit einer etwas größeren und kräftigeren Rundnadel, für die Intrakutannaht mit einer feinen Nadel, ausgestattet werden. Der damit erforderliche

Nadelwechsel sollte indessen keinen Hinderungsgrund darstellen.

Schließlich lassen sich eine gute Adaptation der verschiedenen Wundschichten, eine gute Blutstillung und eine ausreichende Stabilität des Beckenbodens mit der

Shute-Naht

(Abb. 21) erreichen. Es handelt sich wiederum um eine zweischichtige Naht, die jedoch im Gegensatz zur zweischichtigen fortlaufenden Dammnaht mit Einzelknopfnähten ausgeführt wird. Die Nähte werden in Abständen von etwa 2 cm gelegt. Zumeist sind 3 Shute-Nähte für den vollständigen Verschluß der Dammwunde ausreichend. *Der Faden wird wie folgt geführt:* Die Haut wird dicht am linken Wundrand *transkutan* (oder auch intrakutan!) durchstochen und die Nadel dicht unter dem Korium herausgeführt. Nun wird die Nadel im Nadelhalter umgesetzt, um den Faden von rechts *subkutan* durch das Gewebe des Septum rectovaginale nach links hinüberzuführen und um hier wiederum subkutan auszustechen. Das weitere Vorgehen entspricht in etwa der Donati-Naht: Die Nadel wird erneut im Nadelhalter umgesetzt, um mit ihr den gegenüberliegenden Wundrand von unten nach außen zu durchstechen. Nach dem 3. Umsetzen der Nadel wird der gleiche Wundrand etwa 3 mm dorsal vom Ausstich transkutan oberflächlich durchstochen und die Nadel auf der Gegenseite 3 mm vom 1. Einstich entfernt herausgeführt. Bereits durch ein lockeres Knüpfen entsteht eine breitflächige Adaptation, und zwar sowohl des subkutanen Gewebes als auch der Wundränder. Der notwendige Zeitaufwand ist kaum größer als bei anderen Techniken.

Naht eines Dammrisses 3. Grades

Bei Verletzungen des M.sphincter ani externus und evtl. auch der vorderen Rektumwand kommt der operativen Rekonstruktion durch die Vereinigung korrespondierender Gewebsanteile besondere Bedeutung zu. Andererseits darf eine subtile Rekonstruktionstechnik nicht Veranlassung sein, die Nähte zu dicht zu legen oder zu viel Nahtmaterial in die Wunde einzubringen, da hierdurch die Wundheilung wiederum gestört und der Entstehung von Fisteln eher Vorschub geleistet wird.

Die **Naht beginnt** wie bei der Versorgung einer Episiotomie mit dem Aufsuchen des oberen Wundwinkels im Bereich der Vaginalwunde. Dieser wird mit einer Knopfnaht verschlossen. Der geknüpfte Faden wird lang gelassen und mit einer Fadenklemme bewehrt.

Für das weitere Vorgehen ist eine gute **Darstellung der Wunde** unbedingte Voraussetzung. Auf eine Assistenz sollte deshalb nicht verzichtet werden (S. 316). Zur Vermeidung von Rektovaginalfisteln gilt dies insbesondere für den oberen Wundwinkel einer zugleich bestehenden Verletzung der vorderen Rektumwand. Die

Naht der Rektumvorderwand

(Abb. 22) beginnt etwas oberhalb des oberen

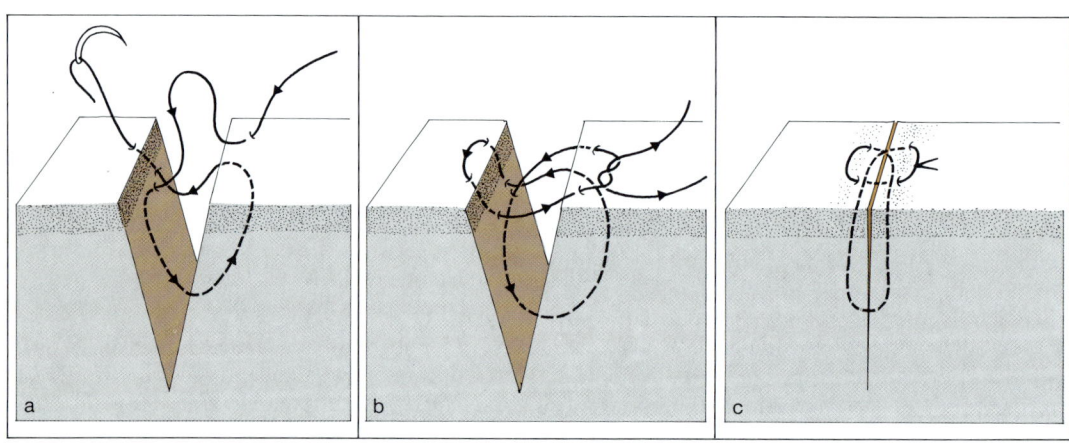

Abb. 21   Zweischichtige Dammnaht nach Shute mit Einzelknopfnähten. Schematische Darstellung der Fadenführung

Wundwinkels mit einem atraumatischen Faden aus resorbierbarem Kunststoffmaterial der Stärke 3–0 (metr.: 2,5). Dadurch, daß lediglich das submuköse Gewebe seitlich der Wundränder gefaßt wird, wird die Schleimhaut zum Darmlumen hin eingestülpt. KÄSER u. Mitarb. empfehlen, bereits jetzt eine zweite, etwas höher hinaufreichende Nahtreihe darüberzulegen. Es folgt die

Naht des Sphincter ani externus

(Abb. 23). Diese beginnt mit dem Hervorholen der zurückgewichenen Sphinkterenden aus den zuvor dargestellten Sphinktergruben, und zwar unter Verwendung kleiner Kocher-Klemmen. Ist dies geschehen, so werden sie mit dem die Muskelbäuche umgebenden Gewebe, d. h. breitflächig, mit runden Nadeln mit eingeschmolzenem Faden (nichtresorbierbarer Faden, z. B. Ethibond Stärke 1 [metr.: 4]) gefaßt. Ist die erforderliche zweite Sphinkternaht gelegt – beide Nähte bleiben zunächst ungeknüpft –, so decken wir nun die erste Nahtreihe der Rektumvorderwand durch Raffung des Septum

rectovaginale mit einer zweiten Nahtreihe und knüpfen dann die Sphinkterfäden, wodurch die Sphinkterenden vor dem Rektum vereinigt werden. Mit einem übergestreiften sterilen Einmalhandschuh wird kontrolliert, daß der Anus ausreichend verengt wurde. Wichtig ist nun, daß ein ausreichendes Polster zwischen Rektumvorderwand und Vaginalschleimhaut unter Verwendung der Beckenbodenmuskulatur geschaffen wird (Abb. 24). Dies erfolgt durch die Vereinigung der Levatoren in der Mittellinie durch 2–3 resorbierbare Kunststoffnähte der Stärke 1 (metr.: 5), wobei es unnötig ist, die Levatorenschenkel zuvor präparatorisch darzustellen. Die endgültige Versorgung der Scheiden- und Dammwunde wird nach den auf S. 307 angegebenen Regeln vorgenommen, wobei sich auch hier die Shute-Naht bewährt (STOCKHAMMER u. Mitarb.).

Bei der **Nachbehandlung** hat man vor allem darauf zu achten, daß postoperativ Stuhlverhaltungen im Rektum vermieden werden. Die Nahrungszufuhr erfolgt, abgesehen von der notwendigen Vermeidung blähender Nahrungsmittel, wie bei der gesunden Wöchnerin.

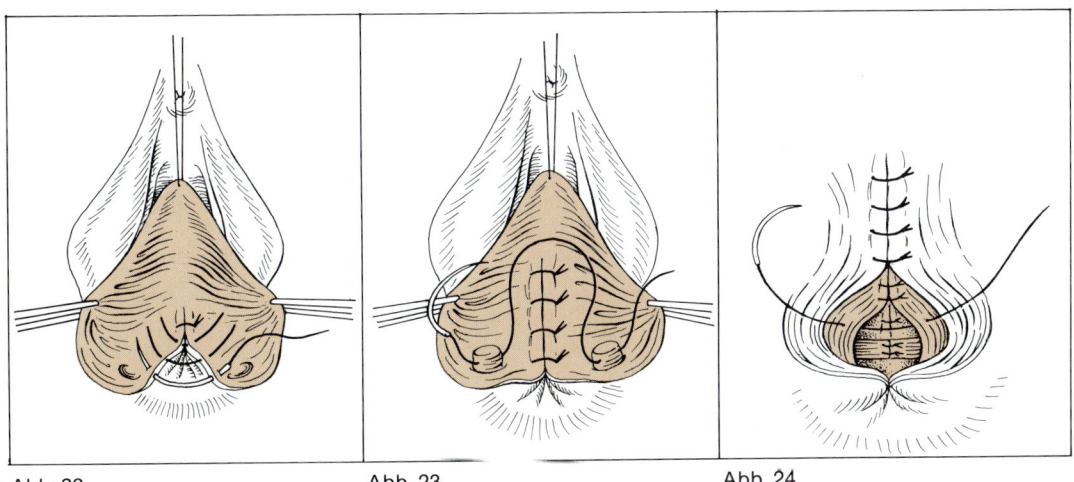

Abb. 22   Abb. 23   Abb. 24

Abb. 22 Naht eines Dammrisses 3. Grades (I). Verschluß der Rektumvorderwand durch submuköse Einzelnähte. Die Sphinktergruben sind erkennbar

Abb. 23 Naht eines Dammrisses 3. Grades (II). Die Rektumvorderwand ist verschlossen. Die Sphinkterenden sind aus den Sphinktergruben hervorgeholt und mit einem Faden gefaßt. Die Fäden bleiben zunächst ungeknüpft

Abb. 24 Naht eines Dammrisses 3. Grades (III). Das Septum rectovaginale ist im kranialen Anteil vor der Dammnaht vereinigt. Die Sphinkternähte sind geknüpft. Die zusätzliche Deckung der Sphinkternaht mittels des Septum rectovaginale und der Levatormuskulatur und der am oberen Wundwinkel beginnende Verschluß der Vaginalwunde sind zu erkennen

Am 3. postoperativen Tag wird ein mildes Abführmittel, einige Stunden später ein Microklist gegeben. Wichtig ist das häufige Abspülen mit 1/2%iger Sagrotanlösung.

Unter den beschriebenen operativen und postoperativen Bedingungen sind die **Heilungsergebnisse** beim Dammriß 3. Grades anatomisch und funktionell gut.

In einigen wenigen Fällen bleibt für einige Wochen eine nicht voll ausreichende Kontinenz für weichen Stuhl und Gase bestehen (SCHREIBER, KÄSER u. Mitarb., STOCKHAMMER u. Mitarb.).

Über das operative Vorgehen beim **„alten Dammriß 3. Grades"** wird in MARTIUS, Gynäkologische Operationen, berichtet.

Infralevatorielles Hämatom (Vulvahämatom)

Unter dem Begriff des infra- oder auch sublevatoriellen Hämatoms (Abb. 25) werden Hämatome im Bereich der Vulva, des Dammes und der Fossa ischiorectalis zusammengefaßt (MARTIN, NITZSCHE u. SCHNECK).

Pathogenese und Klinik: Sie treten als Folge von transkutanen oder auch subkutanen Geburtsverletzungen im Bereich des Dammes auf, und zwar am häufigsten bei unzureichender Blutstillung während einer *Dammnaht* oder auf der Basis einer *Vulvavarikosis*. Das *Leitsymptom* ist der zunehmende Schmerz. Wird er nicht beachtet bzw. als eine alleinige Folge der Dammnaht fehlgedeutet oder fehlt dieses Symptom, z.B. infolge einer nachwirkenden Periduralanästhesie, so kann es in dem weichen subkutanen Gewebe schnell zu größeren Blutverlusten mit nachfolgenden Schocksymptomen kommen (MARTIN). Bei der *Inspektion der Vulva*, die insbesondere bei frisch Entbundenen mit einer Leitungsanästhesie post partum wiederholt er-

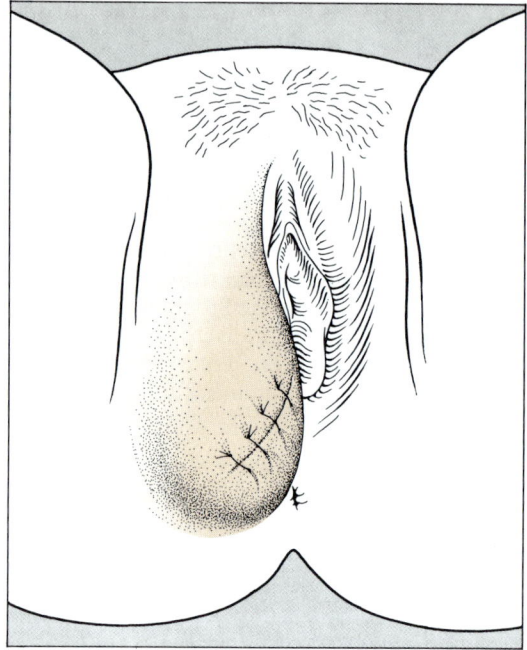

Abb. 26   Vulvahämatom im Bereich einer mit Naht versorgten Episiotomie

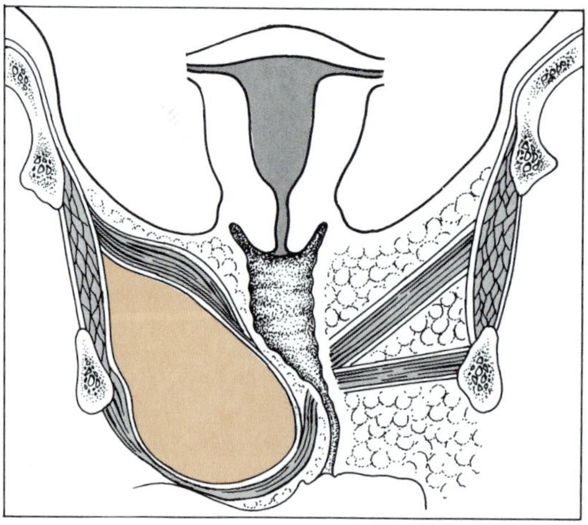

folgen muß, findet sich eine wachsende, pralle, bläuliche Schwellung rechts oder links des Introitus bzw. im Bereich des Dammes (Abb. 26). Das Vaginalrohr ist säbelscheidenartig zur gegenüberliegenden Seite verdrängt. Hierdurch kann es zu Lochialstauungen kommen.

Die

operative Versorgung eines Vulvahämatoms,

das im Bereich einer Dammnaht entstanden ist, beginnt mit der *Entfernung des Nahtmaterials*. Das Hämatom wird manuell bzw. mittels Stieltupfern ausgeräumt. Es muß nun das dehiszente Gefäß aufgesucht und umstochen werden. Die

Abb. 25   Infralevatorielles Hämatom (nach Martin). Das Hämatom ist in dem lockeren Septum rectovaginale lokalisiert. Es hat den M. levator ani nach kranial, das Vaginalrohr nach lateral verdrängt

Sekundärnaht der Dammwunde erfolgt nach den auf S. 309 angegebenen operativen Regeln. Ist bei einer fortbestehenden diffusen Blutung eine sichere Bluttrockenheit nicht zu erreichen, so wird für 1–2 Tage ein Drain in das Septum rectovaginale eingelegt, über dem die Haut verschlossen wird (DYROFF[1] u. THOMAS). Ist das Vulvahämatom distanziert von der Dammwun-

de oder *bei intakter Vulva* entstanden, so muß die Haut über der Kuppe längs inzidiert werden. Nach der Hämatomentleerung ist das Auffinden des blutenden Gefäßes wiederum die wichtigste Aufgabe, ehe die Wunde – evtl. in Schichten und nach Einlegen eines Drains – wieder verschlossen wird.

Zervixriß

Kleinere Einrisse der Zervix unter 1 cm Länge treten insbesondere bei der Erstgebärenden als physiologische Geburtsverletzung auf. Sie dokumentieren hier später in Form des quergespaltenen Muttermundes die „durchgemachte Geburt". Eine operative Versorgung ist nicht erforderlich, zumal die Einrisse in der Nachgeburtsperiode nicht zu stärkeren Blutungen führen. Eine prinzipielle Einstellung der Zervix mittels Spekula post partum unter diesem Aspekt ist nicht sinnvoll.

Größere Zervixrisse (Abb. 27) manifestieren sich infolge der Verletzung eines zervikalen Astes der A. uterina fast ausnahmslos durch eine meist sehr schnell nach der Geburt des Kindes auftretende vaginale Blutung, die sog. *Rißblu-*

tung. In anderen Fällen werden sie nach schwierigen vaginal entbindenden Operationen bei der dann ratsamen Zervixrevision durch Spekulumeinstellung erkannt. Gehäuft treten sie nach Vakuum- oder Zangenextraktionen auf, die eine Rotationsbewegung des vorangehenden Kindsteils erforderlich machen. Der Blutverlust kann bei der Zervixverletzung innerhalb kurzer Zeit lebensbedrohliche Ausmaße annehmen, so daß bei jedem Verdacht ein schnelles und sinnvoll geplantes Handeln angezeigt ist.

Bei der

Naht des Zervixrisses

(Abb. 28) sollte berücksichtigt werden, daß insbesondere die Darstellung des oberen Wundwinkels dem Ungeübten Schwierigkeiten berei-

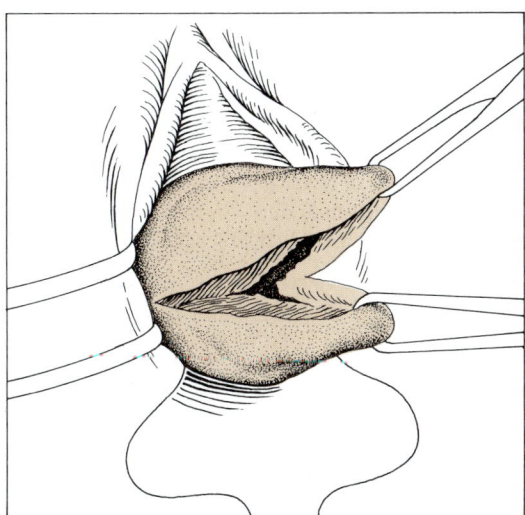

Abb. 27 Naht eines Zervixrisses (I). Die rechtsseitige Zervixverletzung ist mittels Spekula und durch Fassen und Vorziehen der vorderen und hinteren Muttermundslippe bis zum oberen Wundwinkel dargestellt

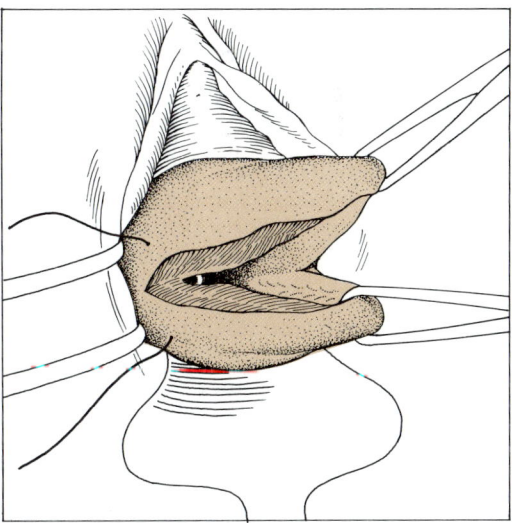

Abb. 28 Naht eines Zervixrisses (II). Die erste Naht faßt den oberen Wundwinkel der Zervixverletzung, um eine ausreichende Blutstillung zu erreichen

---

[1] RUDOLF DYROFF, Direktor der Universitätsfrauenklinik Erlangen, 1893–1966.

ten kann. Damit nicht unnötig Zeit verloren wird, sind unbedingt die folgenden *Regeln* zu beachten:

– Sorge für eine gute Assistenz in Form eines assistierenden Arztes und einer ohne Zeitverlust instrumentierenden Schwester;
– Bereitstellung einer ausreichenden Zahl breiter geburtshilflicher Spekula, von Stieltupfern sowie von langen Pinzetten und Nadelhaltern;
– vor Beginn der Zervixnaht sichere Entleerung des Cavum uteri durch die manuelle Lösung mit Nachtastung (S. 302) bzw. nach der Ausstoßung der Nachgeburt prophylaktische Austastung des Uterus zum Ausschluß höher hinaufreichender Verletzungen und zur Entfernung von Plazentaresten bzw. von wandständigen Blutkoageln;
– i. v. Injektion eines Kontraktionsmittels (z. B. Methylergobasin = Methergin, 1 ml). Der durch die Entleerung des Uterus und die Kontraktionsmittelgabe zu erreichende gute Kontraktionszustand des Uterus vermindert die vaginale Blutung und erhöht damit die Übersichtlichkeit des Operationsgebietes wesentlich.

Jetzt kann die Zervix mit breiten geburtshilflichen Spekula eingestellt werden. Die sich zuerst anbietende vordere Muttermundslippe wird mit einer Museux-Klemme oder einer gefensterten Ovarialzange (z. B. nach Heywood-Smith) gefaßt und vorgezogen (Abb. 28). Mit Hilfe einer zweiten oder sogar dritten Klemme, die jeweils seitlich der vorhergehenden an der Muttermundslippe angesetzt wird, läßt sich der äußere Muttermund nach und nach darstellen, bis der Zervixriß sichtbar wird. Nun wird auch die hintere Muttermundslippe im Bereich der Verletzung gefaßt. Durch Zug an beiden Klemmen und durch das Einsetzen eines abgewinkelten Scheidenspekulum nach Doyen wird dann der obere Wundwinkel sichtbar. Die *erste Naht* dient der Blutstillung; sie wird deshalb oberhalb des Wundwinkels gelegt, geknüpft und mit einer Fadenklemme bewehrt (Abb. 28). Die weitere Rekonstruktion der Zervix bis hinunter zum Ostium uteri (Orificium externum uteri) gelingt danach mit durchgreifenden Nähten zumeist leicht. Als *Nahtmaterial* ist Catgut, aber auch resorbierbares Polyglactin (z. B. Dexon bzw. Vicryl) in einer Stärke von 0–1 (metr.: 4–5) geeignet.

Reicht der Zervixriß über den inneren Muttermund hinaus nach kranial bis ins Parametrium oder bis in die freie Bauchhöhle, so ist die Verletzung der **Uterusruptur** gleichzusetzen. Es besteht die Gefahr der Verblutung aus der A. uterina und die der sekundären Peritonitis. Es ist die unverzügliche *Laparotomie* erforderlich. Zumeist ist die Uterusexstirpation nicht zu umgehen, da auf andere Weise eine sichere Blutstillung und Wundversorgung nicht gelingt (S. 319).

Supralevatorielles Hämatom

Unter dem Begriff des „supralevatoriellen Hämatoms" werden alle Blutungen oberhalb des M. levator ani im Bereich des Parametrium und des Retroperitoneum zusammengefaßt. Da es in dem lockeren Gewebe schnell und oftmals unbemerkt zu großen Blutverlusten kommt, sind die Patientinnen infolge des sich schnell entwickelnden posthämorrhagischen Schocks auf das höchste gefährdet (MARTIN).

Das **Leitsymptom** ist der Schockzustand ohne erkennbare vaginale Blutung! Schmerzen fehlen so gut wie immer. Manchmal ist bei der vaginalen Untersuchung oberhalb der Levatorplatte der untere Pol eines prallen Tumors zu tasten. Bei der retroperitonealen Blutung fehlen auch die Zeichen des akuten Abdomens!

Die Symptomatik des zunehmenden posthämorrhagischen Schocks macht die **Laparotomie** erforderlich. Ist das Hämatom anhand der bläulichen Vorwölbung des Peritoneum – zumeist im Bereich des Lig. latum – lokalisiert, so wird das Peritoneum über dessen Kuppe gespalten. Das hintere Blatt des Lig. latum muß dabei mit Rücksicht auf den in ihm verlaufenden Ureter unbedingt geschont werden! Die jetzt notwendige

Hämatomausräumung und Darstellung des blutenden Gefäßes

ist in dem sulzig-hämorrhagischen Gewebe nicht einfach, zumal durch die zumeist große Ausdehnung des Hämatoms die Topographie stark verändert ist. Um so wichtiger ist es, daß sich der Operateur an bekannten und erkennbaren Strukturen orientiert. Dies sind vor allem die großen iliakalen Gefäße seitlich an der Beckenwand, so daß eine Präparation von der Seite zur Mitte hin zu bevorzugen ist. Der *Ureter* kann dann relativ leicht entweder an der Kreuzung mit der A. iliaca externa und oftmals noch einfacher am hinteren Blatt des Lig.latum durch Anspannen dieses Bauchfellblattes mit ein oder zwei langen anatomischen Klemmen nach ventral ausfindig gemacht und mit dem hinteren Latumblatt nach median verdrängt werden.

Gelingt die Darstellung des blutenden Gefäßes nicht, so stehen dem Operateur zwei Möglichkeiten zur Blutstillung zur Verfügung. Bei dem Verdacht auf eine eher uterusnahe Blutung führt die

Exstirpation des puerperalen Uterus

am sichersten zum Ziel (S. 319). Die absteigende Durchtrennung der Ligamente erlaubt dabei in zunehmendem Maße eine Elevation des Uterus, wodurch die Einmündung der A.uterina in Höhe des inneren Muttermundes zugänglich und für die erforderliche Umstechung erreichbar wird.

Bei einer Blutung im paravesikalen Gewebe oder nahe der Beckenwand, z.B. bei einem **Uterinaabriß**, ist eine Blutstillung evtl. nur durch die alleinige oder zusätzlich zur Uterusexstirpation ausgeführte

Ligatur der A.iliaca interna (hypogastrica)

zu erreichen (Abb. 29). Die Darstellung der A.iliaca interna erfolgt von einer längsgeführten Inzision des Peritoneum über den pulsierenden Gefäßen an der Beckenwand aus. Als erstes kommt die ventral der Vene liegende A.iliaca externa zu Gesicht. Verfolgt man sie nach kranial, so wird die Bifurkation und damit auch die in das kleine Becken herunterziehende A.iliaca interna sichtbar. Die notwendige *Vermeidung einer Ureterverletzung* oder *-ligatur* ist dann nicht schwierig, wenn das hintere Blatt des Lig.latum, in dessen Wand der Ureter eingebettet ist, stumpf nach median gedrängt und hier z.B. mit einem abgewinkelten Spekulum nach Breisky gehalten wird. Nun kann die A.iliaca interna durch spreizende Bewegungen aus der Umgebung gelöst werden. Sie wird mit einer

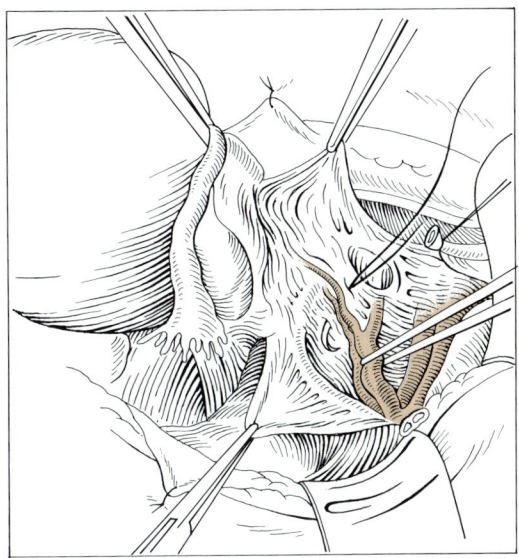

Abb. 29   Ligatur der A.iliaca interna (hypogastrica) in der Nachgeburtsperiode (nach *Käser* u. Mitarb.)

gebogenen Klemme (z.B. mit der gebogenen Ligaturklemme nach Overholt-Geissendoerfer oder – bereits mit einem Faden bewehrt – mit der Ligaturklemme nach Finochietto) unterfahren und doppelt ligiert. Beide Fäden können zugleich gelegt werden, wenn mit der Klemme ein gedoppelter Faden unter dem Gefäß hindurchgezogen wird. Eine weitere Gefahr besteht in der möglichen Verletzung der dorsal der Arterien verlaufenden, dünnwandigen Vv.iliacae interna bzw. externa, insbesondere beim Unterfahren der Arterie mit der Klemme!

Die **Bewertung der Hypogastrikaligatur** als blutstillende Maßnahme bei pelvinen Blutungen in der Nachgeburtsperiode erfolgt bis heute unterschiedlich. Bei arteriellen Blutungen im Iliakalbereich handelt es sich oftmals um die lebenserhaltende Maßnahme (Riva u. Sama). Die nicht seltenen Blutungen aus retrahierten Beckenvenen und auch kombinierte arteriovenöse Blutungen müssen hinsichtlich der Effektivität der Hypogastrikaligatur zu einer prognostisch zurückhaltenden Beurteilung Anlaß geben. Insbesondere sind Blutungsrezidive nicht mit ausreichender Sicherheit auszuschließen (Käser u. Mitarb.).

Uterusruptur

Die Ruptur des Fruchthalters stellt auch heute die gefährlichste Weichteilverletzung während der Entbindung dar. Die unterschiedliche Pathogenese (S. 196) vermag zu erklären, daß die prognostisch bedeutsame rechtzeitige **Erkennung der Verletzung** auf verschiedenartige diagnostische Verfahren zurückgreifen muß. Ist der Verdacht auf eine Uterusruptur entstanden, so sind für ihre *Verifizierung* die postpartuale Austastung des Uterus, die Spekulumeinstellung und evtl. die Laparoskopie die wichtigsten Methoden.

Nach der Verifizierung einer Uterusruptur in der Nachgeburtsperiode ist die **Laparotomie** eine Conditio sine qua non. Der Zugang durch den suprasymphysären Querschnitt ist ausreichend. Es wird nun zunächst die Rupturstelle dargestellt, wozu der Uterus zumeist vor die Bauchdecken gebracht werden muß, was bei der guten Beweglichkeit des Organs leicht manuell möglich ist. Je nach Lokalisation und Ausdehnung der Verletzung sowie nach der Stärke der Blutung, aber auch in Abhängigkeit von dem Wunsch nach weiteren Graviditäten sind die folgenden **Möglichkeiten des operativen Vorgehens** gegeben:

1. *Bei einer fundusnahen bzw. in der Vorderwand lokalisierten Uterusverletzung* ohne stärkere Gewebstraumatisierung erfolgt der

Verschluß der Uteruswunde in Schichten

in gleicher Weise wie bei der Versorgung eines Myombettes nach Myomenukleation (MARTIUS, Gynäkologische Operationen) (Abb. 30). Blutende Gefäße werden gesondert gefaßt und umstochen, ausgefranste Wundränder mit der Schere begradigt. Für die Naht sollten atraumatische Rundkörpernadeln mit resorbierbaren Kunststoffäden (Vicryl, Dexon) Verwendung finden. Zumeist reicht auch am puerperalen Uterus eine 2schichtige Naht (Abb. 30), bei der das Endometrium geschont werden muß. Für die *Peritonealisierung* wird zur Vermeidung von z. B. postoperativen Dünndarmadhäsionen bei isthmusnahen Verletzungen das zuvor mobilisierte Blasenperitoneum, bei hohen Rupturen ein Stück Omentum majus in Form der freien Netztransplantation genutzt.

2. *Bei der Ruptur einer Sectionarbe* (Narbenruptur) (Abb. 31) ergeben sich operative Schwierigkeiten aus der Tatsache, daß der kaudale Wundrand zumeist dünn ausgezogen, der kraniale (korporale) Wundrand indessen gewebereich

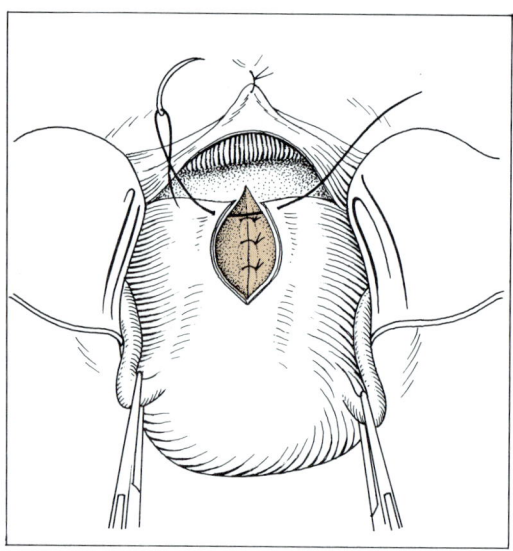

Abb. 30   Uterusruptur in der Vorderwand im Bereich einer vorausgegangenen Schnittentbindung mit korporalem Längsschnitt. Die Harnblase ist zur Darstellung des unteren Wundwinkels und zur Mobilisation des Blasenperitoneum nach kaudal abpräpariert. Die Rupturstelle ist mit einer versenkten Knopfnahtreihe verschlossen. Die darüberzulegende zweite Nahtreihe faßt das Perimetrium mit. Zur Extraperitonealisierung kann das Blasenperitoneum verwandt werden

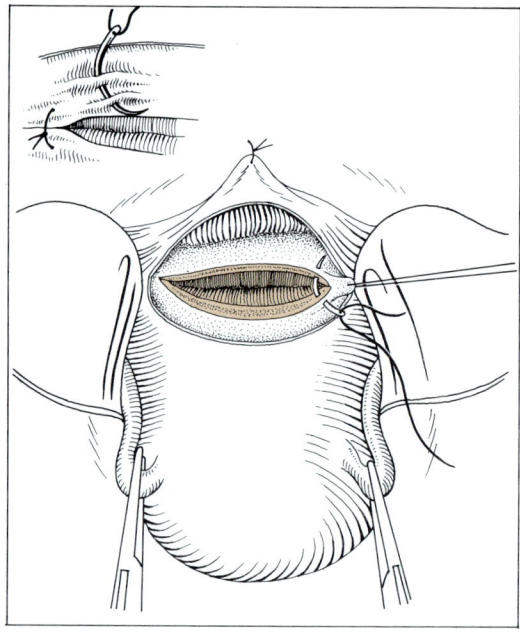

Abb. 31   Uterusruptur im Bereich einer isthmischen Narbe nach Schnittentbindung. Der untere Wundrand und die Zervixvorderwand sind papierdünn. Die Blase ist ausgiebig nach kaudal abpräpariert, so daß durch Doppelung des unteren Uterinsegmentes ein ausreichend stabiler Wundverschluß zu erreichen ist

ist. Dieser Befund macht eine ausreichende Blasenpräparation im Bereich des Septum vesicovaginale erforderlich. Danach gelingt der Verschluß des Uterus durch Doppelung des unteren Uterinsegmentes zumeist mit ausreichender Festigkeit. Die Blutung aus dem narbigen Gewebe ist eher gering. Über die Uterusexstirpation (s. u.) sollte vordergründig unter Berücksichtigung des Wunsches nach weiteren Graviditäten entschieden werden.

3. *In Zervixnähe lokalisierte Uterusrupturen* stellen den Operateur wegen der oft zugleich bestehenden Blutungen aus dem unmittelbaren Einstromgebiet der A.uterina vor größere technische Probleme. Im wesentlichen sind sie die gleichen, wie sie bereits bei der operativen Versorgung des supralevatoriellen Hämatoms dargestellt wurden (S. 316). Schwierigkeiten bei der Darstellung blutender Gefäße, aber auch der Rupturstelle machen es evtl. erforderlich, die Indikation zur Hysterektomie zu stellen. Sie kann zum einen in Form der

subtotalen supravaginalen Hysterektomie

erfolgen. Ihr Vorteil ist vor allem die kürzere Operationsdauer für die durch den posthämorrhagischen Schock verstärkt gefährdete Patientin. Das *operative Vorgehen* wird durch die gute Elevierbarkeit des Uterus und die gute Präparierfähigkeit des aufgelockerten Gewebes eher erleichtert. Die Adnexabgänge werden beiderseits doppelt umstochen und durchtrennt (Abb. 33). Es folgt die Inzision des peritonealen Blasenscheitels und die Trennung von Blase und vorderer Zervixwand durch Präparation mit der Schere bis etwa 2 cm unterhalb des inneren Muttermundes. Wird der Uterus jetzt zur Seite gezogen, so wird das gegenseitige hintere Blatt des Lig.latum gut sichtbar. Es wird mit der halb geöffneten Schere nach kaudal abgeschoben, wodurch der Ureter ausreichend aus dem Operationsfeld nach unten ausweicht und die Uterinagefäße sichtbar werden. Das Gefäßbündel wird nun mit einer Parametriumklemme gefaßt oder primär mit einer stumpfen Nadel mit abgerundeter Spitze umstochen und dann durchtrennt (Abb. 34). Oftmals sind zwei absteigende Umstechungen ausreichend, bis der Uterus supravaginal abgesetzt werden kann. Die durch die partuale Zervixdilatation dünnen Wände des Zervixstumpfes werden durch Z-Nähte, besser noch durch einstülpende Achternähte nach Douglas verschließend adaptiert

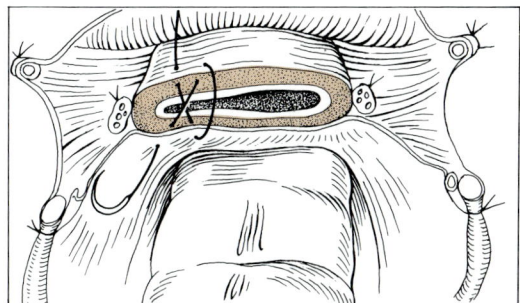

Abb. 32 Verschluß der dünnwandige puerperalen Zervix. Nach der supravaginalen Uterusamputation wird nach dem Vorschlag von Douglas die dünnwandige Zervix durch einstülpende Achternähte verschlossen (nach *Käser* u. Mitarb.)

(Abb. 32) (KÄSER u. Mitarb.). Die *Peritonealisierung des Wundgebietes* wird mit dem Blasenperitoneum, den Ligg.teretia uteri und den Adnexstümpfen mit einer Semizirkulärnaht rechts und links und ein oder zwei zusätzlichen Mittelnähten entsprechend dem Vorgehen bei der gynäkologisch indizierten supravaginalen Uterusamputation vorgenommen (MARTIUS, Gynäkologische Operationen).

4. *Tiefer herunterreichende Uterusrupturen* bzw. über den inneren Muttermund hinaufgehende *Zervixrisse* sowie *perforierende Vaginalverletzungen* mit einer Peritonealeröffnung und schließlich die Uterusruptur in Form der *Kolpaporrhexis* machen die

totale Hysterektomie

notwendig. Auch dieser Eingriff entspricht weitgehend dem Vorgehen bei gynäkologischen Indikationen (KÄSER u. Mitarb., MARTIUS). Der suprasymphysäre Querschnitt ist als Zugang zum Abdomen so gut wie immer ausreichend. Der Uterus wird manuell vor die Bauchdecken gebracht und mit z. B. einer vierzinkigen Organfaßzange nach Acsculap Pratt angehoben (Abb. 33). Tube und Lig.ovarii proprium einerseits und Lig.teres uteri andererseits werden wegen ihres Gewebsreichtums einzeln mit einem resorbierbaren Faden der Stärke 1 (metr.: 5) umstochen und nach dem Setzen einer Gegenklemme am uterinen Adnexabgang durchtrennt (Abb. 33).

Die *Darstellung der Uterinagefäße* mit Distanzierung des Ureters und die Blasenpräparation entsprechen der Technik bei der supravaginalen

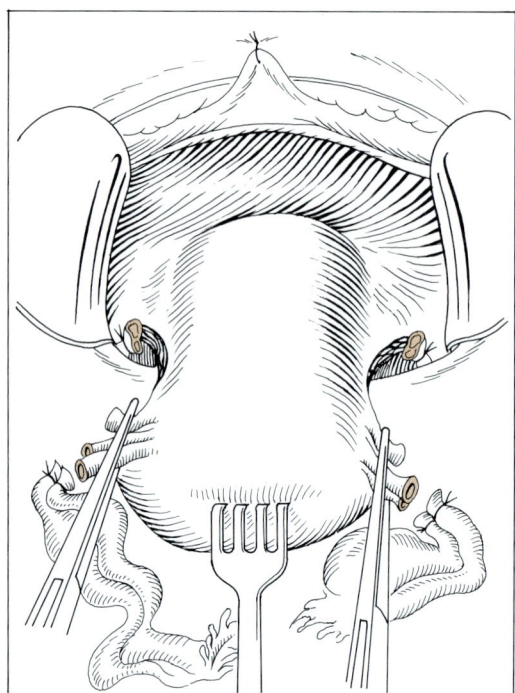

Abb. 33 Abdominale Totalexstirpation des Uterus post partum (I). Der Uterus ist vor die Bauchdecken gebracht. Er ist mit einer 4zinkigen Organfaßzange eleviert. Tube, Lig. ovarii proprium und Lig.teres uteri sind doppelt umstochen und durchtrennt

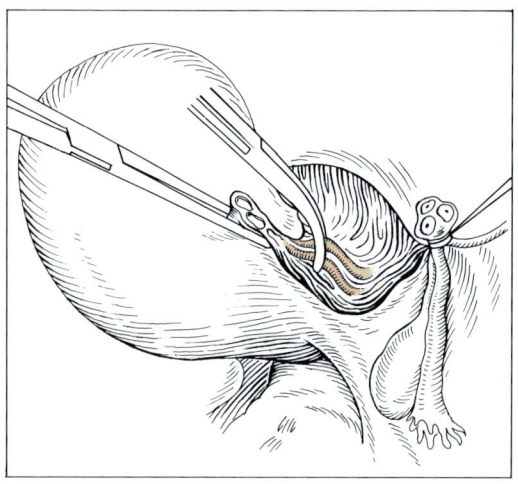

Abb. 34 Abdominale Totalexstirpation des Uterus post partum (II). Der Uterus wird mit der Organfaß-zange nach links herübergezogen. Blase und hinte-res Blatt des Lig. latum sind nach kaudal abpräpa-riert. Das jetzt sichtbare uterine Gefäßbündel ist mit einer Parametriumklemme gefaßt und durchtrennt. Es wird anschließend doppelt umstochen

Hysterektomie (S. 319). Die Blase muß lediglich bis über das Scheidengewölbe hinaus, also weiter nach kaudal, von der vorderen Zervix-wand getrennt werden. Die *Ligatur der Uterina-gefäße* erfolgt nach dem Fassen des Uterinabün-dels mit einer Parametriumklemme oder auch durch die primäre Umstechung absteigend (Abb. 34). Hierbei ist die schwangerschaftsbe-dingte Auflockerung und Hyperämie des Gewe-bes zu berücksichtigen: Die Umstechung der A.uterina und der dazugehörigen Vene erfolgt doppelt bei nicht zu kurzen Gewebsstümpfen!

Im weiteren Verlauf der Hysterektomie in der Nachgeburtsperiode wird der Operateur evtl. mit *zwei operationstechnischen Problemen* kon-frontiert:

– Bei der heute häufigsten Form der Uterusrup-tur, der **Narbenruptur nach Schnittentbindung**, ist kaudal des rupturierten isthmischen Quer-schnittes die vordere Zervixwand oftmals sehr dünn und narbig (Abb. 31, S. 318). Die *Blasenpräparation* im Bereich des Septum vesicovaginale kann dadurch erschwert sein. In diesen Fällen bedeutet es eine Hilfe, wenn zuvor der untere Rand der Rupturstelle mit 2 oder 3 langen Kocher-Klemmen gefaßt und durch die 2. Assistenz nach kranial gezogen wird. Die Gefahr der Blasenverletzung wird dadurch erheblich verringert.

– Bei der Hysterectomia totalis in der Nachge-burtsperiode gelingt es zumeist nur schwer, allein durch die Palpation die **Portio zu verifizieren**, durch die bei der gynäkologisch indizierten Hysterektomie die Tiefe der Para-metriumumstechungen und die Schnittfüh-rung im Scheidengewölbe zum Absetzen des Uterus bestimmt werden. KÄSER u. Mitarb. empfehlen in diesen Fällen, das untere Ute-rinsegment längs zu spalten, um dann mit dem Zeigefinger durch diese Wunde in das vordere Scheidengewölbe einzugehen, es nach ventral zu drängen und über dem eingeführten Finger mit einem Haltefaden zu markieren (Abb. 35). Sofern notwendig, wird das Ligieren des Parametrium nach kaudal fortgesetzt, um dann die Vagina von der Seite her zu eröffnen und schließlich das Scheiden-gewölbe mit der Schere zu durchtrennen. Der *Verschluß der Scheide* sollte bei jeder Hyster-ektomie in der Nachgeburtsperiode subto-tal, d.h. durch je eine Z-Naht im Bereich der seitlichen Wundwinkel, und zur Blutstillung durch das Säumen der vorderen und hinteren

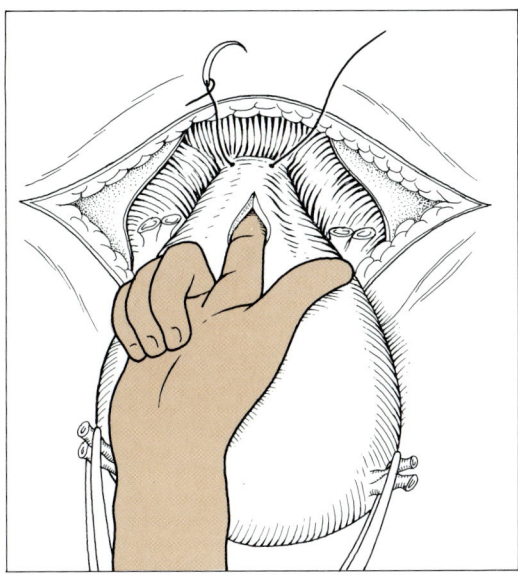

Abb. 35 Abdominale Totalexstirpation des Uterus post partum (III). Zur Erkennung der schlaffen, dünnwandigen Zervix ist das untere Uterinsegment längs gespalten. Mit dem eingeführten Finger läßt sich der Muttermundsrand tasten. Dicht unterhalb wird ein Markierungsfaden durch die vordere Scheidenwand gelegt (nach *Käser* u. Mitarb.)

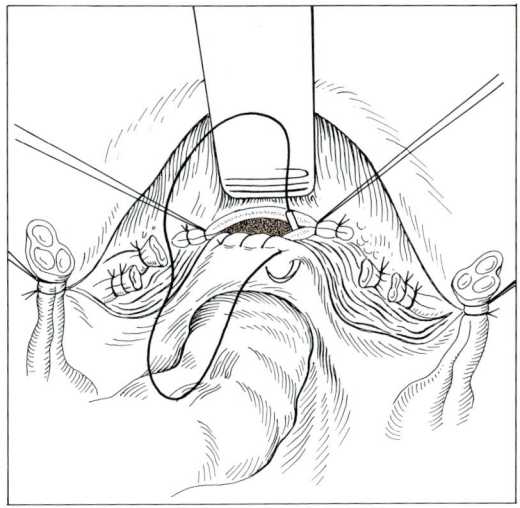

Abb. 36 Abdominale Totalexstirpation des Uterus post partum (IV). Subtotaler Verschluß der Vagina durch eine Z-Naht an den beiden seitlichen Wundwinkeln und durch Säumen der vorderen und hinteren Vaginalwand

Scheidenwand vorgenommen werden (Abb. 36). Dieses „Offenlassen des mittleren Vaginaldrittels" schafft eine ausreichende Abflußmöglichkeit für das Sekret aus dem supravaginalen Raum. Zur *Peritonealisierung* des Wundgebietes (Abb. 37) werden Blasenperitoneum, Ligg.teretia uteri und Adnexstümpfe verwendet, womit zugleich die notwendige Suspension der Vagina erreicht wird. Bei größeren extraperitonealen Wundhöhlen und unzureichender Bluttrockenheit wird subperitoneal eine *Redon-Drainage* eingelegt und diese durch den seitlichen abdominalen Wundwinkel herausgeführt. Der Verschluß der Bauchdecken beendet den Eingriff.

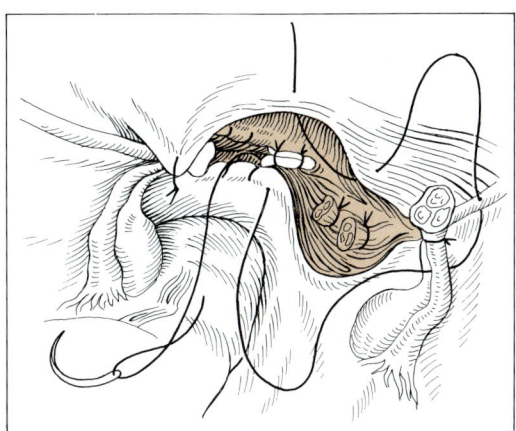

Abb. 37 Abdominale Totalexstirpation des Uterus post partum (V). Peritonealisierung des supravaginalen Wundgebietes durch jeweils eine semizirkuläre Naht, die das Blasenperitoneum, die Ligg. teretia uteri, die Tuben und die Rückwand der Vagina faßt

Beckenbodenplastik post partum

Die in der Nachgeburtsperiode unmittelbar nach vollständiger Entleerung des Uterus vorgenommene Beckenbodenplastik kann in Form der alleinigen hinteren Plastik oder auch der Colporrhaphia anterior et posterior vorgenommen werden. Die Indikationsstellung muß streng erfolgen, wobei in jedem Fall die Vor- und Nachteile sorgfältig gegeneinander abgewogen werden müssen (S. 35).

Bei einer ausgeprägten Rektozele kann die

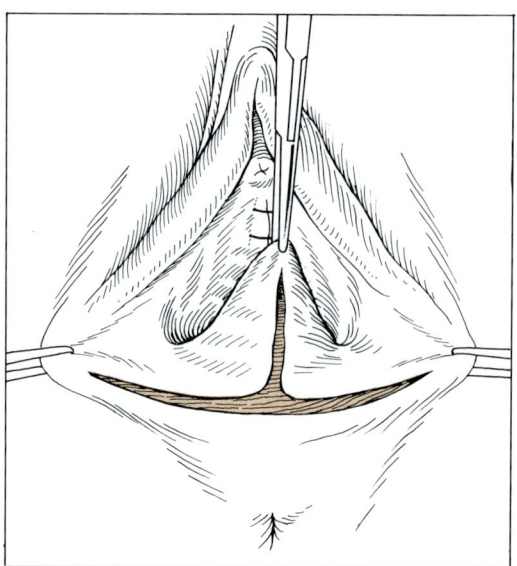

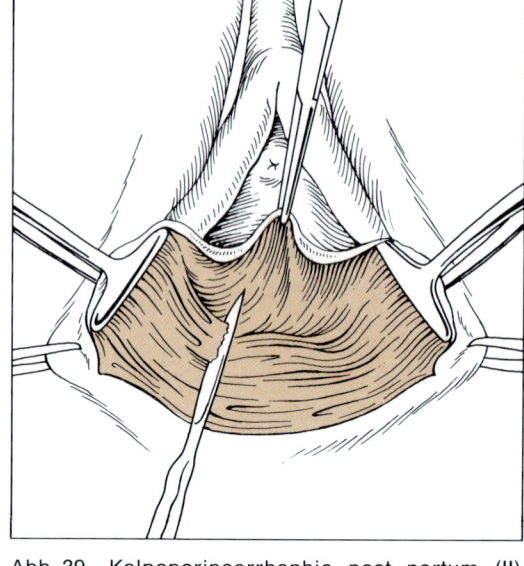

Abb. 38 Kolpoperineorrhaphie post partum (I). Die ausgeprägte Rektozele ist dargestellt. Die Vaginalhaut wird über der Rektozele in der Längsrichtung, die Grenze zwischen Vaginalschleimhaut und Damm quer inzidiert

Abb. 39 Kolpoperineorrhaphie post partum (II). Die Vaginalschleimhaut wird durch Präparation im Bereich des Septum rectovaginale von der vorderen Rektumwand bis zum Sichtbarwerden der Levatoren getrennt

Nachgeburtsperiode ohne zusätzliche Gefährdung der Patientin zur

Kolpoperineorrhaphie

genutzt werden (Abb. 38). Das **operative Vorgehen** entspricht weitgehend der hinteren Beckenbodenplastik außerhalb der Nachgeburtsperiode. Es sollten lediglich drei *Besonderheiten* Beachtung finden:

– Die Präparation ist in dem aufgelockerten Gewebe zumeist sehr leicht.
– Die schwangerschaftsbedingte Hyperämie ist stärker und verlangt eine sorgfältigere Blutstillung, ist indessen nicht beeinträchtigend.
– Introitus und Vagina dürfen während der plastischen Rekonstruktion nicht zu eng formiert werden, da anderenfalls nach der Rückbildung der Schwangerschaftsveränderungen Kohabitationsstörungen zu befürchten sind.

Die Operation beginnt mit der Darstellung der Rektozele zwischen zwei Kugelzangen, die an der Stelle der zukünftigen hinteren Kommissur eingesetzt und zur Seite gezogen werden (Abb. 38), und einer Kocher-Klemme am oberen Pol der Rektozele. Die erforderliche *T-förmige Anfrischungsfigur* wird durch die quere Inzision der hinteren Kommissur an der Grenze

zwischen Damm- und Vaginalhaut und die Längsspaltung der hinteren Vaginalwand hergestellt. Die Präparation mit Trennung der hinteren Vaginalwand von der Rektumvorderwand im Bereich des Septum rectovaginale (Abb. 39) gelingt leicht. Die seitlich sich darstellenden *Levatorenschenkel* werden nun mit einer runden Nadel aus dem pararektalen Raum herausgehoben und mit 2–3 Catgut-Nähten der Stärke 1 (= metr. 5) vor dem Rektum vereinigt. Falls notwendig, kann vor der Levatorennaht das *Septum rectovaginale* mit einigen Catgut-Nähten der Stärke 0 (metr. 4) mit eingeschmolzener Nadel zur Mitte hin gerafft werden (Abb. 40). Die *Resektion der Scheidenwand*, die bei der Plastik post partum zurückhaltend erfolgen muß, und der Verschluß der Scheidenwand mit Catgut-Knopfnähten und des Dammes mit resorbierbaren Kunststoffnähten (z. B. Dexon Stärke 0–1 [metr. 4–5]) beenden die Operation.

Die **Nachbehandlung** im Wochenbett erfolgt in gleicher Weise wie nach einer Episiotomie.

Einer strengeren Indikationsstellung bedarf verständlicherweise die der hinteren Plastik vorausgeschickte

Colporrhaphia anterior

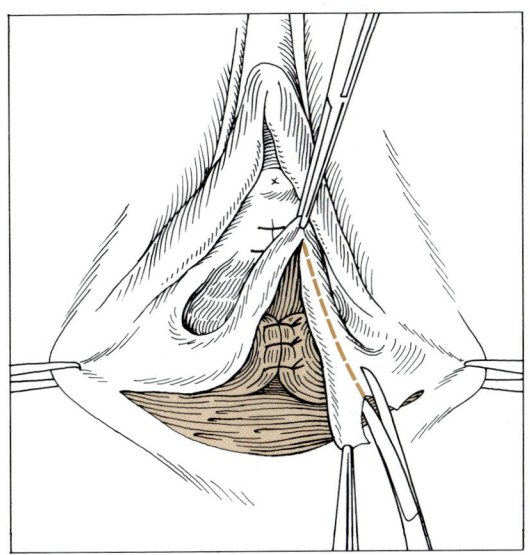

Abb. 40 Kolpoperineorrhaphie post partum (III). Nach der Raffung des Septum rectovaginale und der Vereinigung der Levatorenschenkel in der Mittellinie wird die Scheidenwand reseziert

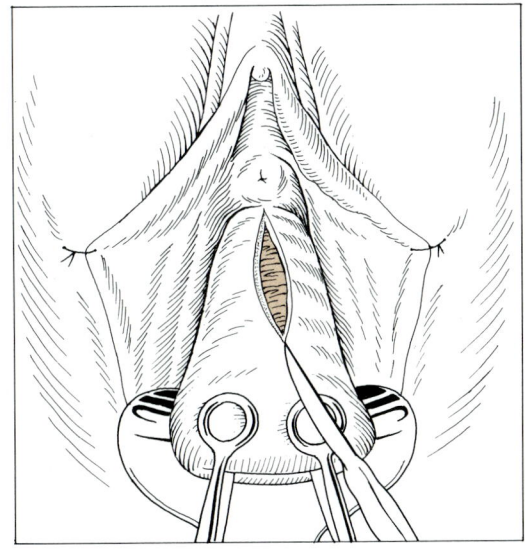

Abb. 41 Colporrhaphia anterior post partum (I). Die dünnwandige vordere Muttermundslippe ist mit zwei Organfaßzangen gefaßt. Die vordere Scheidenwand wird in der Mittellinie inzidiert

zur Korrektur einer Zystozelenbildung mit bereits vor der Gravidität vorhandener Harninkontinenz (S. 35). Die **Operationstechnik** ist im Detail in MARTIUS, Gynäkologische Operationen, beschrieben, so daß hier lediglich die einzelnen Phasen mit den Besonderheiten skizziert werden sollen, die bei der vorderen Beckenbodenplastik post partum zu berücksichtigen sind:

– Darstellung der vorderen Muttermundslippe und Anhaken mit Museux-Klemmen oder Organfaßzangen. Mit ihnen kann die noch gewebsarme vordere Muttermundslippe besser gefaßt und vorgezogen werden als mit einer Kugelzange.
– Längsinzision der vorderen Vaginalwand zwischen Urethramündung und vorderer Muttermundslippe (Abb. 41).
– Mobilisation der Vaginalwand zur Seite hin durch Präparation im Septum vesicovaginale, bis die Vorderwand der deszendierten Blase ausreichend freiliegt. Die Präparation wird durch das Fassen der vaginalen Wundränder und deren Elevation mittels T-Klemmen wesentlich erleichtert (Abb. 42).
– Trennung der Blase von der vorderen Zervikalwand durch scharfe Präparation mit der Schere im Septum supravaginale (Abb. 42).
– Rekonstruktion des Diaphragma urogenitale

durch Raffung (Abb. 43) und Vereinigung des zur Seite zurückgewichenen vesikovaginalen Bindegewebslagers mit Catgut-Knopfnähten

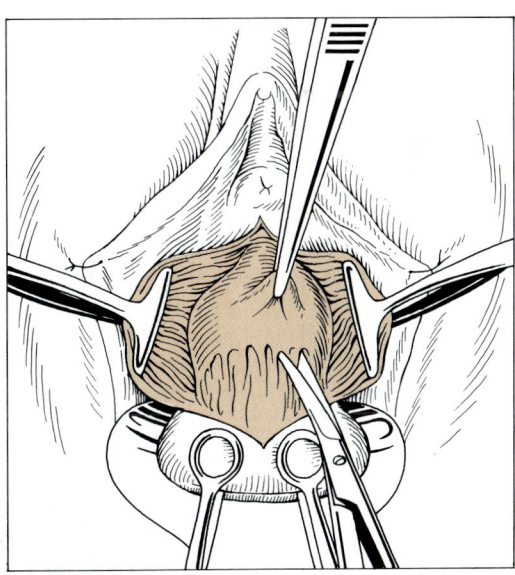

Abb. 42 Colporrhaphia anterior post partum (II). Die Scheidenwände werden mit T-Klemmen auseinandergehalten. Die freiliegende Blase wird durch Präparation im Septum vesicocervicale von der vorderen Zervixwand getrennt

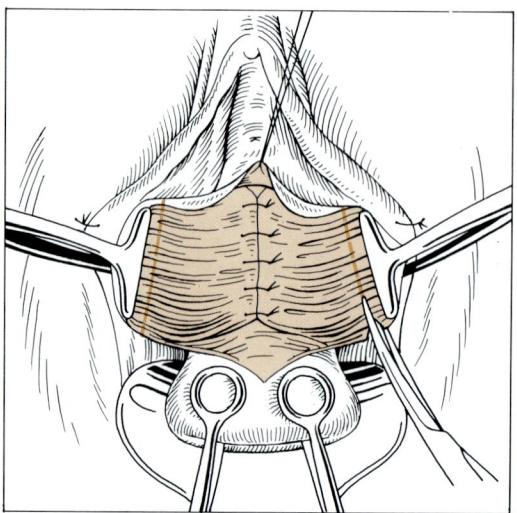

Abb. 43   Colporrhaphia anterior post partum (III). Nach Raffung des Septum vesicovaginale bzw. des Diaphragma urogenitale wird die Vaginalwand reseziert. Die Kolpotomie wird durch Knopfnähte verschlossen

mit atraumatischen Fäden der Stärke 0 (metr. 4), bis die Blase ausreichend retrosymphysär reponiert ist.

– Unter Verzicht auf die Portioamputation (!) wird die vordere Vaginalwand reseziert und durch Catgut-Knopfnähte der Stärke 0–1 (metr. 4–5), vom portionahen Wundwinkel beginnend, bis zum vorderen urethranahen Wundwinkel verschlossen (Abb. 43).

Zur **Nachbehandlung** im Wochenbett wird für 3–4 Tage ein Dauerkatheter eingelegt. Ein 4maliges Abspülen mit 1/2%iger Sagrotanlösung sollte sichergestellt werden. Eine Antibiotikaprophylaxe ist nicht erforderlich. Auffallend sind immer wieder die gute Heilung der Operationswunden, die geringen postoperativen Schmerzen und das gute plastische Ergebnis.

Literatur

Andreas, H., A. Felker, G. Mälzer: Inversio uteri. Zbl. Gynäk. 93 (1971) 1412

Bernaschek, B.: Abdominale Reposition bei Inversio uteri puerperalis. Zbl. Gynäk. 101 (1979) 1266

Berndt, J., H. Radzuweit: Zur Genese, Diagnose und Therapie der puerperalen Inversio uteri. Geburtsh. u. Frauenheilk. 28 (1968) 782

Bowes, W. A., P. T. Watson: Inversion of the uterus. In Iffy L.,

D. Charles: Operative Perinatology. Macmillan, New York 1984 (p. 648)

Copony, L., C. Werner: Vergleichende Studie über Früh- und Spätergebnisse nach transkutaner und intrakutaner Naht der mediolateralen Episiotomie. Z. Geburtsh. Perinat. 184 (1980) 223

Döderlein, G., J. Breitner: Die geburtshilflichen Operationen. In Schwalm, H. G. Döderlein: Klinik der Frauenheilkunde, Bd. I. Urban & Schwarzenberg, München 1975 (S. 519)

Dolff, J.J.C., H. Tillmanns: Ein Beitrag zur Inversio uteri puerperalis. Zbl. Gynäk. 93 (1971) 369

Dyroff, R., J. Thomas: Die Inversio uteri und ein neues Verfahren zu ihrer Behandlung. Geburtsh. u. Frauenheilk. 15 (1955) 126

Fink, W.: Die Uterusinversion und der Verlauf weiterer Geburten. Zbl. Gynäk. 91 (1969) 1374

Gumbrecht, C.: Indikation und Zeitpunkt zur manuellen Plazentalösung. Geburtsh. u. Frauenheilk. 30 (1970) 986

Halsey, H.: Manual removal of the placenta. Amer. J. Obstet. Gynec. 64 (1952) 38

Hepp, H.: Moderne Nahtmaterialien und Nahttechniken in der Gynäkologie und Geburtshilfe. Urban & Schwarzenberg, München 1985

Herschlein, H.J.: Die Gerinnungsverhältnisse beim Credéschen Handgriff. Geburtsh. u. Frauenheilk. 22 (1962) 193

Hibbard, L.T.: Complications of labor and delivery. In Benson, R.C.: Obstetric and Gynecologic Diagnosis and Treatment. Lange, Los Altos/Cal. 1982

Hoffmann, J., C. Scholz: Inversio uteri beim Zug an der Nabelschnur. Zbl. Gynäk. 93 (1971) 890

Huntington, J.L., F.C. Irving, F.S. Kellog: Abdominal reposition in acute inversion of the puerperal uterus. Amer. J. Obstet. Gynec. 15 (1928) 34

Käser, O., F.A. Iklé, H.A. Hirsch: Atlas der gynäkologischen Operationen. Thieme, Stuttgart 1983

Kastendieck, E., V. Lehmann: Manuelle Reposition bei Inversio uteri puerperalis nach i. v. Injektion des Tokolytikums Th 1165a. Z. Geburtsh. Perinat. 178 (1974) 444

Martin, K.: Geburtsverletzungen. Gynäkologe 4 (1971) 31

Martius, G.: Gynäkologische Operationen. Thieme, Stuttgart 1980

Meinert, J.: Die Inversio uteri puerperalis. Geburtsh. u. Frauenheilk. 44 (1984) 260

Nitzsche, P., P. Schneck: Zur Klinik des spontanen Vulvahämatom. Zbl. Gynäk. 92 (1970) 585

Rauter, B.: Die puerperale Uterusinversion. Zbl. Gynäk. 87 (1965) 1373

Riva, H.L., J.C. Sama: Surgical management of obstetric hemorrhage. In Iffy, L., D. Charles: Operative Perinatology. Macmillan, New York 1984 (p. 751)

Runge, H., J. Hartert: Defibrinierung des Blutes als Ursache schwerer geburtshilflicher Blutungen. Geburtsh. u. Frauenheilk. 13 (1953) 861

Schneider, C.L.: Rupture of the basal (decidual) plate in abruptio placentae: a pathway of autoextraction from decidua into the maternal circulation. Amer. J. Obstet. Gynec. 63 (1952) 1078

Schreiber, H.: Über den Dammriß III. Grades. Zbl. Gynäk. 86 (1964) 1560

Shute, W.B.: Episiotomy: a physiologic appraisal and a new painless technic. Obstet. and Gynec. 14 (1959) 467

Soiva, K., A. Jahkola, T. Pyörälä: Über die manuelle Lösung der Plazenta während der konservativen und aktiven Behandlung der Nachgeburtsperiode. Arch. Gynäk. 199 (1963) 70

Stockhammer, P., C. Villinger, W. Haensel, H. M. Dengler: Kritische Beobachtungen über den Dammriß III. Grades. Geburtsh. u. Frauenheilk. 36 (1976) 759

Thomas, W.O.: Manual removal of the placenta. Amer. J. Obstet. Gynec. 86 (1963) 600

Tillmanns, H., P. Pförtner: Wundheilung von Episiotomien unter Nachbehandlung mit Aescin. Münch. med. Wschr. 111 (1969) 2410

Wachsmuth, W.: Puerperale Inversio uteri completa mit Inversio vaginae (= Totalinversion) als Unfallfolge. Geburtsh. u. Frauenheilk. 22 (1962) 267

Walch, E.: Zur Therapie der Inversio uteri puerperalis. Geburtsh. u. Frauenheilk. 17 (1957) 1035

Weigt, H.: Zur spontanen Inversio uteri puerperalis. Zbl. Gynäk. 91 (1969) 1372

5. Operative Eingriffe im Wochenbett

Im Wochenbett ist relativ selten die Notwendigkeit zu einer operativen Intervention gegeben. Die wichtigsten Eingriffe sind:

- Abrasio bei puerperalen Blutungen,
- Sekundärnaht einer primär versorgten Scheiden-Damm-Verletzung,
- Inzision einer abszedierten Mastitis puerperalis,
- Inzision einer Varikothrombophlebitis,
- Uterusexstirpation mit Ligatur der Ovarialgefäße bei Ovarialvenenthrombose,
- Exstirpation eines nekrotischen Genitaltumors,
- Tubenligatur (Sterilisation),
- operative Intervention bei akuten extragenitalen Erkrankungen.

Operatives Vorgehen bei puerperalen Blutungen

Verstärkte, die Wöchnerin bedrohende Blutungen treten mit einer Frequenz von 0,5–1,0% auf (BACHMEYER u. STOLL, KAISER u. MARTIUS). Die wichtigsten **Ursachen** sind:

- unkomplizierte Subinvolution,
- Retention von Eihäuten und Plazentaresten,
- wandständige Blutkoagel,
- Endometritis puerperalis,
- Funktionsstörungen des Endometrium im Spätwochenbett,
- infralevatorielle Blutungen,
- supralevatorielle Blutungen.

Die **Indikation** zur

Kürettage des puerperalen Uterus

wird in erster Linie von der Blutungsstärke, weniger indessen von der Blutungsursache bestimmt. Die operative Intervention muß damit bei allen bedrohlichen uterinen Blutverlusten, aber auch nur dann erfolgen. Dies gilt besonders deshalb, da jede Kürettage bei der aufgelockerten und leukozytär durchsetzten Dezidua in einem nicht zu unterschätzenden Maße zu bleibenden Schädigungen in Form von Narbenbildungen und Synechien mit nachfolgenden Blutungsstörungen und evtl. sekundärer Sterilität führt (SMID u. BEDÖ). Neben der Blutungsstärke ist ein weiteres wichtiges **Diagnostikum** am Ende der 1. Woche nach der Entbindung der *klaffende Zervikalkanal*. Ist er zu diesem Zeitpunkt noch fingerdurchgängig, so muß neben einer unkomplizierten Subinvolutio uteri an eine Retention von Eihäuten, Plazentaresten oder von wandständigen Blutkoageln gedacht

werden. Sicherlich zu wenig nutzen wir bisher die Möglichkeiten der *Sonographie im Wochenbett* (KLUG). Mit ihr gelingt es exakter als mittels Palpation, die Involution des Uterus zu kontrollieren. Zudem ist anzunehmen, daß auch eine Beurteilung des Cavum uteri – evtl. mit dem Nachweis von Plazentaresten oder wandständigen Blutkoageln – sonographisch gelingen kann.

Die **technische Durchführung** folgt zunächst den operativen Regeln, wie sie auf S. 25 ff. für die Abortkürettage beschrieben wurden. Bei einem weichen Myometrium mit erhöhter Perforationsgefahr wird zu Beginn der Operation ein Methylergobasinpräparat (z. B. Methergin oder Syntometrin) i. v. injiziert. Danach findet die Kürette einen besseren Widerstand. Bei ausreichender Erweiterung des Zervikalkanals ist es ratsam, das Cavum uteri zunächst digital auszutasten, um bei dieser Gelegenheit wandständige Gewebeanteile abzulösen. Dies gilt insbesondere für die

Uterusentleerung bei einem Plazentapolypen.

Der Polyp kann so weitgehend von der Wand abgeschält und anschließend mit der Winter-Abortzange (S. 32) entfernt werden. Für die nun folgende Kürettage wird eine stumpfe Kürette verwendet. Die Ausschabung soll mit „zarter Hand" vorgenommen werden, um die Decidua basalis soweit wie möglich zu schonen.

Hat sich aufgrund des präoperativ erhobenen Befundes oder der Kürettage der Verdacht auf eine partielle

Plazentaretention bzw. einen Plazentapolypen ergeben, so ist es dringend geboten, *das gesamte Kürettagematerial einem Pathologen zur Untersuchung zu geben* und ihn zu bitten, den Anteil an Trophoblastgewebe, um den herum sich der Polyp durch Anlagerung von koaguliertem Blut gebildet hat, in seiner Größe metrisch zu bestimmen. Auf diese Weise kann der Arzt dem in evtl. nachfolgenden Haftpflichtprozessen erhobenen Vorwurf, größere Teile der Nachgeburt zurückgelassen zu haben, leichter entgegentreten bzw. ihn entkräften!

Die **Nachbehandlung** nach einer Kürettage im Wochenbett hat sich weitgehend nach der Ursache der uterinen Blutung zu richten:

- Bei der *unkomplizierten Subinvolution* als Folge einer Kontraktionsschwäche des Myometrium, z. B. nach protrahierten Geburtsverläufen, nach Mehrlingen oder einem Hydramnion, erfolgt sie mit Oxytocin-Präparaten (z. B. per infusionem: 6 IE in 500 ml Infusionsflüssigkeit, in leichteren Fällen auch als Oxytocin-Nasenspray) oder auch mit einem Ergobasin- bzw. Ergotamin-Präparat für 2–3 Tage. Bei den letzteren hat bei stillenden Frauen der prolaktinhemmende Effekt mit möglicher Beeinträchtigung der Galaktopoese Beachtung zu finden (J. MARTIUS u. Mitarb.).
- Bei Verdacht auf einen *hyperfibrinolytischen Anteil* an der uterinen Blutung wird unmittelbar nach der Abrasio ein Fibrinolysehemmer (z. B. in Form eines synthetischen Antifibrinolytikum: Anvitoff, Cyklokapron, Epsilon-Aminocapronsäure „Roche", Gumbix: 1mal 500 mg i. v. mit Wiederholung nach 4–6 Std. je nach Bedarf) gegeben.
- Bei *dysfunktionellen endometrialen Blutungen*, wie sie für anhaltende Metrorrhagien 3–4 Wochen post partum infolge einer ungenügenden Epithelialisierung der uterinen Wunden typisch sind, sind Östrogene (z. B. Äthinylöstradiol in Form von Progynon-C-Tabl., 40–60 µg/Tag,) bei endometrialen Blutungen nach der 4. Woche infolge einer glandulärzystischen Hyperplasie des Endometrium kombinierte Östrogen-Gestagen-Präparate (z. B. Primosiston-Tabl., 3mal 1 Tabl. für 10–12 Tage) angezeigt (KAISER).
- Eine *postoperative Östrogentherapie* ist aber auch angezeigt bei jungen Frauen mit fortbestehendem Kinderwunsch nach intensiven Kürrettagen, z. B. bei schwer zu entfernenden wandständigen Geweberesten. Auf diese Weise ist eher eine suffiziente Regeneration des Endometrium zu erreichen.
- Bei einer *Endometritis* mit Temperatursteigerungen auf > 38°rektal und einer Leukozytose > 15000 µl bzw. einem für die Endometritis puerperalis typischen Kantenschmerz sind zusätzlich zu einer Östrogen-Gestagen-Therapie Antibiotika angezeigt.

Infralevatorielle Blutungen im Wochenbett: Traumatisch bedingte Blutungen unterhalb des Diaphragma pelvis treten im Wochenbett vor allem in Form eines *Vulvahämatoms* auf. Die Ursache besteht in einer unzureichenden Blutstillung bei der operativen Versorgung von Scheiden-Damm-Verletzungen, aber auch in subkutanen Gefäßeinrissen in der Austreibungsperiode. Für beide bildet die Vulvavarikosis die wichtigste pathogenetische Basis. Über die *Symptomatik* in Form der blauroten Anschwellung und der zunehmenden Schmerzen (cave: Periduralanästhesie!) im Bereich der Dammnaht und die operative Versorgung in Form der

Revision der Dammnaht

wurde auf S. 314 ausführlich berichtet. Das Nahtmaterial muß, soweit nötig, entfernt werden, um das blutende Gefäß nach Ausräumung des Hämatoms aufzusuchen und zu umstechen. Es folgt der erneute Wundverschluß, evtl. nach dem Einlegen eines Drains, der aus dem hinteren Wundwinkel herausgeleitet wird.

Eine weitere wichtige Blutungsquelle besteht in den ersten Stunden post partum in traumatischen Gefäßverletzungen am Scheidenrand, am oberen Scheidenwundwinkel, aber auch im Bereich eines Zervixrisses, die sich erst nach dem Wundverschluß bemerkbar machen oder übersehen wurden. Für die erforderliche

Umstechung des blutenden Gefäßes

ist es zumeist ausreichend, die Blutungsquelle mittels geburtshilflicher Spekula einzustellen und das Gefäß durch eine Z-Naht zu versorgen. Ist es bereits zur Bildung einer submukösen Hämatoms gekommen, so muß dieses zunächst ausgeräumt werden. – Eine Blutung aus einem **Zervixriß**, der wegen einer fehlenden Blutung postpartual nicht zur Spekulumeinstellung führte und so unerkannt blieb, wird ebenfalls durch die Spekulumeinstellung erkannt. Über die operative Versorgung wurde auf S. 315 berichtet.

Die **supralevatoriellen Blutungen** mit den für sie typischen erheblichen Gefährdungen der frisch Entbundenen wurden ausführlich auf S. 316 dargestellt.

Infizierte Dammnaht, Vulvaabszeß

Im Gegensatz zum Vulvahämatom tritt die Schwellung im Bereich der Episiotomie als Folge einer Wundinfektion im allgemeinen erst am 3. bis 4. Wochenbettag ein. Das Wundgebiet wird zunehmend schmerzhaft, es ist teigig geschwollen, die Nähte schneiden ein, wobei sich aus den Einstichstellen rahmiger Eiter entleert. Lösen sich die Fäden nicht spontan, so muß das Nahtmaterial entfernt werden. Das Ergebnis ist eine offene, eitrige, belegte Wunde, das sog. **Ulcus puerperale**. Seine Behandlung besteht zunächst in Sitzbädern, Salbenauflagen und

Antiphlogistika, bis eine ausreichende Wundreinigung erreicht ist. Nun kann die

Sekundärnaht

erfolgen. Noch vorhandene Beläge werden oberflächlich mit der Schere oder einem Skalpell abgetragen. Unregelmäßige Wundränder sollten begradigt werden. Zur Wundversorgung sind ausreichend weit distanzierte, durchgreifende Knopfnähte über einer dünnen Wunddrainage einem schichtweisen Verschluß vorzuziehen.

Mastitis puerperalis, puerperaler Mammaabszeß

Die Ausbildung einer abszedierenden Mastitis im Wochenbett ist als Folge der antibiotischen Therapie und in den letzten Jahren zusätzlich durch die Prolaktinhemmer deutlich rückläufig (BRECKWOLDT u. PETERS, PETERS u. BRECKWOLDT, GERSTNER u. WAGNER, VORHERR, DEVEREUX, ALTMANN u. EKLUND). Dies entspricht einer alten therapeutischen Erfahrung, daß bei Ruhigstellung eines infizierten Organs Abszeßbildungen seltener sind (GUMBRECHT u. LOCHBÜHLER). Es bedeutet zugleich, daß die genannte Therapie möglichst frühzeitig durch entsprechende physikalische Maßnahmen wie Unterlassen des Stillens und Hochbinden der Brust unterstützt werden sollte. Das Kind darf schon wegen der bestehenden Infektionsgefahr nicht angelegt werden (KIRCHHOFF). Zeigen die **Symptome** in Form eines schmerzhaften Infiltrates, einer teigigen, apfelsinenschalenartig veränderten Haut und Temperaturen > 38,0℃ rektal mit hoher Leukozytose, daß nicht mehr eine puerperale Milchstauung, sondern eine zumeist staphylokokkenbedingte Mastitis besteht, so wird der weitere Verlauf nicht zuletzt von dem rechtzeitigen **Therapiebeginn** bestimmt. Aus diesem Grunde sollte die Laktationshemmung in Form der Bromocriptin-Medikation (z.B. Pravidel: 3mal 1 Tabl. über 3 Tage, dann 2mal 1 Tabl. über 10–12 Tage) und mit ihr die antibiotische Therapie in Form eines staphylokokkenwirksamen Medikamentes möglichst innerhalb von 6 Stunden nach dem Auftreten der geschilderten Symptome begon-

nen werden. In leichteren Fällen führt häufig die alleinige Bromocriptingabe zum schnellen Abklingen der Symptomatik. In etwa 50% läßt sich auf diese Weise eine Heilung mit Restitutio ad integrum der erkrankten Brust erreichen; die Notwendigkeit einer Abszeßinzision läßt sich auf gut die Hälfte reduzieren.

Mit der chirurgischen Therapie in Form der

Inzision des Mammaabszesses

darf – etwa aus verständlicher Ungeduld – nicht zu früh begonnen werden. Bei beginnender Abszedierung, die sich an den typischen Symptomen der zunehmenden umschriebenen Vorwölbung über der Kuppe des Infiltrates, der Fluktuation und des Übergangs des rezidivierenden Fiebers in eine Kontinua ankündigt, wird diese zunächst durch Kataplasmen und Kurzwellenbestrahlungen gefördert, womit zugleich eine bessere Abgrenzung des Abszesses gegenüber dem gesunden Gewebe erreicht wird. Bei nicht sicherem Fluktuationsnachweis in tiefliegenden Infiltraten vermag diagnostisch evtl. die Punktion mit Aspiration von Eiter eine Hilfe zu sein (VORHERR). Bei kleineren Abszessen kann die Punktion mit anschließender Antibiotikainstillation sogar therapeutisch ausreichend sein (EASTMAN, NOACK). Bei größeren Abszessen mit ihrer bevorzugten Lokalisation in den beiden lateralen Quadranten (Abb. 1) wird die notwendige Spaltung des Abszesses auf dessen Kuppe, und zwar zur Schonung der

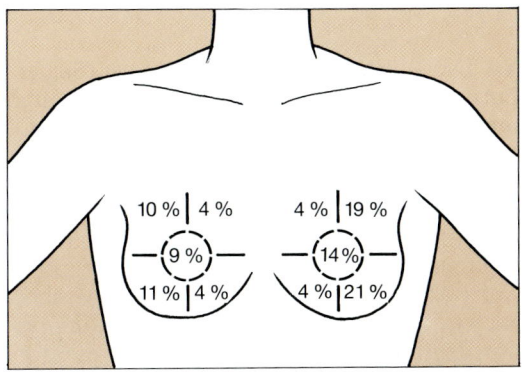

Abb. 1 Lokalisation der Mastitis puerperalis (aus *Altmann, P., K. Eklund-Grell*: Geburtsh. u. Frauenheilk. 35 [1975] 285)

Milchgänge in radiärer Richtung, vorgenommen (Abb. 2). Aus kosmetischen Gründen, aber auch mit dem Ziel eines besseren Sekretabflusses ist schließlich bei tief herunterreichenden Abszessen der

submammäre Bogenschnitt nach Bärdenheuer

ein sinnvolles Vorgehen (Abb. 2) (KÄSER u. Mitarb., ZILLIACUS u. SIENER, VORHERR). Bei ihm erfolgt die Inzision quer an der unteren Kommissur bzw. am Mammaansatz.

Die ausschließliche Inzison ist bei kleineren, bis taubeneigroßen Abszessen ausreichend. In jedem Fall sollte jedoch die Abszeßhöhle digital ausgetastet werden, um weitere Abszeßkammern erkennen und deren Trennwände stumpf eröffnen zu können. Nur dann ist ein ausreichender Sekretabfluß gesichert. Aus dem gleichen Grunde ist bei Abszeßhöhlen, die deutlich nach kaudal über die Inzisionsstelle hinausgehen, eine **Gegeninzision** am unteren Abszeßpol erforderlich. Allgemeingültigkeit hat die Regel, daß die Inzisionsgröße ausreichend gewählt und die Indikation zur Gegeninzision eher großzügig gestellt werden soll, da sie über eine schnelle Abszeßentleerung auch eine schnelle Ausheilung und ein gutes kosmetisches Ergebnis garantiert. Dieses ist jedenfalls besser als nach weiterer chirurgischen Interventionen. Gleiches gilt für die **Drainage der Wundhöhle**. Bei bis zu walnußgroßen Abszessen ist das Einlegen eines Gazestreifens ausreichend. Bei größeren und vor allem mehrkammerigen Höhlen und bei der Notwendigkeit einer Gegeninzision legen wir einen weichen Redon-Drain ein und führen ihn zum unteren Wundwinkel heraus. Er bleibt so lange liegen, wie ein stärkerer Sekretabfluß zu erkennen ist.

Die von BENSON u. GOODMAN besonders unter kosmetischen Gesichtspunkten empfohlene

Abszeßinzision mit primärem Wundverschluß

widerspricht allgemeinchirurgischen Prinzipien. Sie besteht darin, daß nach ausreichender Freilegung der Abszeßhöhle mit Eröffnung aller Kammern nekrotisches Gewebe und Blutkoagel mittels eine Kürette entfernt werden. Anschließend wird die Höhle, in der Tiefe beginnend, mit Einzelnähten verschlossen und mittels eines festen Verbandes komprimiert. Die Fäden sollen am 4. postoperativen Tag entfernt werden. Die Methode, bei der eigene Erfahrungen fehlen, ist angeblich der Inzision mit Drainage überlegen (CHARLES u. MIRO).

Die **Nachbehandlung der inzidierten Mastitis** besteht in einem Verbandswechsel, der im wesentlichen von der Stärke der Sekretentleerung abhängig gemacht wird. Eine Drainage kann so gut wie immer nach 2–3 Tagen entfernt werden. Sofern notwendig, wird bei tiefen Höhlen zum Offenhalten der Inzisionswunde weiterhin ein Gazestreifen eingelegt. Dieser soll alle 2 Tage gewechselt werden. Hat die Austastung der Abszeßhöhle zum Erkennen weiterer, nicht eingeschmolzener Infiltrate geführt, so wird die Antibiotikatherapie noch für einige Tage weitergeführt.

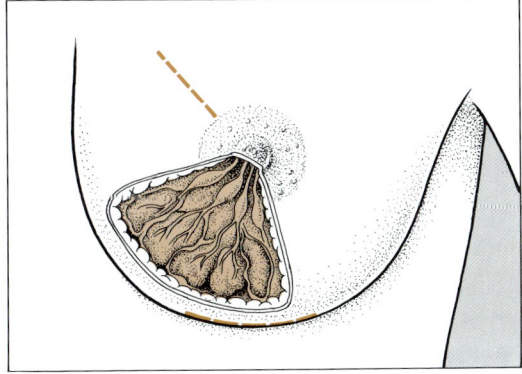

Abb. 2 Inzision eines mastitischen Abzesses. Radiäre Inzision zur Schonung der Milchgänge. Bei tief nach unten reichenden Abszeßhöhlen ist eine Eröffnung durch den Bardenheuer-Bogenschnitt an der kaudalen Kommissur der Mamma möglich

Akute Varikothrombophlebitis

Die Disposition der Wöchnerin zu thromboembolischen Erkrankungen ist eine seit langem bekannte Tatsache (LUDWIG, SCHANDER u. EGLI, GÖLTNER u. BABENERD, APPEL, GRAEFF, KUHN).

Die **Besonderheiten der hämostaseologischen Situation im Wochenbett** mit der graviditätsbedingten Hyperkoagulabilität, der subpartualen Einschwemmung thromboplastinaktiven Materials, den geburtsbedingten Endothelschäden und der eingeschränkten Mobilität der Patientin machen deutlich, daß gerade für die thromboembolischen Erkrankungen im Wochenbett die klassische *Virchow-Trias* als pathogenetisches Prinzip volle Gültigkeit hat.

Bei der akuten bzw. subakuten Thrombophlebitis, die als knotiges Infiltrat umschrieben in einer Varize auftritt, hat sich die

Thrombektomie durch Stichinzision

bewährt. Sie vermindert die Beschwerden und führt zu einer Abkürzung des Heilungsprozesses. Die Wöchnerin bleibt mobilisiert (SEIDEL, LUDWIG). Nach Desinfektion der Haut und sorgfältiger Lokalisation des Thrombus läßt sich die Haut über dem Thrombus leicht mit einer feinen Injektionsnadel durch Injektion eines Lokalanästhetikums (0,2–0,3 ml) für den Eingriff unempfindlich machen. Nun wird die Haut mit einem feinen Skalpell auf einer Länge von 1–2 cm inzidiert, bis der Thrombus sichtbar wird. Er kann nun durch seitliche Kompression exprimiert werden. Nur selten ist es erforderlich, wandständige Thrombusreste mit einer anatomischen Pinzette zusätzlich zu entfernen. Als Zeichen dafür, daß die Thrombektomie ausreicht und die Vene wieder durchgängig ist, soll aus der Inzisionswunde venöses Blut abfließen. Jetzt wird die Wunde mit einem sterilen Tupfer abgedeckt und unter Verwendung von Schaumstoff ein Kompressionsverband angelegt. Dieser soll für etwa 8 Tage getragen werden. Die Wöchnerin bleibt nach dem Eingriff voll mobilisiert.

Puerperale Ovarialvenenthrombose

Eine oftmals nicht erkannte thrombotische Erkrankung im Wochenbett stellt die Ovarialvenenthrombose dar. Nach BROWN u. MUNSICK ist mit einer Morbidität von 0,18% zu rechnen. **Hinweisende Symptome** sind seitlich rechts oder links im Unterbauch angegebene Schmerzen, die nicht durch einen uterinen Befund (z. B. Kantenschmerz bei Endometritis) erklärt werden können. Die bevorzugt in die Flanke ausstrahlenden Schmerzen sind bei der vaginalen Untersuchung durch Verdrängung der Portio zur gegenüberliegenden Seite und durch eine Palpation der Beckenwand oberhalb des Parametrium auslösbar. Eine weitere Manifestationsform sind rezidivierende Temperatursteigerungen, evtl. mit Schüttelfrösten, entsprechend dem Bild einer puerperalen Sepsis bei wiederum fehlenden Symptomen einer septischen Endometritis (RATH u. Mitarb.). Die rechtsseitige Ovarialvenenthrombose wird evtl. mit einer Appendizitis, die linksseitige Lokalisation mit einer Sigmadivertikulitis, seitenunabhängige Befunde mit einer stielgedrehten Ovarialzyste bzw. einer Myomnekrose verwechselt. Zur Sicherung der Diagnose ist die *Laparoskopie* geeignet. Die Therapie hat in der

Uterusexstirpation mit Entfernung der erkrankten Adnexe und Ligatur der ovariellen Gefäße

oberhalb der sichtbaren bzw. palpablen thrombotischen Veränderungen im Lig. infundibulopelvicum zu bestehen. In dem zumeist sulzig veränderten Gewebe kann die sichere Ureterschonung ein nicht einfach zu lösendes operationstechnisches Problem darstellen.

Operative Therapie genitaler Tumoren im Wochenbett

Die Notwendigkeit der operativen Behandlung genitaler Tumoren im Verlauf des Wochenbettes ist bei deutlichem Rückgang in den letzten 2–3 Jahrzehnten heute zur Seltenheit geworden. Es ist dies in erster Linie der sorgfältigeren Schwangerenvorsorge zu verdanken.

Ovarialtumoren – in der Gravidität mit einer Frequenz von 0,5–1,0% vorkommend (S. 46) – werden mit relativ großer Sicherheit vor Geburtsbeginn erkannt und operativ entfernt. Die zu befürchtenden Komplikationen in Form einer Stieldrehung bzw. Tumornekrose aufgrund der erheblichen topographischen Veränderungen im Abdomen stellen damit eine ausgesprochene Seltenheit dar (Niedner).

Ist ein Ovarialtumor bis in das Wochenbett unerkannt geblieben, so sind die folgenden *diagnostischen Möglichkeiten und therapeutischen Konsequenzen* gegeben:

- Der Ovarialtumor bleibt symptomlos; er zeigt sich als Zufallsbefund bei der Abschlußuntersuchung: In Anlehnung an die Regel, einen Ovarialtumor nicht mit in eine vaginale Entbindung hineinnehmen zu lassen, sondern ihn vor bzw. mit der Entbindung operativ zu entfernen, gilt der Grundsatz, eine Wöchnerin mit einem Ovarialtumor nicht unoperiert aus der Klinik zu entlassen.
- Führt der Ovarialtumor zu klinischen Erscheinungen, und zwar vor allem in Form von Symptomen des akuten Abdomens (s. u.), so muß unabhängig von der Dauer des Wochenbettes die

abdominale Tumorexstirpation

vorgenommen werden. Das operative Vorgehen folgt den für die Zeit außerhalb und während der Gravidität gültigen Regeln (S. 46).

Die *Symptomatik* eines Ovarialtumors im Wochenbett variiert, wie bereits angedeutet, erheblich. Sie reicht von dem Fehlen klinischer Erscheinungen über eine seitlich über dem Uterus vorhandene, durch Palpation auszulösende Schmerzhaftigkeit bis zum akuten Abdomen. Eine Operationsindikation ergibt sich – nicht selten unter dem Bild des puerperalen Ileus (Elsner), einer Appendizitis oder auch eines perforierten Sigmadiertikels (Hacke) – bei der mit einer Frequenz von 15–20% zu erwartenden Stieldrehung bzw. Tumornekrose (Stoeckel).

Myome finden sich im Wochenbett weit häufiger als Ovarialtumoren, da sie in der Gravidität keine absolute Operationsindikation darstellen (S. 44). Bei der notwendigen palpatorischen Kontrolle ist zu bedenken, daß die Tumoren zum einen an den uterinen Involutionsvorgängen beteiligt sind, indem sie infolge der Durchblutungsverminderung an Größe verlieren. Eine Größenänderung kann aber auch vorgetäuscht werden, und zwar sowohl in Form einer Größenabnahme durch Verlagerung des Tumors in das Myometrium hinein als auch im Sinne einer Größenzunahme, da die Myome mehr an die Oberfläche des Organs treten und so der Palpation durch die Bauchdecken besser zugänglich werden. Entsprechende Befundänderungen

dürfen nicht zu Fehlinterpretationen, etwa im Sinne einer Myomnekrose oder eines schnellen Wachstums, und damit zu therapeutischen Fehlentscheidungen führen!

Die unter dem klinischen Bild des akuten Abdomens verlaufende *Myomnekrose* tritt infolge einer Stieldrehung nur bei gewebearmen Verbindungen zur Uteruswand auf. Eher kommt es zu intratumurösen Zirkulationsstörungen durch die Verwerfung der uterinen Wandschichten im Rahmen der Nachwehen. Aus diesem Grunde sollten Kontraktionsmittel bei Myomträgerinnen nur mit Zurückhaltung und in niedriger Dosierung gegeben werden. Unter diesen Bedingungen ergibt sich eine Indikation zur

Myomenukleation bzw. abdominalen Hysterektomie

nur in Ausnahmefällen. Hinweise auf eine *beginnende Myomnekrose* sind eine zunehmende Druckempfindlichkeit des Tumors, peritoneale Irritationen und subfebrile Temperaturen.

Von den **Genitalkarzinomen** haben Vulva-, Vaginal- und Ovarialkarzinome kaum Bedeutung. Die wenigen kasuistischen Mitteilungen lassen die Seltenheit des Auftretens im Zusammenhang mit einer Gravidität erkennen (Niedner).

Die Primärdiagnose eines **Zervixkarzinoms** im Wochenbett muß unter den heutigen Bedingungen als Folge einer unzureichenden Inanspruchnahme oder Durchführung der Schwangerenvorsorge angesehen werden (Isbell u. Grover). Bleibt das Karzinom bis zum Wehenbeginn unerkannt, so führen die im Verlauf der Eröffnungsperiode auftretenden Blutungen, aber auch die für das Kollumkarzinom typische Retraktionsstörung zumeist zu diesem Zeitpunkt zur Erkennung des Tumors mit den sich ergebenden therapeutischen Konsequenzen (S. 48). Es sei hier auch daran erinnert, daß die vaginale Entbindung die Prognose erheblich verschlechtert. Zudem bedeutet die „Verschleppung der Diagnose" über die Entbindung hinaus, daß die Patientin in eine Zeit besonders ungünstiger diagnostischer Bedingungen gerät und daß die Traumatisierung der Zervix und die hormonalen Veränderungen im Wochenbett zu einer erheblichen Tumorprogression führen (Danforth, Bickenbach u. Soost). Für Kaiser war dies Veranlassung, die Aufrechterhaltung der endokrinen Situation mit Hilfe der

medikamentösen Pseudogravidität

zu empfehlen. Zu diesem Zweck geeignet sind wöchentliche Injektionen von 500 mg Hydroxyprogesteronkapronat und 10 mg Östradiol-valerat (z. B. in Form von Gravibinon, alle 8 Tage 1 Spritzamp. à 2 ml). Die Entscheidung über das operative bzw. strahlentherapeutische Vorgehen muß in erste Linie unter Berücksichtigung des Tumorstadiums erfolgen (S. 49).

Operative Therapie schwerer puerperaler Infektionen

Die **Prognose** puerperaler Infektionen hat sich vor allem seit der Einführung der Antibiotika zunehmend verbessert. Dennoch wird der Geburtshelfer auch heute mit schweren, zumeist septischen Verlaufsformen konfrontiert. Jede zweite Wochenbettsepsis tritt nach einer Schnittentbindung auf. Dabei ist es interessant, daß retrospektive Analysen gezeigt haben, daß zwei Drittel der septischen Todesfälle durch eine chirurgische Herdsanierung hätten vermieden werden können (GRAEFF). Auf die erhöhte und unter dem Einfluß der invasiven Überwachungsmethoden sub partu sogar zunehmende **Infektgefährdung** der Wöchnerin wurde bereits hingewiesen (S. 224). Nosokomialinfekte – im Rahmen des Hospitalismus evtl. endemisch auftretend (HOFER u. HOCHULI) – spielen dabei ebenso eine ursächliche Rolle wie Art und Frequenz der diagnostischen Maßnahmen während der Entbindung. Die Gefährdung der Wöchnerin ist dann besonders groß, wenn nach einem intensiven diagnostischen Management eine abdominale Geburtsbeendigung erforderlich wird, also vor allem bei *sekundären Schnittentbindungen* nach einem protrahierten Geburtsverlauf (S. 225). Daneben kommt dem operativen Vorgehen, und zwar vordergründig der Nahttechnik beim Verschluß der Hysterotomiewunde, pathogenetische Bedeutung zu (S. 207). Hier ist es sowohl die Nahtinsuffizienz als auch und vor allem die Schaffung unnötiger Gewebsnekrosen, die die bakterielle Aszension und Penetration begünstigen (LITSCHGI u. STOLL, HEPP).

Die schwere puerperale Sepsis nimmt in der überwiegenden Zahl der Fälle ihren Ausgang vom inneren Genitale. Es bedarf keiner Begründung, daß der Entschluß zur operativen Intervention in jedem Einzelfall außerordentlich schwer fällt, und zwar aus zwei Gründen: Zum einen handelt es sich um schwerkranke Patientinnen, deren vitale Funktionen zumeist an der Grenze der Kompensationsfähigkeit stehen. Zum zweiten muß damit gerechnet werden, daß sich während des Eingriffes die Notwendigkeit

zur Entfernung zumindest des Uterus und nicht selten auch der Adnexe ergibt.

Um so wichtiger ist es, die **diagnostischen Kriterien** zu kennen und zu erkennen, die die Schwere der Erkrankung und zugleich eine Insuffizienz der bisherigen antiobiotisch-antiphlogistischen Therapie deutlich machen. Bei einer schweren puerperalen Infektion bzw. einer Wochenbettsepsis sprechen für eine operative Intervention die folgenden Befunde (LOHE u. Mitarb., GRAEFF, HOFER u. HOCHULI):

– Verschlechterung des subjektiven Krankheitsgefühls während der medikamentösen Therapie;
– absinkende Blutdruckwerte bei gleichzeitig zunehmender Herzfrequenz;
– Zunahme der Atemfrequenz, beginnende respiratorische Insuffizienz (!);
– spontane und eher zunehmende Schmerzhaftigkeit des Abdomens, diffuse Druckschmerzhaftigkeit des Abdomens;
– Symptome des Subileus;
– Symptome der eitrigen Adnexentzündung (Pyosalpinx, Pyovar);
– Temperatursteigerungen, rezidivierend oder in Form einer Kontinua von > 39℃ rektal;
– anhaltende oder zunehmende Leukozytose > 20 000/μl;
– zunehmende Infektanämie;
– Auftreten einer Thrombozytopenie (insbesondere bei endotoxinhaltigen gram-negativen Enterobakterien).

Die **Indikation zur Laparotomie** bedarf in jedem Fall vor allem bei jungen Frauen mit fortbestehendem Kinderwunsch eines schwierigen und schwerwiegenden Entschlusses. Andererseits darf bei einer zunehmenden Verschlechterung der subjektiven und objektiven Symptome der puerperalen Sepsis trotz intensivmedizinischer Therapie und vor allem bei einer sich ankündigenden respiratorischen Insuffizienz mit der Herdbeseitigung durch die

abdominale Hysterektomie

nicht gezögert werden. Über die Möglichkeit der Adnexerhaltung kann nur unter der Operation entschieden werden. Bei einem isolierten Tuboovarialabszeß kann die einseitige oder auch doppelseitige

Adnexexstirpation

ausreichen. Es ist darauf zu verweisen, daß bei den von LOHE u. Mitarb. in einer eindrucksvollen Publikation zusammengestellten 20 Relapa-rotomien bei puerperaler Sepsis nach Schnittentbindung, bei denen die Indikation zum erneuten operativen Vorgehen sich nach den beschriebenen Gesichtspunkten ergab, in allen Fällen auch operationsbedürftige Befunde erhoben wurden, die mit konservativen Maßnahmen nicht zu beherrschen gewesen wären. Bei 19 Patientinnen konnte auf diese Weise ein Ausheilung der Sepsis erreicht werden!

Sterilisation im Wochenbett

Der Wunsch der Patientin nach Unterbrechung der Tubenpassage mit dem Ziel der Sterilisation wird nicht selten für die Zeit des postpartualen Klinikaufenthaltes vorgebracht. In erster Linie hat dies familiär-organisatorische Gründe. In Abhängigkeit von der Geburtsleitung stehen hierfür die folgenden Eingriffe zur Verfügung:
– Tubenkoagulation per laparoscopiam nach vaginaler Entbindung,
– Tubenkoagulation per laparotomiam anläßlich einer aus anderen Gründen erforderlichen Schnittentbindung,
– Cesarean hysterectomy.

Die Technik der

laparoskopischen Tubenkoagulation

wurde bereits ausführlich auf S.36 dieses Buches besprochen. Auch post partum bietet der Zugang zum Abdomen von einem subumbilikalen kleinen Querschnitt aus Vorteile. Bei der Koagulation der uterusnahen Tubenabschnitte sind deren puerperaler Gewebereichtum und Hyperämie zu beachten. Schon aus diesem Grunde ist es wichtig, benachbart zur ersten Koagulationsstelle eine zweite zu setzen und evtl. die Tube bis zum Ansatz der Mesosalpinx mit der Schere zu durchtrennen (SEMM u. PHILIPP, HIRSCH, FRANGENHEIM, KASTENDIECK u. MESTWERDT, ZIELSKE, MUTH, McDONELL).

Steht die Laparoskopie nicht zur Verfügung, so stellen die

Tubenquetschung nach Madlener

mit Unterbindung der zuvor mit einer anatomischen Klemme gefaßten Tube mittels eines nichtresorbierbaren Fadens oder auch die

partielle Tubenresektion nach Pomeroy

mit Resektion des schlaufenförmig angehobenen mittleren Tubenanteils praktikable Alternativen dar. Details des operativen Vorgehens finden sich in MARTIUS, Gynäkologische Operationen. Die Darstellung der Tuben kann im frühen Wochenbett wiederum von einem subumbilikalen Querschnitt aus erfolgen (ROZIER).

Über die in letzter Zeit vermehrt diskutierte

Cesarean hysterectomy,

die vorwiegend aus Gründen der Sterilisation im Anschluß an die Schnittentbindung ausgeführte Uterusexstirpation, wurde auf S.214 berichtet und dabei vor einer zu großzügigen oder gar kritiklosen Indikationsstellung gewarnt.

Literatur

Altmann, P., K.Eklund-Grell: Zur Prophylaxe der Mastitis puerperalis. Geburtsh. u. Frauenheilk. 35 (1975) 285

Appel, W.: Die Therapie thromboembolischer Erkrankungen in der Schwangerschaft und im Wochenbett. Gynäkologe 2 (1970) 189

Bachmeyer, H., P. Stoll: Blutungen im Wochenbett. Dtsch.med. Wschr. 85 (1960) 1798

Benson, E.A., M.A. Goodman: Incision with primary suture in the treatment of acute puerperal breast abscess. Brit. J. Surg. 57 (1970) 55

Bettzieche, H., J. Steinbrück: Der Plazentarest als vermeintliche Ursache einer Blutung im Wochenbett. Geburtsh. u. Frauenheilk. 28 (1968) 776

Bickenbach W., H.-J. Soost: Das Kollumkarzinom in der Schwangerschaft. Geburtsh. u. Frauenheilk. 20 (1960) 313

Breckwoldt, M., F. Peters: Zur Behandlung der Mastitis. Dtsch. Ärztebl. 76 (1979) 2241

Britton, J.J.: Sterilization by cesarean hysterectomy. Amer. J. Obstet. Gynec. 137 (1980) 887

Brown, T.K., R.A. Munsick: Puerperal ovarian vein thrombophlebitis – A syndrome. Amer. J. Obstet. Gynec. 109 (1971) 263

Charles, D., R.E. Miro: Mastitis. In Iffy, L., D. Charles: Operative Perinatology. Macmillan, New York 1984 (p. 851)

Danforth, W.C.: Carcinoma of the cervix during pregnancy. Amer. J. Obstet. Gynec. 34 (1937) 365

Devereux, W.P.: Acute puerperal mastitis. Amer. J. Obstet. Gynec. 108 (1970) 78

Eastman, N.J.: William's Obstetrics, 12th ed. Appleton-Century-Crofts, New York 1961

Elsner, P.: Subileus unter dem Bilde eines zystischen Ovarialtumors. Geburtsh. u. Frauenheilk. 10 (1950) 618

Frangenheim, H.: Die Laparoskopie in der Gynäkologie, Chirurgie und Pädiatrie, 3. Aufl., Thieme, Stuttgart 1977

Frangenheim, H.: Wie sicher sind die einzelnen Methoden der laparoskopischen Tubensterilisation? Geburtsh. u. Frauenheilk. 40 (1980) 896.

Gerstner, G., G. Wagner: Zur Prophylaxe und Therapie der Mastitis puerperalis. Geburtsh. u. Frauenheilk. 40 (1980) 1078

Göltner, E., J. Babenerd: Das venöse Gefäßsystem in der Schwangerschaft. Gynäkologe 2 (1970) 163

Gumbrecht, C., H. Lochbühler: Die Mastitis. Dtsch. Ärztebl. 76 (1979) 2183

Hacke, W.: Stielgedrehtes Ovarialkystom unter dem Bilde eines Ileus im Wochenbett. Geburtsh. u. Frauenheilk. 12 (1952) 456

Hassenstein, E.: Strahlenbehandlung entzündlicher Erkrankungen – heute noch indiziert? Med. Klin. 71 (1976) 1117

Hirsch, H. A.: Derzeitiger Stand der Tubensterilisation. Geburtsh. u. Frauenheilk. 37 (1977) 461

Hofer, U., E. Hochuli: Die schweren Infektionen in unserem geburtshilflich-gynäkologischen Patientinnengut inklusive Nosokomialinfekte (1972–1976). Geburtsh. u. Frauenheilk. 37 (1977) 268

Hughey, M., T. W. McElin, J. H. Caprini: Nonsurgical diagnosis and management of puerpal ovarian vein thrombophlebitis. Amer. J. Obstet. Gynec. 133 (1979) 461

Isbell, N. P., E. Grover: The vaginal smear in pregnant and nonpregnant women. Actacytol. (Philad.) 10 (1966) 87

Kaiser, R.: Die therapeutische Pseudogravidität. Geburtsh. u. Frauenheilk. 19 (1959) 593

Kaiser, R., G. Martius: Wochenbett und Laktation. In Martius, G.: Lehrbuch der Geburtshilfe, 11. Aufl. Thieme, Stuttgart 1985 (S. 415)

Kaiser, R., A. Pfleiderer: Lehrbuch der Gynäkologie, 15. Aufl. Thieme, Stuttgart 1985

Käser, O., F. A. Iklé, H. A. Hirsch: Atlas der gynäkologischen Operationen. 4. Aufl. Thieme, Stuttgart 1983 (S. 18.18)

Kastendieck, E., W. Mestwerdt: Tierexperimentelle und klinische Aspekte zur Technik der laparoskopischen Tubensterilisation. Geburtsh. u. Frauenheilk. 33 (1973) 971

Klug, P. W.: Die Bedeutung der Sonographie im frühen Puerperium. Geburtsh. u. Frauenheilk. 44 (1984) 425

Kuhn, W.: Regelwidrigkeiten des mütterlichen Organismus in der Schwangerschaft. In Martius, G.: Lehrbuch der Geburtshilfe, 11. Aufl. Thieme, Stuttgart 1985 (S. 183)

Kuhn, W., H. Graeff: Gerinnungsstörungen in der Geburtshilfe, 2. Aufl. Thieme, Stuttgart 1977

Ludwig, H.: Varicosis e graviditate. Ätiologie, Symptomatologie, Komplikationen und Behandlungsmaßnahmen. Gynäkologe 2 (1970) 166

McDonell, C. F.: Puerperal laparoscopic sterilization. Amer. J. Obstet. Gynec. 137 (1980) 910

Martius, G.: Gynäkologische Operationen. Thieme, Stuttgart 1980 (S. 101)

Martius, J., W. Loock, H. Brandau: Die Wirkung von Methylergometrin auf Prolaktinspiegel und Stilleistung im Wochenbett. Gynäk. Prax. 7 (1983) 229

Muth, H.: Zur operativen Technik der Sterilisierung. Zbl. Gynäk. 94 (1972) 1811

Niedner, K.: Physiologie und Pathologie des Wochenbettes. In Schwalm, H., G. Döderlein, K.-H. Wulf: Klinik der Frauenheilkunde und Geburtshilfe, Bd. VII. Urban & Schwarzenberg, München 1968 (S. 301)

Noack, H.: Mastitis puerperalis. Fortschr. Med. 95 (1977) 1337

Peters, F., M. Breckwoldt: Neue Aspekte bei der Behandlung der puerperalen Mastitis. Dtsch. med. Wschr. 102 (1977) 1754

Rath, W., M. Hölzl, W. Kuhn: Thromboembolische Erkrankungen in Schwangerschaft, Wochenbett und nach Kaiserschnitt. Gynäk. Prax. 6 (1982) 241

Rozier, J. R.: Immediate postpartum tubal ligation. An intraumbilical approach. Amer. J. Obstet. Gynec. 117 (1973) 226

Schander, K., H. Egli: Veränderungen bei Blutgerinnung und Fibrinolyse durch die Schwangerschaft. Gynäkologe 2 (1970) 157

Seidel, W.: Operative Therapie der Varicen. Gynäkologe 2 (1970) 186

Semm, K., E. Philipp: Eileiterregeneration post sterilisationem. Geburtsh. u. Frauenheilk. 39 (1979) 14

Smid, I., T. Bedö: Kürettagen im Wochenbett und ihre Spätfolgen. Zbl. Gynäk. 100 (1978) 916

Vorherr, H.: Das Wochenbett. In Käser, O., V. Friedberg, K. G. Ober, K. Thomsen, J. Zander: Gynäkologie und Geburtshilfe, 2. Aufl., Bd. II/2. Thieme, Stuttgart 1981 (S. 17.13)

Zielske, F.: Sterilisation der Frau durch laparoskopische Elektrocoagulation der Tuben. Gynäkologe 5 (1972) 175

Zilliacus, H., H. Siener: Physiologie und Pathologie der Laktation. In Käser, O., V. Friedberg, K. G. Ober, K. Thomsen, J. Zander: Gynäkologie und Geburtshilfe, Bd. II. Thieme, Stuttgart 1967 (S. 998)

6. Operationsvorbereitung

Zeitplanung und fetale Überwachung

Jede entbindende Operation macht eine Reihe vorbereitender Maßnahmen erforderlich. Ihr Umfang hat sich nach der Art des geplanten Eingriffes zu richten, wird aber zugleich von der zur Verfügung stehenden Zeit bestimmt. Bei einer akuten Notsituation der Mutter oder des Kindes, die eine schnelle Beendigung der Schwangerschaft oder der Entbindung verlangt, müssen die Vorbereitungen unter Beschränkung auf das dringend Notwendige abgekürzt werden, während sie bei vorhersehbaren Eingriffen als wesentlicher Teil der Prophylaxe in Ruhe und mit der jetzt möglichen und notwendigen Sorgfalt getroffen werden können.

Die dem Operateur für die Operationsvorbereitung und die Durchführung der Operation zur Verfügung stehende Zeit wird vom Moment der Indikationsstellung (Entschluß zur Operation = E, decision = D) bis zur Entwicklung des Kindes (Entbindung = E, delivery = D) im internationalen Schrifttum als **E-E-Zeit** bzw. **D-D-Zeit** bezeichnet. Aus dem Gesagten geht bereits hervor, daß die im Einzelfall verfügbare Zeit in erster Linie vom Zustand der Mutter und des Kindes bestimmt wird. Die *benötigte E-E-Zeit* ist insbesondere bei maternen oder fetalen Notsituationen von den organisatorischen Fähigkeiten der Ärzte und Hebammen im Kreißsaal abhängig, wobei jeder sich darüber im klaren sein muß, daß ihr eine erhebliche prognostische Bedeutung zukommt!

Ein während der Operationsvorbereitung nicht immer einfach zu lösendes Problem ist das der **fetalen Überwachung innerhalb der E-E-Zeit**. Sie sollte in jedem Fall durch die kontinuierliche CTG-Schreibung angestrebt werden, da sie dem Operateur Einblick in den momentanen Zustand des Kindes ermöglicht und so das operative Vorgehen mitzubestimmen vermag. Darüber hinaus kann die lückenlose Dokumentation des fetalen Zustands in der operativen Phase bei nachfolgenden prozessualen Auseinandersetzungen, wie dies zahlreiche Beispiele aus den letzten Jahren zu zeigen vermögen, für die Beweisführung von Wichtigkeit sein.

Bei der *vaginal entbindenden Operation* ist ein auswertbares CTG vor allem dann zu gewinnen, wenn eine interne Ableitung bis zum Anlegen des Extraktionsinstrumentes belassen wird, um anschließend die externe Ableitung, die jetzt zumeist nicht zu einer exakten Kurvenschreibung führt, für die akustische Überwachung des Kindes zu nutzen.

Bei der *Schnittentbindung* kommt der Überwachung des Kindes während der Vorbereitungsphase besondere Bedeutung zu. Dies lassen die auffallend hohen Frequenzen von pathologischen Herzfrequenzmustern nach der Lagerung auf dem Operationstisch und die Zahl der azidotisch bzw. atemdeprimierten Kinder bei bzw. nach Schnittentbindungen bei primär unbeeinträchtigtem fetalen Zustand erkennen (PLUTA u. Mitarb.) (S. 340). Bei der sekundären Schnittentbindung ist es deshalb ratsam, eine zur internen Ableitung des CTG gelegte Elektrode bis zum Operationsbeginn zu belassen. Bei der primären Schnittentbindung gelingt die Überwachung des Kindes während der Vorbereitungsphase indessen nur durch die externe Ableitung. Die Konsequenz aus einer zunehmenden oder erst jetzt auftretenden Gefährdung des Kindes ist die Abkürzung der **Narkoseeinleitungs-Entbindungs-Zeit = IDI** (induction-delivery interval), eine Aufgabe, die vom Anästhesisten und Operateur durch gemeinsames und verstehendes Bemühen zu bewältigen ist.

Vorbereitungen für vaginale Operationen

Bei einer vaginalen geburtshilflichen Operation sind zur Vorbereitung der Patientin die folgenden **Maßnahmen** erforderlich:

– Lagerung der Patientin,
– Desinfektion der Vulva,
– Katheterismus (sofern notwendig),
– Befundkontrolle.

Lagerung der Patientin

Die Lagerung der Patientin für eine vaginale Operation erfolgt wie beim gynäkologischen vaginalen Operieren in

Steinschnittlage.

Hierbei werden nach Entfernung des Fußteiles des Kreißbettes die Beine in den Beinhaltern gelagert, und zwar so, daß eine breite Auflagefläche gewährleistet ist! Isolierte Druckeinwirkungen und damit lagerungsbedingte Nervenirritationen (s. u.) lassen sich am besten vermeiden, wenn die Streben der Beinhalter etwa um 30° nach vorn geneigt sind und wenn die Schalen erst danach den Kniekehlen und der Stellung der Unterschenkel angepaßt werden. Das Becken der Patientin wird nun so weit vorgezogen, daß das Gesäß ein wenig über die Kante des Bettes hinausragt. Auf diese Weise steht dem Operateur ausreichend Raum, z. B. für dorsal zu führende Traktionen oder auch für ein notwendiges hinteres Spekulum, zur Verfügung.

Mit dem Vorziehen des Gesäßes erreichen wir zugleich über die Aufgabe der Lendenlordose die für entbindende Operationen so wichtige **Abflachung der Führungslinie** (Abb. 1, 2). Zu-

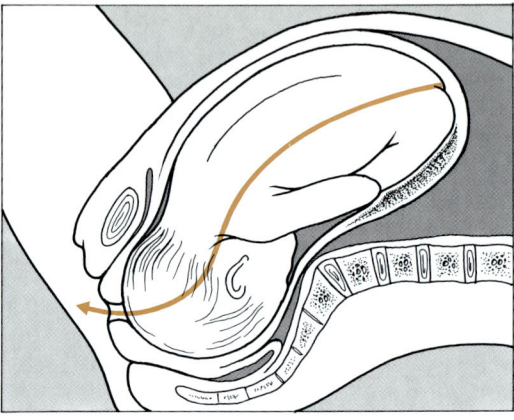

Abb. 2 Falsche Lagerung zur vaginal entbindenen Operation. Die Lendenlordose ist verstärkt. Diese „Abwehrlordose" führt zu einer starken Krümmung der Führungslinie und vermehrter Spannung im Bereich des Beckenbodens

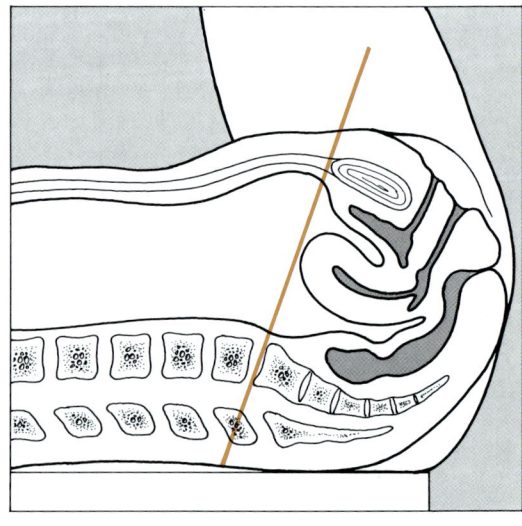

Abb. 3 Lagerung für eine vaginale Operation mit kyphotischer Krümmung der Lendenwirbelsäule. Die Genitalorgane stehen tief und sind so dem Operateur gut zugänglich. Zugleich kommt es zu einer Entspannung des Beckenbodens

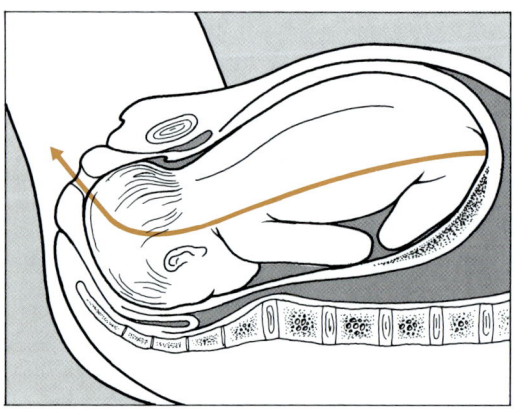

Abb. 1 Richtige Lagerung zur vaginal entbindenen Operation. Die Lendenlordose ist aufgehoben, die Führungslinie abgeflacht

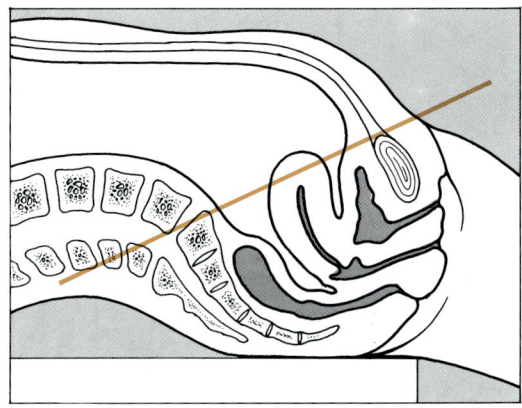

Abb. 4   Lagerung für eine abdominale Operation mit leicht lordotischer Streckung der Lendenwirbelsäule. Die inneren Genitalorgane stehen hoch. Eine entsprechende Lagerung zum vaginalen Operieren ist falsch, da sie den Zugang erheblich erschwert

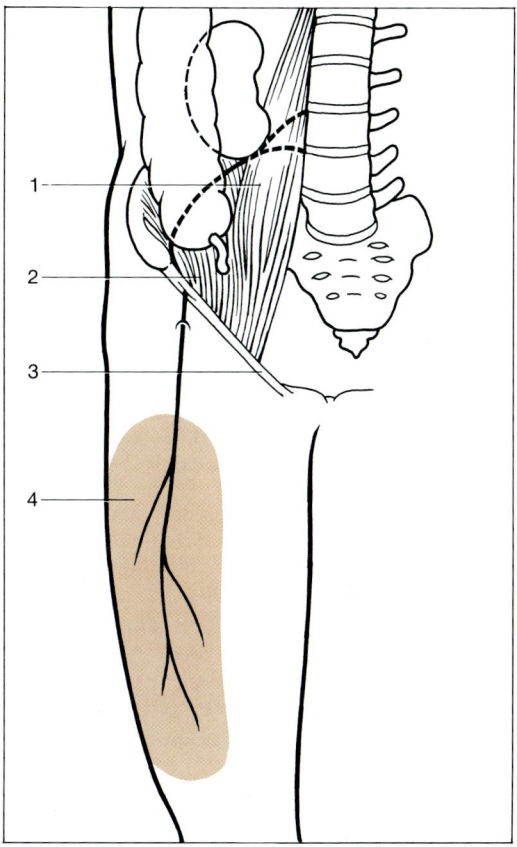

Abb. 5   Verlauf und Innervationsgebiet des N.cutaneus femoralis lateralis (nach *Mumenthaler* u. *Schliack*)
1 = M.psoas major
2 = M.iliacus
3 = Lig.inguinale
4 = Region der Meralgia paraesthetica

sätzlich wird für Operationen in der Nachgeburtsperiode die Vulva und insbesondere das innere Genitale dem Operateur besser zugänglich gemacht (Abb. 3, 4).

Die auch nach geburtshilflichen Operationen zu beobachtenden **Nervenschädigungen** mit nachfolgenden Ausfällen im Bereich der Motorik oder auch der Sensibilität der Beine entstehen bei übermäßiger Flexion und Abduktion der Beine im Bereich der Hüftgelenke durch Druckeinwirkung des Lig. inguinale (LAU u. SHABAN, SCHOLZ u. Mitarb., HEIDENREICH u. LORENZONI). Bei Druckschädigungen des N. cutaneus femoris kommt es charakteristischerweise zu Sensibilitätsstörungen mit brennenden Schmerzen und Temperatursinnstörungen in Form der *Meralgia paraesthetica* in einem länglich-ovalen Bezirk an der Außen- und Vorderseite des Oberschenkels (Abb. 5).

Desinfektion

Die Zeit der Lagerung nutzt der Operateur zur *chirurgischen Händedesinfektion*.

An der **Vulva** werden – zumeist bereits vor der Lagerung im Kreißsaal – die Schamhaare gekürzt. Die Desinfektion erfolgt mit einem Wattebausch oder einem Stieltupfer unter Verwendung einer Sagrotan- oder Betaisodona-Lösung, und zwar von ventral nach dorsal. Bei narkotisierten Patientinnen kann die Vulva mit einer Merfen-Tinktur angestrichen werden. Eine intravaginale Desinfektion unterbleibt vor entbindenden Operationen.

Katheterismus

Eine deutlich gefüllte Harnblase wird vor Beginn der Operation mit dem Katheter entleert. Hat die Kreißende indessen kurz zuvor Urin gelassen, so wird mit Rücksicht auf die Entstehung einer Katheterzystitis auf diese Maßnahme verzichtet.

Befundkontrolle

Der Erfolg jeder vaginal entbindenden Operation ist von der *exakten Bestimmung der geburtsmechanischen Situation* abhängig. Nur unter dieser Bedingung kann das entbindende Instrument in die Position gebracht werden, die die Korrektur einer noch ausstehenden Haltungs- bzw. Einstellungsänderung möglich macht. Unterbleibt diese präoperative Kontrolle, so erhöhen sich zwangsläufig die erforderlichen Traktionskräfte und damit die mechanische Belastung des Kindes und die Operationsdauer.

Ein charakteristisches Beispiel ist die **Vakuumextraktion beim tiefen Querstand** (S. 97). Bei ihr wird die erforderliche Rotation des Kopfes nur über die primäre Haltungskorrektur und damit über die exzentrische Placierung der Glocke über der kleinen Fontanelle erreicht. Das Anlegen der Glocke in der Führungslinie führt indessen dazu, daß der Kopf immer wieder im tiefen Querstand traktionsabhängig auf dem Beckenboden aufrennt!

Aber auch bei **vaginalen Operationen in der Frühgravidität** wie z. B. bei einer Abortabrasio muß der Operateur vor dem Eingriff durch sorgfältige gynäkologische Palpation die topographische Situation überprüfen. Nur wenn ihm

Versio und Flexio sowie Uterusgröße bekannt sind, vermag er mit ausreichender Sicherheit z. B. instrumentelle Perforationen zu vermeiden (S. 28).

Im einzelnen sind die folgenden **Befunde** zu erheben:

– *Vor einer operativen Entbindung* (S. 91):
  – Muttermundsweite (Pelvic score),
  – Höhenstand des vorangehenden Teiles,
  – Einstellung des Geburtsobjektes (Kontrolle des Pfeilnahtverlaufes),
  – Haltung des Geburtsobjektes (Fontanellenstand),
  – Zustand des Weichteilansatzrohres.
– *Vor einem intrauterinen Eingriff in der Frühgravidität:*
  – Portiostand, -weite und -konsistenz,
  – Positio uteri (Versio und Flexio),
  – Zustand der Adnexe.

Die für die jeweilige Operation wesentlichen Befunde und die aus ihnen abzuleitenden operationstechnischen Konsequenzen wurden im Detail bei den einzelnen geburtsmechanischen Regelwidrigkeiten bzw. den operativen Eingriffen besprochen.

Vorbereitungen für abdominale Operationen

Größere Bedeutung kommt den vorbereitenden Maßnahmen für abdominale geburtshilfliche Eingriffe zu. Sie haben die Aufgabe, für die Operation, aber auch für die Anästhesie günstige Bedingungen zu schaffen. Darüber hinaus sollen extragenitale Regelwidrigkeiten, die eine zusätzliche Gefährdung, vor allem der Mutter, bewirken können, rechtzeitig erkannt werden.

Planung entsprechend der Dringlichkeit

Der **Umfang der Vorbereitungen** wird in erster Linie von der Dringlichkeit des Eingriffes und damit von der zur Verfügung stehenden E-E-Zeit bestimmt. Unter diesem Aspekt sind zu unterscheiden:
– geplante und damit zeitlich bestimmbare primäre abdominale Operationen,
– sekundäre abdominale Operationen ohne dringende Indikation,
– akute primäre und sekundäre abdominale Entbindungen mit dringender Indikation von seiten des Kindes oder der Mutter einschließlich der Schnell- oder Notsectio.

Für die **primäre Schnittentbindung ohne dringende Indikationsstellung** steht dem Operateur ausreichend Zeit zur Verfügung, die präoperative Vorbereitung entsprechend den Maßnahmen vor anderen abdominalen Eingriffen mit der notwendigen Sorgfalt durchzuführen. Die unter operativen und anästhesiologischen Gesichtspunkten erforderliche Diagnostik ist in Tab. 1 zusamengefaßt. Die Notwendigkeit zur Individualisierung der Operationsvorbereitung ergibt sich vor allem aufgrund vorausgegangener oder zur Zeit des Eingriffes bestehender extragenitaler Erkrankungen.

Tabelle 1 Indikationen zu präoperativen Kontrolluntersuchungen in Abhängigkeit von der Dringlichkeit des Eingriffes (Länge der E-E-Zeit)

Kurz (vitale Indikation)	**Bis zu 1 Stunde** (sekundärer operativer Eingriff)	**Lang** (terminierter Eingriff)
Rückgriff auf Befunde aus der Schwangerenvorsorge bzw. der subpartualen Überwachung:	Blutbild Elektrolyte Urinbefund Kreuzblut	Blutbild Blutsenkung Elektrolyte Urinbefund
Hb Blutgruppe Urinbefund	*Bei anamnestischer Gefährdung:*	harnpflichtige Substanzen GPT, alkalische Phosphatase EKG
Kreuzblut (falls erforderlich, während der Operation)	kleiner Gerinnungsstatus EKG	Kreuzblut
		Bei anamnestischer Belastung:
		kleiner oder großer Gerinnungsstatus Blutzucker Lungenfunktionsprüfung Thoraxröntgen

Eine **sekundäre abdominale Entbindung bei nicht dringlicher Inkation** wird zumeist aufgrund einer gemischten maternen und fetalen Regelwidrigkeit erforderlich (S. 83). Im Vordergrund stehen geburtsmechanische Regelwidrigkeiten und Weichteildystokien mit protrahiertem Geburtsverlauf oder auch mit nachfolgendem Geburtsstillstand. Im allgemeinen steht so viel Zeit zur Verfügung, daß zumindest die wichtigsten präoperativen Kontrollen vorgenommen werden können (Tab. 1).

Vor einer **akut notwendigen Schnittentbindung mit vitaler Indikation** – von seiten der Mutter oder auch von seiten des Kindes – muß so gut wie immer auf zusätzliche diagnostische Maßnahmen verzichtet werden. Dies gilt insbesondere für die Notsectio (S. 211), die wegen der extremen Abkürzung der E-E-Zeit lediglich einen Rückgriff auf Befunde erlaubt, die aus der Schwangerenvorsorge vorliegen (Tab. 1). Hiermit wird die Bedeutung der vor allem vom Hausarzt erwarteten Untersuchungen, aber auch notwendiger Ergänzungen länger zurückliegender Befunde oder der Wiederholung diagnostischer Maßnahmen bei der Aufnahme in den Kreißsaal deutlich.

Vorbereitung des Operationsgebietes

Es gehören dazu das Rasieren und die Desinfektion der Haut. Die **Enthaarung der Haut** muß vor abdominalen Eingriffen im Bereich des Operationsfeldes, und zwar beim Unterbauchquerschnitt zwischen Mons pubis und Nabel, aus Gründen der Infektionsprophylaxe vorgenommen werden. Steht ausreichend Zeit zur Verfügung, so können chemische Epilationsmittel Verwendung finden. Eine Rasur wird erst unmittelbar vor Operationsbeginn durchgeführt, worauf sorgfältig geachtet werden muß: Das immer wieder erfolgende Rasieren vor geplanten Eingriffen am Abend vorher erhöht über die entstehenden Hautwunden eindeutig die Frequenz der Wundinfektionen!

Zur **Desinfektion** wird die Haut am Tage vor der Operation mit einem seifenartigen Desinfektionsmittel abgewaschen. Nach der Lagerung auf dem Operationstisch wird das Operationsfeld – z. B. vom 2. Assistenten unmittelbar vor dem Abdecken mit Hilfe eines Stieltupfers – dreimal mit einem Desinfektionsmittel angestrichen. Hierzu ist eine Betaisodona-Lösung oder auch eine Merfen-Tinktur geeignet. Bei letzterer ist streng darauf zu achten, daß die Lösung nicht seitlich herabfließt und an aufliegenden Hautpartien zu schweren Hautschäden führt!

Auf die **Verwendung einer Operationsfolie** verzichten wir nicht zuletzt aus Kostengründen seit längerer Zeit ganz, da diese die Frequenz der Wundinfektionen nicht zu verringern vermag und auch sonst keine Vorteile bringt.

Lagerung der Patientin

Die Lagerung zur abdominalen Schnittentbindung kann sowohl *mit ausgestreckten* als auch *mit gespreizten Beinen* erfolgen. Letztere ist bei der späten sekundären Schnittentbindung zu bevorzugen, da sie bei tiefstehendem vorangehenden Kindsteil die bimanuelle abdominovaginale Entwicklung erleichtert (S. 207). – Die *Wirbelsäule* soll gestreckt, eher sogar leicht lordotisch überstreckt sein. Auf diese Weise wird das innere Genitale dem Operateur besser zugänglich (Abb. 4).

Wichtig ist weiterhin bei der Lagerung vor einer Schnittentbindung, daß der **Vermeidung eines Vena-cava-Kompressionssyndromes** ausreichend Beachtung geschenkt wird. Die durch die Kompression der unteren Hohlvene gegebene Gefährdung des Kindes ist die Folge des maternen Blutdruckabfalls und des venösen Rückstaus peripher der Kompressionsstelle (LEMTIS u.

SEGER), woraus uterine und plazentare Perfusionsstörungen resultieren. Wir müssen davon ausgehen, daß das Vena-cava-Kompressionssyndrom pathogenetisch zu einem nicht geringen Teil an den sich erst in der Vorbereitungsphase entwickelnden Azidosen und Hypoxien beteiligt ist (PLUTA u. Mitarb.). Die prophylaktische Konsequenz ist die

Links-Schräglage auf dem Operationstisch

mit einer Neigung von $15°$. Bereits im Jahre 1973 konnten ROEMER u. Mitarb. mit dieser Maßnahme bei Kindern nach der Schnittentbindung signifikant bessere Blutgaswerte erreichen (ANSARI u. Mitarb., BRAUER u. Mitarb., CRAWFORD u. Mitarb., PLUTA u. Mitarb., WALDRON u. WOOD).

Kardiotokographische Überwachung des Kindes

Die Häufung fetaler Hypoxien und Azidosen sowie von postnatalen Atemdepressionen bei Kindern nach Schnittentbindung hat eine weitere – und zwar diagnostische – Konsequenz. Sie besteht in dem Bemühen um eine Fortsetzung der kardiotokographischen Überwachung des Kindes während der E-E-Zeit (BRAUER u. Mitarb., PLUTA u. Mitarb.). Bei Schnittentbindungen, bei denen aufgrund der Herzfrequenzmuster zur Zeit der Indikationsstellung ein unbeeinträchtigter fetaler Zustand angenommen werden konnte, fanden PLUTA u. Mitarb. in 10,7% eine Azidose und in 9,5% postnatale

Atemdepressionen. Durch die in der E-E-Zeit fortgeführte fetale Kardiographie wurden in 25,8% Dezelerationen und in 13,5% fetale Bradykardien nachgewiesen! Organisatorisch ist die Forderung leicht zu erfüllen. Evtl. muß bei längeren Transportwegen die Telemetrie in Anspruch genommen werden. Die therapeutische Konsequenz besteht beim Auftreten von Gefährdungssymptomen während der Vorbereitungsphase in einer Abkürzung der Entwicklungszeit für das Kind durch entsprechende operationstechnische und anästhesiologische Maßnahmen.

Entleerung der Harnblase

Eine möglichst vollständige Entleerung der Harnblase vor Beginn des Eingriffes ist schon aus Gründen der besseren Übersichtlichkeit des Operationsfeldes notwendig. Bei der primären Schnittentbindung ist sie meist durch die Spontanmiktion zu erreichen. Gelingt dies nicht oder fehlt die hierfür erforderliche Zeit, so wird ein Dauerkatheter gelegt. Auf diese Weise wird insbesondere bei sekundären Schnittentbindungen, bei der Resectio und – evtl. als sekundäre Maßnahme – bei der Notsectio, d. h. in Situationen mit einer erhöhten Verletzungsgefahr für die harnableitenden Organe, die qualitative und

quantitative Kontrolle der Harnausscheidung erleichtert. Der Katheter kann nach wenigen Stunden wieder entfernt werden.

Über die Indikationsstellung und Technik der **perioperativen Antibiotikaprophylaxe** wurde ausführlich bei der Schnittentbindung berichtet (S. 216).

Die Bedeutung der präoperativ notwendigen diagnostischen und pflegerischen Maßnahmen sollte von Hebamme und Arzt nicht unterschätzt werden. Für den postnatalen Zustand des Kindes und den postoperativen Verlauf bei der Mutter ist sie erheblich. Die organisatorische Bewältigung dieser Maßnahmen sollte bei gleichzeitiger Vermeidung unnötiger Zeitverluste während der E-E-Phase in jedem Kreißsaal sichergestellt sein.

Literatur

Ansari, J., G. Wallace, C. A. B. Clementson: Tilt cesarean section. J. Obstet. Gynaec. Brit. Cwlth 77 (1970) 713

Brauer, I., M. Kaether, E. J. Hickl: Die telemetrische Überwachung der fetalen Herzaktion während der Kaiserschnittvorbereitung unter Einbeziehung der Rufanlage. In Dudenhausen, J. W., E. Saling: Perinatale Medizin, Bd. IX. Thieme, Stuttgart 1982

Crawford, J. S., M. Burton, P. Davies: Time and lateral tilt at caesarean section. Brit. J. Anaesth. 44 (1972) 477

Harms, K., V. M. Roemer: Häufigkeit, Morphologie und Ätiologie von antepartualen fetalen Herzfrequenzmustern bei Vena-cava-Kompressionssyndrom der Mutter. In Dudenhausen, J. W., E. Saling: Perinatale Medizin, Bd. VI. Thieme, Stuttgart 1975

Heidenreich, W., E. Lorenzoni: Läsion des Nervus cutaneus femoralis lateralis. Geburtsh. u. Frauenheilk. 43 (1983) 766

Lau, H., J. Shaban: Femoralislähmung nach vaginalen Operationen. Med. Welt 24 (1973) 1214

Lemtis, H. G., R. Seger: Das Rückenlage-Schocksyndrom. De Gruyter, Berlin 1973

Pluta, M., J. W. Dudenhausen, J. Gesche, E. Saling: Registrierung der fetalen Herzfrequenz auf dem Operationstisch bei nicht dringlichen Schnittentbindungen. Z. Geburtsh. Perinat. 186 (1982) 303

Pluta, M., J. W. Dudenhausen, J. Gesche, E. Saling: Fetal heart rate monitoring on the operating table immediately before delivery by cesarean section. J. perinat. Med. 11 (1983) 85

Roemer, V. M., L. Casagrande, F. Leuenberger, D. Radacovic: Zustand des Neugeborenen nach Schnittentbindung bei Schräglagerung (15˚) der Mutter während der Operation. Geburtsh. u. Frauenheilk. 33 (1973) 938

Scholz, F., W. Hammans, B. Caniels: Femoralisparesen nach vaginaler Uterusexstirpation und ihre forensische Bedeutung. Geburtsh. u. Frauenheilk. 35 (1975) 710

Teramo, K.: Foetal acid-base values during cesarean section. Lancet 1968/II, 1146

Waldron, K. W., C. Wood: Cesarean section in the lateral position. Obstet. and Gynec. 37 (1971) 707

7. Postpartuale Versorgung von Risikoneugeborenen nach operativer Entbindung

H. SCHACHINGER und H.-D. FRANK

Überblick über die Störungen und Maßnahmen

Die Versorgung von Neugeborenen nach operativer Entbindung gehört nach wie vor zu den kritischen Notfallsituationen.

Sie entstehen in der Regel aus akuten Zustandsveränderungen eines bereits mit Risikofaktoren belasteten Schwangerschaftsverlaufs und erfordern meist ein rasches Handeln. Aber auch primäre Schnittentbindungen sind wegen des möglichen Narkosemittelüberganges auf das Neugeborene immer mit besonderer Aufmerksamkeit zu betrachten: Nach Schnittentbindungen muß u. U. mit einer höheren Rate an Atemdepressionen gerechnet werden. Weiterhin konnte bei Sectiokindern ein höherer Laktatspiegel im kindlichen Blut im Vergleich zu Spontanentbindungen gefunden werden (SCHACHINGER u. Mitarb.).

Wenn zur Versorgung eines solchen Neugeborenen gerufen wird, gilt das Hauptaugenmerk der Frage nach einer möglichen **Azidose und Hypoxie** sowie deren Auswirkungen auf das Kind. Unabhängig von den Gründen, die zu einer operativen Beendigung der Geburt geführt haben, sind Azidose und Hypoxie häufig Ursache für nur schwer zu behandelnde kardiopulmonale bzw. kardiovaskuläre Störungen. Dies trifft nicht nur für Frühgeborene, sondern häufig auch für reife Kinder zu. Die Folge ist meist eine schwere Ateminsuffizienz. Pathogenetisch handelt es sich bei diesem Krankheitsbild um das **Offenbleiben der fetalen Blutwege**, im englischen Sprachgebrauch als **„persistent fetal circulation (PFC)"** bezeichnet. Wie aus der schematischen Darstellung in Abb. 1 hervorgeht, nehmen die Hypoxie und damit die Azidose in der Entstehung des PFC eine Schlüsselstellung ein.

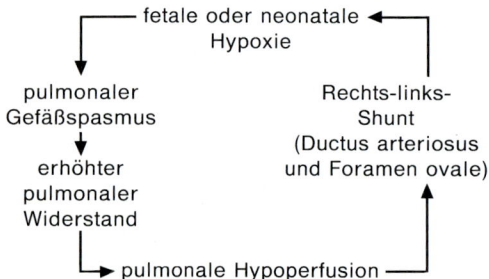

Abb. 1 Schematische Darstellung der Auswirkung von Hypoxie bei der Entstehung der pulmonalen Hypoperfusion und der Aufrechterhaltung des fetalen Kreislaufs

Tab. 1 Vorbereitungen und Kontrollen bei operativer Entbindung aus kinderärztlicher Sicht

1. Wärmeschutz
Neugeborenenversorgungs-(Reanimations-)Tisch
Wärmestrahler und -matte
trockene, vorgewärmte, saugfähige Tücher
Vorhandensein von Silberfolien

2. Absaugvorrichtung
Überprüfen der Sogstärke
Sog von 200–250 cm H_2O
(0,2–0,25 bar = 20–25 kPa)
Absaugkatheter in verschiedenen Größen

3. Sauerstoffanlage
Sauerstoffentnahme aus zentraler Gasversorgung
Sauerstoff-Flasche, Füllungszustand kontrollieren
Flow-Regler, Sauerstoffverbindungsschläuche

4. Instrumentarium für Atemhilfen
Beatmungsbeutel: z.B. Kuhn-System, Baby-Ambubeutel,
Baby-Rescue-Beutel, Penlon-Babybeutel
Masken in verschiedenen Größen (0, 1, 2)
Endotrachealtuben mit verschiedenen Durchmessern Laryngoskop (Größe 0, 1; gerade und gebogene Spatel)
Magill-Zange

5. Medikamente
Humanalbumin 5% (elektrolytarm) oder Plasmaprotein
Natriumbikarbonat 8,4%
Glukoselösung 5%
Glukoselösung 10%
Suprarenin 1:1000 bzw. 1:10000

Voraussetzung für eine fachgerechte Versorgung von Neugeborenen nach operativer Geburt sind in erster Linie

Maßnahmen gegen Hypoxie und Azidose.

Die Durchführung der Vorbereitungen und Kontrollen für das bedrohte Neugeborene ist in Tab. 1 wiedergegeben.
Im Falle einer Risikoentbindung ist es dringend wünschenswert, daß der

neonatale Transportdienst

rechtzeitig benachrichtigt wird. Dieser Rettungsdienst sollte bereits telefonisch über das zu erwartende Geburtsrisiko verständigt werden. Die Anwesenheit des Rettungsdienstes *vor* der Geburt im Vorraum des Operations- oder Kreißsaals ist im Sinne eines umfassenden Informationsaustausches immer anzustreben.

Technisches Vorgehen

(Tab. 2)

Wärmeschutz (Temperaturprophylaxe)

Um Wärmeverluste schon vor Beginn der Reanimation einzudämmen, wird das Neugeborene sofort nach der Geburt auf einen Neugeborenenversorgungstisch mit Wärmematte unter einen

Tabelle 2   Erstversorgung einschließlich Reanimation des Neugeborenen nach operativer Entbindung (im wesentlichen erstellt von *Frank, Kewitz* und *Park* 1983, Kinderklinik der Freien Universität Berlin)

I. Wärmeschutz	IV. Medikamente
– Heizstrahler, Wärmematte – trockenreiben, zudecken – Wärmefolie	bei Kreislaufzentralisation, Hypovolämie, Schock: – angewärmtes Humanalbumin 5%, 3–5 ml/kg KG, bei Bedarf wiederholen – Puffertherapie mit Natriumbikarbonat – keine Puffergabe ohne ausreichende Ventilation!
II. Absaugen – oropharyngeal ⎫ – nasal ⎬ Sog bis maximal – Magen ⎭ 200 cm H_2O (0,2 bar, 20 kPa) – bei Mekoniumaspiration: sofort endotracheal absaugen und mit 0,9%iger Kochsalzlösung spülen	im Notfall: Blindpufferung 1–2 mval/kg KG wenn unter Beatmung eine Azidose fortbesteht: – Dosierung nach Blutgasanalyse: BE × 0,3 × kg KG – 1:1 mit 5%iger Glukoselösung verdünnen – möglichst periphere Vene – langsam infundieren – keine Bolusinjektion in Nabelgefäße
III. Atemhilfe Versuch Spontanatmung: O_2-Maske aufsetzen bei ungenügender Spontanatmung: – Entfaltung: 20–40 cm H_2O (2–4 kPa) 5–10 Sek. – Beatmung: 15–20 cm H_2O (1,5–2 kPa) 40–60/min wenn die respiratorische Insuffizienz andauert: Intubation nasotracheal, orotracheal (Tubengröße 2,5–3,5 mm ⌀) bei blaß-asphyktischem Kind: massiver Mekoniumaspiration: sofort intubieren	**V. Extrathorakale Herzmassage** – harte Unterlage, Beine hochlagern – HF ~ 100/min – Herzmassage: Beatmung ~ 5:1 – Druckpunkt: mittleres Sternumdrittel – reife Neugeborene: Zweifingermethode – Frühgeborene < 1500 g: Daumen mit Hand als Widerlager Vor dem Transport in die Kinderklinik die Körpertemperatur rektal messen und auf dem Verlegungsbericht dokumentieren

gut zentrierten Wärmestrahler

gelegt und mit vorgewärmten, saugfähigen Tüchern am ganzen Körper trocken gerieben. Die Tücher können in einem Wärmeschrank oder unter dem Wärmestrahler erwärmt werden. Nach Abschluß der medizinischen Versorgung wird das Kind zugedeckt und für den Transport in eine

Silberfolie

eingehüllt. Frühgeborene und asphyktische Neugeborene dürfen nicht gebadet werden, da sie besonders empfindlich gegen Unterkühlung sind.

Absaugen

Jedes Neugeborene muß in folgender Reihenfolge abgesaugt werden:
- Mundhöhle,
- Nasen-Rachen-Raum,
- Magen.

Das weitere Vorgehen ergibt sich je nach Art und Menge des abgesaugten **Sekrets**.

- *Fötid riechendes, erbsbreiartiges Fruchtwasser:*
  Fötid riechendes, trübes oder erbsbreiartiges Fruchtwasser erweckt den Verdacht auf eine Infektion. Das durch endotracheales Absaugen gewonnene Sekret wird zur bakteriologischen Untersuchung gegeben (Abstrich, Objektträgerausstrich zwecks Keimsuche mit Methylenblau färben).

- *Mekoniumhaltiges Fruchtwasser:*
  Gering mekoniumverfärbtes Fruchtwasser wird nach laryngealer Einstellung endotracheal abgesaugt.
  Im Falle einer Aspiration zähen, dunkelgrün/schwarz gefärbten Mekoniums ist die

sofortige endotracheale Intubation

angezeigt, um das klebrige Sekret nach Verflüssigung mit 0,9%iger Kochsalzlösung gründlich aus den tiefen Luftwegen zu entfernen (Dosierung: 1 ml/kg KG). Dieser Vorgang wird als

„Lavage"

bezeichnet.

Atemhilfen

Einsatz und Umfang von Atemhilfen richten sich nach dem Grad der respiratorischen Insuffizienz des Neugeborenen.

Spontanatmung vorhanden

Bei vorhandener, jedoch unzureichender Spontanatmung genügt u. U. das

Vorhalten eines O_2-Trichters oder einer O_2-Maske

so lange, bis das Kind ein rosiges Hautkolorit zeigt.

Spontanatmung ungenügend

Bei unzureichender bzw. fehlender Spontanatmung und/oder Zyanose des Kindes bietet sich folgendes Vorgehen an:

Atemmaske über Mund und Nase aufsetzen, Kopf reklinieren, Unterkiefer nach vorn drücken

(Maskengröße 0 bei Geburtsgewicht unter 2000 g, Maskengröße 1 bei Kindern über 2000 g) und ca. 60mal pro Minute rhythmisch blähen. Die ersten Atemstöße (Dauer 5–10 Sek.) dienen der

Entfaltung der unbelüfteten Lunge

und erfordern etwas höhere Beatmungsdrücke (Frühgeborene bis 20 cm = 2 kPa, reife Neugeborene bis 40 cm H_2O = 4 kPa. Besteht die Atemdepression weiter, muß differentialdiagnostisch auch an einen Narkoseüberhang mit zentraler Wirkung auf das Kind gedacht werden (z. B. Gabe von Pethidin bis 3 Std. oder 2mal in 6 Std. vor der Geburt). In diesen Fällen kann der Opiumantagonist

Naloxon (Narcanti, Narcan)

gegeben werden. Dosierung: 0,1–0,2 mg/kg KG i. v. oder i. m.

Spontanatmung fehlend

Bleibt die respiratorische Insuffizienz bestehen, erfolgt die

nasotracheale Intubation

(Tubendurchmesser 2,5 mm bei Frühgeborenen bis 1500 g, 3 mm bei Neugeborenen bis 3000 g, 3,5 mm bei größeren Kindern). Bei engen Nasenlöchern ist auch eine *orotracheale Intubation* möglich. Anschließend wird die

manuelle Beatmung

fortgesetzt. Atemfrequenz um 60/min, Beatmungsdruck 15–25 cm H_2O (1,5–2,5 kPa), PEEP (positiver endexspiratorischer Druck) 3–5 cm H_2O (0,3–0,5 kPa).
Während des Transports in die Kinderklinik empfiehlt sich die

kontrollierte Beatmung

durch einen geeigneten Baby-Respirator unter Anwendung eines möglichst individuell einstellbaren Sauerstoff-Luft-Gemisches.

Vorgehen bei sehr kleinen Frühgeborenen

Bei sehr kleinen Frühgeborenen, d. h. unter 1000 g Geburtsgewicht bzw. unter der 28. Schwangerschaftswoche, muß die Indikation zu

Intubation und nachfolgender Atemhilfe

sehr großzügig, besser noch freizügig gestellt werden, unabhängig davon, ob die Spontanatmung ausreichend oder unzureichend ist. Abgesehen von der sehr wichtigen Temperaturprophylaxe, dürfen gerade diese Kinder auf keinen Fall hypoxisch oder azidotisch werden.
Eine untere Grenze des Geburtsgewichtes oder des Reifegrades läßt sich hinsichtlich einer effektiven Erstversorgung nur sehr schwer aufstellen. Hier spielen neben medizinischen und sozialmedizinischen auch ethische Probleme eine erhebliche Rolle. Bei sehr guter Zusammenarbeit von Geburtshelfern, Anästhesisten und Neonatologen sowie allen modernen technischen Voraussetzungen kann bei diesen kleinen Patienten eine Überlebensrate von etwa 50% erwartet werden. Bei diesen Voraussetzungen kann von den Autoren als untere Grenze die 24. Schwangerschaftswoche bzw. 750 g Geburtsgewicht genannt werden.

Notwendige Medikamente

Da es sich bei asphyktischen Neugeborenen überwiegend um primär respiratorische Störungen handelt, gilt das A und O der Erstversorgung dem Freihalten der Atemwege und dem Aufrechterhalten der Atmung. Der Einsatz von Medikamenten sollte erst später erfolgen. Sie sind gelegentlich notwendig zum Ausgleich schwerer Azidosen und hilfreich zur Stabilisierung des Kreislaufs.

Ausgleich einer schweren Azidose

Als Puffersubstanz wird

Natriumbikarbonat

verwendet. Die Indikation muß streng gestellt werden; insbesondere muß eine ausreichende Ventilation gewährleistet sein. Bei schweren perinatalen Asphyxien liegt immer eine gemischte (respiratorisch-metabolische) Azidose vor, wobei der metabolische Anteil eine Blindpufferung rechtfertigt.
Dosierung des Natriumbikarbonats:
1–2 mmol/kg KG, 1:2 verdünnt mit 5%iger Glukoselösung oder besser mit Aqua dest. Zur Volumeneinsparung ist auch eine Verdünnung im Verhältnis 1:1 möglich. Ist vorher der Säure-Basen-Status bestimmt worden, so berechnet sich die erforderliche Bikarbonatmenge wie folgt: BE × 0,3 (bis 0,4) × kg KG (Verdünnung wie oben beschrieben).
Wichtig ist, daß die Puffergabe möglichst über eine periphere Vene und nicht über die Nabelvene erfolgt. Die Injektion soll langsam erfolgen (2–3 ml/min). Bei geringgradigen Asphyxien bzw. leichter bis mittelgradiger Azidose kann Humanalbumin als biologischer Puffer verwendet werden (s. unten).

Kreislaufstabilisierende Maßnahmen

Bei Kreislaufzentralisation, Hypovolämie bzw. Schock hat sich die

Infusion von 5%igem Humanalbumin

bewährt. Das Humanalbumin sollte handwarm in einer Dosierung von 3–5 mg/kg KG langsam injiziert werden. Neben der Gefäßauffüllung dient die Eiweißlösung als biologischer Puffer und kann zur Therapie von leichten Azidosen verwendet werden. Da Neugeborene und vor allem Früh- und Mangelgeborene oft eine

Hypalbuminämie haben und dadurch Ödeme bekommen, kann die Gabe von Humanalbumin als Prophylaxe herangezogen werden.

Sympathikomimetika

müssen nur sehr selten zur Erstversorgung bzw. Reanimation von Neugeborenen benutzt werden. Ihr Einsatz ist erst sinnvoll, wenn die Azidose korrigiert ist. Setzt trotz prolongierter Reanimation unter Anwendung aller bisher genannten Maßnahmen keine geordnete Herz-

aktion ein, kann durch die intrakardiale Injektion (4. ICR links parasternal) von Suprarenin bei Fortführung der externen Herzmassage und der Beatmung versucht werden, das Herz wieder in Gang zu setzen. *Dosierung von Suprarenin:* 0,1 mg/kg KG, d.h., bei einer Verdünnung von 1 : 1000 sind 0,1 mg = 0,1 ml, bei einer Verdünnung von 1 : 10000 sind 0,1 mg = 1 ml. Eine andere mögliche Applikation besteht darin, 0,3 ml/kg der 1 : 10000 verdünnten Lösung endotracheal zu instillieren (HALLIDAY u. Mitarb.).

Extrathorakale Herzmassage

Besteht trotz manueller (künstlicher) Beatmung eine schwere Bradykardie (Herzfrequenz unter 80/min) bzw. liegt ein Herzstillstand vor, ist eine extrathorakale Herzmassage angezeigt. Folgendes ist dabei zu beachten: Das Neugeborene sollte möglichst auf einer festen Unterlage liegen. Die Beine werden angehoben. Die Herzmassage wird immer mit zwei Händen durchgeführt. Druckpunkt ist die Mitte des Sternums.

– *Herzmassage bei Frühgeborenen:*
  Das Kind wird mit beiden Händen vom Abdomen her umfaßt. Mit dem Daumen wird auf das Sternum gedrückt; die Hände bzw. Finger dienen als Widerlager.
– *Herzmassage bei reifen Neugeborenen:*
  Zwei im Mittelgelenk gebeugte Finger drücken auf das Sternum, die andere Hand gilt als Widerlager (Zweifinger-Methode).
  Die *Frequenz der Herzmassage* soll bei 100–120/min liegen. Die *Drücke* sollten so kräftig sein, daß ein peripherer Puls in der A. femoralis oder A. brachialis getastet werden kann. Dabei kann das Sternum 2 cm gegen die Wirbelsäule in den Thorax gedrückt werden. Wenn zwei Personen für die Reanimation anwesend sind, sollen Herzmassage und Atemspende in einem Verhältnis von 3 : 1

bis 5 : 1 gleichzeitig durchgeführt werden. Steht nur ein Helfer zur Verfügung, müssen Herzmassage und Atemspende alternierend in einem Rhythmus von 15 : 5 erfolgen (DICK u. TRAUB, GÖTZ, TODRES u. ROGERS).

Literatur

Dick, W., E. Traub: Gibt es Fortschritte bei der Erstversorgung von Neugeborenen? Notfallmedizin 7 (1981) 303–311

Götz, E.: Wiederbelebung. In Lawin, P.: Praxis der Intensivbehandlung, 4. Aufl. Thieme, Stuttgart 1981

Halliday, L.H., G. McCluve, M. Reid: Handbook of Neonatal Intensive Care, 2nd ed. Baillière, Tindall and Cassell, London 1985

Schachinger, H., R. Huch, A. Huch, J. Danko, H. Schneider: The influence of aesthesia for Cesarean section on lactic acid concentration in maternal and fetal blood. In Ballabriga, A., A. Gallert: Perinatal Medicine, 7th European Congress, Barcelona 1980 (Abstract) (p. 120)

Schreiner, R.L., D.C. Stevens, J.A. Lemons, E.L. Gesham: Resuscitation. In Schreiner, R.L., J.A. Kisling: Practical Neonatal Respiratory Care, Raven, New York 1982

Taylor, G.J., W.M. Tucker, H.C. Greene, M.T. Rudihoff, M.L. Weisfeldt: Importance of prolonged compression during cardiopulmonary resuscitation in man. New Engl. J. Med. 296 (1977) 1515–1517

Todres, J.D., M.C. Rogers: Methods of external cardiac massage in the newborn infant. J. Pediat. 86 (1975) 781–782

Wille, L., M. Obladen: Neugeborenen-Intensivpflege, 2. Aufl. Springer, Berlin 1979

8. Der operative Eingriff aus rechtlicher Sicht

W. Spann

Überblick über die Problematik

Die zunehmende Verrechtlichung aller Bereiche unseres Lebens, insbesondere auch der Medizin, hat teils direkt, teils indirekt in Verbindung mit tiefgreifenden Veränderungen der sozialen Strukturen zu einer Zunahme von Vorwürfen fehlerhafter ärztlicher Behandlung geführt. In den meisten Fällen bleibt zunächst offen, ob der Vorwurf berechtigt ist oder nicht. Diese Entwicklung verlangt vom Arzt schon zu seinem persönlichen Schutz nicht nur oberflächliche **Kenntnisse** aus dem Bereich des sog. Arztrechtes. Dies steht in einem gewissen Gegensatz zu früher, als Berührungen und Überschneidungen an der Grenze von Medizin und Recht nur einen kleinen Kreis Kundiger beschäftigten. Allein die aus der Statistik bekannte unterschiedliche Risikohöhe der einzelnen medizinischen Fachsparten verpflichtet den Arzt, der operative Eingriffe vornimmt, zu besonderer Vorsicht, aber auch zur Vorsorge.

So verworren und undurchsichtig alle Rechtsfragen im Zusammenhang mit ärztlichem Handeln für den Nichtjuristen, also auch für den Arzt, erscheinen mögen, so klar sind andererseits die Regeln, nach denen der Einzelfall zu analysieren und zu beurteilen ist.

Jeder Einzelfall ist im Hinblick auf gerade seine Beurteilung anders gelagert. Es erscheint deshalb wenig sinnvoll, dem in der Regel rechtsunkundigen Arzt die Grundlagen des Arztrechtes an Beispielen von Einzelfällen aus der Rechtsprechung näherbringen zu wollen. Ein solches Vorgehen brächte mehr Verwirrung als Klarheit.

Praktische Bedeutung erlangt die rechtliche Beurteilung ärztlichen Handelns ex post nur dann, wenn der **Vorwurf eines Fehlers** erhoben wird. Die vergleichsweise ungeheuer große Zahl unbeanstandeter operativer Eingriffe läßt allein nach der Wahrscheinlichkeit nur sehr selten einen Behandlungsfehlervorwurf erwarten. Allerdings stellt in den auch heute noch verhältnismäßig sehr wenigen Fällen eines Behandlungsfehlervorwurfes dieser für den betroffenen Arzt eine sehr große, vor allem psychische Belastung dar.

Erste Voraussetzung einer Risikominimierung sind Kenntnisse darüber, was der Jurist unter einer **Operation** versteht und unter welchen Voraussetzungen ein operativer Eingriff rechtmäßig und damit nicht zu beanstanden ist. Im Vordergrund des praktischen Interesses stehen Aufklärung und Einwilligung, vor allem im Zusammenhang mit operativen Eingriffen. Hier kam es während der vergangenen Jahrzehnte – ohne die geringste Änderung der gesetzlichen Grundlagen – allein durch die Rechtssprechung zunehmend zu höheren Anforderungen an den Arzt.

Die allgemein, also für jedermann und keinesfalls nur für den Arzt gültigen gesetzlichen Vorschriften betreffen direkt oder indirekt auch das **Verhältnis zwischen Arzt und Patient**. In erster Linie sind es, neben der Reichsversicherungsordnung (RVO), Straf- und Zivilrecht, die in der Regel bei rückblickender Beurteilung die gesetzlichen Grundlagen darstellen. Obwohl die Beziehungen zwischen Arzt und Patient in jedem Falle nicht nur theoretisch, sondern auch praktisch zu einem zivilrechtlichen Vertragsverhältnis führen, spielt dies, von Streitfällen abgesehen, im praktischen Leben keine Rolle. Kommt es allerdings zu einer Fehlleistung oder auch nur zur Behauptung einer solchen, so ist diese unter *straf-* und *zivilrechtlichen Gesichtspunkten* zu beurteilen. Beide Verfahren sind unabhängig voneinander und können sowohl getrennt und isoliert, aber auch parallel nebeneinander verlaufen. Während im Strafverfahren (Strafgesetzbuch – StGB, Strafprozeßordnung – StPO) von Amts wegen nach Anklage durch den Staatsanwalt zu prüfen ist, ob der Vorwurf eines Behandlungsfehlers zu einer Verurteilung wegen einer fahrlässigen Körperverletzung oder fahrlässigen Tötung ausreicht, regelt das Zivilverfahren (Bürgerliches Gesetzbuch – BGB, Zivilprozeßordnung – ZPO) die Forderung des

Geschädigten nach Schadenersatz, u.U. begleitet von der Forderung nach Schmerzensgeld. Unabhängig von beiden muß u.U. mit einer berufsgerichtlichen Entscheidung gerechnet werden.

Alle **ärztlichen Handlungen** lassen sich für unsere Fragestellung nach ihrer Art in einer der beiden folgenden **Gruppen** unterbringen. Die erste Gruppe umfaßt alle Fälle, in denen es durch ärztliches Handeln zu einer nicht ganz unerheblichen Verletzung der Integrität des Körpers, gleich welcher Größe und welcher Ausdehnung, kommt. Alle übrigen Fälle bilden die zweite Gruppe. Nur für die erste Gruppe ist die rechtliche Beurteilung operativen ärztlichen Handelns von Bedeutung. Abgesehen davon unterliegt auch nichtoperatives ärztliches Handeln rechtlicher Nachprüfbarkeit. Dies zeigt schon der in jedem Falle einer ärztlichen Behandlung zustande kommende sog. Arzt-Patienten-Vertrag, der keineswegs einer schriftlichen Vereinbarung bedarf.

Jeder Arzt, der sich nicht oder nur wenig mit Rechtsfragen im Zusammenhang mit ärztlichem Handeln beschäftigt, wird dem bisher Gesagten deshalb kaum Verständnis entgegenbringen, weil er – aus seiner Sicht durchaus verständlich – nicht glauben kann, daß ärztliches Handeln überhaupt mit den strafrechtlichen Vorschriften über die Körperverletzung etwas zu tun haben könnte. Die aus Ärztekreisen auch heute noch zu hörende Auffassung der **Verständnislosigkeit gegenüber „juristischer Einmischung"** in ärztliches Handeln hat mehrere Gründe: Arztrechtliche Fragen spielten bis vor wenigen Jahrzehnten in der täglichen Praxis kaum eine Rolle. Schließlich liegen dem naturwissenschaftlich orientierten Mediziner abstrakte Fragestellungen nur wenig. Dazu kommt, daß viele Ärzte glauben, sie machten alles richtig. Wenn tatsächlich im Einzelfall ein negativer Erfolg eintritt, dann sei dies schicksalhaft und nicht einer ärztlicher Fehlhandlung zuzuschreiben. Dies, obwohl jedermann weiß, daß niemand frei von Fehlern sein kann.

Der Schutz des menschlichen Körpers

Gemäß Artikel 2 Absatz II des Grundgesetzes (GG) hat jeder das **Recht auf Leben und körperliche Unversehrtheit**. Die Freiheit der Person ist unverletzlich. Dieser Grundsatz, der nach dem weiteren Wortlaut des GG nur durch Gesetz außer Kraft gesetzt werden darf, betrifft grundsätzlich den Schutz des Einzelindividuums, allerdings nicht nur gegen böswillige Angriffe, sondern allgemein und umfassend. Er umfaßt somit zumindest zunächst auch alle „gutgemeinten" ärztlichen Eingriffe.

Ein Beispiel für eine der wenigen gesetzlichen Ausnahmeregelungen, nach der nach den Prinzipien der Verhältnismäßigkeit auch **gegen den Willen eines Betroffenen eine Körperverletzung** erfolgen darf, ist im § 81 a StPO statuiert. Nach dieser Vorschrift darf (nicht muß) ein Arzt unter der Voraussetzung kunstgerechten ärztlichen Handelns Blut, z.B. zur Alkoholbestimmung, nach Aufforderung durch die Polizei auch gegen den Willen des Betroffenen, also unter Umständen auch mit Gewalt, entnehmen. Aber auch andere ärztliche Eingriffe sind nach dieser Vorschrift unter strenger Berücksichtigung der gesetzlichen Begrenzung ohne Einwilligung zulässig. In diesen Fällen handelt es sich ausschließlich um Eingriffe im Interesse der Rechtsordnung und nicht etwa im Interesse des Einzelindividuums.

Die Einzelperson ist immer gerade auch im Hinblick auf die Zulässigkeit positiver, sog. „gutgemeinter", u.U. sogar lebensrettender Maßnahmen ausschließlich selbst für sich verantwortlich und allein entscheidungsbefugt. Eine gesetzliche Ausnahmeregelung für die Zuverlässigkeit von Eingriffen im Rahmen ärztlicher Heilbehandlung gibt es nicht. *Somit fallen alle in den Körper eingreifenden ärztlichen Handlungen unter das grundsätzliche Verbot, die Integrität des menschlichen Körpers ohne einen Rechtfertigungsgrund zu verletzen.*

Artikel 2 des GG begründet in Verbindung mit den strafrechtlichen Vorschriften über die Körperverletzung (§§ 223 ff, StGB) die Rechtswidrigkeit jeder Handlung, die mit einer Verletzung des menschlichen Körpers verbunden ist.

Nur der menschliche, nicht der tierische Körper ist geschützt. Das Tier hat – gleich welcher Art und Größe – Sachqualität. Nicht geschützt durch diese Vorschrift ist auch **der in utero befindliche Embryo**, da dieser die rechtliche Qualifikation Leibesfrucht, aber nicht die rechtliche Qualifikation Mensch besitzt. Der Schutz der Leibesfrucht ist in den §§ 218, 219 StGB geregelt.

Der aus rechtlicher Sicht aufgezeigte **Unterschied zwischen Leibesfrucht und Mensch** verlangt eine Beantwortung der Frage nach der Grenze des Überganges von der Leibesfrucht zum Menschen. Aus dem Wortlaut des § 217 StGB (Kindstötung): „... eine Mutter, welche ihr nichteheliches Kind in oder gleich nach der Geburt tötet..." läßt sich die Grenze zwischen Leibesfrucht und Mensch für den Beginn der Geburt ableiten. *Der Mensch wird im strafrechtlichen Sinne mit allen daraus resultierenden Konsequenzen mit Beginn der Eröffnungswehen, die zur Geburt führen,* zum Menschen. *Für die zivilrechtliche Beurteilung liegt die Grenze zwischen Leibesfrucht und Mensch später, erst nach dem vollständigen Austritt der Leibesfrucht (§ 1 BGB)* aus dem Mutterleib. Auch für das Ende des menschlichen Lebens gilt der Schutz so lange, bis der Tod eingetreten (nicht festgestellt) ist. Dies ist nach moderner Definition bei irreversibler Funktionseinstellung des Zentralnervensystems der Fall.

Fahrlässigkeit

In strafrechtlicher Hinsicht ist bei tatbestandsmäßigem (z. B. Erfüllung des Tatbestandes der Körperverletzung) und gleichzeitig rechtswidrigem Handeln (durch Tun oder Nichttun) zu prüfen, ob das Handeln einer der drei möglichen Schuldformen *Vorsatz, bedingter Vorsatz* oder *Fahrlässigkeit* zuzuordnen ist. Für den Gutachter ist wichtig zu wissen, daß die Beurteilung der Schuld, z. B. ob ein bestimmtes Handeln fahrlässig gewesen ist oder nicht, immer in den Entscheidungsbereich des Richters und niemals des Sachverständigen fällt.

Grundlagen für die Beurteilung jeden ärztlichen Handelns, insbesondere dann, wenn dieses zu einer Verletzung des Körpers führt, sind die gleichen rechtlichen Kriterien wie bei anderen Handlungen, die zum gleichen Erfolg (der Jurist versteht hier unter Erfolg sowohl den positiven als auch den negativen Erfolg) führen, z. B. bei Verletzungen im Straßenverkehr. Der Vergleich operativer Fehlhandlungen mit Verletzungen der Regeln im Straßenverkehr bietet sich deshalb an, weil in beiden Fällen in der Regel fahrlässiges Handeln im Gegensatz zum Vorsatz und bedingten Vorsatz in Betracht kommt. *Fahrlässigkeit* ist stets eine Unterlassung, nämlich die Unterlassung einer Gefährdungsvermeidung. Die Fahrlässigkeit ist im Straf- und Zivilrecht unterschiedlich definiert. Die Unterlassung der Gefährdungsvermeidung kann sowohl in einem Tun als auch Nichttun bestehen. *Jeder muß sich durch Tun oder Nichttun so verhalten, daß eine Gefährdung nicht entsteht oder gegebenenfalls nicht zum Tragen kommt.* Verhält man sich anders, so handelt man fahrlässig. Im Strafrecht handelt fahrlässig, wer die Sorgfalt, zu der er nach den Umständen und nach seinen persönlichen Kenntnissen und Fähigkeiten verpflichtet und imstande war, außer acht gelassen hat und infolgedessen den Erfolg, den er bei Anwendung pflichtgemäßer Sorgfalt hätte voraussehen können, nicht vorhergesehen oder den Eintritt des Erfolges zwar für möglich gehalten hat, aber darauf vertraut hat, er werde nicht eintreten. *Im Zivilrecht* handelt fahrlässig, wer die im Verkehr erforderliche (nicht die übliche Sorgfalt = „Schlamperei") Sorgfalt außer acht läßt (§ 276 Abs. 1 BGB).

Körperverletzung allgemein

Vom Grundsatz her ist für den Juristen Körperverletzung (§ 223 StGB) gleich Körperverletzung, ohne Rücksicht auf Größe und Ausdehnung. Dies gilt zumindest zunächst auch für den operativen Eingriff. Allerdings kennt das Gesetz neben der Körperverletzung schlechthin die Begriffe der **gefährlichen** und der **schweren Körperverletzung** (qualifizierter Tatbestand). Bei der gefährlichen Körperverletzung (§ 223a StGB) stellt der Gesetzgeber auf die Art des Tatherganges, die Beibringung der Verletzung, z. B. mit einem Messer, und bei der schweren Körperverletzung (§ 224 StGB) auf den Erfolg, z. B. Verlust eines Gliedes, ab.

Bei der Befunderhebung, Diagnose und Beurteilung von Verletzungen muß bedacht werden, daß die Begriffe „gefährliche" und „schwere" Körperverletzung durch den Gesetzgeber keineswegs immer in Übereinstimmung mit dem medizinischen Sprachgebrauch besetzt sind. Deshalb führt die Benutzung qualifizierender Aussagen wie gefährlich oder schwer durch den Arzt, meist ohne Berücksichtigung der im Gesetz festgelegten Begriffe, häufig zu Mißverständnissen. Werden vom Arzt zur Beweismittelsicherung Bescheinigungen über Verletzungen erbeten, so sollten diese als Grundlage einen objektiv beschreibenden Befund (unter Vermeidung subjektiver Wertung) enthalten. Dem Befund hat die subjektiv wertende Diagnose zu folgen. Die abschließende Beurteilung hat Befund und Diagnose zu anderen Umständen, z. B. Entstehungsweise, in Beziehung zu setzen.

Körperverletzung speziell bei ärztlichem Handeln

Eine **Körperverletzung im Rechtssinne** ist nicht nur dann gegeben, wenn stechende und schneidende Instrumente zum Einsatz kommen. So sind z. B. die Anwendung einer Narkose oder der Einsatz von Strahlen, aber auch die Reposition einer Gelenksluxation einer Körperverletzung gleichzusetzen.

Im Zusammenhang mit ärztlichem Handeln, das zu einer Körperverletzung führt, gilt der **Grundsatz**: *Die Tatsache einer durch den Arzt gesetzten Körperverletzung sagt für sich allein zumindest zunächst noch nichts über die Qualifikation „gut oder böse" in bezug auf den Verursachenden.* Der Begriff Körperverletzung ist im juristischen Sprachgebrauch zumindest zunächst wertneutral.

Als Grundsatz für operatives ärztliches Handeln gilt weiter: Jeder Arzt ist durch seine Approbation legitimiert, jeden operativen Eingriff gleich welcher Art und Ausdehnung durchzuführen; allerdings muß er die erforderlichen Kenntnisse und technische Fähigkeiten und die notwendige Erfahrung besitzen, um den Eingriff kunstgerecht durchführen zu können. Die Zulässigkeit operativen Handelns ist somit nicht an die Anerkennung als Arzt einer bestimmten Fachrichtung gebunden. Erste Voraussetzung dafür ist die Approbation.

Voraussetzungen für die Rechtmäßigkeit

Rechtmäßig ist ein operativer Eingriff nur dann, wenn 1. eine *Indikation* besteht, 2. der Eingriff selbst *lege artis durchgeführt* wird und 3. in den Eingriff *rechtswirksam eingewilligt* wurde. Geht man davon aus, daß die Indikation im kunstgerechten Eingriff mitenthalten ist, so verbleiben nur die beiden – allerdings unverzichtbaren – Vorraussetzungen rechtswirksame Einwilligung und „lex artis". Nicht eine Einwilligung schlechthin, sondern eine rechtswirksame Einwilligung muß vorliegen.

Einwilligung

Für eine strafrechtliche Beurteilung ärztlichen Handelns ex post ist als erstes die **Frage der Rechtswidrigkeit** zu prüfen. Denn nur dann, wenn die Körperverletzung rechtswidrig gewesen ist, erlangen Tatbestand und Schuld überhaupt Bedeutung. *Die Rechtswidrigkeit des ärztlichen Eingriffes steht und fällt mit dem Gegebensein der rechtswirksamen Einwilligung des Patienten bzw. deren Fehlen.* Allerdings bezieht sich die Einwilligung des Patienten und das daraus resultierende Entfallen der Rechtswidrigkeit ex ante immer nur auf einen kunstgerechten Eingriff. Kommt es während des ärztlichen Handelns zum Regelverstoß oder bei Fehlen einer Regel zur Sorgfaltspflichtverletzung, so wird der Eingriff für diese Zeit des nicht regelgerechten Handelns zur Körperverletzung auch im strafrechtlichen Sinne. Dies deshalb, weil die Einwilligung nur regelgerechtes Handeln deckt.

Liegt eine **rechtswirksame Einwilligung** des Patienten, bei nichtgeschäftsfähigen Personen, insbesondere bei Kindern, eine solche der gesetzlichen Vertreter oder bei Bewußtlosen eine mutmaßliche Einwilligung vor, so entfällt bei einem Eingriff lege artis die Rechtswidrigkeit und damit auch die strafrechtliche Vorwerfbarkeit der Körperverletzung.

In dieser rechtlichen Konstruktion liegt der entscheidende Unterschied zwischen dem kriminellen Messerstecher und dem operierenden Arzt. Sie reicht dort, wo sie benötigt wird, bei ärztlichen Fehlhandlungen – nur hier erlangt die Einwilligung praktische Bedeutung – für die praktische Beurteilung immer aus. Eine Änderung der gesetzlichen Grundlagen, z. B. Einführung eines Tatbestandes der unerlaubten Heilbehandlung, ist im Moment nicht in Sicht und auch nicht erforderlich. Der entscheidende Unterschied zur rechtlichen Beurteilung einer Messerstecherei liegt darin, daß bei ärztlichem Handeln in der Regel die Rechtswidrigkeit entfällt und somit die Frage eines Schuldvorwurfes nicht mehr geprüft werden muß.

Im übrigen nimmt auch außerhalb ärztlichen Handelns die Einwilligung in eine Körperverletzung dieser die Rechtswidrigkeit (volenti non fit injuria). Als Beispiele: Haarschneiden durch den Friseur, Durchstechen der Ohrläppchen durch den Goldschmied.

Allerdings sind der **Einwilligungskraft des Patienten** Grenzen gesetzt. So kann niemand in seinen Tod einwilligen. § 216 StGB („Tötung auf Verlangen") verbietet dies. Ferner schränkt § 226a StGB die Einwilligung insoweit ein, als die Rechtswidrigkeit in den Fällen durch die Einwilligung nicht ausgeräumt wird, in denen der Eingriff als solcher gegen die guten Sitten verstößt. § 216 StGB („Tötung auf Verlangen") bedroht den, der eine Tötung auf ernsthaftes Verlangen des Opfers ausführt, mit einer Freiheitsstrafe von 6 Monaten bis zu 5 Jahren. § 226a StGB („Einwilligung des Verletzten") besagt: „Wer eine Körperverletzung mit Einwilligung des Verletzten vornimmt, handelt nur dann rechtswidrig, wenn die Tat trotz der Einwilligung des Verletzten gegen die guten

Sitten verstößt." Diese Vorschrift verbietet ärztliches Handeln trotz bestehender Einwilligung auch dann, wenn diese mit den sog. *guten Sitten* nicht vereinbar ist. Sogenannt deshalb, weil keineswegs klar definiert ist, was unter guten Sitten heute in unserem Lande zu verstehen ist.

Die **Einwilligung** des Patienten in einen Eingriff ist ärztlicherseits **nicht erzwingbar**, auch wenn der Eingriff dringend indiziert ist. *Verweigert eine einsichts- und einwilligungsfähige Schwangere entgegen aller Vernunft und trotz intensiven ärztlichen Einwirkens eine zur Gesunderhaltung oder Rettung des Ungeborenen notwendige Geburtseinleitung oder Schnittentbindung*, so fehlt dem Arzt die Rechtsgrundlage zur „Zwangsbehandlung". Hier ist das Grundrecht der Mutter auf körperliche Unversehrtheit und Selbstbestimmung ärztlicherseits und wohl auch gerichtlich selbst zum Wohle des Ungeborenen nicht einschränkbar. Es bleibt also lediglich der Versuch, die Schwangere doch noch umzustimmen.

Bestehen beide Möglichkeiten – vaginale Geburtsleitung und Schnittentbindung –, kann allein die Schwangere nach umfassender Aufklärung über Risiken und Erfolgsaussichten hier die Entscheidung treffen.

Rechtswirksamkeit der Einwilligung durch Aufklärung

Rechtswirksam ist die Einwilligung nur dann, wenn sie aus klarer Einsicht in die Situation gegeben wurde. Eine klare **Einsicht** in die Situation kann der Patient nur dann haben, wenn er durch den behandelnden Arzt zumindest über typische Gefahren und Risiken aufgeklärt wurde. Nach neuerer Rechtsprechung hat auch der zu einem bestimmten Eingriff überweisende Arzt u. U. bereits eine Verpflichtung zur Aufklärung des Patienten. Liegt keine oder eine nur unzureichende Aufklärung vor, so ist die Einwilligung nicht rechtswirksam und entfällt, was die Rechtswidrigkeit des Eingriffes zur Folge hat.

Im Rahmen ärztlicher Behandlung gibt es in der Regel *zwei typische Situationen, aus denen die Verpflichtung zur Aufklärung erwächst:*

– Bereits aus dem Arzt-Patienten-Vertrag ergibt sich die Verpflichtung des Arztes, den Patienten aufzuklären. Art und Umfang der Aufklärung werden hier in der täglichen Praxis weitgehend durch den Wunsch des Patienten bestimmt, inwieweit dieser Einzel-

heiten über das Untersuchungsergebnis und im besonderen über die Prognose zu erfahren wünscht.

– Vor einem Eingriff in die Integrität des Körpers des Patienten ist die Aufklärung als Voraussetzung der Rechtswirksamkeit der Einwilligung obligatorisch.

Rechtswirksam einwilligen kann nur der, der aufgrund seiner Einsichtsfähigkeit in der Lage ist, Bedeutung und Tragweite der Aufklärung zu erfassen (somit keine Übereinstimmung mit Volljährigkeit, Geschäftsfähigkeit und Schuldfähigkeit). Die Einsichtsfähigkeit ist u. U. je nach Art und Umfang des Eingriffes bereits *vor Vollendung des 18. Lebensjahres* (Volljährigkeit) gegeben. Trotzdem empfiehlt es sich, bei nicht ganz risikoarmen Eingriffen bei Minderjährigen (unter 18 Jahren) die Zustimmung beider Elternteile einzuholen.

Bei **Bewußtlosen** hat der Arzt seiner Entscheidung die mutmaßliche Einwilligung des Patienten zugrunde zu legen. Wird die Bewußtlosigkeit durch den Arzt, z. B. durch Verabreichung einer Narkose, herbeigeführt, so sind vor Einleitung der Narkose bereits Überlegungen dahingehend anzustellen, welche möglichen Entscheidungen im Hinblick auf das Erforderlichsein einer Einwilligung zu erwarten sind, und diese mit dem Patienten zu besprechen. Ist z. B. die Erweiterung eines operativen Eingriffes während der Operation (z. B. Entfernen des Uterus) vorher untersagt worden, so ist diese Ausdehnung des Eingriffes keinesfalls gestattet.

Aufklärungspunkte

Zunächst gilt der **Grundsatz:** *Je dringender der Eingriff geboten ist, um so weniger weit muß aufgeklärt werden und umgekehrt.*
So kann bei einer Schlagaderblutung z. B. eine Situation gegeben sein, die keine Zeit läßt, aufzuklären, während bei einem rein kosmetischen Eingriff die Aufklärung in extenso zu erfolgen hat. Diesem Grundsatz kommt besonders bei eilig durchzuführenden Noteingriffen Bedeutung zu.
Die Aufklärung und ihre Ausdehnung wird in erster Linie vom **Wunsch des Patienten** bestimmt. Der Patient kann auch, außer bei Geschlechtskrankheiten und bei einem im Gesetz vorgesehenen Schwangerschaftsabbruch, vollständig oder teilweise auf die Aufklärung *verzichten.* Tut er dies, so sollte ein entsprechender Eintrag im Krankenblatt der Beweismittelsicherung dienen.
Die Aufklärung hat sich zumeist auf **typische Gefahren und Risiken** zu erstrecken, und zwar nach der Rechtsprechung auch auf solche u. U. sehr seltene typische Komplikationen, die schwerwiegend und nach ihrer Art für den Laien unerwartet sind (z. B. Fazialisparese bei Innenohroperation). Wird mehr gewünscht, so ist u. U. bis in alle Einzelheiten aufzuklären.
In **Fällen einer lebensbedrohenden Erkrankung** kann je nach Situation die Verpflichtung zur Aufklärung dann begrenzt sein, wenn durch sie mit einer Beeinträchtigung des weiteren Krankheitsverlaufes zum Nachteil des Patienten gerechnet werden muß (zum Beispiel finales Stadium einer Krebserkrankung).

Behandlungs-(Kunst-)Fehler

Die Einwilligung des Patienten bezieht sich, wie oben bereits ausgeführt, nur auf den kunstgerechten, nicht den fehlerhaften Eingriff. Kommt es im Verlaufe des Eingriffes zu einem **Regelverstoß** mit Folgen, so ist zu prüfen, ob diese vorsätzlich, mit bedingtem Vorsatz oder fahrlässig zustande kamen. In der Regel scheiden Vorsatz und bedingter Vorsatz aus.
In Fällen eines negativen Ausganges ist zu bedenken, daß für die Beurteilung eines möglichen Fehlers nicht der Wille des Arztes vor und auch während des Eingriffes entscheidend ist. Dieser Wille ist, von Denkmöglichkeiten abgesehen, in der Regel auf den Eingriff lege artis und nicht auf fehlerhaftes Handeln und Mißerfolg hin ausgerichtet. Einzig und allein entscheidend ist zunächst, ob bei objektiver Beurteilung ein Regelverstoß begangen wurde. Selbst wenn ein negativer Erfolg oder gar der Tod eingetreten ist, ist aus dieser Tatsache allein der Schluß auf ein strafrechtlich relevantes Handeln nicht gerechtfertigt, mag die Vermutung im Einzelfall auch noch so nahe liegen. Steht der Regelverstoß (z. B. Uterusperforation) und damit die Rechtswidrigkeit des Handelns fest, dann erst ist zu prüfen, ob dieser schuldhaft, in der Regel fahrlässig, begangen wurde. Auch diese Feststellung darf der Richter nicht allein aus dem negativen Erfolg ziehen.
Für den Eingriff selbst gilt „nur" die Forderung nach dessen kunstgerechter Durchführung. *Somit ist operatives ärztliches Handeln dann rechtmäßig, wenn rechtswirksam in den Eingriff eingewilligt wurde, wenn während seiner Durchführung kein Regelverstoß erfolgte und wenn der Eingriff als solcher nicht gegen die guten Sitten verstößt.* Es sei dahingestellt, ob – die Auffassung des Verfassers – ein die Zeugungsfähigkeit aufhebender Eingriff (Sterilisation) einer jüngeren gesunden Frau oder auch eines Mannes ohne Nachkommen gegen die guten Sitten verstößt und im Falle einer Anklage zu einer Verurteilung führen würde.
Wie ausgeführt kennt das Recht in unserem Lande keine spezielle Regelung für die rechtliche Beurteilung ärztlichen Handelns. So verbleibt nur die Möglichkeit der Beurteilung nach den **allgemeingültigen Vorschriften des Strafgesetzes**, im speziellen der Körperverletzung. Im Rechtssinne ist jeder ärztliche Eingriff in den Körper als Operation zu bezeichnen, unabhängig von seiner Ausdehnung. Der Einstich zu

einer Blutentnahme oder zu einer subkutanen Injektion unterscheidet sich hinsichtlich seiner rechtlichen Beurteilung nicht von der operativen Öffnung einer Körperhöhle. Somit kommt auch allen Handlungen im Zusammenhang mit der Vorbereitung zum operativen Eingriff, die eine Körperverletzung verlangen, wie z. B. von der Blutentnahme bis zur Narkose, die gleiche Bedeutung zu wie der Durchführung des Eingriffes selbst. Gleiches gilt selbstverständlich auch für alle ärztlichen Maßnahmen außerhalb operativ-therapeutischen Handelns im ärztlichen Sinne, also auch für jede diagnostische oder auch prophylaktische Maßnahme, die zu einer Körperverletzung führt.

Verhalten des Arztes bei Behandlungsfehlervorwurf

In vielen Fällen behaupteter Behandlungsfehler wenden sich die Patienten oder deren Angehörige zunächst an den Arzt, dem der Vorwurf gemacht wird. In dieser Situation sollte der Arzt den Patienten bzw. dessen Angehörige zu einem **Gespräch** empfangen und in Ruhe anhören und nicht, wie häufig, unfreundlich abweisen oder gar bereits vor der Anhörung auf den Rechtsweg verweisen. Handelt es sich um einen offenbaren Fehler wie z. B. eine Seitenverwechslung, so bedarf es keiner weiteren Diskussion. Vielmehr ist die Meldung an die Haftpflichtversicherung angezeigt. Steht jedoch nur eine Behauptung im Raume, die sich meist auf einen negativen Ausgang der Behandlung aus der Sicht des Patienten stützt, so ist dringend davon abzuraten, in dieser vorprozessualen Phase etwa von vornherein eine Schuld einzuräumen. Viele Fälle der letzten Jahre haben eine für alle Teile befriedigende Lösung dadurch gefunden, daß dem Patienten der Rat des Anrufes einer **Schiedsstelle** erteilt wurde.

Bringen Gespräch und Schiedsstelle keine Einigung, so wenden sich die Patienten bzw. deren Angehörige in der Regel an einen **Anwalt** ihres Vertrauens. In diesen Fällen hat der Arzt entweder mit einer häufig zunächst außergerichtlichen Schadensersatzforderung oder bereits in diesem Stadium mit einer Strafanzeige zu rechnen. Ob die Forderung nach Ersatz des Schadens, u. U. auch nach Schmerzensgeld, außergerichtlich durch Erfüllung der Forderung oder durch Vergleich erledigt werden kann, entscheidet in der Regel die Haftpflichtversicherung. Obwohl nach unserer Erfahrung der Patient – von seltenen Ausnahmen abgesehen – meist nicht an der Strafverfolgung des Arztes interessiert ist, sondern einen Ersatz des Schadens verlangt, kommt es nach Einschaltung eines Anwaltes meist vor oder neben der Zivilklage zu einer Strafanzeige wegen fahrlässiger Körperverletzung oder fahrlässiger Tötung. Die Staatsanwaltschaft muß nach Eingehen der Strafanzeige die Ermittlungen aufnehmen. Auf diese – für ihn kostenlosen – Ermittlungen kann der Patient dann im zivilrechtlichen Verfahren zurückgreifen. Im Zuge der Ermittlungen kommt es nach dem Gesetz der Vernehmungstaktik meist erst nach Anhörung der Zeugen zur Vernehmung des Arztes. In der Regel wird der Arzt durch den Polizeibeamten als Beschuldigter vernommen. Der vernehmende Beamte muß jeden Beschuldigten vor Beginn der Vernehmung darauf hinweisen, daß ihm ein Aussageverweigerungsrecht (ohne daraus Nachteile befürchten zu müssen) zusteht. Ferner muß der Beschuldigte darauf hingewiesen werden, daß er bereits in diesem Stadium des Verfahres einen von ihm frei zu wählenden Verteidiger zuziehen kann. Es muß davor gewarnt werden, die Schwere der Situation zu unterschätzen und zu glauben, die Angelegenheit mit wenigen oder auch vielen entlastenden Worten im Protokoll endgültig erledigen zu können. Der Beschuldigte muß allein entscheiden, ob er aussagen will oder nicht. Er sollte allerdings dabei bedenken, daß eine nicht in der Akte befindliche schriftliche Vernehmung bei einer späteren Hauptverhandlung nicht zu seinem Nachteil durch Vorhalt verwendet werden kann. Andererseits ist zu bedenken, daß in vielen Fällen durch eine klare Aussage der weitere Fortgang des Verfahrens und damit eine Hauptverhandlung verhindert werden kann. Kommt es zum Fortgang des Verfahrens und zu einer Hauptverhandlung, so empfiehlt es sich, einen speziell auf diesem Gebiet erfahrenen Verteidiger zu wählen.

Literatur

Brenner, G.: Arzt und Recht. Fischer, Stuttgart 1983
Deutsch, E.: Arztrecht und Arzneimittelrecht. Springer, Berlin 1983
Dreher, E., H. Tröndle: StGB und Nebengesetze – Kurzkommentar. Beck, München 1985
Giesen, D.: Arzthaftungsrecht. Gieseking, Bielefeld 1981
Giesen, D.: Wandlungen des Arzthaftungsrechts. Mohr, Tübingen 1984

Narr, H.: Ärztliches Berufsrecht. Deutscher Ärzteverlag, Köln 1983

Petersen, P.: Sterilisation. Beratung – Operation – Recht. Thieme, Stuttgart 1981

Rieger, H.-J.: Lexikon des Arztrechts. De Gruyter, Berlin 1984

Siebert, A.: Strafrechtliche Grenzen ärztlicher Therapiefreiheit. Springer, Berlin 1983

Spann, W., E. Liebhardt: Ärztliche Rechts- und Standeskunde. In Schwerd, W.: Lehrbuch der Rechtsmedizin. Deutscher Ärzteverlag, Köln 1979

Sachverzeichnis